Reabilitação na prática

Reabilitação na prática

Como melhorar os desfechos funcionais na reabilitação física

2ª edição

Susan B. O'Sullivan, PT, EdD
Professor Emerita
Department of Physical Therapy
College of Health Sciences
University of Massachusetts Lowell
Lowell, Massachusetts

Thomas J. Schmitz, PT, PhD
Professor Emeritus
Department of Physical Therapy
School of Health Professions
Long Island University
Brooklyn Campus
Brooklyn, New York

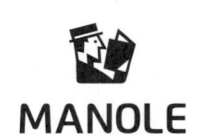

MANOLE

Título original em inglês: *Improving Functional Outcomes in Physical Rehabilitation – 2nd edition.*
Publicado originalmente pela F.A. Davis Company, Philadelphia, Pennsylvania.
Copyright © 2016 F.A. Davis Company. Todos os direitos reservados.

Esta publicação contempla as regras do Novo Acordo Ortográfico da Língua Portuguesa.

Editora gestora: Sônia Midori Fujiyoshi
Editora: Cristiana Gonzaga S. Corrêa

Tradução: Maiza Ritomy Ide
    Fisioterapeuta pela Universidade Estadual de Londrina (UEL)
    Mestre em Ciências pela Faculdade de Medicina da Universidade de São Paulo (FMUSP)
    Doutora em Reumatologia pela FMUSP
    Pós-doutora em Reumatologia pela Universidade de Cantabria (Espanha)
Projeto gráfico: Departamento Editorial da Editora Manole
Diagramação: Elisabeth Miyuki Fucuda
Capa: Departamento de Arte da Editora Manole

CIP-BRASIL. CATALOGAÇÃO NA PUBLICAÇÃO
SINDICATO NACIONAL DOS EDITORES DE LIVROS, RJ

O94c
2. ed.
    O'Sullivan, Susan
    Reabilitação na prática / Susan B. O'Sullivan, Thomas J. Schmitz ; [tradução Maiza Ritomy Ide]. - 2. ed. - Barueri [SP]: Manole, 2020.

    Tradução de: Improving functional outcomes in physical rehabilitation
    Inclui bibliografia
    ISBN 9788520458778

    1. Fisioterapia. 2. Reabilitação. I. Schmitz, Thomas J. II. Ide, Maiza Ritomy. III. Título.

20-63061
                       CDD: 615.8
                       CDU: 615.8

Leandra Felix da Cruz Candido - Bibliotecária - CRB-7/6135

Edição – 2020

Editora Manole Ltda.
Av. Ceci, 672 – Tamboré
06460-120 – Barueri – SP – Brasil
Tel.: (11) 4196-6000
www.manole.com.br
https://atendimento.manole.com.br/

Impresso no Brasil
Printed in Brazil

A Medicina é uma área do conhecimento em constante evolução. Os protocolos de segurança devem ser seguidos, porém novas pesquisas e testes clínicos podem merecer análises e revisões. Alterações em tratamentos medicamentosos ou decorrentes de procedimentos tornam-se necessárias e adequadas. Os leitores são aconselhados a conferir as informações sobre produtos fornecidas pelo fabricante de cada medicamento a ser administrado, verificando a dose recomendada, o modo e a duração da administração, bem como as contraindicações e os efeitos adversos. É responsabilidade do médico, com base na sua experiência e no conhecimento do paciente, determinar as dosagens e o melhor tratamento aplicável a cada situação. Os autores e os editores eximem-se da responsabilidade por quaisquer erros ou omissões ou por quaisquer consequências decorrentes da aplicação das informações presentes nesta obra.

Durante o processo de edição desta obra, foram empregados todos os esforços para garantir a autorização das imagens aqui reproduzidas. Caso algum autor sinta-se prejudicado, favor entrar em contato com a editora.

Editora Manole

Prefácio

Este livro tem como objetivo apresentar um modelo integrado de intervenção terapêutica aplicável a um amplo espectro de pacientes adultos engajados em um programa de reabilitação física. A Parte 1, Promoção da função, aborda primeiramente os fundamentos da tomada de decisões clínicas e fornece uma estrutura conceitual para melhorar os desfechos funcionais. A organização do conteúdo fornece ao leitor uma progressão de aprendizagem lógica das intervenções usadas para melhorar a função motora, com ênfase nas estratégias específicas à tarefa, nas estratégias de aprendizagem motora e nas estratégias neuromotoras (Capítulos 1 e 2). O Capítulo 3 apresenta uma visão geral da facilitação neuromuscular proprioceptiva. Os Capítulos 4 a 13 apresentam estratégias e intervenções no contexto de habilidades funcionais essenciais para a função independente e para os desfechos de reabilitação ideais. Cada capítulo inclui descrições de intervenções sugeridas, acompanhadas por uma discussão das habilidades preparatórias e progressões. Fornecem-se também descrições de desfechos do paciente consistentes com o *Guide to physical therapist practice*, da American Physical Therapy Association, juntamente com exemplos de aplicações clínicas e pacientes. As intervenções apresentadas abordam muitos tipos de deficiências e limitações à atividade que os pacientes podem apresentar em todos os padrões de prática. Eles não devem ser considerados como padrões de prática específicos, mas como específicos ao *diagnóstico* e ao *plano de tratamento* fisioterapêuticos. O objetivo deste livro é fornecer exemplos úteis e práticos de intervenções que possam ser usadas para melhorar o desempenho funcional.

A Parte 2 apresenta 15 estudos de caso em formato narrativo. Além disso, cada estudo de caso inclui um vídeo, disponível *on-line* (em www.manoleeducacao.com.br/conteudo-complementar/saude), que aborda elementos específicos do plano de cuidado fisioterapêutico. Um excelente grupo de fisioterapeutas norte-americanos forneceu exemplos de estratégias de tratamento de pacientes baseadas em decisões clínicas eficazes para indivíduos com uma variedade de diagnósticos, entre eles: traumatismo cra-

nioencefálico, acidente vascular encefálico, doença de Parkinson, glioblastoma cerebelar, síndrome de Guillain-Barré, disfunção vestibular periférica, lesão medular e amputação transfemoral. As questões de orientação incluídas em cada estudo de caso foram desenvolvidas para melhorar a tomada de decisões clínicas e desafiar o leitor a abordar as necessidades específicas de cada paciente apresentado. O vídeo analisa cada paciente em três pontos críticos no episódio de cuidado: (1) no exame inicial, (2) durante uma sessão de tratamento e (3) na alta da intervenção fisioterapêutica. Espera-se que os estudos de caso facilitem o importante diálogo entre estudantes e professores de fisioterapia.

O livro utiliza várias aplicações pedagógicas. Enfatizam-se informações importantes usando quadros e tabelas para fácil consulta. Os termos-chave aparecem em ***negrito e itálico*** e são definidos no texto. O recurso *Atenção* evidencia ao leitor precauções ou medidas de segurança preventivas. O recurso ***Observação clínica*** fornece informações adicionais com base nas observações clínicas. Os capítulos da Parte 1 incluem ainda atividades práticas para o estudante, realizadas em grupo, para aprimorar o aprendizado. Essas atividades possibilitam o compartilhamento de conhecimentos e habilidades entre os estudantes e também confirmar ou esclarecer que o estudante compreendeu as intervenções. Cada estudante de um grupo é incentivado a dizer o que entendeu ou a fazer perguntas em relação à técnica ou à atividade terapêutica que está sendo discutida e demonstrada. Deve-se prosseguir com o diálogo até que o grupo chegue a um consenso.

O livro reconhece o contínuo crescimento da profissão e a importância da pesquisa clínica básica e aplicada em orientar e informar a prática baseada em evidências. Também integra a terminologia e as intervenções apresentadas no *Guide to physical therapist practice*.

Espera-se que este livro aprimore a compreensão dos estudantes de estratégias para melhorar os desfechos funcionais que levam à independência e, por fim, a uma melhor qualidade de vida aos pacientes.

Autores colaboradores

Edward William Bezkor, PT, DPT, OCS, MTC
Faculty, Doctor of Physical Therapy Program San Diego State University School of Exercise & Nutritional Sciences, San Diego, California
Physical Therapist
University of California, San Diego Health System, Perlman Clinic, Rehabilitation Services, La Jolla, California
Faculty, Professional Doctorate Program
Pacific College of Oriental Medicine, Mission Valley, California

Cristiana K. Collins, PT, PhD, CFMT, NCS
Assistant Professor
Physical Therapy Department, Long Island University, Brooklyn, New York

George D. Fulk, PT, PhD
Chair and Associate Professor
Department of Physical Therapy, Clarkson University, Center for Health Sciences. Potsdam, New York

Sharon A. Gutman, PhD, OTR
Associate Professor
Programs in Occupational Therapy, Columbia University, New York, New York

Jennifer Hastings, PT, PhD, NCS
Professor and Director
School of Physical Therapy, University of Puget Sound, Tacoma, Washington

JoAnn Moriarty-Baron, PT, DPT
Instructor
Department of Physical Therapy, University of Massachusetts Lowell, Lowell, Massachusetts

David M. Morris, PT, PhD
Associate Professor
Department of Physical Therapy, University of Alabama at Birmingham, Birmingham, Alabama

Marianne H. Mortera, PhD, OTR
Assistant Professor of Clinical Occupational Therapy
Programs in Occupational Therapy, Columbia University, New York, New York

Coby Nirider, PT, DPT
Area Director of Therapy Services
Touchstone Neurorecovery Center, Conroe, Texas

Susan B. O'Sullivan, PT, EdD
Professor Emerita
Department of Physical Therapy, School of Health and Environment, University of Massachusetts Lowell, Lowell, Massachusetts

Vicky Saliba Johnson, PT, FFFMT, FAAOMPT
President
Institute of Physical Art, Inc.
Director
Functional Manual Therapy Foundation
Director
FMTF Orthopedic Residency Steamboat Springs, Colorado

Thomas J. Schmitz, PT, PhD
Professor Emeritus
Department of Physical Therapy, School of Health Professions, Long lsland University, Brooklyn, New York

Edward Taub, PhD
University Professor
Director CI Therapy Research Group and Taub Training Clinic, Department of Psychology, University of Alabama at Birmingham, Birmingham, Alabama

Colaboradores dos estudos de caso

Estudo de caso 1 Paciente com traumatismo cranioencefálico

Temple T. Cowden, PT, MPT
Adult Brain Injury Service
Rancho Los Amigos National Rehabilitation Center, Downey, California

Estudo de caso 2 Paciente com traumatismo cranioencefálico: treinamento locomotor e do equilíbrio

Heidi Roth, PT, MSPT, NCS
Research and Clinical Physical Therapist Rehabilitation Institute of Chicago, Chicago, Illinois

Jason Barbas, PT, MPT, NCS
Outpatient Rehabilitation
Rehabilitation Institute of Chicago, Chicago, Illinois

Estudo de caso 3 Paciente com lesão medular incompleta (nível T4): treinamento locomotor

Elizabeth Ardolino, PT, MS
Magee Rehabilitation Center
Philadelphia, Pennsylvania

Elizabeth Watson, PI DPT, NCS
Magee Rehabilitation Center
Philadelphia, Pennsylvania

Andrea L. Behrman, PT, PhD
Associate Professor
College of Public Health and Health Professions
University of Florida
Department of Physical Therapy
Gainesville, Florida

Susan Harkema, PhD
Associate Professor
Department of Neurological Surgery
University of Louisville
Louisville, Kentucky
Owsley B. Frazier Chair in Neurological Rehabilitation
Rehabilitation Research Director
Kentucky Spinal Cord Injury Research Center
Louisville, Kentucky
Research Director
Frazier Rehab Institute
Louisville, Kentucky
Director of the NeuroRecovery Network
Louisville, Kentucky

Mary Schmidt-Read, PT, DPT, MS
Magee Rehabilitation Center
Philadelphia, Pennsylvania

Estudo de caso 4 Paciente com acidente vascular encefálico: reabilitação domiciliar

Lynn Wong, PT, DPT, MS, GCS
Caritas Home Care, Methuen, Massachusetts

Estudo de caso 5 Paciente com acidente vascular encefálico: terapia de movimento induzido por contenção

David M. Morris, PT, PhD
Professor, Department of Physical Therapy
University of Alabama at Birmingham, Birmingham, Alabama

Sonya L. Pearson, PT, DPT
University of Alabama at Birmingham, Birmingham, Alabama

Edward Taub, PhD
University Professor
Director CI Therapy Research Group and Taub Training Clinic
Department of Psychology, University of Alabama at Birmingham
Birmingham, Alabama

Estudo de caso 6 Paciente com doença de Parkinson

Edward William Bezkor, PT, DPT, OCS, MTC
Faculty, Doctor of Physical Therapy Program
San Diego State University
School of Exercise & Nutritional Sciences
San Diego, California
Physical Therapist
University of California, San Diego Health System
Perlman Clinic, Rehabilitation Services
La Jolla, California
Faculty, Professional Doctorate Program
Pacific College of Oriental Medicine
Mission Valley, California
Filmed at Rusk Institute of Rehabilitation Medicine
New York, New York

Estudo de caso 7 Paciente com lesão medular completa (nível T9)

Paula Ackerman, MS, OTR/L
Shepherd Center, Inc.
Atlanta, Georgia

Myrtice Atrice, BS, PT
Shepherd Center, Inc.
Atlanta, Georgia

Teresa Foy, BS, OTR/L
Shepherd Center, Inc.
Atlanta, Georgia

Sarah Morrison, BS, PT
SCI Program Director
Shepherd Center, Inc.
Atlanta, Georgia

Polly Hopkins, MOTR/L
Shepherd Center, Inc.
Atlanta, Georgia

Shari McDowell, BS, PT
Shepherd Center, Inc.
Atlanta, Georgia

Estudo de caso 8 Paciente com lesão medular incompleta (nível C7)

Maria Stelmach, PT, DPT, NCS
Clinical Specialist/Physical Therapist
NYU Langone Medical Center
Rusk Institute for Rehabilitation
New York, New York

Sophie Benoist, PT, DPT
NYU Langone Medical Center
Rusk Institute for Rehabilitation
New York, New York

Estudo de caso 9 Paciente com disfunção vestibular periférica

JoAnn Moriarty-Baron, PT, DPT
Instructor
Department of Physical Therapy
University of Massachusetts Lowell
Lowell, Massachusetts
Filmed at Southern New Hampshire Rehabilitation Center
Nashua, New Hampshire

Estudo de caso 10 Paciente com lesão medular completa (nível 10)

Darrell Musick, PT
Director of Physical Therapy
Craig Hospital
Englewood, Colorado

Laura S. Wehrli, PT, DPT, ATP
Craig Hospital
Englewood, Colorado

Estudo de caso 11 Paciente com glioblastoma cerebelar

Catherine Printz, PT, DPT, NCS
Physical Therapist
University of California San Diego Medical Center
Thornton Hospital
San Diego, California

Melissa S. Doyle, PT, DPT, NCS
Physical Therapist
University of California San Diego Medical Center
Thornton Hospital
San Diego, California

Carter McElroy, PT, MPT
Physical Therapist
University of California San Diego Medical Center
Thornton Hospital
San Diego, California

Estudo de caso 12 Paciente com síndrome de Guillain-Barré e tetraplegia

Kate Rough, PT, DPT, Ncs
University of Washington Medical Center
Seattle, Washington

Victoria Stevens, PT, NCS
Neuroclinical Specialist
University of Washington Medical Center
Seattle, Washington

Stacia Lee, PT, NCS
Physical Therapy Manager
University of Washington Medical Center
Seattle, Washington

Katie R. Sweet, PT, DPT
Physical Therapist
University of Washington Medical Center

Estudo de caso 13 Paciente com acidente vascular encefálico

Lauren Snowdon, PT, DPT
Clinical Manager, Inpatient Physical Therapy
Kessler Institute for Rehabilitation, West Orange,
New Jersey

Estudo de caso 14 Paciente com lesão medular incompleta (nível C4)

Sally M. Taylor, PT, DPT, NCS
Allied Health Manager/Physical Therapist
Rehabilitation Institute of Chicago
Chicago, Illinois

Estudo de caso 15 Paciente submetido à amputação transfemoral

Kyla L. Dunlavey, PT, MPT, OCS
Walter Reed National Military Medical Center
Bethesda, Maryland

Barri L. Schnall, PT, MPT
Biomechanics Lab Clinical Research Specialist
Walter Reed National Military Medical Center
Bethesda, Maryland

Agradecimentos

Reabilitação na Prática – Como melhorar os desfechos funcionais na reabilitação física 2ª edição é um produto de nossos anos de experiência tanto na prática clínica como no ensino de estudantes de fisioterapia. Desde o início, tem sido um empreendimento colaborativo, reunindo um talentoso grupo de autores colaboradores, tanto de ambientes acadêmicos como da prática clínica. Este livro indubitavelmente se beneficiou muito da participação deles. Sua disposição em compartilhar seus conhecimentos, bem como seu interesse no desenvolvimento profissional dos estudantes de fisioterapia, ficou continuamente evidente durante o desenvolvimento deste projeto. Estamos honrados por sua participação neste trabalho. A abrangência e o alcance de seu conhecimento e experiência profissional estão bem refletidos em suas contribuições. Estendemos nossa sincera gratidão aos proeminentes autores que contribuíram para os capítulos e especialistas clínicos e educadores que contribuíram com os estudos de caso.

Expressamos nossa gratidão às seguintes pessoas que contribuíram com suas habilidades extraordinárias para produzir as diversas figuras usadas ao longo do livro: Mitchell Shuldman, EdD, bibliotecário e diretor de serviços de mídia da University of Massachusetts Lowell, Lowell, Massachusetts; Paul Coppens, ex-diretor de serviços de mídia da University of Massachusetts Lowell, Lowell, Massachusetts; Christopher F. Lenney, fotógrafo da Clarkson University, Potsdam, New York; Jason Torres, N.Y. Vintage Cameraworks, Ltd., Poughkeepsie, New York; Mark Lozier, Mark Lozier Photography, Cherry Hill, New Jersey; Lauray MacElhern, MBA, Center for Integrative Medicine, University of California San Diego; Kerry A. McCullough, PT, DPT, University of California San Diego Health System, San Diego, California; e Sara Beck-Pancer, Pacific College of Oriental Medicine, San Diego, California.

Somos gratos aos generosos modelos que cordialmente posaram para as fotografias. Por generosamente ceder seu tempo, por crer na importância do projeto e pela paciência sem fim, agradecemos a Carole A. Remsay, Leonore Gordon, Joseph Lerner, Emmanuel R. Torrijos, Cynthia Gilbertson, Eric Bell, Stacie Caldwell, Natasha Chevalier-Richards, Paul Colbert, Aaron Hastings, Sally Healy, Emma Larson, Joel Lindstrom, Laura MacElhern, Philomena (Mini) G. Mungiole, Whitney Odle, Natalie Pieczynski, Robert Margeson, Sr., Celso Marquez, Khushbu Shah, J. Anthony Tomaszewski, Catherine Wright e Mitchell Young. Agradecemos também àqueles que ajudaram na localização de pacientes para as fotos e equipamentos fotográficos: Cristiana K. Collins, PT, PhD, CFMT, NCS, Long Island University; Stephen Carp, PT, PhD, GCS, Temple University; Robin Dole, PT, EdD, PCS, Widener University; e Tom Weis, Long Island University.

Por sua paciência e competente atenção aos detalhes, estendemos nossa gratidão a Molly Mullen Ward, editora de desenvolvimento. Nossos agradecimentos também aos que contribuíram para a produção e edição dos vídeos de estudo de caso que acompanham o livro: Mitchell Shuldman, EdD, bibliotecário e chefe do departamento de serviços de mídia da University of Massachusetts Lowell, Lowell, Massachusetts; e Rob Kates da Kates Media.

Estendemos nosso agradecimento aos dedicados profissionais da F. A. Davis Company, Philadelphia, Pennsylvania: Margaret M. Biblis, editora-chefe; Melissa A. Duffield, editora sênior de aquisições; George W. Lang, diretor de desenvolvimento de conteúdo; Kirk Pedrick, gerente de desenvolvimento de produtos eletrônicos; Carolyn O'Brien, gerente do departamento de arte; e Nichole Liccio, assistente editorial de profissionais de saúde e medicina. Seu contínuo apoio, encorajamento e comprometimento inabalável com a excelência contribuíram significativamente para o desenvolvimento deste livro, bem como para a expansão da literatura em fisioterapia. Nosso mais relevante apreço.

Por fim, mas não menos importante, queremos agradecer a nossos alunos e pacientes que continuamente nos desafiam a melhorar nossas habilidades de ensino e habilidades clínicas. Esperamos sinceramente que este livro se mostre um valioso recurso no desenvolvimento de habilidades de tomada de decisão clínica e de prática de novos profissionais.

Susan B. O'Sullivan

Thomas J. Schmitz

Sumário

PARTE I

Promoção da função

A Parte 1, Promoção da função, introduz o leitor aos elementos fundamentais do cuidado ao paciente em termos de tomada de decisão clínica e desenvolve um plano de cuidados adequado e efetivo; então expande esses elementos com capítulos que abordam especificamente as principais funções motoras.

O Capítulo 1, Estrutura para a tomada de decisão clínica e manejo do paciente, fornece o contexto básico para a tomada de decisões clínicas. Aborda o modelo da Classificação Internacional de Funcionalidade, Incapacidade e Saúde como base para o planejamento. O Capítulo 1 apresenta uma breve visão geral do controle motor e da aprendizagem motora e considera estratégias para examinar a função motora. O capítulo é organizado em torno das características de três elementos essenciais para o planejamento: a tarefa, o indivíduo e o ambiente. O foco principal do Capítulo 2, Intervenções para melhorar a função motora, é ajudar o leitor a adquirir uma estrutura conceitual para desenvolver um plano abrangente de cuidado a fim de melhorar os desfechos funcionais. Este capítulo volta a atenção aos componentes da análise de tarefas e progride para uma discussão de estratégias baseadas em tarefas e em atividades como a base da intervenção. As estratégias de aprendizagem motora são organizadas e discutidas de acordo com seus estágios.

Os Capítulos 3 a 13 apresentam estratégias e intervenções para promover o fortalecimento da função motora e independência nas principais habilidades funcionais. As intervenções apresentadas nesses capítulos incluem descrições das características gerais de cada atividade (p. ex., base do apoio fornecido, localização do centro de massa, impacto da gravidade e do peso corporal) e descrições das habilidades requeridas, intervenções apropriadas e progressões. Os capítulos descrevem os desfechos dos pacientes de acordo com o *Guide to physical therapist practice*,* aplicações clínicas e exemplos de pacientes. As atividades de prática do estudante incluídas aqui aprimoram o aprendizado dos alunos.

Os capítulos são organizados em torno de uma ampla gama de posturas e atividades necessárias para a função humana normal (p. ex., habilidades de mobilidade funcional, atividades básicas e instrumentais de vida diária). Posturas e atividades, como mudança de decúbito e posicionamento em decúbito lateral, são apresentadas primeiro, com progressão para a postura ereta e a locomoção. Embora o conteúdo seja apresentado como uma sequência de posturas e atividades de dependente para independente, ele não deve ser visto como uma progressão "exclusiva de um estágio". Isso significa que não há requisitos absolutos para a maneira como as atividades são sequenciadas ou integradas em um plano de cuidado específico. O sequenciamento apresentado tem várias implicações à prática clínica:

▸ É a exceção, e não a regra, que um paciente específico precise ou se beneficie de toda a sequência de intervenções apresentadas.
▸ A avaliação dos dados do exame orientará a seleção e o sequenciamento das intervenções para um paciente específico.

---

* American Physical Therapy Association. *Guide to physical therapist practice*, Version 3.0. Alexandria, VA, APA, 2014. Acessado em 9 de setembro de 2014, disponível em http://guidetoptpractice.apta.org.

- Ao desenvolver um plano de cuidado, as intervenções podem ser organizadas em uma sequência diferente, usadas simultaneamente, expandidas ou eliminadas (ou seja, consideradas inadequadas).
- O conteúdo deve ser visto e usado como uma fonte de ideias de tratamento de acordo com o desfecho funcional desejado, e não como uma sequência prescrita. Por exemplo, se um paciente precisa melhorar a força do *core* (tronco) ou aumentar a amplitude de movimento do tornozelo, deve-se considerar as estratégias e intervenções destinadas a abordar as deficiências específicas.
- As intervenções incluem uma sugestão de *posicionamento e disposição das mãos* do fisioterapeuta. Estas sugestões refletem estratégias eficazes para aplicar assistência ou resistência e manter uma mecânica corporal apropriada e segura. Mais uma vez, essas sugestões não pretendem ser prescritivas; múltiplos fatores influenciam na escolha da disposição das mãos e do posicionamento do fisioterapeuta. Embora não seja uma lista abrangente de fatores, vários exemplos incluem: componentes de movimento específicos aos quais a intervenção é direcionada, altura e tamanho da superfície de tratamento, desfechos desejados, tipo e gravidade das deficiências e limitações à atividade, características do paciente (p. ex., comprimento, peso e tamanho dos segmentos corporais específicos) e o tamanho e a estrutura corporal do fisioterapeuta.

Por fim, as intervenções abordam muitos tipos de deficiências e limitações a atividades em todos os padrões de prática. Elas não devem ser consideradas específicas do padrão de prática, mas, sim, específicas do *diagnóstico* e do *plano de cuidado fisioterapêutico*.

1 Estrutura para a tomada de decisão clínica e manejo do paciente

Susan B. O'Sullivan, PT, EdD

A recuperação funcional ideal é o principal objetivo de todo programa de reabilitação. Embora as pessoas tenham sido tradicionalmente identificadas ou categorizadas por sua doença ou condição médica (p. ex., lesão medular [LM]), o modelo de Classificação Internacional de Funcionalidade, Incapacidade e Saúde (CIF)[1] da Organização Mundial da Saúde fornece uma estrutura importante para examinar e tratar o paciente definindo claramente a condição de saúde, a deficiência, as limitações às atividades e as restrições à participação. A American Physical Therapy Association, em seu *Guide to physical therapist practice*, versão 3.0, adotou essa estrutura.[2] Assim, o paciente com LM apresenta paralisia; perda sensitiva; disfunção autonômica (deficiências); perda da independência na mobilidade no leito, na capacidade de se vestir, tomar banho e locomover-se (limitações à atividade); e incapacidade de trabalhar ou ir à escola (restrições à participação). A prática do fisioterapeuta intervém principalmente no nível das deficiências, limitações às atividades e restrições à participação. A tomada de decisão clínica efetiva baseia-se no entendimento do modelo da CIF e dos fatores contextuais relacionados (fatores ambientais e pessoais) para chegar a escolhas efetivas para a intervenção. Além disso, o fisioterapeuta deve entender os fatores que melhoram a qualidade de vida, a prevenção, o bem-estar e o condicionamento físico. Um plano de cuidados (PDC) eficaz esclarece os fatores de risco e procura envolver completamente o paciente na determinação de objetivos funcionais significativos. Este livro se concentra em melhorar a função motora (controle motor e aprendizagem motora) e o desempenho muscular (força, potência e resistência) por meio de atividades e exercícios que otimizam os desfechos funcionais. O Quadro 1.1 apresenta as definições da terminologia relacionada com funcionalidade, incapacidade e saúde.

Um PDC efetivo se baseia no conceito de que a função motora normal surge da prática de tarefas baseadas em atividades. Um PDC bem-sucedido usa uma progressão lógica e sequencial no que diz respeito à dificuldade crescente. Em geral, o paciente aprende a controlar segmentos cada vez maiores do corpo simultaneamente, com incrementos graduais nos efeitos da gravidade e do peso corporal. Assim, durante a progressão das atividades, a base de apoio (BDA) é gradualmente diminuída, enquanto o centro de massa (CDM) é elevado, aumentando as demandas de controle postural e equilíbrio. O treinamento baseado em atividades ajuda o paciente a desenvolver habilidades motoras usando padrões sinérgicos de músculos com movimentos que ocorrem em múltiplos eixos e planos de movimento. Utilizam-se diferentes tipos e combinações de contrações musculares (concêntricas, excêntricas, isométricas). Os tipos e variações das contrações usados representam mais fielmente o trabalho que os músculos normalmente desempenham durante a realização das atividades diárias, quando comparados aos treinados por outros métodos, como o exercício resistido progressivo. *Inputs* somatossensoriais, vestibulares e visuais do corpo auxiliam no controle do movimento e no equilíbrio. Em razão do inerente uso do peso corporal e da gravidade, impõem-se maiores demandas de controle postural sobre o tronco e segmentos de membros durante a realização. As atividades de treinamento baseadas na atividade são movimentos complexos nos quais o foco principal é uma ação coordenada, não o controle isolado de um músculo ou articulação.

A chave para uma intervenção bem-sucedida é uma compreensão completa do paciente por meio de processos de exame, avaliação, diagnóstico e prognóstico para o desenvolvimento do PDC.[2]

Os conceitos fundamentais discutidos neste capítulo incluem a compreensão da tarefa, as capacidades de desempenho do paciente e o ambiente (Fig. 1.1).

▶ Conceitos básicos

Controle motor

As teorias fundamentais subjacentes nas quais se baseiam a função motora incluem o *controle motor* e a *teo-*

QUADRO 1.1 Terminologia: funcionalidade, incapacidade e saúde

De *Classificação Internacional de Funcionalidade, Incapacidade e Saúde da Organização Mundial da Saúde*[1]

Condição de saúde é um termo genérico para doença, transtorno, lesão ou trauma e pode incluir também outras circunstâncias, como envelhecimento, estresse, anomalia congênita ou predisposição genética. Pode incluir também informações sobre patogênese e/ou etiologia.

Funções corporais são as funções fisiológicas dos sistemas do corpo (incluindo funções psicológicas).

Estruturas corporais são as partes anatômicas do corpo, como órgãos, membros e seus componentes.

Deficiências são os problemas na função ou estrutura do corpo, como um desvio ou perda significativa.

Atividade é a execução de uma tarefa ou ação por um indivíduo.

Participação é o envolvimento em uma situação de vida.

Limitações à atividade são as dificuldades que um indivíduo pode ter na execução de atividades.

Restrições à participação são problemas que um indivíduo pode experimentar ao se envolver nas situações da vida.

Fatores contextuais representam todo o histórico e situação de vida de um indivíduo.

- **Fatores ambientais** compõem os ambientes físico, social e atitudinal em que as pessoas vivem e levam suas vidas, incluindo atitudes sociais, características arquitetônicas e estruturas legais e sociais.
- **Fatores pessoais** incluem o contexto específico da vida de um indivíduo, incluindo o gênero, a idade, os estilos de enfrentamento, a base social, a escolaridade, a profissão, as experiências pregressa e atual, o padrão geral de comportamento, o caráter e outros fatores que influenciam a incapacidade experimentada por um indivíduo.

Desempenho descreve o que um indivíduo faz em seu ambiente atual.

Capacidade descreve a capacidade de um indivíduo de executar uma tarefa ou uma ação (o mais alto nível provável de funcionamento em um determinado domínio, em um determinado momento).

De *Guide to physical therapist practice, 3.0*[2]

Patologia/fisiopatologia (doença, distúrbio, condição) descreve uma anormalidade caracterizada por um conjunto específico de sinais e sintomas e reconhecida pelo paciente ou pelo profissional como sendo anormal. É identificada principalmente no nível celular.

Comprometimento é a perda ou anormalidade de uma estrutura ou função anatômica, fisiológica, mental ou psicológica.

Limitação funcional é a restrição na capacidade de realizar, no nível da pessoa como um todo, uma ação física, tarefa ou atividade de maneira eficiente, conforme o esperado em condições normais ou de modo competente.

Incapacidade é a falta de capacidade de realizar ou uma limitação na realização de ações, tarefas e atividades usualmente esperadas em papéis sociais específicos que são habituais ao indivíduo ou esperados para o *status* ou papel da pessoa em um contexto sociocultural e ambiente físico específico. As categorias são autocuidado, gerenciamento domiciliar, ocupação (trabalho/escola/brincadeiras) e comunidade/lazer.

Estado de saúde descreve o estado ou *status* das condições que constituem uma boa saúde.

TAREFA  **INDIVÍDUO** 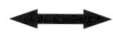 **AMBIENTE**

TAREFA	INDIVÍDUO	AMBIENTE
Funções: ABVD, AIVD	Excitação, atenção	Ambiente físico
Atributos:	Cognição, motivação	Variabilidade
Mobilidade	Integridade sensorioperceptual	Características regulatórias
Estabilidade	Força muscular, função motora	Fatores psicossociais
Mobilidade controlada	Postura, ADM, flexibilidade	
Habilidade	Marcha, locomoção, equilíbrio	
Características:	Capacidade/resistência aeróbica	
Velocidade	Comorbidades, complicações	
Amplitude	Limitações à atividade	
	Incapacidade	
	Estado geral de saúde	

FUNÇÃO MOTORA

FIGURA 1.1 A função motora emerge das interações entre a tarefa, a pessoa e o ambiente.
ABVD: atividades básicas de vida diária; AIVD: atividades instrumentais de vida diária; ADM: amplitude de movimento.

ria da aprendizagem motora. A *teoria de sistemas* descreve que a função motora é o resultado de uma série de sistemas interativos que contribuem para diferentes aspectos do controle. Por exemplo, o sistema musculoesquelético, o sistema sensorial e os sistemas de controle neural (controle sinérgico, coordenação e equilíbrio) contribuem para os movimentos produzidos. A *teoria da programação motora* é baseada no conceito de um *programa motor*, que é definido como um código abstrato que, quando iniciado, produz uma sequência coordenada de movimento. Assim, os padrões de movimento são armazenados e podem ser iniciados usando instruções pré-programadas sem *inputs* periféricos ou informações de *feedback* (denominado *sistema de circuito aberto*). Os padrões de movimento também podem ser iniciados e modificados usando *inputs* sensitivos e informações de *feedback* (denominado *sistema de circuito fechado*). Em um sistema de circuito fechado, utiliza-se o *feedback* para detectar erros e modificar as respostas de movimento, como visto ao aprender uma nova habilidade.

A *teoria de aprendizagem motora* é baseada em conceitos de *feedback* e prática que são usados para influenciar o tipo e o grau de aprendizado e levam a mudanças relativamente permanentes nas capacidades de desempenho. O uso de estratégias de aprendizagem motora apropriadas (discutidas em Estratégias de aprendizagem motora, no Cap. 2) aprimora a aquisição de habilidades motoras. Os cronogramas de prática organizados e o fornecimento apropriado de *feedback* são elementos essenciais. A terminologia relativa ao controle motor é apresentada no Quadro 1.2. Para uma revisão completa destes conceitos, sugere-se que o leitor consulte os excelentes trabalhos de Schmidt e Lee[3] e Shumway-Cook e Woollacott.[4]

Em lactentes e crianças, a aquisição de habilidades motoras que são fundamentais à função independente (como rolar, endireitar-se, sentar, engatinhar, ajoelhar-se, levantar-se, ficar em pé, deambular e a coordenação visual-motora) depende da maturação neuromuscular e da prática. Essas atividades, às vezes denominadas *habilidades de desenvolvimento* ou *habilidades sequenciais de desenvolvimento*, formam a base de um conjunto de habilidades necessárias para uma função independente ao longo da vida. Marcos motores que surgem em idades mais ou menos previsíveis balizam o desenvolvimento do controle motor no lactente e na criança. O desenvolvimento geralmente progride da cabeça para os pés (cefalocaudal) e de proximal para distal. Em lactentes e crianças, o desenvolvimento da função motora é visto como uma progressão espiral com variabilidade considerável, não como uma progressão linear estrita. Os reflexos atitudinais primitivos e estáticos são integrados à medida que o sistema nervoso central (SNC) amadurece e emergem reações posturais de nível superior (p. ex., reações de endireitamento e equilíbrio) e sinergias posturais. Comportamentos motores emergentes dependem da prática e da maturação e função de diferentes componentes do sistema durante estágios críticos do desenvolvimento.

No adulto, as habilidades motoras adquiridas no início da vida são mantidas, adaptadas e permanecem relativamente estáveis ao longo da vida. Habilidades como rolar e sentar-se são usadas todos os dias como parte normal da vida. No entanto, esses padrões de movimento respondem à mudança e podem ser modificados por vários fatores diferentes. Os principais fatores incluem a saúde geral e os níveis de atividade. As alterações também estão associadas ao envelhecimento, que causa um declínio geral na

---

QUADRO 1.2 Terminologia: controle motor

Graus de liberdade: quantidade de dimensões separadas independentes do movimento em um sistema que precisa ser controlado.[4(p. 463)]

Controle motor: substratos subjacentes dos aspectos neurais, físicos e comportamentais do movimento.

- **Controle motor reativo:** os movimentos são adaptados em resposta ao *feedback* contínuo (p. ex., o alongamento muscular causa um aumento na contração muscular em resposta a um deslocamento do peso para a frente).
- **Controle motor proativo (antecipatório):** os movimentos são adaptados antes dos movimentos contínuos por meio de mecanismos de *feedforward* (p. ex., os ajustes posturais feitos ao se preparar para pegar uma bola grande e pesada).

Plano motor: ideia ou plano para um movimento intencional que é composto por programas de componentes motores.

Programa motor: representação abstrata que, quando iniciada, resulta na produção de uma sequência coordenada de movimento.[3(p. 497)]

Aprendizagem motora: conjunto de processos internos associados ao *feedback* ou à prática que leva a mudanças relativamente permanentes na capacidade de realização de uma habilidade motora.[3(p. 497)]

Recuperação motora: reaquisição de habilidades de movimento perdidas em decorrência de uma lesão.

Esquema: conjunto de regras, conceitos ou relações formado com base na experiência;[3(p. 499)] os esquemas servem para fornecer uma base para as decisões de movimento e são armazenados na memória para a reprodução do movimento.

- **Esquema de recuperação:** relação entre parâmetros pregressos, condições iniciais pregressas e os desfechos de movimento produzidos por essas combinações.
- **Esquema de reconhecimento:** relação entre as condições iniciais pregressas, os desfechos de movimento pregressos e as consequências sensoriais produzidas por essas combinações.

Análise de tarefa: processo de determinação das habilidades e estrutura subjacentes de uma tarefa ou ocupação.[3(p. 500)]

Organização de tarefas: como os componentes de uma tarefa estão inter-relacionados ou são interdependentes.

- **Baixa organização:** os componentes da tarefa são relativamente independentes.
- **Alta organização:** os componentes da tarefa são altamente inter-relacionados.

função do SNC, incluindo uma perda sensorial nas funções visual, somatossensorial e vestibular; mudanças no controle sinérgico e de sincronização do movimento; e um declínio no equilíbrio. Fatores secundários e potencialmente modificáveis incluem mudanças nas dimensões corporais (mudanças no peso corporal, formato e topografia do corpo e postura), nível de atividade física (mudanças na força muscular, flexibilidade e amplitude de movimento [ADM] associadas à inatividade), nutrição e fatores ambientais. O idoso mais frágil e fisicamente dependente provavelmente demonstrará as maiores mudanças nas habilidades motoras básicas. A capacidade do SNC de reorganização contínua das habilidades motoras perdura pela vida toda. Como em lactentes e crianças, não há um padrão previsível de movimento para alcançar as metas funcionais que caracterize todos os adultos ou idosos.[5,6]

Recuperação motora

No paciente adulto com limitações à atividade e restrições à participação, as habilidades motoras são modificadas na presença de comprometimentos musculoesquelético, neuromuscular, cardiorrespiratório, tegumentar e/ou cognitivo. A *recuperação motora*, a reaquisição das habilidades de movimento perdidas em decorrência de uma lesão, é altamente variável e individualizada. A recuperação completa, na qual o desempenho das habilidades readquiridas é idêntico em todos os aspectos ao desempenho anterior ao trauma, pode não ser possível. Em vez disso, é provável que as habilidades pré-lesão sejam modificadas de alguma maneira. Por exemplo, o paciente com acidente vascular encefálico recupera a capacidade de locomoção, mas agora deambula com lentidão na marcha e maior flexão de quadril e joelho no lado mais afetado. A *compensação motora* é definida como a realização de um movimento antigo de uma maneira nova. Isto pode ser conseguido por meio da compensação adaptativa (usar padrões motores alternativos para realizar uma tarefa) ou substituição comportamental (usar segmentos corporais ou efetores alternativos para realizar uma tarefa). Por exemplo, o paciente com acidente vascular encefálico aprende a se vestir de maneira independente usando o membro superior (MS) menos afetado. Ou o paciente com uma LM completa em nível T1 que aprende a rolar usando ambos os MS e o braço de alavanca. A *recuperação espontânea* se refere à restauração da função nos tecidos neurais inicialmente perdida após a lesão, em razão de processos de reparo que ocorrem naturalmente no SNC. Por exemplo, o paciente com acidente vascular encefálico recupera um pouco da função motora aproximadamente 2 a 3 semanas após o insulto, à medida que o edema cerebral se resolve. A *recuperação induzida pela função* (reorganização cortical dependente do uso) se refere à capacidade do sistema nervoso de se modificar em resposta a mudanças na atividade e no ambiente.[7] Essa estimulação precoce após uma lesão é importante para evitar o *desuso aprendido*.[8] Essa resposta comportamental aprendida à paresia associada ao uso

preferencial dos membros menos afetados pode interferir na recuperação da lesão neurológica.[6] Por exemplo, o paciente com acidente vascular encefálico que passa por um programa de reabilitação limitado aprende a usar os membros menos afetados para alcançar objetivos funcionais e não consegue usar os membros mais afetados. Para que a reabilitação futura seja bem-sucedida, esses padrões defeituosos devem ser desaprendidos, enquanto se recrutam padrões que incorporam o lado mais envolvido. A exposição precoce ao treinamento pode impedir o desuso aprendido e o desenvolvimento de padrões motores defeituosos ou deficientes. Há muitas evidências que afirmam que o treinamento também é eficaz para pacientes com incapacidade crônica. Por exemplo, pacientes que tiveram um acidente vascular encefálico há mais de 1 ano respondem positivamente ao treinamento funcional orientado a tarefas usando a terapia de movimento induzido por restrição (CIMT) (ver Cap. 12: Terapia de movimento induzido por restrição e Estudo de caso 5). O treinamento locomotor usando a descarga de peso parcial, uma esteira e a movimentação assistida precoce de membros também demonstrou promover a recuperação induzida pela função (ver Cap. 10: Intervenções para melhorar habilidades locomotoras e Estudo de caso 3). Os elementos essenciais para o sucesso dessas intervenções são: (1) a prática é específica da tarefa e (2) a prática é intensa, com incrementos constantes na duração e na frequência. Por exemplo, na CIMT, o paciente com acidente vascular encefálico pratica o pegar e manipular objetos durante as tarefas diárias, usando o MS mais afetado de 4 a 6 horas por dia, todos os dias. O MS menos afetado pode ser restringido com uma luva, evitando assim todas as tentativas de movimentos compensatórios. O Quadro 1.3 apresenta a terminologia relacionada com a recuperação motora e a neuroplasticidade.

Aprendizagem motora

A aprendizagem motora é um processo complexo que requer organização espacial, temporal e hierárquica no interior do SNC. Ela possibilita a aquisição e modificação do movimento. Como mencionado previamente, as mudanças no SNC não são diretamente observáveis, mas são inferidas pela melhoria no desempenho como resultado da prática ou da experiência. Esperam-se diferenças individuais na aprendizagem, que influenciam tanto a velocidade como o grau de aprendizagem possível. As habilidades de aprendizagem motora variam em três categorias principais: habilidade cognitiva, habilidade de velocidade perceptual e habilidade psicomotora. Ocorrem diferenças como resultado da genética e da experiência. O fisioterapeuta deve estar atento a fatores como estado de alerta, ansiedade, memória, velocidade de processamento de informações, velocidade e precisão dos movimentos, singularidade do contexto e ambiente. Além disso, os pacientes em recuperação podem variar em seu potencial de aprendizado de acordo com a patologia presente, a quantidade e o tipo de deficiências, o potencial de recu-

---

QUADRO 1.3 Terminologia: recuperação motora e neuroplasticidade[5]

Recuperação induzida pela função: restabelecimento da capacidade de realizar um movimento da mesma maneira ou de modo semelhante ao utilizado antes da lesão; reorganização cortical dependente do uso que ocorre em resposta a mudanças na atividade e no ambiente.

Desuso aprendido: resposta comportamental aprendida à paresia associada ao uso preferencial de membros não afetados; pode interferir na recuperação do insulto neurológico.

Compensação motora: realizar um movimento antigo de uma maneira nova.

- **Compensação adaptativa:** surgimento de padrões motores alternativos durante a realização de uma tarefa.[b]

- **Compensação substitutiva:** realização bem-sucedida de tarefas usando segmentos corporais ou elementos motores alternativos.[b]

Recuperação motora: restauração da capacidade de realizar um movimento da mesma maneira como ele era realizado antes da lesão;[a] realização bem-sucedida da tarefa usando membros ou efetores normalmente usados por pessoas sem deficiência.[b]

Neuroplasticidade: capacidade do encéfalo de mudar e se reparar.

Recuperação espontânea: restauração da função inicialmente perdida do tecido neural após a lesão, resultante de processos de reparo que ocorrem naturalmente no SNC.

[a]Nível de funcionalidade humana conforme classificado pelo modelo CIF: Funções/estrutura corporal (desempenho).[1]
[b]Nível de funcionalidade humana conforme classificado pelo modelo CIF: atividade (funcional).[1]

---

peração, o *status* geral de saúde e as comorbidades. Embora a maior parte das habilidades seja aprendida por meio da prática ou experiência, o fisioterapeuta deve estar atento às capacidades subjacentes do paciente (competências) que sustentam certas habilidades. Por exemplo, alguns pacientes com lesão medular podem não ser capazes de aprender a subir um meio fio empinando a cadeira de rodas por causa da dificuldade da tarefa, de suas habilidades residuais e do seu *status* geral de saúde.

Estágios da aprendizagem motora

Fitts e Posner[9] descreveram três etapas principais no aprendizado de uma habilidade motora. Seu modelo fornece uma estrutura útil para examinar e desenvolver estratégias para melhorar a aprendizagem motora e é usado neste livro (ver Cap. 2, Tab. 2.2, Características dos estágios de aprendizagem motora e estratégias de treinamento).

Estágio cognitivo

No *estágio cognitivo inicial*, o aprendiz desenvolve uma compreensão da tarefa. Durante a prática, o *mapeamento cognitivo* possibilita que o aprendiz avalie habilidades e demandas de tarefas, identifique estímulos relevantes e importantes e desenvolva uma estratégia de movimento inicial (programa motor) baseada na memória explícita de experiências prévias de movimento. O aprendiz realiza a prática inicial da tarefa e retém algumas estratégias enquanto descarta outras para desenvolver uma estratégia de movimento inicial. Durante as tentativas práticas sucessivas, o aprendiz modifica e refina os movimentos. Durante este estágio, há considerável atividade cognitiva, e cada movimento requer um alto grau de atenção e pensamento consciente. O aprendiz é altamente dependente do *feedback* visual. Inicialmente, o desempenho é inconsistente, com grandes ganhos ocorrendo à medida que o paciente progride para o próximo estágio. Toma-se a decisão básica de "o que fazer".

Estágio associativo

O segundo e intermediário estágio é o *estágio associativo* da aprendizagem motora. Durante este estágio, o aprendiz pratica e refina os padrões motores, fazendo ajustes sutis. A organização espacial e temporal aumenta, enquanto os erros e movimentos mal controlados diminuem. O desempenho se torna mais consistente e a atividade cognitiva diminui. O aprendiz é menos dependente do *feedback* visual, e o uso do *feedback* proprioceptivo aumenta. Assim, o aprendiz começa a aprender a "sensação" do movimento. Este estágio pode ser utilizado por um longo período, dependendo do aprendiz e do nível de prática. Toma-se a decisão "como fazer".

Estágio autônomo

O terceiro e último estágio é o *estágio autônomo* da aprendizagem motora. O aprendiz continua praticando e aperfeiçoando padrões motores. Os componentes espaciais e temporais do movimento tornam-se altamente organizados. O desempenho está em um nível muito alto (p. ex., andar habilidoso em todas as velocidades e em todos os ambientes). Nessa fase da aprendizagem, os movimentos são, em grande parte, sem erros e automáticos, com apenas um nível mínimo de monitoramento e atenção cognitiva. Toma-se a decisão "como ser bem-sucedido".

Observação clínica: Muitos pacientes submetidos à reabilitação ativa recebem alta antes de alcançar este estágio final de aprendizagem. Para esses pacientes, o refinamento das habilidades ocorre somente após a prática continuada no ambiente domiciliar e na comunidade. O paciente com traumatismo cranioencefálico (TCE) e comprometimento cognitivo significativo pode nunca alcançar esse nível de função independente, de modo a continuar precisando de estrutura e assistência a vida toda.

▶ Compreensão da tarefa

As tarefas geralmente são agrupadas em categorias funcionais. As *atividades de vida diária (AVD)* se referem às habilidades de vida diária necessárias para um adulto gerenciar sua vida. As *atividades básicas de vida diária (ABVD)* incluem as habilidades de higiene pessoal (higiene oral, tomar banho ou ducha, vestir-se), uso do vaso sanitário, alimentação e utilização de aparelhos de uso pessoal (ver o Cap. 11, Intervenções para melhorar as habilidades de membro superior). As *atividades instrumentais de vida diária (AIVD)* incluem o gerenciamento financeiro, a comunicação e socialização funcionais, a mobilidade funcional e comunitária e a manutenção da saúde.

As *habilidades de mobilidade funcional (HMF)* se referem às habilidades envolvidas na:

▸ Mobilidade no leito: rolar, fazer ponte e arrastar-se no leito, passar de decúbito dorsal para sentado e de sentado para decúbito dorsal.
▸ Sentado: arrastar-se.
▸ Transferências: passar de sentado para em pé e de pé para sentado, transferências de uma superfície para outra (p. ex., do leito para a cadeira de rodas e vice-versa, subir e descer do vaso sanitário, entrar e sair do banco do carro) e passar do chão para em pé.
▸ Em pé: dar passos.
▸ Deambular e subir escadas.

Pode-se examinar também o controle em outras posturas, incluindo em decúbito ventral com apoio nos cotovelos, posição de quatro apoios (sobre as mãos e joelhos), ajoelhado e semiajoelhado. É importante lembrar que existe uma variabilidade considerável no desempenho motor das HMF ao longo da vida. Assim, as atividades de rolar e sentar podem variar consideravelmente entre dois adultos de diferentes tamanhos, idades ou condições de saúde.

Categorias das habilidades motoras

Os movimentos também podem ser agrupados de acordo com as ações e o tipo de controle motor (processos neuromotores) necessários durante a execução da tarefa. Estes incluem (1) a mobilidade de transição, (2) a estabilidade (controle postural estático), (3) a mobilidade controlada (controle postural dinâmico) e (4) a habilidade. A dificuldade varia de acordo com o grau de controle postural e de movimento requerido. Assim, aquelas tarefas com maiores graus de liberdade e demandas de atenção, como ficar em pé e andar, são mais difíceis do que as tarefas em decúbito ventral ou dorsal, que têm menos segmentos corporais a serem controlados.[10]

Mobilidade de transição

A mobilidade de transição é a capacidade de se mover de uma posição para outra (p. ex., rolar, passar de decúbito dorsal para sentado, passar de sentado para em pé, transferências) de maneira independente e segura. As características comuns da mobilidade normal incluem a capacidade de iniciar, controlar e encerrar o movimento mantendo o controle postural. Os déficits na mobilidade incluem a incapacidade de iniciar ou sustentar movimentos, a presença de movimentos mal controlados e a incapacidade de encerrar o movimento. Na pior condição, o paciente com deficiência só é capaz de rolar parcialmente para o decúbito lateral e exibe pouca capacidade de sustentar os movimentos. Na melhor condição, solicita-se ao paciente que passe de decúbito dorsal para sentado e que fique em pé a partir da posição sentada. Um paciente com deficiência pode apresentar dificuldade para se levantar (pode precisar de várias tentativas), mas uma vez em pé é capaz de se manter de maneira independente. Os principais elementos que o fisioterapeuta deve observar e documentar incluem (1) a capacidade de iniciar movimentos, (2) as estratégias utilizadas e o controle geral do movimento, (3) a capacidade de encerrar o movimento, (4) o nível e o tipo de assistência necessária (auxílios manuais, dicas verbais, movimentos guiados) e (5) as restrições ambientais que influenciaram o desempenho.

Estabilidade

A *estabilidade (controle postural estático)* é a capacidade de manter a estabilidade postural e orientação com o CDM sobre a BDA e o corpo em repouso. Por exemplo, o paciente demonstra estabilidade na posição sentada ou em pé se for capaz de manter a postura com balanço mínimo, sem perda de equilíbrio e sem apoio. Os principais elementos que o fisioterapeuta deve observar e documentar incluem (1) a BDA, (2) a posição e estabilidade do CDM dentro da BDA, (3) o grau de oscilação postural, (4) o grau de estabilização dos membros superiores (MS) ou inferiores (MI) (p. ex., apoio manual nas posições sentada ou em pé, pernas enganchadas em torno de um apoio na posição sentada), (5) quantidade de episódios e direção da perda de equilíbrio (PDE) e risco de queda, (6) o nível e tipo de assistência necessária (auxílios manuais, dicas verbais, movimentos guiados) e (7) restrições ambientais que influenciaram o desempenho.

Controle postural dinâmico

O *controle postural dinâmico (equilíbrio dinâmico ou mobilidade controlada)* é a capacidade de manter a estabilidade postural (uma BDA estável e imóvel, CDM dentro da BDA) enquanto partes do corpo estão em movimento. Assim, uma pessoa pode deslocar seu peso ou oscilar para a frente e para trás ou de um lado para o outro em uma postura (p. ex., sentada ou em pé) sem perder o controle. A capacidade de ajustar o controle postural durante a execução de uma tarefa secundária com um membro que não recebe descarga de peso também é evidência de controle postural dinâmico (às vezes chamado de controle estático-dinâmico). O deslocamento do peso inicial e a redistribuição do peso descarregado aumentam as demandas sobre a estabilidade nos segmentos de apoio, enquanto o membro em movimento desafia o controle. Por exemplo, um paciente com TCE é posicionado na posição de quatro apoios e demonstra dificuldade quando solicitado a levantar um membro superior ou inferior ou levantar membros superior e inferior opostos juntos. Na posição sentada, o paciente com acidente vascular encefálico é incapaz de se inclinar para a frente e em direção ao lado afetado com o membro menos afetado sem perder o equilíbrio e cair. Em pé, o paciente com ataxia cerebelar é incapaz de dar um passo para a frente, para trás ou para o lado sem perder o equilíbrio. Os principais elementos que o fisioterapeuta deve observar e documentar incluem (1) o grau de estabilidade postural mantida pelos segmentos que recebem descarga de peso, (2) o alcance e o grau de controle dos segmentos que se movem dinamicamente, (3) o nível e o tipo de assistência necessária (p. ex., dicas verbais, auxílios manuais, movimentos guiados) e (4) restrições ambientais que influenciaram o desempenho.

Habilidade

A **habilidade** é a capacidade de executar consistentemente sequências coordenadas de movimento com o objetivo de alcançar uma meta. Comportamentos habilidosos possibilitam apreciação e interação intencionais com o ambiente físico e social (p. ex., manipulação ou transporte). As habilidades requerem controle voluntário, então reflexos ou movimentos involuntários não são considerados movimentos de habilidade. As habilidades são aprendidas e são o resultado direto da prática e da experiência, com ações organizadas antes do movimento utilizando um plano motor. Os movimentos habilidosos podem ser variáveis e não limitados por um padrão de movimento definido, mas organizados pela meta que se pretende atingir e pelo ambiente. Assim, uma pessoa habilidosa é capaz de adaptar facilmente os movimentos às mudanças nas demandas da tarefa e nos ambientes em que elas ocorrem. Por exemplo, o controle da deambulação é evidente no ambiente clínico, bem como nos ambientes domiciliar e comunitário. As habilidades podem ser executadas usando uma base estacionária ou variável (p. ex., quicar uma bola enquanto em pé ou deambulando). As condições que influenciam o desempenho podem variar de um ambiente fechado estacionário (p. ex., uma sala silenciosa da clínica) ao movimento em um ambiente aberto (p. ex., uma academia lotada na comunidade).[11]

As habilidades motoras podem ainda ser classificadas em outras categorias. Chutar uma bola é um exemplo de uma **habilidade discreta**, com início e fim reconhecíveis. Deambular é uma **habilidade contínua** que não tem começo nem fim reconhecíveis. Tocar piano representa uma **habilidade serial**, uma série de ações discretas ligadas.

Uma habilidade de movimento realizada em um ambiente estável e não mutável é chamada de **habilidade motora fechada**, enquanto uma habilidade de movimento realizada em um ambiente variável e mutável é chamada de **habilidade motora aberta**.[3] Uma pessoa habilidosa também é capaz de realizar uma tarefa secundária simultânea enquanto se move (**controle de dupla tarefa**). Por exemplo, o paciente com acidente vascular encefálico é capaz de ficar de pé ou deambular enquanto segura ou manipula um objeto (p. ex., segurar uma bandeja com um copo cheio de água), fala ou realiza uma tarefa cognitiva (contar de três em três, de trás para a frente, a partir do 100). Os termos podem servir como pontos de ancoragem ao longo de um espectro (p. ex., habilidade aberta *versus* habilidade fechada). É importante lembrar que as habilidades podem estar em qualquer ponto desse espectro, não apenas nos extremos. O Quadro 1.4 apresenta a terminologia relacionada com as habilidades motoras.

O termo **habilidade** também designa a qualidade do desempenho. Assim, os movimentos habilidosos caracterizam-se pela consistência, estabilidade, velocidade, sincronização precisa e economia de esforço para alcançar a meta desejada (p. ex., quão bem a pessoa realiza a ação). As habilidades requerem ações coordenadas do tronco e de segmentos de membros. Por exemplo, o tronco e os segmentos proximais mantêm a estabilidade enquanto as mãos realizam uma ação habilidosa, como ao comer com garfo e faca ou se vestir. O desempenho das habilidades motoras também foi definido pela sincronização do movimento. O **tempo de reação (TR)** é o intervalo de tempo entre o início do estímulo inicial para se mover e o início de uma resposta de movimento. O **tempo de movimento (TM)** é o intervalo de tempo entre o início do movimento e a conclusão do movimento. A soma de ambos é chamada de **tempo de resposta**, que se pode esperar que melhore à medida que a aprendizagem de habilidades avança, conforme evidenciado por uma diminuição no tempo total. A **relação velocidade-precisão** é um princípio de desempenho de habilidades motoras que define a influência da velocidade de desempenho sobre as demandas de precisão do movimento. A relação descreve que ao se aumentar a velocidade a precisão diminui, enquanto ao diminuir a velocidade a precisão melhora. A relação precisão-velocidade é específica da tarefa. Em tarefas com requisitos de alta precisão, como tarefas envolvendo pontaria (p. ex., arremessar uma bola de futebol), a velocidade deve ser mantida dentro de limites razoáveis de modo a possibilitar a precisão. A relação precisão-velocidade geralmente afeta pacientes idosos. Por exemplo, com o declínio das habilidades posturais e de equilíbrio, movimentos como a deambulação são desacelerados para possibilitar uma progressão precisa e segura. Quando um paciente idoso tenta andar rápido, o resultado pode ser perda de controle e queda.[10] A Tabela 1.1 apresenta uma classificação das habilidades motoras de acordo com a função do movimento.

QUADRO 1.4 Terminologia: habilidades motoras

Habilidade: característica ou traço geneticamente predeterminado de uma pessoa que subjaz ao desempenho de certas habilidades motoras.

Adaptação: alteração de uma habilidade ou do ambiente para realizar uma tarefa-alvo.

Estruturas coordenativas (sinergias): músculos funcionalmente ligados que são levados pelo SNC a agir de maneira cooperativa para produzir um movimento pretendido.

Habilidade motora: ação ou tarefa que tem um objetivo a ser alcançado; a aquisição de habilidades depende da prática e da experiência e não é determinada geneticamente. *Definição alternativa*: indicador da qualidade do desempenho.

- **Habilidades motoras grossas:** habilidades motoras que envolvem musculaturas de grande porte e uma meta em que a precisão do movimento não é importante para a execução bem-sucedida da habilidade (p. ex., correr ou pular).
- **Habilidades motoras finas:** habilidades motoras que exigem o controle de pequenos músculos do corpo para realizar uma tarefa-alvo; esse tipo de tarefa (p. ex., escrever, digitar ou abotoar uma camisa) normalmente requer um alto nível de coordenação visual-motora.
- **Habilidade motora fechada:** habilidade executada em um ambiente estável ou previsível (p. ex., deambular em um saguão silencioso).

- **Habilidade motora aberta:** habilidade executada em um ambiente variável ou imprevisível (p. ex., deambular em uma academia lotada).
- **Habilidades motoras discretas:** habilidades que têm pontos iniciais e finais distintos definidos pela tarefa em si (p. ex., acionar o freio em uma cadeira de rodas).
- **Habilidades motoras seriais:** habilidades individuais ou discretas reunidas em uma série (p. ex., as etapas nitidamente individuais necessárias para se transferir de um leito para uma cadeira de rodas).
- **Habilidades motoras contínuas:** habilidades que têm pontos iniciais e finais arbitrários, definidos pelo praticante ou por alguns agentes externos (p. ex., natação, corrida).
- **Habilidades motoras simples:** movimentos que envolvem um único programa motor que produz uma resposta de movimento individual (p. ex., chutar uma bola enquanto sentado em uma cadeira).
- **Habilidades motoras complexas:** movimentos que envolvem múltiplas ações e programas motores combinados para produzir uma resposta de movimento coordenada (p. ex., correr e chutar uma bola de futebol durante um jogo).
- **Habilidades de dupla tarefa:** movimentos que envolvem ações simultâneas (programas motores) realizadas em conjunto (p. ex., caminhar e carregar uma bandeja, andar e falar).

Habilidades preparatórias

Aprender uma habilidade motora é um processo difícil. Para pacientes com disfunção motora, inicialmente pode não ser possível treinar tarefas completas. Por exemplo, o paciente com déficit no controle de cabeça e de tronco após um TCE pode não reaprender o controle de cabeça inicialmente enquanto em pé sem apoio. Há simplesmente muitos segmentos corporais a serem controlados para que se tenha sucesso. Essa situação é conhecida como um ***problema de graus de liberdade***. Nessas situações, desafia-se o fisioterapeuta a tomar decisões críticas sobre como segmentar a tarefa em suas partes componentes (***habilidades preparatórias*** ou habilidades motoras simples) dentro de um contexto funcionalmente relevante. Cada habilidade preparatória representa um componente de uma tarefa funcional maior, chamada de ***habilidade padrão***. Uma única habilidade preparatória pode incluir várias habilidades padrão. Por exemplo, a rotação da parte inferior de tronco é uma importante habilidade preparatória para o passo na posição ortostática, bem como para o rolar e o arrastar-se. O ***treinamento que progride do parcial para o todo*** aborda o domínio das habilidades de componentes individuais, com progressão para uma habilidade padrão. Tem também o benefício de reduzir o medo e dessensibilizar os pacientes que podem ter receio de realizar movimentos mais difíceis ou complexos. Por exemplo, pode-se usar atividades

de ponte para preparar o paciente para transferências de sentado para em pé. Melhora-se o controle de extensores de quadril, enquanto reduz-se os graus de liberdade e o medo de cair. As habilidades com partes altamente independentes (p. ex., transferência do leito para a cadeira de rodas) geralmente podem ser treinadas de maneira bem-sucedida usando essa estratégia. A transferência progredindo do parcial para o todo geralmente é menos bem-sucedida com habilidades que possuem partes altamente integradas, como a deambulação. Nessa situação, geralmente é melhor implementar a prática da habilidade padrão (treinamento de toda a tarefa) o mais rápido possível. O sucesso do fisioterapeuta com o treinamento locomotor usando a descarga de peso corporal e uma esteira elétrica (ver Cap. 10, Intervenções para melhorar habilidades locomotoras e Estudo de caso 3) ilustra esse ponto.

Observação clínica: A prática prolongada de habilidades preparatórias sem a prática associada da habilidade padrão pode levar à transferência motora limitada. Assim, o paciente é capaz de realizar as habilidades preparatórias, mas não consegue realizar a habilidade padrão necessária. Alguns pacientes são incapazes de fazer a transferência em decorrência de uma disfunção do SNC. Por exemplo, o paciente com acidente vascular encefálico grave e deficiências motoras perceptuais pode desenvolver ***habilidades fragmentadas***.

TABELA 1.1	Classificação das habilidades motoras de acordo com a função do movimento[a]		
Categoria	Características posturais e do movimento	Exemplos de posturas e de movimentos	Indicadores de função prejudicada
Mobilidade transitória	Capacidade de passar de uma postura para outra; a BDA e/ou o CDM estão mudando	Rolar; passar de decúbito dorsal para sentado; passar de sentado para em pé; transferências	Falha em iniciar ou sustentar movimentos ao longo da amplitude; movimentos mal controlados
Estabilidade (controle postural estático)	Capacidade de manter a estabilidade postural e a orientação com o CDM sobre a BDA, com o corpo parado; a BDA está fixa	Manter-se em posturas contra a força da gravidade: decúbito ventral sobre os cotovelos, quatro apoios, sentado, ajoelhado, semiajoelhado, na ponta dos pés, ou em posição ortostática	Falha em manter uma postura estável; oscilação postural excessiva; BDA alargada; braço elevado em posição de defesa ou uso do MS para se segurar; perda de equilíbrio; CDM ultrapassa a BDA
Controle postural dinâmico (mobilidade controlada)	Capacidade de manter a estabilidade postural e orientação com o CDM sobre a BDA enquanto partes do corpo estão em movimento; a BDA está fixa	Deslocamento de peso; movimentos de membros (movimento de alcançar de MS, movimento de MI de ficar na ponta dos artelhos ou em pé)	Falha em manter ou controlar a postura durante o deslocamento de peso ou movimentos dinâmicos do tronco ou dos membros; perda de equilíbrio
Habilidade	Capacidade de realizar consistentemente sequências de movimentos coordenados para fins de apreciação e interação com os ambientes físico e social; durante a locomoção o CDM está em movimento e a BDA está mudando	Habilidades de MS: pegar e manipular; locomoção bípede	Movimentos pouco coordenados (dissinergia, dismetria, disdiadococinesia); falta de precisão, controle, consistência e economia de esforço; incapacidade de realizar uma tarefa-alvo

CDM: centro de massa; BDA: base de apoio; MS: membro superior; MI: membro inferior.
[a]De O'Sullivan S, Schmitz T. *Categories of Motor Skills*, 6. ed. F.A. Davis, Philadelphia, 2014, Tabela 5.11 (com permissão).

Estas são habilidades adquiridas de maneira inconsistente, ou incapazes de serem integradas àquelas que já estão presentes.[12] Assim, elas não podem ser facilmente modificadas para outras habilidades ou para outros ambientes.

▶ Compreensão de cada paciente específico

O primeiro passo no processo de planejamento do tratamento é um exame preciso do paciente. Isso inclui o levantamento de um histórico, a revisão de sistemas e a realização de testes e medidas conclusivos, conforme indicado. A avaliação dos dados possibilita que o fisioterapeuta identifique deficiências e limitações à atividade nas quais se baseia o PDC.[2] Por exemplo, deficiências na força muscular e na função motora, flexibilidade e ADM articular, integridade sensorial e perceptiva, cognição e atenção, e resistência influenciarão a escolha das intervenções e atividades a serem utilizadas. Algumas dessas deficiências precisarão ser resolvidas antes de progredir para habilidades avançadas, como a deambulação. Por exemplo, o paciente não será capaz de praticar a transferência de sentado para em pé se a ADM da articulação de quadril estiver limitada e houver contraturas em flexores de quadril. Algumas deficiências podem ser abordadas de maneira bem-sucedida durante o treinamento baseado na ati-

vidade. Por exemplo, a fraqueza de extensores de quadril pode ser melhorada usando atividades de ponte antes de utilizar a posição ortostática.

O PDC se concentra em aumentar os níveis gerais de atividade, reduzindo as limitações à atividade e restrições à participação, e melhorando a qualidade de vida. O fisioterapeuta deve realizar um exame funcional preciso das habilidades de ABVD e HMF.[13] Por exemplo, muitas instituições de reabilitação usam a Medida de Independência Funcional (MIF).[14] O fisioterapeuta também deve identificar as atividades que são importantes para o paciente e que este é capaz de realizar. O fisioterapeuta competente também é capaz de reconhecer os *fatores de risco ambientais*, definidos como os comportamentos, atributos ou influências ambientais que aumentam as chances de desenvolver deficiências, limitações funcionais ou incapacidade. O desenvolvimento de uma *lista de recursos* também é uma parte importante do processo de tomada de decisão clínica. Os recursos incluem os pontos fortes, as habilidades e os comportamentos positivos ou estratégias de ajuda do paciente que podem ser reforçados e enfatizados durante o tratamento. Usar a lista de recursos dá ao fisioterapeuta a oportunidade de fornecer um reforço positivo e possibilitar que o paciente se sinta bem-sucedido. Por exemplo, o fisioterapeuta sempre começa e termina uma sessão de tratamento pedindo ao paciente que realize uma habilidade que foi dominada (ou quase dominada) e pode ser executada com relativa facilidade. Isso permite que o paciente se sinta bem-sucedido, melhorando assim a motivação e a participação no processo de reabilitação subsequente.

Medidas de aprendizagem motora

As **mudanças no desempenho** resultam da prática ou da experiência e são uma medida de aprendizagem frequentemente utilizada. Por exemplo, com a prática, uma pessoa pode desenvolver o sequenciamento apropriado de componentes do movimento, com melhora da sincronia e redução do esforço e da concentração. O desempenho, no entanto, nem sempre é um reflexo preciso da aprendizagem. É possível praticar o suficiente para melhorar temporariamente o desempenho, mas não reter o aprendizado. Por outro lado, fatores como fadiga, ansiedade, baixa motivação e medicamentos podem causar deterioração do desempenho, embora o aprendizado ainda possa ocorrer. Como o desempenho pode ser afetado por vários fatores, isso pode refletir uma mudança temporária no comportamento motor observado durante as sessões de prática.

A **retenção** é uma medida importante da aprendizagem. É a capacidade do aprendiz de demonstrar a habilidade ao longo do tempo e após um período sem prática (**intervalo de retenção**). Um **teste de retenção** avalia o desempenho após um intervalo de retenção e compara-o com o desempenho observado durante o teste de aprendizado original. É esperado que o desempenho diminua ligeiramente, mas ele deve retornar aos níveis originais após relativamente poucas tentativas práticas (denominado **decréscimo de aquecimento**). Por exemplo, andar de bicicleta é uma habilidade bem aprendida que geralmente é mantida, mesmo que a pessoa não pedale por anos.

A capacidade de aplicar uma habilidade aprendida ao aprendizado de outras tarefas semelhantes é denominada **adaptabilidade** ou **generalização**, e é outra importante medida de aprendizagem. Um **teste de transferência** analisa a capacidade da pessoa de realizar variações da habilidade original (p. ex., desempenhar a tarefa de subir degraus ao subir escadas e meios-fios). Se o aprendizado da habilidade original for adequado, reduz-se de maneira eficiente o tempo e o esforço necessários para organizar e executar essas novas variações de habilidades. Por fim, a **resistência à mudança no contexto** é outra importante medida de aprendizagem. Consiste na adaptabilidade necessária para executar uma tarefa motora em situações ambientais diferentes. Assim, uma pessoa que aprendeu uma habilidade (p. ex., deambular com uma bengala em superfícies internas niveladas) deve ser capaz de aplicar essa aprendizagem a situações novas e variáveis (p. ex., caminhar ao ar livre ou caminhar em uma calçada movimentada). O Quadro 1.5 fornece definições das medidas de aprendizagem motora.[3]

O paciente que é capaz de utilizar a introspecção, a autoavaliação do desempenho e a resolução de problemas demonstra um importante desfecho de reabilitação bem-sucedida. Em uma era de responsabilidade fiscal e limitações na quantidade de sessões de fisioterapia permitidas, muitos pacientes são capazes de aprender apenas as habilidades básicas enquanto em reabilitação ativa. Grande parte do aprendizado necessário das habilidades funcionais ocorre após a alta e durante os episódios de atendimento ambulatorial. O fisioterapeuta possivelmente não será capaz de estruturar sessões de prática para atender a todos os desafios funcionais que o paciente possa enfrentar. O fato de o paciente adquirir independência nas habilidades de resolução de problemas/tomada de decisões garante que o objetivo final da reabilitação – a função independente – possa ser alcançado.

Alguns fisioterapeutas podem enfatizar excessivamente os movimentos guiados e a prática sem erros. Embora isso seja importante por razões de segurança, a falta de exposição a erros de desempenho pode impedir que o paciente desenvolva a capacidade de autoavaliação e resolução ativa de problemas. O fisioterapeuta precisa observar, documentar e promover essa função muito importante.

Os pacientes precisam ser encorajados a resolver seus próprios problemas conforme surgem os desafios do movimento. Eles também precisam ser desafiados a criticar seus próprios movimentos com perguntas do tipo "Como você fez daquela vez?" e "Como você pode melhorar na próxima tentativa?". O sucesso das tentativas contínuas de movimento precisa ser monitorado e discutido com o paciente.

Estilo de aprendizagem

As pessoas variam em seu **estilo de aprendizagem**, definido como seu modo característico de adquirir, processar e armazenar conhecimento. Os estilos de aprendizagem diferem de acordo com vários fatores, incluindo as características de personalidade, o estilo de raciocínio (indutivo ou dedutivo), a iniciativa (ativa ou passiva) e assim por diante. Algumas pessoas utilizam um estilo de aprendizagem **analítico/objetivo**. Elas processam as informações passo a passo e aprendem melhor com informações factuais e estrutura. Outros são aprendizes mais **intuitivos/globais**. Tendem a processar as informações de uma só vez e aprendem melhor quando as informações são personalizadas e apresentadas no contexto de exemplos práticos da vida real. Eles podem ter dificuldade em ordenar etapas e compreender detalhes. Algumas pessoas dependem fortemente do processamento visual e da demonstração para aprender uma tarefa. Outros dependem mais do processamento auditivo, falando consigo mesmos durante uma tarefa. As características e preferências individuais são mais bem determinadas conversando-se com o paciente e a família, usando habilidades de escuta atenta e observação. O prontuário de saúde também pode fornecer informações relevantes sobre o histórico pré-mórbido (p. ex., escolaridade, ocupação, interesses). Um entendimento completo de cada um desses fatores possibilita que o fisioterapeuta estruture adequadamente o ambiente de aprendizagem e as interações entre o fisioterapeuta e o paciente.

QUADRO 1.5 Terminologia: medidas de aprendizagem motora

Teste de desempenho: exame das melhorias observáveis com atenção à qualidade dos movimentos e ao sucesso dos desfechos do movimento após um período de prática da habilidade.

Retenção: capacidade do aprendiz de demonstrar uma habilidade aprendida ao longo do tempo e após um período sem prática (denominado *intervalo de retenção*).

Teste de retenção: exame de uma habilidade aprendida administrada após um período sem prática (*intervalo de retenção*).

Generalização (adaptabilidade de habilidades): capacidade de aplicar uma habilidade aprendida na realização de outras habilidades similares ou relacionadas.

Resistência à mudança no contexto (adaptabilidade do contexto): capacidade de executar uma habilidade aprendida em diferentes situações ambientais.

Teste de transferência: exame do desempenho de habilidades similares ou relacionadas, comparado com uma habilidade previamente aprendida.

Fatores psicossociais

Vários fatores psicossociais podem influenciar a capacidade de uma pessoa de ser bem-sucedida no processo de reabilitação, incluindo a motivação, fatores de personalidade, o estado emocional, a espiritualidade, papéis da vida e o nível de escolaridade. Condições psiquiátricas e psicossociais pré-existentes podem ter um impacto marcante no treinamento e nos desfechos da reabilitação. A adaptação psicossocial à deficiência e às doenças crônicas é um processo contínuo e evolutivo. Em qualquer momento de um episódio de cuidado, os pacientes podem exibir tristeza, luto, ansiedade, negação, depressão, raiva, reconhecimento ou adaptação. O estilo de enfrentamento também é uma variável importante. Pacientes com estratégias de enfrentamento eficazes têm maior capacidade de participar da reabilitação, buscando as informações de que precisam e demonstrando habilidades efetivas de resolução de problemas. Eles também têm maior capacidade de utilizar apoios sociais e provavelmente terão desfechos mais positivos. Pacientes com habilidades de enfrentamento mal adaptativas provavelmente focam em encontrar um culpado e são menos capazes de participar efetivamente da reabilitação. A reclusão e a fuga, juntamente com o uso abusivo de substâncias, são exemplos de comportamentos mal adaptativos.[15]

▶ Compreensão do ambiente

Fatores ambientais influenciam a função motora e a recuperação funcional, além de incluírem os ambientes físicos e sociais nos quais o paciente atua e vive. Eles podem ter um efeito positivo na reabilitação, possibilitando o sucesso na aprendizagem e no desempenho motor. Contudo, podem ter um efeito negativo, limitando a aprendizagem e o desempenho motor. Eles também podem afetar significativamente a incapacidade e a qualidade de vida geral.

Ambiente físico

É essencial que seja realizado um exame preciso da capacidade do paciente de atuar nos ambientes clínico, domiciliar e comunitário para que se desenvolva um PDC que seja bem-sucedido em restaurar a função e devolver o paciente ao seu ambiente habitual. (Ver Schmitz,[16] que inclui uma discussão completa sobre este tópico.)

O ambiente no qual as pessoas normalmente estão inseridas varia e muda; não é estático. Portanto, o exame das *atividades complexas* em que o paciente atua em ambientes reais e cambiantes é fundamental para o desenvolvimento do PDC e para garantir uma função independente. O fisioterapeuta também deve entender as necessidades do paciente e a velocidade na qual os ambientes de transição podem ocorrer. Por exemplo, o paciente pode começar praticando caminhada em um corredor da clínica com poucas interrupções. A progressão inclui, então, deambular em um corredor com progressão na atividade até que, por fim, a caminhada é realizada em um saguão de hospital movimentado ou do lado de fora em calçadas e na grama.

O ambiente no qual as pessoas normalmente estão também inclui vários níveis de recursos regulatórios. O *tempo de antecipação* (tempo até o contato) se refere à capacidade de sincronizar o tempo até um alvo ou evento (p. ex., batente da porta) no ambiente, exigindo controle preciso dos movimentos. Esta é uma função dependente do processamento dinâmico da informação visual. Mover-se até um alvo estacionário – por exemplo, uma porta – é mais fácil do que interceptar um alvo em movimento. Por exemplo, passar por uma porta giratória ou por uma passarela móvel requer que a pessoa sincronize a velocidade dos movimentos à velocidade dos objetos para avançar com segurança. O termo *propriocepção visual* se refere à capacidade de perceber movimentos e posições do corpo no espaço e no ambiente durante o movimento. Assim, a visão é fundamental na interpretação das pistas ambientais e na adaptação das ações do indivíduo.[1] O Quadro 1.6 fornece definições de termos relacionados com a função motora e com o ambiente.

Ambiente social

O envolvimento familiar adequado e o apoio social são fundamentais para ajudar o paciente a alcançar desfechos favoráveis. Cônjuges, familiares e outros entes queridos podem oferecer ajuda considerável na forma de apoio emocional, apoio financeiro e assistência física. Os desfechos de reabilitação e a qualidade de vida melhoram drastica-

| QUADRO 1.6 | Terminologia: função motora e ambiente |

Os movimentos de habilidade são moldados aos ambientes específicos em que eles ocorrem.

Tempo de antecipação (tempo até o contato): capacidade de sincronizar o tempo até um alvo ou evento (p. ex., um obstáculo) no ambiente, exigindo um controle preciso dos movimentos (p. ex., correr para chutar uma bola de futebol).

Condições regulatórias: aquelas características do ambiente às quais o movimento deve ser moldado para ser bem-sucedido (p. ex., pisar em uma passarela móvel ou passar por uma porta giratória).

- **Habilidades fechadas:** movimentos executados em um ambiente estável ou fixo (p. ex., atividades praticadas em uma sala silenciosa).

- **Habilidades abertas:** movimentos executados em um ambiente cambiante ou variável (p. ex., atividades praticadas em uma academia lotada).
- **Habilidades individualizadas:** movimentos que são iniciados conforme a vontade da pessoa e cujo momento de realização é controlado ou modificado pela pessoa (p. ex., caminhar).
- **Habilidades com ritmo externo:** movimentos iniciados e estimulados por aspectos ditados pelo ambiente externo (p. ex., caminhar em sincronia com um metrônomo).

Propriocepção visual: informação visual como uma base forte para a percepção dos movimentos e posições do corpo no espaço.

mente em pacientes que têm um forte apoio social em relação àqueles que não têm ninguém capaz de prestar assistência. O isolamento social é um desfecho frequentemente decorrente da falta de apoio social.[16] O fisioterapeuta deve ser capaz de identificar rapidamente e avaliar o impacto desses fatores sobre o paciente em reabilitação.

Empoderar o paciente a participar do planejamento colaborativo e da avaliação dos desfechos (*abordagem centrada no paciente*) é um fator essencial na determinação de desfechos bem-sucedidos. O paciente é visto como um participante ativo e parceiro que está totalmente envolvido na definição de metas, faz escolhas justificadas sobre o PDC e assume a responsabilidade por seus próprios cuidados de saúde. O fisioterapeuta precisa enfatizar fortemente a comunicação efetiva; orientar pacientes, familiares e cuidadores; e ensinar habilidades de autogerenciamento para maximizar a motivação, a adesão e os desfechos positivos do programa de reabilitação. O objetivo geral de um programa de reabilitação bem-sucedido deve ser fazer com que os pacientes aprendam a administrar suas vidas no contexto da incapacidade permanente e promover a saúde e o bem-estar gerais.[17,18]

RESUMO

Este capítulo apresentou uma visão geral de uma estrutura para tomada de decisões clínicas e gerenciamento de pacientes. A intervenção bem-sucedida se baseia em uma compreensão completa da função motora e da aprendizagem motora. O fisioterapeuta deve examinar cuidadosamente o paciente e considerar três elementos básicos ao desenvolver o PDC: a natureza e os requisitos da tarefa, as capacidades de desempenho do paciente e o ambiente no qual a tarefa deve ser executada.

REFERÊNCIAS BIBLIOGRÁFICAS

1. The World Health Organization. International Classification of Functioning, Disability, and Health Resources (ICF). Geneva, Switzerland, World Health Organization, 2002.
2. American Physical Therapy Association. Guide to Physical Therapist Practice, Version 3.0. Alexandria, VA, 2014. Retrieved September 9, 2014, from http://guidetoptpractice.apta.org.
3. Schmidt, R, and Lee, T. Motor Control and Learning—A Behavioral Emphasis, ed 5. Champaign, IL, Human Kinetics, 2011.
4. Shumway-Cook, A, and Woollacott, M. Motor Control—Translating Research into Clinical Practice, ed 4. Philadelphia, Lippincott Williams & Wilkins, 2012.
5. VanSant, A. Life span development in functional tasks. Phys Ther, 1990; 70:788.
6. Green, L, and Williams, K. Differences in developmental movement patterns used by active vs sedentary middle-aged adults coming from a supine position to erect stance. Phys Ther, 1992; 72:560.
7. Levin, M, Kleim, J, and Wolf, S. What do motor "recovery" and "compensation" mean in patients following stroke? Neurorehabil Neural Repair, 2009; 23:3134.
8. Taub, E, et al. Technique to improve chronic motor deficit after stroke. Arch Phys Med Rehabil, 1993; 74:347.
9. Fitts, P, and Posner, M. Human Performance. Belmont, CA, Brooks/Cole, 1969.
10. O'Sullivan, SB. Examination of motor function: motor control and motor learning. In O'Sullivan, SB, and Schmitz, TJ. Physical Rehabilitation, ed 6. Philadelphia, FA Davis, 2014, 161.
11. Gentile, A. Skill acquisition: Action, movement, and neuromotor processes. In Carr, JH, et al (eds). Movement Science: Foundations for Physical Therapy in Rehabilitation, ed 2. Gaithersburg, MD, Aspen, 2000, 111.
12. Unsworth, C. Cognitive and perceptual dysfunction. In O'Sullivan, SB, and Schmitz, TJ. Physical Rehabilitation, ed 6. Philadelphia, FA Davis, 2014, 1222.
13. Scalzitti, D. Examination of function. In O'Sullivan, SB, and Schmitz, TJ. Physical Rehabilitation, ed 6. Philadelphia, FA Davis, 2014, 308.
14. UB Foundation Activities, Inc. Guide for the Uniform Data Set for Medical Rehabilitation (Adult FIM, Version 4.0). Uniform Data System for Medical Rehabilitation, Buffalo, NY, UB Foundation Activities, Inc, 1993.
15. Precin, P. Psychosocial disorders. In O'Sullivan, SB, and Schmitz, TJ. Physical Rehabilitation, ed 6. Philadelphia, FA Davis, 2014, 1175.
16. Schmitz, T. Examination of the environment. In O'Sullivan, SB, and Schmitz, TJ. Physical Rehabilitation, ed 6. Philadelphia, FA Davis, 2014, 338.
17. Ozer, M, Payton, O, and Nelson, C. Treatment Planning for Rehabilitation—A Patient-Centered Approach. New York, McGraw-Hill, 2000.
18. Drench, M, et al. Psychosocial Aspects of Health Care, ed 2. Upper Saddle River NJ, Pearson Education Inc, 2007.

2 | Intervenções para melhorar a função motora

Susan B. O'Sullivan, PT, EdD

O exame e a avaliação cuidadosa das deficiências, das limitações à atividade e das restrições à participação possibilitam que o fisioterapeuta identifique as deficiências no movimento a serem tratadas durante a reabilitação. As *intervenções restaurativas* concentram-se nas deficiências de movimentos a serem tratadas e utilizam intervenções baseadas na atividade e estratégias de aprendizagem motora. Para serem mais eficazes, as intervenções restaurativas incluem três elementos básicos: (1) prática repetitiva e intensa de atividades funcionais orientadas à tarefa, (2) estratégias que melhoram a aprendizagem motora ativa e comportamentos que melhoram a adesão ao tratamento e (3) estratégias que incentivam o uso dos segmentos corporais mais comprometidos, limitando o uso dos segmentos menos comprometidos. Durante o período inicial de recuperação, os pacientes com função motora limitada que são incapazes de realizar movimentos voluntários ou têm controle limitado (p. ex., pacientes com acidente vascular encefálico ou traumatismo cranioencefálico [TCE]) podem se beneficiar de *estratégias de intervenção de reforço*. Trata-se de uma abordagem mais passiva ao treinamento, que inclui movimentos guiados, assistidos ou facilitados. Abordagens neuromotoras como a *facilitação neuromuscular proprioceptiva (FNP)* e a *terapia de neurodesenvolvimento (TND)* incorporam várias estratégias e técnicas para promover o movimento. Pacientes com deficiências de movimento graves, potencial de recuperação limitado e múltiplas comorbidades e deficiências (p. ex., o paciente com acidente vascular encefálico grave e comprometimento cardíaco e respiratório grave) se beneficiam das *estratégias de intervenção compensatórias* projetadas para promover o restabelecimento precoce da função. As intervenções incluem o uso de estratégias de movimentos diferentes, concentrando-se no uso dos segmentos corporais menos envolvidos para a função, dispositivos auxiliares e adaptação do ambiente.

As intervenções organizadas em torno de um objetivo comportamental significativo para o paciente são a melhor maneira de promover a recuperação e retenção funcional. Durante o curso do tratamento, podem ser necessárias *intervenções específicas à deficiência*, que têm como alvo deficiências específicas (p. ex., espasticidade, contratura, fraqueza), mas essas intervenções não devem ser o foco principal do tratamento. O desfecho esperado de todo plano de cuidados (PC) de reabilitação é a independência funcional. O tratamento de deficiências específicas pode ser incorporado a uma atividade de treinamento funcional. Por exemplo, na posição de pré-ponte, a rotação da parte inferior do tronco, na qual os joelhos se movem de um lado para o outro (balanço de joelhos), pode aumentar a força dos extensores e abdutores de quadril, enquanto reduz o tônus extensor dos membros inferiores (MI). Funcionalmente, promove a mobilidade independente no leito.

A diversidade dos problemas experimentados pelo paciente com transtornos na função motora refuta a ideia de que qualquer abordagem ou estratégia de intervenção seja bem-sucedida a todos os pacientes. À medida que os pacientes se recuperam, suas necessidades e habilidades funcionais mudam. O fisioterapeuta eficaz conhece todo o espectro de estratégias de intervenção disponíveis para ajudar os pacientes com função motora prejudicada e as utiliza de maneira efetiva durante a reabilitação (Quadro 2.1).

▶ Análise da função

A *análise da função* é o processo de decompor uma atividade em suas partes elementares para entender e avaliar suas demandas. Ela começa com uma compreensão dos movimentos normais e da cinesiologia normal associada à função. O fisioterapeuta examina e avalia o desempenho do paciente e analisa as diferenças em comparação ao desempenho "normal" ou esperado. No início do processo de tratamento, o fisioterapeuta precisa identificar quais atividades são importantes para o paciente, de acordo com seus interesses, papéis na vida e ambiente em que vive. O interesse do paciente na atividade e sua motivação em realizar a atividade de maneira bem-sucedida podem influenciar o nível de desempenho observado.

| QUADRO 2.1 | Intervenções para melhorar a função motora[1] |

Intervenções restaurativas

Intervenção baseada na atividade
Treinamento específico à tarefa:
- Habilidades de mobilidade funcional
- Atividades de vida diária
Contexto ambiental
Modelagem comportamental
Treinamento de conscientização em relação à segurança

Estratégias de aprendizagem motora
Desenvolvimento de estratégia
Feedback
Prática
Transferência de aprendizado
Tomada de decisão ativa

Intervenções específicas à deficiência e intervenções de reforço

Intervenções específicas à deficiência
Força, potência, resistência
Flexibilidade
Coordenação e agilidade
Controle postural e equilíbrio
Marcha e locomoção
Capacidade/resistência aeróbica
Relaxamento

Intervenções de reforço
Facilitação neuromuscular
Facilitação neuromuscular proprioceptiva
Terapia de neurodesenvolvimento
Estimulação sensorial
Biofeedback
Estimulação elétrica neuromuscular
Técnicas de estimulação sensorial

Intervenções compensatórias

Treinamento de substituição:
- Estratégias de movimentos diferentes
- Segmentos corporais menos envolvidos
Dispositivos auxiliares
Adaptação do ambiente

As habilidades essenciais nesse processo incluem a capacidade de observar de maneira precisa, reconhecer e interpretar as deficiências de movimento, verificar como as deficiências subjacentes se relacionam com os movimentos e determinar como o ambiente afeta os movimentos observados. O fisioterapeuta avalia o que precisa ser alterado e como fazê-lo, examinando os bloqueios ou obstáculos ao movimento no padrão correto e ver como eles podem ser mudados. Por exemplo, o paciente que não consegue se transferir do leito para a cadeira de rodas pode não ter estabilidade postural, controle extensor (força muscular) de MI adequado e controle do movimento coordenado de tronco e ambos os MI. Além disso, o paciente com TCE pode distrair-se facilmente e ter limitação grave na atenção. A agitação da clínica em que a atividade é realizada faz com que o paciente não consiga ouvir instruções ou concentrar-se na atividade. Deve-se considerar também as influências socioculturais ao analisar o desempenho do paciente. Por exemplo, em algumas culturas, ajudar o paciente mantendo um contato físico pode ser visto como uma violação do espaço pessoal do paciente ou inadequado se o fisioterapeuta for do sexo oposto.

As categorias de tarefas incluem as *atividades básicas de vida diária (ABVD)* (tarefas de autocuidado como vestir-se, alimentar-se e tomar banho) e *atividades instrumentais de vida diária (AIVD)* (tarefas domésticas como cozinhar, limpar, fazer compras e cuidar das finanças). As *habilidades de mobilidade funcional (HMF)* incluem as habilidades envolvidas ao mover-se de modo a mudar a posição ou localização do corpo. Exemplos de HMF incluem rolar, passar de decúbito dorsal para sentado, de sentado para em pé, transferências, dar passos, deambular e correr. O termo *demanda da atividade* se refere aos requisitos embutidos em cada etapa da atividade. O termo *demanda do ambiente* se refere às características físicas necessárias no ambiente para um desempenho bem-sucedido. Pode-se usar as perguntas apresentadas no Quadro 2.2 como um guia para a análise qualitativa da tarefa.

O registro em vídeo do desempenho do paciente é uma ferramenta útil para examinar pacientes com distúrbios claros do movimento (p. ex., o paciente com ataxia pronunciada ou discinesias). O fisioterapeuta pode rever o desempenho repetidamente no vídeo sem cansar desnecessariamente o paciente. O desempenho motor registrado também pode servir como uma ferramenta de treinamento útil para ajudar o paciente a entender suas deficiências de movimento.

▶ Intervenção baseada na atividade

Recuperação induzida pela função

A recuperação induzida pela função (*reorganização cortical dependente do uso*) se refere à habilidade do sistema nervoso de se modificar em resposta a mudanças na atividade e no ambiente. Demonstrou-se que os comportamentos de aprendizagem repetitivos impedem a degradação e a atrofia, possibilitam o crescimento dos neurônios, fortalecem as conexões sinápticas, alteram as

---

QUADRO 2.2   Guia de perguntas para a análise da tarefa[a]

A. Quais são os requisitos normais da atividade funcional que está sendo observada?
1. Qual é a sequência geral do movimento (plano motor)?
2. Quais são os requisitos cinesiológicos normais do movimento que se está tentando realizar?
3. Quais são as condições iniciais necessárias? Qual é a posição de início e o alinhamento inicial?
4. Como e onde o movimento é iniciado?
5. Como o movimento é realizado?
6. Quais são os componentes musculoesqueléticos e biomecânicos necessários para a conclusão bem-sucedida da tarefa?
7. Quais são os componentes cognitivos e sensoriais/perceptivos necessários para a conclusão bem-sucedida da tarefa?
8. Quais são os requisitos de controle motor da atividade: *mobilidade, estabilidade, estabilidade dinâmica ou habilidade*?
9. Quais são os requisitos para a sincronia, força e direção dos movimentos?
10. Quais são os requisitos para o controle postural e equilíbrio?
11. Como o movimento é finalizado?

B. Quão bem-sucedido é o movimento geral do paciente em termos de desfecho?
1. Toda a sequência de movimentos foi realizada (desfecho bem-sucedido)?
2. Quais componentes dos movimentos do paciente são normais em termos de eficiência cinesiológica? E quais são quase normais?
3. Quais componentes dos movimentos do paciente são anormais?
4. Quais componentes dos movimentos do paciente estão faltando? E quais estão atrasados?
5. Se anormais, os movimentos são compensatórios e funcionais ou são não compensatórios e não funcionais?
6. Quais são as deficiências subjacentes que restringem ou prejudicam os movimentos?
7. Os erros de movimento pioram com o tempo? A fadiga é um fator limitante?
8. Trata-se de uma atividade de mobilidade? Os requisitos são atendidos?
9. Trata-se de uma atividade de estabilidade? Os requisitos são atendidos?
10. Trata-se de uma atividade de estabilidade dinâmica? Os requisitos são atendidos?
11. Trata-se de uma atividade de habilidade? Os requisitos são atendidos?
12. Os requisitos de controle postural e equilíbrio são atendidos? A segurança do paciente é mantida durante toda a atividade?
13. O paciente é capaz de analisar de maneira efetiva seus próprios movimentos?
14. O paciente é capaz de se adaptar de maneira bem-sucedida a mudanças na atividade ou nas demandas da tarefa?
15. Quais dificuldades você espera que esse paciente tenha em outras atividades funcionais?
16. Quais estratégias compensatórias são evidentes?
17. Qual equipamento adaptativo é necessário? Qual é o nível de sucesso quando em uso do equipamento adaptativo?

C. Quais fatores do ambiente devem ser considerados?
1. Quais fatores do ambiente restringem ou prejudicam os movimentos?
2. O paciente é capaz de se adaptar a mudanças nas demandas do ambiente?
3. Quais dificuldades você espera que esse paciente tenha em outros ambientes?
4. Existem fatores socioculturais influenciando o desempenho?

[a]Adaptado de American Physical Therapy Association. *A Compendium for Teaching Professional Level Neurologic Content.* Neurology Section, Alexandria, VA, 2000.

---

representações do campo cortical e expandem as áreas topográficas da atividade motora. Além disso, os campos receptivos são alterados, o tempo de processamento é melhorado e as respostas produzidas demonstram maior força e consistência, com maior sincronia. As melhorias nos desfechos funcionais estão correlacionadas com as mudanças observadas na adaptação neural. Por exemplo, podem incluir melhora na coordenação motora fina e grossa, na discriminação sensitiva, no controle postural e equilíbrio, na memória de procedimento e na adaptabilidade.[2-7] Em reabilitação, a terapia de movimento induzido por restrição (CIMT) e o treinamento locomotor usando descarga de peso corporal (DPC) parcial e esteira são exemplos de intervenções direcionadas a promover a recuperação induzida pela função. Por exemplo, a intervenção para o paciente com acidente vascular encefálico e envolvimento de membro superior (MS) concentra-se no uso do MS mais envolvido durante as tarefas diárias, en-

quanto o uso dos membros menos envolvidos é minimizado (p. ex., CIMT).[8-16] Selecionam-se as tarefas iniciais de modo a garantir o sucesso e a motivação do paciente (p. ex., alcançar, segurar e manipular objetos na mão, atividades envolvendo alimentar-se e vestir-se). (Ver Cap. 12, Terapia de movimento induzido por restrição.) O uso de DPC parcial e esteira elétrica é um meio de treinamento locomotor precoce e intenso para pacientes com acidente vascular encefálico ou lesão medular incompleta (LMI).[17-24] (Ver Cap. 10, Intervenções para melhorar as habilidades locomotoras.) As mudanças ocorrem na função corporal (ou seja, o paciente movimenta o membro em um padrão mais eficiente) e na atividade (o paciente realiza movimentos de alcançar ou deambula com um padrão de movimento mais eficiente). O objetivo geral do fisioterapeuta é desafiar o paciente com a tarefa de nível apropriado de dificuldade no momento adequado para promover a recuperação ideal.

Intervenção baseada na atividade e orientada à tarefa

A escolha das atividades ou tarefas depende da avaliação do estado funcional e dos dados do desempenho da atividade. O fisioterapeuta seleciona as atividades a serem praticadas com base nas habilidades/pontos fortes, deficiências, limitações à atividade, interesses e experiência prévia, e estado de saúde do paciente. Determinam-se parâmetros práticos. Em geral, o nível de prática é intenso (p. ex., prática diária, por longos períodos). As atividades são continuamente modificadas de modo a aumentar o nível de dificuldade. Utilizam-se estratégias de aprendizagem motora, incluindo *técnicas de modelagem comportamental* que usam o reforço e a recompensa para promover o desenvolvimento de habilidades. O ambiente é estruturado de modo a melhorar a concentração e reduzir as distrações. Incentiva-se o paciente a resolver ativamente os problemas para chegar a soluções para os desafios do movimento.[25] Essa abordagem representa uma mudança nas abordagens neuromotoras tradicionais que utilizam uma abordagem de assistência extensiva (p. ex., movimentos guiados ou facilitados). Embora os movimentos iniciais possam ser guiados, os movimentos ativos são o objetivo geral dessa abordagem. O papel do fisioterapeuta é o de supervisor, estruturando a prática e fornecendo *feedback* apropriado ao mesmo tempo em que incentiva o paciente. O Quadro 2.3 apresenta um resumo das diretrizes das intervenções orientadas à tarefa e baseadas na atividade para promover a recuperação induzida pela função.

Observação clínica: O treinamento baseado na atividade e orientado à tarefa neutraliza de maneira eficaz os efeitos da imobilidade e o desenvolvimento de deficiências indiretas, como a fraqueza muscular e a perda de flexibilidade. Isso evita o desuso aprendido dos segmentos mais envolvidos, estimulando a recuperação do sistema nervoso central (SNC).[8]

A seleção e o uso das atividades dependem do potencial de movimento, do grau de recuperação e da gravidade dos déficits motores que o paciente apresenta. Os pacientes que não estão aptos a participar do treinamento intensivo baseado na atividade incluem aqueles que não apresentam controle voluntário inicial ou que têm função cognitiva limitada. O paciente com TCE que está nos estágios iniciais de recuperação apresenta pouco potencial para participar de treinamentos envolvendo atividades complexas. Da mesma maneira, pacientes com acidente vascular encefálico que apresentam paralisia grave de MS não seriam elegíveis para o treinamento de atividades com ênfase no MS mais envolvido. Um dos critérios de exclusão para a CIMT consistentemente utilizado é a incapacidade de realizar a extensão voluntária do punho e dedos da mão envolvida; assim, é preciso identificar a *mínima habilidade necessária* para realizar os componentes básicos da tarefa. O fisioterapeuta precisa responder a esta pergunta: *qual é a probabilidade de o paciente realizar o movimento pretendido?* Por exemplo, durante o treinamento locomotor usando a DPC e uma esteira elétrica, a limitação em dar passos e nos movimentos pélvicos pode ser inicialmente guiada a um padrão motor eficiente. No entanto, a ausência de estabilidade básica da cabeça e do tronco durante o posicionamento vertical impossibilitaria que os pacientes fossem candidatos a esse treinamento.

Observação clínica: Pode-se observar melhora na função e na recuperação em pacientes que passam por treinamento intensivo específico à tarefa anos após um insulto inicial (p. ex., o paciente com acidente vascular encefálico crônico, definido como aquele cujo insulto ocorreu há um ano ou mais). O fisioterapeuta não deve subestimar o potencial do sistema nervoso de se adaptar e mudar para alcançar a aquisição de habilidades motoras.

Posturas funcionais

O fisioterapeuta deve determinar quais posturas e atividades funcionais incluir no PC. À medida que as posturas progridem em dificuldade, elevando o centro de massa (CDM) e reduzindo a base de apoio (BDA), mais segmentos corporais devem ser coordenados. Essa situação tem sido chamada de *problema dos graus de liberdade* (a dificuldade em controlar múltiplas partes do corpo em movimento de maneira independente).[26] É provável que os pacientes demonstrem cada vez mais problemas no controle sinérgico, na postura e no equilíbrio. Assim, o paciente com TCE e deficiências significativas de movimento (p. ex., ataxia pronunciada) pode precisar iniciar o treinamento de atividades em posturas mais estáveis com quatro apoios, como a posição quadrúpede ou plantígrada modificada. Com a recuperação, o treinamento pode progredir para posturas mais desafiadoras, como as posições sentada, ajoelhada ou ortostática. A Tabela 2.1 identifica o foco principal, os potenciais benefícios do tratamento e as atividades que podem ser praticadas em cada postura.

Intervenções para tratar deficiências

Identificar e corrigir deficiências (p. ex., amplitude de movimento [ADM] limitada, diminuição da força muscular) são elementos essenciais para melhorar o desempenho funcional. O fisioterapeuta deve identificar com precisão as deficiências que estão ligadas a déficits no desempenho funcional. A incapacidade de se levantar ou subir escadas pode estar ligada à fraqueza dos extensores de quadril e joelho. Um programa de fortalecimento que aborde essas deficiências pode melhorar a função. As intervenções podem incluir técnicas tradicionais de fortalecimento muscular (p. ex., treinamento de resistência progressiva utilizando pesos e exercícios em cadeia cinética

---

QUADRO 2.3 Estratégias de treinamento funcional orientado à tarefa[1]

Enfatize o treinamento precoce
- Para promover a plasticidade cortical dependente do uso e superar o desuso aprendido.

Defina o objetivo da prática de tarefas
- Envolva o paciente na definição de objetivos e na tomada de decisões, aumentando assim a motivação e promovendo o comprometimento ativo com a recuperação.

Determine as atividades a serem praticadas
- Considere o histórico, o estado de saúde, a idade, os interesses e a experiência prévia do paciente.
- Considere as habilidades e pontos fortes, o nível de recuperação, o estilo de aprendizagem, as deficiências e as limitações à atividade do paciente.
- Determine um conjunto de atividades a serem praticadas para cada objetivo de treinamento.
- Selecione atividades que sejam interessantes, estimulantes e relevantes para o paciente.
- Escolha atividades com maior potencial de sucesso para o paciente e intercale tarefas mais difíceis com tarefas mais fáceis.
- Foque nos movimentos ativos utilizando os membros mais envolvidos.
- Limite o uso dos membros menos envolvidos; defina parâmetros, imponha limites de tempo para o uso de restrições.
- Evite ou limite estratégias compensatórias.

Determine os parâmetros da prática
- Gerencie a fadiga; determine os períodos de descanso e prática.
- Demonstre o desempenho ideal; estabeleça uma *referência de acerto*.
- Estabeleça requisitos para a intensidade e quantidade mínima de repetições.
- Estabeleça um cronograma de prática das tarefas (permanente ou variável); passe para a prática variável o mais rápido possível para potencializar a retenção.
- Determine a ordem de prática das tarefas (constante, em série, aleatória); passe para ordem aleatória o mais rápido possível para potencializar a retenção.

Seja cauteloso em relação a cronogramas e previsões: a recuperação é altamente individualizada e pode demorar mais do que o esperado.

- Controle o uso de instruções e *feedback* de reforço para promover a aprendizagem.
- Controle o uso de movimentos assistidos ou guiados para promover a aprendizagem inicial; garanta que o paciente transite de maneira bem-sucedida para movimentos ativos o mais rápido possível.

Utilize técnicas de modelagem comportamental
- Modifique gradualmente a tarefa de modo a aumentar o desafio e torná-la progressivamente mais difícil à medida que o desempenho do paciente melhora.
- Forneça *feedback* imediato e explícito; reconheça e elogie pequenas melhorias na realização da tarefa.
- Enfatize os aspectos positivos do desempenho.
- Evite o esforço excessivo e a fadiga; eles diminuem o desempenho e a motivação.

Promova a resolução de problemas
- Peça ao paciente para avaliar o desempenho, identificar obstáculos, levantar possíveis soluções.
- Faça o paciente praticar o movimento escolhido (solução) e avaliar o desfecho.
- Relacione os sucessos aos objetivos gerais.

Estruture o ambiente
- Promova a prática inicial em um ambiente de apoio, livre de distrações (ambiente fechado para pacientes muito distraídos).
- Progrida para prática variável em condições reais (ambientes abertos).

Estabeleça parâmetros para a prática fora da terapia
- Identifique objetivos e estratégias específicas para a prática não supervisionada; maximize as oportunidades.
- Utilize um contrato de comportamento por escrito; faça com que o paciente concorde com os comportamentos ideais para se ter durante o dia.
- Faça com que o paciente documente a prática não supervisionada usando um caderno de atividades ou um diário de exercícios domiciliares.

Mantenha o foco no aprendizado ativo
- Minimize a prática passiva com assistência do fisioterapeuta
- Maximize o papel do fisioterapeuta como *supervisor do treinamento*.

Monitore atentamente a recuperação e documente os progressos
- Use medidas de desfecho funcional sensíveis, válidas e confiáveis.

---

aberta). O fortalecimento pode ser efetivamente acoplado a atividades funcionais específicas à tarefa.[20] Por exemplo, o paciente que não consegue se levantar de maneira independente pode praticar primeiro levantando-se de um assento elevado; à medida que o controle do paciente melhora, o assento é gradualmente abaixado até a altura padrão. O paciente com dificuldade em subir escadas pode primeiro praticar subindo degraus mais baixos (10 a 16 cm); à medida que o controle do paciente melhora, a altura do degrau pode ser aumentada até a altura padrão. A modificação da atividade reduz a amplitude geral em que os

músculos devem atuar, possibilitando que o paciente tenha sucesso na realização da atividade. Esses exemplos ilustram um importante princípio do treinamento – isto é, a *especificidade do treinamento*.[27] As adaptações fisiológicas dos músculos ao treinamento físico são altamente específicas do tipo de treinamento utilizado. Os efeitos da transferência, como uma melhora na função de passar de sentado para em pé ou de subir escadas, podem ser maiores quando o desempenho muscular e os requisitos de adaptação neuromuscular durante as tarefas de treinamento funcional aproximarem-se da habilidade desejada.

TABELA 2.1 Posturas: foco principal, potenciais benefícios do tratamento e atividades[a]

Postura/descrição	Foco principal/benefícios/atividades
Decúbito ventral com apoio nos cotovelos	
Decúbito ventral, descarga de peso sobre os cotovelos Postura estável BDA ampla CDM baixo	• Foco na melhora do controle de tronco superior, MS e pescoço/cabeça • Melhora a ADM em extensão de quadril • Melhora a força nos estabilizadores de ombro • Preparatório para a mobilidade no leito, atividades em quatro apoios, transferências do chão para em pé • Atividades na postura: sustentação, deslocamento de peso, movimento de alcançar de MS, movimento de assumir a postura • Atividades na posição de decúbito ventral com apoio nos cotovelos modificada podem ser praticadas nas posições sentada (em um tablado) e plantígrada (posição ortostática modificada)
Quatro apoios	
Posição de quatro apoios (mãos e joelhos) Descarga de peso sobre os joelhos, através dos cotovelos estendidos e das mãos Postura estável BDA ampla CDM baixo	• Foco na melhora do controle de tronco, MI, MS e pescoço/cabeça • Melhora a força dos estabilizadores de tronco, quadril, ombro e cotovelo • Diminui o tônus extensor nos joelhos por meio da descarga de peso prolongada • Diminui o tônus flexor nos cotovelos, punhos e mãos por meio da descarga de peso prolongada com o cotovelo estendido e em extensão de punho/dedos • Promove a ADM em extensão nos cotovelos, punhos e dedos • Preparação para atividades plantígradas, transferências do chão para em pé, controle do equilíbrio contra a força da gravidade • Atividades na postura: sustentação, deslocamento de peso, movimento de alcançar de MS, elevações de MI, movimento de assumir a postura, locomoção sobre quatro apoios
Posições de pré-ponte e ponte	
Pré-ponte: decúbito dorsal, joelhos flexionados com os pés apoiados; descarga de peso sobre pés, nádegas e parte superior do tronco Ponte: elevação da pelve com extensão do quadril; descarga de peso sobre pés e parte superior do tronco BDA ampla CDM baixo	• Foco na melhora do controle de tronco inferior e MI • Melhora a força dos extensores e abdutores de quadril, e dos estabilizadores de tornozelo • Preparatório para a mobilidade no leito, transferências de sentado para em pé, posição ortostática e subir escadas • Atividades na posição de ponte: sustentação, deslocamento de peso, movimento de assumir a postura, elevação de MI
Sentado	
Descarga de peso sobre tronco e nádegas, pés Pode incluir a descarga de peso através dos cotovelos estendidos e punhos/dedos BDA intermediária Altura intermediária do CDM	• Foco na melhora do controle de tronco superior, tronco inferior, MI e cabeça/pescoço • Importante para o controle de equilíbrio na posição vertical • Preparatório para as habilidades de AVD de MS; locomoção na cadeira de rodas • Atividades na postura: sustentação, deslocamento de peso, movimento de alcançar de MS, movimento de assumir a postura
Ajoelhado e semiajoelhado	
Ajoelhado: descarga de peso sobre quadris estendidos e joelhos flexionados; o tronco está na posição vertical Semiajoelhado: descarga de peso sobre um MI com o quadril estendido e o joelho flexionado; o membro da frente está com o quadril e joelho flexionados, pé apoiado no chão Posição parcialmente vertical, antigravitacional Altura intermediária do CDM BDA estreita, ajoelhado BDA ampla, semiajoelhado	• Foco na melhora do controle de cabeça/pescoço, tronco superior e inferior e MI • Diminui o tônus extensor nos joelhos por meio da descarga de peso prolongada sobre os joelhos flexionados • Melhora a força dos estabilizadores de quadril e tronco • Preparatório para o controle de equilíbrio na posição vertical, posição ortostática e deambulação, transferências do chão para em pé • Atividades na postura: sustentação, deslocamento de peso, movimento de alcance de MS, movimento de assumir a postura, andar sobre os joelhos

(continua)

TABELA 2.1 Posturas: foco principal, potenciais benefícios do tratamento e atividadesª *(continuação)*

Plantígrada modificada (ortostática modificada)

Em pé, quatro apoios: descarga de peso sobre os pés e as mãos (na superfície de apoio) com os MS e os MI estendidos Posição vertical antigravitacional modificada Postura estável BDA ampla CDM alto	• Foco na melhora do controle de cabeça/pescoço, tronco e MS/MI na postura vertical modificada com apoio • Reduz o tônus nos flexores de cotovelo, punho e dedos por meio da descarga de peso prolongada, com os punhos e dedos estendidos • Aumenta a ADM de extensores nos cotovelos, punhos e dedos • Com os quadris levemente flexionados, CDM à frente da linha de descarga de peso, produzindo um momento de extensão no joelho • Aumenta a segurança para a posição ortostática precoce (postura de quatro apoios) • Preparatória para o controle de equilíbrio vertical, posição ortostática e deambulação; tarefas de AVD de MS em pé • Atividades na postura: sustentação, deslocamento de peso, movimento de alcançar de MS, passo de MI, movimento de assumir a postura

Ortostática

Descarga de peso sobre o tronco e os MI Posição totalmente ereta, antigravitacional BDA estreita CDM alto	• Foco na melhora do controle de cabeça/pescoço, tronco e MI na postura totalmente ereta • Quadris e joelhos totalmente estendidos • Descarga de peso simétrica sobre ambos os MI • Preparatória para o controle de equilíbrio vertical, deambulação, locomoção, subir escadas; habilidades de AVD de MS em pé • Atividades na postura: sustentação, deslocamento de peso, movimento de alcançar de MS, passo de MI, movimento de assumir a postura

ADL: atividades de vida diária; BDA: base de apoio; CDM: centro de massa; MI: membro inferior; MS: membro superior; ADM: amplitude de movimento.
ªAdaptada de O'Sullivan.[1]

Movimento guiado

Durante o treinamento inicial, o fisioterapeuta pode fornecer assistência manual durante as *primeiras* tentativas de movimento. Isso pode ser feito utilizando movimentos passivos, progredindo rapidamente para movimentos ativo-assistidos. Usam-se movimentos guiados (assistência manual) para ajudar o paciente a obter uma compreensão inicial dos requisitos da tarefa. Durante a prática assistida inicial, o fisioterapeuta pode substituir os elementos que faltam, estabilizar a posição ou partes de um membro, restringir movimentos indesejados e orientar o paciente a realizar os movimentos corretos. Por exemplo, restringir ou apoiar o paciente para garantir uma postura sentada ereta e estabilizar o ombro em uma posição funcional (70 graus de flexão de ombro) possibilita que o paciente foque nos movimentos iniciais de levar a mão à boca e os controle. Essa adaptação reduz a quantidade de segmentos corporais que o paciente precisa efetivamente controlar, reduzindo assim os graus de liberdade. O movimento guiado também possibilita que o paciente experimente os *inputs* táteis e cinestésicos inerentes aos movimentos – isto é, aprenda a *sensação do movimento*. O uso das mãos para apoio pode aliviar o medo e dar confiança, garantindo a segurança. Por exemplo, o paciente que está se recuperando de um acidente vascular encefálico e tem prejuízo na sensibilidade e na percepção pode receber assistência manual nas primeiras descargas de peso e transferências de sentado para em pé. O fisioterapeuta deve antecipar as necessidades do pacien-

te e a melhor maneira de fornecer assistência. Conforme a necessidade de assistência manual diminui, o paciente assume o controle ativo dos movimentos. O objetivo geral do treinamento é o controle ativo do movimento e o aprendizado da descoberta por tentativa e erro. O Quadro 2.4 contém perguntas a serem consideradas ao usar movimentos guiados.

Comandos e instruções verbais

As instruções verbais preparam o paciente para o movimento correto e ajudam-no a aprender o que fazer. O fisioterapeuta precisa ajudar o paciente a focar nos elementos essenciais da tarefa para maximizar o sucesso dos movimentos iniciais. Comandos verbais de sincronização fornecem ao paciente ajustes preparatórios pré-movimento voltados a ensiná-lo quando se mover. Por exemplo, durante as transferências de sentado para em pé, o fisioterapeuta instrui o paciente: *"Na contagem de três, eu quero que você desloque o seu peso para a frente sobre seus pés e se levante. Um, dois, três."* Os comandos verbais durante a prática fornecem *feedback* e ajudam o paciente a modificar e corrigir seus movimentos. Em condições normais, o cerebelo impulsiona a aprendizagem motora e a adaptação por meio do uso de informações de *feedback* sensorial intrínseco (*inputs* somatossensoriais, visuais e vestibulares). Na ausência de *feedback* intrínseco ou incapacidade de usá-lo corretamente, podem ser necessários comandos verbais (*feedback* de reforço). O fisioterapeuta precisa escolher comandos essenciais e direcionar o paciente para

QUADRO 2.4 Movimentos guiados: questões a serem consideradas para antecipar as necessidades do paciente[1]
• Quais elementos essenciais da tarefa são necessários para o movimento bem-sucedido?
• Como posso ajudar o paciente a focar nesses elementos essenciais?
• Qual a quantidade de assistência necessária para garantir um desempenho bem-sucedido?
• Em que momento o paciente mais precisa da minha ajuda? E quando ele menos precisa?
• Como devo posicionar meu corpo para efetivamente ajudar o paciente durante o movimento, sem interferir nele?
• Quando e como posso reduzir o nível da minha ajuda?
• Quais comandos verbais são necessários para garantir um desempenho bem-sucedido?
• Quando e como posso reduzir o nível dos meu comandos verbais?
• Em que momento o paciente está pronto para assumir o controle ativo do movimento?
• Como posso promover a prática independente e habilidades de tomada de decisão essenciais que possibilitem a adaptabilidade das habilidades?

que reconheça sinais de erros intrínsecos associados ao movimento ou erros provenientes do ambiente. Uma vez realizado o movimento, deve-se solicitar ao paciente que avalie o desempenho ("Como você fez o movimento?") e então recomendar correções ("O que você precisa fazer diferente da próxima vez para dar certo?"). Essa avaliação ajuda a manter o foco no controle ativo do movimento e no aprendizado da descoberta por tentativa e erro. O Quadro 2.4 contém questões relevantes a serem consideradas pelo fisioterapeuta para antecipar as necessidades do paciente.

📋 **Observação clínica:** O segredo para o sucesso no uso dos movimentos guiados é promover a prática ativa o mais rápido possível, fornecendo apenas a assistência necessária e suspendendo-a o quanto antes. Conforme a assistência manual é reduzida, os comandos verbais podem substituí-la. A assistência manual é mais eficaz para respostas posturais lentas (tarefas de posicionamento) e menos eficaz durante tarefas rápidas ou balísticas.

⚠️ **Alerta:** O uso excessivo de assistência manual ou de comandos verbais pode resultar em dependência da ajuda do fisioterapeuta, que se torna uma "muleta". É importante não persistir em níveis excessivos de assistência muito tempo além da necessidade do paciente. A assistência continuada pode fazer com que o paciente se torne excessivamente dependente do fisioterapeuta (a "síndrome do meu fisioterapeuta"). Neste caso, o paciente responde aos esforços de ajuda de alguém diferente com comentários como: "Você não está fazendo certo. Meu fisioterapeuta faz isso dessa maneira". Essa é uma forte evidência de uma superdependência do primeiro fisioterapeuta e da assistência que estava sendo dada.

▶ Estratégias de aprendizagem motora

A *aprendizagem motora* é definida como "um conjunto de processos internos associados à prática ou à experiência que levam a mudanças relativamente permanentes na capacidade de ter um comportamento habilidoso".[26(p. 497)] Aprender uma habilidade motora é um processo complexo que requer organização espacial, temporal e hierárquica do SNC. As alterações no SNC não são diretamente observáveis, mas inferidas a partir de mudanças no comportamento motor. Incentiva-se que o leitor revise as seções Estágios da aprendizagem motora e Medidas de aprendizagem motora no Capítulo 1, Estrutura para a tomada de decisão clínica e manejo do paciente.

Estágio cognitivo

O objetivo geral durante o aprendizado inicial é facilitar a compreensão da tarefa e organizar a prática inicial. Devem-se determinar os conhecimentos do paciente em relação à habilidade e elementos essenciais da tarefa. O fisioterapeuta deve destacar o propósito da habilidade em um contexto funcionalmente relevante. A tarefa deve parecer importante, desejável e realista de aprender. O fisioterapeuta deve demonstrar a tarefa exatamente como ela deve ser executada (ou seja, ação coordenada com sincronia suave e velocidade de realização ideal). Isso ajuda o paciente a desenvolver um mapa cognitivo interno ou *referência de acerto*. Deve-se atentar ao desfecho desejado e aos elementos essenciais da tarefa. O fisioterapeuta deve apontar semelhanças com outras tarefas aprendidas, de modo que as sub-rotinas que fazem parte de outros programas motores possam ser recuperadas da memória.

Pacientes com alta habilidade que receberam alta da reabilitação podem ser usados como *modelos especializados* para a demonstração. Seu sucesso em atuar no "mundo real" também terá um efeito positivo na motivação de pacientes que recém começaram o processo de reabilitação. Por exemplo, é difícil para um fisioterapeuta com função muscular intacta demonstrar com precisão as habilidades de transferência adequadas para um paciente com tetraplegia completa de nível C6. Um ex-paciente com um nível semelhante de lesão pode demonstrar com precisão como a habilidade deve ser realizada. A demonstração também mostrou ser eficaz em produzir aprendizagem, mesmo que os modelos não tenham altas habilidades. Nesses casos, o paciente se beneficia do processamento cognitivo e da resolução de problemas enquanto observa o modelo não habilidoso e avalia o desempenho, identificando erros e produzindo correções. As demonstrações também podem ser filmadas. Produzir uma biblioteca visual de demonstrações de ex-pacientes com alta habilidade é uma estratégia útil para garantir a disponibilidade de bons modelos.

Durante a prática inicial, o fisioterapeuta deve dar instruções verbais claras e concisas e não sobrecarregar o paciente com instruções excessivas ou com muitas palavras. O objetivo geral é preparar o paciente para o movimento e reduzir a insegurança. É importante reforçar o desempenho correto com *feedback* apropriado e intervir quando os erros de movimento se tornarem consistentes ou quando houver riscos à segurança do paciente. O fisioterapeuta *não* deve tentar corrigir todos os inúmeros erros que caracterizam esse estágio, mas deixar que haja ***aprendizagem por tentativa e erro*** durante a prática. O *feedback*, particularmente o visual, é importante durante o estágio inicial. Assim, deve-se orientar o paciente a "observar o movimento" atentamente. A prática deve possibilitar períodos de descanso adequados e concentrar-se na prática repetida da habilidade em um ambiente propício à aprendizagem. Esse ambiente em geral não deve ter distrações (ambiente fechado), porque as demandas cognitivas são altas durante este estágio da aprendizagem.

Estágio associativo

Durante o ***estágio associativo*** ou intermediário da aprendizagem, as estratégias motoras são sofisticadas por meio da prática continuada. Os aspectos espaciais e temporais tornam-se organizados conforme o movimento evolui para um padrão coordenado. À medida que o desempenho melhora, há maior consistência e menos erros e movimentos mal controlados. O paciente está agora se concentrando em **como fazer** o movimento e não **no que fazer**.

Durante esse estágio intermediário da aprendizagem, o fisioterapeuta continua fornecendo *feedback*, intervindo conforme os erros de movimento se tornam consistentes. Incentiva-se o paciente a analisar os *inputs* proprioceptivos associados ao movimento (p. ex., "Qual a sensação disso?"). Incentiva-se o paciente a autoavaliar o desempenho motor e a reconhecer o *feedback* que ocorre intrinsecamente (naturalmente) durante o movimento. A prática deve ser variada, incentivando variações da habilidade e mudando gradualmente o ambiente. Por exemplo, o paciente pratica transferências do leito para a cadeira de rodas, da cadeira de rodas para o tablado, da cadeira de rodas para o vaso sanitário e, por fim, transferências da cadeira de rodas para o carro. O fisioterapeuta reduz a assistência manual, que geralmente é prejudicial nesta fase. O foco deve estar no controle ativo do paciente e na tomada ativa de decisões para modificar as habilidades neste estágio da aprendizagem.

Estágio autônomo

O *estágio autônomo* ou final da aprendizagem é caracterizado pelo desempenho motor que, após prática considerável, é amplamente automático. Existe apenas um nível mínimo de monitoramento cognitivo porque os programas motores são tão sofisticados que quase podem "ocorrer sem pensar". Os componentes espaciais e temporais do movimento estão se tornando altamente organizados, de modo que o paciente é capaz de realizar padrões de movimento coordenados. O paciente agora está livre para se concentrar em outros aspectos do desempenho; por exemplo, em como realizar a atividade em ambientes desafiadores ou em esportes competitivos. Os movimentos são em grande parte sem erros, com pouca interferência das distrações ambientais. Assim, o paciente pode realizar a atividade igualmente bem tanto em um ambiente estável e previsível como em um ambiente mutável e imprevisível.

As estratégias de treinamento iniciadas durante o estágio associativo são continuadas neste estágio final. O fisioterapeuta continua promovendo a prática. Nesse estágio, os movimentos devem ser em grande parte automáticos. O fisioterapeuta pode introduzir distrações ambientais para desafiar o paciente. Se o paciente tiver um bom desempenho neste estágio, essas distrações prejudicarão apenas um pouco o movimento ou não o afetarão em nada. O fisioterapeuta também pode incorporar o ***treinamento de dupla tarefa***, no qual o paciente é obrigado a realizar duas tarefas distintas ao mesmo tempo. Por exemplo, o paciente caminha enquanto conversa (***teste de falar-andar***) ou caminha carregando uma bandeja com um copo de água. O paciente deve ser igualmente bem-sucedido nas duas tarefas realizadas simultaneamente. O fisioterapeuta dá apenas *feedback* ocasional, focando nos erros mais pronunciados. A prática em alta intensidade (o tempo de descanso é muito menor do que o tempo de prática) pode ser usada ao oferecer demandas de tarefas variadas em ambientes que promovem habilidades abertas. O paciente deve estar confiante e ser capacitado na tomada de decisões acerca dos desafios repetidos e também das habilidades de movimento que o fisioterapeuta propôs. O desfecho desse estágio da aprendizagem é o sucesso na preparação para atender aos desafios das múltiplas tarefas que surgem nos ambientes doméstico, comunitário e de trabalho/lazer. A Tabela 2.2 apresenta um resumo dos estágios da aprendizagem motora e das estratégias de treinamento.

Feedback

O *feedback* é um fator essencial para promover a aprendizagem motora. O *feedback* pode ser **intrínseco (inerente)**, que ocorre como um resultado natural do movimento, ou **extrínseco (aumentado)**, uma pista sensorial que normalmente não é recebida durante a tarefa de movimento. Sinais proprioceptivos, visuais, vestibulares e cutâneos são tipos de *feedback* intrínseco, ao passo que comandos visuais, auditivos e táteis são modalidades de *feedback* extrínseco (p. ex., comandos verbais, comandos táteis, contatos manuais e aparelhos de *biofeedback*). Durante o tratamento, manipula-se tanto o *feedback* intrínseco como o extrínseco para melhorar a aprendizagem motora. O *feedback simultâneo* é dado durante a realização da tarefa, e o *feedback terminal* é dado depois de realizada a tarefa. O *feedback* de reforço sobre o resultado final ou desfecho final do movimento é denominado *conhecimento dos resultados (CR)*. O *feedback* de reforço acerca da natureza ou qualidade do padrão de movimento produzido é denominado *conhecimento do desempenho (CD)*. A importância relativa do CD e do CR varia de acordo com a habilidade que está sendo aprendida e a disponibilidade de *feedback* de fontes intrínsecas. Por exemplo, as tarefas de traçado (p. ex., tarefa de traçar uma estrela) são altamente dependentes do *feedback* intrínseco visual e cinético (CD), enquanto o CR tem menos influência na precisão dos movimentos. O conhecimento dos resultados fornece informações importantes sobre como moldar o movimento global para a próxima tentativa. As pistas de desempenho (PD) que se concentram nos elementos da tarefa e na identificação de erros não são úteis sem o CR.

As perguntas que orientam e informam as decisões clínicas acerca do feedback incluem:

▶ Que tipo de *feedback* deve ser empregado (*modo*)?
▶ Qual a quantidade de *feedback* a ser utilizada (*intensidade*)?
▶ Quando o *feedback* deve ser dado (*cronograma*)?

TABELA 2.2 Características dos estágios de aprendizagem motora e estratégias de treinamento[a]

Características do estágio cognitivo	Estratégias de treinamento
O paciente desenvolve uma compreensão da tarefa, *mapeamento cognitivo*: avalia habilidades, demandas da tarefa; identifica estímulos, acessa a memória; seleciona respostas; realiza aproximações iniciais à tarefa; estrutura o programa motor; modifica as respostas iniciais Decisão de *"o que fazer"*	Destaca a finalidade da tarefa em termos funcionalmente relevantes. Demonstra o desempenho ideal da tarefa para estabelecer uma *referência de acerto*. Peça ao paciente que cite os componentes e requisitos da tarefa. Aponte semelhanças com outras tarefas aprendidas. Direcione a atenção aos elementos essenciais da tarefa. Selecione o *feedback* apropriado. **Enfatize sistemas sensoriais intactos, sistemas de *feedback* intrínseco.** • Associe cuidadosamente o *feedback* extrínseco com o *feedback* intrínseco. • Alta dependência da visão: faça com que o paciente observe o movimento. • Forneça o CD: concentre-se nos erros quando eles se tornarem consistentes; não insista em uma grande quantidade de erros aleatórios. • Forneça o CR: concentre-se no sucesso do desfecho do movimento. **Peça ao paciente que avalie o desempenho, os desfechos;** identifique problemas e soluções. Use reforços (elogios) para um desempenho correto e motivação contínua. **Organize o cronograma de *feedback*.** • O *feedback* após cada tentativa melhora o desempenho durante o aprendizado inicial. • O *feedback* variável (resumido, que diminui com o tempo, fora de um intervalo) aumenta a intensidade do processamento cognitivo, melhora a retenção; pode piorar o desempenho inicialmente. **Organize a prática.** • Enfatize o movimento controlado para minimizar erros. • Forneça períodos de descanso adequados usando a prática distribuída se a tarefa for complexa, longa ou dispendiosa em termos energéticos ou se o paciente se cansar facilmente, tiver déficit de atenção ou de concentração. • Use a orientação manual para ajudar conforme necessário. • Divida tarefas complexas em partes; ensine tanto as partes quanto a tarefa como um todo. • Utilize a transferência bilateral conforme necessário. • Use a prática bloqueada da mesma tarefa para melhorar o desempenho. • Use a prática variável (ordem de prática em série ou aleatória) das habilidades relacionadas para aumentar a profundidade do processamento e a retenção cognitiva; isso pode piorar o desempenho inicialmente. • Use a prática mental para melhorar o desempenho e a aprendizagem; isso reduz a ansiedade. **Avalie e modifique os níveis de excitação conforme apropriado.** • A excitação alta ou baixa prejudica o desempenho e a aprendizagem. • Evite estressores, fadiga mental. **Estruture o ambiente.** • Reduza estímulos do ambiente e distrações externos para garantir a atenção e a concentração. • Inicialmente enfatize habilidades fechadas, progredindo gradualmente para habilidades abertas.

(continua)

TABELA 2.2 Características dos estágios de aprendizagem motora e estratégias de treinamento[a] *(continuação)*

Características do estágio associativo	Estratégias de treinamento
O paciente pratica os movimentos, refina o programa motor e a organização espacial e temporal; diminui os erros e movimentos mal controlados	**Selecione o *feedback* apropriado.** • Continue fornecendo o CD; intervenha quando os erros se tornarem consistentes. • Enfatize o *feedback* proprioceptivo, a "sensação do movimento" para auxiliar no estabelecimento de uma referência interna de acerto.
A dependência do *feedback* visual diminui, e a dependência do *feedback* proprioceptivo aumenta; o monitoramento cognitivo diminui Decisão de *"como fazer"*	• Continue fornecendo o CR; enfatize a relevância dos desfechos funcionais. • Ajude o paciente a melhorar a autoavaliação e as habilidades de tomada de decisão. • Técnicas de facilitação; os movimentos guiados são contraproducentes durante esse estágio da aprendizagem. **Organize o cronograma de *feedback*.** • Continue fornecendo *feedback* para manter a motivação; incentive o paciente a autoavaliar suas conquistas. • Evite o *feedback* de reforço excessivo. • Concentre-se no uso de *feedback* variável (resumido, que diminui com o tempo, fora de um intervalo) para melhorar a retenção. **Organize a prática.** • Incentive a consistência no desempenho. • Concentre-se na ordem de prática variável (em série ou aleatória) das habilidades relacionadas para melhorar a retenção. **Estruture o ambiente.** • Progrida em direção a um ambiente aberto, cambiante. • Prepare o paciente para os ambientes domiciliar, comunitário e ocupacional.
Características do estágio autônomo	**Estratégias de treinamento**
O paciente pratica os movimentos e continua refinando as respostas motoras; componentes espacial e temporal altamente organizados, os movimentos são em grande parte livres de erros; nível mínimo de monitoramento cognitivo Decisão de *"como acertar"*	Avalie a necessidade de atenção consciente, a automaticidade dos movimentos. **Selecione o *feedback* apropriado.** O paciente demonstra habilidades adequadas de autoavaliação e tomada de decisão. Forneça *feedback* ocasional (CD, CR) quando observar erros. **Organize a prática.** • Enfatize a consistência no desempenho em ambientes variáveis, com variações da tarefa (habilidades abertas). • Altos níveis de prática (prática em alta intensidade) são apropriados. **Estruture o ambiente.** • Varie os ambientes de modo a desafiar o paciente. • Prepare o paciente para os ambientes domiciliar, comunitário e ocupacional. Concentre-se nos aspectos competitivos das habilidades, conforme apropriado (p. ex., esportes em cadeira de rodas).

[a]De O'Sullivan SB[1] (com permissão).

As escolhas em relação ao tipo de *feedback* envolvem a seleção de quais sistemas sensoriais intrínsecos devem ser destacados, que tipo de *feedback* de reforço usar e como parear o *feedback* externo com o *feedback* intrínseco. A seleção de sistemas sensoriais depende dos *achados* específicos do exame da integridade sensorial. Os sistemas sensoriais selecionados devem fornecer informações precisas e utilizáveis. Se um sistema sensorial intrínseco estiver comprometido e fornecer informações distorcidas ou incompletas (p. ex., propriocepção prejudicada na neuropatia diabética), então deve-se enfatizar o uso de sistemas sensoriais alternativos (p. ex., visão). Pode-se também usar *feedback* de reforço suplementar para melhorar a aprendizagem. As decisões são também baseadas no estágio de aprendizagem. No início da aprendizagem, o *feedback* visual é facilmente levado à atenção consciente, sendo então importante. Informações sensoriais menos conscientes e acessíveis, como a propriocepção, tornam-se mais úteis durante os estágios intermediários e finais da aprendizagem.

Deve-se tomar decisões acerca da frequência e do cronograma de fornecimento de *feedback* (quando e quanto). O *feedback constante* (p. ex., dado após cada tentativa) guia rapidamente o paciente em relação ao desempenho correto, mas retarda a retenção. Por outro lado, o *feedback variável* (não fornecido após cada tentativa) retarda a aquisição inicial das habilidades de desempenho, mas melhora a retenção. Isso provavelmente ocorre pelo aumento da profundidade do processamento cognitivo que acompanha o fornecimento variável do *feedback*. Os cronogramas de *feedback* são apresentados no Quadro 2.5.

É importante fornecer ao paciente a oportunidade e o tempo para introspecção e autoavaliação. Se o fisioterapeuta bombardeia o paciente com *feedback* de reforço durante ou imediatamente após a conclusão da tarefa, isso provavelmente será excessivo e impedirá o processamento ativo das informações pelo paciente. A atitude minimiza as habilidades de tomada de decisão do paciente e o *feedback* verbal do fisioterapeuta domina. Isso pode explicar por que o paciente que está em fase de reabilitação pode apresentar uma transferência mínima e retenção limitada das habilidades motoras recém-adquiridas. A retirada do *feedback* de reforço deve ser gradual e cuidadosamente combinada com os esforços do paciente para utilizar corretamente os sistemas de *feedback* intrínseco.

O *feedback* como uma modalidade de reforço positivo e recompensa é uma importante ferramenta motivacional usada para moldar o comportamento. Ajudar o paciente a reconhecer e alcançar o sucesso no treinamento contribui muito para reduzir a ansiedade e a depressão. O contexto institucional e a natureza da deficiência contribuem para sentimentos de **desamparo aprendido**. O fisioterapeuta desempenha um papel importante em neutralizar esses sentimentos e garantir que o paciente esteja motivado a ser bem-sucedido. Isso inclui garantir que o paciente seja um participante ativo em todas as fases do processo de planejamento do tratamento, incluindo a definição de objetivos. Para que o treinamento baseado na atividade seja bem-sucedido, ele deve ser importante e relevante para o paciente.

Prática

Um dos principais fatores a influenciar a aprendizagem motora é a **prática**. Em geral, quanto mais prática for incorporada ao cronograma de treinamento, maior será o aprendizado. Por exemplo, o paciente que pratica diariamente em ambientes supervisionados (clínica) e não su-

pervisionados (em casa ou no hospital) terá um aprendizado maior em relação àquele que é atendido em regime ambulatorial uma vez por semana sem ter qualquer prática adicional incorporada ao programa de exercícios domiciliares (PED). O papel do fisioterapeuta é garantir que o paciente pratique os movimentos corretos. Praticar padrões incorretos de movimento pode levar a um **aprendizado negativo**, no qual hábitos e posturas defeituosas precisam ser desaprendidos antes que os movimentos corretos possam ser dominados. Isso às vezes ocorre quando um paciente vai para casa por um período prolongado antes de participar de um programa ativo de reabilitação. A organização da prática depende de vários fatores, incluindo a motivação, a capacidade de atenção, a concentração, a resistência e o tipo de tarefa do paciente. Fatores adicionais incluem a frequência das sessões de tratamento permitidas, que muitas vezes dependem do agendamento do hospital e da disponibilidade de serviços e pagamento (fatores socioeconômicos). Para pacientes atendidos em regime ambulatorial, a prática em casa é altamente dependente da motivação, do apoio familiar e do ambiente adequado, bem como de um PED bem elaborado.

As perguntas que orientam e informam as decisões clínicas acerca da prática incluem:

▸ Como os períodos de prática e descanso devem ser espaçados (*distribuição da prática*)?

▸ Quais tarefas e variações de tarefa devem ser praticadas (*variação da prática*)?

▸ Como as tarefas devem ser sequenciadas (*ordem de prática*)?

▸ Como o ambiente deve ser estruturado (*fechado* vs. *aberto*)?

A **prática em alta intensidade** se refere a uma sequência de intervalos de prática e descanso em que o tempo de descanso é muito menor do que o tempo de prática. Pode levar a fadiga, desempenho reduzido e risco de lesão. A **prática distribuída** se refere a uma sequência de prática em que o tempo de prática é igual ou menor ao tempo de descanso. Embora o aprendizado ocorra em ambas as práticas, a prática distribuída resulta no maior aprendizado por tempo de treinamento, embora o tempo total de treinamento seja aumentado. A prática distribuída é a preferida por mui-

---

QUADRO 2.5 Cronogramas de *feedback* para melhorar a aprendizagem motora[a]

- **Feedback** constante: o *feedback* é dado após cada tentativa prática.
- **Feedback** resumido: o *feedback* é dado após uma determinada quantidade de tentativas; por exemplo, o *feedback* é dado após cada duas ou três tentativas.
- **Feedback** que diminui com o tempo: inicialmente o *feedback* é dado após cada tentativa e então com menos frequência; por exemplo, o *feedback* é dado após cada duas tentativas, progredindo para a cada cinco tentativas.
- **Feedback** fora de um intervalo: o *feedback* é fornecido apenas quando o desempenho está fora de um determinado intervalo de erro; por exemplo, o *feedback* é dado se o desempenho (movimento) for muito lento ou muito rápido, mas não se estiver dentro de um intervalo predeterminado.
- **Feedback** tardio: o *feedback* é dado depois de algum tempo; por exemplo, o *feedback* é dado com um atraso de 3 segundos.

[a]Adaptado de Schmidt, R, e Lee,T.[27(pp. 493-501)]

tos pacientes submetidos à reabilitação ativa que demonstram limitação na capacidade de desempenho e resistência. Com períodos de descanso adequados, o desempenho pode melhorar sem os efeitos interferentes da fadiga ou maiores riscos à segurança. A prática distribuída também é benéfica se a motivação for baixa ou se o paciente tiver um período de atenção curto, dificuldade de concentração (p. ex., o paciente com TCE) ou déficits de planejamento motor (p. ex., o paciente com dispraxia). Deve-se também considerar a prática distribuída se a tarefa em si for complexa, longa ou tiver um alto custo energético. Já a prática em alta intensidade pode ser considerada quando os níveis de motivação e habilidade forem altos e quando o paciente tiver resistência, atenção e concentração adequadas. Por exemplo, o paciente com LM nos estágios finais de reabilitação pode passar por longas sessões de prática, adquirindo as habilidades necessárias no uso da cadeira de rodas para a mobilidade independente na comunidade.

A *prática bloqueada* se refere a uma sequência de prática organizada em torno de uma tarefa *executada repetidamente*, sem interrupção pela prática de qualquer outra tarefa. A *prática aleatória* se refere a uma sequência de prática na qual uma variedade de tarefas é *ordenada aleatoriamente* entre as tentativas. Embora ambas possibilitem a aquisição de habilidades motoras, a prática aleatória demonstrou ser melhor para a retenção em longo prazo. Por exemplo, pode-se praticar uma variedade de transferências diferentes (p. ex., do leito para a cadeira de rodas, da cadeira de rodas para o vaso sanitário, da cadeira de rodas para a banheira) em uma mesma sessão de tratamento. Embora o desempenho habilidoso de tarefas individuais possa ser inicialmente retardado, pode-se esperar melhor retenção das habilidades de transferência. O desafio constante de demandas de tarefa variantes fornece uma alta *interferência contextual* e aumenta a profundidade do processamento cognitivo por meio da prática de recuperação das memórias armazenadas. As habilidades adquiridas podem então ser aplicadas mais facilmente a outras variações de tarefas ou ambientes (promovendo a *adaptabilidade*). A prática bloqueada resultará em um desempenho inicial superior em razão da baixa interferência contextual e pode ser necessária em determinadas situações (p. ex., o paciente com TCE que requer um alto grau de estrutura e consistência para a aprendizagem).

A *sequência de prática* se refere à sequência na qual as tarefas são praticadas. A *sequência bloqueada* é a prática repetida de uma única tarefa ou grupo de tarefas em ordem com uma quantidade específica de tentativas (três tentativas da tarefa 1, três tentativas da tarefa 2, três tentativas da tarefa 3: 111222333). A *sequência em série* consiste em uma ordem previsível e repetitiva (praticar várias tarefas na seguinte ordem: 123123123). A *sequência aleatória* é uma ordem de prática não repetitiva e imprevisível (123321312). Embora a aquisição de habilidades possa ser alcançada com as três sequências, encontraram-se diferenças. A sequência bloqueada produz melhor e mais precoce aquisição e desempenho de habilidades, enquanto as sequências em série e aleatória produzem uma melhor retenção e adaptabilidade das habilidades. Este resultado novamente é decorrente da interferência contextual e do aumento na intensidade do processamento cognitivo. O principal elemento é o grau em que o paciente se envolve ativamente na recuperação da memória. Por exemplo, uma sessão de tratamento pode ser organizada de modo a incluir a prática de várias tarefas diferentes (p. ex., dar passos para a frente, dar passos para trás, andar de lado e subir degraus). A ordem aleatória das tarefas pode inicialmente atrasar a aquisição dos movimentos desejados, mas em longo prazo resultará em melhor retenção e adaptabilidade das habilidades.

Prática evoluindo do parcial para o total

Algumas habilidades motoras complexas podem ser efetivamente divididas em componentes ao serem praticadas. A prática das partes componentes deve ser imediatamente seguida pela prática da tarefa como um todo, integrada. Por exemplo, durante o treinamento inicial das transferências da cadeira de rodas, praticam-se as etapas da transferência (p. ex., travar os freios, levantar os pedais, mover-se para a frente na cadeira, ficar em pé, girar e sentar). Durante a mesma sessão de tratamento, pratica-se também a transferência como um todo. Adiar a prática integrada pode interferir na aprendizagem da tarefa completa.

Observação clínica: A prática evoluindo do parcial para o total é mais efetiva com tarefas motoras separadas ou em série que têm partes altamente independentes uma da outra (p. ex., transferências). É menos efetiva para tarefas de movimento contínuo (p. ex., deambulação) e para tarefas complexas com partes altamente integradas (p. ex., habilidades manuais sofisticadas de coordenação motora). Ambas exigem alto grau de coordenação, com sequenciamento espacial e temporal dos elementos. Para essas tarefas, a ênfase na prática integral como um todo é desejável.

Prática mental

A *prática mental* é uma estratégia de prática na qual o desempenho da tarefa motora é imaginado ou visualizado sem a prática física real. Os efeitos benéficos resultam do ensaio cognitivo dos elementos da tarefa. Teoriza-se que os programas motores subjacentes ao movimento são ativados, mas com atividade motora subliminar. Descobriu-se que a prática mental promove a aquisição de habilidades motoras. Deve ser considerada para pacientes que se cansam facilmente e são incapazes de sustentar a prática física. A prática mental também é eficaz no alívio da ansiedade associada à prática inicial, ao pré-visualizar as experiências de movimento que estão por vir. Os pacientes que combinam a prática mental à prática física podem aumentar a precisão e a eficiência dos movimentos em uma velocidade significativamente mais alta do que os indivíduos que usaram apenas a prática física. O Quadro 2.6 define os cronogramas de prática que podem ser usados para melhorar a aprendizagem motora.

📋 **Observação clínica:** Ao usar a prática mental, o fisioterapeuta deve garantir que o paciente entenda a tarefa e esteja ensaiando ativamente os movimentos corretos. Assegura-se isso solicitando ao paciente que verbalize os passos que ele está ensaiando.

⚠ **Alerta:** A prática mental geralmente é contraindicada em pacientes com déficits cognitivos, de comunicação e/ou perceptivos. Esses pacientes geralmente têm dificuldade em entender o propósito da tarefa.

Prática não supervisionada

O tempo de terapia que normalmente é estabelecido em geral não fornece a quantidade substancial de tempo de prática necessária para o aprendizado das habilidades. O tempo que o paciente passa fora da terapia, seja no hospital ou em casa, em geral é um período com poucas atividades. O fisioterapeuta precisa convencer o paciente e seus familiares a usar esse tempo de maneira eficiente para uma prática relevante. É essencial treinar o paciente e os familiares nas atividades a serem realizadas no hospital ou em casa (PED). As instruções devem ser claras, concisas e devem ser fornecidas por escrito. As atividades devem primeiramente ser demonstradas e praticadas em um ambiente supervisionado. O paciente pode ser instruído a documentar a prática não supervisionada usando um *caderno de atividades*, no qual o paciente registra a atividade praticada, a duração (quantidade de repetições) da prática e os comentários necessários (p. ex., nível de dor, tontura ou desconforto). O fisioterapeuta deve avaliar regularmente os registros de atividade. O ambiente deve ser escolhido ou organizado de modo a garantir o sucesso da prática não supervisionada. A segurança do paciente e períodos de descanso adequados são elementos essenciais. Por exemplo, os exercícios de equilíbrio em pé geralmente são realizados em casa usando apoio manual no balcão da cozinha para melhorar a segurança – daí o nome "exercícios da pia da cozinha".

Transferência do aprendizado

A *transferência do aprendizado* se refere ao ganho (ou perda) na capacidade de realização da tarefa como resultado da prática ou experiência com alguma outra tarefa.[26] A aprendizagem pode ser promovida pela prática usando membros contralaterais, na chamada *transferência bilateral*. Por exemplo, o paciente com acidente vascular encefálico primeiro pratica o padrão de movimento desejado usando o membro menos afetado. Essa prática inicial potencializa a formação ou a lembrança do programa motor necessário, que pode então ser aplicado no membro oposto e mais envolvido. Este método não pode, no entanto, substituir a falta de potencial de movimento dos membros afetados (p. ex., um membro flácido no lado hemiplégico). Os efeitos da transferência são ideais quando as tarefas (p. ex., componentes e ações) são semelhantes. Por exemplo, pode-se esperar a transferência ideal com a prática de um padrão de MS primeiro em um lado e depois no outro, com um padrão idêntico (p. ex., levar a mão à boca ou alcançar à frente e segurar). A prática de atividades diferentes pode levar a uma transferência negativa ou perda na capacidade de realizar a tarefa critério. Pode-se esperar a transferência ideal também com a prática em ambientes semelhantes. Por exemplo, praticar as transferências em um local que simule o quarto real do paciente, contendo um arranjo de mobília semelhante.

QUADRO 2.6 **Cronogramas de prática para melhorar a aprendizagem motora**[a]

- **Prática em alta intensidade:** sequência de períodos de prática e descanso na qual o tempo de descanso é muito menor que o tempo de prática. Por exemplo, prática de 1 hora com um descanso de 10 minutos.
- **Prática distribuída:** sequência de prática e descanso na qual o tempo de prática é muitas vezes igual ou menor que o tempo de descanso. Por exemplo, a prática é de 10 minutos com um descanso de 10 minutos.
- **Prática bloqueada:** sequência de prática organizada em torno de uma tarefa executada repetidamente, sem interrupções pela prática de qualquer outra tarefa; baixa interferência contextual. Por exemplo, realizam-se três tentativas da tarefa 1 (111); outras tarefas praticadas nesta sessão também são bloqueadas: três tentativas da tarefa 2 (222), três tentativas da tarefa 3 (333) e assim por diante.
- **Prática em série:** uma ordem de prática previsível e repetitiva de múltiplas tarefas. Por exemplo, três tarefas são praticadas em uma mesma ordem: 123123123.
- **Prática aleatória:** sequência na qual as tarefas que estão sendo praticadas são ordenadas (*quasi*) aleatoriamente entre os exercícios; alta interferência contextual. Por exemplo, três tarefas são praticadas em ordem aleatória: 123321312.
- **Prática evoluindo do parcial para o total:** sequência de prática na qual a tarefa é dividida em seus componentes para a prática separada; realiza-se então a prática da tarefa completa e integrada.
- **Prática mental:** método de prática no qual o desempenho da tarefa motora é imaginado ou visualizado, sem a prática física real. Por exemplo, um paciente ensaia cognitivamente os passos de uma sequência de subir escadas usando um dispositivo auxiliar antes de praticar fisicamente a habilidade (o MI saudável sobe primeiro e então a muleta, seguida pelo MI afetado).

[a]Adaptado de Schmidt, R, e Lee,T.[27(pp. 493-501)]

As *atividades preparatórias (sub-habilidades)* são comumente usadas na fisioterapia. Tratam-se de versões ou componentes de tarefas mais simples de uma tarefa maior e mais complexa. As atividades preparatórias normalmente são praticadas em posturas mais fáceis, com demandas posturais e graus de liberdade significativamente reduzidos. Também se reduz a ansiedade e se garante a segurança. Por exemplo, inicialmente o controle do tronco e dos quadris na postura ereta pode ser praticado na posição ajoelhada, semiajoelhada e plantígrada antes de progredir para a posição ortostática. O paciente desenvolve a extensão de quadril e o controle de estabilização em abdução necessários para a postura ereta, mas sem as exigências gerais da posição ortostática nem o medo de queda. Quanto mais semelhantes forem as atividades preparatórias dos requisitos da *tarefa critério*, melhor será a transferência do aprendizado.

Estruturar o ambiente

O contexto ambiental é uma consideração importante ao estruturar as sessões de prática. A aprendizagem inicial se beneficia da prática em um *ambiente fechado* estável ou previsível. À medida que a aprendizagem avança, o ambiente deve ser modificado a fim de incorporar recursos mais variáveis, consistentes com os *ambientes abertos* encontrados na "vida real". Praticar a deambulação apenas dentro da clínica de fisioterapia pode levar a um desempenho bem-sucedido nesse local (*aprendizado específico do contexto*), mas não é tão útil em preparar o paciente para deambular em casa ou na comunidade. O fisioterapeuta deve começar a modificar gradualmente o ambiente assim que o desempenho se tornar consistente. Alguns pacientes, no entanto (p. ex., o paciente com TCE grave e recuperação limitada), podem jamais ser capazes de atuar em qualquer outro ambiente, exceto em um que seja altamente estruturado.

Os benefícios sociais de trabalhar em um ambiente agradável ou em grupo não devem ser subestimados. Pacientes admitidos para reabilitação muitas vezes têm dificuldade em atuar em ambientes desconhecidos e pouco estimulantes. A depressão e a falta de motivação são os desfechos naturais. O fisioterapeuta deve incentivar o paciente a interagir socialmente com outras pessoas e promover a participação em atividades em grupo, sempre que possível. Um paciente ativo e engajado também se sente motivado.

Melhorar a tomada de decisão do paciente

Conforme a aprendizagem progride, o paciente deve ser ativamente envolvido no automonitoramento, análise e autocorreção dos movimentos. O fisioterapeuta pode induzir o paciente a tomar decisões precocemente, utilizando as questões-chave descritas no Quadro 2.7.

O fisioterapeuta deve confirmar a precisão das respostas do paciente. Se os erros forem consistentes, os esforços do paciente podem ser redirecionados. Por exemplo, o paciente que está se recuperando de um acidente vascular encefálico e que tem síndrome de Pusher pende consistentemente para o lado afetado e provavelmente cairá se não for protegido. O fisioterapeuta pode fazer as seguintes perguntas: "Para qual direção você sente que vai cair?" e "O que você precisa fazer para corrigir este problema?". O fisioterapeuta também pode usar comandos de reforço (p. ex., *tapping* ou resistência leve) para ajudar o paciente a corrigir a resposta postural e assumir uma postura mais simétrica. É fundamental que se desenvolvam habilidades independentes de tomada de decisão para garantir a aprendizagem e a adaptabilidade necessárias para a vida em comunidade.

▶ Intervenções de reforço e abordagens neuromotoras

Durante a recuperação inicial, os pacientes com controle voluntário limitado podem se beneficiar do treinamento usando intervenções de reforço. Isso pode consistir em movimentos guiados ou assistidos e movimentos facilitados usando técnicas específicas (p. ex., técnicas de facilitação neuromuscular, técnicas de estimulação sensorial) para promover o controle voluntário. Por exemplo, pacientes com acidente vascular encefálico ou TCE que estão no início da recuperação e têm limitação na capacidade de movimento voluntário são bons candidatos. Essas intervenções podem ajudar o paciente a preencher a lacuna entre movimentos ausentes e gravemente prejudicados e movimentos ativos. Assim, a recuperação é impulsionada. Duas abordagens neuromotoras populares em uso atual são a FNP[30,31] (discutida no Capítulo 3) e a TND[32,33] (discutida a seguir). Pode-se usar também o *biofeedback* e a estimulação elétrica neuromuscular para impulsionar a recuperação motora.

QUADRO 2.7 Guia de perguntas para promover a tomada de decisão ativa e a autonomia do paciente

- Qual é o objetivo do movimento pretendido?
- Você alcançou o objetivo? Se não, o objetivo precisa ser modificado?
- O movimento foi realizado conforme o planejado? Se não, quais problemas você encontrou durante a realização do movimento?
- O que você precisa fazer para corrigir os problemas para que você possa realizar o movimento?
- Para movimentos complexos, quais são os componentes ou etapas da tarefa? Como os componentes da tarefa são sequenciados?
- Quais aspectos do ambiente levaram ao seu sucesso (ou fracasso) em alcançar o objetivo do movimento pretendido?
- O que te motiva a continuar tentando?
- Quão confiante você está em suas habilidades de realizar o movimento por conta própria? E em estar seguro em seu ambiente domiciliar?

⚠️ **Alerta:** Os pacientes que demonstram recuperação suficiente e controle consistente do movimento voluntário não se beneficiariam das intervenções de reforço e de uma abordagem assistida intensiva. O uso prolongado dessas técnicas muito além do necessário é contraprodutivo e pode, na verdade, atrasar a recuperação. Em vez disso, esses pacientes são candidatos a intervenções baseadas na atividade e orientadas à tarefa, que enfatizam o controle ativo e estratégias eficazes de aprendizagem motora.

Técnicas de facilitação neuromuscular

Várias técnicas de facilitação neuromuscular podem ser usadas para facilitar, ativar ou inibir a contração muscular. Elas têm sido chamadas coletivamente de *técnicas de facilitação*, embora este termo seja um equívoco, porque essas técnicas também incluem técnicas usadas para inibição. O termo *facilitação* se refere à capacidade aumentada de iniciar uma resposta de movimento por meio do incremento na atividade neuronal e da alteração no potencial sináptico. Um estímulo aplicado pode diminuir o limiar sináptico do neurônio motor, mas pode não ser suficiente para produzir uma resposta de movimento observável. A *ativação,* por outro lado, se refere à produção real de uma resposta de movimento e provoca o alcance de um limiar crítico para o disparo neuronal. A *inibição* se refere à capacidade diminuída de iniciar uma resposta de movimento por meio da alteração no potencial sináptico. O limiar sináptico é elevado, tornando mais difícil para o neurônio disparar e produzir movimento. A combinação de *inputs* espinais e supraespinais que atuam no neurônio motor alfa (via final comum) determinará se uma resposta muscular é facilitada, ativada ou inibida. A Tabela 2.3 apresenta uma visão geral das técnicas de facilitação neuromuscular.

Várias diretrizes gerais são importantes. As técnicas facilitadoras podem ser *aditivas*. Por exemplo, *inputs* aplicados simultaneamente, como o estiramento rápido, a resistência e comandos verbais, são comumente combinados ao aplicar os padrões de FNP. Coletivamente, esses estímulos podem produzir a resposta motora desejada, enquanto o uso de um único estímulo não conseguiria. Isso demonstra a propriedade de *somação espacial* do SNC. A *estimulação repetida* (p. ex., estiramentos rápidos repetidos) também pode produzir a resposta motora desejada em razão da *somação temporal* do SNC, enquanto um único estímulo não a produziria. Por exemplo, o estiramento é usado inicialmente em uma amplitude alongada (padrão de FNP) para iniciar um movimento e repetidamente em amplitudes médias para garantir que um músculo fraco possa se mover à amplitude encurtada. A resposta à estimulação ou inibição é única para cada paciente e depende de vários fatores, incluindo o nível de preservação do SNC, a excitação e o nível específico de atividade dos neurônios

TABELA 2.3 Técnicas de facilitação neuromuscular		
Estímulo	Resposta	Comentários
Resistência: aplicada manualmente, usando a posição do corpo/força da gravidade, ou mecanicamente	Facilita a contração muscular intrafusal e extrafusal; hipertrofia as fibras musculares extrafusais; aumenta a consciência cinestésica (fuso muscular)	Em caso de músculos muito fracos, use resistência leve; contrações isométricas e excêntricas antes da concêntrica. A resistência máxima pode extravasar dos músculos fortes para músculos fracos dentro de um mesmo padrão sinérgico ou para membros contralaterais.
Estiramento rápido: do agonista	Facilita a contração muscular intrafusal e extrafusal do agonista (*reflexo de estiramento*)	De modo ideal, aplicado na amplitude alongada. Uma resposta de baixo limiar, relativamente curta; pode adicionar resistência para manter a contração.
Tapping/**estiramento rápido repetido:** sobre o tendão ou ventre muscular	Facilita a contração muscular intrafusal e extrafusal do agonista (reflexo de estiramento)	O *tapping* sobre o ventre muscular produz uma resposta mais fraca do que sobre o tendão. O *tapping* sobre um músculo é usado para melhorar a manutenção em uma posição que envolve descarga de peso.
Alongamento prolongado: alongamento lento e mantido, aplicado na amplitude máxima de alongamento disponível	Inibe ou atenua a contração muscular e o tônus em decorrência de efeitos reflexos periféricos (*reflexo de proteção contra o estiramento*)	Posicionamento; imobilização inibitória, imobilização com gesso; carga mecânica com pesos leves usando tração.
Aproximação articular: compressão de superfícies articulares utilizando pressão manual ou posição/gravidade; colete ou cinto com peso	Facilita a resposta extensora postural e estabilizadora (cocontração); aumenta a consciência articular (receptores articulares)	A aproximação aplicada na parte superior dos ombros ou pelve em posições eretas envolvendo descarga de peso facilita os extensores posturais e a estabilidade (p. ex., sentado, ajoelhado ou em pé). Usada em padrões extensores de membro da FNP, ações de empurrar.
Tração articular: distração manual das articulações; manguitos do punho e tornozelo	Facilita o movimento articular; aumenta a consciência articular (receptores articulares)	A mobilização articular usa uma tração lenta e prolongada para melhorar a mobilidade, aliviar o espasmo muscular e reduzir a dor. Usada em padrões flexores de membro da FNP, ações de tração.

motores em questão. Por exemplo, um paciente que está deprimido e hipoativo ou que usa fármacos supressores do SNC, pode necessitar de maiores quantidades de estimulação para obter a resposta desejada. A estimulação geralmente é contraindicada no paciente com hiperatividade, mas as técnicas de inibição/relaxamento são benéficas. A intensidade, a duração e a frequência da estimulação precisam ser ajustadas para atender às necessidades individuais do paciente. Podem surgir respostas imprevisíveis em caso de aplicação inadequada das técnicas. Por exemplo, o estímulo de estiramento aplicado a um músculo espástico pode aumentar a espasticidade e afetar negativamente o movimento voluntário.

Terapia de neurodesenvolvimento

A TND é uma abordagem desenvolvida no final da década de 1940 e início da década de 1950 pelo médico inglês Karel Bobath e sua esposa, Berta Bobath, uma fisioterapeuta.[32] Seus primeiros trabalhos envolveram pacientes com paralisia cerebral e acidente vascular encefálico. O foco principal do tratamento estava no manuseio especializado que inibia os padrões espásticos e reflexos e promovia o controle postural e movimentos normais. A justificativa para essa abordagem (teoria hierárquica com controle de cima para baixo) foi amplamente contestada por estudos mais recentes sobre o sistema nervoso.

Atualmente, a TND tem se reajustado às novas teorias sobre o controle motor (teoria de sistemas e o modelo distribuído de controle do SNC). Reconhece-se que diversos fatores diferentes contribuem para a perda da função motora em pacientes com disfunção neurológica, incluindo todo o espectro de déficits sensitivos e motores (fraqueza, ADM limitada e comprometimento do tônus e da coordenação). Enfatiza-se o uso dos mecanismos de *feedback* e *feedforward* para apoiar e melhorar o controle postural. O controle postural é visto como a base de toda a aprendizagem de habilidades. Aborda-se o desenvolvimento normal em crianças e os padrões normais de movimento funcional em todos os pacientes. O paciente aprende a controlar a postura e o movimento por meio de uma sequência de posturas e atividades progressivamente mais desafiadoras.[33]

A TND utiliza *técnicas de manuseio terapêutico* para influenciar a qualidade da resposta motora. O manuseio é cuidadosamente combinado às habilidades do paciente de usar informações sensoriais e adaptar os movimentos. Isso inclui a facilitação neuromuscular, a inibição ou, frequentemente, a combinação de ambos. Usam-se contatos manuais para direcionar, regular e organizar os movimentos por meio de *inputs* táteis, proprioceptivos e vestibulares. Usam-se *pontos-chave de controle*, definidos como partes do corpo que são ideais para o controle de movimentos inibidores ou facilitadores. O foco está em direcionar o paciente a obter um controle postural e um padrão de movimento mais eficiente e eficaz. Restringem-se os movimentos anormais (p. ex., sinergias obrigatórias anormais). O fisioterapeuta fornece *feedback* apropriado, mencionando a cor-

reção e o controle do movimento, e direciona a atenção do paciente a aspectos significativos da função motora. Selecionam-se atividades que são funcionalmente relevantes e variadas em termos de dificuldade e contexto ambiental. Evitam-se intervenções compensatórias (uso dos segmentos menos envolvidos). O fisioterapeuta também reconhece quando o paciente pode se tornar independente da assistência do fisioterapeuta e assumir o controle da postura e do movimento. Promove-se a transição por meio de uma forte ênfase nas orientações ao paciente, familiares e cuidadores.[33] A TND atualmente é ensinada em cursos de treinamento reconhecidos;[34] seus conceitos fundamentais são apresentados no Quadro 2.8. Pesquisas sobre a eficácia da abordagem Bobath na reabilitação do acidente vascular encefálico não revelaram qualquer superioridade dessa abordagem em relação a outras abordagens; no entanto, existem deficiências metodológicas nas pesquisas, enfatizando a necessidade de mais ensaios clínicos de alta qualidade.[35,36]

Técnicas de estimulação sensorial

As técnicas de *estimulação sensorial* (p. ex., *inputs* táteis, visuais, auditivos e olfatórios) podem ser usadas para melhorar (1) o estado de alerta, a atenção e a excitação; (2) a discriminação sensorial; e (3) a iniciação dos movimentos. Durante a prática específica da tarefa, o fisioterapeuta pode orientar o paciente em relação às informações sensoriais intrínsecas vitais para a conclusão bem-sucedida da tarefa. Por exemplo, durante a prática de passar de sentado para em pé, o paciente pode estar descalço sobre um tapete de ioga para aumentar a atenção aos *inputs* táteis das plantas dos pés. O fisioterapeuta incentiva o paciente a prestar atenção às pistas sensoriais relevantes e organiza o ambiente de modo a não distrair o paciente durante a realização da tarefa. Além disso, pode fornecer *feedback* verbal e visual para reforçar a percepção sensorial e o desempenho motor.

Existem diferentes deficiências sensoriais entre os pacientes. Por exemplo, pode-se observar redução na sensibilidade sensorial à estimulação e ao ambiente em pacientes com TCE que apresentam consciência mínima e baixa excitação. Alguns pacientes podem se beneficiar da estimulação multissensorial aplicada de maneira altamente estruturada e consistente. Administra-se apenas um estímulo sensorial de cada vez, e o paciente tem tempo suficiente para responder ao estímulo. Durante a estimulação, monitora-se atentamente o paciente em busca de mudanças no comportamento (p. ex., diaforese, aumento ou diminuição do tônus muscular, giro de cabeça, movimentos oculares, caretas ou vocalizações) ou alterações nos sinais vitais (p. ex., mudanças na frequência cardíaca, pressão arterial ou frequência respiratória). Uma revisão sistemática publicada pela Cochrane Library sugere que não há evidências confiáveis para apoiar ou descartar a eficácia de programas de estimulação sensorial para pacientes com lesão cerebral.[37]

Também observa-se aumento na sensibilidade à estimulação sensorial em alguns pacientes (p. ex., o paciente com

> ### QUADRO 2.8 Princípios fundamentais da terapia de neurodesenvolvimento (TND)[a]
>
> - A TND é baseada em uma análise contínua da função sensorimotora e intervenções cuidadosamente planejadas, projetadas para melhorar a função. Princípios de controle motor, aprendizagem motora e desenvolvimento motor guiam o processo de planejamento.
> - As intervenções concentram-se nos pontos fortes e competências do paciente, ao mesmo tempo em que abordam deficiências, limitações à atividade e restrições à participação. É igualmente importante abordar no tratamento sinais negativos (fraqueza, controle postural prejudicado e falta de movimento) e sinais positivos (espasticidade, reflexos hiperativos).
> - O PC é desenvolvido em parceria com o paciente, familiares e equipe interdisciplinar.
> - O tratamento se concentra na relação entre o *input* sensitivo e a resposta motora.
> - O manuseio terapêutico é a principal estratégia de intervenção da TND. Fornecem-se *inputs* facilitadores e/ou inibidores para influenciar a qualidade das respostas motoras.
> - O treinamento é focado nos objetivos específicos à tarefa e habilidades funcionais. A tarefa e/ou ambiente são modificados conforme necessário para melhorar a função.
> - A participação ativa do paciente é um objetivo e uma expectativa do tratamento.
> - Um importante papel do fisioterapeuta é realizar uma análise precisa dos problemas motores e desenvolver soluções eficazes.
> - Os princípios da aprendizagem motora são respeitados no cenário terapêutico, incluindo o reforço verbal, a repetição, a facilitação da conscientização do erro (prática da tentativa e erro) e um ambiente propício à aprendizagem, envolvendo o paciente/família e garantindo a motivação.
> - Orientar diretamente o paciente/família/cuidador para garantir a transferência das atividades funcionais ao contexto domiciliar e comunitário é um importante componente da TND.
>
> [a]Adaptado de Howle.[34]

reação de defesa tátil ou alta excitação). As técnicas de estimulação sensorial são contraindicadas para esses pacientes. O excesso de estimulação pode produzir respostas indesejáveis, incluindo excitação generalizada e reações de luta ou fuga. Por outro lado, um tom de voz suave; contatos suaves e prolongados; a oscilação lenta; e o calor neutro fornecido ao enrolar o paciente (p. ex., com uma manta) podem diminuir os níveis de excitação e ajudar a acalmá-lo (p. ex., o paciente com TCE e níveis elevados de excitação e agitação). Estas são técnicas que todos os pais com um filho com cólica conhecem e utilizam para acalmar o bebê quando chora.

Retreinamento sensorial

Alguns pacientes com déficits sensoriais podem ser candidatos ao retreinamento sensorial (p. ex., o paciente com acidente vascular encefálico).[37-42] As intervenções incluem a reeducação sensorial, a orientação tátil cinestésica, a prática sensorial repetitiva e a dessensibilização. O paciente é repetidamente exposto a tarefas de treinamento que exigem identificação sensorial (p. ex., números, letras desenhadas na mão ou no braço), discriminação (p. ex., detecção de tamanho, peso, forma, temperatura e textura de objetos colocados na mão) ou desenho assistido usando um lápis. As tarefas são majoritariamente manuais, usando a mão mais afetada para a prática intensa. Pode-se fazer a apresentação inicial dos estímulos à mão menos afetada para fornecer uma referência de acerto (como o estímulo deve ser sentido). Diversas tarefas podem ajudar o paciente a manter a atenção e a motivação. As tarefas são modificadas e a progressão da dificuldade depende do desempenho. Os treinadores fornecem *feedback* verbal aleatório. As medidas de desfecho podem incluir o teste de modalidades sensoriais (p. ex., toque leve, temperatura, discriminação entre dois pontos, pressão suportada, este-

reognosia, cinestesia) e testes funcionais de membros superiores (p. ex., *Wolf motor function test*,[43] *Motor activity log*).[44] Em uma revisão sistemática da literatura, Doyle et al.[40] encontraram evidências insuficientes para chegar a conclusões sobre a eficácia de qualquer intervenção para o comprometimento sensorial do MS. Usando a ressonância magnética sensorial funcional, Borstad et al.[42] encontraram evidências preliminares sugerindo que há uma reorganização neural após um programa de treinamento sensorial. Encontraram-se evidências preliminares limitadas em apoio ao uso da terapia de espelho para melhorar a detecção de dor relacionada a toque leve, pressão e temperatura; estimulação térmica para melhorar a velocidade de recuperação da sensibilidade; e intervenção de compressão pneumática intermitente para melhorar as habilidades tátil e cinestésica.[40] São necessárias pesquisas adicionais. A prática continuada com tarefas funcionalmente relevantes é necessária para manter os efeitos positivos de qualquer programa de treinamento para a recuperação sensorial.

Biofeedback

Em pacientes com fraqueza motora grave pode-se usar o *biofeedback* eletromiográfico (EMG-BFB), utilizando sinais visuais ou sonoros para monitorar a atividade muscular a fim de ajudar o paciente a recuperar o controle neuromuscular.[45,46] Comumente usam-se eletrodos de eletromiografia de superfície para registro. Os pacientes que apresentam graus de fraqueza muscular (traços, ruim ou regular) ou sistemas de *feedback* sensorial deficientes serão mais beneficiados. Evidências apresentadas em um resumo na base de dados da Cochrane mostraram que o EMG-BFB tem um efeito benéfico quando usado com técnicas convencionais de fisioterapia.[46] O fisioterapeuta deve estruturar cuidadosamente o uso do EMG-BFB com a prática de treinamento baseado na atividade e orientado à tarefa. O *feedback* externo deve ser reduzido gradualmente para promover o uso de mecanismos de *feedback* intrínseco e o controle ativo do movimento. O *biofeedback* postural usando treinamento em plataforma é discutido no Capítulo 9: Intervenções para melhorar o ortostatismo e as habilidades de equilíbrio em pé.

Estimulação elétrica neuromuscular

A **estimulação elétrica neuromuscular** é uma modalidade eficaz usada para estimular a contração em músculos muito fracos. Colocam-se os eletrodos diretamente sobre o músculo a ser estimulado. A contração é desencadeada pela despolarização dos neurônios motores, com unidades motoras maiores e com maior quantidade de fibras do tipo II disparando primeiro. As unidades motoras continuarão disparando até o estímulo cessar. A estimulação elétrica neuromuscular tem sido usada para reeducar músculos, melhorar a ADM, reduzir a espasticidade quando aplicada ao antagonista fraco, diminuir o edema e gerenciar a atrofia por desuso. A estimulação elétrica em pacientes com acidente vascular encefálico mostrou reduzir o tônus e a postura em flexão da mão, melhorar o alcance funcional e reduzir a subluxação de ombro.[47,48] Em um resumo da base de dados Cochrane, os pesquisadores concluíram que a eletroestimulação é um potencial tratamento para melhorar a recuperação do controle do movimento e a capacidade funcional após um acidente vascular encefálico. Entretanto, os achados do estudo foram descritos como inconclusivos em razão de problemas metodológicos.[49]

A **estimulação elétrica funcional** usa um microprocessador para recrutar músculos em uma sequência sinérgica programada com o objetivo de melhorar os movimentos funcionais. A estimulação elétrica funcional do nervo fibular se mostrou eficaz em auxiliar a dorsiflexão do tornozelo (corrigindo o "pé caído") e em melhorar a deambulação após um acidente vascular encefálico.[50-52]

▶ Intervenção compensatória

As estratégias de intervenção compensatória concentram-se no retorno precoce da função usando os segmentos corporais menos envolvidos (saudáveis) para a função. Por exemplo, ensina-se um paciente com hemiplegia à esquerda a se vestir usando o MS direito; ensina-se um paciente com lesão medular completa em nível T1 a rolar usando ambos os MS, a cabeça/tronco superior e o braço de alavanca. O ponto central dessa abordagem é o conceito de **substituição**. Fazem-se alterações na abordagem geral do paciente às tarefas funcionais. Um segundo princípio central dessa abordagem é a modificação do exercício e do ambiente (**adaptação**) para facilitar o reaprendizado de habilidades, a facilidade do movimento e o desempenho ideal. Por exemplo, auxilia-se o paciente com negligência unilateral a se vestir codificando os sapatos com cores (fita vermelha no sapato esquerdo, fita amarela no sapato direito). A alavanca do freio da cadeira de rodas é estendida e codificada com cores para possibilitar a fácil identificação pelo paciente.

Uma abordagem compensatória pode ser a única abordagem realista possível quando a recuperação é limitada e o paciente tem graves deficiências e perdas funcionais, com pouca ou nenhuma expectativa de recuperação adicional. Exemplos incluem o paciente com LM completa e o paciente se recuperando de um acidente vascular encefálico com déficits sensorimotores graves e comorbidades extensas (p. ex., comprometimento cardíaco e respiratório grave). O último exemplo sugere limitações graves na capacidade de se mover ativamente para participar da reabilitação e reaprender habilidades motoras. O Quadro 2.9 apresenta princípios básicos e estratégias de intervenção compensatória.

⚠ **Alerta:** Deve-se tomar várias precauções importantes ao usar estratégias de intervenção compensatória. O foco nos segmentos não envolvidos para realizar tarefas diárias pode suprimir a recuperação e contribuir para o desuso aprendido dos segmentos deficientes. Por exemplo, um paciente com acidente vascular encefálico pode não aprender a usar os membros envolvidos. Além disso, o foco em aprender componentes da habilidade sem praticar a habilidade integrada como um todo pode resultar em **habilidades splinter** (p. ex., para o paciente com acidente vascular encefálico). As habilidades *splinter* são aquelas que não podem ser facilmente generalizadas para variações da mesma tarefa ou em outros ambientes (baixa adaptabilidade).

QUADRO 2.9 Intervenção compensatória[a]

- Conscientiza-se o paciente das deficiências do movimento.
- Maneiras alternativas de realizar uma tarefa são consideradas, simplificadas e adotadas.
- Ensina-se o paciente a usar os segmentos intactos para compensar aqueles que foram perdidos.
- O paciente pratica e reaprende a tarefa; a prática repetida resulta em consistência e uso habitual do novo padrão.
- O paciente pratica a habilidade funcional em ambientes nos quais se espera que a função ocorra.
- Ensinam-se técnicas de conservação de energia para garantir que o paciente possa realizar todas as tarefas diárias.
- O ambiente do paciente é adaptado de modo a facilitar a prática e a aprendizagem de habilidades, facilitar o movimento e promover o desempenho ideal.
- Incorporam-se dispositivos auxiliares conforme necessário.

[a]Adaptado de O'Sullivan SB.[1]

▶ Objetivos previstos e desfechos esperados

O papel do fisioterapeuta é determinar com precisão os pontos fortes e as limitações do paciente, envolver totalmente o paciente no planejamento colaborativo e desenvolver um PC que inclua objetivos e desfechos que correspondam às necessidades exclusivas do paciente. O fisioterapeuta também deve determinar um nível adequado de dificuldade, especificando o nível de intensidade, frequência e duração do tratamento. Exemplos de objetivos previstos e desfechos esperados para melhorar a função motora são apresentados no Quadro 2.10.[53]

RESUMO

As abordagens da reabilitação física são eficazes em promover a recuperação da função motora. Em uma revisão de estudos sobre a recuperação da função após um acidente vascular encefálico, pesquisadores da base de dados Cochrane descobriram que nenhuma abordagem de reabilitação física foi mais eficaz do que outra. Os pesquisadores ainda sugeriram que há efeitos benéficos quando o fisioterapeuta seleciona uma mescla de tratamentos diferentes.[54] À medida que o paciente se recupera, suas habilidades funcionais e necessidades mudam. O fisioterapeuta deve estar sintonizado com a mudança no estado do paciente e reconhecer que os objetivos previstos e os desfechos esperados podem mudar, bem como as intervenções que provavelmente serão mais eficazes. Intervenções focadas na melhoria das habilidades funcionais e na aprendizagem motora são os pilares da reabilitação. Essas intervenções precisam ser intensas o suficiente para promover mudanças comportamentais e reorganização neural. A adaptabilidade das habilidades a funções em ambientes da "vida real" também deve ser um foco de tratamento. Para tanto, as atividades funcionais praticadas devem ser significativas e importantes para o paciente. Em colaboração com o paciente, o fisioterapeuta deve selecionar as atividades que têm maior chance de sucesso. A escolha das intervenções também deve levar em consideração uma série de outros fatores, incluindo idade e saúde geral do paciente, a quantidade de comorbidades, o nível de apoio social e disponibilidade de cuidado, a relação custo-eficácia no que diz respeito à duração da internação e quantidade de sessões de fisioterapia alocadas, e a potencial disposição para alta.

REFERÊNCIAS BIBLIOGRÁFICAS

1. O'Sullivan, S. Strategies to improve motor function. In O'Sullivan, S, Schmitz, T, and Fulk, G (eds): Physical Rehabilitation, ed 6. Philadelphia, FA Davis, 2014, 393–443.
2. Fraser, C, et al. Driving plasticity in human adult motor cortex is associated with improved motor function after brain injury. Neuron, 2002; 34:831.

QUADRO 2.10 Exemplos de objetivos previstos e desfechos esperados para pacientes com distúrbios da função motora

O impacto da patologia/fisiopatologia é reduzido.
- O risco de recorrência da condição é reduzido.
- O risco de comprometimento secundário é reduzido.
- A intensidade do cuidado é diminuída.

O impacto das deficiências é reduzido.
- Melhora-se o estado de alerta, a atenção e a memória.
- Melhora-se a integridade e mobilidade articular.
- Melhora-se a sensibilidade e discriminação sensorial.
- Melhora-se a função motora (controle motor e aprendizagem motora).
- Melhora-se o desempenho muscular (força, potência e resistência).
- Melhora-se o controle postural e o equilíbrio.
- Melhora-se a marcha e a locomoção.
- Aumenta-se a resistência.

Melhora-se a capacidade de realizar ações físicas, tarefas ou atividades.
- Aumenta-se a independência funcional nas atividades de vida diária e nas atividades instrumentais de vida diária.
- Melhoram-se as habilidades de mobilidade funcional.
- Diminui-se o nível de supervisão para a realização da tarefa
- Aumenta-se a tolerância a posições e atividades.
- Melhora-se a flexibilidade a tarefas e ambientes variados.
- Melhoram-se as habilidades de tomada de decisão.
- Melhora-se a segurança do paciente, familiares e cuidadores.

Reduz-se a deficiência associada com a doença aguda ou crônica.
- Melhora-se a participação na atividade (casa, comunidade, lazer).

Melhora-se a capacidade de assumir/retomar o autocuidado, o gerenciamento do lar e a atividade ocupacional (trabalho/escola/lazer).

Melhora-se o estado de saúde.
- Aumenta-se a sensação de bem-estar.
- Melhora-se a percepção, a autoconfiança e a autoimagem.
- Melhora-se a saúde, o bem-estar e o condicionamento físico.

A satisfação, o acesso, a disponibilidade e os serviços são aceitáveis para o paciente. Aumenta-se o conhecimento do paciente, da família e do cuidador e a conscientização em relação ao diagnóstico, prognóstico, objetivos previstos/desfechos esperados e intervenções.

ᵃAdaptado de Guide to Physical Therapist Practice.[53]

3. Kleim, J, Jones, T, and Schallert, T. Motor enrichment and the induction of plasticity before and after brain injury. Neurochem Res, 2003; 28:1757.
4. Nudo, RJ, Plautz, E, and Frost, S. Role of adaptive plasticity in recovery of function after damage to the motor cortex. Muscle Nerve, 2001; 24:1000.
5. French, B, et al. Repetitive task training for improving functional ability after stroke. Cochrane Database of Systematic Reviews 2007, Issue 4. Art. No.: CD006073. DOI: 10.1002/14651858.CD006073.
6. Ploughman, M. A review of brain neuroplasticity and implications for the physiotherapeutic management of stroke. Physiother Can, 2002; Summer:164.
7. Liepert, J, et al. Training-induced changes of motor cortex representations in stroke patients. Acta Neurol Scand, 2000; 101:321.

8. Taub, E, et al. Technique to improve chronic motor deficit after stroke. Arch Phys Med Rehabil, 1993; 74:347.

9. Wolf, S, et al. Effect of constraint-induced movement therapy on upper extremity function 3 to 9 months after stroke: the EXCITE randomized trial. JAMA 2006; 296:2095.

10. Wolf, S, et al. The EXCITE Trial: retention of improved upper extremity function among stroke survivors receiving CI movement therapy. Lancet Neurol, 2008; 7:33.

11. Sirtori, V, et al. Constraint-induced movement therapy for upper extremities in stroke patients. Cochrane Database of Systematic Reviews 2009, Issue 4. Art. No.: CD004433. DOI: 10.1002/14651858. CD004433.pub2.

12. Hakkennes, S, and Keating, J. Constraint-induced movement therapy following stroke: a systematic review of randomized controlled trials. Aus J Physiother, 2005; 51:221.

13. Dahl, A, et al. Short-and long-term outcome of constraint-induced movement therapy after stroke: a randomized controlled feasibility trial. Clinical Rehab, 2008; 22:436.

14. Page, S, et al. Efficacy of modified constraint-induced movement therapy in chronic stroke: a single-blinded randomized controlled trial. Arch Phys Med Rehabil, 2004; 85:14.

15. Taub, E, et al. A placebo-controlled trial of constraint-induced movement therapy for upper extremity after stroke. Stroke, 2006; 37:1045.

16. Sawaki, L, et al. Constraint-induced movement therapy results in increased motor map area in subjects 3 to 9 months after stroke. Neurorehabil Neural Repair, 2008; 33:505.

17. Richards, C, et al. Task-specific physical therapy for optimization of gait recovery in acute stroke patients. Arch Phys Med Rehabil, 1993; 74:612.

18. Visitin, M, et al. A new approach to retrain gait in stroke patients through body weight support and treadmill stimulation. Stroke, 1998; 29:1122.

19. Behrman, A, et al. Locomotor training progression and outcomes after incomplete spinal cord injury. Phys Ther, 2005; 85:1356.

20. Moseley, A, et al. Treadmill training and body weight support for walking after stroke. Cochrane Database of Systematic Reviews 2005, Issue 4. Art. No.: CD002840. DOI: 10.1002/14651858. CD002840.pub2.

21. Barbeau, H, Nadeau, S, and Garneau, C. Physical determinants, emerging concepts, and training approaches in gait of individuals with spinal cord injury. J Neurotrauma, 2006; 23:571.

22. Sullivan, K, et al. Effects of task-specific locomotor and strength training in adults who were ambulatory after stroke: results of the STEPS Randomized Clinical Trial. Phys Ther, 2007; 87:1580.

23. Duncan, P, et al. Body-weight-supported treadmill rehabilitation after stroke. N Engl J Med, 2011; 364:2026.

24. Ada, L. Randomized trial of treadmill walking with body weight support to establish walking in subacute stroke—the MOBILISE Trial. Stroke, 2010; 41:1247.

25. Franceschini, M, et al. Walking after stroke: what does treadmill training with body weight support add to overground gait training in patients early after stroke?: a single-blind, randomized controlled trial. Stroke, 2009; 40:3079.

26. Kleim, JA, and Jones, TA. Principles of experience-dependent neural plasticity: implications for rehabilitation after brain damage. J Speech Lang Hear Res, 2008; 51:S225–S239.

27. Schmidt, R, and Lee, T. Motor Control and Learning, ed 5. Champaign, IL, Human Kinetics, 2011.

28. Astrand, Per-Olof, et al. Textbook of Work Physiology—Physiological Bases of Exercise, ed 4. Champaign, IL, Human Kinetics, 2003.

29. Magill, R. Motor Learning and Control, ed 9. New York, McGraw-Hill, 2010.

30. Fitts, P, and Posner, M. Human Performance. Belmont, CA, Brooks/Cole, 1967.

31. Voss, D, et al. Proprioceptive Neuromuscular Facilitation: Patterns and Techniques, ed 3. Philadelphia, Harper & Row, 1985.

32. Adler, S, Beckers, D, and Buck, M. PNF in Practice, ed 3. New York, Springer-Verlag, 2008.

33. Bobath, B. The treatment of neuromuscular disorders by improving patterns of coordination. Physiotherapy, 1969; 55:1.

34. Howle, J. Neuro-Developmental Treatment Approach. Laguna Beach, CA, Neuro-Developmental Treatment Association, 2002.

35. Pollock, A, et al. Physiotherapy treatment approaches for stroke. Cochrane Corner. Stroke, 2008; 39:519.

36. Kollen, G, et al. The effectiveness of the Bobath concept in stroke rehabilitation. What is the evidence? Stroke, 2009; 40:e89.

37. Lombardi, F, et al. Sensory stimulation for brain injured individuals in coma or vegetative state. Cochrane Database Systematic Reviews 2002, Issue 2. Art. No.: CD001427. DOI: 10.1002/14651858. CD001427.

38. Celnik, P, et al. Somatosensory stimulation enhances the effects of training functional hand tasks in patients with chronic stroke. Arch Phys Med Rehabil, 2007; 88:1369.

39. Lynch, E, et al. Sensory retraining of the lower limb after acute stroke: a randomized controlled pilot trial. Arch Phys Med Rehabil, 2007; 88:1101.

40. Doyle, S, et al. Interventions for sensory impairment in the upper limb after stroke. Cochrane Database of Systematic Reviews 2010, Issue 6. Art. No.: CD006331. DOI: 10.1002/14651858.CD006331. pub2.

41. Schabrun, SM, and Hillier, S. Evidence for the retraining of sensation after stroke: a systematic review. Clin Rehabil, 2009; 23:27–39.

42. Borstad, A, et al. Sensorimotor training and neural reorganization after stroke: a case series. JNPT 2013; 37:27.

43. Wolf, S, et al. Assessing Wolf Motor Function Test as outcome measure for research in patients after stroke. Stroke, 2001; 32:1635.

44. Uswatte, G, et al. The Motor Activity Log-28: assessing daily use of the hemiparetic arm after stroke. Neurology, 2006; 76:1189.

45. Hiraoka, K. Rehabilitation efforts to improve upper extremity function in post-stroke patients: a meta-analysis. J Phys Ther Sci, 2001; 13:5.

46. Woodford, HJ. EMG biofeedback for the recovery of motor function after stroke. Cochrane Database of Systematic Reviews 2007, Issue 2. Art. No.: CD004585. DOI: 10.1002/14651858.CD004585. pub2.

47. Kowalczewski, J, et al. Upper-extremity functional electric stimulation-assisted exercises on a workstation in the sub-acute phase of stroke recovery. Arch Phys Med Rehabil, 2007; 88:833.

48. Meilink, A, Hemmen, B, and Ham, S. Impact of EMG-triggered neuromuscular stimulation of the wrist and finger extensors of the paretic hand after stroke: a systematic review of the literature. Clin Rehabil, 2008; 22:291.

49. Pomeroy, V, et al. Electrostimulation for promoting recovery of movement or functional ability after stroke. Cochrane Database of Systematic Reviews 2006, Issue 2. Art. No.: CD003241. DOI: 10.1002/14651858.CD003241.pub2.

50. Yan, T, Hui-Chan, C, and Li, L. Functional electrical stimulation improves motor recovery of the lower extremity and walking ability of subjects with first acute stroke: a randomized placebo-controlled trial. Stroke, 2005; 36:80.

51. Roche, A, Laighin, G, and Coote, S. Surface-applied functional electrical stimulation for orthotic and therapeutic treatment of drop-foot after stroke—a systematic review. Phys Ther Rev, 2009; 14:63.

52. Embrey, D, et al. Functional electrical stimulation to dorsiflexors and plantar flexors during gait to improve walking in adults with chronic hemiplegia. Arch Phys Med Rehabil, 2010; 91:687.

53. American Physical Therapy Association. Guide to Physical Therapist Practice, Version 3.0., Alexandria, VA, 2014. Retrieved September 9, 2014, from http://guidetoptpractice.apta.org.

54. Pollock, A, et al. Physical rehabilitation approaches for recovery of function, balance, and walking after stroke. Cochrane Database of Systematic Reviews 2014, Issue 4. Art. No.: CD001920. DOI: 10.1002/14651858.CD001920.pub3.

CAPÍTULO

3 Facilitação neuromuscular proprioceptiva

Susan B. O'Sullivan, PT, EdD

▶ História e aspectos gerais

Em diversos pacientes pode-se melhorar a função motora usando a *facilitação neuromuscular proprioceptiva (FNP)*. A filosofia, os princípios e as técnicas dessa abordagem foram inicialmente desenvolvidos pelo neurofisiologista e médico Dr. Herman Kabat e a fisioterapeuta Maggie Knott, nos anos 1940 e início dos anos 1950. O foco inicial era o desenvolvimento de um tratamento prático que pudesse ser usado para facilitar os padrões efetivos de movimento em pacientes com deficiências neurológicas, especialmente naqueles com esclerose múltipla e poliomielite. A abordagem foi posteriormente aplicada com sucesso a pacientes com deficiências musculoesqueléticas. Dorothy Voss, também fisioterapeuta, juntou-se à equipe em 1952. Juntos, eles sofisticaram a prática da FNP, aprimorando seu foco funcional. Em 1956, Maggie Knott e Dorothy Voss elaboraram o primeiro livro de FNP, *Proprioceptive neuromuscular facilitation*, bem como as duas edições subsequentes, publicadas em 1968 e 1985.[1] Adler, Beckers e Buck são os autores de um texto abrangente mais recente, *PNF in practice*.[2]

Logo no início, Kabat e Knott estabeleceram institutos de treinamento de pós-graduação, conhecidos como Kaiser-Kabat Institutes. Um desses institutos, o Kaiser Permanente, localizado em Vallejo, Califórnia, existe até hoje e oferece programas de residência de 3, 6 e 9 meses. Os participantes recebem instrução em sala de aula e em laboratório, juntamente com instruções individualizadas e extensas horas de tratamento supervisionado do paciente.[3] Vários cursos adicionais de pós-graduação estão disponíveis e levaram à adoção mundial da FNP. Em 1985, criou-se o International FNP Instructor Group, que resultou na criação da International PNF Association (IPNFA), em 1990. Seus membros consistem em instrutores e pessoas interessadas na FNP e em manter a continuidade e padrões na instrução, prática e pesquisa da FNP. Pode-se encontrar diversas modalidades de cursos e níveis de instrução em seu *website* (www.ipnfa.org).[4]

Os principais componentes da FNP incluem:

- ▸ Ênfase nos desfechos funcionais.
- ▸ Técnicas para facilitar e melhorar a atividade muscular coordenada.
- ▸ Uso de posturas de desenvolvimento e transições para facilitar e melhorar a atividade muscular coordenada.
- ▸ Uso de padrões sinérgicos de movimento.
- ▸ Inclusão de princípios de aprendizagem motora para promover um comportamento motor especializado.

As sinergias representam um elemento organizacional importante do sistema nervoso central (SNC), e servem para estabilizar as variáveis de desempenho.[5] Com a prática, o desempenho sinérgico melhora. Na FNP, os padrões sinérgicos têm natureza rotacional e diagonal, em vez de movimentos em planos retos. Este é um conceito importante, que espelha o movimento normal. O objetivo geral é facilitar a estabilidade proximal do tronco para possibilitar a mobilidade controlada das extremidades distais e melhorar o controle voluntário e a coordenação dos músculos entre os padrões e "dentro" de cada padrão (intrapadrão). Os padrões de membros são unilaterais ou bilaterais, dando grande ênfase ao tronco e variando em dificuldade pela combinação a atividades funcionais e posturas (p. ex., posição pré-ponte [*hooklying*], rolar, sentar, quatro apoios, ajoelhado, plantígrada modificada, posição ortostática e locomoção). Usam-se técnicas, em grande parte proprioceptivas, para facilitar ou intensificar o movimento. Incorporam-se princípios de aprendizagem motora (p. ex., prática, repetição, *feedback*) para promover a aquisição, a retenção e a transferência da aprendizagem de novas habilidades motoras.

▶ Princípios

Usam-se os princípios inerentes da FNP para otimizar a capacidade de movimentação do paciente (Quadro 3.1). As metas gerais incluem aprimorar a função com melhora no controle motor, na força e na resistência. O fisioterapeuta envolve o paciente ao fazer uso efetivo de contatos manuais, comandos verbais, posição do corpo e mecânica corporal, e orientação visual do movimento. Melhora-se o movimento coordenado e o sincronismo utilizando a resistência, o alongamento, a irradiação e o reforço, e a tração ou aproximação. Cada paciente tem necessidades exclusivas que determinam o uso e momento apropriados desses elementos fundamentais. O fisioterapeuta deve reconhecer como e quando aplicar esses elementos e quando retirá-los para ajudar o paciente a progredir para movimentos independentes. Para movimentos fracos ou desordenados, os efeitos da aplicação de vários elementos durante o mesmo exercício (p. ex., resistência, alongamento, comandos verbais dinâmicos) são aditivos e têm um efeito cumulativo. As contraindicações ao uso da FNP incluem muitos dos mesmos impedimentos ao exercício em geral, como dor significativa, articulações ou fraturas instáveis e condição clínica instável.

QUADRO 3.1 Princípios da FNP

Posição do paciente: Facilita-se o desempenho ideal do paciente ao garantir que ele esteja no alinhamento ideal. Isso inclui posicionar o paciente o mais próximo possível do alinhamento neutro e fornecer apoio aos segmentos corporais conforme necessário.

O posicionamento do músculo na amplitude funcional ideal possibilita uma resposta contrátil máxima (*relação comprimento-tensão*). Produz-se maior tensão muscular nas amplitudes médias; há uma força contrátil fraca (*insuficiência ativa*) nas amplitudes mais baixas. A amplitude alongada fornece estiramento ideal para apoiar a contração do fuso muscular, enquanto a amplitude reduzida com ausência de carga sobre o fuso muscular fornece menor quantidade de apoio ao fuso muscular para a contração.

Observação: usam-se alterações na posição do corpo do paciente (p. ex., decúbito dorsal, sentado, em pé) para enfatizar certos segmentos de um padrão e para alterar (aumentar ou diminuir) as exigências de estabilidade postural.

Indicações: melhora a contração muscular e maximiza a estabilidade postural.

Posição do fisioterapeuta: O fisioterapeuta posiciona-se diretamente alinhado com o movimento desejado (com a pelve, os ombros e os membros inferiores voltados à direção do movimento) para otimizar a aplicação de resistência. O posicionamento eficaz também reduz o trabalho dos braços e mãos do fisioterapeuta, possibilitando que a resistência venha do próprio peso corporal do fisioterapeuta durante o deslocamento do peso. Nos padrões de membros, conforme o membro se move ao longo do padrão, a posição do fisioterapeuta e o ângulo de tração mudam de modo a otimizar continuamente a resistência.

Indicações: melhora o controle dos movimentos do paciente pelo fisioterapeuta, reduz a fadiga do fisioterapeuta por meio do uso eficaz do peso corporal e posição do corpo, protege o fisioterapeuta.

Contatos manuais: Usam-se contatos manuais precisos (colocação das mãos) para aplicar *inputs* sobre os músculos ativos a fim de guiar o movimento, facilitar a força de contração e fornecer resistência oposta à direção dos movimentos. O *input* sensorial possibilita que o paciente antecipe as demandas de movimentos futuros e forneça ajustes de *feedforward* apropriados. Usa-se uma *pegada de lumbricais* para fornecer uma pegada confortável e segura e otimizar a resistência à rotação. A pegada de lumbricais consiste em posicionar a mão do fisioterapeuta na flexão metacarpofalângica, com os dedos e o polegar segurando nos lados opostos do segmento distal.

Indicações: guia o movimento (durante o aprendizado inicial), melhora a contração muscular e os padrões sinérgicos; aumenta a consciência cinestésica do movimento ou posição durante as atividades de estabilização.

Comandos e instruções verbais: Os comandos verbais (CV) devem ser claros, concisos e bem sincronizados com os movimentos e demandas de atividade do paciente. Comandos excessivos ou o uso de muitas palavras são contraproducentes e podem deter a aprendizagem motora.

- Os **CV preparatórios** preparam o paciente para o movimento (o que fazer). De modo ideal, devem ser acompanhados de demonstração e/ou movimento guiado para assegurar que o paciente entenda a ideia por trás do movimento (estágio cognitivo da aprendizagem motora).
- Os **CV de ação** guiam o paciente ao longo do movimento, ajudando-o a aprender como e quando se mover (estágio associativo da aprendizagem motora). Os *CV de ação dinâmicos* são usados para aumentar a força das respostas musculares e coordenação de componentes sinérgicos (p. ex., "Puxe para cima, cruzando o rosto, agora flexione o cotovelo"). Os *CV de ação delicados* são usados quando o relaxamento é a meta (p. ex., "Mova-se lentamente para a frente e para trás"). A sincronia é essencial. As ações do paciente devem ser cuidadosamente coordenadas com os CV, resistência e contatos manuais do fisioterapeuta.
- Os **CV corretivos** fornecem *feedback* de reforço para ajudar o paciente a modificar os movimentos.

Indicações: guiam os movimentos iniciais, melhoram a aprendizagem motora e aumentam a força de contração muscular e as ações sinérgicas.

Padrões de movimento: Os movimentos funcionais normais são compostos por padrões sinérgicos envolvendo os músculos dos membros e do tronco. Os padrões de movimento são produzidos pelo córtex motor com *inputs* dos gânglios basais e do cerebelo para programação, sincronização e coordenação. Os padrões de movimento sinérgicos são a base dos padrões de FNP.

Sincronização: A sincronização normal (apropriada) se refere ao sequenciamento da atividade muscular de modo a garantir um movimento suave e coordenado. As

(continua)

QUADRO 3.1 Princípios da FNP *(continuação)*

atividades funcionais requerem estabilidade proximal para a mobilidade distal; assim, a estabilidade central do tronco é um requisito básico, e o sequenciamento das contrações ocorre de proximal à distal. Nos padrões de membros, a sincronização normal é de distal para proximal. Os segmentos distais (mão/punho ou pé/tornozelo) iniciam o movimento, imediatamente seguidos pela rotação e depois pelos componentes proximais. A rotação continua suavemente ao longo de todo o padrão.

Resistência apropriada: A resistência adequada (ideal) facilita a contração muscular.[6,7] As fibras musculares intrafusais e extrafusais se contraem, resultando em aumento no recrutamento de unidades motoras e melhora na força de contração. A resistência é aplicada manualmente aos músculos em contração e funcionalmente por meio do uso da gravidade para todos os tipos de contrações (isotônicas [concêntricas e excêntricas] e isométricas). A *resistência leve* aplicada a músculos fracos é facilitadora e geralmente é aplicada em combinação a um leve estiramento. Usa-se a resistência apropriada de modo a possibilitar uma contração suave e coordenada. Essa resistência varia de acordo com cada paciente e é ajustada aos objetivos da atividade específica. A resistência também é usada para promover o relaxamento dos músculos antagonistas pelos efeitos da inibição recíproca. É importante monitorar o paciente para evitar que ele prenda a respiração (comumente visto em contrações isométricas), além de evitar a fadiga excessiva e irradiações indesejadas.
Indicações: facilita a contração de músculos fracos, melhora a percepção cinestésica e direção do movimento, aumenta a força, melhora o controle motor e a aprendizagem motora.

Aproximação: A aproximação (compressão das articulações de um membro ou da coluna vertebral) é usada para facilitar as respostas musculares nos padrões extensores ou durante atividades de estabilização. Pode ser aplicada manualmente pela compressão das superfícies articulares ou funcionalmente pelo uso da gravidade e do peso corporal que atua no corpo durante as posições eretas em que há descarga de peso (p. ex., sentado, em pé, quicando uma bola). A aproximação é mantida em todo o padrão ou atividade e é combinada a resistência adequada e CV de estabilização (p. ex., "Mantenha, mantenha"). Ao usar a aproximação, é importante garantir que todas as articulações, incluindo a coluna vertebral, estejam corretamente alinhadas.
Indicações: potencializa a contração de músculos estabilizadores antigravitacionais e melhorar a função nas posturas que envolvem descarga de peso para controlar a estabilização.

Tração: Usa-se uma força de tração aplicada em todo o arco de movimento para facilitar as respostas musculares. A tração é mantida em todo o padrão e combinada a resistência adequada e CV dinâmicos (p. ex., "Levante"). *Indicações:* fraqueza, incapacidade dos músculos de trabalhar nos padrões de mobilização (p. ex., movimento em cadeia cinética aberta juntamente com uma resposta estabilizadora do *core*).

***Input* visual:** o paciente usa a visão como uma fonte de *feedback* para guiar os movimentos e melhorar as respostas. Instrui-se o paciente a olhar para os movimentos que estão sendo realizados. Durante os padrões de membros, isto inclui instruir o paciente a virar a cabeça para seguir visualmente o segmento distal (p. ex., a mão) até à conclusão do movimento. Pode-se usar um espelho para fornecer *inputs* visuais e auxiliar no alinhamento do tronco e nos movimentos da cabeça, do tronco e dos membros.
Indicações: melhora a contração, o controle motor e a aprendizagem motora.

Irradiação e reforço: A irradiação e o reforço são o extravasamento da excitação neuronal de unidades motoras mais fortes para unidades motoras que podem estar mais fracas ou inibidas (lei da irradiação de Sherrington).[8] A propagação ou extensão da resposta muscular de músculos mais fortes a músculos mais fracos pode ocorrer em qualquer direção e em qualquer segmento do corpo: ipsilateral, contralateral, dos membros ao tronco ou do tronco aos membros. Mais especificamente, pode ocorrer de músculos fásicos para músculos fásicos, de músculos tônicos para tônicos e de fásicos para tônicos. A *somação temporal* (resultante de um aumento nos estímulos ao longo do tempo) e a *somação espacial* (resultante da aplicação de estímulos a vários segmentos de todo o corpo) podem contribuir para a propagação da excitação e atividade da unidade motora de um músculo para outro. A resistência apropriada é o principal mecanismo para garantir a irradiação.
Indicações: aumenta a força de contração e a atividade muscular sinérgica.

Estiramento rápido: Usa-se a posição estendida (esticada) do músculo e o reflexo de estiramento para desencadear movimentos dinâmicos e facilitar as contrações existentes por meio do aumento no recrutamento das unidades motoras. Todos os músculos sinérgicos no padrão são estendidos de modo a otimizar os efeitos do estiramento inicial. Os comandos verbais para o movimento voluntário devem ser sincronizados com o estiramento a fim de melhorar as respostas volitivas. A resistência aplicada ao músculo em contração maximiza os efeitos do estiramento.

Adaptado de Voss et al.,[1] Adler, Beckers e Buck,[2] e Johnson e Saliba Johnson.[7]

▶ Técnicas

Um grupo de *técnicas* terapêuticas, projetadas para promover e melhorar o movimento, são essenciais à FNP. Essas técnicas são apresentadas no Quadro 3.2.

QUADRO 3.2 Técnicas de FNP

Iniciação rítmica

Objetivos gerais: promover a aprendizagem de um movimento novo, melhorar a coordenação intramuscular e intermuscular, promover o relaxamento e o movimento independente. O treinamento de movimento ocorre em quatro fases.

1. Instrui-se o paciente a relaxar (*"Relaxe, deixe-me mover você"*). O fisioterapeuta move passivamente o paciente, estabelecendo velocidade e ritmo adequados usando comandos verbais.
2. Os movimentos então progridem para movimentos ativo-assistidos (*"Agora, ajude-me a mover você"*).
3. Solicita-se então ao paciente que se mova de maneira independente (*"Agora, mova-se por conta própria"*).
4. Os movimentos são resistidos (*"Agora, empurre para cima"*). Utiliza-se resistência apropriada durante a fase resistiva para melhorar o movimento.[4] As transições entre as diferentes fases são suaves e contínuas. A iniciação rítmica normalmente envolve movimentos unidirecionais, mas pode ser aplicada em ambas as direções para melhorar os movimentos recíprocos.

Indicações: incapacidade de relaxar, hipertonicidade (p. ex., espasticidade e rigidez), dificuldade em iniciar o movimento, movimento descoordenado, déficit de planejamento motor ou aprendizagem motora (p. ex., apraxia ou dispraxia), déficits de comunicação (p. ex., afasia).

Manter por tempo prolongado

Objetivos gerais: com base na aplicação clínica da irradiação, Johnson e Saliba Johnson[7] descreveram e definiram duas técnicas de tratamento neuromuscular baseadas no princípio da pausa de manutenção prolongada e na lei da irradiação: *estímulos fásicos* (ou *disseminação fásica*) e *disseminação tônica*. Antes de descrever essas técnicas de irradiação, é importante definir os termos *segmento de origem* e *segmento-alvo*:

O *segmento de origem* é o segmento forte ou eficiente no qual a resistência é aplicada para facilitar o aumento do rendimento neuromuscular em outros lugares.

O *segmento-alvo* é o segmento com uma resposta muscular ineficiente que se beneficiará da irradiação proveniente de outro segmento do corpo.

Observação clínica: A identificação de um segmento de origem adequado, a posição do paciente e a resistência adequada afetarão diretamente a qualidade e a eficácia da irradiação. É crucial observar que, se não facilitada adequadamente, a irradiação pode levar a um aumento no tônus e a uma resposta motora anormal.

Estímulos fásicos: A irradiação alcançada por meio da aplicação de estímulos fásicos envolve um tempo de manutenção prolongado dos músculos fásicos, levando à disseminação da ativação dos músculos tônicos (estabilizadores). Esta utilização de um tempo de manutenção prolongado frequentemente produzirá uma tetania ou um tremor isométrico dos músculos fásicos, provocando uma "tremulação" dos músculos que estão sendo resistidos. Isso é o resultado direto da incapacidade ou ausência de estabilizadores tônicos ou do *core* em produzir uma contração estabilizadora ou estabilidade dinâmica para mobilidade distal. Quando esse fenômeno é observado, o fisioterapeuta continua resistindo aos músculos fásicos dominantes até que a irradiação facilite a ativação dos músculos tônicos ou estabilizadores. Quando ocorre irradiação aos estabilizadores do *core*, a tetania (ou agitação observada) é interrompida e o paciente é capaz de se estabilizar eficientemente. Por exemplo, a resistência prolongada aplicada à flexão/abdução bilateral dos membros inferiores (origem) levará à eventual fadiga dos motores primários com irradiação para os estabilizadores do tronco (alvo) e à ativação de um *core* dinamicamente estável. Essa técnica de irradiação é mais comumente usada em pacientes ortopédicos, dada a natureza e o desafio do tempo de manutenção prolongado.

Disseminação tônica: A aplicação de uma disseminação tônica envolve o uso da irradiação dos músculos tônicos (estabilizadores) de um segmento aos músculos tônicos (estabilizadores) de um segmento diferente (p. ex., irradiação dos estabilizadores tônicos da pelve/do quadril para os estabilizadores tônicos do tronco). Para facilitar uma contração isométrica (de estabilização), a resistência inicial ao segmento de origem deve ser aplicada *lentamente* e com uma *carga baixa*, visando facilitar as fibras tônicas. À medida que o fisioterapeuta percebe que está havendo uma resposta muscular no *segmento de origem*, a resistência é lentamente aumentada, possibilitando irradiação adicional e aumento do rendimento motor no *segmento-alvo*. Esta técnica leva a uma melhor estabilidade dinâmica por meio da facilitação direta da musculatura tônica estabilizadora no segmento-alvo.

(continua)

QUADRO 3.2 Técnicas de FNP *(continuação)*

Inversões de antagonistas
Descrição: duas técnicas possibilitam a contração do agonista seguida da contração do antagonista sem pausa ou relaxamento: as *inversões dinâmicas* e as *inversões de estabilização.*

Combinação de isotônicos
Objetivos gerais: melhorar a aprendizagem motora e aprimorar a coordenação intramuscular e intermuscular, aumentar a força e a ADM, promover a estabilidade, o controle excêntrico e a resistência, e melhorar a função.
A combinação de isotônicos utiliza contrações concêntricas, isométricas e excêntricas de músculos agonistas sem perder a tensão.[6,7] O membro se move contra resistência ao longo da amplitude (contração concêntrica), seguido por uma contração estabilizadora (manutenção da posição) e depois uma contração excêntrica ou extensão, movendo-se lentamente de volta à posição inicial; não há relaxamento entre os tipos de contrações. Os comandos verbais são direcionados a cada fase do movimento (*"Puxe para cima"*, *"Agora, mantenha"*, *"Agora, lentamente, deixe-me vencê-lo"* ou *"Lentamente, deixe-me estendê-lo"*). A técnica normalmente é usada em atividades antigravitacionais e ao assumir posturas (p. ex., ponte e transições de sentado para em pé).
Durante o movimento de rolar, a combinação de isotônicos pode começar inicialmente com um tempo de manutenção isométrica (em decúbito lateral), depois progredir para uma extensão excêntrica, seguida de um encurtamento concêntrico, com a sequência repetida ao longo de incrementos na ADM.
Indicações: músculos posturais fracos, incapacidade de controlar excentricamente o peso corporal durante as transições do movimento (p. ex., de sentado para em pé e de em pé para sentado, falta de controle postural dinâmico).

Sincronização para ênfase (SE)
Objetivos gerais: alterar a sincronização normal usando a resistência para reforçar uma contração mais localizada e enfatizar um componente específico dentro do padrão. Por exemplo, pode-se usar a resistência apropriada para provocar uma contração forte e possibilitar que ocorram irradiação e reforço de músculos fortes para fracos dentro de um padrão sinérgico. Os músculos fortes também podem ser resistidos isometricamente ("bloqueio"), enquanto permite-se o movimento nos músculos mais fracos.
Indicações: fraqueza, descoordenação ou ambos.

Contração-relaxamento
Objetivos gerais: melhorar a ADM por meio da facilitação, inibição e fortalecimento e relaxamento dos grupos musculares.
Essa técnica de alongamento por facilitação geralmente é realizada em um ponto de limitação da ADM. O paciente move ativamente o membro ao longo do padrão até o ponto de limitação, usando a contração do agonista (*"Puxe o pé para cima, vire a perna para fora e levante-a para fora"*). O fisioterapeuta então solicita uma forte contração dos músculos que restringem a amplitude (antagonistas) (*"Agora, vire sua perna para dentro e mantenha"*). A contração é mantida por 5 a 8 segundos, aumentando o relaxamento por

meio dos efeitos inibitórios da inibição autogênica. A pausa de manutenção é seguida pelo relaxamento voluntário e movimento ativo em uma nova amplitude do padrão agonista (*"Relaxe. Agora vire e levante a perna para cima e para fora"*). Esta ação aumenta o relaxamento por meio dos efeitos inibitórios adicionais da inibição recíproca. O ciclo normalmente é repetido várias vezes até que não seja obtida mais qualquer amplitude adicional. A técnica é mais bem seguida por movimentos ativos na nova amplitude (p. ex., contrações repetidas dos músculos agonistas) para manter ou aumentar os ganhos na amplitude.
Indicações: limitações na ADM. As contraindicações incluem lesão recente com inflamação e inchaço, cirurgia recente.

Manutenção-relaxamento
Objetivos gerais: melhorar a ADM facilitando, inibindo, fortalecendo e relaxando os grupos musculares.
Esta técnica de alongamento por facilitação geralmente é realizada em uma posição confortável e abaixo do nível que causa dor. O paciente move ativamente o membro ao longo do padrão até a máxima ADM sem dor (contração do agonista). Uma forte contração isométrica dos músculos restritivos (antagonistas) é resistida (fornecendo inibição autogênica), seguida por relaxamento voluntário e movimento passivo até a amplitude recentemente adquirida do padrão agonista. O fisioterapeuta instrui o paciente no padrão: *"Segure, não me deixe mover você."* Isso é seguido por um comando *"Relaxe; agora, deixe-me mover sua perna para cima e para fora."*
Indicações: limitações na ADM passiva, especialmente em caso de dor e contraindicações, incluindo lesão recente com inflamação e inchaço, cirurgia recente.

Replicação (manutenção-relaxamento-movimento ativo)
Objetivos gerais: melhorar a coordenação intramuscular e intermuscular e o controle muscular agonista na amplitude encurtada e promover a aprendizagem motora.
Posiciona-se o paciente na posição final (amplitude encurtada) de um movimento e o instrui da seguinte maneira: *"Segure, e não me deixe mover você."* A contração isométrica é resistida, seguida por um relaxamento voluntário e movimento passivo na amplitude estendida (*"Relaxe, e agora me deixe movê-lo de volta"*). O fisioterapeuta então instrui o paciente a realizar uma contração isotônica ao longo da amplitude: *"Agora, empurre de volta"* à posição final novamente. Aplicam-se estiramento e resistência associada para facilitar a contração isotônica. Em cada repetição, é desejável aumentar a ADM.
Indicações: fraqueza acentuada e incapacidade de sustentar uma contração na amplitude encurtada.

Observação clínica: A combinação de isotônicos pode ser uma maneira mais eficaz de ensinar um novo padrão. É semelhante à replicação, mas em vez de um movimento passivo na amplitude, o paciente é instruído a realizar uma contração excêntrica. Isso possibilita uma percepção cinestésica/proprioceptiva continuada do movimento.

(continua)

QUADRO 3.2 Técnicas de FNP *(continuação)*

Progressão resistida da marcha

Objetivos gerais: melhorar a coordenação e a sincronia da parte inferior do tronco/pelve durante a locomoção. Aplicam-se manualmente estiramento, aproximação e resistência apropriada para facilitar o movimento do tronco/ da pelve e a progressão durante a marcha; o nível de resistência é leve para não atrapalhar o momento, a coordenação e a velocidade do paciente. A progressão resistida da marcha também pode ser aplicada usando uma faixa de resistência elástica. Os comandos verbais incluem *"No três, quero que você dê um passo à frente com o pé direito. Um, dois, três e passo, passo, passo."*

Indicações: comprometimento na sincronização e no controle da parte inferior do tronco/de segmentos pélvicos durante a locomoção, comprometimento da resistência.

Rotação rítmica

Objetivos gerais: promover o relaxamento e aumentar a amplitude de movimento nos músculos restringidos pela hipertonia.

Consegue-se o relaxamento usando rotações lentas e repetidas de um membro ou segmento do corpo. As rotações podem ser passivas ou ativas. Os comandos verbais incluem: *"Relaxe, deixe-me mover você para a frente e para trás, para a frente e para trás"* (movimentos passivos) ou *"Relaxe, role suas pernas para fora, agora role-as para dentro"* (movimentos ativos). As rotações são continuadas até que a tensão muscular relaxe. Os movimentos são lentos e progridem suavemente ao longo da amplitude aumentada.

Indicações: relaxamento da hipertonia (espasticidade, rigidez) combinado com ADM passiva ou ativa dos músculos limitadores da amplitude.

Aplicar os princípios aos padrões de movimento

Os princípios da FNP devem guiar toda interação manual do fisioterapeuta com um paciente. Uma vez identificado um movimento ou postura estabilizadora como o objetivo do tratamento, o fisioterapeuta deve selecionar o padrão de movimento apropriado a ser executado. Os padrões devem sempre ser executados da seguinte maneira:

▸ Posicione o paciente adequadamente.
▸ O fisioterapeuta deve manter uma posição adequada, com mecânica corporal apropriada.
▸ Posicione passivamente a parte do corpo ou segmento a ser facilitado no alinhamento correto.
▸ Determine o contato manual adequado.
▸ Determine se a intervenção utilizará um movimento passivo ou resistido.
▸ Se for desejado um movimento resistido, determine se o padrão do paciente deve ser resistido em amplitudes médias ou em amplitudes articulares mais altas.
▸ Se for utilizar um estímulo de estiramento, certifique-se de que o segmento do paciente esteja adequadamente estendido.
▸ Se for utilizar um estímulo de estiramento, associe o estiramento rápido a um comando verbal adequado e resistência apropriada, certificando-se de enfatizar a tração no início da amplitude e durante todo o movimento.
▸ Se optar por uma posição em amplitude média para iniciar a resistência, comece com uma resistência isométrica que aumente lentamente e progrida para uma resistência concêntrica ou excêntrica.
▸ Sempre observe o paciente como um todo para determinar o efeito da resistência do fisioterapeuta e garantir a irradiação e o reforço adequados.
▸ Antes de facilitar um padrão de membro, certifique-se sempre de que o tronco e as articulações intermédias demonstram estabilidade adequada.[6,7]

▸ Padrões de movimento

A atividade motora normal ocorre em padrões sinérgicos e funcionais de movimento. Os padrões de facilitação neuromuscular proprioceptiva têm caráter *espiral* e *diagonal* e combinam movimentos nos três planos: flexão/ extensão, abdução/adução e rotação transversa. Eles se parecem muito com os padrões usados em atividades e esportes normais. Variam-se os padrões alterando a ação da articulação intermédia (isto é, cotovelo ou joelho) ou mudando a posição do paciente (p. ex., em decúbito dorsal, sentado ou em pé). Os padrões podem ser unilaterais ou bilaterais; os padrões bilaterais podem ser simétricos, assimétricos ou recíprocos. Os componentes de movimento e os componentes de músculos sinérgicos primários dos padrões de movimento da FNP são apresentados na Tabela 3.1 para o membro superior (MS), na Tabela 3.2 para o membro inferior (MI) e na Tabela 3.3 para a cabeça, o pescoço e o tronco.

Padrões escapulares

Padrões envolvendo a escápula influenciam a função das partes cervical e torácica da coluna vertebral e a função dos membros superiores. São necessários movimento e estabilidade escapular. O movimento ocorre em duas diagonais: elevação anterior-depressão posterior e elevação posterior-depressão anterior. Os padrões normalmente são realizados em decúbito lateral, embora possam ser utilizadas outras posições (p. ex., sentada, em pé). Os padrões escapulares contribuem para a realização de muitas atividades funcionais (p. ex., rolar, alcançar e vestir-se).[2] (Ver discussão adicional sobre os padrões escapulares no Capítulo 4: Intervenções para melhorar a mobilidade no leito e o controle de tronco precoces).

TABELA 3.1 Componentes de movimento e componentes de músculos sinérgicos primários dos quatro padrões de movimento de MS da FNP[a]

Articulação/ segmento corporal	Componentes de movimento	Componentes de músculos sinérgicos primários
Padrão de movimento: flexão, adução, rotação lateral de MS		
Escápula	Elevação anterior	Serrátil anterior, levantador da escápula, romboides
Ombro	Flexão, adução, rotação lateral	Peitoral maior (porção clavicular), deltoide (porção acromial), coracobraquial, bíceps braquial (cabeça longa)
Cotovelo	• Estendido* • Flexão • Extensão	• Tríceps braquial, ancôneo • Bíceps braquial, braquial • Tríceps braquial, ancôneo
Antebraço	Supinação	Supinador, braquiorradial
Punho	Flexão em direção ao aspecto radial	Flexor radial do carpo
Dedos	Flexão, adução em direção ao aspecto radial	Flexor superficial e profundo dos dedos, lumbricais, interósseos
Polegar	Adução, oposição	Flexor curto e longo do polegar, adutor do polegar, oponente do polegar
Padrão de movimento: extensão, abdução e rotação medial de MS		
Escápula	Depressão posterior, rotação e adução (ângulo inferior)	Romboides
Ombro	Extensão, abdução, rotação medial	Redondo maior, latíssimo do dorso, deltoide (porções clavicular e espinal), tríceps braquial (cabeça longa), redondo maior, subescapular
Cotovelo	• Estendido* • Flexão • Extensão	• Tríceps braquial, ancôneo • Bíceps braquial, braquial • Tríceps braquial, ancôneo
Antebraço	Pronação	Pronadores (redondo e quadrado), braquiorradial
Punho	Extensão em direção ao aspecto ulnar	Extensor ulnar do carpo
Dedos	Extensão, abdução em direção ao aspecto ulnar	Extensor longo dos dedos, lumbricais, interósseos
Polegar	Abdução palmar, extensão	Abdutor do polegar (curto), extensor do polegar
Padrão de movimento: flexão, abdução, rotação lateral de MS		
Escápula	Elevação posterior	Trapézio (partes descendente, transversa), levantador da escápula, serrátil anterior
Ombro	Flexão, adução, rotação lateral	Deltoide (acromial), bíceps braquial (cabeça longa), coracobraquial, supraespinal, infraespinal, redondo menor
Cotovelo	• Estendido* • Flexão • Extensão	• Tríceps braquial, ancôneo • Bíceps braquial, braquiorradial • Tríceps braquial, ancôneo
Antebraço	Supinação	Bíceps braquial, braquiorradial, supinador
Punho	Extensão em direção ao aspecto radial	Extensor radial curto e longo do carpo
Dedos	Extensão em direção ao aspecto radial	Extensor longo dos dedos, interósseos
Polegar	Extensão, abdução	Extensor curto e longo do polegar, abdutor longo do polegar
Padrão de movimento: extensão, adução e rotação medial de MS		
Escápula	Depressão anterior, rotação e abdução (ângulo medial)	Serrátil anterior, peitoral menor, romboides
Ombro	Extensão, adução, rotação medial	Peitoral maior (porção esternal), redondo maior, subescapular
Cotovelo	• Estendido* • Flexão • Extensão	• Tríceps braquial, ancôneo • Bíceps braquial, braquial • Tríceps braquial, ancôneo
Antebraço	Pronação	Pronadores (redondo e quadrado), braquiorradial
Punho	Flexão em direção ao aspecto ulnar	Flexor ulnar do carpo
Dedos	Flexão, adução, desvio ulnar	Flexor superficial e profundo dos dedos, lumbricais, interósseos
Polegar	Flexão, adução, oposição	Flexor curto e longo do polegar, adutor do polegar, oponente do polegar

*Estendido, mantida a extensão de cotovelo (ou seja, padrão com braço estendido); MS: membro superior.
[a]Adaptada de Voss, Ionta e Myers,[1] e Adler, Beckers e Buck.[2]

TABELA 3.2 Componentes de movimento e componentes de músculos sinérgicos primários dos quatro padrões de movimento de MI da FNP[a]

Articulação/segmento corporal	Componentes de movimento	Componentes de músculos sinérgicos primários
Padrão de movimento: flexão, adução, rotação lateral de MI		
Quadril	Flexão, adução, rotação lateral	Psoas maior, ilíaco, obturador externo, pectíneo, grácil, adutores longo e curto, sartório, reto femoral
Joelho	Com joelho estendido	Quadríceps femoral
	Com flexão de joelho	Posteriores da coxa, grácil, gastrocnêmio
	Com extensão de joelho	Quadríceps femoral, especialmente o vasto medial
Tornozelo/pé	Dorsiflexão e inversão	Tibial anterior
Dedos do pé	Extensão, desvio medial	Extensor dos dedos, extensor do hálux
Padrão de movimento: extensão, abdução e rotação medial de MI		
Quadril	Extensão, abdução, rotação medial	Glúteos médio, mínimo e máximo, bíceps femoral
Joelho	Com joelho estendido	Quadríceps femoral
	Com flexão de joelho	Posteriores da coxa, grácil, gastrocnêmio
	Com extensão de joelho	Quadríceps femoral, especialmente o vasto lateral
Tornozelo/pé	Flexão plantar, eversão	Gastrocnêmio, sóleo, fibulares curto e longo
Dedos do pé	Flexão, desvio lateral	Flexor dos dedos, flexor do hálux
Padrão de movimento: flexão, abdução e rotação medial de MI		
Quadril	Flexão, abdução, rotação medial	Tensor da fáscia lata, reto femoral, glúteos médio e mínimo
Joelho	Com joelho estendido	Quadríceps femoral
	Com flexão de joelho	Posteriores da coxa, grácil, gastrocnêmios
	Com extensão de joelho	Quadríceps femoral, especialmente o vasto lateral
Tornozelo/pé	Dorsiflexão e eversão	Fibulares curto e longo
Dedos do pé	Extensão, desvio lateral	Extensor dos dedos, extensor do hálux
Padrão de movimento: extensão, adução e rotação lateral de MI		
Quadril	Extensão, adução, rotação lateral	Glúteo máximo, piriforme, gêmeos, obturador interno, quadrado femoral, adutor magno
Joelho	Com joelho estendido	Quadríceps femoral
	Com flexão de joelho	Posteriores da coxa, grácil
	Com extensão de joelho	Quadríceps femoral, especialmente o vasto medial
Tornozelo/pé	Flexão plantar e inversão	Gastrocnêmio, sóleo, tibial posterior
Dedos do pé	Flexão, desvio medial	Flexor dos dedos, flexor do hálux

MI: membro inferior.
[a]Adaptada de Voss, Ionta e Myers,[1] e Adler, Beckers e Buck.[2]

TABELA 3.3 Componentes de movimento e componentes de músculos sinérgicos primários dos quatro padrões de movimento de cabeça/pescoço e tronco da FNP[a]

Articulação/segmento corporal	Componentes de movimento	Componentes de músculos sinérgicos primários
Flexão de cabeça e pescoço com rotação para a direita		
Cervical	Flexão	Longo da cabeça, longo do pescoço, reto anterior da cabeça, platisma, esternocleidomastoideo, escaleno anterior
	Rotação	*Contralateral:* escalenos; esternocleidomastoideo (vira a cabeça para o lado oposto), parte descendente do trapézio *Ipsilateral:* reto anterior da cabeça, longo da cabeça, longo do pescoço, oblíquo inferior da cabeça
	Flexão lateral	Longo do pescoço, reto lateral da cabeça, escalenos, esternocleidomastoideo (inclina a cabeça em direção ao ombro ipsilateral)
Extensão de cabeça e pescoço com rotação para a esquerda		
	Extensão	Reto posterior da cabeça, oblíquo superior da cabeça, iliocostal, longuíssimo da cabeça, parte descendente do trapézio
	Rotação	*Contralateral:* multífidos e rotadores, semiespinal da cabeça, parte descendente do trapézio *Ipsilateral:* oblíquo inferior da cabeça, esplênio do pescoço e cabeça
	Flexão lateral	Iliocostal do pescoço, longuíssimo da cabeça, oblíquo superior da cabeça, esplênio do pescoço e da cabeça, parte descendente do trapézio
Chop (diagonal de cima para baixo) para a esquerda		
Membros superiores	Padrões bilaterais assimétricos de MS	Os mesmos que para a extensão-abdução-rotação medial do MS direito (braço que realiza o movimento) e extensão-adução-rotação medial do MS esquerdo
Tronco	Flexão para a esquerda, flexão lateral esquerda, rotação para a esquerda	Oblíquo externo do abdome esquerdo, oblíquo interno do abdome direito, reto do abdome
Lift (diagonal de baixo para cima) para a direita		
Membros superiores	Padrões bilaterais assimétricos de MS	Os mesmos que para a flexão-abdução-rotação lateral do MS esquerdo (braço que realiza o movimento) e flexão-adução-rotação lateral do MS direito
Tronco	Extensão para a direita, flexão lateral direita, rotação para a direita	Todos os extensores longos e curtos do pescoço e da parte superior do tronco, multífidos e rotadores esquerdos
Flexão-abdução-rotação lateral simétrica bilateral com extensão de tronco		
Membros superiores	Padrões simétricos bilaterais de MS	Os mesmos que para a flexão-abdução-rotação lateral de ambos os MS, padrões simétricos bilaterais
Tronco	Extensão	Todos os extensores longos e curtos do pescoço e da parte superior do tronco
Flexão bilateral de MI com rotação para a esquerda		
	Padrões assimétricos bilaterais de MI	Os mesmos que para a flexão-abdução-rotação lateral com flexão de joelho à esquerda e flexão-adução-rotação lateral com flexão de joelho à direita
	Tronco	Oblíquo externo do abdome direito, oblíquo interno do abdome esquerdo, reto do abdome
Extensão bilateral de MI com rotação para a direita		
	Padrões assimétricos bilaterais de MI	Os mesmos que para extensão-adução-rotação medial com extensão de joelho à esquerda e extensão-abdução-rotação medial com extensão de joelho à direita
	Tronco	Todos os extensores longos e curtos da parte inferior do tronco, quadrado do lombo direito, multífidos e rotadores esquerdos

[a]Adaptada de Voss, Ionta e Myers,[1] e Adler, Beckers e Buck.[2]

Elevação anterior-depressão posterior da escápula

▸ **Posição:** O paciente é posicionado em decúbito lateral (plano médio-frontal) com a cabeça em posição neutra; o fisioterapeuta posiciona-se atrás do paciente, de acordo com o movimento (ver Fig. 4.16).

Elevação anterior

▸ **Início:** A escápula e o complexo glenoumeral estão rebaixados e posteriorizados, em depressão posterior.
▸ **Movimento:** A escápula e o complexo glenoumeral se movem para cima e para a frente, em direção ao nariz, com o ângulo inferior girando para longe da coluna vertebral.
▸ **Comandos verbais:** *"Puxe o ombro para cima e para a frente. Puxe."*
▸ **Contatos manuais:** Uma mão é colocada sobre o aspecto superior/anterior do complexo glenoumeral e a outra mão é colocada sobre a primeira mão. A resistência se dá para baixo e para trás.

Depressão posterior

▸ **Início:** A escápula e o complexo glenoumeral estão para cima e para a frente em elevação anterior.
▸ **Movimento:** A escápula e o complexo glenoumeral se movem para baixo e para trás, com o ângulo inferior girando em direção à coluna vertebral.
▸ **Comandos verbais:** *"Empurre seu ombro para baixo e de volta para mim. Empurre."*
▸ **Contatos manuais:** A base da mão é colocada na borda vertebral da escápula e utiliza-se uma pegada de lumbricais para controlar a borda medial inferior da escápula, e a outra mão é colocada sobre a primeira mão. A resistência se dá para cima e para a frente.

Elevação posterior-depressão anterior da escápula

▸ **Posição:** Posiciona-se o paciente em decúbito lateral; o fisioterapeuta está posicionado acima e atrás da cabeça do paciente, de acordo com o movimento.

Elevação posterior

▸ **Início:** A escápula e o complexo glenoumeral estão posicionados para baixo e para a frente, em direção ao quadril oposto, em depressão anterior.
▸ **Movimento:** A escápula e o complexo glenoumeral se movem para cima e para trás.
▸ **Comandos verbais:** *"Empurre o ombro para cima e para trás. Empurre."*
▸ **Contatos manuais:** Uma mão é colocada sobre o aspecto superior/posterior do acrômio e espinha da escápula, e a outra mão é colocada sobre a primeira. A resistência se dá para baixo e para a frente durante a última metade do arco de movimento.

Depressão anterior

▸ **Início:** Posiciona-se a escápula e o complexo glenoumeral para cima e para trás, em elevação posterior.
▸ **Movimento:** A escápula e o complexo glenoumeral descem e avançam em direção ao quadril oposto.
▸ **Comandos verbais:** *"Puxe seu ombro em direção ao seu umbigo. Puxe."*
▸ **Contatos manuais:** Uma mão é colocada posteriormente na borda axilar da escápula, e a outra mão é colocada na borda lateral do músculo peitoral maior e borda inferior do processo coracoide. A resistência se dá para cima e para trás.

Padrões de membro superior

Os padrões de membro superior são nomeados pela ação que ocorre na articulação proximal (ombro). Existem dois planos diagonais de movimento.
▸ A diagonal 1 inclui o par antagonista dos padrões de flexão-adução-rotação lateral e extensão-abdução-rotação medial.
▸ A diagonal 2 inclui o par antagonista dos padrões de flexão-abdução-rotação lateral e extensão-adução-rotação medial.

A articulação intermediária (cotovelo) pode ser mantida em extensão (padrão de cotovelo estendido) ou pode flexionar ou estender usando a ação de pivô intermediário. Ver a Tabela 3.1, que contém componentes do movimento sinérgico. Os termos *mão proximal e mão distal* se referem à localização do posicionamento da mão do fisioterapeuta no paciente (contatos manuais). A mão distal do fisioterapeuta segura a mão do paciente (superfície palmar ou dorsal); a mão proximal segura o braço do paciente para focar no ombro ou sobre o antebraço para focar nas articulações distais.

📋 **Observação clínica:** O termo *cotovelo estendido* significa que o cotovelo é mantido em extensão ao longo do padrão. O termo *extensão de cotovelo* ou *flexão de cotovelo* denota o movimento dinâmico de flexão para extensão ou para flexão.

Flexão-adução-rotação lateral de MS com cotovelo estendido

▸ **Posição inicial:** Em decúbito dorsal, o MS está alongado (extensão, abdução e rotação medial de ombro, extensão de cotovelo, pronação de antebraço, extensão de punho e dedos).
▸ **Movimento:** A mão se fecha conforme o punho e os dedos flexionam; o antebraço supina e o ombro se move em rotação lateral, flexão e adução; o MS se move para cima, cruzando a face, com o lado ulnar da mão para cima; o cotovelo permanece estendido. A cabeça gira quando os olhos acompanham a mão, impedindo assim que o braço entre em contato com o nariz (Fig. 3.1).

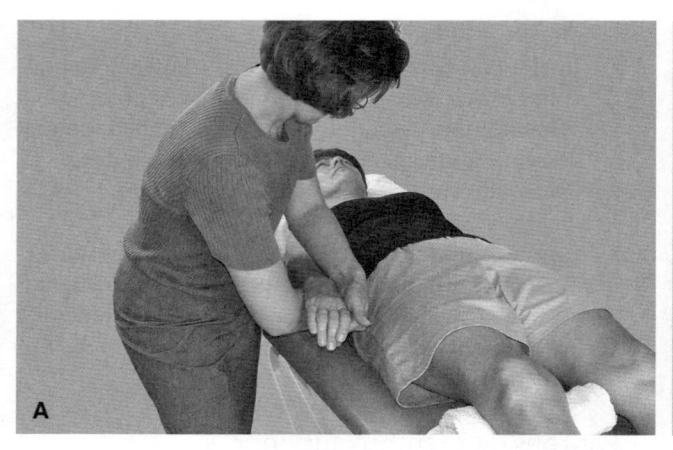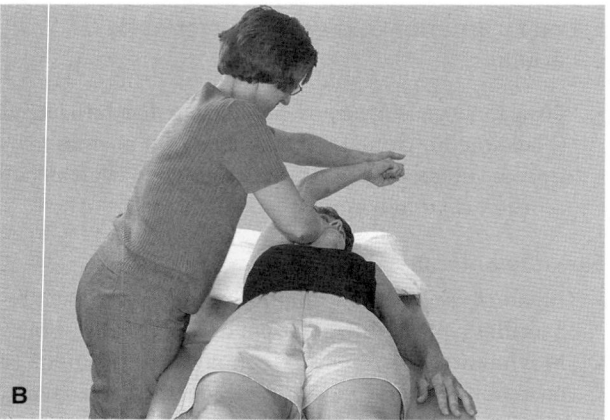

FIGURA 3.1   Em decúbito dorsal, flexão-adução-rotação lateral de MS com cotovelo estendido. (A) Posição inicial: o MS do paciente está alongado (extensão-abdução-rotação medial de ombro, extensão de cotovelo, pronação de antebraço, extensão de punho e dedos). A mão distal do fisioterapeuta é colocada na palma da mão do paciente; a mão proximal segura a parte anteromedial do antebraço por baixo. O fisioterapeuta aplica estiramento inicial e resistência a flexores, adutores e rotadores laterais de ombro (mão proximal) e flexores de punho e dedos (mão distal). Mantém-se a resistência enquanto o MS se move ao longo da amplitude à posição final. (B) O cotovelo permanece estendido (posição inalterada) em todo o padrão.

▶ **Comandos verbais:** *"Aperte minha mão, vire e puxe para cima cruzando o seu rosto, mantenha o cotovelo esticado. Puxe para cima."*

▶ **Contatos manuais:** A mão distal do fisioterapeuta segura a superfície palmar da mão do paciente, com os dedos no aspecto ulnar e o polegar no aspecto radial (pegada de lumbricais), possibilitando que o punho se flexione em direção ao aspecto radial; a mão proximal segura a superfície anteromedial do braço do paciente, fornecendo resistência oposta à direção do movimento.

Flexão-adução-rotação lateral de MS com flexão de cotovelo

▶ **Posição inicial:** Em decúbito dorsal, o MS está alongado (na mesma posição que no padrão de cotovelo estendido).

▶ **Movimento:** A mão se fecha quando o punho e os dedos flexionam; o antebraço supina e o ombro se move em rotação lateral, flexão e adução. Quando o braço começa a se levantar, o ombro e o cotovelo começam a flexionar; o MS move-se para cima, cruzando o rosto, com o punho fechado do paciente aproximando-se da orelha oposta (Fig. 3.2).

▶ **Comandos verbais:** *"Aperte minha mão, vire e puxe-a para cima cruzando o seu rosto, e flexione o cotovelo. Puxe para cima."*

▶ **Contatos manuais:** Os mesmos que no padrão de cotovelo estendido.

Flexão-adução-rotação lateral de MS com extensão de cotovelo

▶ **Posição inicial:** Em decúbito dorsal, o MS está alongado (extensão, abdução e rotação medial de ombro, *flexão de cotovelo*, pronação de antebraço, extensão de punho e dedos).

▶ **Movimento:** A mão se fecha quando o punho e os dedos flexionam; o antebraço supina e o ombro se move em rotação lateral, flexão e adução. Conforme o ombro flexiona, o cotovelo se move em extensão (Fig. 3.3).

▶ **Comandos verbais:** *"Aperte minha mão, vire e puxe-a para cima cruzando o seu rosto, e estenda o cotovelo. Puxe para cima."*

▶ **Contatos manuais:** Os mesmos que no padrão de cotovelo estendido.

Extensão-abdução-rotação medial de MS com cotovelo estendido

▶ **Posição inicial:** Em decúbito dorsal, o MS está alongado (flexão, adução e rotação lateral de ombro, cotovelo estendido, supinação de antebraço, flexão de punho e dedos).

▶ **Movimento:** A mão se abre quando o punho e os dedos se estendem; o antebraço prona, o ombro se move em rotação medial, extensão e abdução; o membro empurra para baixo e para fora com o aspecto ulnar da mão para cima; o cotovelo permanece estendido (Fig. 3.4).

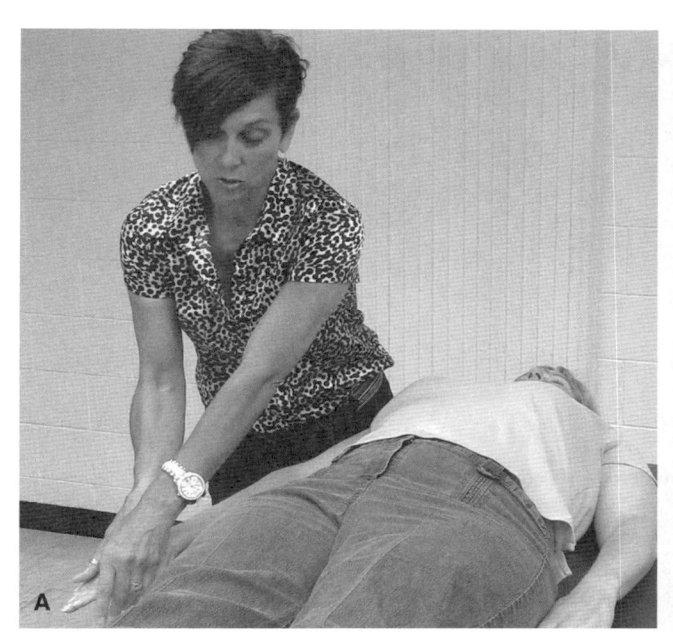
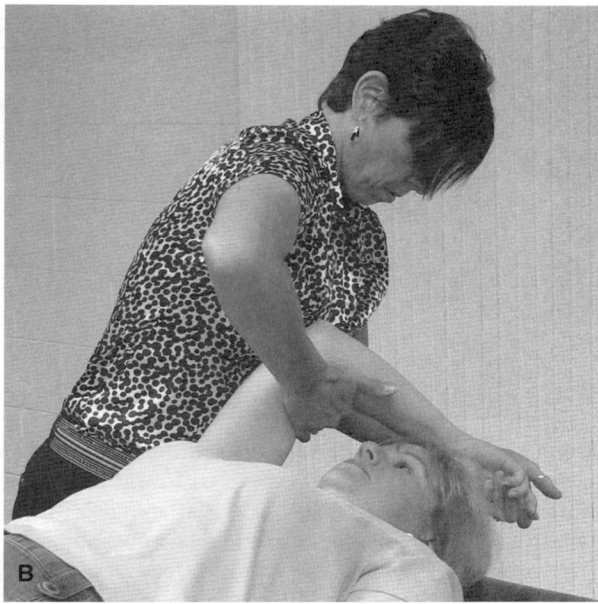

FIGURA 3.2 Em decúbito dorsal, flexão-adução-rotação lateral de MS com flexão de cotovelo. (A) Posição inicial: o MS está alongado, na mesma posição que no padrão de cotovelo estendido. Os contatos manuais do fisioterapeuta são os mesmos que no padrão de cotovelo estendido. O fisioterapeuta aplica o mesmo estiramento inicial e resistência que no padrão de cotovelo estendido para os componentes mão--punho-antebraço-ombro, com resistência adicional à flexão de cotovelo após a ação distal (mão, punho, antebraço) e o início da rotação. Mantém-se a resistência enquanto o MS se move ao longo da amplitude à posição final. (B) O cotovelo está totalmente flexionado com o punho fechado próximo da lateral da cabeça e da orelha oposta.

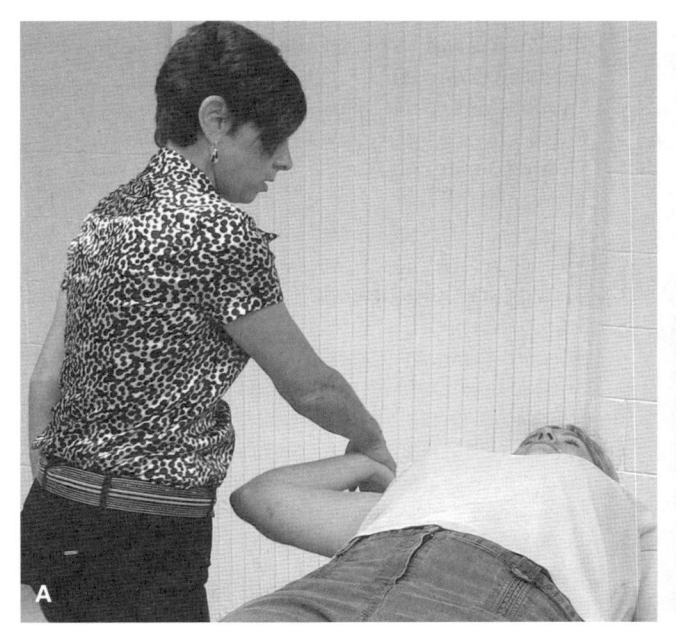
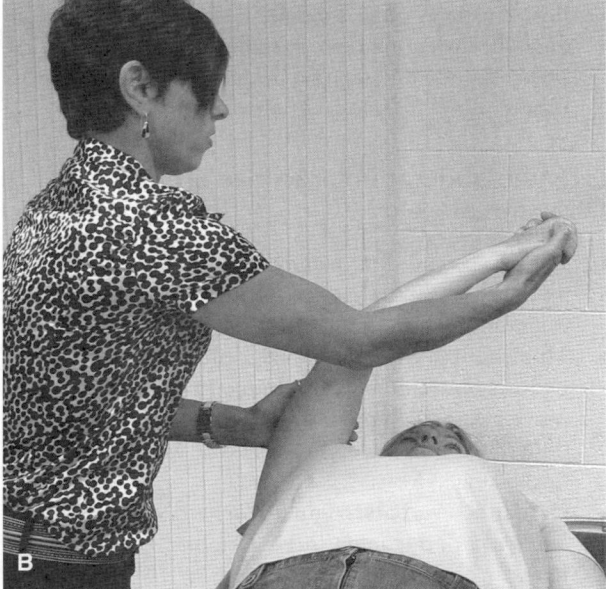

FIGURA 3.3 Em decúbito dorsal, flexão-adução-rotação lateral de MS com extensão de cotovelo. (A) Posição inicial: o MS do paciente está alongado, e os componentes mão-punho-antebraço-ombro são os mesmos que no padrão de cotovelo estendido; o cotovelo está totalmente flexionado. Os contatos manuais do fisioterapeuta são os mesmos que no padrão de cotovelo estendido. O fisioterapeuta aplica o mesmo estiramento inicial e resistência aos componentes mão-punho-antebraço-ombro, com resistência adicional aos extensores de cotovelo após a ação distal e o início da rotação. Mantém-se a resistência enquanto o MS se move ao longo da amplitude à posição final. (B) O cotovelo está totalmente estendido.

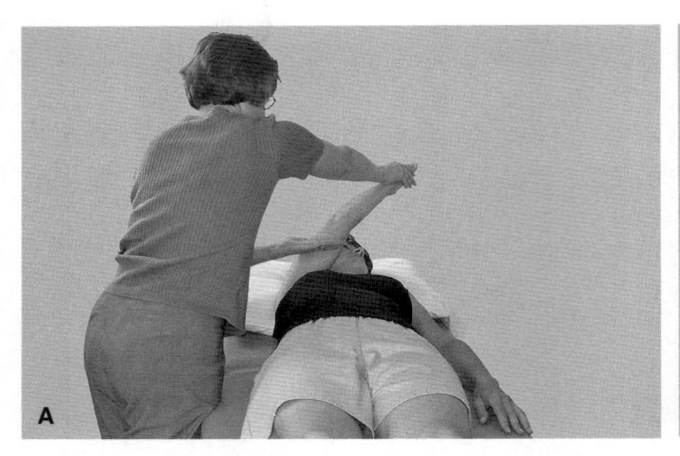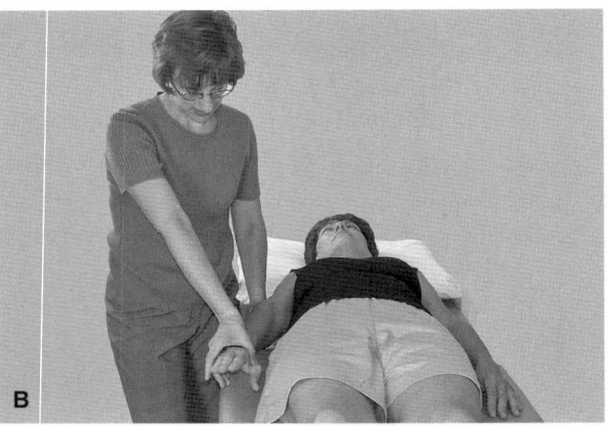

FIGURA 3.4 **Em decúbito dorsal, extensão-abdução-rotação medial de MS com cotovelo estendido.** (A) Posição inicial: o MS do paciente está alongado (flexão-adução-rotação lateral de ombro, extensão de cotovelo, supinação de antebraço, flexão de punho e dedos). A mão distal do fisioterapeuta segura a superfície dorsal-ulnar da mão do paciente; a mão proximal aplica pressão à superfície posterolateral do braço do paciente. O fisioterapeuta aplica estiramento e resistência a extensores, abdutores e rotadores mediais de ombro (mão proximal) e extensores de punho e dedos (mão distal). Mantém-se a resistência enquanto o MS se move ao longo da amplitude à posição final. (B) O cotovelo permanece estendido (posição inalterada) durante todo o padrão.

- **Comandos verbais:** *"Abra a mão, vire e empurre para baixo e para a lateral do corpo. Mantenha o cotovelo estendido. Empurre."*
- **Contatos manuais:** A mão distal do fisioterapeuta segura a superfície dorsal da mão do paciente com os dedos no aspecto ulnar e o polegar no aspecto radial (pegada lumbrical); a mão proximal segura a superfície posterolateral do braço do paciente, fornecendo resistência oposta à direção do movimento.

Extensão-abdução-rotação medial de MS com flexão de cotovelo

- **Posição inicial:** Em decúbito dorsal, o MS está alongado (na mesma posição que no padrão de cotovelo estendido).
- **Movimento:** A mão se abre conforme o punho e os dedos se estendem; o antebraço prona e o ombro se move em rotação medial, extensão e abdução. À medida que o ombro se estende, o cotovelo se move em flexão (Fig. 3.5).
- **Comandos verbais:** *"Abra a mão, vire e empurre para baixo e para o lado do corpo. Flexione o cotovelo. Empurre."*
- **Contatos manuais:** Os mesmos que no padrão de cotovelo estendido.

Extensão-abdução-rotação medial de MS com extensão de cotovelo

- **Posição inicial:** Em decúbito dorsal, o MS está alongado (flexão, adução e rotação lateral de ombro, *fle-*

xão de cotovelo, supinação de antebraço, flexão de punho e dedos).
- **Movimento:** A mão se abre quando o punho e os dedos se estendem; o antebraço se prona e o ombro se move em rotação medial, extensão e abdução. À medida que o ombro se estende, o cotovelo se move em extensão (Fig. 3.6).
- **Comandos verbais:** *"Abra a mão, vire e empurre para baixo e para o lado. Estenda seu cotovelo. Empurre."*
- **Contatos manuais:** Os mesmos que no padrão de cotovelo estendido.

Observação clínica: O padrão de flexão-adução-rotação lateral pode ser lembrado como o padrão principal (levantar a mão e cruzar o rosto). Pode ser usado para promover as atividades funcionais de alimentação e higiene. Os padrões de extensão-abdução-rotação medial (cotovelo estendido e extensão do cotovelo) são padrões importantes que podem ser usados para promover a descarga de peso sobre um MS estendido (p. ex., necessários para o exercício de flexão de braço [*push-up*] na posição sentada, transferências, ou para o uso de dispositivos auxiliares à marcha).

Flexão-abdução-rotação lateral de MS com cotovelo estendido

- **Posição inicial:** Em decúbito dorsal, o MS está alongado (dedos e punho flexionados com desvio ulnar, pronação de antebraço, cotovelo estendido, ombro estendido, aduzido e em rotação medial com o punho fechado apoiado no quadril oposto).

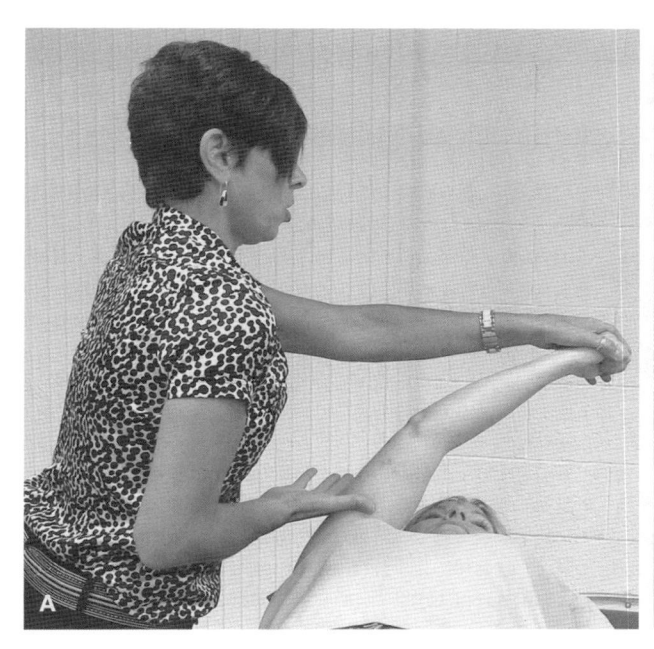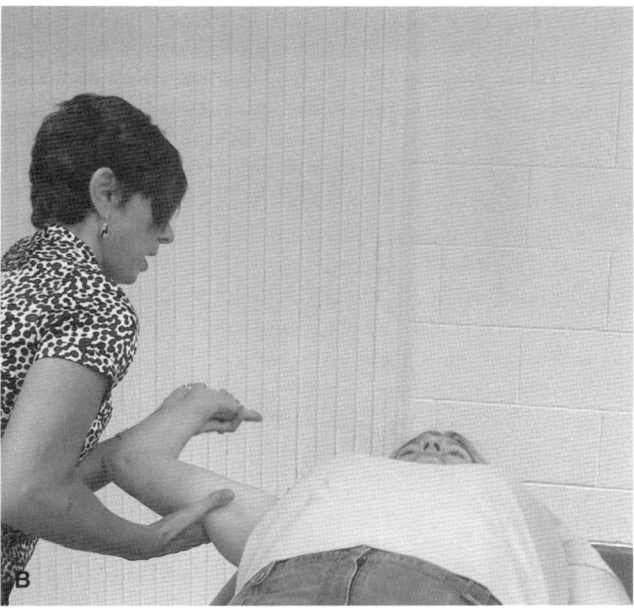

FIGURA 3.5   Em decúbito dorsal, extensão-abdução-rotação medial de MS com flexão de cotovelo. (A) Posição inicial: o MS do paciente está alongado, na mesma posição que no padrão de cotovelo estendido. Os contatos manuais do fisioterapeuta são os mesmos que no padrão de cotovelo estendido. O fisioterapeuta aplica o mesmo estiramento e resistência aos componentes mão-punho-antebraço-ombro, com resistência adicional aos flexores de cotovelo após a ação distal e o início da rotação. Mantém-se a resistência enquanto o MS se move ao longo da amplitude à posição final. (B) O cotovelo permanece totalmente flexionado.

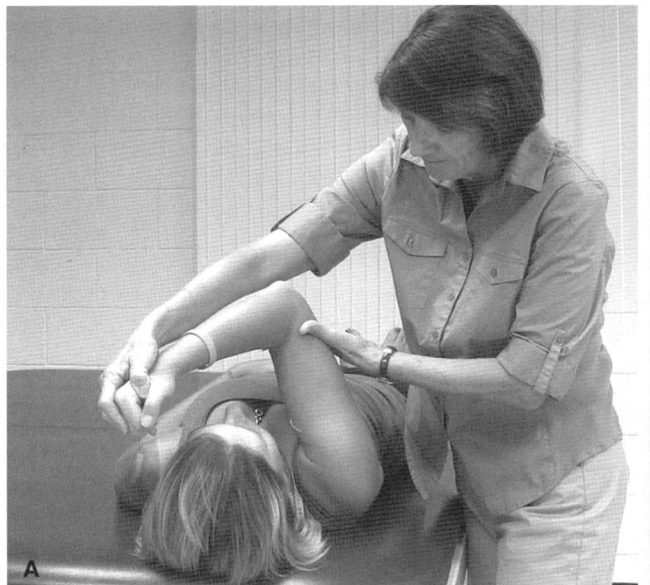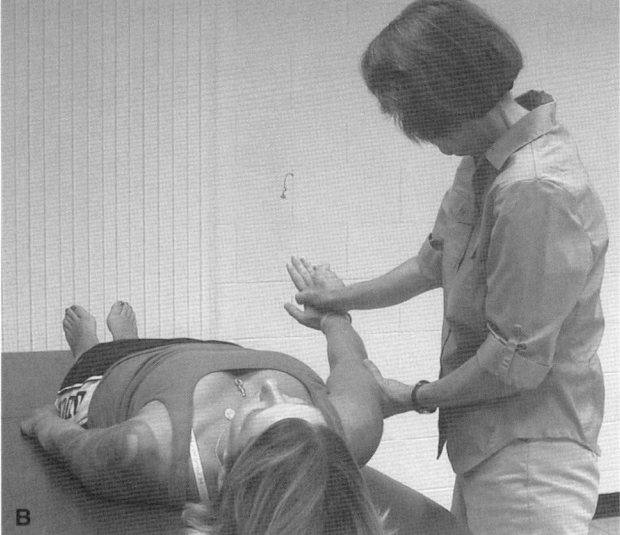

FIGURA 3.6   Em decúbito dorsal, extensão-abdução-rotação medial de MS com extensão de cotovelo. (A) Posição inicial: o MS está alongado, com os componentes ombro-punho-mão na mesma posição que no padrão de cotovelo estendido; o cotovelo está totalmente flexionado. As pegadas distais do fisioterapeuta são as mesmas que no padrão de cotovelo estendido; a mão proximal resiste usando uma pegada em formato de C. O fisioterapeuta aplica estiramento e resistência ao ombro, ao cotovelo e à mão, como no padrão de cotovelo estendido, com resistência adicional aos extensores de cotovelo após a ação distal e o início da rotação. Mantém-se a resistência enquanto o MS se move ao longo da amplitude à posição final. (B) O cotovelo é totalmente estendido.

> **Movimento:** A mão se abre conforme o punho e o dedo se estendem; o antebraço supina e o ombro se move em rotação lateral, flexão e abdução; o MS se move para cima e para fora, com o aspecto radial da mão para a frente; o cotovelo permanece estendido (Fig. 3.7).
> **Comandos verbais:** *"Abra sua mão, vire e levante seu braço para cima e para fora em minha direção. Mantenha seu cotovelo estendido."*
> **Contatos manuais:** A mão distal do fisioterapeuta segura a superfície dorsal-radial da mão do paciente. A mão proximal segura por baixo na superfície anterolateral da parte superior do braço, fornecendo pressão oposta à direção do movimento.

Flexão-abdução-rotação lateral de MS com flexão de cotovelo

> **Posição inicial:** Em decúbito dorsal, o MS está alongado (na mesma posição que no padrão de cotovelo estendido).
> **Movimento:** A mão se abre quando o punho e os dedos se estendem, o antebraço supina e o ombro se move em rotação lateral, flexão e abdução. À medida que o ombro flexiona, o cotovelo se move em flexão; a mão aberta se aproxima do topo da cabeça (Fig. 3.8).
> **Comandos verbais:** *"Abra sua mão, vire, levante seu braço para cima e para fora em minha direção. Flexione o cotovelo".*
> **Contatos manuais:** A mão distal do fisioterapeuta segura a superfície dorsal-radial (o mesmo que no padrão de cotovelo estendido); a mão proximal segura por baixo da parte superior do braço na superfície anterolateral, fornecendo resistência oposta à direção do movimento.

Flexão-abdução-rotação lateral de MS com extensão de cotovelo

> **Posição inicial:** Em decúbito dorsal, o MS está alongado (dedos e punho flexionados com desvio ulnar, pronação de antebraço, cotovelo flexionado contra o tórax, ombro estendido, aduzido e em rotação medial).
> **Movimento:** A mão se abre quando o punho e os dedos se estendem, o antebraço supina e o ombro se move em rotação lateral, flexão e abdução. À medida que o ombro flexiona, o cotovelo se move em extensão (Fig. 3.9).
> **Comandos verbais:** *"Abra sua mão e vire. Empurre para cima e para fora em minha direção. Estenda seu cotovelo."*
> **Contatos manuais:** A mão distal do fisioterapeuta segura a superfície dorsal-radial (igual ao padrão de cotovelo estendido); a mão proximal segura por baixo da parte superior do braço na superfície anterolateral, fornecendo resistência oposta à direção do movimento.

Extensão-adução-rotação medial de MS com cotovelo estendido

> **Posição inicial:** Em decúbito dorsal, o MS está alongado (dedos e punho estendidos, antebraço supinado, cotovelo estendido, ombro flexionado, abduzido e em rotação lateral).
> **Movimento:** A mão se fecha com a flexão de punho e dedos. O ombro gira em rotação medial, aduz e estende, puxando o MS para baixo e cruzando o corpo em direção ao quadril oposto, com o aspecto radial da mão adiante. O cotovelo permanece estendido (Fig. 3.10).
> **Comandos verbais:** *"Aperte minha mão, vire e puxe para baixo e para o seu quadril oposto. Mantenha o cotovelo estendido. Puxe."*

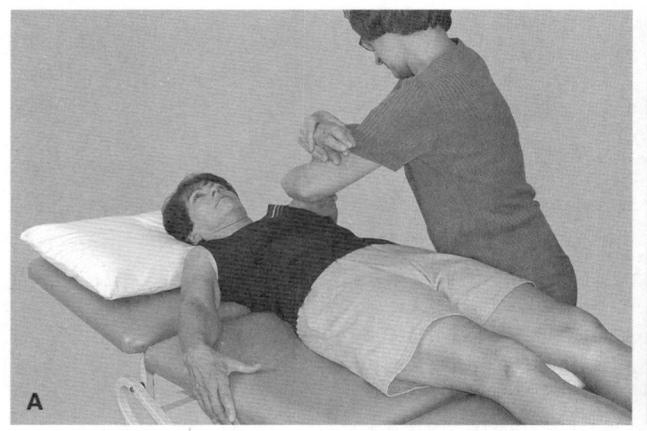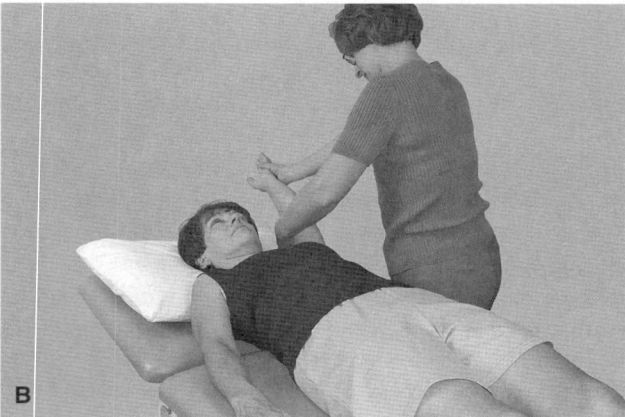

FIGURA 3.7 Em decúbito dorsal, flexão-abdução-rotação lateral de MS com cotovelo estendido. (A) Posição inicial: o MS está alongado (extensão-adução e rotação medial de ombro, extensão de cotovelo, pronação de antebraço, flexão de punho e dedos). A mão distal do fisioterapeuta segura a superfície dorsal-radial da mão do paciente; a mão proximal aplica pressão sobre a superfície anterolateral da parte superior do braço do paciente. O fisioterapeuta aplica estiramento inicial e resistência a flexores, abdutores e rotadores laterais de ombro (mão proximal) e a extensores de punho e dedos (mão distal). Mantém-se a resistência enquanto o MS se move ao longo da amplitude à posição final. (B) O cotovelo permanece estendido (posição inalterada) ao longo de todo o padrão.

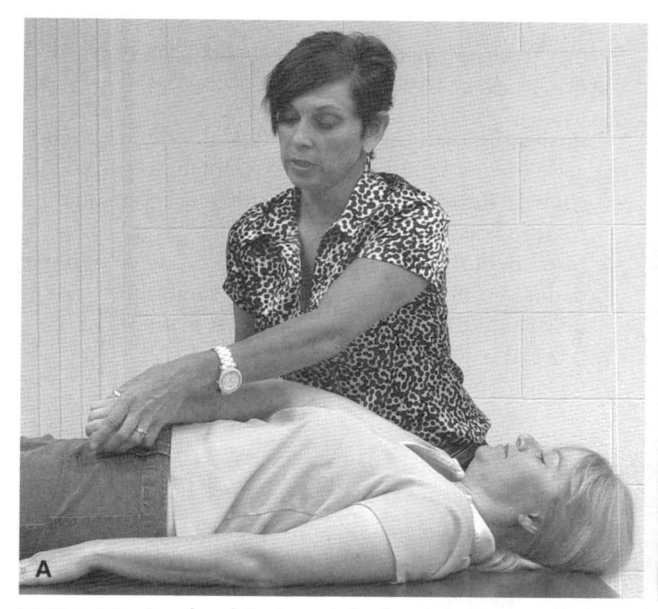 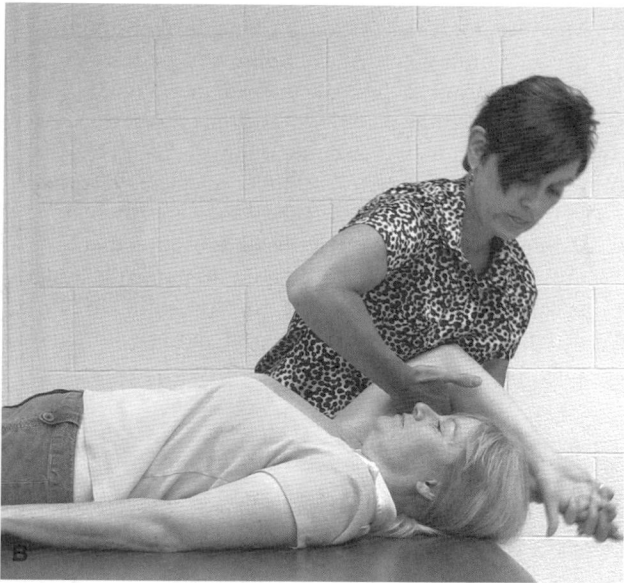

FIGURA 3.8   Em decúbito dorsal, flexão-abdução-rotação lateral de MS com flexão de cotovelo. (A) Posição inicial: o MS está alongado com todos os componentes iguais aos do padrão de cotovelo estendido. A pegada distal do fisioterapeuta é a mesma que no padrão de cotovelo estendido; a mão proximal segura o úmero por baixo. O fisioterapeuta aplica o mesmo estiramento e resistência que no padrão de cotovelo estendido para os componentes mão-punho-antebraço-ombro, com resistência adicional aos flexores de cotovelo após a ação distal e o início da rotação. Mantém-se a resistência enquanto o MS se move ao longo da amplitude à posição final. (B) O cotovelo é totalmente flexionado e o antebraço está tocando a cabeça do paciente.

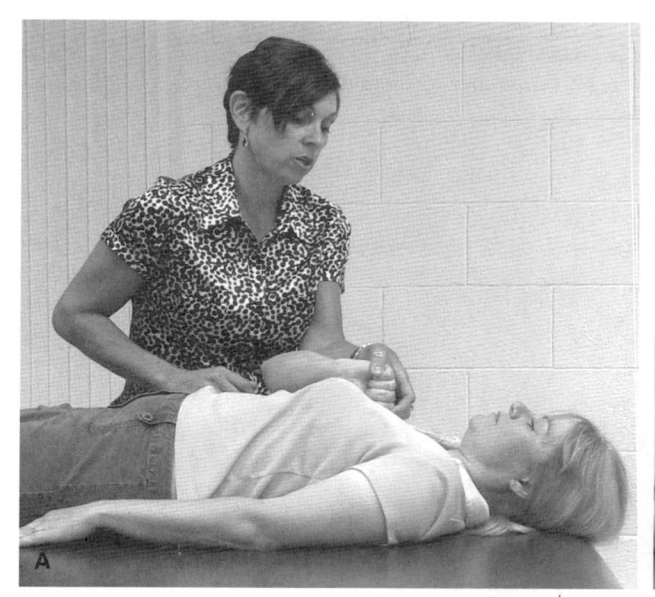 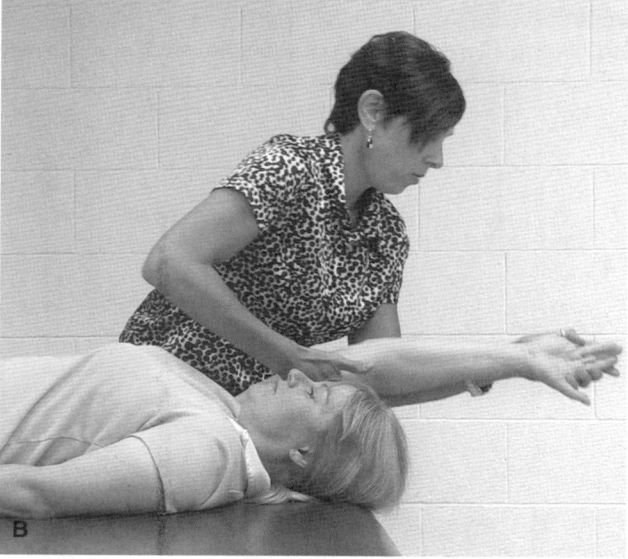

FIGURA 3.9   Em decúbito dorsal, flexão-abdução-rotação lateral de MS com extensão de cotovelo. (A) Posição inicial: o MS está alongado com os componentes ombro-punho-mão da mesma maneira que no padrão de cotovelo estendido; o cotovelo está totalmente flexionado. A pegada distal do fisioterapeuta é a mesma que no padrão de cotovelo estendido; a mão proximal envolve o úmero do lado medial. O fisioterapeuta aplica o mesmo estiramento e resistência que no padrão de cotovelo estendido para os componentes mão-punho-antebraço-ombro, com resistência adicional aos extensores de cotovelo após a ação distal e o início da rotação. Mantém-se a resistência enquanto o MS se move ao longo da amplitude à posição final. (B) O cotovelo é totalmente estendido.

▸ **Contatos manuais:** A mão distal do fisioterapeuta segura a superfície palmar da mão do paciente. A mão proximal segura a superfície posteromedial da parte superior do braço do paciente, fornecendo pressão oposta à direção do movimento.

Extensão-adução-rotação medial de MS com flexão de cotovelo

▸ **Posição inicial:** Em decúbito dorsal, o MS está alongado (a mesma que no padrão de cotovelo estendido).

‣ **Movimento:** A mão se fecha com a flexão de punho e dedos, o ombro gira em rotação medial, aduz e estende, com o aspecto radial da mão adiante; à medida que o ombro estende, o cotovelo flexiona, trazendo a mão fechada para baixo cruzando o tórax (Fig. 3.11).

‣ **Comandos verbais:** *"Aperte minha mão, vire e puxe para baixo e em direção ao seu tórax. Flexione o cotovelo."*

‣ **Contatos manuais:** A mão distal do fisioterapeuta segura a superfície palmar da mão do paciente; a mão proximal segura a superfície posteromedial do braço do paciente, fornecendo resistência oposta à direção do movimento.

Extensão-adução-rotação medial de MS com extensão de cotovelo

‣ **Posição inicial:** Em decúbito dorsal, o MS está alongado (dedos e punho estendidos, antebraço supinado, *cotovelo flexionado*, ombro flexionado, abduzido e em rotação lateral).

‣ **Movimento:** A mão se fecha com a flexão de punho e dedos, o ombro gira em rotação medial, aduz e estende, com o cotovelo se estendendo. A mão fechada desce e cruza até o quadril oposto (Fig. 3.12).

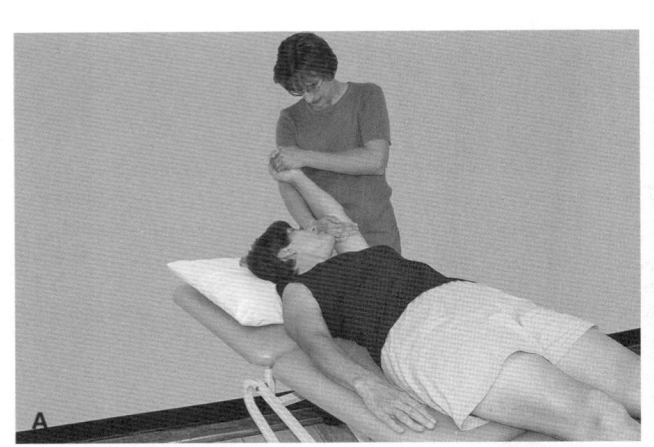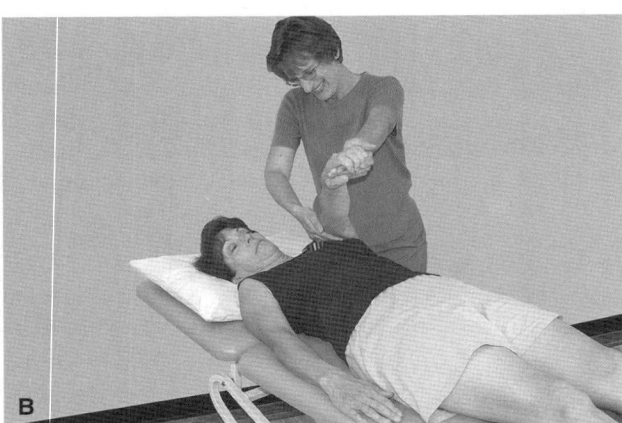

FIGURA 3.10 **Em decúbito dorsal, extensão-adução-rotação medial de MS com cotovelo estendido.** (A) Posição inicial: o MS está alongado (flexão-abdução-rotação lateral de ombro, supinação de antebraço, extensão de punho e dedos). A mão distal do fisioterapeuta é colocada sobre a palma da mão do paciente; a mão proximal fornece pressão à superfície posteromedial do braço do paciente. O fisioterapeuta aplica estiramento inicial e resistência aos extensores, adutores e rotadores mediais de ombro (mão proximal) e aos flexores de punho e dedos (mão distal). Mantém-se a resistência enquanto o MS se move ao longo da amplitude à posição final. (B) O cotovelo permanece estendido (posição inalterada) ao longo de todo o padrão.

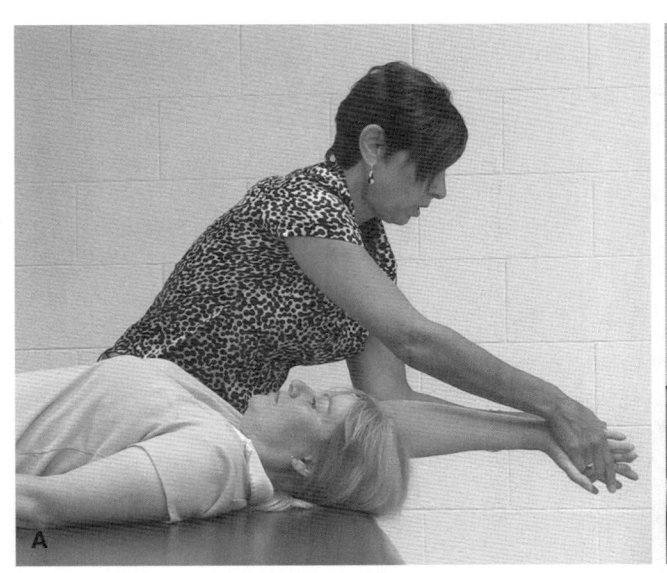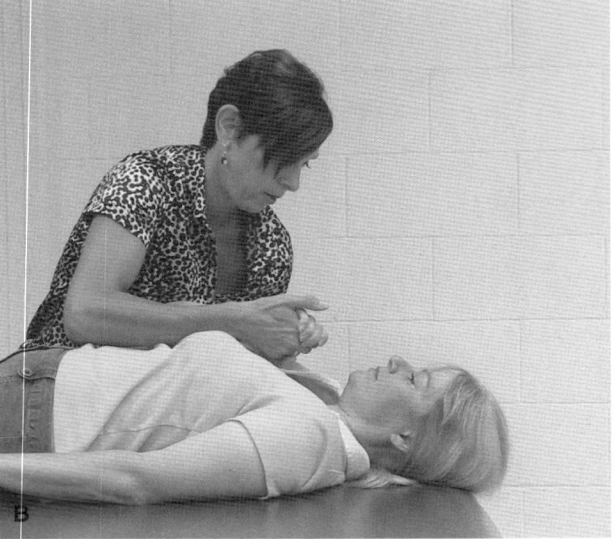

FIGURA 3.11 **Em decúbito dorsal, extensão-adução-rotação medial de MS com flexão de cotovelo.** (A) Posição inicial: o MS está alongado com todos os componentes iguais aos do padrão de cotovelo estendido; os contatos manuais são os mesmos que para o padrão de cotovelo estendido. O fisioterapeuta aplica estiramento inicial e resistência aos extensores-adutores-rotadores mediais de ombro, pronadores de antebraço e flexores de punho e dedos, com resistência adicional aos flexores de cotovelo após a ação distal e o início da rotação. Mantém-se a resistência enquanto o MS se move ao longo da amplitude à posição final. (B) O cotovelo é totalmente flexionado com a mão fechada apoiada no tórax.

- **Comandos verbais:** *"Aperte minha mão, vire e empurre para baixo e para o quadril oposto. Estenda o cotovelo."*
- **Contatos manuais:** A mão distal do fisioterapeuta segura a superfície palmar da mão do paciente; a mão proximal segura a superfície posteromedial da parte superior do braço do paciente, fornecendo resistência oposta à direção do movimento.

> **Observação clínica:** O padrão de flexão-abdução-rotação lateral pode ser lembrado como a "postura do esgrimista." Ele pode ser usado para reduzir a tensão em músculos anteriores de ombro/tórax e fortalecer os músculos do manguito rotador.

Padrões de pelve

Os padrões envolvendo a pelve influenciam a função da coluna vertebral e dos membros inferiores. São necessários tanto movimento pélvico como estabilidade pélvica. O movimento ocorre em duas diagonais: elevação anterior-depressão posterior e elevação posterior-depressão anterior. Os padrões normalmente são executados em decúbito lateral, embora outras posições, como em pé, possam ser usadas. Os padrões de pelve contribuem para a realização de muitas atividades funcionais (p. ex., rolar). Os padrões de depressão pélvica contribuem para a descarga de peso em MI e para a marcha. Os padrões de elevação pélvica contribuem para a marcha (fase de balanço), dar passos, subir degraus e levantar a perna.[2] (Ver discussões adicionais sobre padrões pélvicos no Ca-

pítulo 4: Intervenções para melhorar a mobilidade no leito e o controle de tronco precoces, e Capítulo 10: Intervenções para melhorar habilidades locomotoras).

Elevação anterior-depressão posterior

- **Posição:** O paciente é posicionado em decúbito lateral com ambos os MI flexionados a cerca de 60° a 90°, se a amplitude de movimento (ADM) possibilitar; a coluna lombar está em posição neutra, sem inclinação lateral. O fisioterapeuta fica em pé (ou se ajoelha) atrás do paciente na altura das coxas ou joelhos e voltado à parte inferior do ombro do paciente, alinhado com o movimento (ver Fig. 4.16).

Elevação anterior
- **Início:** A pelve está posicionada para trás e para baixo, em depressão posterior.
- **Movimento:** A pelve se move para cima e para a frente em elevação anterior; há um ligeiro encurtamento (flexão lateral) do tronco. Não deve haver rotação de tronco.
- **Comandos verbais:** *"Puxe sua pelve para cima e para a frente. Puxe."*
- **Contatos manuais:** Coloca-se uma mão sobre a crista ilíaca, e a outra mão é colocada sobre a primeira mão.

Depressão posterior
- **Início:** A pelve está para cima (elevada) e para a frente (anterior).
- **Movimento:** A pelve se move para baixo e para trás, em depressão posterior.

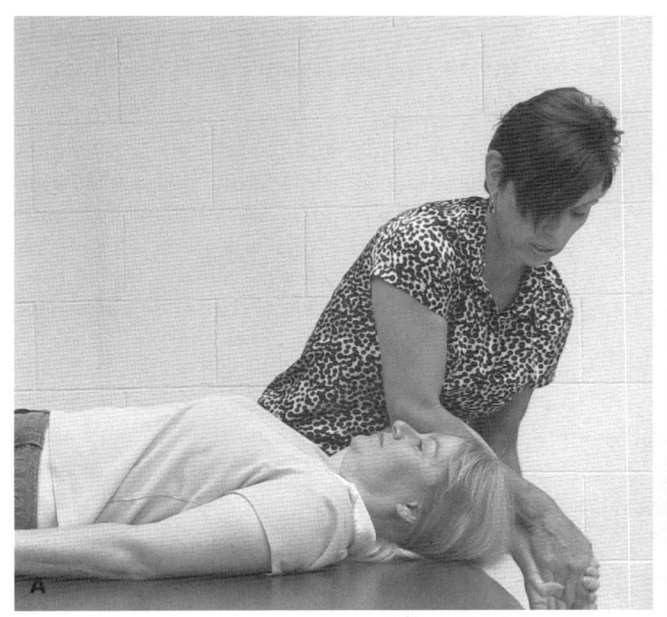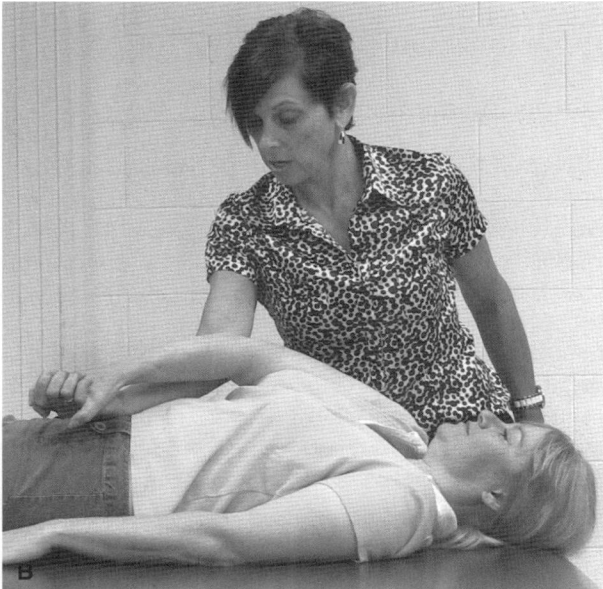

FIGURA 3.12 Em decúbito dorsal, extensão-adução-rotação medial com extensão de cotovelo. (A) Posição inicial: o MS está alongado com os componentes ombro-punho-mão da mesma maneira que no padrão de cotovelo estendido; o cotovelo está totalmente flexionado. Os contatos manuais são os mesmos que no padrão de cotovelo estendido. O fisioterapeuta aplica um estiramento inicial e resistência aos extensores-rotadores mediais de ombro, pronadores de antebraço e flexores de punho e dedos, com resistência adicional aos extensores de cotovelo após a ação distal e o início da rotação. Mantém-se a resistência enquanto o MS se move ao longo da amplitude à posição final. (B) O cotovelo é totalmente estendido.

▸ **Comandos verbais:** *"Sente-se na minha mão. Empurre para baixo e para trás."*

▸ **Contatos manuais:** A base de uma mão é colocada no túber isquiático usando uma pegada lumbrical; a outra mão é colocada sobre a primeira mão.

Depressão anterior-elevação posterior

▸ **Posição:** O paciente é posicionado em decúbito lateral com o MI de baixo flexionado a cerca de 90°, se a ADM possibilitar, e o MI de cima com o joelho estendido e o quadril flexionado a cerca de 20°. O fisioterapeuta fica atrás do paciente na altura dos ombros, alinhado com o movimento.

Elevação posterior

▸ **Início:** A pelve está para baixo (depressão) e para a frente (anterior).

▸ **Movimento:** A pelve se move para cima e para trás, em elevação posterior. A elevação posterior pode ser iniciada como uma pausa de manutenção na ADM encurtada com uma leve resistência, e progredida usando uma combinação de isotônicos para aumentar lentamente a amplitude.

▸ **Comandos verbais:** *"Empurre a pelve para cima e para trás. Empurre."*

▸ **Contatos manuais:** A base da mão está na crista ilíaca; a outra mão é colocada sobre a primeira mão.

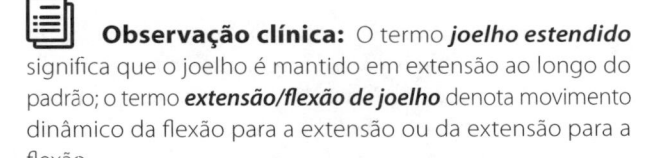 **Observação clínica:** Ao realizar qualquer padrão de pelve, o fisioterapeuta deve assegurar que ocorra um movimento acoplado apropriado entre a pelve e a coluna lombar e que não seja permitida qualquer rotação ou extensão da coluna vertebral.

Padrões de membro inferior

Os **padrões de membro inferior** são nomeados de acordo com os movimentos que ocorrem na articulação proximal (quadril) ou por uma das duas diagonais. A diagonal 1 inclui o par antagonista de padrões de flexão-adução-rotação lateral e extensão-abdução-rotação medial de quadril. A diagonal 2 inclui o par antagonista de padrões de flexão-abdução-rotação medial e extensão-adução-rotação lateral. A articulação intermediária (joelho) pode ser mantida em extensão (padrão de joelho estendido) ou pode flexionar ou estender usando ação de pivô intermediário. Ver a Tabela 3.2 que contém os componentes de músculos sinérgicos.

Os contatos manuais da **mão proximal e da mão distal** são posicionados de modo a fornecer resistência sobre os músculos em contração e permanecem na direção do movimento. A mão distal do fisioterapeuta segura o pé do paciente (superfície palmar ou dorsal); a mão proximal segura a coxa do paciente (superfície anteromedial ou posterolateral) para focar no quadril ou a parte inferior da perna para focar nas articulações distais.

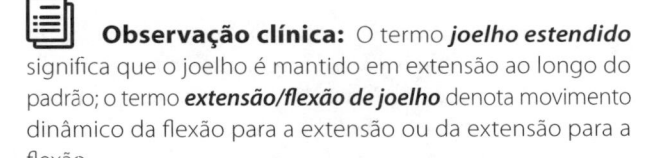 **Observação clínica:** O termo *joelho estendido* significa que o joelho é mantido em extensão ao longo do padrão; o termo ***extensão/flexão de joelho*** denota movimento dinâmico da flexão para a extensão ou da extensão para a flexão.

As rotações para os padrões de flexão-adução-rotação lateral e extensão-abdução-rotação medial de MI são as mesmas que para os padrões da diagonal 1 de MS, ao passo que as rotações para os padrões de flexão-abdução-rotação medial e extensão-adução-rotação lateral são opostos aos padrões da diagonal 2 de MS.

Flexão-adução-rotação lateral de MI com joelho estendido

▸ **Posição inicial:** Em decúbito dorsal, o MI está alongado (extensão, abdução e rotação medial de quadril com o joelho estendido e flexão plantar e eversão de pé e tornozelo).

▸ **Movimento:** Os dedos do pé estendem, o pé/tornozelo realiza dorsiflexão e inversão, o joelho permanece estendido; o quadril gira em rotação lateral e é puxado para cima cruzando o corpo, movendo-se em adução e flexão de quadril (Fig. 3.13).

▸ **Comandos verbais:** *"Puxe o pé para cima, vire o calcanhar, mantenha o joelho estendido e puxe a perna para cima, cruzando o corpo."*

▸ **Contatos manuais:** A mão distal do fisioterapeuta fornece resistência no aspecto medial do dorso do pé, possibilitando que os dedos do pé se estendam; a mão proximal segura o aspecto anteromedial da coxa, proximal ao joelho.

Flexão-adução-rotação lateral de MI com flexão de joelho

▸ **Posição inicial:** Em decúbito dorsal, o MI está alongado (na mesma posição que no padrão de joelho estendido).

▸ **Movimento:** Os dedos do pé estendem, o pé/tornozelo realiza dorsiflexão e inversão, e o joelho flexiona; o quadril flexiona, aduz e gira lateralmente (Fig. 3.14).

▸ **Comandos verbais:** *"Puxe o pé para cima e para dentro, flexione o joelho e leve a perna para cima, cruzando o corpo."*

▸ **Contatos manuais:** Os mesmos que no padrão de joelho estendido.

Flexão-adução-rotação lateral de MI com extensão de joelho

▸ **Posição inicial:** Em decúbito dorsal, o MI é estendido (extensão, abdução e rotação medial de quadril com flexão de joelho; flexão plantar e eversão do pé e tornozelo). O joelho está flexionado a 90° sobre a lateral da maca.

▸ **Movimento:** Os dedos do pé estendem, o pé/tornozelo realiza dorsiflexão e inversão e o *joelho estende*; o quadril flexiona, aduz e gira lateralmente (Fig. 3.15).

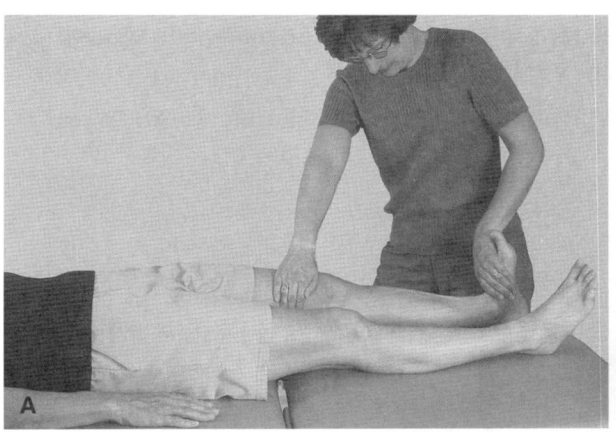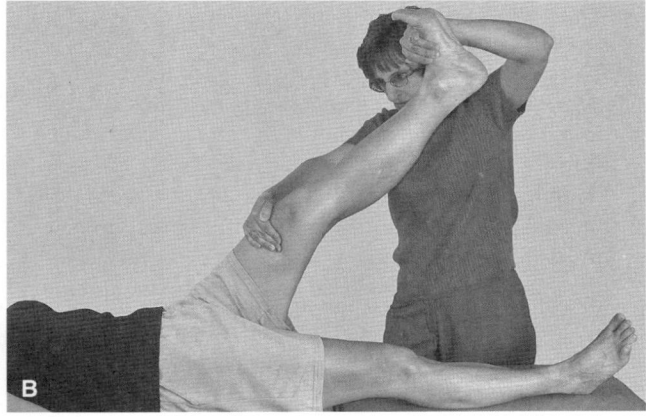

FIGURA 3.13   Em decúbito dorsal, flexão-adução-rotação lateral de MI com joelho estendido. (A) Posição inicial: o MI está alongado (extensão, abdução e rotação medial de quadril com o joelho estendido e o pé e tornozelo em flexão plantar e eversão). A mão distal do fisioterapeuta segura o aspecto dorsal-medial do pé do paciente; a mão proximal aplica pressão sobre a superfície anteromedial da coxa do paciente, imediatamente proximal ao joelho. O fisioterapeuta aplica estiramento inicial e resistência aos flexores, adutores e rotadores laterais de quadril (mão proximal) e aos dorsiflexores e inversores de tornozelo (mão distal). Mantém-se a resistência enquanto o MI se move ao longo da amplitude à posição final. (B) O joelho permanece estendido (posição inalterada) durante todo o padrão.

▸ **Comandos verbais:** *"Puxe o pé para cima, agora chute levando o pé para cima, cruzando o corpo, e estenda o joelho."*
▸ **Contatos manuais:** Os mesmos que no padrão de joelho estendido.

📄 **Observação clínica:** Quando a flexão-adução-rotação lateral de MI é realizada na posição sentada, o fisioterapeuta é capaz de enfatizar a porção de extensão do joelho do padrão e o quadríceps femoral (especialmente o vasto medial) por meio da ação da articulação intermediária (Fig. 3.16). Comando

verbal: *"Puxe o pé para cima, vire e chute o pé para cima, cruzando a sua outra perna."*

Extensão-abdução-rotação medial de MI com joelho estendido

▸ **Posição inicial:** Em decúbito dorsal, o MI está alongado (flexão, adução e rotação lateral de quadril com o joelho estendido; dorsiflexão e inversão de pé/tornozelo).
▸ **Movimento:** O pé/tornozelo realiza flexão plantar e eversão; o quadril gira medialmente, estende e abduz,

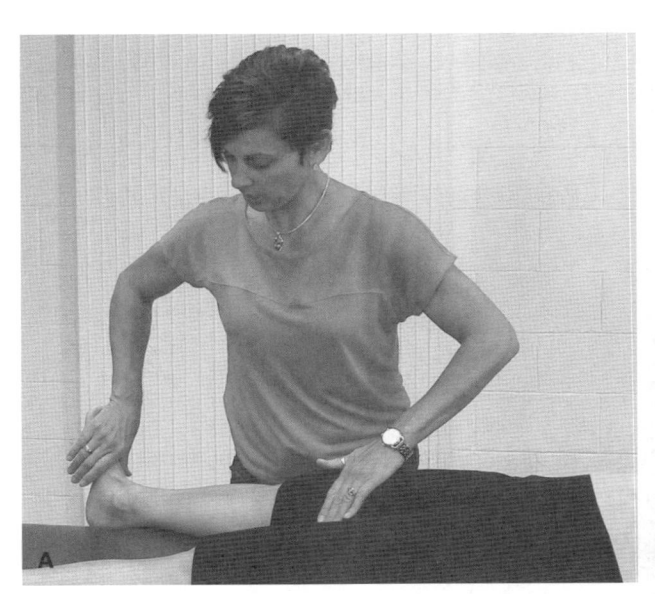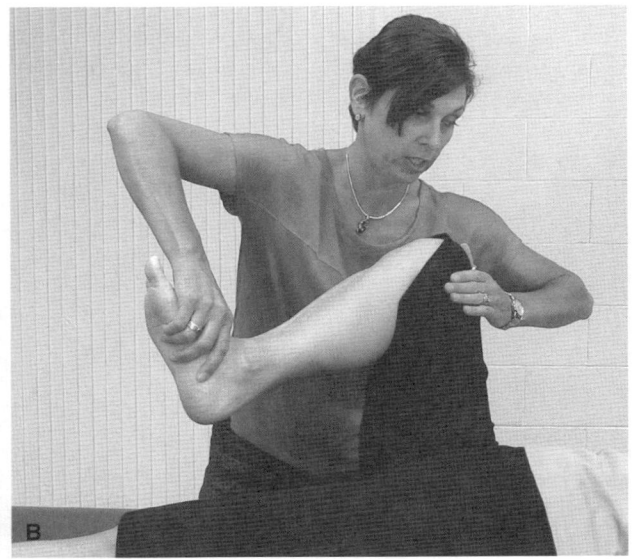

FIGURA 3.14   Em decúbito dorsal, flexão-adução-rotação lateral de MI com flexão de joelho. (A) Posição inicial: o MI está alongado, na mesma posição que no padrão de joelho estendido. Os contatos manuais do fisioterapeuta são os mesmos que no padrão de joelho estendido. O fisioterapeuta aplica estiramento inicial e resistência aos flexores, adutores e rotadores laterais de quadril (mão proximal) e aos dorsiflexores e inversores de tornozelo (mão distal), com resistência adicional aos flexores de joelho após a ação distal (pé/tornozelo) e o início da rotação. Mantém-se a resistência enquanto o MI se move ao longo da amplitude à posição final. (B) O joelho é totalmente flexionado.

empurrando o pé para baixo e para fora. O joelho permanece estendido (Fig. 3.17).

▸ **Comandos verbais:** *"Empurre o pé para baixo, vire o calcanhar para fora e empurre a perna para baixo e para fora em minha direção. Mantenha o joelho estendido."*

▸ **Contatos manuais:** A mão distal do fisioterapeuta fornece resistência na superfície plantar lateral do pé e dos dedos do pé. A mão proximal exerce pressão sobre o aspecto posterolateral da coxa, imediatamente proximal ao espaço poplíteo.

Extensão-abdução-rotação medial de MI com flexão de joelho

▸ **Posição inicial:** Em decúbito dorsal, o MI está em posição alongada (a mesma que no padrão de joelho estendido).

▸ **Movimento:** O pé/tornozelo realiza flexão plantar e eversão; o quadril gira medialmente, estende e abduz, empurrando o MI para baixo e para fora. Depois que o quadril começa a se mover, o joelho começa a se curvar, flexionando-se a 90° sobre a lateral da maca (Fig. 3.18).

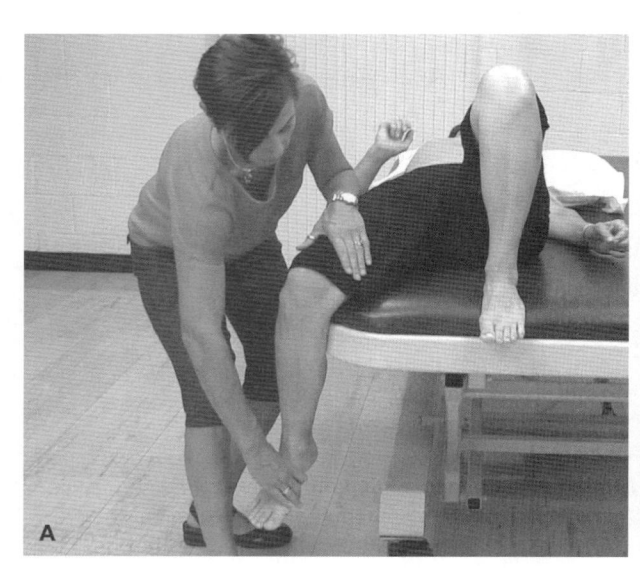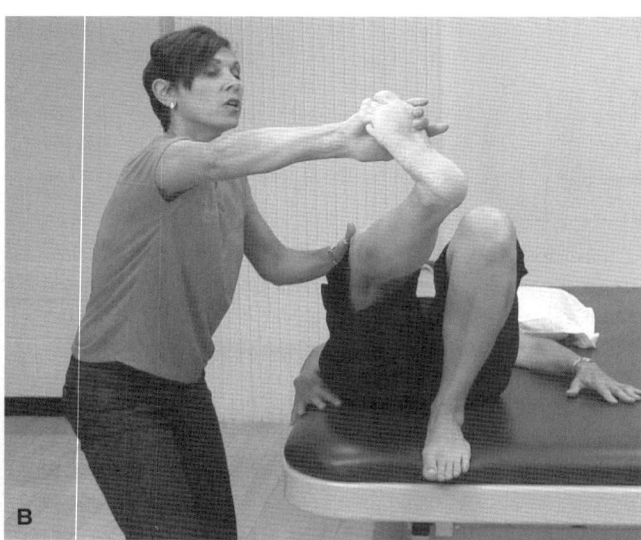

FIGURA 3.15   Em decúbito dorsal, flexão-adução-rotação lateral de MI com extensão de joelho. (A) Posição inicial: Os componentes quadril-pé-tornozelo estão alongados, na mesma posição que no padrão de joelho estendido; o joelho está totalmente flexionado na lateral do lado de fora da maca. Os contatos manuais do fisioterapeuta são os mesmos que no padrão de joelho estendido. O fisioterapeuta aplica estiramento inicial e resistência aos flexores, adutores e rotadores laterais de quadril (mão proximal) e aos dorsiflexores e inversores de tornozelo (mão distal), com resistência adicional aos extensores de joelho após a ação distal e o início da rotação. Mantém-se a resistência enquanto o MI se move ao longo da amplitude à posição final. (B) O joelho é totalmente estendido. O joelho oposto está flexionado e o pé está todo apoiado sobre a maca para estabilizar a coluna lombar.

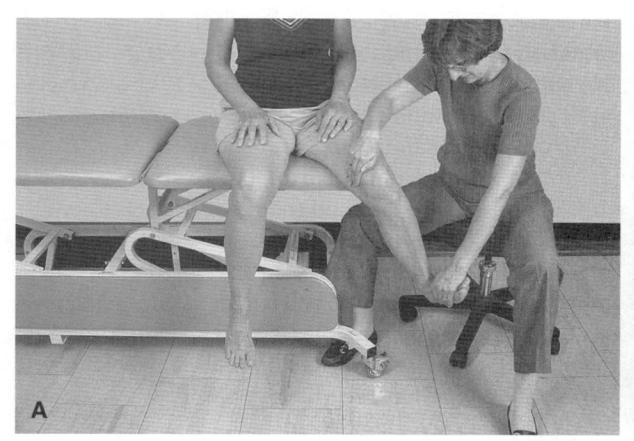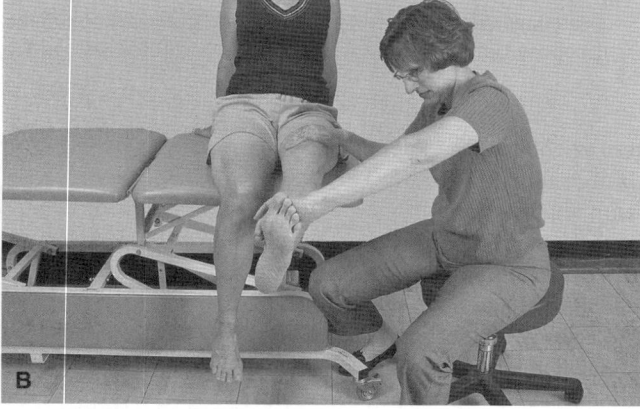

FIGURA 3.16   Sentado, flexão-adução-rotação lateral de MI com extensão de joelho. (A) Posição inicial: o MI está alongado, na mesma posição que em decúbito dorsal, e o joelho está totalmente flexionado. A mão distal do fisioterapeuta segura o aspecto dorsal-medial do pé do paciente. A mão proximal aplica pressão sobre o aspecto anteromedial da coxa do paciente. O fisioterapeuta aplica estiramento e resistência aos flexores-adutores de quadril (mão proximal) e aos extensores de joelho e inversores-dorsiflexores de tornozelo (mão distal). Mantém-se a resistência enquanto o MI se move ao longo da amplitude à posição final. (B) O joelho é totalmente estendido.

▸ **Comandos verbais:** *"Empurre o pé para baixo, vire e empurre o quadril para baixo e para fora em minha direção. Flexione o joelho".*

▸ **Contatos manuais:** Os mesmos que no padrão de joelho estendido.

Extensão-abdução-rotação medial de MI com extensão de joelho

▸ **Posição inicial:** Em decúbito dorsal, o MI está alongado (flexão, adução e rotação lateral de quadril com flexão de joelho, dorsiflexão e inversão do pé e tornozelo). O joelho está flexionado a 90° sobre o outro MI com o calcanhar aproximadamente sobre o outro joelho.

▸ **Movimento:** O pé/tornozelo realiza flexão plantar e eversão; o quadril gira medialmente, estende e abduz, empurrando o MI para baixo e para fora. Depois que o quadril começa a se mover, o joelho se estende, com o quadril e o joelho estendendo-se totalmente ao mesmo tempo (Fig. 3.19).

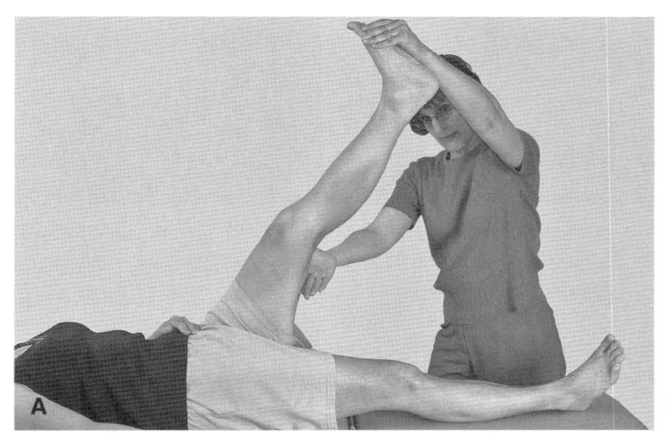
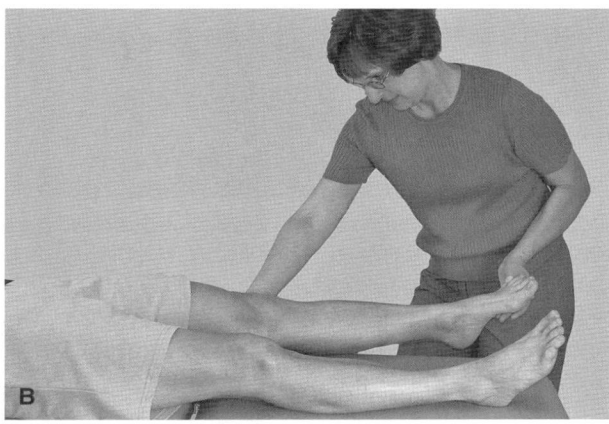

FIGURA 3.17   Em decúbito dorsal, extensão-abdução-rotação medial de MI com joelho estendido. (A) Posição inicial: o MI está alongado (flexão, adução e rotação lateral de quadril, flexão de joelho, dorsiflexão e inversão do pé e tornozelo). A mão distal do fisioterapeuta segura a superfície plantar-lateral do pé do paciente; a mão proximal aplica pressão no aspecto posterolateral da coxa do paciente. O fisioterapeuta aplica estiramento e resistência aos extensores, abdutores e rotadores mediais de quadril (mão proximal) e aos flexores plantares e eversores de tornozelo (mão distal). Mantém-se a resistência enquanto o MI se move ao longo da amplitude à posição final. (B) O joelho permanece estendido (posição inalterada) durante todo o padrão.

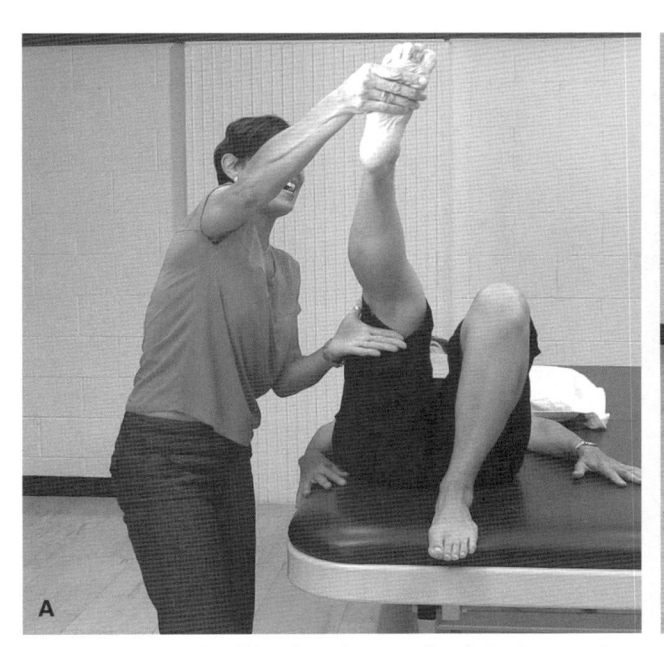
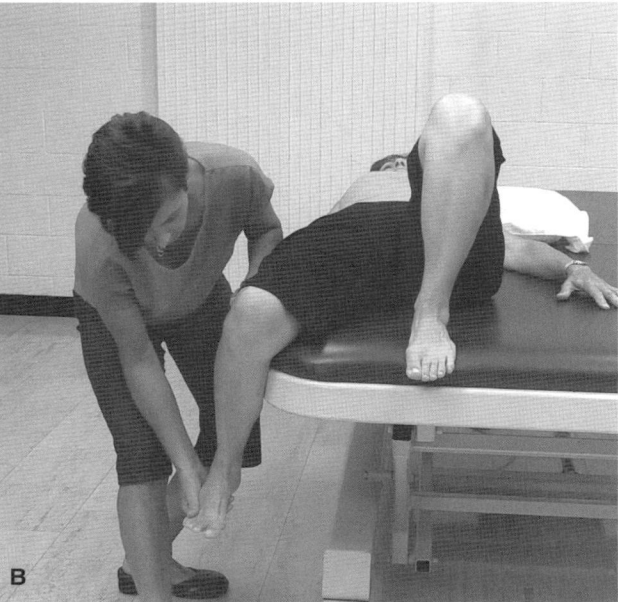

FIGURA 3.18   Em decúbito dorsal, extensão-abdução-rotação medial de MI com flexão de joelho. (A) Posição inicial: o MI está alongado, na mesma posição que no padrão de joelho estendido. Os contatos manuais são os mesmos que no padrão de joelho estendido. O fisioterapeuta aplica estiramento e resistência aos extensores, abdutores e rotadores mediais de quadril (mão proximal) e flexores plantares e eversores de tornozelo (mão distal), com resistência adicional aos flexores de joelho após a ação distal e o início da rotação. Mantém-se a resistência enquanto o MI se move ao longo da amplitude à posição final. (B) O joelho é totalmente flexionado na lateral do lado de fora da maca.

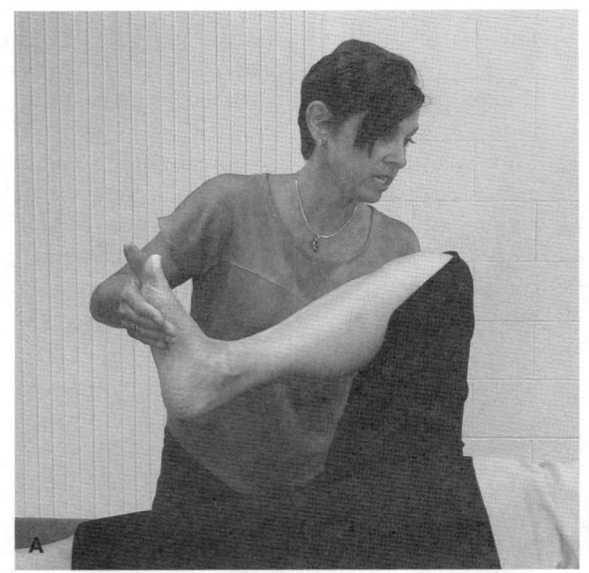 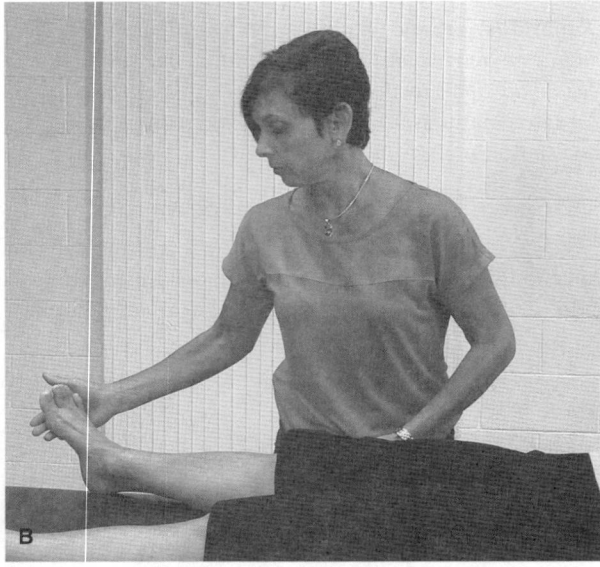

FIGURA 3.19 Em decúbito dorsal, extensão-abdução-rotação medial com extensão de joelho. (A) Posição inicial: Os componentes quadril-tornozelo-pé estão alongados, na mesma posição que no padrão de joelho estendido; o joelho está flexionado. Os contatos manuais são os mesmos que no padrão de joelho estendido. O fisioterapeuta aplica estiramento e resistência aos extensores, abdutores e rotadores mediais de quadril (mão proximal) e flexores plantares e eversores de tornozelo (mão distal), com resistência adicional aos extensores de joelho após a ação distal e o início da rotação. Mantém-se a resistência enquanto o MI se move ao longo da amplitude à posição final. (B) O joelho é totalmente estendido.

FIGURA 3.20 Sentado, extensão-abdução-rotação medial de MI com flexão de joelho. (A) Posição inicial: o MI está alongado (pé-tornozelo-joelho). A mão distal do fisioterapeuta segura a superfície plantar-lateral do pé do paciente. A mão proximal aplica pressão sobre o aspecto posterolateral da coxa do paciente. O fisioterapeuta aplica estiramento e resistência aos abdutores-rotadores mediais de quadril (mão proximal) e flexores de joelho, e aos flexores plantares-eversores de tornozelo (mão distal). Mantém-se a resistência enquanto o MI se move ao longo da amplitude à posição final. (B) O joelho é totalmente flexionado.

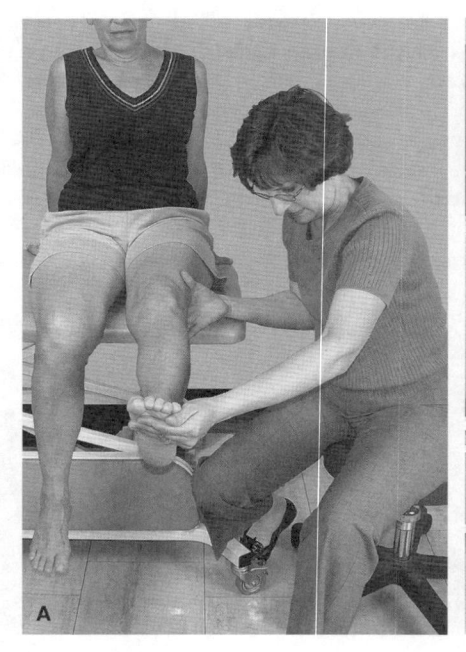 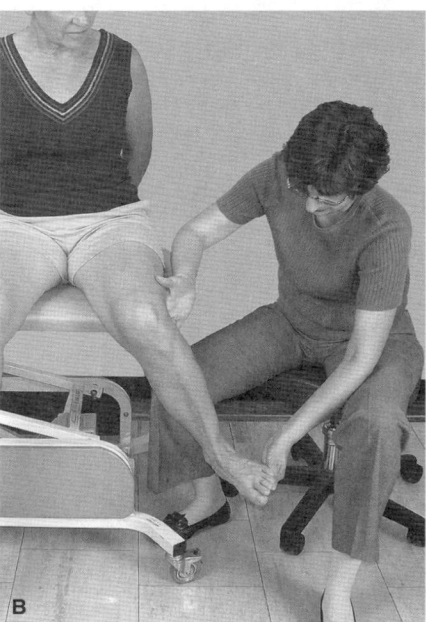

▸ **Comandos verbais:** *"Empurre o pé para baixo. Agora empurre o quadril para baixo e para fora em minha direção. Estenda o joelho."*

▸ **Contatos manuais:** Os mesmos que para o padrão de joelho estendido.

📄 **Observação clínica:** Quando a extensão-abdução-rotação medial com flexão do joelho é realizada na posição sentada, o fisioterapeuta é capaz de enfatizar a porção de flexão do joelho do padrão e os posteriores da coxa (especialmente os posteriores da coxa mediais) pela ação na articulação intermediária (Fig. 3.20). Padrões de extensão-abdução-rotação medial (joelho estendido e extensão de joelho) podem ser usados para promover o controle da extensão-abdução do quadril com extensão de joelho, que é necessário para a fase de apoio da marcha e controle da estabilidade.

Flexão-abdução-rotação medial de MI com joelho estendido

▸ **Posição inicial:** Em decúbito dorsal, o MI está alongado (extensão, adução e rotação lateral de quadril com o joelho estendido e o pé em flexão plantar e inversão).
▸ **Movimento:** O pé/tornozelo realiza dorsiflexão e eversão; o quadril gira medialmente, flexiona e abduz, elevando o MI para cima e para fora. O joelho permanece estendido (Fig. 3.21).
▸ **Comandos verbais:** *"Levante o pé. Agora levante a perna e traga-a para fora, em minha direção. Levante."*
▸ **Contatos manuais:** A mão distal do fisioterapeuta exerce pressão sobre a superfície dorsolateral do pé, imedia-

tamente proximal à linha dos dedos do pé, para evitar restringir o movimento de extensão dos dedos do pé. A mão proximal fornece resistência sobre a superfície anterolateral da coxa, imediatamente proximal ao joelho.

Flexão-abdução-rotação medial de MI com flexão de joelho

▸ **Posição inicial:** Em decúbito dorsal, o MI está alongado (na mesma posição que para o padrão de joelho estendido).
▸ **Movimento:** O pé/tornozelo realiza dorsiflexão e eversão; o joelho flexiona conforme o quadril gira medialmente, flexiona e abduz (Fig. 3.22).

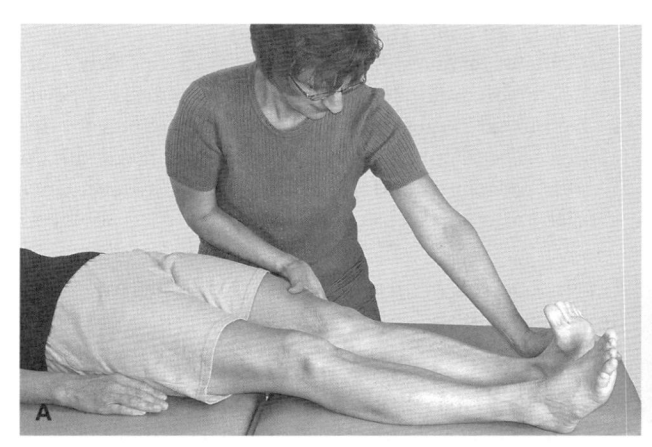 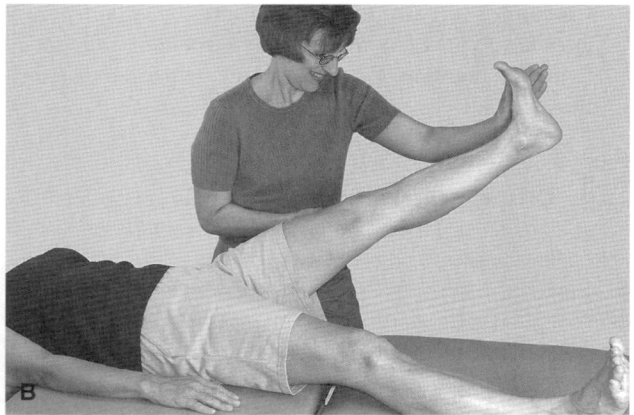

FIGURA 3.21   Em decúbito dorsal, flexão-abdução-rotação medial de MI com joelho estendido. (A) Posição inicial: o MI está alongado (extensão, adução e rotação lateral de quadril, extensão de joelho, flexão plantar e inversão do pé e tornozelo). A mão distal do fisioterapeuta segura o aspecto dorsolateral do pé do paciente; a mão proximal aplica pressão sobre o aspecto anterolateral da coxa do paciente. O fisioterapeuta aplica estiramento e resistência aos flexores, abdutores e rotadores mediais de quadril (mão proximal) e aos dorsiflexores e eversores de tornozelo (mão distal). Mantém-se a resistência enquanto o MI se move ao longo da amplitude à posição final. (B) O joelho permanece estendido (posição inalterada) durante todo o padrão.

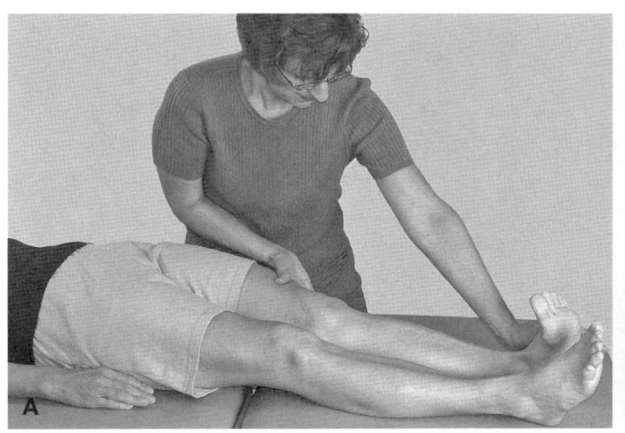 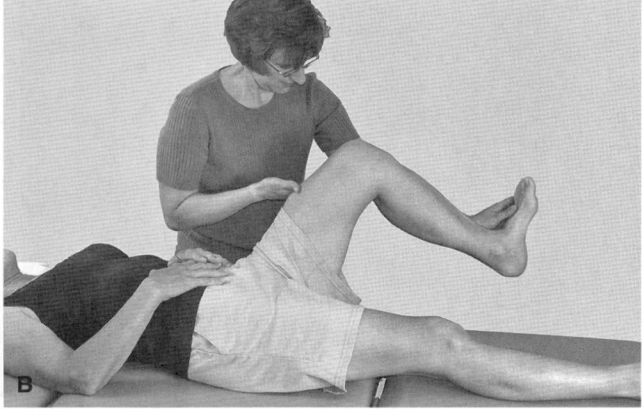

FIGURA 3.22   Em decúbito dorsal, flexão-abdução-rotação medial de MI com flexão de joelho. (A) Posição inicial: o MI está alongado, na mesma posição que no padrão de joelho estendido. A mão distal do fisioterapeuta segura o aspecto dorsolateral do pé do paciente; a mão proximal aplica pressão sobre o aspecto anterolateral da coxa do paciente. O fisioterapeuta aplica estiramento e resistência aos flexores, abdutores e rotadores mediais de quadril (mão proximal) e aos dorsiflexores e eversores de tornozelo (mão distal), com resistência adicional aos flexores de joelho após a ação distal e o início da rotação. Mantém-se a resistência enquanto o MI se move ao longo da amplitude à posição final. (B) O joelho é totalmente flexionado.

- **Comandos verbais:** *"Levante o pé, flexione o joelho e levante o MI para fora, em minha direção."*
- **Contatos manuais:** Os mesmos que no padrão de joelho estendido. A resistência à flexão de joelho é fundamental para dar ênfase ao joelho.

Flexão-abdução-rotação medial de MI com extensão de joelho

- **Posição inicial:** Em decúbito dorsal, o MI está alongado (extensão, adução e rotação lateral de quadril com o joelho flexionado sobre a extremidade da maca).
- **Movimento:** O pé/tornozelo realiza dorsiflexão e eversão; o joelho se estende conforme o quadril gira medialmente, flexiona e abduz, levantando a perna para cima e para fora (Fig. 3.23).
- **Comandos verbais:** *"Levante o pé para cima e para fora, estenda o joelho e levante-o para fora, em minha direção."*
- **Contatos manuais:** Os mesmos que no padrão de joelho estendido.

📑 **Observação clínica:** Quando a flexão-abdução-rotação medial de MI é realizada na posição sentada, pode-se colocar ênfase sobre a porção de extensão de joelho do padrão e sobre o quadríceps femoral (especialmente nos quadrantes laterais) pela ação na articulação intermediária (Fig. 3.24). A posição sentada também é ideal se for necessária ênfase nos dorsiflexores e nos eversores (um problema comum para muitos pacientes com fraqueza no tornozelo/pé, como, p. ex., o paciente com acidente vascular encefálico). Com a ação de pivô distal,

a mão proximal pode se deslocar para o aspecto dorsolateral da parte inferior da perna. Comandos verbais: *"Levante o pé para cima e para fora, estenda o joelho e leve-o para cima e para fora."*

Extensão-adução-rotação lateral de MI com joelho estendido

- **Posição inicial:** Em decúbito dorsal, o MI está alongado (em flexão, abdução e rotação medial de quadril, joelho estendido, dorsiflexão e eversão de pé/tornozelo).
- **Movimento:** Os dedos do pé flexionam, o pé/tornozelo realiza flexão plantar e inversão; o joelho permanece estendido e o quadril estende, aduz e gira lateralmente (Fig. 3.25).
- **Comandos verbais:** *"Empurre o pé e os dedos do pé para baixo, vire e empurre o quadril para baixo e para dentro, e mantenha o joelho estendido."*
- **Contatos manuais:** A mão distal segura a superfície plantar do pé, com os dedos aplicando resistência à superfície medial-posterior, imediatamente proximal aos dedos do pé (é importante permitir a flexão dos dedos do pé). A mão proximal aplica pressão sobre o aspecto medial-posterior da coxa, logo acima do espaço poplíteo.

Extensão-adução-rotação lateral de MI com flexão de joelho

- **Posição inicial:** Em decúbito dorsal, o MI está alongado (na mesma posição que no padrão de joelho estendido). O paciente está posicionado na extremidade da maca para possibilitar a flexão total de joelho.

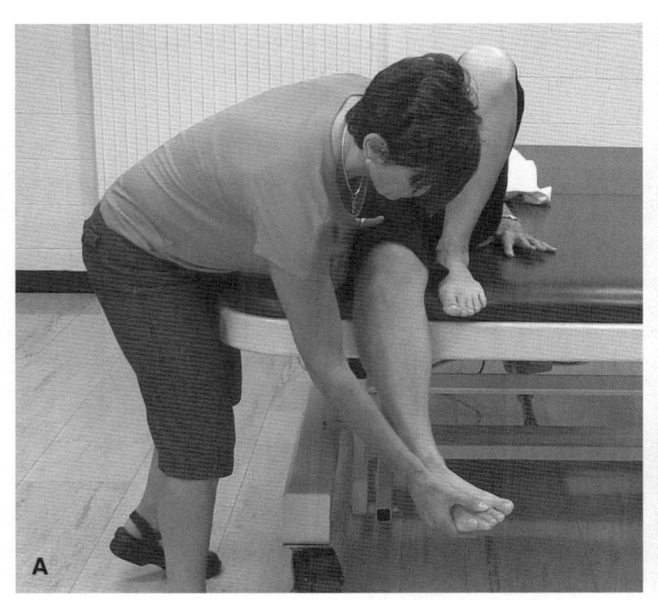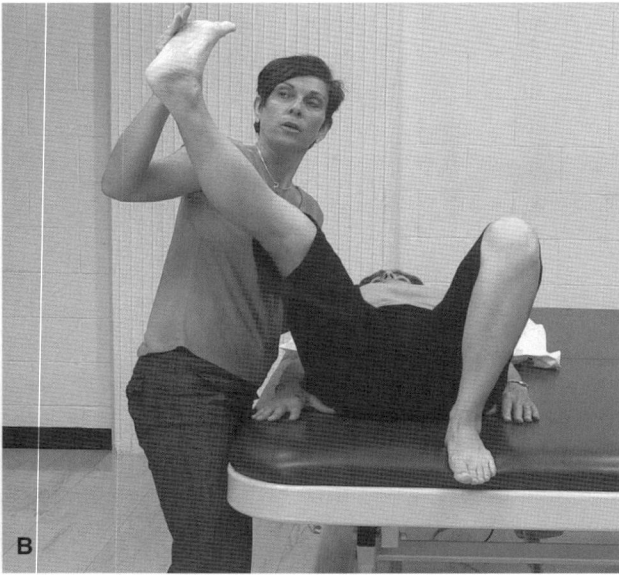

FIGURA 3.23 **Em decúbito dorsal, flexão-abdução-rotação medial de MI com extensão de joelho.** (A) Posição inicial: Os componentes quadril-tornozelo-pé estão alongados, na mesma posição que no padrão de joelho estendido; o joelho está flexionado. A mão distal do fisioterapeuta segura a superfície medial-plantar do pé do paciente; a mão proximal aplica pressão sobre o aspecto posteromedial da coxa do paciente. O fisioterapeuta aplica estiramento e resistência aos extensores, adutores e rotadores laterais de quadril (mão proximal) e aos extensores de joelho, inversores e flexores plantares de tornozelo (mão distal), com resistência adicional aos extensores de joelho após a ação distal e o início da rotação. Mantém-se a resistência enquanto o MI se move ao longo da amplitude à posição final. (B) O joelho é totalmente estendido.

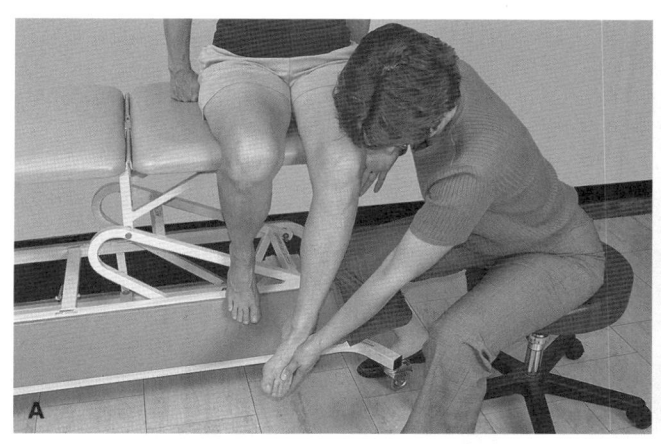
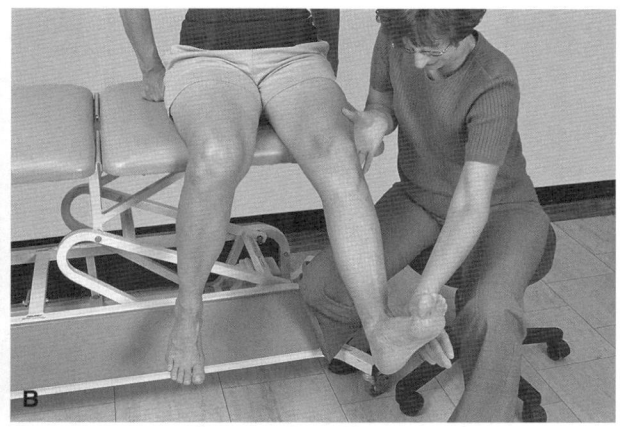

FIGURA 3.24 Sentado, flexão-abdução-rotação medial de MI com extensão de joelho. (A) Posição inicial: Os componentes quadril-tornozelo-pé estão alongados, na mesma posição que no padrão de joelho estendido; o joelho está flexionado. A mão distal do fisioterapeuta segura o aspecto dorsolateral do pé do paciente; a mão proximal aplica pressão sobre o aspecto anterolateral da coxa do paciente. O fisioterapeuta aplica estiramento e resistência aos abdutores-rotadores mediais de quadril (mão proximal) e aos extensores de joelho e dorsiflexores-eversores de tornozelo (mão distal). Mantém-se a resistência enquanto o MI se move ao longo da amplitude à posição final. (B) O joelho é totalmente estendido.

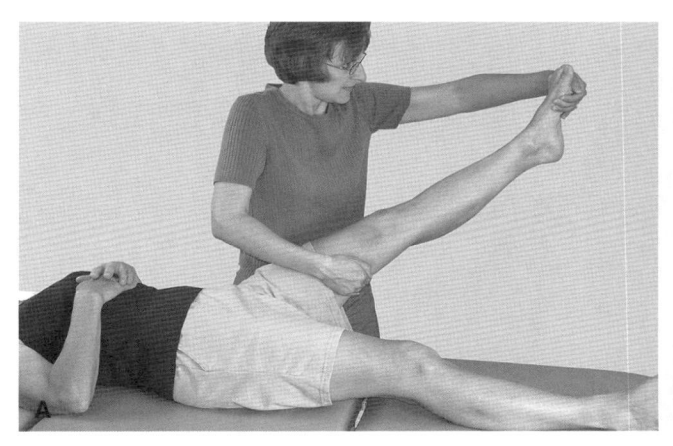
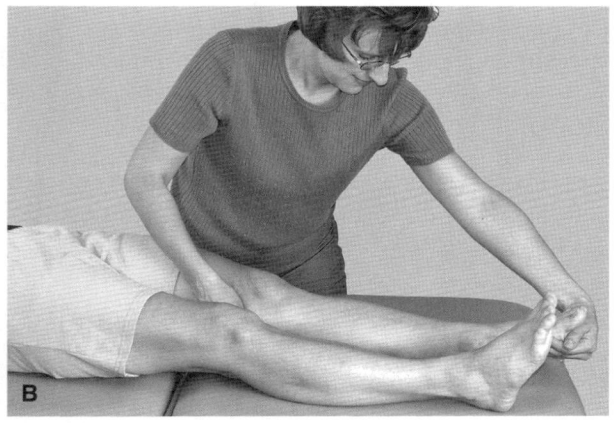

FIGURA 3.25 Em decúbito dorsal, extensão-adução-rotação lateral de MI com joelho estendido. (A) Posição inicial: o MI está alongado (flexão, abdução e rotação medial de quadril, extensão de joelho, dorsiflexão e eversão de pé/tornozelo). A mão distal do fisioterapeuta segura a superfície medial-plantar do pé do paciente; a mão proximal aplica pressão sobre o aspecto posteromedial da coxa do paciente. O fisioterapeuta aplica estiramento e resistência aos extensores, adutores e rotadores laterais de quadril (mão proximal) e aos flexores plantares e inversores de tornozelo (mão distal). Mantém-se a resistência enquanto o MI se move ao longo da amplitude à posição final. (B) O joelho permanece estendido (posição inalterada) durante todo o padrão.

▸ **Movimento:** Os dedos do pé flexionam e o pé/tornozelo realiza flexão plantar e inversão. À medida que o quadril se estende e empurra para baixo em adução e rotação lateral, o joelho flexiona na extremidade da maca (Fig. 3.26).

▸ **Comandos verbais:** *"Empurre o pé e os dedos do pé para baixo, empurre o quadril para baixo e para dentro, e flexione o joelho."*

▸ **Contatos manuais:** Os mesmos que no padrão de joelho estendido.

Extensão-adução-rotação lateral de MI com extensão de joelho

▸ **Posição inicial:** Em decúbito dorsal, o MI está alongado (em flexão, abdução e rotação medial de quadril, *flexão de joelho*, dorsiflexão e eversão de pé/tornozelo).

▸ **Movimento:** Os dedos do pé flexionam, o pé/tornozelo realiza flexão plantar e inversão. À medida que o quadril se estende e empurra para baixo em adução e rotação lateral, o joelho se estende (Fig. 3.27).

▸ **Comandos verbais:** *"Empurre o pé e os artelhos para baixo, empurre a perna para baixo e para dentro, e estenda o joelho."*

▸ **Contatos manuais:** Os mesmos que no padrão de joelho estendido.

Padrões de cabeça e pescoço

Os padrões de cabeça/pescoço combinam flexão ou extensão à rotação e flexão lateral para a direita ou esquerda. Os componentes de músculos sinérgicos são apresentados na Tabela 3.3.

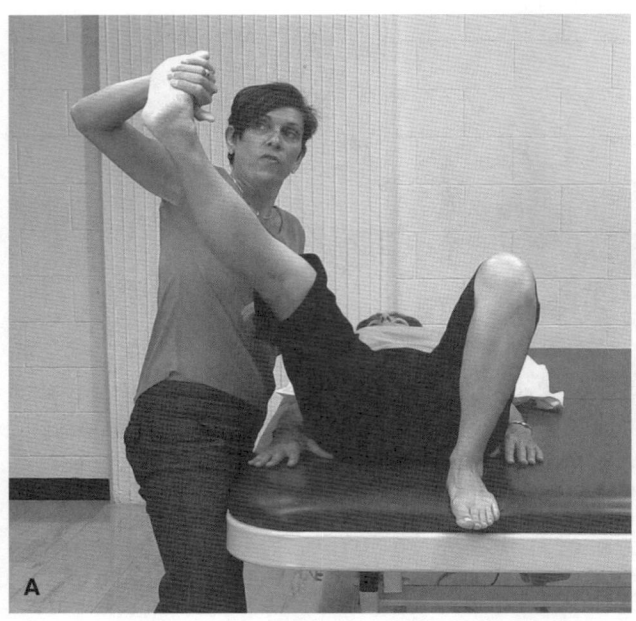
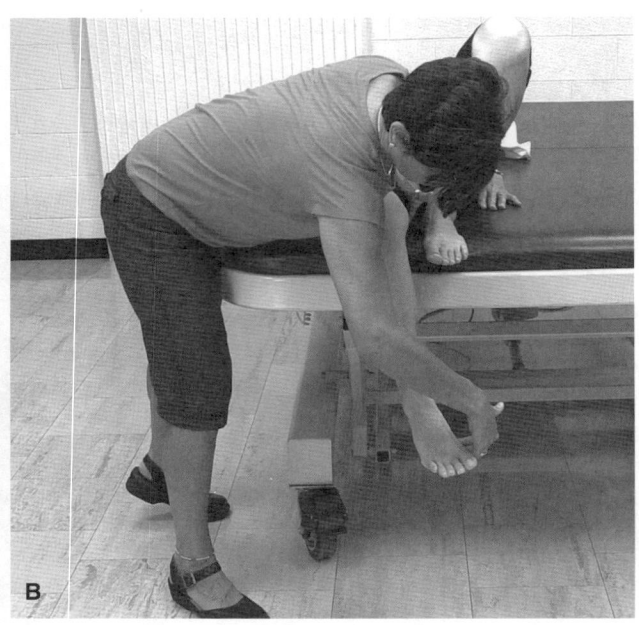

FIGURA 3.26 Em decúbito dorsal, extensão-adução-rotação lateral de MI com flexão de joelho. (A) Posição inicial: o MI está alongado, na mesma posição que no padrão de joelho estendido. Os contatos manuais são os mesmos que no padrão de joelho estendido. O fisioterapeuta aplica estiramento e resistência aos extensores, adutores e rotadores laterais de quadril (mão proximal) e aos flexores plantares e inversores de tornozelo (mão distal), com resistência adicional aos flexores de joelho após a ação distal e o início da rotação. Mantém-se a resistência enquanto o MI se move ao longo da amplitude à posição final. (B) O joelho é totalmente flexionado.

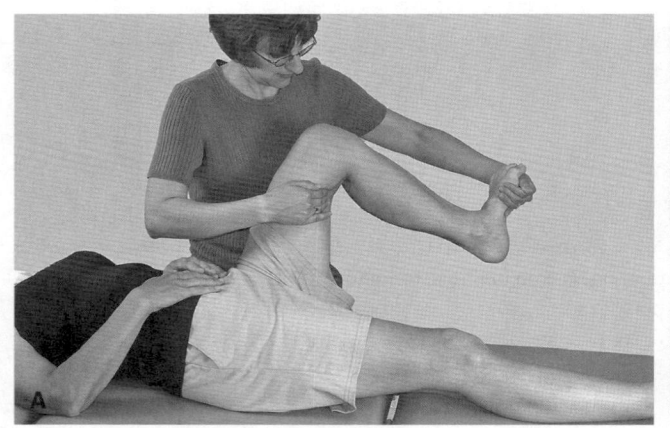
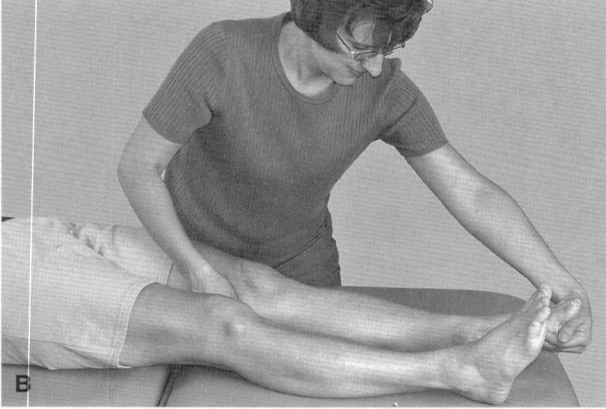

FIGURA 3.27 Em decúbito dorsal, extensão-adução-rotação lateral de MI com extensão de joelho. (A) Posição inicial: Os componentes quadril-tornozelo-pé estão alongados, na mesma posição que no padrão de joelho estendido; o joelho está flexionado. Os contatos manuais são os mesmos que no padrão de joelho estendido. O fisioterapeuta aplica estiramento e resistência aos extensores, adutores e rotadores laterais de quadril (mão proximal) e aos flexores plantares e inversores de tornozelo (mão distal), com resistência adicional aos extensores de joelho após a ação distal e o início da rotação. Mantém-se a resistência enquanto o MI se move ao longo da amplitude à posição final. (B) O joelho é totalmente estendido.

Flexão com rotação para a esquerda e extensão para a direita
▸ **Posição inicial:** Este padrão normalmente é realizado com o paciente sentado; também pode ser realizado em outras posições, como em decúbito dorsal, com a cabeça apoiada nas mãos do fisioterapeuta e para fora da borda da maca. O fisioterapeuta posiciona-se atrás do paciente.
▸ **Movimento:** A cabeça do paciente gira para a esquerda e o pescoço flexiona com a rotação; o queixo se retrai e se aproxima da clavícula esquerda (Fig. 3.28). Du-

rante a extensão com rotação para o padrão direito (padrão antagonista), a cabeça gira para a direita, o pescoço se estende com a rotação para a direita e o queixo se eleva, afastando-se do tórax (Fig. 3.29).
▸ **Comandos verbais:** *"Abaixe o queixo, vire a cabeça para a esquerda e puxe-a para baixo até tocar o tórax. Agora vire a cabeça para a direita e levante o queixo, afastando-o do tórax."*
▸ **Contatos manuais:** *Flexão:* A mão esquerda do fisioterapeuta segura a superfície inferior da mandíbula e fornece resistência à flexão, rotação e movimento late-

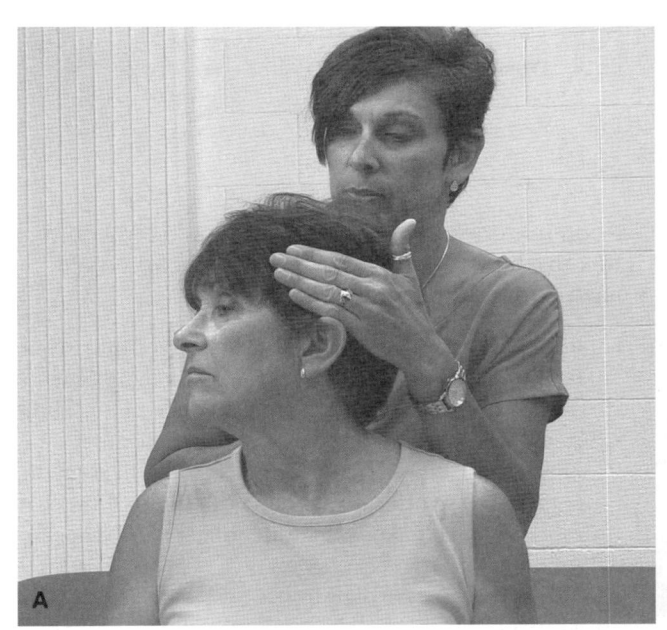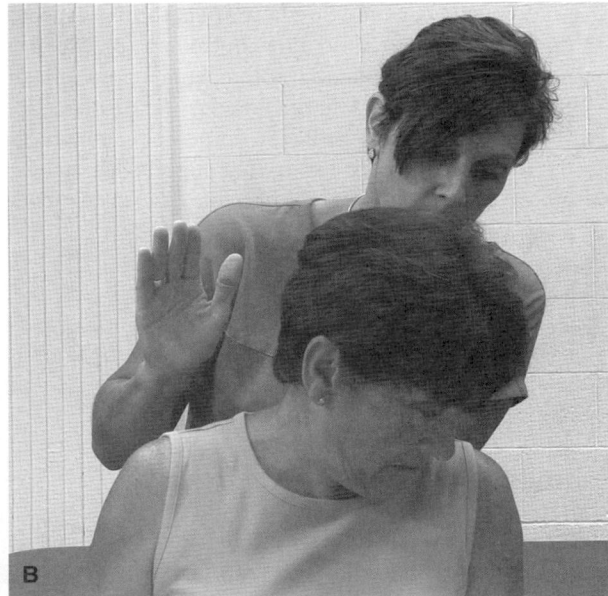

FIGURA 3.28 Flexão de cabeça e pescoço com rotação para a esquerda. (A) Posição inicial: na posição sentada, a cabeça está alongada (virada e estendida para a direita). A cabeça vira para a esquerda, o pescoço flexiona e o queixo abaixa, levando a cabeça do paciente para baixo, em direção ao tórax. Os contatos manuais estão no lado esquerdo do queixo, com os dedos apontando para a linha diagonal e para o topo da cabeça do paciente (nesta paciente usa-se um contato manual alternativo com a mão no lado esquerdo da cabeça, em decorrência de uma dor na articulação temporomandibular). O fisioterapeuta aplica um leve estiramento e resistência à rotação da cabeça e flexão do pescoço para a esquerda. Mantém-se a resistência enquanto a cabeça se move ao longo da amplitude à posição final. (B).

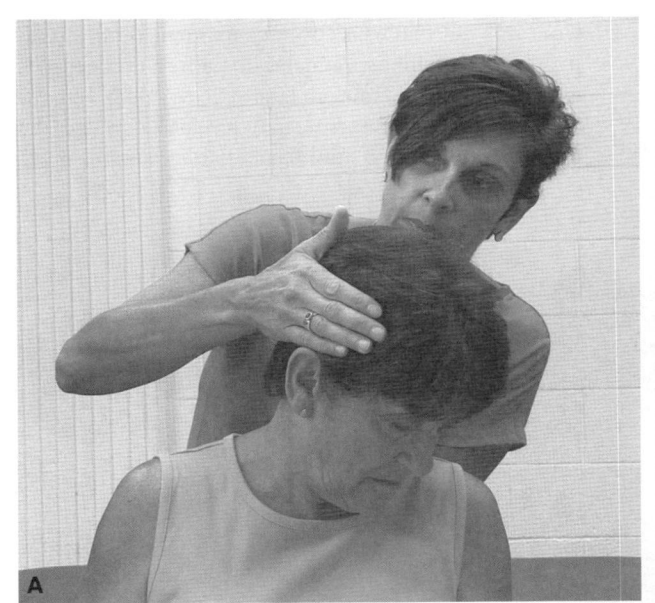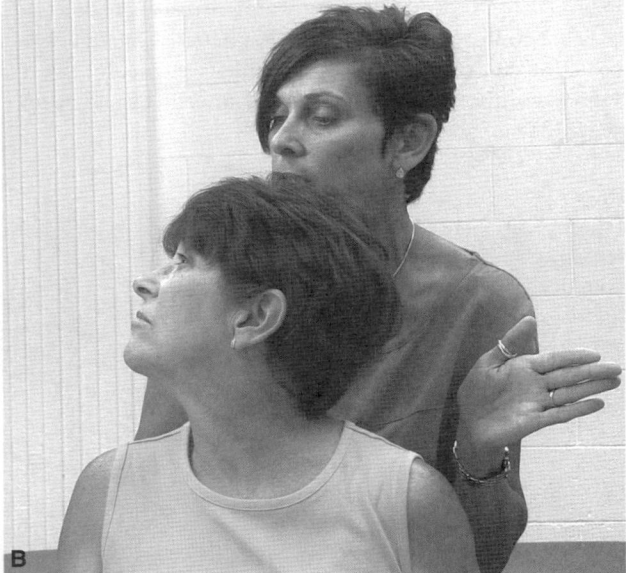

FIGURA 3.29 Extensão de cabeça e pescoço com rotação para a direita. (A) Posição inicial: na posição sentada, a cabeça está alongada (virada e flexionada para a esquerda). A cabeça vira para a direita, o pescoço se estende e o queixo se eleva e afasta do tórax. Os contatos manuais estão no lado direito da cabeça. O fisioterapeuta aplica estiramento leve e resistência à rotação da cabeça e extensão do pescoço para a direita. Mantém-se a resistência enquanto a cabeça se move ao longo da amplitude à posição final. (B).

ral do pescoço; a mão direita se apoia sobre o aspecto posterolateral do crânio para controlar a rotação. *Extensão:* A mão direita do fisioterapeuta é posicionada na face posterolateral direita do occipício e fornece resistência à extensão e rotação do pescoço; a mão esquerda repousa sobre a superfície superior da mandíbula. A resistência é leve e o paciente é capaz de mover a cabeça sem qualquer esforço.

📝 **Observação clínica:** A flexão com rotação para a direita e extensão para os padrões esquerdos são realizados por meio de contatos manuais, comandos verbais (CV) e movimentos para o lado oposto semelhantes.

Padrões de tronco

Nos padrões de *chop/chop* reverso (*chop* = diagonal de cima para baixo) ou *lift/lift* reverso (*lift* = diagonal de baixo para cima), os MS trabalham em conjunto com o tronco usando padrões bilaterais assimétricos. Nos padrões de *thrust/thrust* reverso ou padrão simétrico bilateral (SB), os MS trabalham em conjunto com o tronco usando padrões SB. Esses padrões podem ser realizados em decúbito dorsal, sentado, ajoelhado ou em pé, dependendo do grau de controle de tronco do paciente. Quanto mais elevado o centro de massa do paciente e mais baixa a base de apoio, maior o nível de dificuldade postural. A resistência é ajustada em conformidade. Padrões assimétricos bilaterais de parte inferior do tronco são realizados em decúbito dorsal. Os componentes de músculos sinérgicos são apresentados na Tabela 3.3.

📝 **Observação clínica:** As frases mnemônicas *"chop on top"* (*chop* para cima) e *"lift from underneath"* (*lift* de baixo) são úteis ao lembrar como a mão auxiliar do paciente está posicionada nos padrões de *chop* e *lift*.

Chop (extensão assimétrica bilateral de MS com flexão de pescoço e de tronco e rotação para o lado direito [ou esquerdo])

▸ **Posição inicial:** Na posição sentada, o braço direito que realizará o movimento está posicionado em flexão-adução-rotação lateral com o cotovelo estendido; o braço esquerdo de assistência está posicionado em flexão-abdução-rotação lateral com o cotovelo flexionado, com a mão segurando em cima do punho direito. A cabeça está voltada para a esquerda com os olhos focando nas mãos.

▸ **Movimento:** A cabeça e o tronco flexionam e giram para a direita (Fig. 3.30). O braço direito que realiza o movimento se move para baixo e para fora, em extensão-abdução-rotação medial com o cotovelo estendido; o braço esquerdo de assistência desce e cruza em extensão-adução-rotação medial com extensão de cotovelo.

▸ **Comandos verbais:** *"Empurre os braços para baixo e na minha direção; vire a cabeça e olhe para as mãos. Estenda a mão em direção ao seu joelho direito."*

▸ **Contatos manuais:** Os contatos manuais do fisioterapeuta são semelhantes àqueles do padrão unilateral de extensão-abdução-rotação lateral de MS do braço que realiza o movimento. Alternativamente, a mão distal pode segurar sobre o punho, auxiliando a mão a pren-

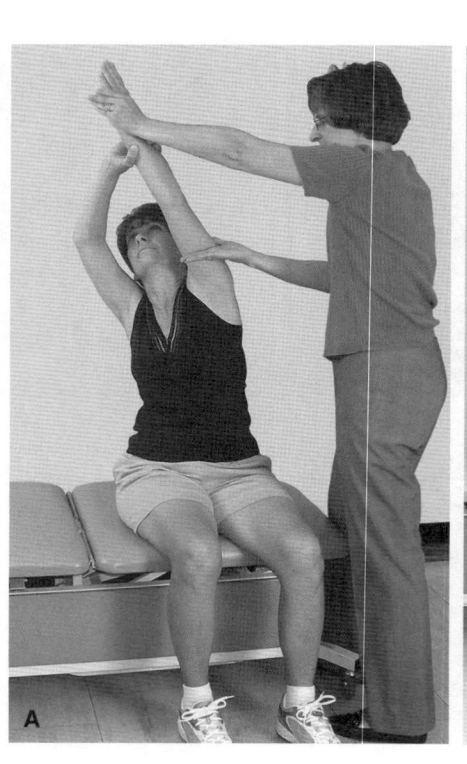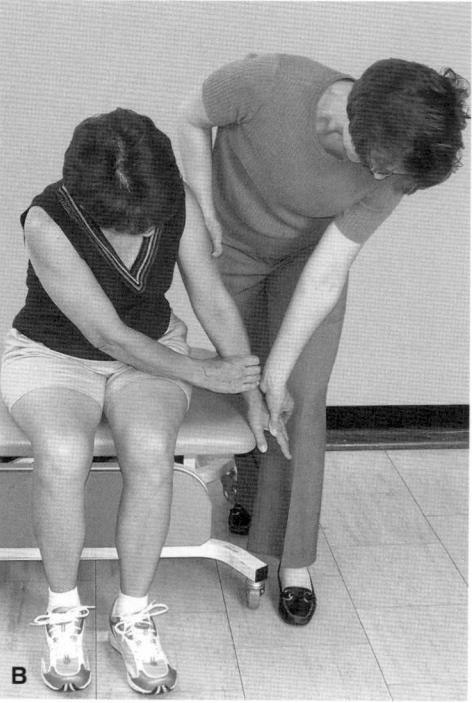

FIGURA 3.30 Sentado, *chop* (extensão assimétrica bilateral de MS com flexão e rotação para a esquerda de pescoço e tronco). (A) Posição inicial: ambos os MS estão alongados (o MS esquerdo que realiza o movimento está posicionado em flexão, adução, rotação lateral; a mão direita de assistência segura no topo do punho da mão que realiza o movimento). O fisioterapeuta aplica um leve alongamento e resistência conforme o braço esquerdo do paciente que realiza o movimento se move para baixo no padrão de extensão-abdução-rotação medial; a mão de assistência mantém seu posicionamento no punho. A cabeça e o tronco giram e flexionam para a esquerda. Mantém-se a resistência durante o movimento, garantindo que ocorra a flexão com rotação de tronco e o deslocamento do peso para o lado esquerdo. (B).

der o punho. A mão proximal pode fornecer pressão ao aspecto lateroposterior do braço do paciente ou pode ser posicionada na testa do paciente, resistindo ao movimento da cabeça e do pescoço.

Chop reverso (flexão assimétrica bilateral de MS com extensão de pescoço e de tronco e rotação para o lado esquerdo)

▸ **Posição inicial:** Na posição sentada, o braço direito que realiza o movimento está posicionado em extensão-abdução-rotação medial com o cotovelo estendido; o braço esquerdo de assistência está posicionado em extensão-adução-rotação medial, com a mão segurando em cima do punho direito. A cabeça está virada com os olhos focando nas mãos.
▸ **Movimento:** O braço direito que realiza o movimento se move para cima e para a frente em flexão-adução-rotação lateral, com o cotovelo estendido; o braço esquerdo de assistência se move para cima e para a frente em flexão-abdução-rotação lateral. A cabeça e o tronco se estendem e giram para a esquerda na direção oposta do *chop* (Fig. 3.31).
▸ **Comandos verbais:** *"Aperte minha mão, vire e puxe os braços para cima, cruzando o rosto. Vire a cabeça e olhe para as mãos. Leve o braço acima e para o lado oposto."*
▸ **Contatos manuais:** A mão distal do fisioterapeuta segura a mão do braço que realiza o movimento; a mão proximal é posicionada na superfície anteromedial do

braço que realiza o movimento (semelhante à colocação na flexão-adução-rotação lateral do MS).

Lift (flexão assimétrica bilateral de MS com extensão de pescoço e de tronco e rotação para o lado direito)

▸ **Posição inicial:** Na posição sentada, o braço direito que realiza o movimento está posicionado em extensão-adução-rotação medial, com o cotovelo estendido; o braço esquerdo de assistência está posicionado em extensão-abdução, com a mão segurando embaixo do punho direito. A cabeça está voltada para a esquerda com os olhos focados nas mãos.
▸ **Movimento:** O braço que realiza o movimento se move em extensão-abdução rotação lateral, com o cotovelo estendido; o braço de assistência se move em flexão-adução-rotação lateral. A cabeça e o tronco se estendem e giram para a direita (Fig. 3.32).
▸ **Comandos verbais:** *"Levante os braços para cima e para fora, em minha direção. Vire a cabeça e olhe para as mãos. Leve o braço acima e para o lado oposto."*
▸ **Contatos manuais:** A mão distal segura a mão direita (semelhante ao resistir ao padrão de extensão-abdução-rotação lateral de MS); a mão proximal fornece pressão na superfície anterolateral do braço (uma pegada em C é mostrada na Fig. 3.32). Alternativamente, pode-se fornecer pressão ao topo da cabeça, resistindo ao movimento de cabeça e pescoço.

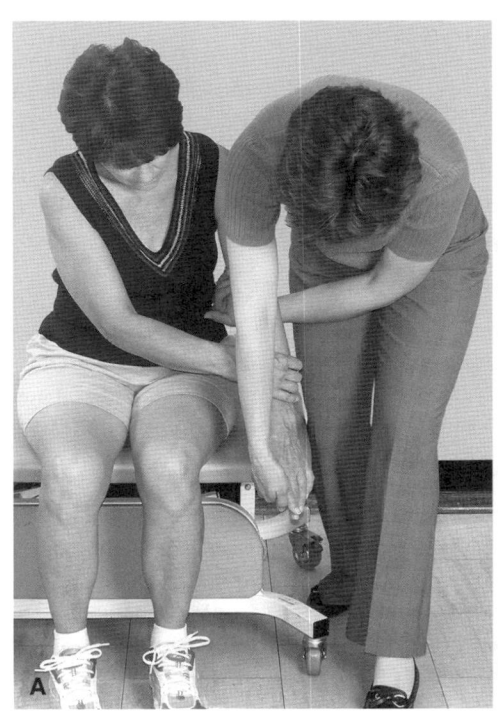
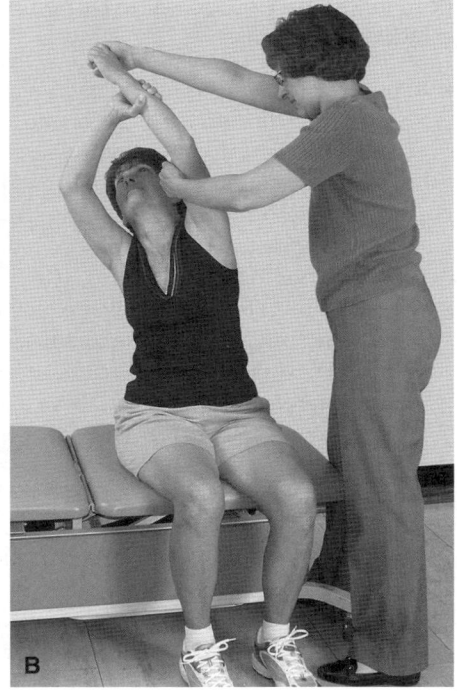

FIGURA 3.31 Sentado, *chop* reverso. (A) Posição inicial: ambos os MS estão alongados, na lateral esquerda (o MS esquerdo que realiza o movimento está posicionado em extensão-abdução-rotação medial; a mão direita de assistência segura no topo do punho da mão esquerda). O fisioterapeuta aplica um leve alongamento e resistência conforme o braço esquerdo do paciente que realiza o movimento se move em flexão-abdução-rotação lateral; a mão de assistência mantém seu posicionamento no punho. Mantém-se a resistência durante o movimento, garantindo que ocorra a extensão com rotação de tronco e o deslocamento do peso para o lado direito. (B).

FIGURA 3.32 Sentado, *lift* (flexão assimétrica bilateral de MS com extensão e rotação para a esquerda de pescoço e tronco). (A) Posição inicial: ambos os MS estão alongados, cruzando o corpo, e posicionados do lado de fora do joelho direito (o MS esquerdo que realiza o movimento está em extensão-abdução-rotação medial; a mão direita de assistência segura o punho esquerdo por baixo). O MS esquerdo que realiza o movimento do paciente move-se em flexão-abdução-rotação lateral; a mão de assistência mantém seu posicionamento no punho. Instrui-se o paciente a abrir a mão, virar e levantar ambos os MS para cima e para o lado. O fisioterapeuta resiste ao movimento, garantindo que ocorra a extensão com rotação de tronco e o deslocamento do peso para o lado esquerdo. (B).

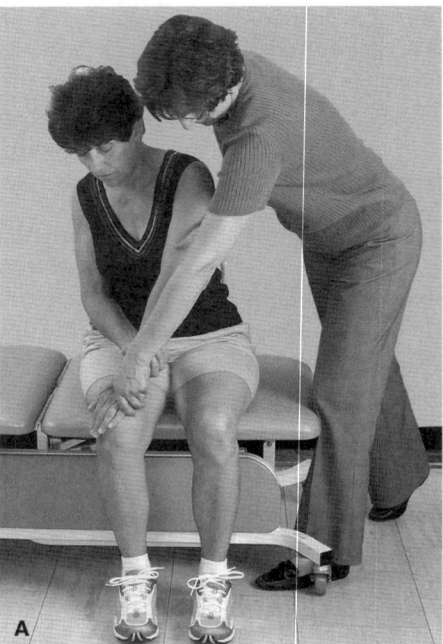 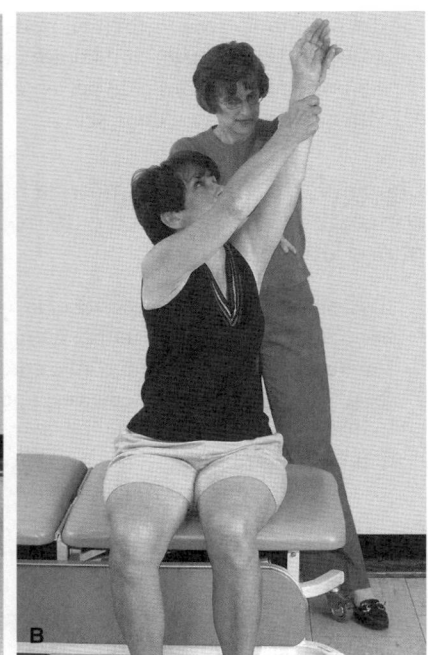

Observação clínica: Pode-se facilitar o rolar de decúbito dorsal para decúbito lateral ou decúbito lateral sobre o cotovelo, ou passar de em pé para sentado usando um padrão de *chop*. Para alguns pacientes (p. ex., aqueles com acidente vascular encefálico) que rolam de decúbito dorsal para lateral sobre o lado mais afetado, é mais útil usar um padrão de *lift* que promova a posição de flexão-abdução-rotação lateral de MS com extensão de cotovelo.

Lift reverso (extensão assimétrica bilateral de MS) com flexão de pescoço e de tronco e rotação para o lado esquerdo)

▸ **Posição inicial:** Na posição sentada, o braço direito que realiza o movimento está posicionado em flexão-abdução-rotação lateral, com o cotovelo estendido; o braço esquerdo de assistência está posicionado em flexão-abdução-rotação lateral, com a mão segurando embaixo do punho direito. A cabeça está voltada para a direita com os olhos focados nas mãos.

▸ **Movimento:** O braço que realiza o movimento se move em extensão-adução-rotação medial, com o cotovelo estendido; o braço de assistência se move em extensão-abdução-rotação medial. A cabeça e o tronco flexionam e giram para a esquerda, na direção oposta do *lift* (Fig. 3.33).

▸ **Comandos verbais:** *"Aperte minha mão, vire e puxe seus braços para baixo, cruzando o corpo. Levante e vire a cabeça. Leve o braço para baixo, cruzando o corpo."*

▸ **Contatos manuais:** A mão distal do fisioterapeuta segura a mão direita do paciente (semelhante a resistir ao padrão D2E de MS); a mão proximal fornece pressão à superfície medial-posterior do braço.

Observação clínica: Na posição sentada, o fisioterapeuta seleciona um padrão de *chop* ou *lift*. Uma posição não é progressão da outra, e não há necessidade de usar ambas para melhorar o controle da estabilidade dinâmica na posição sentada. Cada padrão aumenta a rotação da parte superior do tronco com flexão/extensão, deslocamento de peso e cruzamento da linha média, todas atividades importantes para pacientes com negligência unilateral (p. ex., aqueles com acidente vascular encefálico). Esses padrões também podem ser usados para facilitar o movimento de agachado para ajoelhado e vice-versa.

Flexão-abdução-rotação lateral simétrica bilateral de MS com extensão de tronco e retorno

▸ **Posição inicial:** Na posição sentada, ambos os MS estão estendidos e aduzidos, cruzando o corpo, com as mãos fechadas (posicionadas em extensão-adução-rotação medial SB).

▸ **Movimento:** Com as mãos abertas, ambos os MS giram e se movem para cima e para fora, em flexão-abdução-rotação lateral SB. O tronco e o pescoço se estendem quando o paciente olha para cima (Fig. 3.34).

▸ **Movimento de retorno:** Os MS são resistidos adequadamente de baixo para cima enquanto retornam à posição inicial.

▸ **Comandos verbais:** *"Abra as mãos, gire e leve os braços para cima e para fora. Olhe para as mãos. Agora feche as mãos e puxe-as para baixo, cruzando o corpo".*

▸ **Contatos manuais:** O fisioterapeuta resiste por trás com as mãos colocadas sobre a superfície dorsolateral dos antebraços ou das partes superiores dos braços, dependendo do comprimento dos braços do paciente. Du-

FIGURA 3.33   Sentado, *lift* reverso. (A) Posição inicial: ambos os MS estão alongados (o MS esquerdo que realiza o movimento está em flexão-abdução-rotação lateral; a mão direita de assistência segura o punho esquerdo por baixo). O MS esquerdo que realiza o movimento extensão-adução-rotação medial; o braço de assistência mantém seu posicionamento no punho. Instrui-se o paciente a fechar a mão, girar e puxar ambos os MS para baixo, cruzando o corpo. O fisioterapeuta resiste ao movimento, garantindo que ocorra a flexão com rotação de tronco e o deslocamento do peso para a direita. (B) Observe que o fisioterapeuta usa uma ampla BDA que possibilita o deslocamento de peso para a aplicação contínua de resistência durante todo o padrão.

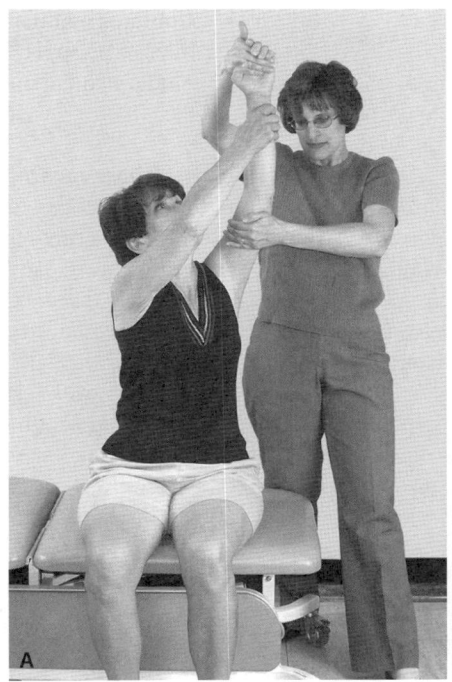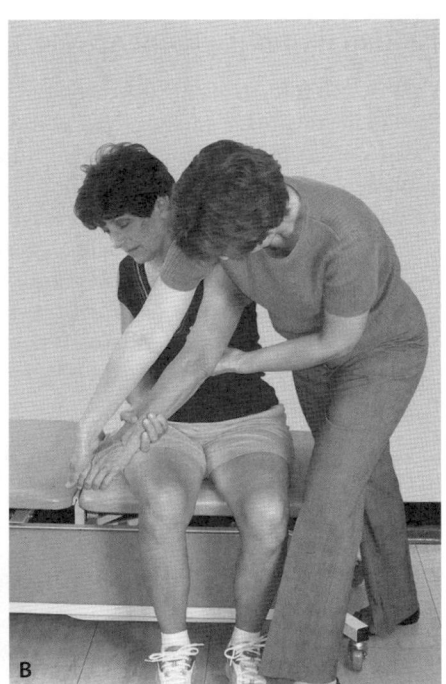

FIGURA 3.34   Sentado, flexão-abdução-rotação lateral de MS simétrica bilateral. (A) Posição inicial: o paciente começa com ambos os MS estendidos e aduzidos cruzando o corpo. Instrui-se o paciente a abrir as mãos, girar e levantar ambos os MS para cima e para fora, a cerca de um palmo da cabeça. O fisioterapeuta resiste ao movimento, garantindo que o paciente levante ambos os MS para cima e para fora enquanto estende a parte superior do tronco. (B) O fisioterapeuta precisa estar posicionado atrás do paciente com as duas mãos segurando a parte inferior do braço ou parte superior do antebraço. Para melhorar o controle respiratório, o paciente pode ser instruído a inspirar profundamente durante a flexão-abdução-rotação lateral, e expirar durante o movimento reverso, extensão-adução-rotação medial.

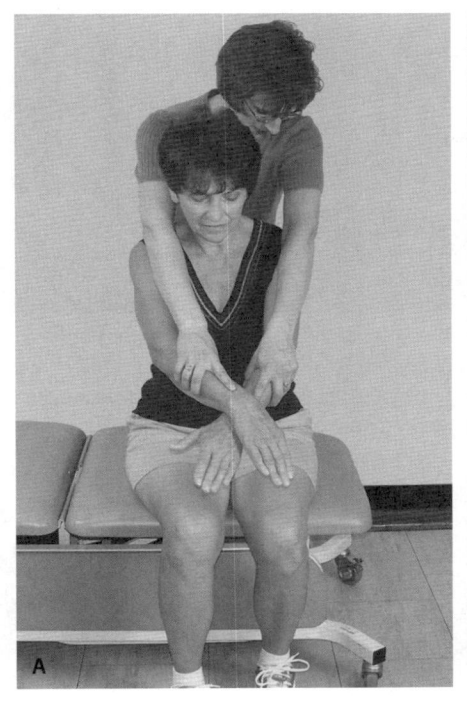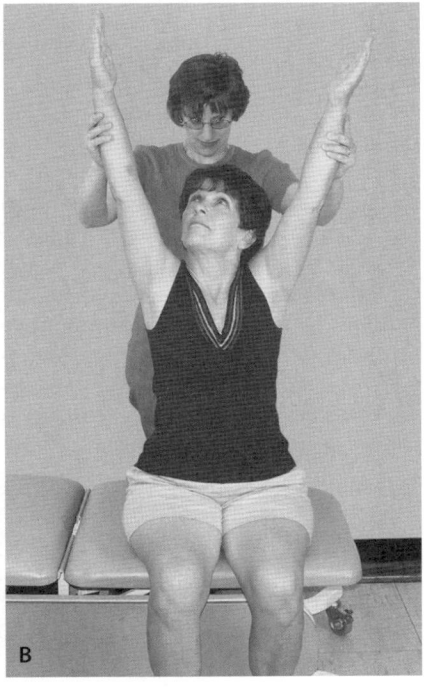

rante o *movimento de retorno*, os MS são adequadamente resistidos de baixo para cima enquanto retornam à posição inicial.

📄 **Observação clínica:** Os padrões de flexão-abdução-rotação lateral SB incentivam a expansibilidade torácica, com alongamento dos músculos peitorais anteriores e fortalecimento dos músculos posteriores do pescoço e do tronco, juntamente com os músculos do manguito rotador. Assim, são ideais para o paciente com hipercifose dorsal funcional, com anteriorização de ombros e cabeça (p. ex., o paciente com atitude senil ou doença de Parkinson). Para melhorar o controle respiratório, pode-se instruir o paciente a inspirar lentamente à medida que os MS se elevam e expirar lentamente à medida que retornam à posição inicial. Para melhor controle da extensão de tronco, o padrão é idealmente realizado na posição sentada. Também pode ser realizado em decúbito dorsal ou ajoelhado e pode ser usado para promover transições entre as posições agachada e ajoelhada.

Padrões de *thrust* e *thrust* reverso

- **Posição inicial:** Na posição sentada, ambos os MS estão flexionados e aduzidos nas laterais do corpo (adução de ombro, flexão de cotovelo, supinação de antebraço, flexão de punho e dedos).
- **Movimento:** *Thrust*: As mãos abrem, os antebraços pronam e os MS se movem para cima, cruzando a face, com os cotovelos se estendendo, os ombros flexionados a 90° e os punhos se cruzando. *Thrust reverso*: As mãos fecham, os antebraços supinam, os cotovelos flexionam e os MS vão para baixo e para trás, nas laterais do corpo (Fig. 3.35).
- **Comandos verbais:** *"Abra as mãos, gire e empurre para cima e para a frente, em minha direção. Agora feche as mãos, gire, puxe para trás e para baixo, nas laterais do corpo, e flexione os cotovelos."*

- **Contatos manuais:** O fisioterapeuta segura o antebraço inferior na superfície dorsal. As posições das mãos não mudam com a mudança na direção do movimento.

Observação clínica: O padrão de *thrust* é um padrão protetor para o rosto e promove ações de flexão de ombro e extensão de cotovelo com protração escapular. É útil na promoção de um padrão fora de sinergia para o paciente com acidente vascular encefálico (o padrão de *thrust* reverso deve ser assistido passivamente porque se assemelha muito a um padrão de sinergia obrigatório). O padrão de *thrust* reverso é útil para promover a extensão da parte superior do tronco com retração escapular simétrica. Funcionalmente, promove uma postura sentada simétrica e ereta, importante para o paciente que se senta incorretamente (costas arredondadas com anteriorização da cabeça e dos ombros).

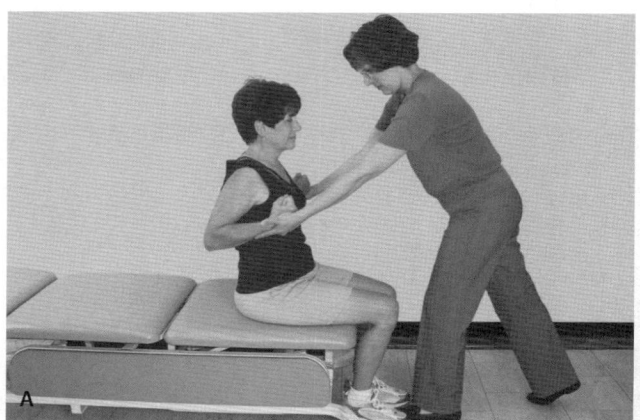 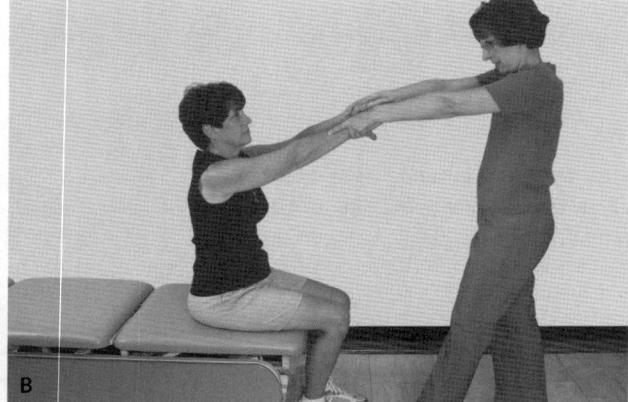

FIGURA 3.35   Sentado, padrão de *thrust* de MS. (A) Posição inicial: o paciente começa com ambos os MS flexionados e aduzidos, os antebraços supinados, as mãos flexionadas e os braços flexionados próximos à lateral do corpo. Instrui-se o paciente a abrir ambas as mãos, girar e levar os braços para cima cruzando o corpo, estendendo ambos os cotovelos e cruzando as duas mãos na frente do rosto (posição de *thrust*). O fisioterapeuta resiste ao movimento e deve deslocar o peso para trás, para garantir que ambos os cotovelos se estendam completamente. (B) Durante o *thrust* reverso, o fisioterapeuta resiste aos MS enquanto eles flexionam e retornam à lateral do corpo.

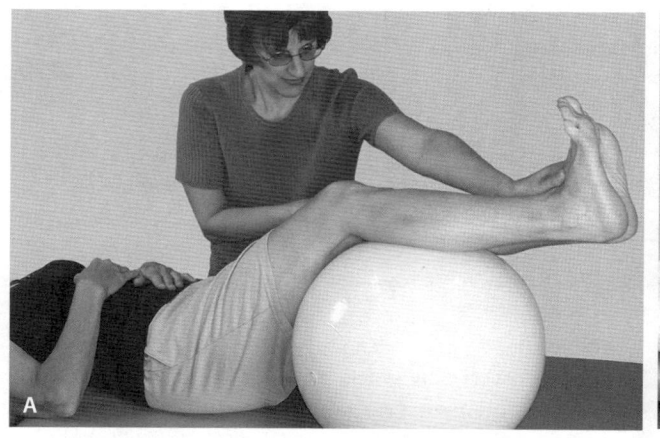 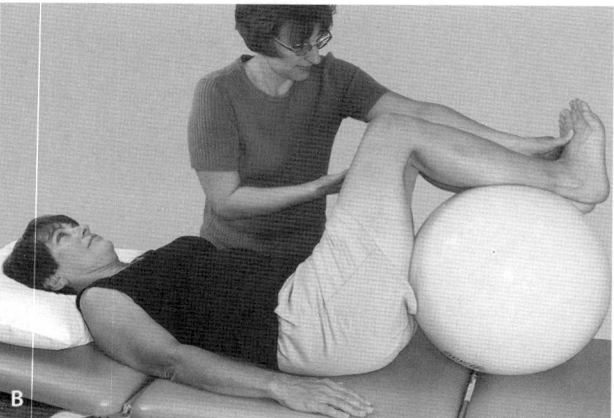

FIGURA 3.36   Em decúbito dorsal, flexão assimétrica bilateral de MI, com flexão de joelho para flexão da parte inferior do tronco (para a esquerda), pés apoiados na bola terapêutica. (A) Posição inicial: a mão distal do fisioterapeuta pressiona ambos os pés do paciente nas superfícies dorsolaterais; a mão proximal aplica pressão nos aspectos anterolaterais das coxas do paciente. O fisioterapeuta aplica estiramento e resistência a ambos os dorsiflexores de tornozelo (mão distal) e a ambas as coxas (mão proximal) conforme o paciente curva os quadris e flexiona os joelhos para cima, levando os pés para cima em direção ao fisioterapeuta. (B).

Flexão assimétrica bilateral de MI com flexão da parte inferior do tronco e rotação para a esquerda (ou para a direita)

- **Posição inicial:** Em decúbito dorsal (ambos os MI se movendo para a esquerda), os MI estão estendidos e posicionados à direita com o MI direito em extensão--abdução-rotação medial e o esquerdo em extensão-adução-rotação lateral.
- **Movimento:** Os MI se elevam, cruzando o corpo em direção ao lado esquerdo; os joelhos se movem em flexão com os tornozelos em dorsiflexão. Na Figura 3.36, usa-se uma bola terapêutica para apoiar os MI na flexão para diminuir o esforço inicial e a tensão na região lombar.
- **Comandos verbais:** *"Pés para cima. Agora flexione os joelhos e leve os pés para cima e na minha direção."*
- **Contatos manuais:** A mão distal segura a superfície dorsolateral de ambos os pés. A mão proximal fornece pressão na superfície anterolateral do MI mais próximo.

📋 **Observação clínica:** Quando não é usada uma bola terapêutica, o braço proximal pode ser colocado embaixo das coxas do paciente para fornecer um auxílio inicial ao levantamento das duas pernas. Essa atividade é extremamente desafiadora quando realizada desde o início da amplitude. Certifique-se de que seja evitada a tensão proveniente da hiperextensão lombar.

Extensão assimétrica bilateral de MI com extensão e rotação da parte inferior do tronco

- **Posição inicial:** Em decúbito dorsal (ambos os MI se movendo para a direita), os MI estão flexionados e posicionados à esquerda, com o MI direito em flexão--adução-rotação lateral e o MI esquerdo em flexão-abdução-rotação medial.
- **Movimento:** Os MI empurram para baixo, cruzando o corpo em direção ao lado direito; os joelhos se movem em extensão com os tornozelos em flexão plantar.
- **Comandos verbais:** *"Coloque os pés para baixo; agora empurre para baixo e na minha direção."*
- **Contatos manuais:** A mão distal segura a superfície plantar-lateral de ambos os pés. A mão proximal fornece resistência por baixo das coxas do paciente.

Medidas de desfecho e evidências das pesquisas

É importante usar medidas de desfecho padronizadas para documentar a melhora nas habilidades de movimento e os desfechos do plano de cuidado do paciente. Usam--se medidas para documentar as mudanças na ADM, na força muscular e na coordenação (nível de compromenti-

mento) e a melhora das habilidades funcionais. Os instrumentos incluem os seguintes:

Parâmetros quantitativos:
- ADM medida por goniometria.[9]
- Força muscular medida pelo teste manual de força muscular.[10,11]

Parâmetros qualitativos:
- Coordenação e equilíbrio: controle, velocidade e estabilidade.[12]

Habilidades funcionais:
- Função medida pela medida de independência funcional[13,14] e outras medidas funcionais.

As evidências das pesquisa sobre a FNP são limitadas. Como uma abordagem ao tratamento voltada à aplicação de princípios e técnicas com base no quadro clínico individual do paciente, a FNP não se adequa bem ao uso de protocolos de intervenção previamente prescritos. Como resultado, apenas uma pequena quantidade de ensaios clínicos randomizados e controlados estudaram a FNP, de modo que a qualidade geral das pesquisas disponíveis varia. Uma revisão da literatura feita em 2006 por Smedes[15] revelou concentrações em áreas específicas, incluindo técnicas de alongamento por FNP, acidente vascular encefálico, marcha, atividades de vida diária ou desempenho esportivo e funções vitais. As técnicas de alongamento facilitadas pela FNP (contração-relaxamento [CR] e manutenção-relaxamento [MR]) compõem o maior grupo de estudos de pesquisa e são revisadas neste livro.

Alguns pesquisadores demonstraram evidências de que as técnicas de FNP são mais eficazes do que as técnicas de alongamento estático na melhora da ADM.[16-19] Outros pesquisadores demonstraram que as técnicas de FNP são comparáveis e não mais eficazes do que as técnicas de alongamento estático.[20-23] Usando uma metodologia de ensaio clínico randomizado controlado, Fasen et al.[24] compararam quatro diferentes técnicas de alongamento dos posteriores da coxa. Os pesquisadores descobriram que as técnicas de alongamento ativo da FNP resultaram em melhora da ADM em 4 semanas quando comparadas ao alongamento passivo. Após 8 semanas, o grupo de alongamento passivo (elevação da perna reta) teve a maior melhora no comprimento dos posteriores da coxa. Maddigan, Peach e Behm[25] compararam três técnicas de alongamento: alongamento por FNP assistido por um fisioterapeuta, alongamento por FNP não assistido usando uma cinta e alongamento estático. As três técnicas produziram melhorias semelhantes na ADM, juntamente com decréscimos pós-alongamento no tempo de movimento e velocidade angular. Azevedo et al.[26] demonstraram ganho de ADM semelhante após um procedimento de CR por FNP tanto no caso de alongamento de um músculo-alvo contraído como de alongamento de um músculo não envolvido distante do músculo-alvo. Youdas et al.[27] compararam duas técnicas diferentes de alongamento por FNP, MR e MR com contração do antagonista por MR (MR-CA), e descobriram que a ADM pós-alongamento foi maior após o procedimento de MR-CA. Sheard e Paine[28] investigaram a força de contração necessária para provocar mudanças positivas na ADM. Eles descobriram que a força de pico máxima é de 64,3% da contração isométrica voluntária máxima.

As limitações em muitos desses estudos incluem (1) utilização de pessoas saudáveis e quantidade limitada de grupos de pacientes, (2) comparações limitadas com melhora no desempenho funcional e (3) variações na metodologia. O que não está claro em muitos dos estudos são as especificidades das técnicas utilizadas (de acordo com as descrições estabelecidas das técnicas de FC e CR) e como elas foram aplicadas (em movimentos diagonais ou planos retos).

RESUMO

Este capítulo revisou os conceitos básicos e componentes da abordagem de FNP, incluindo os princípios básicos, técnicas de tratamento, atividades e padrões sinérgicos de movimento. A melhora funcional geral é promovida pelo uso de princípios e técnicas de facilitação específicos para melhorar a atividade muscular coordenada. Estratégias efetivas de aprendizagem motora são uma parte importante dessa abordagem. Padrões de membros são combinados com padrões de tronco para melhorar o controle postural e a função. **Agradecimento:** O autor reconhece com gratidão as contribuições de Cristiana K. Collins e Vicky Saliba Johnson na preparação final deste capítulo.

REFERÊNCIAS

1. Voss, D, Ionta, MK, and Myers, BJ. Proprioceptive Neuromuscular Facilitation: Patterns and Techniques, ed 3. Philadelphia, Harper & Row, 1985.
2. Adler, S, Beckers, D, and Buck, M. PNF in Practice, ed 3. New York, Springer-Verlag, 2008.
3. Kaiser Permanente. Post-Graduate PNF Physical Therapy Training Program. Retrieved January 2, 2014, from www.kaiserpermanente.org/facilities/Vallejo/services_overview.html.
4. International PNF Association (IPNFA). PNF from Facilitation to Participation. Retrieved January 2, 2014, from www.ipnfa.org.
5. Latash, M, and Anson, J. Synergies in health and disease: Relations to adaptive changes in motor coordination. Phys Ther, 2006; 86: 1151.
6. Saliba, VL, Johnson, GS, and Wardlaw, C. Proprioceptive neuromuscular facilitation. In Basmajian, JV, and Nyberg, R (eds): Rational Manual Therapies. Baltimore, Williams & Wilkins, 1993, 243.
7. Johnson, G, and Saliba Johnson, V. PNF 1: The Functional Application of Proprioceptive Neuromuscular Facilitation, Course Syllabus, Version 7.9, Steamboat, CO, Institute of Physical Art, 2014.
8. Sherrington, CS. The Integrative Action of the Nervous System. New Haven, Yale University Press, 1906.
9. Norkin, C, and White, J. Measurement of Joint Function, ed 4. Philadelphia, F.A. Davis, 2009.
10. Hislop, JH, and Montgomery, J. Saniels and Worthingham's Muscle Testing: Techniques of Manual Examination, ed 8. Philadelphia, Saunders (Elsevier), 2007.
11. Kendall, F, et al. Muscles: Testing and Function with Posture and Pain, ed 5. Baltimore, Lippincott Williams & Wilkins, 2005.
12. Schmitz, T, and O'Sullivan, S. Examination of coordination and balance. In O'Sullivan, S, Schmitz, T, and Fulk, G (eds): Physical Rehabilitation, ed 6. Philadelphia, F.A. Davis, 2014.
13. Guide for the Uniform Data Set for Medical Rehabilitation (Adult FIM), Version 5.0, Buffalo, NY, State University of New York, 1996.
14. Dodds, T, et al. A validation of the functional independence measurement and its performance among rehabilitation in-patients. Arch Phys Med Rehabil, 1993; 74:531.
15. Smedes, F. Is there support for the PNF-concept? A literature search on electronic databases. www.ipnfa.org/index.php/pnf-literature/openaccess?download=3. Retrieved on January 6, 2014.
16. Funk, DC, et al. Impact of prior exercise on hamstring flexibility: a comparison of proprioceptive neuromuscular facilitation and static stretching. J Strength Cond Res, 2003; 3:489–492.
17. Wenos, DL, Konin, JG. Controlled warm-up intensity enhances hip range of motion. J Strength Cond Res, 2004; 3:529.
18. Weng, MC, et al. Effects of different stretching techniques on outcomes of isokinetic exercise in patients with knee osteoarthritis. Kaohsiung J Med Sci, 2009; 6:306.
19. O'Hora, J, et al. Efficacy of static stretching and proprioceptive neuromuscular facilitation stretch on hamstring length after a single session. J Strength Cond Res, 2011; 6:1586.
20. Davis, DS, et al. The effectiveness of 3 stretching techniques on hamstring flexibility using consistent stretching parameters. J Strength Cond Res, 2005; 1:27.
21. Yuktasir, B, and Kaya, F. Investigation into the long-term effects of static and PNF stretching exercise on range of motion and jump performance. J Bodyw Move Ther, 2009; 1:11.
22. Puentedura, EJ, et al. Immediate effects of quantified hamstring stretching: hold-relax proprioceptive neuromuscular facilitation. Phys Ther Sport, 2011; 12:122.
23. Chow, TP, and Ng GY. Active, passive and proprioceptive neuromuscular facilitation stretching are comparable in improving knee flexion range in people with total knee replacement: a randomized controlled trial. Clin Rehab, 2010; 24:911.
24. Fasen, JM, et al. A randomized controlled trial of hamstring stretching: comparison of four techniques. J Strength Cond Res, 2009; 23:660.
25. Maddigan, ME, Peach, AA, and Behm, DG. A comparison of assisted and unassisted proprioceptive neuromuscular facilitation techniques and static stretching. J Strength Condit Res, 2012; 5:1238.
26. Azevedo, DC, et al. Uninvolved versus target muscle contraction during contract-relax proprioceptive neuromuscular facilitation stretching. Phys Ther Sport, 2011; 3:117.
27. Youdas, JW, et al. The efficacy of two modified proprioceptive neuromuscular facilitation stretching techniques in subjects with reduced hamstring muscle length. Physiother Theory Pract, 2010; 4:240.
28. Sheard, PW, and Paine, TJ. Optimal contraction intensity during proprioceptive neuromuscular facilitation for maximal increase of range of motion. J Strength Cond Res, 2010; 24:416.

CAPÍTULO

4 Intervenções para melhorar a mobilidade no leito e o controle de tronco precoces

Cristiana K. Collins, PT, PhD, CFMT, NCS
Vicky Saliba Johnson, PT, FAAOMPT
Thomas J. Schmitz, PT, PhD

A mobilidade no leito é uma habilidade básica que promove a independência e possibilita atividades de autocuidado. Seja tratando um paciente com envolvimento neurológico, um paciente idoso ou debilitado, ou uma pessoa com lombalgia aguda, a mobilidade no leito prejudicada pode ser um desafio para o paciente, bem como para os profissionais da saúde e para a família. As intervenções concentram-se em facilitar as habilidades mais eficientes e sem dor para mover-se no leito a fim de realizar atividades como mudança de decúbito, higiene pessoal, vestir-se e sentar-se em preparação para transferências ou transição para a posição ortostática. Este capítulo apresenta métodos para examinar e avaliar os principais componentes necessários para a mobilidade no leito, bem como atividades, técnicas e exercícios que podem promover maior eficiência e independência.

▶ Intervenções para melhorar o controle em habilidades de mobilidade no leito

As habilidades de mobilidade no leito envolvem passar de decúbito dorsal para lateral e de lateral para dorsal ou ventral, mover-se no leito (fazendo ponte e arrastando-se) e passar de decúbito dorsal para lateral para sentado. Pessoas com sistemas neurológicos e musculoesqueléticos eficientes utilizam uma variedade de estratégias e padrões para mudar de decúbito, todos caracterizados por transições suaves entre as posturas. Pacientes com envolvimento neurológico (p. ex., acidente vascular encefálico, lesão medular [LM]), deficiências musculoesqueléticas (p. ex., doença discal aguda grave, trauma, cirurgia recente) ou fraqueza extensa (p. ex., doença pulmonar obstrutiva crônica, doença renal, dor crônica) muitas vezes demonstram dificuldade nas transições de movimento e no controle antigravitacional.

Análise de tarefas

A análise de tarefas fornece informações para o desenvolvimento do plano de cuidado fisioterapêutico (PDC) e requer que o fisioterapeuta aborde questões relacionadas com a compreensão de três elementos principais: (1) a tarefa, (2) as características do paciente específico e (3) o impacto do ambiente nas estratégias de controle motor. Inerentes a cada um desses componentes da análise de tarefas, há questões a serem consideradas e respondidas pelo fisioterapeuta. Ver a discussão sobre a análise de tarefas no Capítulo 2, Intervenções para melhorar a função motora (resumida no Quadro 2.2).

A análise de tarefas também possibilita que o fisioterapeuta identifique a ligação entre a incapacidade do paciente em usar efetivamente uma estratégia de movimento apropriada (movimento anormal) e deficiências subjacentes. Estas informações ajudam a identificar a necessidade de procedimentos adicionais de exame e direcionam e guiam a escolha de estratégias de intervenção. O conhecimento de posturas e movimentos eficientes e a capacidade de desconstruir uma tarefa em suas habilidades componentes são essenciais para realizar uma análise de tarefa.

Ao observar o movimento humano, é importante notar que o movimento *normal*, como as características normais da marcha, é simplesmente um guia para entender o que se deve esperar. Em todas as habilidades de mobilidade funcional, podem-se observar grandes variações ao longo da vida em relação ao que pode ser considerado "normal" (p. ex., a considerável variação nas características da marcha exibida em uma população de pessoas "normais"). Isto foi chamado de *o desafio imposto pelo normal*, sugerindo que, como especialistas em movimento, os fisioterapeutas deveriam estar observando e objetivando a eficiência do movimento. O *movimento eficiente* é definido como tendo capacidade mecânica adequada (mobilidade dos componentes articulares, de tecidos moles, musculares e neurovasculares), função neuromuscular adequada (capacidade de iniciar uma contração e demonstrar força e resistência adequadas) e controle motor eficaz (capacidade de demonstrar estratégias de movimento adequadas para assumir e manter uma postura equilibrada, enquanto envolvido em uma atividade funcional com demandas de tarefa variáveis).[1,2]

O ***acionamento automático do core***,[2] ou a ativação automática do *core*/músculos tônicos estabilizadores em todo o corpo, fornece a estabilidade dinâmica necessária para a mobilidade distal durante a realização de uma tarefa funcional. Essa sincronização automática da ativação do *core*, ou os *ajustes posturais antecipatórios*, é necessária para a estabilidade dinâmica requerida para o movimento volitivo efetivo. Um insulto que afeta a *mobilidade de transição*, o *controle postural estático* (estabilidade) e/ou o *controle postural dinâmico* (mobilidade controlada, controle estático-dinâmico) pode afetar diretamente a capacidade do paciente de demonstrar essas estratégias, levando a posturas e movimentos ineficientes ou disfuncionais.

Observação clínica: Tradicionalmente, a palavra *core* tem sido usada para se referir ao tronco, e os dois termos são usados de maneira intercambiável. No entanto, *core* também é usado mais globalmente para incluir tanto os músculos estabilizadores do tronco quanto os músculos estabilizadores dos segmentos interconectantes (cíngulos dos membros superior e inferior). As regiões do tronco, do cíngulo do membro inferior e do cíngulo do membro superior têm estabilizadores do *core*, que devem trabalhar sinergicamente com motores primários em sincronização adequada para fornecer estabilidade dinâmica para uma mobilidade distal efetiva.

Exame e avaliação

Como para todas as tarefas funcionais, o *exame* fisioterapêutico das habilidades de mobilidade no leito inclui a observação e análise visual da tarefa e palpação dos segmentos corporais durante a demonstração da habilidade, além dos dados obtidos de testes e medidas indicados (p. ex., amplitude de movimento [ADM], teste manual de força muscular, exame sensitivo).

A *avaliação* fisioterapêutica, ou a interpretação dos dados do exame de mobilidade no leito, é realizada no contexto das exigências das tarefas motoras: mobilidade, estabilidade (controle postural estático), mobilidade controlada (controle postural dinâmico) e habilidade (movimento suave coordenado consistente). Este contexto também fornece informações para a tomada de decisão clínica relacionada ao desenvolvimento de um PDC que aborde os déficits na mobilidade no leito. As intervenções de tratamento destinadas a restabelecer esses requisitos de tarefas motoras se baseiam na abordagem de deficiências nas seguintes áreas:

- Capacidade mecânica (articular, de tecidos moles e neural) para melhorar a mobilidade.
- Função neuromuscular para promover a estabilidade e mobilidade controlada.
- Controle motor para promover um desempenho de tarefas eficiente.

Por exemplo, ao trabalhar com um paciente para melhorar as habilidades de ponte para o propósito funcional de arrastar-se de um lado para o outro no leito, o fisioterapeuta primeiro avalia e trata as limitações na capacidade mecânica. Essas limitações podem ser, por exemplo, reduções na ADM de quadril, joelho ou tornozelo. O objetivo é assegurar a disponibilidade da mobilidade necessária para assumir a posição de ponte e, por fim, arrastar-se. Uma vez na posição, a função neuromuscular é abordada para assegurar que o paciente possa se estabilizar na posição (estabilidade) antes de pedir ao paciente que se mova nessa posição (mobilidade controlada). Uma vez alcançadas a mobilidade adequada, a estabilidade e a mobilidade controlada, a ênfase passa a ser facilitar as estratégias de controle motor necessárias para arrastar-se de um lado para o outro de maneira eficiente.

Selecionam-se as intervenções de acordo com as deficiências identificadas na capacidade mecânica, na função neuromuscular e/ou no controle motor. O principal objetivo do tratamento é restaurar o movimento eficiente para otimizar a função. As descrições dos princípios de facilitação neuromuscular proprioceptiva (FNP) discutidas neste capítulo (posição do paciente e do fisioterapeuta, contatos manuais [CM], comandos verbais, padrões de movimento, sincronização, resistência apropriada,[1,2] aproximação, tração, *input* visual, irradiação e reforço, e estiramento rápido) são abordadas no Capítulo 3, Facilitação neuromuscular proprioceptiva (resumidas no Quadro 3.1). As descrições das técnicas específicas de FNP (iniciação rítmica, combinação de isotônicos, inversões dinâmicas [isotônicas], inversões de estabilização [isométricas]) são resumidas no Quadro 3.2.

Posturas e técnicas para melhorar as habilidades de mobilidade no leito

As seções a seguir apresentam posturas e técnicas para melhorar o controle do tronco, as habilidades de mobilidade no leito e a função neuromuscular precoces na preparação para a posição sentada, posição ortostática e marcha. Com base em uma compreensão dos requisitos da tarefa motora e progressões do desenvolvimento, descrevem-se as características gerais e requisitos de mobilidade de cada postura ou atividade (i. e., posição de pré-ponte [*hooklying*], ponte, decúbito lateral e rolar). As intervenções são organizadas por tipo de controle motor necessário: *mobilidade em transições* (capacidade de mover-se de uma posição para outra), *controle postural estático* (estabilidade), *controle postural dinâmico* (mobilidade controlada, controle estático-dinâmico) e *atividades de habilidade* (função). Ver a discussão no Capítulo 2, Intervenções para melhorar a função motora. Descrevem-se desfechos para os pacientes consistentes com o *Guide to physical therapist practice*[3], bem como aplicações clínicas e exemplos de pacientes.

Para todas as atividades e aplicação de técnicas, o posicionamento do paciente é um elemento-chave para facilitar os padrões motores desejados. Inicialmente, o paciente deve ser posicionado o mais próximo possível do alinhamento neutro, minimizando a tensão sobre os tecidos e apoiando os segmentos do corpo. O alinhamento e a postura influenciam diretamente o controle neuromuscular. Para pacientes que podem ter sofrido um insulto ao sistema nervoso central e possam estar sob a influência de reflexos primitivos (Quadro 4.1), pode-se usar o posicionamento para minimizar respostas motoras ou tendências anormais.

Outra consideração geral importante é a adesão do fisioterapeuta à mecânica corporal adequada para prevenir lesões e facilitar uma resposta neuromuscular ideal no paciente. O movimento esperado do paciente ou do segmento corporal muitas vezes é uma imagem espelhada do movimento do fisioterapeuta. Como tal, o fisioterapeuta deve estar posicionado em alinhamento direto com o movimento desejado para que este seja facilitado (usando uma base de apoio [BDA] dinâmica e ampla para possibilitar deslocamentos de peso). Com o posicionamento ideal, os deslocamentos de peso do fisioterapeuta serão proporcionais e podem facilitar a direção e a amplitude do movimento esperado do paciente e possibilitar a aplicação efetiva da resistência apropriada.

> ### QUADRO 4.1 Reflexos tônicos: impacto na aquisição do rolamento funcional
>
> **Reflexo tônico labiríntico simétrico (RTLS):** o RTLS causa flutuações no tônus em lactentes e em alguns pacientes com lesão cerebral que são influenciadas pela *posição do corpo* (decúbito ventral *versus* decúbito dorsal). Em decúbito ventral, há aumento no tônus flexor; em decúbito dorsal, há aumento no tônus extensor. O tônus extensor ou flexor excessivo impede o movimento de rolar. O fisioterapeuta pode considerar posicionar o paciente inicialmente em decúbito lateral para eliminar as influências reflexas dos decúbitos ventral e dorsal.
>
> **Reflexo tônico cervical assimétrico (RTCA):** o RTCA causa flutuações no tônus em lactentes e em alguns pacientes com lesão cerebral que são influenciadas pela *rotação cervical para a direita* ou *para a esquerda*. A rotação do pescoço para um dos lados resulta em extensão do MS do lado para o qual a cabeça girou (lado do queixo) e na flexão do MS contralateral (lado do crânio). A posição estendida do MS, que acompanha a rotação de cabeça para o lado deste MS, bloqueia o rolamento. Deve-se manter um alinhamento normal (neutro) da cabeça e do pescoço e o paciente deve ser impedido de virar a cabeça em direção ao lado para o qual vai rolar.
>
> **Reflexo tônico cervical simétrico (RTCS):** o RTCS provoca flutuações no tônus em lactentes e em alguns pacientes com lesão cerebral que são influenciadas pela *flexão* ou *extensão da cabeça e do pescoço*. A flexão da cabeça e do pescoço produz flexão dos MS e extensão dos MI; a extensão da cabeça e do pescoço provoca extensão dos MS e flexão dos MI. Deve-se manter um alinhamento normal (neutro) da cabeça e do pescoço. Devem-se evitar estratégias usando a flexão ou extensão da cabeça e do pescoço para promover o rolamento.

Posição de pré-ponte (*hooklying*)

Características gerais

Na posição de pré-ponte (*hooklying*), o paciente está em decúbito dorsal com os quadris e os joelhos flexionados a aproximadamente 60°; os pés estão apoiados no chão e descarregam o peso na superfície de apoio. Movimentos da e para a posição de pré-ponte incluem a ponte, o arrastar-se e a rotação da parte inferior do tronco (RTI). Com sua ampla BDA e centro de massa (CDM) baixo, essa postura pode ser usada para promover a estabilidade do tronco e dos quadris, o controle postural dinâmico do tronco e dos membros inferiores (MI) (p. ex, rotação da parte inferior do tronco e pontes controladas) e habilidades funcionais (p. ex., vestir-se e arrastar-se no leito).

A movimentação ativa dos joelhos de um lado para o outro envolve cruzar a linha mediana e pode ser uma importante atividade de tratamento para diminuir a hipertonicidade (p. ex., pacientes com doença de Parkinson, acidente vascular encefálico, lesão medular) e para pacientes com negligência unilateral (p. ex., hemiplegia à esquerda). A rotação da parte inferior do tronco deve ocorrer sem rotação associada da parte superior do tronco ou rotação em bloco, o que pode ser minimizado pelo posicionamento dos ombros em abdução na superfície de apoio, se necessário. Os pacientes com fraqueza de glúteo médio (p. ex., um padrão de marcha em Trendelenburg) podem se beneficiar de atividades nas posições de pré-ponte e ponte para ativar os abdutores de quadril nesta posição de descarga de peso modificada. Pode-se também alterar o posicionamento de membro superior (MS) para alterar a BDA na posição de pré-ponte (p. ex., aumenta-se a dificuldade cruzando os braços contra o tórax ou mantendo as mãos unidas acima do tórax). Para o paciente em recuperação de um acidente vascular encefálico que demonstra excesso de tônus flexor no MS, pode-se usar a posição com as mãos unidas e ambos os cotovelos estendidos e ombros fletidos em aproximadamente 90°.

 Observação clínica

▶ A atividade reflexa anormal (ver Quadro 4.1) pode interferir na atitude de assumir ou manter a posição de pré-ponte. Em decúbito dorsal, o reflexo tônico labiríntico simétrico (RTLS) pode fazer com que os MI se estendam. Uma reação positiva de suporte (aplicando pressão na planta do pé) também pode fazer com que o MI se estenda; pode ser necessário adotar uma descarga de peso aumentada em uma posição com o calcanhar apoiado, minimizando o contato da planta do pé com a superfície de apoio para diminuir o tônus extensor.

▶ Na posição de pré-ponte, alguns pacientes podem inicialmente sentir dificuldade em manter a posição dos pés (ou seja, os calcanhares escorregam afastando-se das nádegas). Nestas situações, os pés devem ser bloqueados na posição (p. ex., CM do fisioterapeuta). Na presença de uma reação positiva de suporte, deve-se tomar cuidado para não bloquear os pés aplicando pressão na planta do pé, pois isso pode fazer com que o MI se estenda. Como mencionado, pode ser necessário adotar uma descarga de peso aumentada em uma posição com o calcanhar apoiado, minimizando o contato da planta do pé com a superfície de apoio para diminuir a atividade do tônus anormal.

Requisitos de mobilidade

Na posição de pré-ponte, as partes cervical, torácica e lombar da coluna vertebral estão em alinhamento neutro. Para assumir ou atuar de maneira efetiva na posição de pré-ponte, o paciente deve ter mobilidade apropriada de quadril, joelho e tornozelo. É necessário movimento em flexão de quadril e de joelho e uma leve flexão plantar no tornozelo. Além disso, a mobilidade da coluna vertebral é importante para assumir de maneira eficiente a posição, estabilizando-se e atuando nela. Alternativamente, o fisioterapeuta pode utilizar estratégias de posicionamento adaptativo para ajudar o paciente a assumir a posição.

Análise de tarefas

Durante as transições do decúbito dorsal para a posição de pré-ponte, o fisioterapeuta deve observar se há sincronia eficiente nos movimento de tronco e MI. A sincronia apropriada requer a ativação dos músculos centrais do tronco para que se tenha estabilidade, juntamente com a atividade de flexores de quadril e posteriores da coxa para trazer sinergicamente os MI para a posição de pré-ponte.

Observar o paciente assumir a postura possibilita que o fisioterapeuta avalie a função dos músculos centrais do tronco, bem como o controle de quadril, joelho e tornozelo. Déficits comumente observados durante o ato de assumir a posição incluem:

- Arqueamento ou rotação da coluna vertebral enquanto o paciente puxa o MI em flexão (indica falta de estabilidade do *core* proximal) com diminuição na atividade dos posteriores da coxa e aumento na ativação dos flexores de quadril.
- Elevar o pé no ar com o mínimo de flexão de joelho (indica o uso excessivo dos flexores de quadril sem o apoio sinérgico da atividade dos posteriores da coxa).
- Estender um MI involuntariamente enquanto flexiona o quadril e joelho opostos (indica falta de estabilidade do *core* proximal e uma tentativa de se estabilizar usando o MI).

Intervenções

Assumir a posição de pré-ponte

Para facilitar o uso dessa posição, inicialmente instrui-se o paciente a empurrar um calcanhar contra a superfície de apoio (com o joelho estendido) enquanto tenta deslizar o calcanhar oposto em direção às nádegas. Essa estratégia aumenta a estabilidade proximal para que ela

apoie o movimento do membro dinâmico. Pode-se aplicar resistência facilitadora aos posteriores da coxa no calcanhar do membro em movimento (Fig. 4.1). Na presença de uma resposta diminuída dos posteriores da coxa, o paciente pode ser instruído a realizar dorsiflexão de tornozelo (ou ser passivamente posicionado em dorsiflexão na presença de fraqueza). Pode-se também usar resistência apropriada para facilitar a dorsiflexão. Para pacientes com limitações na ADM unilateral de flexão de quadril e/ou de joelho, pode-se usar travesseiros para apoiar o membro, enquanto o movimento do MI oposto é facilitado até a posição.

Estabilidade na posição de pré-ponte

A estabilidade (manutenção) na posição de pré-ponte facilita e melhora a força dos músculos do tronco e dos estabilizadores de quadril, joelho e tornozelo. Para a aplicação da manutenção na posição de pré-ponte, o fisioterapeuta mantém uma posição semiajoelhada em uma das laterais do paciente. Usam-se contatos manuais para auxiliar, caso o paciente, inicialmente, tenha dificuldade em manter a postura. Solicita-se ao paciente que mantenha ativamente a posição de pré-ponte. Ambos os joelhos do paciente devem estar estáveis (os joelhos não estão se tocando), os pés em contato com a superfície de apoio. Mantêm-se o alinhamento biomecânico e a distribuição simétrica do peso em relação à linha mediana. Conforme o controle aumenta, a posição dos pés pode ser movida mais distalmente, diminuindo o ângulo de flexão de quadril e joelho. A manutenção da posição deve ser aplicada a cada reposicionamento sucessivo dos pés, conforme a flexão de quadril e de joelho é gradualmente diminuída. Esta ação promove o desenvolvimento de controle seletivo de joelho em diferentes pontos da amplitude.

Os comandos verbais (CV) para as atividades de estabilização em posição de pré-ponte incluem: *"Segure, mantenha os joelhos estáveis e os pés apoiados, segure."*

O controle da estabilidade de tronco e quadril (manutenção) é um elemento essencial para a execução bem-sucedida de tarefas funcionais. Ao pedir a um paciente que mantenha a posição de pré-ponte, o fisioterapeuta deve

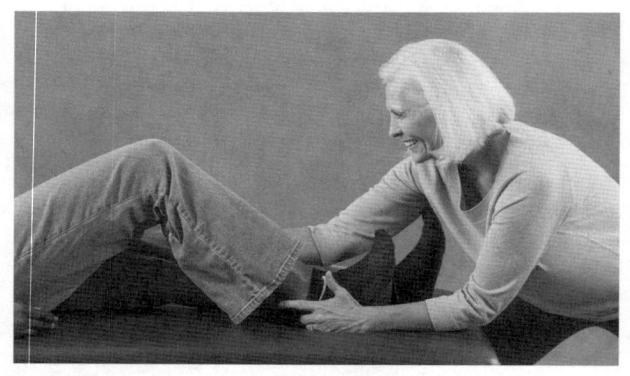

FIGURA 4.1 Flexão unilateral de quadril e de joelho facilitada (levemente resistida) em preparação para assumir a posição de pré-ponte; o calcanhar oposto empurra contra a superfície de apoio para aumentar a estabilidade.

observar atentamente a atividade para determinar se o alinhamento adequado está sendo mantido, com estabilidade adequada de tronco e MI. Estratégias compensatórias (p. ex., hiperextensão lombar e rotação pélvica, abdução e/ou rotação lateral [RL] de MI) são comuns e devem ser eliminadas para evitar a prática de um padrão de manutenção ineficiente. Iniciada em posturas dependentes, a estabilidade de tronco e de quadril acabará progredindo para posturas verticais e atividades que requerem maior habilidade. A estabilidade de tronco fornece a base e o suporte para a função dos membros, bem como a capacidade do indivíduo de interagir com o ambiente.

Podem-se usar inversões de estabilização (isométricas) para promover a estabilidade na posição de pré-ponte. O fisioterapeuta posiciona-se diagonalmente na posição semiajoelhada, de frente para o paciente. Solicita-se ao paciente que mantenha a posição de pré-ponte enquanto o fisioterapeuta aplica resistência apropriada (combinada com tração ou aproximação, conforme apropriado) (Fig. 4.2). Deve-se usar um CV como *"Mantenha, não deixe que eu mova você"* para promover a resposta de manutenção sem a intenção de mover. O CM do fisioterapeuta pode alternar entre o fêmur *distal* de cada lado e a tíbia *proximal* de cada lado (Fig. 4.3). O fisioterapeuta repete a aplicação de baixa resistência lentamente, alternando as contrações isométricas em várias direções, até que o paciente seja capaz de sustentar a posição com estabilidade proximal dinâmica adequada. Quando aplicada aos três planos de movimento, com particular ênfase na rotação, a resistência apropriada levará a uma resposta mais forte dos músculos estabilizadores tônicos, proporcionando melhor controle da estabilidade dinâmica.

Comentários

▸ A resistência apropriada é inicialmente aplicada na direção mais forte do movimento (para promover a irradiação para os músculos mais fracos) e, em seguida, na direção oposta.

▸ Pode-se enfatizar inicialmente as forças de tração ou aproximação, com progressão para resistência direcional.

▸ Uma vez obtida uma resposta estabilizadora apropriada, aumenta-se a resistência; a aproximação ou tração deve ser continuada, conforme necessário.

▸ Pode-se aumentar o desafio diminuindo gradualmente o ângulo de flexão de quadril e de joelho (p. ex., de 60° para 40° a 20°).

▸ Como observado anteriormente, as inversões de estabilização (isométricas) também podem ser aplicadas diagonalmente. Os CM e a posição do fisioterapeuta variam de acordo com a direção desejada da força diagonal. Por exemplo, pode-se aplicar resistência diagonal nos joelhos com o CM alternando entre o aspecto *medial distal* de um joelho e o aspecto *lateral distal* do joelho oposto. O posicionamento das mãos é então invertido para resistir ao movimento na direção oposta.

▸ Pode-se aplicar também resistência apropriada nos tornozelos/na parte distal da tíbia. Pode-se aplicar uma resistência na parte distal para promover uma estabilidade ainda maior, com foco no recrutamento dos posteriores da coxa.

▸ Os contatos manuais devem fornecer transições suaves entre as aplicações de resistência apropriada nas direções opostas.

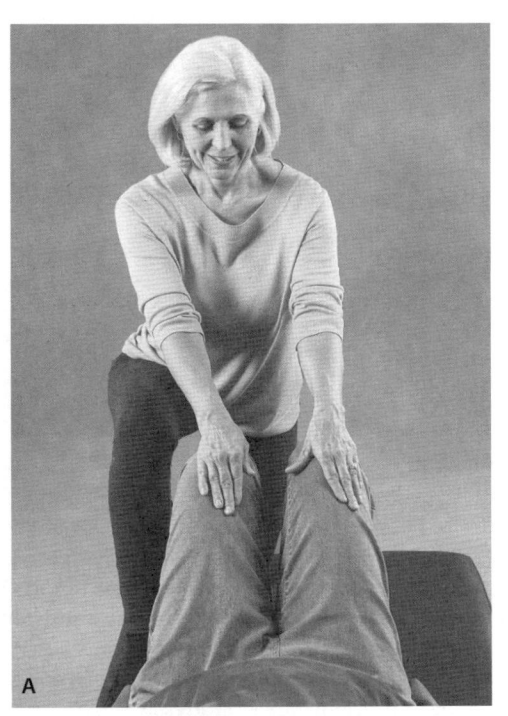

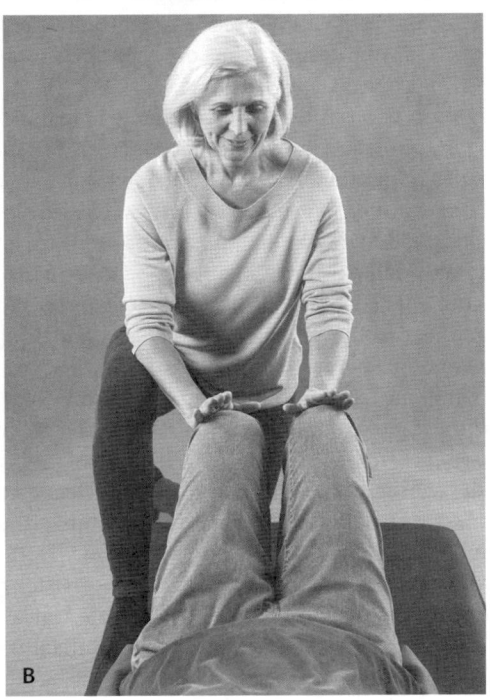

FIGURA 4.2 Inversões de estabilização (isométricas) usadas para promover a estabilidade na posição de pré-ponte podem ser combinadas à (A) tração ou (B) aproximação.

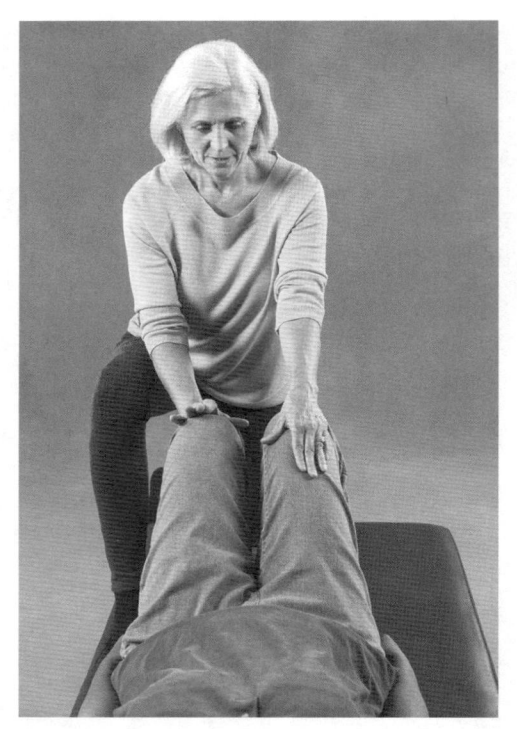

FIGURA 4.3 Aplicação de inversões de estabilização (isométricas) para promover a estabilidade na posição de pré-ponte.

- Se o paciente iniciar uma resposta empurrando ou puxando para um lado, deve-se diminuir a resistência e aumentá-la lentamente até que o paciente responda com estabilização, sem empurrar nem puxar. Essa resistência apropriada que é progressivamente aumentada é repetida em várias direções até que o paciente seja capaz de sustentar a posição com menos esforço e sincronia apropriada.
- Se o peso não estiver uniformemente distribuído pelos pés, pode-se usar aproximação e resistência apropriadas para melhorar a descarga de peso. Por exemplo, se houver diminuição na descarga de peso à esquerda, o fisioterapeuta posiciona-se nesse lado. O fisioterapeuta se aproxima pelo pé até o quadril, enquanto aplica lentamente a resistência apropriada em uma diagonal em direção ao lado superior direito do tronco do paciente.
- A manutenção unilateral (pré-ponte modificada) pode ser praticada em diferentes ADM de flexão de quadril e joelho (Fig. 4.4).
- Pode-se usar a resistência apropriada aplicada aos MS como fonte da irradiação para os estabilizadores de tronco (Fig. 4.5).
- Pode-se posicionar faixas elásticas de resistência ao redor das coxas do paciente para aumentar a carga proprioceptiva e a contração dos estabilizadores de quadril.
- Pode-se posicionar uma pequena bola entre os joelhos do paciente para promover a contração dos adutores de quadril.

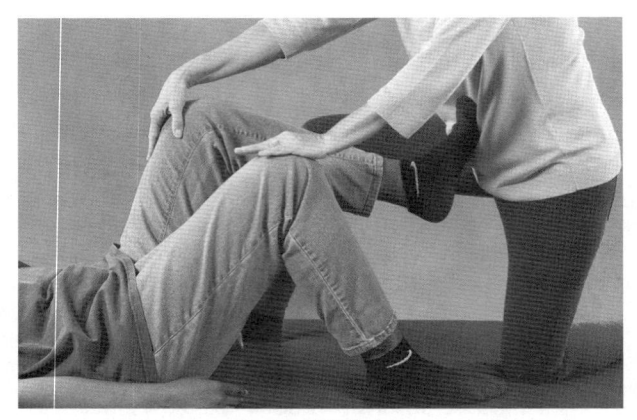

FIGURA 4.4 **Manutenção (estabilidade) na posição de pré-ponte unilateral com CM alternados.** Demandas de manutenção sobre o membro dinâmico quando se solicita ao paciente que "mantenha" em diferentes pontos da ADM.

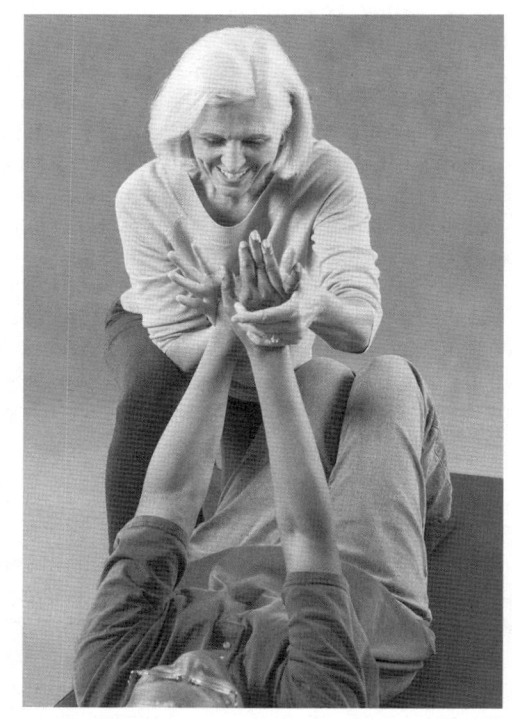

FIGURA 4.5 Aplicação de inversões de estabilização (isométricas) aos MS na posição de pré-ponte para promover a irradiação para os estabilizadores de tronco.

Desfechos

- **Objetivo de controle motor:** estabilidade (manutenção estável da posição de pré-ponte).
- **Habilidade funcional obtida:** controle postural estático aprimorado na posição de pré-ponte.
- **Indicações:** diminuição da força muscular, redução da estabilidade da parte inferior do tronco (p. ex., paciente com disfunção da coluna lombar ou paciente com controle de tronco assimétrico), incapacidade de estabilizar os quadris (p. ex., fraqueza abdutora e marcha em Trendelenburg) e incapacidade de estabilizar os joelhos em flexão com os pés apoiados. O controle pos-

tural estático independente na posição de pré-ponte é uma habilidade importante para a estabilização da parte inferior do tronco/da pelve durante a locomoção.

Rotação da parte inferior do tronco na posição de pré-ponte

A rotação da parte inferior do tronco introduz movimento a uma postura anteriormente estática (pré-ponte), alterando as demandas de controle motor para o controle postural dinâmico (mobilidade controlada). Na rotação da parte inferior do tronco, os joelhos se movem juntos de um lado para o outro, um movimento que estende o tronco e possibilita a rotação segmentar, começando com os quadris se movendo em abdução/adução, seguidos pela rotação da pelve e, por fim, pela rotação de cada vértebra espinal. Uma rotação segmentar inversa ocorre com o retorno à posição neutra. A rotação é então realizada para o lado oposto.

Pode-se usar a *iniciação rítmica* com a rotação da parte inferior do tronco para ensinar o movimento (incluindo extensão do tronco e rotação segmentar) e facilitar o controle para um movimento eficiente. O paciente está na posição de pré-ponte com os dois pés na superfície de apoio. O fisioterapeuta está semiajoelhado na base dos pés do paciente. Os CM dos componentes passivo e ativo-assistido se dão em cima dos joelhos do paciente. É importante enfatizar que, antes de iniciar o movimento na pelve e progredir para a coluna vertebral, os quadris devem ser liberados, possibilitando que os MI caiam para o lado, dissociando de maneira efetiva o movimento do quadril do movimento pélvico e espinal. O movimento de rotação da parte inferior do tronco então começa na pelve e é seguido pela rotação segmentar da coluna vertebral. Durante a fase resistiva da iniciação rítmica, os CM mudam para o aspecto medial de um joelho (mais próximo do fisioterapeuta) e para o aspecto lateral do joelho oposto (mais distante do fisioterapeuta) para resistir a ambos os joelhos conforme eles se afastam. As mãos do fisioterapeuta devem girar para resistir ao movimento completo dos joelhos até à superfície de apoio, quando apropriado. Essa sequência é repetida com a introdução gradual de níveis adequados de resistência. Os CM então se movem para os lados opostos dos joelhos para resistir ao movimento em direção ao fisioterapeuta.

 Observação clínica

▸ A iniciação rítmica é útil para pacientes com controle diminuído em decorrência de fraqueza ou aumento anormal do tônus. Para o paciente com tônus aumentado, pode ser necessário iniciar a rotação da parte inferior do tronco com flexão de quadris e joelhos inferior à ideal. À medida que o tônus diminui, os MI podem ser reposicionados gradualmente em maior flexão de quadril e de joelho até que seja alcançada a posição de pré-ponte.

▸ Os pacientes podem realizar a rotação da parte inferior do tronco de maneira inadequada simplesmente deixando

que os joelhos caiam para um dos lados, possibilitando que a pelve se mova em rotação com extensão lombar. Deve-se incentivar o sincronismo e controle apropriados do movimento.

▸ Uma aplicação alternativa da rotação da parte inferior do tronco na posição de pré-ponte envolve o posicionamento das pernas do paciente sobre uma bola terapêutica, com os quadris e joelhos flexionados a aproximadamente 70° (Fig. 4.6). O fisioterapeuta está semiajoelhado diagonalmente em um dos lados do paciente, com CM nos aspectos anteriores das pernas do paciente. Usando a iniciação rítmica, o fisioterapeuta move a bola lentamente de um lado para o outro, enfatizando o componente de alongamento do tronco. Esse posicionamento elimina o *input* tátil à parte inferior dos pés, reduzindo assim os possíveis efeitos negativos de uma reação positiva de suporte hiperativa. A bola também possibilita que o paciente se mova facilmente de um lado para o outro e é uma intervenção eficaz para promover o relaxamento do MI (p. ex., para pacientes com esclerose múltipla [EM] ou acidente vascular encefálico e altos níveis de espasticidade extensora). Esse posicionamento também é eficaz para diminuir a tensão na parte inferior das costas, se isso for relevante.

Desfechos

▸ **Objetivo de controle motor:** iniciação do movimento (mobilidade) e relaxamento.
▸ **Habilidades funcionais obtidas:** capacidade de realizar movimentos requeridos pela rotação da parte inferior do tronco, estratégias para iniciar o movimento e relaxamento.
▸ **Indicações:** função prejudicada em razão da hipertonia (espasticidade, rigidez) e incapacidade de iniciar ou controlar a rotação da parte inferior do tronco.

Podem-se usar *inversões dinâmicas (isotônicas)* usando contrações isotônicas para facilitar a estabilidade dinâmica e a mobilidade controlada durante a rotação da par-

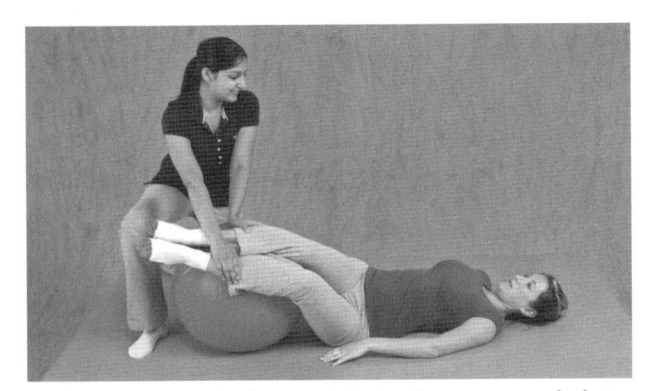

FIGURA 4.6 Rotação da parte inferior do tronco com bola terapêutica (fase passiva da iniciação rítmica) na posição de pré-ponte. Os quadris e joelhos do paciente estão flexionados e apoiados sobre a bola. Os contatos manuais se dão nos aspectos anteriores das pernas.

te inferior do tronco. Para aplicar inversões dinâmicas, o paciente move os dois joelhos juntos em movimentos de um lado para o outro (ou seja, para a direita e esquerda, afastando-se da linha mediana). Dependendo da ADM disponível nos quadris, pelve e coluna lombar, os joelhos podem se mover até a superfície de apoio de um lado e depois do outro. Alternativamente, o movimento pode ocorrer com incrementos na ADM. O fisioterapeuta posiciona-se semiajoelhado em um dos lados do paciente. Aplica-se resistência apropriada, com ênfase no controle pela repetição. Os CM alternam entre os aspectos medial e lateral do fêmur distal (Fig. 4.7). Pode-se usar a tração ou a aproximação para facilitar a ação dos músculos do tronco, assegurando que haja controle espinal segmentar.

Os CM são posicionados na direção do movimento e devem possibilitar transições suaves entre direções opostas de movimento. Pode-se adicionar uma pausa de manutenção isométrica em qualquer ponto de fraqueza da amplitude, se for percebida a necessidade de facilitar o aumento na atividade da unidade motora. A pausa de manutenção consiste em uma paralisação momentânea (instrui-se o paciente a "*Segurar*"); o padrão de movimento antagonista é então facilitado. Pode-se adicionar a pausa de manutenção em uma direção apenas ou em ambas as direções. Usam-se vários comandos verbais para as inversões dinâmicas (isotônicas) na posição de pré-ponte. Enquanto os joelhos se afastam do fisioterapeuta, usa-se *"Afaste os joelhos, rolando uma vértebra de cada vez."* O comando de transição é *"Agora, volte."* Conforme o joelho se move em direção ao fisioterapeuta, o comando é *"Agora, puxe de volta na minha direção, rolando uma vértebra de cada vez."* Se for adicionada uma pausa de manutenção (contração isométrica) às inversões dinâmicas no final da amplitude ou no ponto de fraqueza, o CV é *"Mantenha."*

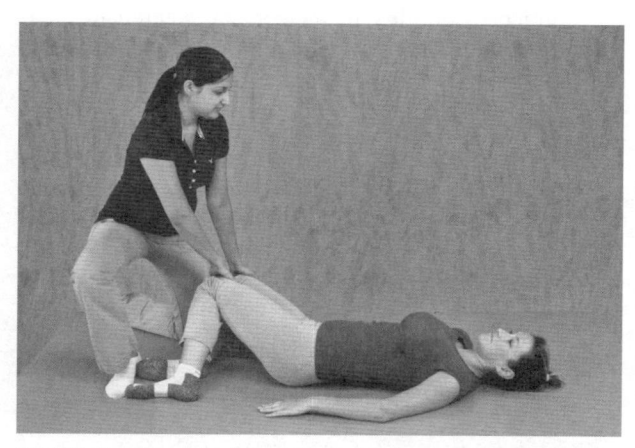

FIGURA 4.7 Rotação da parte inferior do tronco com inversões dinâmicas (isotônicas) na posição de pré-ponte. Aplica-se resistência apropriada à medida que os joelhos se movem de um lado para o outro. No exemplo mostrado, os contatos manuais se dão no fêmur distal *lateral* e *medial*, enquanto os joelhos se movem em direção ao fisioterapeuta.

Comentários

▸ A resistência apropriada é aplicada primeiro na direção mais forte do movimento.
▸ Os movimentos começam com controle de pequenas amplitudes (p. ex., movimento em um quarto da amplitude em cada direção) e progridem por meio de incrementos na ADM (incrementos na amplitude) até o controle de toda a amplitude (os joelhos se movem até a superfície de apoio de cada lado). É particularmente importante que o fisioterapeuta facilite (ou guie) a rotação da parte inferior do tronco para garantir o movimento segmentar, evitando movimentos compensatórios, como extensão do tronco, rotação pélvica ou rotação não segmentar.
▸ Inicialmente, os movimentos são lentos e controlados, com ênfase na tração e baixa resistência.
▸ A aplicação bem-sucedida de inversões dinâmicas (isotônicas) requer uma cuidadosa sincronia e coordenação dos CV de transição, com mudanças nos CM entre direções de movimento opostas.
▸ Usam-se inversões dinâmicas (isotônicas) para aumentar a força e a ADM ativa e promover transições normais entre grupos musculares opostos.
▸ O objetivo é obter uma inversão suave do movimento.

Desfechos

▸ **Objetivo de controle motor:** função de mobilidade controlada.
▸ **Habilidades funcionais obtidas:** capacidade de realizar uma rotação da parte inferior do tronco controlada. O controle dos movimentos pélvicos e da parte inferior do tronco é um pré-requisito importante para a posição ortostática e a marcha.
▸ **Indicações:** fraqueza e instabilidade dos músculos da parte inferior do tronco e do quadril, coordenação e sincronia comprometidas (p. ex., pacientes com ataxia) e limitações na ADM. A rotação da parte inferior do tronco na posição de pré-ponte é uma importante habilidade para o controle antigravitacional vertical na posição ortostática e na marcha.

Ver Quadro 4.2: Atividade prática para o estudante: posição de pré-ponte.

Ponte

Características gerais

A partir da posição de pré-ponte, a *ponte* envolve a extensão dos quadris e a elevação da pelve da superfície de apoio, com a coluna lombar em posição neutra (pode ser necessária instrução inicial acerca da inclinação pélvica [com facilitação] para que o paciente identifique a posição neutra). A ponte é um pré-requisito importante para

---

QUADRO 4.2   Atividade prática para o estudante: posição de pré-ponte

Cada seção deste capítulo termina com uma "Atividade prática para o estudante", especificamente projetada para abordar as principais atividades e técnicas de tratamento de determinada seção. (Observe que a seção sobre "rolar" inclui uma "Atividade prática para o estudante" adicional que aborda a análise da tarefa). Essas atividades proporcionam a oportunidade de compartilhar conhecimentos e habilidades com os colegas e confirmar ou esclarecer a compreensão dos alunos acerca das intervenções. Em grupo, cada aluno contribuirá com sua compreensão ou perguntas sobre a atividade ou técnica de tratamento que está sendo discutida e demonstrada. Deve-se continuar discutindo até que o grupo chegue a um consenso.

Esquema da seção: posição de pré-ponte

Atividades e técnicas

- Posição de pré-ponte, estabilização (manutenção).
- Posição de pré-ponte, rotação da parte inferior do tronco com bola terapêutica.
- Posição de pré-ponte, rotação da parte inferior do tronco com iniciação rítmica.
- Posição de pré-ponte, rotação da parte inferior do tronco com inversões dinâmicas (isotônicas).

Objetivo: compartilhar habilidades relacionadas à aplicação e ao conhecimento das intervenções de tratamento utilizadas na posição de pré-ponte.

Equipamento necessário: maca e bola terapêutica grande.

Instruções: trabalhando em grupos de 4 a 6 alunos, considere cada tópico do esquema da seção. Os membros do grupo assumirão papéis diferentes (descritos a seguir) e trocarão de papéis cada vez que o grupo progredir para um novo tópico do esquema.

- Uma pessoa assume o papel do fisioterapeuta (para demonstrações) e participa da discussão.

- Uma pessoa atua como paciente (para demonstrações) e participa da discussão.
- Os membros restantes participam da discussão e fornecem *feedback* de apoio durante as demonstrações. Um membro deste grupo deve ser designado "verificador de fatos" e retomará o conteúdo do texto para confirmar elementos da discussão (se necessário) ou se não se chegar a um consenso.

Deve-se pensar em voz alta, fazer *brainstorming* e compartilhar pensamentos durante toda a atividade! Realize as atividades a seguir para cada item do esquema da seção.

1. Discuta a *atividade*, incluindo o posicionamento do paciente e do fisioterapeuta. Considere quais mudanças de posicionamento podem melhorar a atividade (p. ex., posicionamento prévio de um membro, posicionamento das mãos para alterar a BDA).
2. Discuta a *técnica*, incluindo sua descrição, indicação(ões) para o uso, posicionamento das mãos do fisioterapeuta (CM) e CV.
3. O fisioterapeuta e paciente designados demonstram a atividade e a aplicação da técnica. A discussão durante a demonstração deve ser contínua (a demonstração não deve ser de responsabilidade exclusiva do fisioterapeuta e paciente designados). Todos os membros do grupo devem fornecer recomendações, sugestões e *feedback* de apoio durante a demonstração. Durante as demonstrações, discuta estratégias para tornar a atividade *mais* ou *menos* desafiadora.

Se algum membro do grupo achar que precisa praticar a atividade e a técnica, o grupo deve designar um tempo para acomodar a solicitação. Todos os membros do grupo que fornecem informações (recomendações, sugestões e *feedback* de apoio) também devem acompanhar essa prática.

---

que o paciente possa se mover no leito (mudanças de decúbito), vestir-se e se mover para a beira do leito, preparando-se para sentar. É também um importante avanço para atividades funcionais posteriores, como o controle do sentar para ficar em pé, o controle da fase de apoio da marcha, e o subir degraus.

A partir da pré-ponte, a ponte requer uma transição ativa de uma BDA maior para uma menor, com um CDM mais alto. Colocam-se maiores exigências sobre o tronco, quadris e tornozelos para controle, e nos posteriores da coxa para manter os joelhos em flexão. A ponte envolve principalmente os músculos da parte inferior do tronco, quadril, joelho e tornozelo. Os músculos da parte inferior do tronco/quadril (abdutores e adutores, e rotadores medias e laterais de quadril) atuam estabilizando o quadril e a parte inferior do tronco, enquanto os extensores de quadril elevam a pelve. Os posteriores da coxa mantêm os joelhos flexionados e os pés posicionados para receber o peso, e os músculos do tornozelo e do pé estabilizam os pés. Durante a ponte, o glúteo máximo é o principal responsável pela extensão de quadril, pois a flexão de joelho coloca os posteriores da coxa em uma posição de insuficiência ativa.

⚠ **Alerta:** Durante a elevação na posição de ponte, a pelve não deve girar. Pacientes com fraqueza unilateral do glúteo máximo (p. ex., o paciente em recuperação de uma fratura de quadril) ou baixa estabilidade postural dinâmica na parte inferior do tronco (p. ex., pacientes em recuperação de um acidente vascular encefálico ou com dor lombar) podem ser incapazes de manter a pelve nivelada, e esta permanecerá mais baixa no lado mais fraco. O fisioterapeuta pode segurar uma vara ou régua na pelve para demonstrar visualmente essa rotação ao paciente. Até que o controle pélvico melhore, podem ser indicados treinos adicionais de estabilidade nas posições de pré-ponte e ponte, como a facilitação de estabilizadores centrais de tronco, o fortalecimento do glúteo máximo ou o aumento da BDA por meio do posicionamento.

A BDA na posição de ponte pode ser alterada de modo a aumentar ou diminuir o desafio imposto. Inicialmente, a atividade pode ser facilitada por meio do posicionamento para aumentar a BDA. Isso pode ser feito estendendo os cotovelos, abduzindo os ombros com os antebraços pronados e as mãos estendidas sobre a superfície de apoio, e/ou afastando os pés. Subsequentemente, reduzir essa estabilização pode aumentar o desafio para o paciente. Esse objetivo é atingido aduzindo gradualmente os ombros (aproximando os MS do tronco) com progressão para MS cruzados sobre o tórax ou mãos unidas com os ombros flexionados a aproximadamente 90° e cotovelos estendidos. O fisioterapeuta deve observar que essa posição pode possibilitar estratégias compensatórias para a extensão de tronco, já que o paciente pode ser capaz de utilizar o músculo latíssimo do dorso para levantar a pelve por meio da extensão do ombro em cadeia fechada. Além disso, pode-se aproximar os MI, afastar os pés das nádegas (diminuindo a flexão de joelho), ou pode-se introduzir atividades estáticas-dinâmicas.

Considerações adicionais

▸ A ponte possibilita a descarga de peso precoce sobre o pé e tornozelo sem as restrições de peso corporal de uma postura totalmente ereta. É uma postura inicial adequada para pacientes com déficits no controle motor de tronco e de MI.

▸ É comum que o paciente prenda a respiração durante atividades de ponte e isométricas. Isso pode ser problemático para o paciente com hipertensão arterial e incapacidade cardíaca; deve-se monitorar atentamente a respiração. Deve-se incentivar o paciente a respirar ritmicamente durante todas as atividades de ponte.

▸ A elevação dos quadris acima da cabeça pode ser contraindicada para pacientes com hipertensão arterial descontrolada ou elevação na pressão intracraniana (p. ex., o paciente com traumatismo cranioencefálico agudo).

▸ Assim como na posição de pré-ponte, a atividade reflexa anormal pode interferir no ato de assumir ou manter a postura de ponte. A influência do RTLS pode fazer com que os MI se estendam (ver Quadro 4.1). A pressão na planta do pé pode provocar uma reação positiva de suporte; o calcanhar deve estar posicionado firmemente sobre a superfície de apoio, aumentando a descarga de peso sobre o calcanhar para inibir essa resposta.

▸ A ponte promove controle seletivo (combinação não sinérgica de extensão de quadril com flexão de joelho) e pode ser indicada para pacientes em recuperação de um acidente vascular encefálico que demonstram a influência das sinergias de movimento em bloco (quando a extensão de quadril e de joelho podem estar firmemente unidas à adução de quadril e flexão plantar de tornozelo).

Requisitos de mobilidade

A posição de ponte requer uma leve flexão da parte inferior da coluna cervical e um alinhamento neutro das partes torácica e lombar da coluna vertebral para uma tensão mínima sobre os tecidos moles. É necessária mobilidade em extensão de quadril e flexão de joelho e uma leve dorsiflexão e flexão plantar de tornozelo.

Análise de tarefa

A transição da posição de pré-ponte para ponte deve começar com a pelve em uma posição neutra e estável, com o movimento ocorrendo pela extensão bilateral de quadril. O fisioterapeuta pode precisar facilitar e garantir uma pelve neutra antes de iniciar a ponte (Fig. 4.8). Ao elevar os quadris/a pelve para alcançar a posição de ponte, é necessária estabilidade postural dinâmica (mobilidade controlada) da pelve, sem queda nem rotação para um dos lados. A descarga de peso sobre os MI deve ser simétrica e confortável. Observe que, enquanto o paciente se move em direção à extensão de quadril a partir de uma posição inicial de flexão de quadril, a ponte não possibilita a extensão de quadril além da posição neutra sem extensão lombar.

Intervenções

Transição da posição de pré-ponte para ponte

Para iniciar as atividades de ponte, posiciona-se o paciente na posição de pré-ponte, com os quadris e os joelhos flexionados a aproximadamente 60° e os pés completamente apoiados sobre a superfície de apoio. Se o paciente não puder apoiar completamente os pés, pode-se usar uma toalha dobrada para fornecer apoio e promover a descarga de

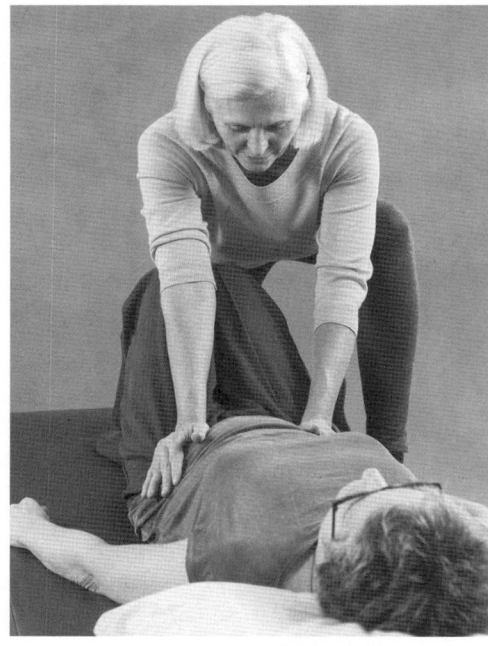

FIGURA 4.8 Facilitação de uma posição neutra da pelve antes da posição de ponte. Por exemplo, se a posição de repouso do paciente é em inclinação posterior ou anterior de pelve, o fisioterapeuta deve facilitar o movimento em direção à pelve neutra (ou posicionar passivamente o paciente em uma posição de pelve neutra) antes de trabalhar no estabelecimento da posição de ponte. Como mostrado aqui, os CM ocorrem levemente abaixo da espinha ilíaca anterossuperior (EIAS) bilateral, facilitando/resistindo o movimento em direção à pelve neutra (ou seja, deixando a inclinação posterior) antes de fazer a transição da posição de pré-ponte para a posição de ponte.

peso sobre todo o pé. Para o paciente com fraqueza ou diminuição da consciência proprioceptiva em relação à atividade, o fisioterapeuta pode facilitar a elevação dos quadris/da pelve fazendo uso de um CM na parte distal das coxas do paciente, empurrando para baixo (aproximação) enquanto puxa a parte distal das coxas em direção aos pés (tração) (Fig. 4.9). O CV é *"Contraia suas nádegas uma contra a outra e levante-as enquanto tenta posicionar seus joelhos sobre seus pés."* O paciente levanta os quadris/a pelve da superfície de apoio (contração concêntrica) até os quadris serem estendidos (0° ou um pouco menos), a pelve estar nivelada e a coluna lombar estar em posição neutra. Para o movimento de retorno, o paciente controla lentamente o abaixamento (contração excêntrica) dos quadris/da pelve de volta à superfície de apoio. O foco está no controle do movimento (deve-se evitar a queda no retorno à superfície de apoio causada pelo peso corporal e pela gravidade). Pode-se usar o *tapping* (estiramento rápido) sobre o glúteo máximo para estimular a contração muscular. Pode-se utilizar também a tração e a aproximação unilateralmente, conforme necessário, para facilitar a transição.

Quando o paciente puder iniciar a ponte sem facilitação, pode-se usar a resistência apropriada para melhorar a resposta neuromuscular e promover a aprendizagem motora. Os contatos manuais (pegada lumbrical) se dão no aspecto superior da pelve (levemente medial ou lateral), dependendo do lado em que o fisioterapeuta estiver posicionado. Por exemplo, se o fisioterapeuta estiver posicionado do lado direito do paciente, o contato da mão direita se dá no aspecto superior medial do ílio esquerdo e a mão esquerda estará no aspecto superior lateral do ílio direito (Fig. 4.10). Posicionando-se ao lado do paciente, voltado para uma diagonal estreita em referência ao plano sagital mediano, o fisioterapeuta é capaz de efetivamente impor maior demanda ao tronco e desafiar mais dinamicamente os quadris. O fisioterapeuta é capaz de resistir aos extensores e adutores de quadril de um dos lados e aos extensores e abdutores de quadril do lado oposto. A aplicação de resistência também possibilita que o fisioterapeuta facilite deslocamentos de peso unilaterais. Os CV são *"Contraia suas nádegas uma contra a outra e levante a pelve"* e *progridem conforme apropriado para "Eleve a pelve o máximo que puder, na minha direção."*

A combinação de isotônicos (COI)[1,2] utiliza resistência apropriada de contrações concêntricas, isométricas e excêntricas sem perda da tensão. Contra a resistência apropriada contínua, o paciente primeiro se move até o final da amplitude de movimento desejada de elevação da pelve (concêntrica) e, em seguida, a mantém e estabiliza (isométrica) nesta posição final. Quando a estabilidade é alcançada, instrui-se o paciente a deixar que o segmento corporal retorne lentamente à posição inicial (excêntrica). Esta é uma importante atividade de preparação para o paciente com pouco controle excêntrico durante as transições da posição de pé para a posição sentada. Para a aplicação da COI na posição de ponte, o paciente inicia na posição de pré-ponte. O fisioterapeuta está em uma posição semiajoelhada em um dos lados do paciente. Os CM bilaterais se dão na pelve anterior (sobre as espinhas ilíacas anterossuperiores) e são aplicados em uma direção diagonal; os posicionamentos de mão não mudam durante a aplicação da técnica. Os extensores de quadril são resistidos o tempo

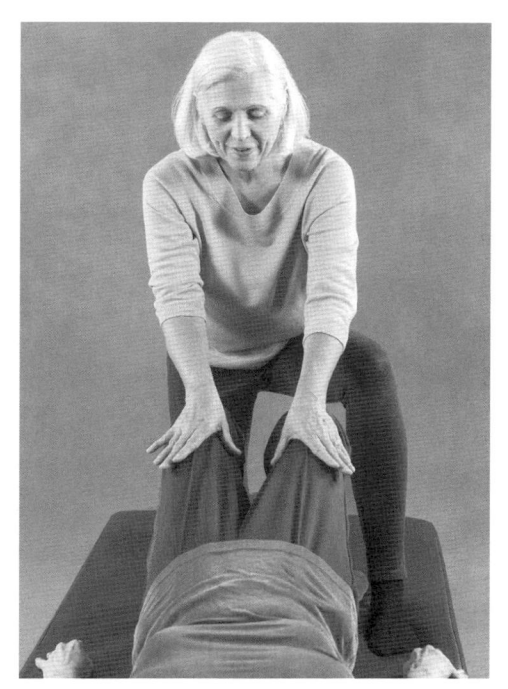

FIGURA 4.9 Pode-se facilitar a elevação do quadril/da pelve (ponte) usando a aproximação na direção dos pés e a tração por meio dos fêmures (uma técnica de neurodesenvolvimento) afastando-os dos quadris, com CM nos fêmures distais.

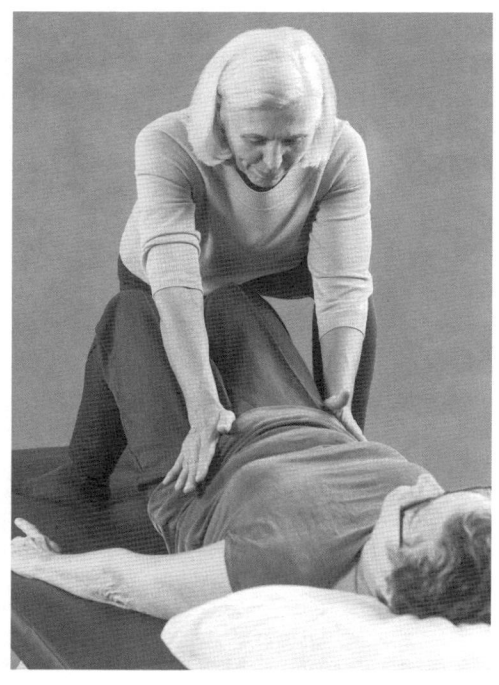

FIGURA 4.10 Aplicando resistência apropriada na transição da posição de pré-ponte para a posição de ponte.

todo. Aplica-se resistência apropriada às contrações concêntricas quando o paciente levanta a pelve da superfície de apoio até que os quadris estejam próximos da extensão, assegurando que a coluna lombar tenha permanecido em alinhamento neutro (Fig. 4.11) (na tentativa de superar a resistência, o paciente pode acionar a extensão lombar; essa é uma estratégia ineficiente e deve ser evitada para não causar lesões nas costas). Quando a amplitude final é alcançada, deve-se continuar aplicando resistência adequada, promovendo uma contração isométrica enquanto o paciente mantém a posição. O paciente então abaixa lentamente a pelve de volta à posição inicial original usando contrações excêntricas contra a resistência apropriada. Os CV são *"Levante e mantenha. Mantenha. Agora abaixe lentamente"*.

Desfechos

▸ **Objetivo de controle motor:** mobilidade controlada.
▸ **Habilidades funcionais obtidas:** aquisição de força e controle de extensores e abdutores de quadril.
▸ **Indicações:** fraqueza dos extensores e abdutores de quadril. A ponte é uma importante habilidade preparatória para as transferências da posição de pé para a posição sentada e para subir e descer escadas na deambulação.

Promoção da estabilidade (controle postural estático) na posição de ponte

Pode-se usar inversões de estabilização (isométricas) para facilitar a estabilidade na posição de ponte. Para aplicar inversões de estabilização na posição de ponte, o fisio-

terapeuta posiciona-se semiajoelhado em um dos lados do paciente. Solicita-se ao paciente que mantenha a posição de ponte enquanto o fisioterapeuta aplica resistência apropriada a vários pontos da pelve usando o CV *"Mantenha, não deixe que eu mova você."* Os CM do fisioterapeuta para resistência podem alternar entre a pelve anterior (conforme posicionados para a COI, Fig. 4.11), posterior, medial, lateral ou contralateral posterior ou anterior (Fig. 4.12). Pode-se também aplicar a resistência apropriada bilateralmente na parte distal das coxas (Fig. 4.13A-C), distalmente nos pés, distalmente nas mãos mantidas fora da superfície de apoio na lateral do paciente, ou distalmente nas mãos cruzadas à frente, como se tivesse levando-as aos joelhos. Fornece-se um CV de transição quando os CM fazem a transição para o padrão de movimento oposto.

Comentários

▸ A resistência medial/lateral aplicada com CM bilaterais na pelve lateral é eficaz em facilitar os abdutores e adutores de quadril.
▸ O posicionamento das mãos do fisioterapeuta deve fornecer transições suaves entre as aplicações de resistência apropriada em direções opostas.
▸ O paciente não pode relaxar entre as contrações.
▸ Pode-se colocar faixas elásticas de resistência ao redor da parte distal das coxas para facilitar a contração dos músculos laterais de quadril (glúteo médio), facilitando ainda mais a estabilidade dinâmica por meio da irradiação.

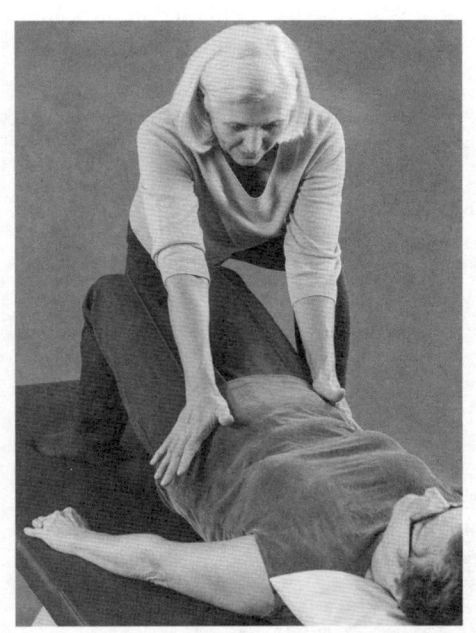

FIGURA 4.11   COI, ponte, movimento resistido, manutenção. Os CM bilaterais se dão na pelve anterior e *não* se alteram durante a aplicação da técnica. Nesta ilustração, aplica-se resistência apropriada às contrações concêntricas enquanto o paciente levanta a pelve (e então mantém a posição [contração isométrica]). *Não mostrado:* O paciente então se move lentamente para retornar à posição inicial usando contrações excêntricas contra a resistência apropriada.

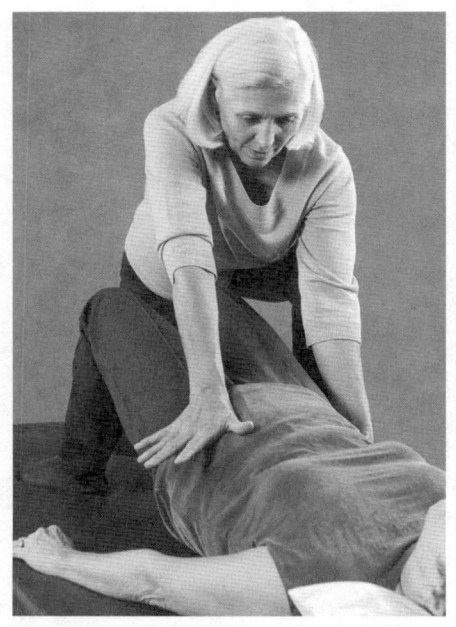

FIGURA 4.12   Aplicação de inversões de estabilização (isométricas) na posição de ponte, usando CM contralaterais anteriores e posteriores alternados na pelve para aplicação de resistência apropriada a fim de promover a estabilidade na posição de ponte (fase de manutenção da estabilização).

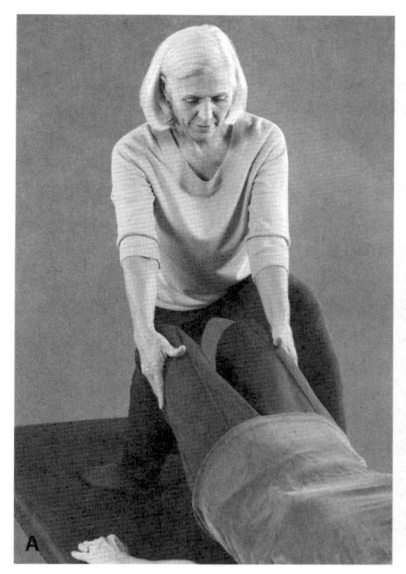 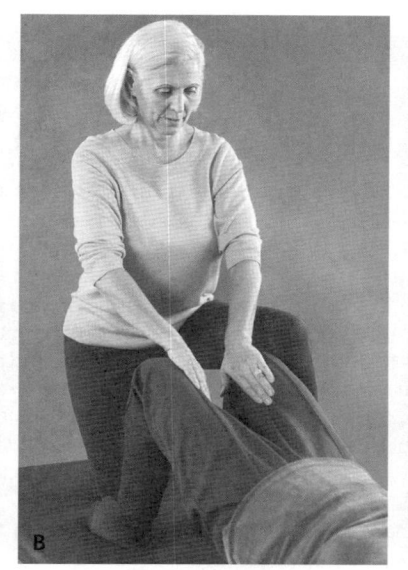 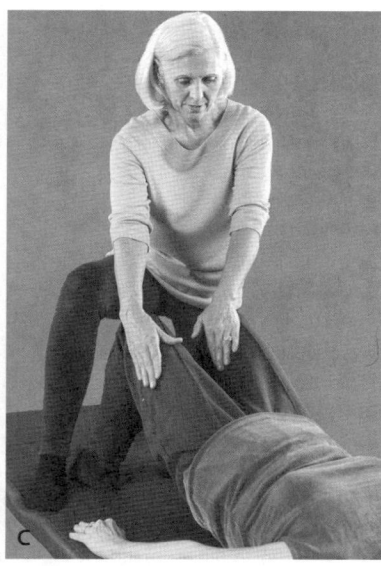

FIGURA 4.13 Aplicação de inversões de estabilização (isométricas) com CM alternados na parte distal das coxas para promover a estabilidade na posição de ponte. Neste exemplo, os CM são mostrados nos aspectos (A) lateral, (B) medial e (C) medial e lateral, na parte distal das coxas.

▸ A resistência apropriada é incrementada gradualmente, à medida que a força de contração do paciente aumenta.

▸ Se aplicada em uma direção diagonal, a resistência facilitará uma resposta aumentada dos estabilizadores tônicos do tronco, do cíngulo do membro superior e do cíngulo do membro inferior.

▸ Deve-se incentivar o paciente a respirar regularmente durante as contrações isométricas.

Ver Quadro 4.3: Atividade prática para o estudante: posição de ponte.

Desfechos

▸ **Objetivo de controle motor:** estabilidade da parte inferior do tronco e da pelve

▸ **Habilidades funcionais obtidas:** capacidade de estabilizar a parte inferior do tronco e a pelve em todas as direções. Estas são importantes habilidades preparatórias para a estabilização necessária durante atividades antigravitacionais verticais (p. ex., em pé e locomoção).

▸ **Indicações:** má estabilidade de tronco e pelve; fraqueza dos músculos da parte inferior do tronco, quadril e tornozelo; coordenação prejudicada entre grupos musculares opostos da parte inferior do tronco.

Arrastar-se

Características gerais

Arrastar-se a partir de uma posição de ponte (também chamado de *fazer ponte e reposicionar-se*) envolve deslocamentos pélvicos laterais ativos com progressão para reposicionamento do corpo todo. Esta atividade funcional é importante para mudanças de decúbito no leito. Arrastar-se promove a ação simultânea de músculos sinérgicos em mais de uma articulação e baseia-se nos requisitos de controle motor do controle postural dinâmico (função de mobilidade controlada), aumentando a força e o controle dos músculos do tronco, do quadril, do pé e tornozelo e da parte superior do corpo.

Requisitos de mobilidade e estabilidade

Além dos requisitos de mobilidade para assumir a posição de ponte, arrastar-se requer abdução e adução de quadril e mobilidade em rotação medial e lateral. Também é necessária capacidade de alongar e encurtar os flexores laterais de tronco para arrastar-se de um lado para o outro de maneira efetiva enquanto em posição de ponte. É necessária inibição recíproca em todo o tronco, pelve e MI, que pode precisar ser facilitada em um paciente com tônus aumentado e déficits de controle motor.

Análise de tarefas

Para arrastar-se, o paciente deve estar na posição de pré-ponte. Os quadris são elevados (em ponte) e a pelve é deslocada lateralmente para um lado e então abaixada até a nova posição (Fig. 4.14). Cada MI é então reposicionado, seguido de reposicionamento da parte superior do corpo, alinhada à nova posição. Arrastar-se requer a capacidade de deslocar ativamente a pelve medial e lateralmente a partir de uma posição de ponte. É necessário também estabilidade proximal e função de mobilidade controlada suficientes para receber peso em um MI, e então elevar o MI oposto e reposicioná-lo. Também é necessária a capacidade de flexionar a parte superior do tronco para o lado, em direção à nova BDA, e levantar a caixa

---

QUADRO 4.3 Atividade prática para o estudante: posição de ponte

Esquema da seção: posição de ponte

Atividades e técnicas

- Posição de ponte, assumir a postura usando a COI.
- Posição de ponte, estabilidade (controle postural estático) usando inversões isométricas.
- Arrastar-se usando iniciação rítmica.
- Arrastar-se usando a COI.
- Arrastar-se usando inversões dinâmicas (isotônicas).

Atividades avançadas na posição de ponte (ver Apêndice 4A)

- Elevações unilaterais de MI na posição de ponte.
- Elevações de MI alternados e marcha sem sair do lugar na posição de ponte.
- BDA móvel com bola terapêutica e joelhos estendidos na posição de ponte.
- Transições de movimento com bola terapêutica da posição sentada para a posição de ponte modificada.

Objetivo: compartilhar habilidades relacionadas à aplicação e ao conhecimento das intervenções de tratamento utilizadas na posição de ponte.

Equipamento necessário: maca e bolas terapêuticas pequena e média.

Instruções: trabalhando em grupos de 4 a 6 alunos, considere cada tópico do esquema da seção. Os membros do grupo assumirão papéis diferentes (descritos a seguir) e trocarão de papéis cada vez que o grupo progredir para um novo tópico do esquema.

- Uma pessoa assume o papel do fisioterapeuta (para demonstrações) e participa da discussão.
- Uma pessoa atua como paciente (para demonstrações) e participa da discussão.

- Os membros restantes participam da discussão e fornecem *feedback* de apoio durante as demonstrações. Um membro deste grupo deve ser designado "verificador de fatos" e retomará o conteúdo do texto para confirmar elementos da discussão (se necessário) ou se não se chegar a um consenso.

Deve-se pensar em voz alta, fazer *brainstorming* e compartilhar pensamentos durante toda a atividade! Realize as atividades a seguir para cada item do esquema da seção.

1. Discuta a *atividade*, incluindo o posicionamento do paciente e do fisioterapeuta. Considere quais mudanças de posicionamento podem melhorar a atividade (p. ex., posicionamento prévio de um membro, posicionamento das mãos para alterar a BDA).

2. Discuta a *técnica*, incluindo sua descrição, indicação(ões) para o uso, posicionamento das mãos do fisioterapeuta (CM) e CV.

3. O fisioterapeuta e paciente designados demonstram a atividade e a aplicação da técnica. A discussão durante a demonstração deve ser contínua (a demonstração não deve ser de responsabilidade exclusiva do fisioterapeuta e paciente designados). Todos os membros do grupo devem fornecer recomendações, sugestões e *feedback* de apoio durante a demonstração. Durante as demonstrações, discuta estratégias para tornar a atividade *mais* ou *menos* desafiadora.

Se algum membro do grupo achar que precisa praticar a atividade e a técnica, o grupo deve designar um tempo para acomodar a solicitação. Todos os membros do grupo que fornecem informações (recomendações, sugestões e *feedback* de apoio) também devem acompanhar essa prática.

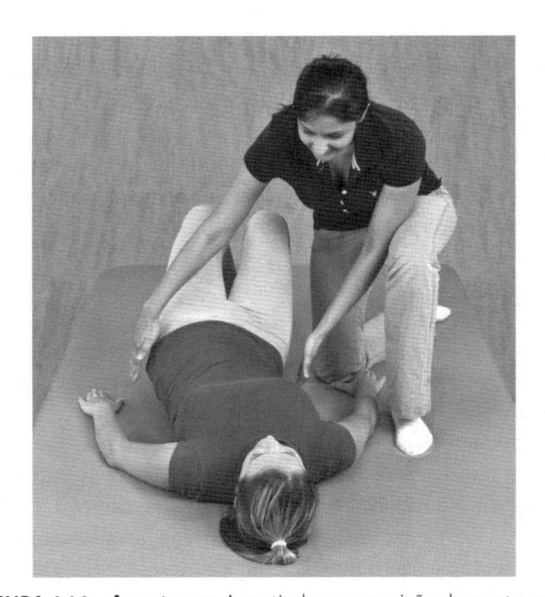

FIGURA 4.14 Arrastar-se. A partir de uma posição de ponte, o paciente desloca ativamente a pelve lateralmente para um dos lados. Neste exemplo, a paciente está se deslocando para a esquerda. O fisioterapeuta está posicionado de modo a manter a segurança da atividade. *Não mostrado:* a paciente abaixará a pelve até a nova posição lateral.

torácica para alinhar a parte superior do corpo com a parte inferior do tronco e com os MI. (*Observação:* O deslocamento de peso na posição de ponte é uma importante atividade para o controle pélvico e lateral de MI, necessário para a marcha). O arrastar-se possibilita melhorar as habilidades de mobilidade no leito e deslocar-se até a beira do leito em preparação para a transição para a posição sentada.

Observação clínica: Arrastar-se é uma atividade importante para o paciente nos estágios iniciais de recuperação de um acidente vascular encefálico. Mover a pelve para o lado mais afetado estende e alonga os músculos desse lado do tronco. Esse movimento neutraliza o problema comum de encurtamento dos flexores laterais de tronco no lado mais afetado. As mãos do paciente podem ser unidas, com os ombros flexionados e cotovelos estendidos. Este posicionamento contraria eficazmente a postura comum de flexão e adução do MS depois de um acidente vascular encefálico. Funcionalmente, o arrastar-se na posição de ponte será transferido às habilidades de mobilidade no leito, como ao arrastar-se de um lado para o outro e arrastar-se até a beira do leito antes de se sentar.

Intervenções

Pode-se usar a iniciação rítmica para ensinar o paciente a deslocar o peso mantendo a posição de ponte. Contatos manuais são usados para guiar passivamente a pelve nos deslocamentos de peso laterais enquanto o paciente mantém a ponte ativamente. O fisioterapeuta deve estar posicionado ao lado do paciente, de acordo com a direção do movimento. O deslocamento de peso é repetido. À medida que o paciente desenvolve consciência cinestésica e e se envolve ativamente com o movimento ativo-assistido, faz-se então uma progressão à resistência adequada. Conforme a técnica evolui para a resistência apropriada, o fisioterapeuta desloca a posição do corpo de modo que os antebraços fiquem paralelos ao chão e alinhados com a direção do deslocamento de peso que está sendo facilitado/resistido (Fig. 4.15).

Pode-se também usar a combinação de isotônicos para promover deslocamentos de peso laterais (de um lado para o outro) usando uma contração concêntrica para mover-se para um deslocamento de peso lateral, uma contração isométrica na amplitude final, seguida por um retorno excêntrico ao início da amplitude. Ao usar a COI, lembre-se de que esta é uma técnica unidirecional resistida que pode ser aplicada a ambos os lados do deslocamento de peso. Como observado anteriormente para a técnica de iniciação rítmica, o fisioterapeuta deve estar alinhado com a direção do deslocamento de peso lateral. Os CV são *"Levante sua pelve, empurre seus quadris em minha direção. Agora mantenha. Agora, lentamente, abaixe a pelve."*

Pode-se usar inversões dinâmicas (isotônicas) para facilitar o deslocamento de peso lateral de um lado para o outro – um componente crucial para arrastar-se na mobilidade no leito. Os CM e antebraços do fisioterapeuta são posicionados de acordo com o deslocamento de peso lateral resistido em uma direção, seguido pelo movimento resistido na direção oposta. Os CV são *"Levante sua pelve, empurre seus quadris em minha direção, agora afaste seus quadris de mim."*

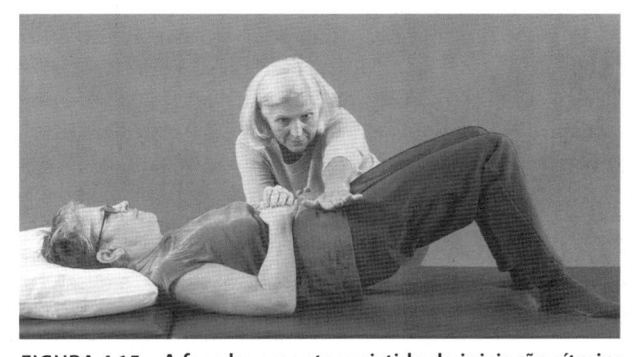

FIGURA 4.15 A fase levemente resistida da iniciação rítmica usada para promover o deslocamento de peso de um lado para o outro na posição de ponte, em preparação para o arrastar-se. Observe que os antebraços do fisioterapeuta estão paralelos ao chão e alinhados à direção do deslocamento de peso sendo facilitado.

Desfechos

▸ **Objetivos de controle motor:** mobilidade controlada e controle estático-dinâmico na posição de ponte.
▸ **Habilidades funcionais obtidas:** capacidade de estabilizar o quadril/a pelve/o tornozelo durante atividades antigravitacionais verticais.
▸ **Indicações:** estabilidade dinâmica prejudicada (necessária para atividades antigravitacionais verticais, como ortostatismo e locomoção).

📄 **Observação clínica:** Para pacientes submetidos à reabilitação ativa, as atividades avançadas na posição de ponte podem não ser apropriadas no contexto de uma progressão das atividades de mobilidade no leito. No entanto, quando apropriado, elas têm implicações importantes como atividades preparatórias para a posição ortostática, deambulação e subir escadas. Estas atividades avançadas são apresentadas no Apêndice 4A, p. 94.

Decúbito lateral
Características gerais

A BDA em decúbito lateral é ampla e o CDM é baixo, tornando-a uma postura muito estável; não é necessário controle postural ereto. Flexionar os membros inferiores ou superiores aumentará a BDA; por outro lado, manter os membros estendidos reduzirá a BDA. A atividade de reflexos tônicos (RTLS e reflexo tônico cervical assimétrico [RTCA]) e o tônus muscular relacionado são reduzidos no decúbito lateral (ver Quadro 4.1). A postura pode ser usada para aumentar a ADM de tronco, escápula e pelve, promover o início da movimentação ativa, promover a estabilidade do tronco e incentivar padrões de tronco recíprocos em pacientes que não têm controle na posição ortostática (antigravitacional) (p. ex., fraqueza ou controle motor desordenado).

Análise de tarefas

Ao posicionar um paciente em decúbito lateral, deve-se promover o alinhamento neutro em todos os segmentos do corpo, minimizando a tensão sobre os tecidos moles e apoiando os segmentos do corpo conforme necessário (p. ex., cabeça e pescoço apoiados em um travesseiro, um travesseiro entre as pernas do paciente e uma pequena toalha dobrada na lateral do tronco para evitar a flexão lateral). Para aumentar a estabilidade da postura, os quadris e os joelhos podem ser flexionados (70° a 90°), criando uma BDA anterior. É importante observar que vários níveis de restrições de mobilidade podem ser acomodados a fim de possibilitar o decúbito lateral.

Intervenções

Promoção do controle postural estático (estabilidade)

Em decúbito lateral, as atividades são iniciadas com o tronco na amplitude média e os quadris e joelhos posicionados a 70° a 90° de flexão, com os MS repousando em uma posição confortável ao lado do paciente. As inversões de estabilização (isométricas) utilizam manutenções estabilizadoras de padrões antagonistas contra a resistência apropriada, com ênfase na estabilidade e não no movimento. A resistência apropriada deve progredir lentamente a partir de uma carga baixa, conforme o paciente responde à força aplicada. A técnica pode ser usada para aumentar a estabilidade e a força. Como a estabilidade postural dinâmica através do tronco visa a facilitar a ativação dos estabilizadores centrais de tronco mais profundos, os movimentos resistidos devem ser aqueles que promovem a ativação recíproca do tronco direcionada aos estabilizadores de tronco. A resistência deve ser aplicada a direções opostas dos padrões diagonais da escápula e da pelve (ou seja, depressão posterior da escápula e elevação anterior da pelve e, alternativamente, os movimentos recíprocos dessas diagonais). Deve-se evitar a resistência à rotação das partes superior e inferior do tronco no plano transversal, pois isso facilitará a ativação dos motores mais superficiais da coluna vertebral.

Para aplicar inversões de estabilização (isométricas) em decúbito lateral, o fisioterapeuta deve estar alinhado às diagonais da escápula e da pelve da elevação anterior/depressão posterior (Fig. 4.16). Solicita-se ao paciente que mantenha a posição enquanto o fisioterapeuta aplica a resistência apropriada, começando lentamente com uma carga baixa. A resistência às contrações isométricas é aumentada gradualmente até que os estabilizadores tônicos do paciente sejam totalmente acionados. Por exemplo, o fisioterapeuta aplica uma resistência apropriada à depressão posterior da escápula (*"Mantenha a posição"*), enquanto simultaneamente é aplicada a resistência apropriada à elevação anterior da pelve (*"Mantenha a posição"*). Uma vez que a resposta isométrica máxima (apropriada) do paciente é alcançada, o fisioterapeuta pode começar a direcionar inputs para o MS ou o MI resistindo aos padrões diagonais apropriados de membros. Os CV para as inversões de estabilização em decúbito lateral são *"Mantenha, não deixe que eu mova você."* Esta atividade deve ser repetida em ambos os lados.

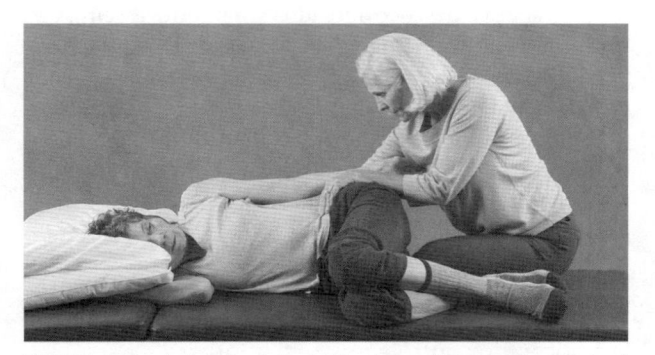

FIGURA 4.16 Aplicação de inversões de estabilização (isométricas) para estabilidade em decúbito lateral, começando com resistência adequada à depressão posterior da escápula esquerda e elevação anterior da pelve esquerda.

Comentários

▶ A resistência apropriada deve ser aplicada primeiro aos músculos mais fortes para facilitar ou promover a irradiação para músculos mais fracos.

▶ A resistência é aumentada gradualmente à medida que a força da contração isométrica de manutenção do paciente melhora.

▶ Durante qualquer contração isométrica, deve-se incentivar o paciente a respirar regularmente. Prender a respiração aumenta a pressão intratorácica e pode produzir um efeito de Valsalva.

Desfechos

▶ **Objetivo de controle motor:** estabilidade (controle estático).

▶ **Habilidade funcional obtida:** capacidade de estabilizar o tronco.

▶ **Indicações:** fraqueza dos músculos estabilizadores profundos do tronco; incapacidade de estabilizar o tronco.

Promoção do controle postural dinâmico

As combinações de padrões recíprocos de tronco e membros (p. ex., depressão posterior/elevação anterior diagonal da escápula e elevação anterior/depressão posterior diagonal da pelve) são combinações de padrões de movimento profundamente enraizados, desenvolvidos como parte do processo normal de desenvolvimento e cruciais para a marcha, a mais básica de todas as atividades funcionais. Frequentemente, também são os mais difíceis de alcançar para pacientes com comprometimento do controle motor envolvendo uma diminuição no controle do tronco (p. ex., pacientes com acidente vascular encefálico, síndrome de Guillain Barré, LM), aumento do tônus ou rigidez do tronco (p. ex., doença de Parkinson) ou dor (p. ex., dor lombar). A facilitação da reciprocidade coordenada (movimento recíproco) no tronco e nos membros (i. e., estabilidade postural dinâmica para mobilidade distal) resultará em melhora significativa nas transições da mobilidade no leito (i. e., rolar), bem como na capacidade de assumir a posição sentada, arrastar-se para a frente na posição sentada e marcha.

Pode-se usar a iniciação rítmica para ensinar ao paciente a sincronização coordenada e a direção dos movimentos recíprocos da escápula e da pelve. O paciente é posicionado em decúbito lateral. O fisioterapeuta se posiciona atrás do paciente, alinhado às diagonais da escápula e da pelve, voltado para a cabeça do paciente. Os CM se dão na escápula e na pelve. O paciente é inicialmente movido na combinação recíproca de depressão posterior da escápula e elevação anterior da pelve, lentamente. No momento apropriado, progride-se do movimento passivo para o ativo-assistido; e então para adequadamente resistido; e, por fim, para o movimento independente. Esta é uma técnica unidirecional com um retorno passivo ao início da amplitude. Pode-se então usar a mesma técnica para a combinação de elevação anterior da escápula e depressão posterior da pelve (Fig. 4.17). Isto é particularmente útil para pacientes que têm dificuldade em assumir uma posição sentada ou em pé equilibrada em razão do encurtamento de um dos lados do tronco (p. ex., o paciente com acidente vascular encefálico).

A combinação de isotônicos é outra técnica útil para promover padrões de combinação recíproca. É eficaz em facilitar o controle e a coordenação aprimorados do tronco. Além disso, o aumento da consciência proprioceptiva proporcionada pela pausa de manutenção isométrica é útil para ensinar a amplitude máxima do movimento. Por exemplo, o paciente se move até a amplitude máxima de depressão posterior da escápula e elevação anterior da pelve com uma pausa de manutenção isométrica na amplitude máxima, seguida por um retorno excêntrico à posição inicial. A resistência apropriada é aplicada lentamente e é gradualmente aumentada. Deve-se usar tração para facilitar os estabilizadores tônicos de cada segmento e do tronco. Instrui-se o paciente a mover-se ao longo da amplitude contra a resistência apropriada e depois manter. Uma vez alcançada uma resposta isométrica eficiente, o fisioterapeuta instrui o paciente assim: *"Continue mantendo, mas lentamente me deixe levá-lo de volta à posição inicial"*, enquanto estende excentricamente o segmento. Essa também é uma técnica unidirecional, de modo que o foco estará apenas em uma direção. A mesma técnica pode então ser usada para a combinação de elevação anterior da escápula e depressão posterior da pelve.

📄 **Observação clínica:** Para a combinação de padrões, o movimento pode ser facilitado com a *sincronização para* ênfase ao usar os componentes mais fortes de um padrão para facilitar os mais fracos por meio da irradiação. Evoca-se uma contração máxima dos componentes mais fortes para possibilitar a irradiação para facilitar o aumento do rendimento motor dos componentes mais fracos. A irradiação pode ser usada efetivamente do membro para o tronco, do tronco para o membro, ou de um membro para outro. Quando o fisioterapeuta percebe uma fraqueza, pode solicitar uma pausa de manutenção prolongada no segmento mais forte, enquanto contrações concêntricas repetidas, facilitadas por um estiramento rápido, podem ser realizadas e adequadamente resistidas no segmento mais fraco (as técnicas usadas para a aplicação clínica da irradiação são descritas no Capítulo 3: Facilitação neuromuscular proprioceptiva, Quadro 3.2).

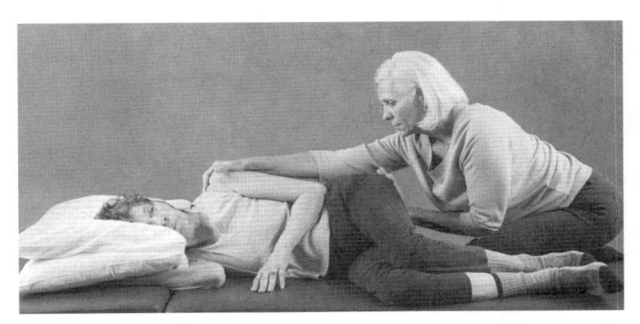

FIGURA 4.17 Iniciação rítmica para promover a combinação de elevação anterior da escápula e depressão posterior da pelve com CM no túber isquiático esquerdo e acrômio superior/anterior.

As inversões dinâmicas (isotônicas) usam contrações isotônicas para promover o movimento concêntrico ativo em uma direção, seguido pelo movimento concêntrico ativo na direção inversa, primeiro com relaxamento e depois sem relaxamento. Quando utilizada para padrões de tronco recíprocos, essa técnica promove a inversão coordenada suave dos movimentos recíprocos necessários para a função (p. ex., marcha eficiente). Por exemplo, o movimento isotônico é primeiramente resistido à elevação anterior da escápula e depressão posterior da pelve (Fig. 4.18), seguido por um movimento resistido à depressão posterior da escápula e elevação anterior da pelve. Enfatiza-se alcançar a amplitude máxima final de cada padrão, de modo que uma contração concêntrica que se move na direção oposta possa ser facilitada. A inversão de direções dentro da combinação de padrões recíprocos é repetida com resistência apropriada até que melhores níveis de controle e coordenação sejam alcançados. Um CV sugerido para as inversões dinâmicas (isotônicas) usando padrões recíprocos em decúbito lateral é *"Flexione seu tronco. Agora estenda seu tronco o máximo possível"*.

Comentários

▸ Os padrões recíprocos de tronco impõem grandes demandas de mobilidade sobre a coluna vertebral. Deve-se manter uma resistência graduada em um nível apropriado para que se obtenha uma resposta coordenada suave.

▸ Os comandos verbais devem ser suaves, lentos, rítmicos e cuidadosamente sincronizados com todas as fases do movimento e da facilitação (p. ex., estiramentos rápidos).

▸ Os movimentos podem começar com controle de pequenas amplitudes e progredir para amplitudes maiores e, em seguida, para o controle da amplitude total.

▸ Inicialmente, os movimentos são lentos e controlados usando resistência graduada (apropriada); a progres-

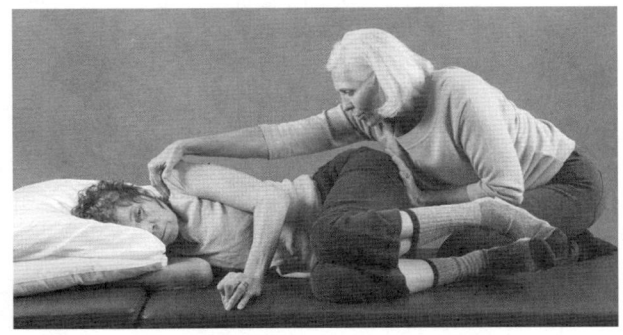

FIGURA 4.18 Aplicação de inversões dinâmicas (isotônicas) para combinação recíproca da pelve e da escápula. Aplica-se a resistência apropriada à elevação anterior da escápula esquerda com CM no acrômio superior/anterior e à depressão posterior da pelve esquerda com CM no túber isquiático. *Não mostrado:* o movimento é então invertido e aplica-se a resistência apropriada à depressão posterior da escápula esquerda com CM na escápula inferior/medial e à elevação anterior da pelve esquerda com CM na crista ilíaca superior/anterior.

são pode incluir variações na velocidade em uma ou ambas as direções.

▸ Pode-se adicionar uma pausa de manutenção isométrica no menor grau de amplitude ou em qualquer ponto de fraqueza ao longo da amplitude durante todas as técnicas. A pausa de manutenção isométrica é uma pausa momentânea (instrui-se o paciente a "*Segurar, manter*"), usada para aumentar a atividade da unidade motora, se necessário. Pode-se adicionar essa pausa em uma direção apenas ou em ambas as direções.

▸ Pode-se usar uma pausa de manutenção isométrica no final de cada diagonal recíproca para que o fisioterapeuta tenha tempo de reposicionar os CM para as direções inversas.

▸ Deve-se atentar à sincronização do CV preparatório (como "*e agora, para o outro lado*"). Isso indicará ao paciente que uma mudança na direção do movimento está prestes a ocorrer.

▸ Se necessário, pode-se usar um estiramento rápido facilitador no início da ADM quando os músculos são alongados a fim de desencadear o movimento na direção oposta ou durante uma contração, em um ponto em que é percebida fraqueza. Os estiramentos rápidos devem ser sincronizados com um CV imediato para uma contração volitiva.

▸ Em combinação à iniciação rítmica para o decúbito lateral recíproco de tronco, podem ser realizados movimentos ativos recíprocos de membros, simulando movimentos de bater asas com os braços e dar passos com os MI.

Observação clínica: Os padrões recíprocos das partes superior e inferior do tronco têm várias implicações clínicas importantes. Muitas vezes, são uma estratégia útil para pacientes com acidente vascular encefálico, que normalmente movem o tronco em bloco, sem movimento recíproco de membros. Os pacientes com uma posição pélvica retraída (comumente vista no acidente vascular encefálico) se beneficiarão do movimento recíproco de tronco. Também é eficaz para pacientes com doença de Parkinson, que muitas vezes movem o tronco como uma unidade rígida, sem dissociação dos segmentos superior e inferior do tronco, resultando em restrição dos movimentos a um único plano. A atividade recíproca do tronco pode ser eficaz na normalização do tônus, possibilitando que ocorram padrões mais normais de movimento.

Desfechos

▸ **Objetivo de controle motor:** mobilidade funcional controlada.
▸ **Habilidade funcional obtida:** capacidade de realizar padrões recíprocos de pelve e escápula.
▸ **Indicação:** incapacidade de realizar padrões de movimento recíprocos uniformes e coordenados.

Ver o Quadro 4.4: Atividade prática para o estudante: decúbito lateral.

QUADRO 4.4 Atividade prática para o estudante: decúbito lateral

Esquema da seção: decúbito lateral
Atividades e técnicas
• Decúbito lateral usando inversões de estabilização (isométricas).
• Combinações de padrões recíprocos de tronco e membros (diagonal depressão posterior/elevação anterior da escápula e diagonal elevação anterior/depressão posterior da pelve).
• Decúbito lateral, iniciação rítmica.
• Decúbito lateral, COI.
• Decúbito lateral, inversão dinâmica (isotônica).
Objetivo: compartilhar habilidades relacionadas à aplicação e ao conhecimento das intervenções de tratamento utilizadas em decúbito lateral.
Equipamento necessário: maca.
Instruções: trabalhando em grupos de 4 a 6 alunos, considere cada tópico do esquema da seção. Os membros do grupo assumirão papéis diferentes (descritos a seguir) e trocarão de papéis cada vez que o grupo progredir para um novo tópico do esquema.
• Uma pessoa assume o papel do fisioterapeuta (para demonstrações) e participa da discussão.
• Uma pessoa atua como paciente (para demonstrações) e participa da discussão.
• Os membros restantes participam da discussão e fornecem *feedback* de apoio durante as demonstrações. Um membro deste grupo deve ser designado "verificador de fatos" e retomará o conteúdo do texto para confirmar elementos da discussão (se necessário) ou se não se chegar a um consenso.
Deve-se pensar em voz alta, fazer *brainstorming* e compartilhar pensamentos durante toda a atividade! Realize as atividades a seguir para cada item do esquema da seção.
1. Discuta a *atividade*, incluindo o posicionamento do paciente e do fisioterapeuta. Considere quais mudanças de posicionamento podem melhorar a atividade (p. ex., posicionamento prévio de um membro, posicionamento das mãos para alterar a BDA).
2. Discuta a *técnica*, incluindo sua descrição, indicação(ões) para uso, posicionamento das mãos do fisioterapeuta (CM) e CV.
3. O fisioterapeuta e paciente designados demonstram a atividade e a aplicação da técnica. A discussão durante a demonstração deve ser contínua (a demonstração não deve ser de responsabilidade exclusiva do fisioterapeuta e paciente designados). Todos os membros do grupo devem fornecer recomendações, sugestões e *feedback* de apoio durante a demonstração. Durante as demonstrações, discuta estratégias para tornar a atividade *mais* ou *menos* desafiadora.

Rolar

Características gerais

Rolar é uma atividade funcional precocemente adquirida na sequência de habilidades de desenvolvimento. Como tal, é uma atividade profundamente enraizada que é a base para muitos dos pré-requisitos de controle motor para atividades funcionais de nível superior, como mobilidade de articulações proximais e intermédias (p. ex., escápula, ombro, pelve, quadril e joelhos); estabilidade dinâmica do tronco; e mobilidade distal controlada dos membros e cabeça e pescoço. Assim, o foco das intervenções iniciais é adquirir mobilidade inicial e desenvolver habilidades componentes, incluindo a estabilidade dinâmica proximal e a mobilidade controlada, necessárias para tarefas funcionais de alto nível. A aplicação de padrões de membro para auxiliar o rolamento exige o pré-requisito de uma ADM suficiente para posicionar e mover o membro no padrão. O posicionamento adequado dos membros também é crucial para a irradiação eficiente do padrão para o tronco (ou vice-versa).

O decúbito dorsal fornece uma BDA ampla e um CDM baixo. A descarga de peso ocorre através dos grandes segmentos corporais, com requisitos mínimos de controle antigravitacional. No entanto, a transição de decúbito dorsal para lateral, ou rolar, é resistida pela gravidade e pode ser difícil para pacientes com tônus aumentado ou fraqueza nos estabilizadores do *core*. Nessas situações, as atividades de rolar começarão em decúbito lateral, com o foco inicial no movimento controlado em direção ao decúbito dorsal ou ventral antes de se mover contra a gravidade (ou seja, rolar a partir do decúbito dorsal ou ventral para o decúbito lateral).

Análise de tarefas

Como citado previamente, rolar é uma atividade funcional precocemente experimentada durante o crescimento e desenvolvimento normais. Possibilita a mudança de decúbito e requer uma estratégia de movimento sinérgico da atividade muscular fásica sobreposta a um controle estabilizador tônico (estabilidade postural dinâmica com mobilidade controlada). Essa estratégia estabelece as bases para atividades funcionais e em posição ortostática realizadas durante as atividades de vida diária. Consequentemente, utiliza-se o rolamento tanto para melhorar as habilidades de mobilidade no leito quanto por sua importância como uma habilidade componente de atividades funcionais de alto nível.

Ao analisar a tarefa de rolar, considere o seguinte:
▸ Estratégia preferida para rolar de decúbito dorsal para lateral.
▸ Uso de estratégias compensatórias.
▸ Como os membros, a cabeça e o pescoço são usados para ajudar no rolamento.
▸ O padrão escolhido para iniciar o rolamento.
▸ A integração dos segmentos superiores e inferiores do corpo ao iniciar e realizar o rolamento.
▸ A presença de dor, tônus aumentado ou influência dos reflexos tônicos

Ver o Quadro 4.5: Atividade prática para o estudante: análise da tarefa de rolar.

Ao observar e avaliar a tarefa funcional de rolar, é importante considerar o que constitui um padrão de rolamento *eficiente*. O rolamento eficiente é realizado com movimentos associados de cabeça, pescoço e membros, que se

> **QUADRO 4.5   Atividade prática para o estudante: análise da tarefa de rolar**
>
> **Objetivo:** analisar os movimentos que consistem o rolamento em pessoas saudáveis.
> **Procedimento:** trabalhe em grupos de 2 ou 3 pessoas. Comece fazendo com que cada pessoa do grupo role sobre a superfície de apoio a partir do decúbito dorsal para o ventral e de volta ao decúbito dorsal várias vezes seguidas, em velocidades normais. Então, cada um deve acelerar e desacelerar o movimento, rolando em ambas as direções.
> **Observe e documente:** usando as perguntas a seguir para guiar sua análise, observe e registre as variações e semelhanças entre os diferentes padrões de rolamento representados em seu grupo.
> • Como e onde o movimento é iniciado? E finalizado?
> • Como o movimento é realizado?
>   – Qual o papel do tronco?
>   – Há movimentos de membros? Cabeça e pescoço?
>   – O padrão foi mudado (ou alterado) com a mudança de direção?
>   – O padrão foi mudado (ou alterado) com a mudança de velocidade?
> • Como o rolamento difere entre os distintos membros do grupo?
> • Que tipos de patologia ou deficiências podem afetar a capacidade do paciente de rolar?
> • Quais estratégias compensatórias foram observadas?
> • Quais fatores ambientais podem restringir ou prejudicar os movimentos envolvidos no rolamento?

traduzem em controle do cíngulo do membro superior e do cíngulo do membro inferior em um padrão de flexão ou expansão em bloco do tronco. Pacientes com estratégias de rolamento *não tão* eficientes utilizam um padrão de rolamento segmentar, caracterizado pelo segmento MS/ombro/parte superior do tronco conduzindo a atividade enquanto o segmento MI/pelve/parte inferior do tronco segue o movimento, ou vice-versa. Em contraste, um padrão de rolamento eficiente demonstra a integração de todos os segmentos do corpo e é realizado com o tronco rolando em bloco: ambos os MS/ombros/parte superior do tronco e ambos os MI/pelve/parte inferior do tronco trabalham juntos com estabilidade dinâmica, sincronização apropriada e coordenação. Movimentos eficientes da cabeça/do pescoço normalmente são combinados a padrões de tronco em bloco apropriados. Por exemplo, a flexão cervical ocorre com a flexão em bloco para rolar em direção ao decúbito ventral, e a extensão cervical ocorre com a expansão em bloco para rolar de volta ao decúbito dorsal. Os padrões de rolamento podem variar dependendo da capacidade mecânica, função neuromuscular, nível de controle motor, nível geral de condicionamento físico e peso corporal. Pacientes com comprometimento neurológico e limitações à atividade frequentemente demonstram dificuldade em iniciar o movimento de rolar e mover-se suavemente por toda a amplitude; podem ainda demonstrar uma variedade de estratégias de movimento compensatórias e/ou menos eficientes.

Intervenções

Padrões de tronco em bloco

Podem-se usar combinações de padrão de tronco em bloco (flexão em bloco e expansão em bloco) para ativar os estabilizadores tônicos do tronco e promover o controle e a sincronia da escápula e da pelve para um rolamento eficiente (mobilidade controlada na estabilidade dinâmica). A flexão em bloco, uma combinação de depressão anterior da escápula e elevação anterior da pelve, ocorre em combinação a uma leve flexão de tronco com flexão do tronco (daí o termo flexão em bloco). A direção reversa, a expansão em bloco, uma combinação de elevação posterior da escápula com depressão posterior da pelve, deve ocorrer com um retorno da coluna lombar à posição neutra e ao alongamento do tronco (não deve haver hiperextensão lombar durante a extensão em bloco).

Observação clínica: Embora a combinação de expansão em bloco tenha sido originalmente chamada de "extensão em bloco", introduziu-se o termo expansão em bloco[1] a fim de refletir mais precisamente o movimento correto que ocorre na coluna lombar.

Promoção da flexão e da expansão em bloco

Iniciação rítmica, COI e inversões dinâmicas (isotônicas) são técnicas eficazes para ensinar a posição de máxima amplitude da flexão ou da expansão em bloco, facilitando a sincronização apropriada para promover estabilidade dinâmica para a mobilidade controlada, melhorando a força e a resistência dos estabilizadores tônicos profundos do tronco e fortalecendo os músculos da escápula e da pelve.

Rolamento de decúbito dorsal para lateral

Ao rolar de decúbito dorsal para lateral, o efeito da gravidade pode levar a estratégias anormais ou compensatórias que impedem a sincronização adequada para a mobilidade controlada na estabilidade dinâmica. Nessas situações, a atividade pode efetivamente ser iniciada em decúbito lateral com uma progressão para decúbito dorsal.

Observação clínica: Dada a natureza das diagonais opostas sendo combinadas em um padrão em bloco, o fisioterapeuta deve renunciar ao posicionamento alinhado à diagonal e posicionar-se atrás do paciente, possibilitando que os antebraços permaneçam alinhados com cada padrão que está sendo facilitado.

A combinação de isotônicos é uma técnica ideal para promover o rolamento de decúbito dorsal para lateral. O paciente é posicionado inicialmente em decúbito lateral na amplitude máxima de flexão em bloco, com depressão anterior da escápula e elevação anterior da pelve. Uma pausa de manutenção isométrica na amplitude final da flexão em

bloco é facilitada por CM na parte anterior do processo coracoide para depressão anterior da escápula e na parte superior/anterior do ilíaco para elevação anterior da pelve. Os CM permanecem os mesmos conforme o fisioterapeuta progride de uma pausa de manutenção isométrica para uma contração excêntrica com alongamento afastando-se da flexão em bloco, seguida por uma contração concêntrica de volta à flexão em bloco. Continua-se aumentando a ADM dessa sequência até que o paciente consiga controlar o alongamento excêntrico e o encurtamento concêntrico totais da flexão em bloco (Fig. 4.19).

A repetição com incrementos na ADM concentra-se na sincronia e coordenação adequadas. A atividade continua até que o paciente possa produzir uma flexão em bloco eficiente a partir do decúbito dorsal, transitando suavemente pelo decúbito lateral. Repetem-se a mesma atividade e sequência para a expansão em bloco, movendo-se do decúbito lateral para o decúbito ventral. À medida que o controle motor, a força e a resistência melhoram, incorporam-se padrões da parte superior e MI combinados, aumentando o desafio pela utilização de um braço de alavanca mais longo de resistência apropriada (Fig. 4.20).

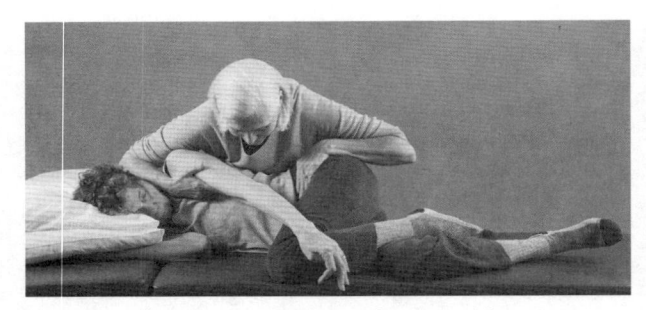

FIGURA 4.19   Aplicação de COI para flexão em bloco. O paciente é inicialmente posicionado em decúbito lateral na amplitude máxima de flexão em bloco. Os CM se dão na parte anterior do processo coracoide para a depressão anterior da escápula e no ilíaco superior/anterior para a elevação anterior da pelve enquanto o paciente mantém a amplitude final de flexão em bloco com uma contração isométrica.

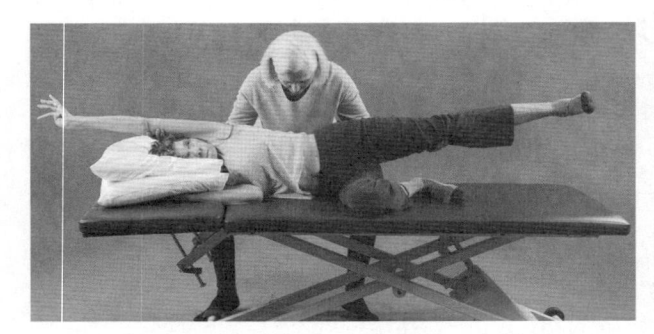

FIGURA 4.20   Amplitude final da expansão em bloco. O MS esquerdo posicionado em flexão/abdução/rotação lateral (FLEX/ABD/RL) com elevação posterior da escápula. Os CM para aplicação de resistência e tração apropriadas se dão no úmero distal/posterior/lateral. O MI esquerdo está em extensão/abdução/rotação medial (EXT/ABD/RM) com depressão posterior da pelve. Os CM para aplicação de resistência e tração apropriadas se dão no fêmur distal/posterior/lateral.

Podem-se usar inversões dinâmicas (isotônicas) quando o controle na flexão e expansão em bloco melhorar. Com o paciente na posição de decúbito lateral (posição inicial para a expansão em bloco), o fisioterapeuta resiste (facilita) o movimento concêntrico na expansão em bloco desde o início da amplitude (Fig. 4.21), seguido por uma inversão em direção à flexão em bloco concêntrica, progredindo em direção a incrementos na ADM até que seja alcançado o rolamento completo de decúbito dorsal para ventral.

Rolamento de decúbito dorsal para lateral com apoio no cotovelo

Do decúbito dorsal, o paciente se vira e eleva a cabeça e o tronco, movendo-se para o decúbito lateral com apoio no cotovelo. O MS debaixo do paciente é previamente posicionado com o cotovelo a 90° de flexão, em preparação para receber a descarga de peso. O fisioterapeuta pode promover a elevação e rotação da parte superior do tronco, instruindo o paciente a levar o MS oposto a fazer um movimento de alcançar cruzando o corpo (i. e., o MS direito se movendo para a esquerda). Para facilitar o movimento, pode-se aplicar resistência apropriada ao MS de cima que faz o movimento de alcançar usando um CM distalmente no MS e proximalmente na parte anterior/superior da escápula. Se for necessária assistência inicial, o fisioterapeuta pode colocar ambas as mãos na parte superior do tronco do paciente, sob as axilas. O MS do paciente pode ser previamente posicionado com o cotovelo estendido e a

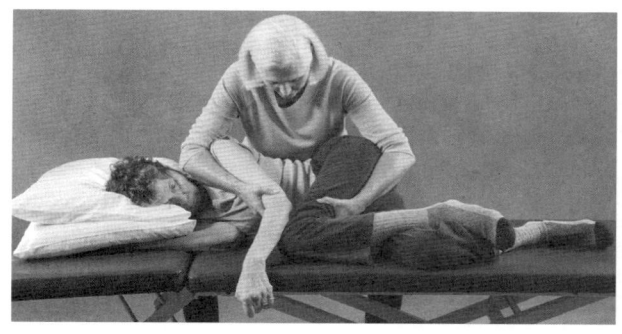

FIGURA 4.21 Flexão em bloco (posição inicial para a expansão em bloco ativa desde o início da amplitude). O paciente está em decúbito lateral com o MS esquerdo posicionado em EXT/ADD/RM com depressão anterior da escápula e flexão/adução/rotação lateral (FLEX/ADD/RL) de MI com elevação anterior da pelve. Para o movimento de expansão em bloco, os CM se dão no úmero distal com o braço do fisioterapeuta contra o acrômio superior/posterior para resistir à elevação posterior da escápula. A mão oposta está no fêmur distal com a fossa cubital do fisioterapeuta envolvendo o túber isquiático para resistir à depressão posterior da pelve. Conforme o paciente começa a se mover, os CM do fisioterapeuta são então posicionados no braço distal/posterior/lateral para resistir e aplicar tração à FLEX/ABD/RL de MS e na coxa distal/posterior/lateral para resistir e aplicar tração à EXT/ABD/RM de MI. Esses CM garantem que o fisioterapeuta possa resistir à elevação posterior da escápula e à depressão posterior da pelve na parte inicial da amplitude, seguindo com resistência e tração apropriadas nos membros para completar a expansão em bloco (ver Fig. 4.20).

mão sobre o ombro do fisioterapeuta (Fig. 4.22). Se necessário, pode-se colocar um pequeno travesseiro ou cunha sob o tronco enquanto em decúbito lateral para minimizar a flexão ou queda lateral. Essas estratégias ajudam a guiar o movimento e promovem o deslocamento de peso eficiente de decúbito dorsal para lateral.

Pode-se usar a iniciação rítmica para promover a transição do decúbito dorsal para o decúbito lateral com apoio no cotovelo. Se o objetivo é instruir o paciente em uma transição de movimento coordenada e sincronizada, a fase resistida dessa técnica não é enfatizada e foca-se nas fases passiva, ativo-assistida e ativa. Os CM ocorrem proximalmente na escápula e na parte superior do tronco ou distalmente em ambos os MS. Uma vez na posição, pode-se usar inversões de estabilização (isométricas) para promover a estabilidade na posição, enfatizando o tronco e o segmento que envolve sustentação de peso (Fig. 4.23).

Observação clínica: Os pacientes que se recuperam de um acidente vascular encefálico podem inclinar-se ou cair lateralmente em direção ao lado mais envolvido quando estão sentados em uma cadeira, ou podem demonstrar espasticidade de tronco. Essas posturas contribuem para a perda da flexibilidade de tronco, perda do controle de tronco e má postura na posição sentada. Rolar para o decúbito lateral com apoio no cotovelo é uma atividade importante a fim de promover a estabilidade dinâmica por meio da descarga de peso precoce nos cotovelos e ombros mais envolvidos, promovendo a ativação e o alongamento do tronco.

A partir da posição de decúbito lateral com apoio no cotovelo, o paciente pode ser auxiliado na postura de decúbito ventral com apoio nos cotovelos, uma postura muito estável com uma ampla BDA e um CDM baixo (Fig. 4.24). A cabeça e a parte superior do tronco são elevadas da superfície de apoio, o peso é distribuído sobre os cotovelos e antebraços, e as demandas de estabilização são colocadas sobre os ombros e segmentos escapulotorácicos. Os MS estão em uma posição simétrica bilateral com os cotovelos flexionados a 90° e posicionados diretamente sob os ombros; os antebraços estão pronados. A parte inferior do corpo permanece em contato com a superfície de apoio. Se não houver mobilidade em extensão lombar, pode-se colocar uma almofada sob a parte inferior do tronco. Pacientes com limitações à atividade impostas por problemas cardiopulmonares ou aqueles com altos níveis de tônus anormal em MS podem não tolerar bem o posicionamento em decúbito ventral com apoio nos cotovelos. No entanto, pode-se alcançar alguns benefícios da postura usando uma modificação da posição (denominada *decúbito ventral com apoio nos cotovelos modificada*). A modificação consiste em posicionar o paciente sentado com descarga de peso sobre os cotovelos apoiados em uma maca. Uma alternativa com o paciente sentado em uma maca seria posicionar o cotovelo flexionado em um banquinho (coberto com uma toalha macia) ou outra super-

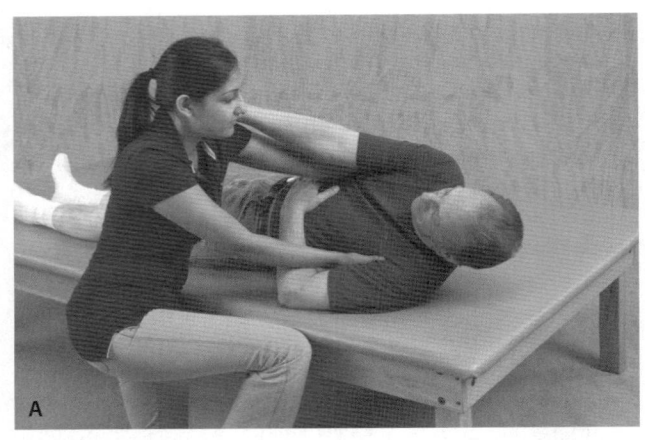

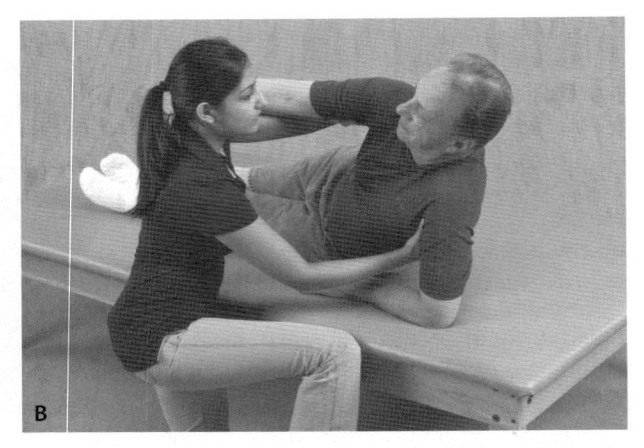

FIGURA 4.22   O fisioterapeuta auxilia manualmente o paciente na posição de decúbito lateral com apoio no cotovelo. (A) O paciente se vira e começa a levantar a cabeça e a parte superior do tronco. Observe que o MS esquerdo (mais próximo da superfície de apoio) foi previamente posicionado a aproximadamente 90⁰ de flexão de cotovelo. (B) O paciente então posiciona o cotovelo sob o ombro em uma posição de descarga de peso.

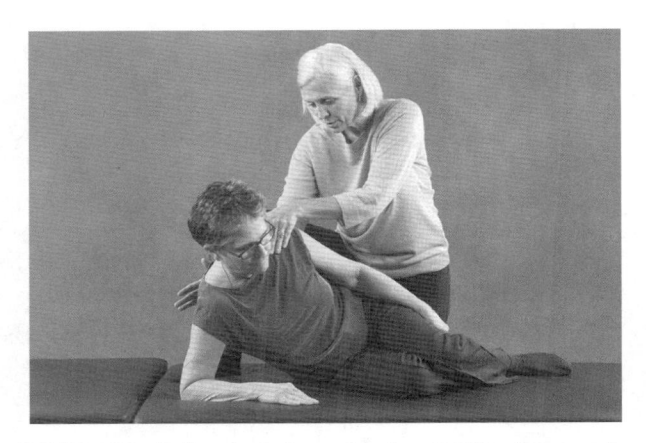

FIGURA 4.23   Aplicação de inversões de estabilização na posição de decúbito lateral com apoio no cotovelo e com CM na escápula posterior inferior direita e na escápula anterior superior esquerda. *Não mostrado:* os contatos manuais são então movidos para outros segmentos do corpo (pelve, MS de cima, cabeça e pescoço) com a intenção de promover a estabilidade no tronco e nos segmentos que recebem descarga de peso.

fície firme colocada na lateral do paciente, ou em ambos os lados, para descarregar o peso unilateral ou bilateralmente sobre o cotovelo. A posição de decúbito ventral com apoio nos cotovelos modificada também pode ser realizada em pé, usando a posição plantígrada.

Rolamento: padrões de membro superior e inferior

Conforme discutido na seção anterior, a escápula e a pelve desempenham um papel crucial na capacidade de rolar porque são conexões diretas entre os membros e o tronco. Se houver estabilidade dinâmica no tronco, os membros podem ser acionados, criando um braço de alavanca mais longo para facilitar ainda mais o rolamento. Assim, os movimentos de MS e/ou MI ocorrem a partir de um *core* dinamicamente estável (uma âncora dinâmica para a mobilidade distal). Podem-se usar diversos padrões de membros e combinações de padrões para facilitar o rolamento:

▸   Extensão/adução/rotação medial (EXT/ADD/RM) unilateral de MS com depressão anterior da escápula e flexão/rotação do tronco.

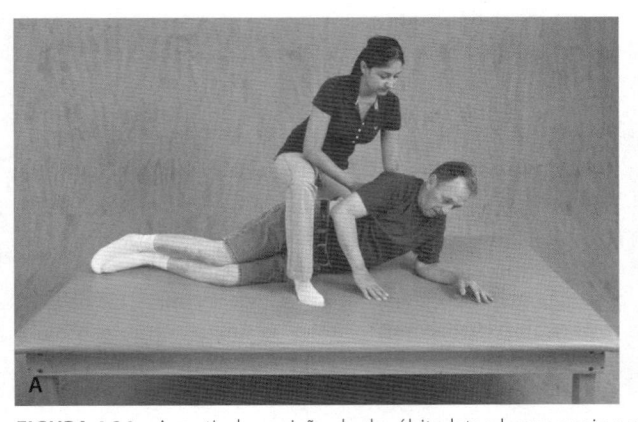

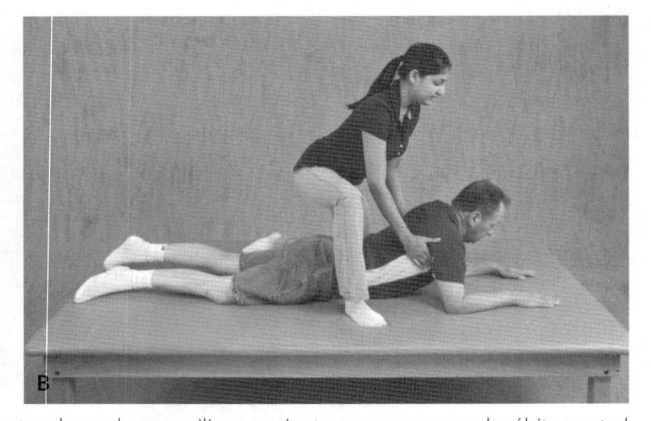

FIGURA 4.24   A partir da posição de decúbito lateral com apoio no cotovelo, pode-se auxiliar o paciente a passar para o decúbito ventral com apoio nos cotovelos. (A) Posição inicial: o fisioterapeuta está fornecendo apoio e assistência à rotação da parte superior do tronco. (B) Posição final: a parte inferior do tronco gira em direção ao decúbito ventral com distribuição do peso pelos cotovelos e antebraços; as demandas de estabilização se dão sobre o ombro e a região escapulotorácica.

‣ Combinação de EXT/ADD/RM bilateral de MS com depressão anterior da escápula e extensão/abdução/rotação medial (EXT/ABD/RM) com depressão posterior da escápula e flexão/rotação do tronco. Quando um MS mais forte (mais funcional) é usado para auxiliar o outro MS mais afetado no padrão de EXT/ABD/RM, essa combinação é chamada de *chop*.

‣ Flexão/adução/rotação lateral (FLEX/ADD/RL) unilateral de MI com elevação anterior da pelve e flexão/rotação do tronco.

‣ Combinação de FLEX/ADD/RL bilateral de MI com elevação anterior da pelve e flexão/abdução/rotação medial (FLEX/ABD/RM) com elevação posterior da pelve e flexão/rotação do tronco.

‣ Combinação de EXT/ADD/RM de MS com depressão anterior da escápula e FLEX/ADD/RL ipsilateral de MI com elevação anterior da pelve e flexão/rotação do tronco.

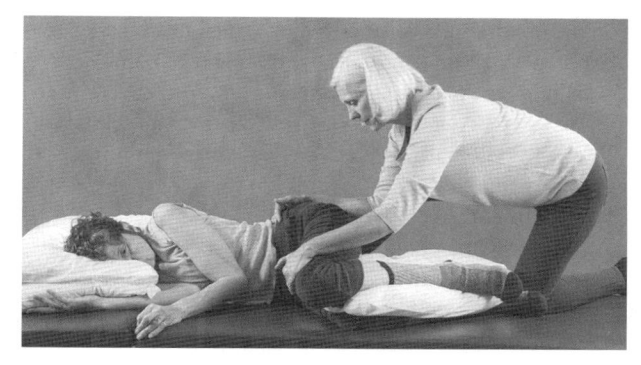

FIGURA 4.25 Aplicação de COI para promover o rolamento. O paciente se moveu concentricamente à amplitude final de FLEX/ADD/RL de MI, na qual se aplicou uma pausa de manutenção isométrica. *Não mostrado:* o paciente então retorna excentricamente à posição inicial de EXT/ABD/RM de MI. Os CM se dão na pelve e no fêmur distal.

Os padrões de FNP são detalhadamente descritos no Capítulo 3: Facilitação neuromuscular proprioceptiva.

Para aplicar a COI usando um padrão de MI, o paciente começa em decúbito lateral na amplitude alongada de MI (EXT/ABD/RM). O fisioterapeuta posiciona-se de acordo com o padrão diagonal a ser facilitado. O paciente então se move concentricamente em FLEX/ADD/RL, onde se aplica uma pausa de manutenção isométrica (Fig. 4.25). O paciente então retorna excentricamente à posição inicial de EXT/ABD/RM. A ADM na extensão de MI e no retorno ao decúbito dorsal é aumentada lentamente (incrementos na amplitude) conforme o paciente desenvolve controle. Faz-se uma progressão para começar em decúbito dorsal e rolar em direção ao decúbito lateral movendo o MI em FLEX/ADD/RL. Observe que os MS do paciente podem estar repousando na frente ou bilateralmente flexionados no ombro e posicionados acima da cabeça. Alternativamente, os membros superiores podem estar dispostos assimetricamente, com o membro de baixo flexionado acima da cabeça e o de cima na lateral do tronco, com a mão apoiada na lateral do paciente.

O posicionamento do fisioterapeuta para as atividades descritas requer que ele esteja alinhado à diagonal do membro que está sendo facilitado. Uma exceção ocorre ao facilitar o rolamento em EXT/ADD/RM de MS e FLEX/ADD/RL de MI (flexão em bloco, como descrito previamente ao rolar de decúbito dorsal para decúbito lateral). Essa combinação de diagonais opostas não possibilita que o fisioterapeuta esteja alinhado às duas diagonais simultaneamente, de modo que o profissional posiciona-se atrás do paciente. O fisioterapeuta também pode posicionar-se alinhado a uma diagonal a ser facilitada ou resistida enquanto o paciente se movimenta ativamente ao longo da outra diagonal. Dadas as grandes amplitudes de movimento envolvidas e as descargas de peso necessárias, essas atividades são mais bem realizadas em uma maca ampla ou em um colchonete de exercícios no chão.

Pode-se usar a iniciação rítmica para instruir o paciente a realizar o movimento desejado, facilitar o início do movimento e melhorar a força e a coordenação do tronco e dos membros.

Para aplicar a iniciação rítmica ao rolar a partir do decúbito lateral usando o padrão de um único membro (superior ou inferior), o fisioterapeuta pode usar um CM distal (em MS ou MI) e um proximal (escápula ou pelve) para a aplicação da resistência apropriada. Se estiver usando uma combinação de padrões de MS e MI, o CM também pode ser proximal ou distal em cada membro.

Pode-se usar também uma combinação de CM proximais e distais para facilitar componentes ausentes dentro de um padrão. Os CM mudarão com a aplicação de resistência e movimento apropriados ao longo da ADM. O paciente pode começar em decúbito dorsal, mover-se em direção ao decúbito lateral e ventral (desafio maior) ou começar em decúbito lateral e mover-se em direção ao decúbito ventral e, em seguida, progredir para começar a partir do decúbito dorsal. O movimento dos membros para promover o rolamento é iniciado passivamente e progredido para ativo-assistido, e então adequadamente resistido. O objetivo é a estabilidade dinâmica do tronco, seguida pela mobilidade controlada dos membros com sincronia adequada. Essa sequência é repetida com incrementos graduais na ADM. Se necessário, pode-se usar um estiramento rápido para facilitar o início do movimento na direção desejada.

Comentários

‣ Movimentos passivos lentos de rolar ou ir-vir em direção ao decúbito lateral (rotação rítmica) fornecem estímulos vestibulares lentos que promovem o relaxamento, o que é benéfico para pacientes com espasticidade ou rigidez. A rotação rítmica é particularmente eficaz quando usada com contrarrotação do tronco.

▸ Os movimentos começam com controle em baixa amplitude (p. ex., um quarto para a frente a um quarto para trás) e progridem com aumento da ADM (incrementos na ADM) até o controle da amplitude total (do decúbito dorsal completo ao decúbito ventral completo, ida e volta).

▸ Inicialmente, os movimentos são lentos e controlados, com ênfase na graduação cuidadosa da resistência apropriada; a progressão consiste em aumentar a velocidade do movimento, mantendo o controle.

▸ Pode-se adicionar uma pausa de manutenção isométrica na amplitude encurtada ou em qualquer ponto de fraqueza da amplitude para promover uma maior estimulação da unidade motora. A pausa de manutenção isométrica é uma pausa momentânea em que se conta até um, instruindo-se o paciente a "manter" a posição.

▸ Instrui-se o paciente a girar a cabeça e seguir a mão com os olhos. Fazer o paciente observar o movimento promove o uso de comandos sensoriais visuais para melhorar o controle do movimento e promover o envolvimento da cabeça e do pescoço, acionando ainda mais o tronco no movimento geral de rolar.

▸ A iniciação rítmica é ideal para a aprendizagem motora inicial do uso de padrões de membro de FNP para o rolamento. Conforme o paciente obtém maior controle, é feita uma progressão do movimento ativo-assistido para ativo e então para resistido, cujo resultado final é o movimento independente.

▸ A iniciação rítmica também é uma técnica valiosa para o paciente com acidente vascular encefálico que é incapaz de iniciar o rolamento (apraxia) e para o paciente que demonstra prejuízo na cognição e na aprendizagem motora (p. ex., traumatismo cranioencefálico). Os movimentos passivos e ativo-assistidos iniciais ajudam a ensinar ao paciente o movimento desejado. Os CV devem ser suaves, lentos, rítmicos e bem sincronizados com os movimentos.

▸ O movimento pode ser facilitado usando a *sincronização para a* ênfase, usando componentes mais fortes de um padrão para facilitar os mais fracos por meio da irradiação.

▸ O uso dos padrões de FNP de MS e MI juntamente com a COI é eficaz em promover o aumento da força muscular e do controle dos movimentos necessários para a transição do decúbito lateral para o decúbito dorsal.

Observação clínica: Os padrões de flexão e extensão de pescoço com rotação também podem ser usados para promover o rolamento. A partir do decúbito lateral (ou decúbito dorsal), usa-se a flexão e a rotação do pescoço para facilitar o rolamento para o decúbito ventral. De uma posição de decúbito lateral (ou ventral), usa-se a extensão e a rotação do pescoço para rolar em direção ao decúbito dorsal. Esses padrões também são descritos no Capítulo 3: Facilitação neuromuscular proprioceptiva.

Desfechos

▸ **Objetivo de controle motor:** fazer com que a mobilidade progrida para mobilidade controlada.

▸ **Habilidade funcional obtida:** capacidade de rolar independentemente de decúbito dorsal para ventral e retornar à posição inicial.

▸ **Indicações:** O rolamento tem importância funcional para melhorar a mobilidade no leito, para preparar o paciente para a mudança de decúbito no leito de maneira independente (p. ex., aliviar a pressão do colchão) e como um preparatório (habilidade componente) para vestir o MI e possibilitar transferências independentes do decúbito dorsal para a posição sentada. Além disso, o rolamento promove o controle do tronco e o desenvolvimento de padrões funcionais de movimento (p. ex., coordenação do movimento de tronco e membro) e é um ponto de partida frequente de atividades no colchonete para pacientes com doenças neurológicas graves (p. ex., pacientes com acidente vascular encefálico ou lesão medular de nível alto) ou envolvimento musculoesquelético (p. ex., acidente ou trauma automobilístico). Embora as atividades normalmente sejam iniciadas em uma maca, o rolamento também deve ser dominado na superfície de um leito semelhante àquele que o paciente usará em casa. Ver o Quadro 4.6: Atividade prática para o estudante: rolamento.

▸ Movimentos e estratégias compensatórias

Usam-se as estratégias descritas nos parágrafos a seguir para alcançar a mobilidade funcional no leito quando um paciente não tem movimento ativo. Estas são estratégias frequentemente utilizadas por pacientes com LM completa ou fraqueza legítima, em que uma estratégia compensatória é necessária para a função independente. O objetivo terapêutico é a função, reconhecendo que a estabilidade dinâmica adequada com mobilidade controlada não está disponível para esses pacientes. Nessas situações, o rolamento pode ser auxiliado pelo posicionamento prévio dos membros (p. ex., cruzar um tornozelo sobre o outro) e usar movimentos compensatórios e estratégias que usam o braço de alavanca (produzido pelos movimentos dos membros) para facilitar o movimento e ajudar a impulsionar o corpo no rolamento. Intervenções compensatórias para promover o rolamento podem começar em decúbito dorsal ou lateral e progredir de amplitudes menores para maiores (incrementos na ADM) e, por fim, para a ADM completa: por exemplo, a partir do decúbito lateral (inicialmente podem ser necessários travesseiros para apoio), primeiro role o paciente um quarto para a frente, depois para trás, em seguida, role-o até a metade do movimento, e então role-o uma volta completa, passando do decúbito lateral para o decúbito dorsal ou ventral.

Esquema da seção: rolamento

Atividades e técnicas

- Padrões de flexão e expansão em bloco em decúbito lateral, incluindo a diagonal depressão posterior/elevação anterior da escápula em combinação com a diagonal elevação anterior/depressão posterior da pelve.
  - Flexão e expansão em bloco em decúbito lateral usando iniciação rítmica.
  - Flexão e expansão em bloco em decúbito lateral usando COI.
  - Flexão e expansão em bloco em decúbito lateral usando inversões dinâmicas (isotônicas).
- Rolar a partir do decúbito dorsal para o lateral usando COI.

Objetivo: compartilhar habilidades relacionadas à aplicação e ao conhecimento de estratégias para promover melhorias no rolamento.

Equipamento necessário: maca.

Instruções: trabalhando em grupos de 4 a 6 alunos, considere cada tópico do esquema da seção. Os membros do grupo assumirão papéis diferentes (descritos a seguir) e trocarão de papéis cada vez que o grupo progredir para um novo tópico do esquema.

- Uma pessoa assume o papel do fisioterapeuta (para demonstrações) e participa da discussão.
- Uma pessoa atua como paciente (para demonstrações) e participa da discussão.
- Os membros restantes participam da discussão e fornecem *feedback* de apoio durante as demonstrações. Um membro deste grupo deve ser designado "verificador de fatos" e retomará o conteúdo do texto para confirmar elementos da discussão (se necessário) ou se não se chegar a um consenso.

Deve-se pensar em voz alta, fazer *brainstorming* e compartilhar pensamentos durante toda a atividade! Realize as atividades a seguir para cada item do esquema da seção.

1. Discuta a *atividade*, incluindo o posicionamento do paciente e do fisioterapeuta. Considere quais mudanças de posicionamento podem melhorar a atividade.
2. Discuta a *técnica*, incluindo sua descrição, indicação(ões) para o uso, posicionamento das mãos do fisioterapeuta (CM) e CV.
3. O fisioterapeuta e paciente designados demonstram a atividade e a aplicação da técnica. A discussão durante a demonstração deve ser contínua (a demonstração não deve ser de responsabilidade exclusiva do fisioterapeuta e paciente designados). Todos os membros do grupo devem fornecer recomendações, sugestões e *feedback* de apoio durante a demonstração. Durante as demonstrações, discuta estratégias para tornar a atividade *mais* ou *menos* desafiadora.

Se algum membro do grupo achar que precisa praticar a atividade e a técnica, o grupo deve designar um tempo para acomodar a solicitação. Todos os membros do grupo que fornecem informações (recomendações, sugestões e *feedback* de apoio) também devem acompanhar essa prática.

- O braço de alavanca pode ser produzido usando movimentos de cabeça e pescoço, levantando-se o MS ou MI contralateral (ou ambos), cruzando o corpo na direção do movimento de rolar (p. ex., para rolar para a direita, o MS e/ou MI esquerdo é elevado e levado a cruzar a linha mediana do corpo para a direita).
- O posicionamento prévio dos membros (antes do início do movimento) também pode ser usado para promover o rolamento.
- Membros superiores:
  - A partir do decúbito lateral ou dorsal, o MS debaixo (o mais próximo da direção do rolamento) pode ser flexionado para evitar que fique preso sob o corpo.
  - Se a ADM do ombro for limitada, pode-se usar a adução de ombro e posicionar a mão sob os quadris, aproximando-a do corpo.
- Membros inferiores:
  - Pré-posicionar os MI com os pés/tornozelos cruzados (descrito a seguir) ou posicionar os quadris em um travesseiro, levando o paciente a rolar um quarto para a frente, é uma estratégia inicial útil. Conforme o paciente progride, o travesseiro pode ser removido e os MI descruzados.
  - A partir do decúbito dorsal, os MI podem ser estendidos com os pés cruzados (p. ex., o paciente com tetraplegia). Quando um pé é cruzado sobre o outro, o pé de cima é colocado na direção do rolamento. Por exemplo, ao rolar para a direita, o pé esquerdo é cruzado sobre o direito (Fig. 4.26).
  - A partir do decúbito dorsal, o MI oposto à direção do rolamento (p. ex., o MI direito ao rolar para a esquerda) pode ser posicionado em aproximadamente 60° de flexão de quadril e joelho com o pé sobre a superfície de apoio para impelir o rolamento, impulsionando o corpo ao decúbito lateral e então ao decúbito ventral (p. ex., o paciente com acidente vascular encefálico). Isso é chamado de posição de pré-ponte *modificada*, porque apenas um MI é flexionado. Este posicionamento de MI também pode ser usado para rolar a partir do decúbito lateral (Fig. 4.27).
  - Do decúbito dorsal para o ventral, pode-se usar a abdução de ombro e a flexão de cotovelo com uma mão fechada ou aberta posicionada sobre a superfície de apoio para ajudar a empurrar o corpo para o decúbito lateral.
- A posição e os movimentos do fisioterapeuta não devem restringir ou limitar a fluidez de movimento do paciente. O fisioterapeuta posiciona-se atrás ou à frente do paciente para auxiliar os movimentos, conforme necessário. Pacientes com déficits de comunicação (p. ex., afasia) ou aqueles que dependem muito de comandos visuais ou verbais se beneficiam de poder ver o fisioterapeuta posicionado à sua frente.
- O uso otimizado do braço de alavanca melhorará a função e diminuirá o esforço necessário para realizar o movimento de rolar.

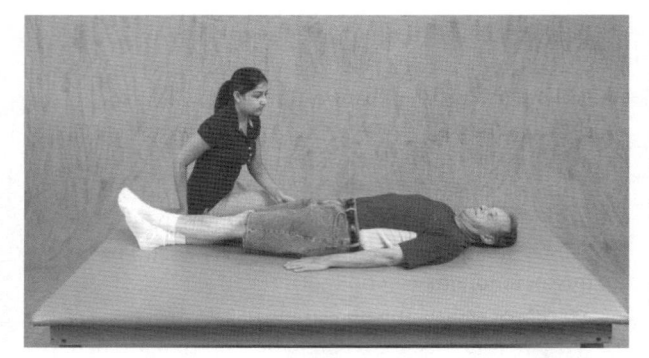

FIGURA 4.26 Paciente posicionado em decúbito dorsal com os joelhos estendidos e o pé esquerdo cruzado sobre o direito, em preparação para rolar para a direita.

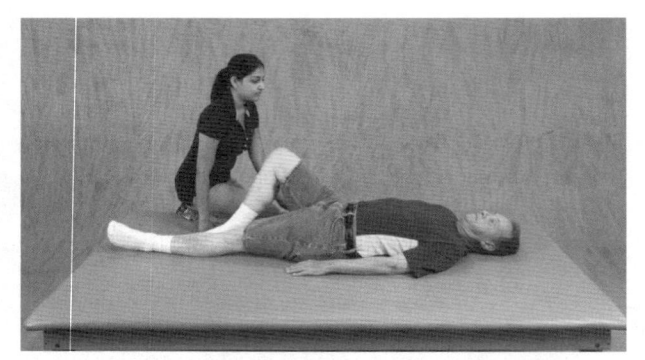

FIGURA 4.27 Paciente posicionado na posição de pré-ponte modificada. O MI direito está a aproximadamente 60⁰ de flexão de quadril e de joelho em preparação para rolar para a esquerda.

▸ O fisioterapeuta deve fornecer instruções e CV para focar a atenção do paciente nos principais elementos da tarefa e melhorar o conhecimento geral acerca das demandas da tarefa.

 ### Observação clínica:

▸ Na ausência de força de tronco ou membro, é importante que os pacientes desenvolvam estratégias compensatórias para realizar a tarefa funcional de rolar. No entanto, do ponto de vista terapêutico, é crucial que o fisioterapeuta, sempre que possível, foque no ensino e na facilitação da estabilidade proximal dinâmica para uma mobilidade distal eficiente durante o rolamento. Por exemplo, embora o rolamento de uma posição de pré-ponte modificada (estratégia compensatória) possibilite que o paciente realize a tarefa, isso não promove o acionamento ativo de um tronco estável a partir do qual os membros podem trabalhar. Ensinar o paciente a acionar o tronco tanto quanto neurofisiologicamente possível ao levantar a cabeça, ou colocar um MS em extensão/adução, ou trazer um MI em flexão/adução como uma maneira de iniciar o rolamento, promoverá a integração de qualquer estabilidade dinâmica proximal disponível com a mobilidade distal, o que é essencial para muitas atividades funcionais.

▸ As reações posturais normais contribuem para o rolamento. Pacientes que têm atividade reflexa tônica excessiva (hiperativa) simétrica ou assimétrica (ver Quadro 4.1), associada a tônus excessivo, podem ter dificuldade para rolar. As reações posturais normais que contribuem para o rolamento em crianças pequenas incluem as reações de alinhamento do corpo e as reações de alinhamento do pescoço ao resto do corpo; estas normalmente são integradas nas respostas posturais de adultos saudáveis. Além disso, as posições de decúbito dorsal ou ventral podem ser difíceis ou contraindicadas para pacientes com envolvimento cardiopulmonar, como doença pulmonar obstrutiva crônica ou insuficiência cardíaca congestiva, ou que tenham passado por procedimentos cirúrgicos recentes envolvendo o tronco.

▸ Os pacientes em recuperação de um acidente vascular encefálico precisarão de prática para rolar para os dois lados: para o *lado mais afetado* e para o *lado menos afetado* (a atividade mais difícil). O MS mais afetado pode ser apoiado

com eficácia de modo a manter o ombro para a frente pedindo ao paciente que una as mãos entrelaçando os dedos, mantendo ambos os cotovelos estendidos e os ombros flexionados (posição com as mãos unidas). O paciente também pode ser ensinado a apoiar o ombro mais afetado em uma posição levemente protraída, levando a mão envolvida ao ombro oposto e posicionando a mão não envolvida em torno do aspecto posterior da cabeça do úmero envolvida, de modo a apoiar o ombro afetado durante o rolamento. Este posicionamento possibilita que o paciente use o MS não envolvido para iniciar o rolamento, terminando em decúbito lateral ou ventral com o ombro afetado em uma posição segura e neutra.

RESUMO

Este capítulo explorou as intervenções para melhorar a mobilidade no leito e o controle de tronco precoces. No contexto dos requisitos de tarefas motoras (mobilidade, estabilidade e mobilidade controlada), apresentaram-se atividades e técnicas para melhorar o controle nas posições de pré-ponte, ponte, decúbito lateral e rolamento. Cada uma dessas posturas ou atividades representa uma habilidade crucial para a função de mobilidade independente no leito, incluindo mudanças de decúbito, arrastar-se, vestir-se, higiene pessoal e transições de decúbito dorsal para a posição sentada. As intervenções apresentadas foram projetadas de modo a abordar o objetivo primordial de fornecer aos pacientes as estratégias de movimento mais eficientes, funcionais e indolores possíveis para a mobilidade no leito.

REFERÊNCIAS

1. Saliba Johnson, VL, Johnson, GS, and Wardlaw, C. Proprioceptive neuromuscular facilitation. In Basmajian, JV, and Nyberg, R (eds): Rational Manual Therapies. Baltimore, Williams & Wilkins, 1993, 243.
2. Johnson, G, and Saliba Johnson, V. PNF 1: The Functional Application of Proprioceptive Neuromuscular Facilitation, Course Syllabus, Version 7.9. Steamboat, CO, Institute of Physical Art, 2014.
3. American Physical Therapy Association. Guide to Physical Therapist Practice, Version 3.0. Alexandria, VA, American Physical Therapy Association, 2014. Retrieved March 4, 2015, from http://guidetoptpractice.apta.org.

4A Atividades avançadas na posição de ponte

O Apêndice 4A apresenta atividades avançadas na posição de ponte usadas para melhorar ainda mais a estabilidade postural dinâmica necessária para atividades antigravitacionais verticais, como ficar em pé, deambular e subir escadas.

Elevações unilaterais de MI na posição de ponte

As atividades estático-dinâmicas envolvem a descarga de peso unilateral sobre o MI na posição de ponte. O paciente levanta um MI (membro dinâmico) da superfície de apoio enquanto mantém a posição de ponte usando o MI oposto (membro estático) para apoio. O membro dinâmico pode ser mantido imóvel com o quadril parcialmente flexionado e o joelho estendido (Fig. 4A.1), ou pode-se impor desafios adicionais com a realização de outros movimentos (p. ex., alternar entre a flexão parcial de quadril com extensão de joelho e a flexão quase máxima de quadril e joelho). Pode-se impor desafios adicionais removendo o MS da superfície de apoio e movendo os ombros em flexão, com os cotovelos estendidos e as mãos unidas.

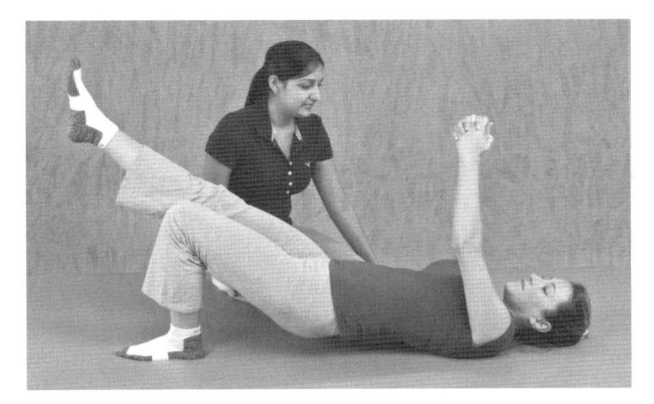

FIGURA 4A.1 Elevações unilaterais estático-dinâmicas de MI na posição de ponte. Pode-se aumentar o desafio flexionando os ombros e estendendo os cotovelos com as mãos unidas.

Elevações de MI alternados e marcha sem sair do lugar na posição de ponte

Esta atividade alterna elementos estáticos e dinâmicos entre os dois membros inferiores. A partir de uma posição de ponte, marchar sem sair do lugar (flexão de quadril e joelho) requer levantar um MI (dinâmico) da superfície de apoio usando flexão de quadril e de joelho, retornar à posição inicial (estática) e, em seguida, levantar imediatamente o MI oposto (dinâmico) no mesmo padrão com retorno à posição inicial (estática). Os pacientes com instabilidade demonstrarão uma queda da pelve no lado do membro dinâmico, que não recebe descarga de peso. Pode-se colocar uma vara ou bastão sob a pelve para fornecer *feedback* visual a fim de ajudar a manter a pelve nivelada.

Movimentos estático-dinâmicos na posição de ponte podem ser facilitados com comandos táteis (p. ex., *tapping*) ou verbais. Inicialmente, pode ser necessário aumentar a estabilidade da postura para liberar um membro inferior. Isso pode ser conseguido aumentando a BDA por meio do posicionamento dos MS. À medida que o controle progride, a dificuldade pode ser aumentada reduzindo o apoio do MS. A velocidade e amplitude de movimento podem variar a fim de aumentar a dificuldade das atividades. Os pacientes podem treinar a marcha e "corrida" sem sair do lugar ou "correr" de um lado para o outro. Estas últimas atividades impõem um desafio considerável à posição de ponte e devem ser realizadas apenas por pacientes que demonstrarem estratégias de controle motor eficientes, com suficiente estabilidade dinâmica e mobilidade controlada.

BDA móvel com bola terapêutica e joelhos estendidos na posição de ponte

Com o paciente na posição de pré-ponte, coloca-se uma bola terapêutica de tamanho médio sob as pernas do paciente. Mantendo a posição das pernas sobre a bola, o paciente eleva a pelve, estendendo os quadris e os joelhos (Fig. 4A.2). Esta atividade aumenta significativamente o

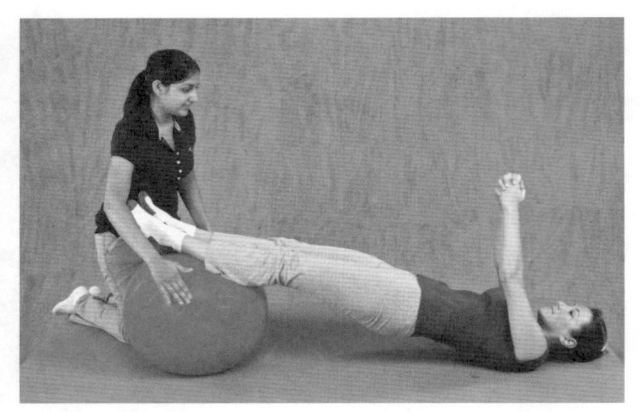

FIGURA 4A.2 BDA móvel com bola terapêutica e joelhos estendidos na posição de ponte.

desafio postural da elevação pélvica, porque a BDA não é fixa. O paciente deve estabilizar as pernas sobre a bola e manter a posição da bola, além de elevar a pelve. Quanto mais distal está a bola sob as pernas (na direção dos pés), mais difícil é a atividade. Os posteriores da coxa participam mais plenamente na estabilização com os joelhos estendidos. O paciente deve ser incentivado a usar os MS sobre a superfície de apoio para aumentar inicialmente a estabilidade da postura e, em seguida, reduzir o tempo do MS sobre a superfície de apoio à medida que o controle aumenta. Uma progressão dessa atividade é fazer uma ponte com uma BDA móvel usando uma bola pequena para apoiar os pés com os joelhos flexionados (Fig. 4A.3).

Transições de movimento com bola terapêutica da posição sentada para a posição de ponte modificada

Esta atividade de estabilização avançada impõe um desafio considerável ao controle postural, pois envolve a transição de movimento da posição sentada em uma bola para uma posição de ponte modificada (parte superior do tronco apoiada sobre a bola). O paciente começa sentado em uma bola terapêutica de tamanho apropriado. Os quadris

e joelhos devem estar flexionados a 90°. O paciente "caminha" afastando ambos os pés da bola e mantendo a flexão de joelho, enquanto os quadris se movem em direção à extensão. A bola rolará para cima ao longo do centro do tronco até que a cabeça e os ombros estejam apoiados sobre a bola (Fig. 4A.4). O paciente mantém os quadris na posição estendida, com a pelve nivelada. Inicialmente, pode ser necessário tocar o chão com a mão ou ponta do dedo; conforme se adquire controle, o contato da mão é removido. Alternativamente, pode-se obter estabilidade adicional "travando" os cotovelos contra a bola (com os cotovelos flexionados e os ombros estendidos e aduzidos contra a bola). A progressão seria para MS flexionados cruzando o tórax para a posição mais difícil de flexão de ombro a aproximadamente 90° e os cotovelos estendidos com as mãos unidas.

Atividades estático-dinâmicas com bola terapêutica na posição de ponte modificada

As atividades estático-dinâmicas em uma posição de ponte modificada fornecem desafios de alto nível ao con-

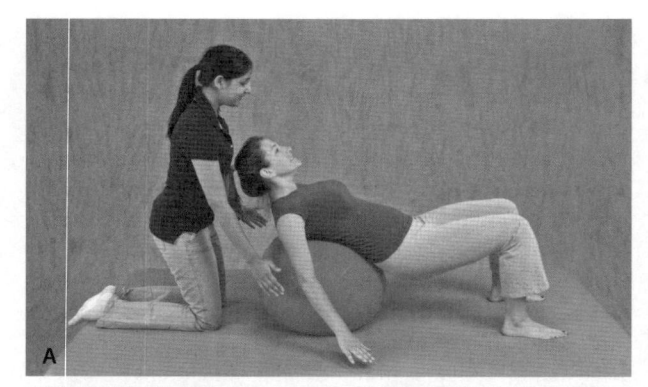

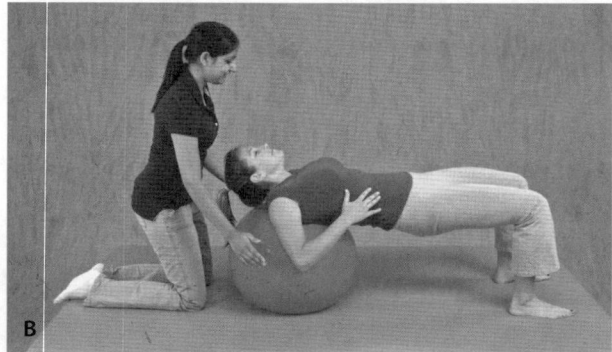

FIGURA 4A.4 **Transições de movimento com bola terapêutica da posição sentada para a posição de ponte modificada.** Da posição sentada sobre uma bola (não mostrada), o paciente "caminha" afastando os pés da bola até que a cabeça e os ombros estejam apoiados sobre a bola. Pode ser necessário apoio de MS durante as transições de movimento iniciais. Isso pode ser feito (A) posicionando as mãos e os dedos do paciente de modo a tocar a superfície de apoio, se necessário, e (B) "travando" os cotovelos contra a bola para aumentar a estabilidade.

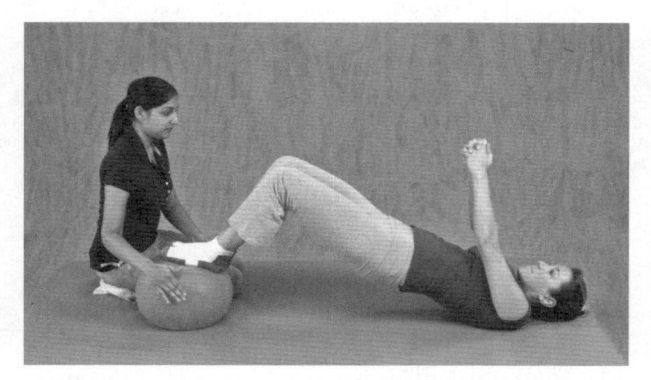

FIGURA 4A.3 BDA móvel com bola pequena para apoiar os pés e joelhos flexionados na posição de ponte.

trole postural e devem ser reservadas à reabilitação em estágio avançado (Fig. 4A.5). Esses desafios podem incluir a elevação de um MI (o membro dinâmico pode se mover em flexão de quadril ou extensão de joelho), enquanto o membro estático estabiliza o corpo e mantém a posição de ponte. Pode-se fazer elevações de MI alternados (marchar sem sair do lugar). Uma atividade adicional seria manter a posição de ponte unipodal e escrever as letras do alfabeto com o pé (ou hálux) do membro dinâmico.

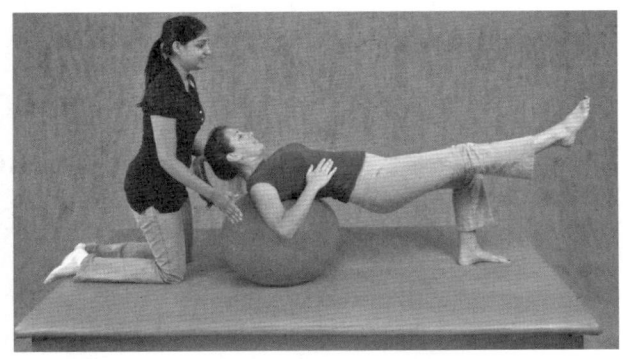

FIGURA 4A.5 Atividades estático-dinâmicas na posição de ponte modificada.

5 Intervenções para melhorar o sentar e as habilidades de equilíbrio na posição sentada

Susan B. O'Sullivan, PT, EdD

Edward W. Bezkor, PT, DPT, OCS, MTC

Este capítulo enfoca o controle na posição sentada e as intervenções que podem ser usadas para melhorar o sentar e as habilidades de equilíbrio na posição sentada. É necessário um exame meticuloso do estado geral do paciente em termos de deficiências e limitações à atividade que afetam o controle do sentar. Isso inclui o exame do alinhamento musculoesquelético, da amplitude de movimento (ADM) e do desempenho muscular (força, potência e resistência). O exame da função motora (controle motor e aprendizagem motora) concentra-se em determinar a descarga de peso, o controle postural e as sinergias neuromusculares necessárias para o controle estático e dinâmico. Examina também o uso de comandos sensoriais (somatossensoriais, visuais e vestibulares) para o controle do equilíbrio na posição sentada e mecanismos de integração sensorial do sistema nervoso central (SNC). Por fim, o paciente deve ser capaz de realizar com segurança movimentos funcionais (atividades de vida diária [AVD]) na posição sentada e nos diferentes ambientes (clínica, casa, ocupação [trabalho/escola/brincadeiras] e comunidade).

▶ Biomecânica da posição sentada

É importante entender os requisitos fundamentais da posição sentada. Esta é uma postura relativamente estável, com um centro de massa moderadamente alto (CDM) e uma base de apoio moderada (BDA), que inclui o contato das nádegas, coxas e pés com a superfície de apoio. A pelve é a base para a posição sentada e influencia fortemente o alinhamento postural de todo o esqueleto axial. Uma *posição pélvica neutra* é ideal para a posição sentada. A posição pélvica neutra é caracterizada por (1) uma espinha ilíaca anterossuperior (EIAS) nivelada ou levemente inferior à espinha ilíaca posterossuperior (EIPS) (plano sagital) e (2) uma posição nivelada de ambas as EIAS (plano frontal). Ambos os túberes isquiáticos devem estar recebendo a mesma descarga de peso. A coluna lombar mantém uma lordose natural, acompanhada pela extensão em outras áreas da coluna vertebral. A cabeça e o tronco estão na vertical, mantidos na linha mediana sobre a pelve, com a cabeça com o "queixo para dentro". Durante a posição sentada ereta ativa, a linha de gravidade (LdG) passa perto dos eixos de rotação da cabeça e da coluna vertebral. Durante a posição sentada ereta relaxada, a LdG está levemente anterior a esses eixos de rotação, enquanto durante a posição sentada desmazelada ou desleixada a LdG está bem à frente desses eixos (Fig. 5.1).[1]

Os músculos do tronco mantêm ativamente o controle postural ereto e a estabilidade do *core*, incluindo as cocontrações dos extensores (músculos eretores da espinha) e flexores (abdominais) de tronco. A atividade dos músculos eretores da espinha é maior durante a postura ereta ativa em oposição à posição sentada relaxada ou desleixada.[1,2] Os músculos de membro inferior (MI) são importantes estabilizadores do tronco e da pelve. Os dorsiflexores de tornozelo (tibial anterior) e flexores de quadril (iliopsoas) são ativados durante os deslocamentos para trás do tronco, enquanto os músculos da panturrilha (sóleo), do joelho (vasto lateral, bíceps femoral) e extensores de quadril (glúteo máximo) freiam o movimento para trás. Quando os pés estão soltos e pendentes, como no caso de um assento elevado, o controle se dá apenas pelos músculos do tronco e do quadril, com o *limite de estabilidade (LdE)* sendo alcançado muito mais cedo do que quando os pés estão em contato com o chão.

Deficiências comuns na posição sentada

Embora não inclua todas as possibilidades, grosso modo os déficits da posição sentada podem ser agrupados naqueles que envolvem o alinhamento da pelve e da coluna vertebral, a descarga de peso e a fraqueza dos músculos extensores. Alterações no alinhamento normal resultam em subsequentes mudanças em outros segmentos do corpo. Em uma posição de inclinação pélvica posterior, a EIAS está mais elevada do que a EIPS, com um achatamento da coluna lombar. Se for grave o suficiente, o paciente senta-se inclinando para trás, descarregando o peso sobre o sacro (sentar sobre o sacro). Essa postura está associada a um

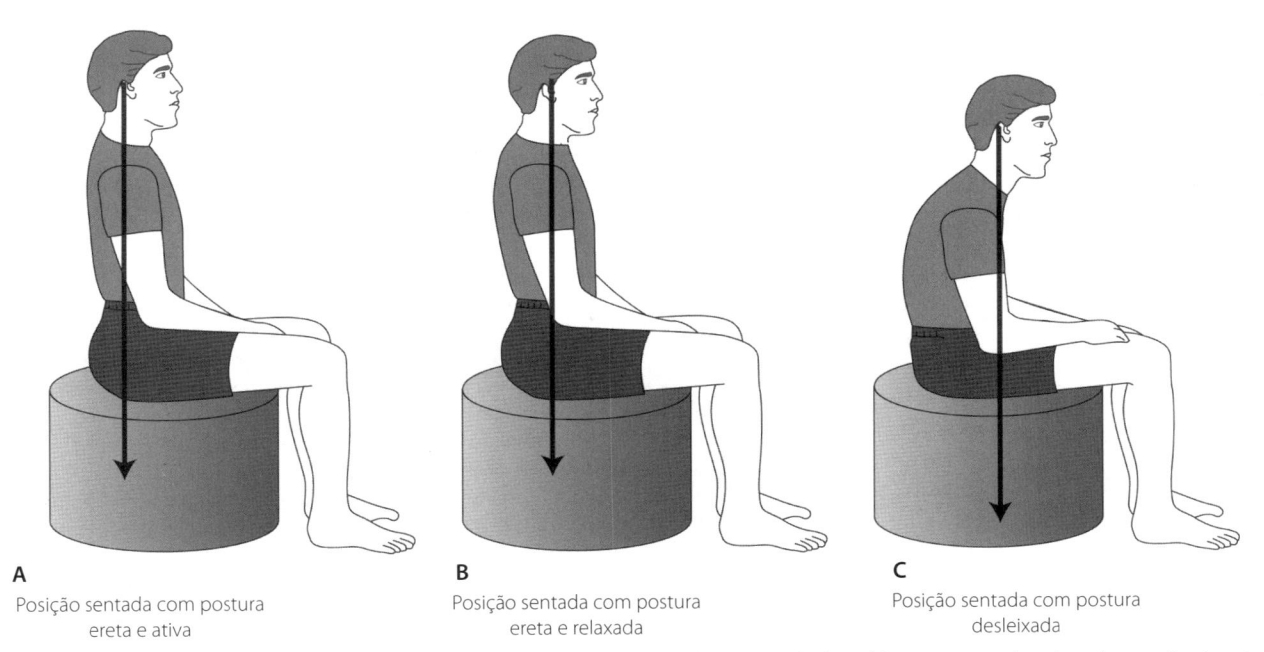

A
Posição sentada com postura
ereta e ativa

B
Posição sentada com postura
ereta e relaxada

C
Posição sentada com postura
desleixada

FIGURA 5.1 Alinhamento postural normal no plano sagital. (A) No alinhamento ideal, a LdG passa perto dos eixos de rotação da cabeça, do pescoço e do tronco. (B) Durante a posição sentada com postura relaxada, a LdG muda muito pouco, permanecendo próxima a esses eixos. (C) Durante a posição sentada com postura desleixada, a LdG está bem à frente da coluna e dos quadris.

aumento na flexão da coluna torácica (hipercifose torácica) com uma postura de anteriorização da cabeça (para a frente) (Fig. 5.2). Para manter um olhar horizontal, a região craniocervical superior compensa, estendendo-se levemente. Com o tempo, essa postura resulta em encurta-

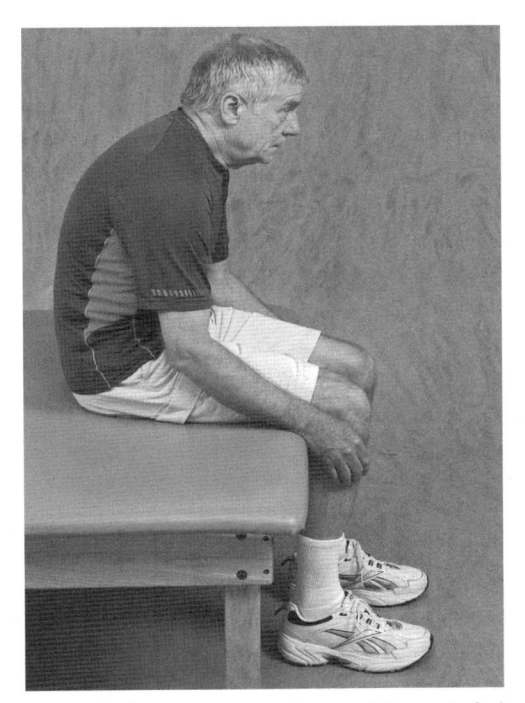

FIGURA 5.2 Alinhamento anormal na posição sentada (postura desleixada). O paciente exibe uma posição anteriorizada da cabeça, hipercifose dorsal, achatamento da coluna lombar e uma inclinação pélvica posterior.

mento adaptativo dos músculos e ligamentos, e aumento da tensão passiva sobre ligamentos e articulações. Uma postura em inclinação posterior habitualmente cria um torque de flexão que resulta em compressão aumentada sobre a margem anterior dos discos lombares, com estiramento excessivo da fibrose anular posterior e aumento do risco de uma protrusão do núcleo pulposo. Também aumenta o estresse sobre os músculos extensores das colunas torácica e cervical, resultando em dores no pescoço e nas costas.[2] A inclinação pélvica posterior é comumente vista em pacientes com músculos do *core* (tronco) fracos, mobilidade pélvica e de quadril limitada, e limitações na ADM ou na espasticidade dos músculos posteriores da coxa.

A inclinação pélvica anterior ocorre quando a EIAS está mais baixa que a EIPS, produzindo uma hiperlordose na coluna lombar. Isso é normalmente encontrado em pacientes com fraqueza muscular geral, especialmente nos músculos abdominais. A rotação pélvica anterior ocorre quando uma EIAS está mais anterior do que a outra, fazendo com que a coluna vertebral gire, talvez resultando em uma curvatura de escoliose. A descarga de peso sobre os túberes isquiáticos normalmente é desigual. Esta postura pode resultar de uma assimetria na força e no tônus muscular ou de alterações na mobilidade da articulação do quadril.

A inclinação pélvica lateral ocorre quando uma EIAS é mais alta do que a outra (obliquidade pélvica). Este posicionamento cria uma carga desigual sobre os túberes isquiáticos e pode resultar em uma curvatura compensatória em C ou S da coluna vertebral. Essa curvatura é observada em pacientes com força muscular assimétrica ou tônus muscular assimétrico (p. ex., o paciente com acidente vascular encefálico) ou no paciente com mobilidade limitada da articulação de quadril. O Quadro 5.1 resume as deficiências comuns na posição sentada.

▶ Estratégias de tratamento para melhorar o controle postural na posição sentada

O paciente começa sentado em uma superfície firme, com ângulo de 90° nos quadris e joelhos e MI afastados na largura dos quadris. Selecionam-se atividades que o paciente possa quase dominar. A progressão é realizada variando o nível de dificuldade. Pode-se aumentar o desafio das atividades na posição sentada ao:
▸ Modificar a BDA.
▸ Modificar a superfície de apoio.
▸ Variar os *inputs* sensoriais.
▸ Incorporar movimentos de membro superior (MS) ou MI.
▸ Desafiar o controle do equilíbrio antecipatório e reativo.

Ver o Quadro 5.2 que contém estratégias para variar os requisitos de estabilização postural e o nível de dificuldade.

Observação clínica: Uma postura sentada de base alargada (ambos os MI em abdução e rotação lateral, com os MS usados para apoio) é uma alteração compensatória comum em pacientes com déficit do controle na posição sentada.

Estratégias de aprendizagem motora

O fisioterapeuta deve instruir o paciente na postura sentada correta e demonstrar a posição ideal para fornecer uma *referência de acerto* precisa. É importante focar a atenção do paciente nos elementos-chave da tarefa (p. ex.,

---

QUADRO 5.1 Deficiências comuns na posição sentada

Déficits na posição da pelve
• A *inclinação posterior excessiva da pelve* resulta em achatamento ou inversão da curva lombar (posição sentada desleixada ou *sobre o sacro*) com aumento da flexão da coluna torácica (hipercifose dorsal) e uma posição de cabeça protraída (cabeça anteriorizada).
• A *inclinação anterior excessiva da pelve* resulta em aumento da lordose e aumento da rotação lateral e abdução dos quadris.

Déficits no alinhamento da cabeça/parte superior do tronco
• Os pacientes com fraqueza extensora normalmente demonstram uma *posição anteriorizada da cabeça*, coluna torácica arredondada (*hipercifose*), com uma curva lombar achatada.

Déficits na descarga de peso na posição sentada
• Os pacientes podem demonstrar alinhamento assimétrico com aumento da descarga de peso em um lado (p. ex., o paciente com acidente vascular encefálico).

QUADRO 5.2 Variação dos requisitos de estabilização postural e do nível de dificuldade

Base de apoio
O controle postural pode ser desafiado alterando-se a base de apoio (BDA). A progressão é de:
• Posição sentada com extensão de joelhos para posição sentada com flexão de joelhos.
• Apoio bilateral de MS para apoio unilateral de MS para sem apoio de MS.
• Mãos posicionadas nas coxas para braços cruzados no tórax.
• Ambos os pés apoiados no chão para sem contato dos pés com o chão (p. ex., posição sentada em um assento alto).

Superfície de apoio
O controle postural pode ser desafiado pela alteração da superfície de apoio. A progressão é de:
• Uma superfície firme (p. ex., uma maca) para uma superfície macia e maleável (p. ex., espuma ou disco) ou um assento baixo acolchoado (p. ex., cadeira estofada).
• Uma superfície de apoio fixa e estacionária para uma superfície móvel (p. ex., um disco inflável, uma prancha de equilíbrio ou uma bola terapêutica).
• Posição sentada com os pés apoiados em uma superfície estacionária para pés em uma superfície móvel (p. ex., uma pequena bola ou rolo).

Inputs sensoriais
O controle postural pode ser desafiado alterando os *inputs* sensoriais. A progressão é de:
• Olhos abertos para olhos fechados.
• Olhos fixos em um alvo estacionário diretamente na frente do paciente para movimentos de cabeça (p. ex., para cima e para baixo, de um lado para o outro).
• O suporte visual pode ser aumentado usando um espelho para auxiliar o paciente na percepção da simetria vertical e postural. As linhas verticais melhoram a percepção (p. ex., o paciente usa uma linha vertical desenhada ou colada na frente de uma camiseta e a combina com uma linha vertical colada em um espelho).
• Sentar-se em uma cadeira com apoio para as costas ou sentar-se com as costas contra uma parede maximiza as pistas somatossensoriais e o apoio ao tronco, enquanto sentar-se em um colchonete ou bola, sem apoio para as costas, é mais difícil.
• Sentar-se de lado contra uma parede pode fornecer *feedback* sobre o alinhamento lateral (p. ex., o paciente com acidente vascular encefálico e síndrome de *pusher* senta-se com o ombro do lado saudável contra uma parede). Progride-se para sem contato com a parede.
• As contribuições somatossensoriais dos pés podem ser maximizadas caso o paciente esteja descalço ou usando sapatos flexíveis; o pé é mantido em contato com a superfície de apoio; a progressão é de contato unilateral do pé (pernas cruzadas) para sem contato dos pés.

---

posição pélvica neutra, extensão do tronco) para melhorar a percepção sensorial geral da postura sentada correta e da posição no espaço. A prática inicial requer que o paciente concentre toda a atenção na tarefa e em seus elementos-chave. Pode-se usar o *feedback de reforço* (p. ex., *tapping*, resistência leve e comandos verbais) para chamar a atenção para *erros-chave*. Estes são erros que, quando corrigidos, resultam em melhoria considerável no desempenho, com outros elementos da tarefa sendo implementados. Pode-se usar comandos táteis para chamar a atenção para elementos ausentes. Por exemplo, usar o *tapping* na região posterior do pescoço e/ou no tronco pode facilitar e acionar os músculos extensores. Pode-se usar dicas visuais, fazendo com que o paciente se sente diretamente em frente a um espelho. Uma linha vertical de fita adesiva colocada em uma camiseta comum usada pelo paciente pode ajudá-lo a reconhecer a posição vertical. O *feedback* de reforço também deve enfatizar aspectos positivos do desempenho, fornecendo incentivo e aumentando a motivação. Assim que apropriado, o *feedback* de reforço deve ser reduzido ou retirado.[3,4]

Pode-se melhorar o *foco de atenção* e a aprendizagem motora usando comandos verbais apropriados. Os comandos internos focam em movimentos corporais específicos, como "*Traga a cabeça sobre os quadris.*" Pesquisas demonstraram uma maior eficiência de movimento, automatismo e retenção quando usados comandos externos. Os comandos externos concentram-se no objetivo geral do movimento, ou seja, nos desfechos. Por exemplo, "*Mantenha a cabeça diretamente sobre os quadris com o tronco reto e a pelve em posição neutra.*"[5,6] O Quadro 5.3 apresenta sugestões de comandos e dicas verbais.

Com a repetição, o nível de monitoramento cognitivo diminui à medida que a aprendizagem motora melhora. Com um nível autônomo de aprendizagem, as respostas posturais são amplamente automáticas, com pouco pensamento consciente para o controle postural de rotina. Este nível de controle pode ser testado usando a *dupla tarefa*, a capacidade de realizar uma tarefa secundária (motora ou cognitiva) enquanto mantém o controle do equilíbrio na posição sentada.[7] Solicita-se ao paciente que realize uma tarefa motora secundária (p. ex., despejar água de um jarro em um copo) ou uma tarefa cognitiva secundária (p. ex., contar de trás para frente de sete em sete a partir do 100)

durante a posição sentada. Qualquer decréscimo no controle postural deve ser observado.

⚠ **Alerta:** O uso de espelhos para melhorar o alinhamento postural é contraindicado para pacientes com déficits espaciais visuoperceptuais (p. ex., observam-se desorientação vertical ou déficits de posição no espaço em alguns pacientes com acidente vascular encefálico ou traumatismo cranioencefálico [TCE]).

📋 **Observação clínica:** Os pacientes com instabilidade na posição sentada podem demonstrar ansiedade aumentada e medo de cair quando posicionados pela primeira vez nesta posição. É importante que o fisioterapeuta demonstre a capacidade de controlar instabilidades e quedas para aumentar a confiança do paciente. Podem ser necessários dois fisioterapeutas para auxiliar pacientes com envolvimento grave (p. ex., ao começar a colocar na posição sentada um paciente com TCE). Nesse caso, um fisioterapeuta senta-se diretamente na frente do paciente, que está sentado em uma maca, e o outro fisioterapeuta fica atrás dele. Usando seus joelhos, o fisioterapeuta posicionado na frente do paciente pode travar os joelhos do paciente pelo lado de fora, e estabilizá-los com firmeza (Fig. 5.3). Esta ação auxilia o paciente, estendendo a BDA. Se posicionado atrás do paciente, o fisioterapeuta pode se sentar em uma bola terapêutica. A bola é usada para apoiar a coluna lombar e manter a postura ereta. Os braços do paciente podem descansar sobre os joelhos do fisioterapeuta para apoio (Fig. 5.4).

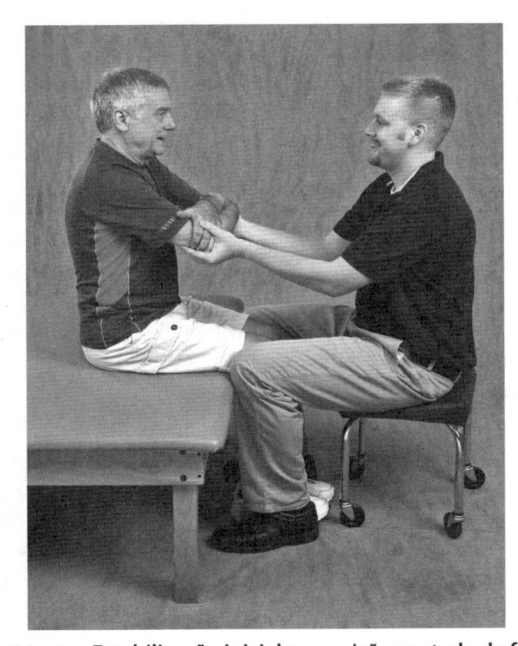

FIGURA 5.3   Estabilização inicial na posição sentada de frente para o paciente. O fisioterapeuta estabiliza o paciente pela frente, prendendo ambos os joelhos ao redor dos joelhos do paciente. Os braços do paciente são unidos e sustentados pelo fisioterapeuta. Observe a melhora na postura ereta em comparação à Figura 5.2.

QUADRO 5.3   Comandos e instruções verbais sugeridas

Comandos com um foco interno
- "*Sente-se ereto. Mantenha a cabeça erguida, o queixo para baixo e os ombros sobre os quadris.*
- "*Contraia a barriga e os músculos das costas, levante a cabeça, estenda as costas.*"
- "*Desloque seu peso para o quadril esquerdo [ou direito].*"

Comandos com um foco externo
- "*Mantenha estável a prancha de equilíbrio sobre a qual você está sentado, com o seu peso equilibrado.*"
- "*Sente-se ereto. Foque no relógio [ou outro objeto] diretamente a sua frente.*"
- "*Mantenha o disco inflável [ou bola] sobre o qual você está sentado o mais estável possível.*"
- "*Mantenha a bola que está na sua frente o mais imóvel que conseguir.*"
- "*Imagine que você é um fantoche com uma corda no topo da sua cabeça, puxando você para cima.*"

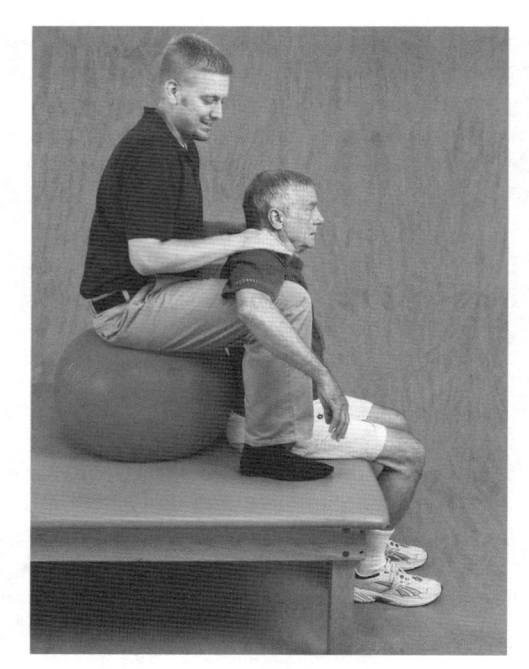

FIGURA 5.4 Estabilização inicial na posição sentada atrás do paciente. O fisioterapeuta estabiliza o paciente por trás, sentado em uma bola terapêutica. Usa-se a bola terapêutica para fornecer apoio à coluna lombar. Os MS do paciente podem estar apoiados nos joelhos do fisioterapeuta ou estendidos na sua frente, com as mãos entrelaçadas.

▶ Intervenções para melhorar o controle estático na posição sentada

É necessário controle postural estático (estabilidade) para manter uma postura ereta. Fatores importantes ao examinar o controle da estabilidade incluem a capacidade de manter o alinhamento correto da posição sentada e a capacidade de manter a postura por períodos prolongados. Por exemplo, o paciente que é capaz de se sentar por apenas 30 segundos antes de perder o controle e cair para um lado demonstra baixa estabilidade nessa posição, enquanto o paciente que pode se sentar por 5 minutos ou mais enquanto mantém o tronco estável demonstra boa estabilidade nessa posição. Outros fatores de controle frequentemente examinados no controle da estabilidade incluem a quantidade de oscilação postural (que deve ser mínima), a capacidade de manter o centro do alinhamento, a capacidade de se sentar sem o apoio de MS e a capacidade de se sentar sem segurar nem enganchar os pés na borda da maca, flexionando vigorosamente os joelhos.

Instrui-se o paciente a sentar com a cabeça e o tronco verticalizados, a pelve em posição neutra, ambos os quadris e joelhos flexionados a 90° e os pés apoiados no chão. A postura é simétrica, com descarga de peso simétrica sobre as nádegas e os pés. Inicialmente, um ou ambos os MS do paciente podem ser usados para apoio, conforme necessário. O ombro deve estar abduzido e estendido, e o cotovelo e o punho devem estar estendidos, com a mão aberta e posicionada na lateral do paciente (Fig. 5.5A).

Observação clínica: A posição de descarga de peso em MS é uma posição útil para contrariar a espasticidade flexora-adutora, comum no paciente em recuperação de um acidente vascular encefálico ou TCE. Inicialmente, a técnica de movimento passivo e lento com rotações suaves (i. e., *rotação rítmica*) pode ser usada para mover o MS espástico à posição. O estímulo adicional (*tapping* ou deslizamento) sobre o tríceps braquial pode ajudar o paciente a manter a extensão de cotovelo. Os dedos devem estar estendidos com o polegar abduzido (Fig. 5.5B). O dorso da mão também pode ser estimulado para ajudar a manter a mão aberta.

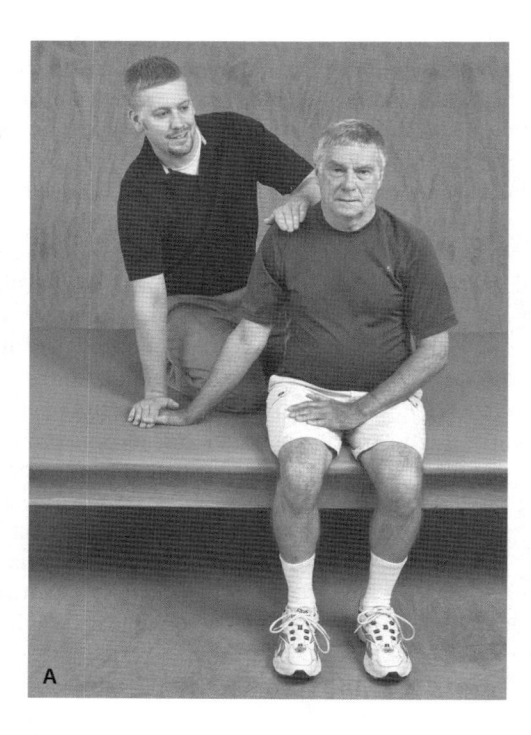

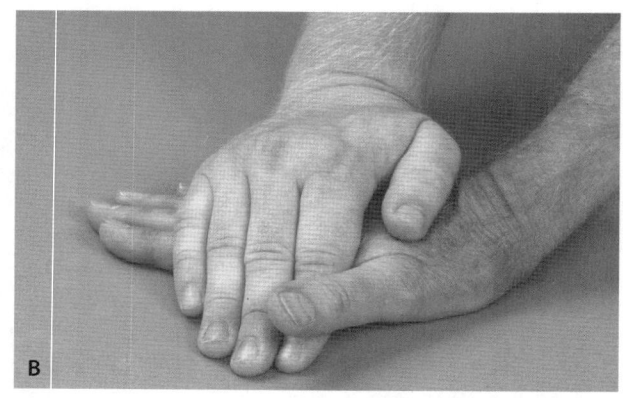

FIGURA 5.5 O paciente senta-se com apoio unilateral de MS. (A) O ombro direito do paciente está abduzido e em rotação lateral, o cotovelo estendido e o punho e os dedos estendidos. O fisioterapeuta auxilia no posicionamento do ombro e da mão. Esta é uma posição útil para o paciente que apresenta espasticidade flexora-adutora de MS. (B) Detalhe da posição da mão. Os dedos estão estendidos com o polegar abduzido.

📑 **Observação clínica:** O paciente com instabilidade de ombro (p. ex., aquele se recuperando de um acidente vascular encefálico que tem um ombro flácido e subluxado) também se beneficia da descarga de peso e da compressão através de um MS estendido. A carga proprioceptiva que ocorre aumenta a ação dos músculos estabilizadores ao redor do ombro. O fisioterapeuta pode adicionar estimulação extra comprimindo (aproximando) levemente a parte superior do ombro para baixo, enquanto estabiliza o cotovelo conforme necessário.

📑 **Observação clínica:** O paciente com instabilidade de cotovelo decorrente da paralisia do MS (p. ex., o paciente com lesão medular [LM] e uma tetraplegia C6 completa que não tem função de tríceps braquial) pode ser assistido a manter uma posição estendida de MS utilizando a musculatura do cíngulo do membro superior. O paciente primeiro joga o ombro para trás em extensão total do ombro enquanto gira lateralmente o ombro e supina o antebraço. Quando o MS está recebendo descarga de peso nesta posição, o paciente contrai a parte clavicular do deltoide para flexionar o ombro (ação de cadeia fechada), o que estende o cotovelo. Isto é seguido por uma depressão rápida do ombro para manter a extensão de cotovelo. Esta técnica irá estabilizar o MS em extensão e rotação lateral. O fisioterapeuta deve ter em mente que os dedos deste paciente devem permanecer flexionados (flexão interfalângica) durante a descarga de peso, para proteger a flexão de dedos na extensão de punho.

Variação do apoio de MS e MI

Pode-se modificar a BDA e variar a quantidade de apoio dos MS ou MI para desafiar o controle da estabilidade. O paciente pode progredir da posição sentada com apoio bilateral de ambos os MS (mão ou punho) para apoio unilateral de MS, para finalmente nenhum apoio de MS. Inicialmente, ambos os pés e coxas podem estar em contato com a superfície de apoio, progredindo para um MI cruzado sobre o outro (apenas um pé em contato com a superfície de apoio) para sentado em uma maca alta (assento elevado) com ambos os pés fora do chão e apenas as coxas e nádegas em contato com a superfície de apoio.

Variação da BDA: posição sentada com joelhos estendidos, com joelhos flexionados e de lado

A posição sentada com joelhos estendidos é importante para o desenvolvimento do controle inicial em pacientes com controle limitado nessa posição, como por exemplo o paciente com lesão medular e déficit nos músculos do tronco. Inicialmente, as mãos são posicionadas atrás do paciente para maximizar a BDA (ombros, cotovelos e punhos são estendidos com a base da mão recebendo descarga de peso). À medida que o controle se desenvolve, posicione as mãos na frente e, por fim, nas laterais dos quadris; isso varia sua posição e aumenta as exigências de es-

tabilidade. Progride-se então para atividades na posição sentada com joelhos flexionados na lateral de uma maca e os pés em contato com a superfície de apoio. É necessária amplitude adequada dos posteriores da coxa (90°-110°) para o paciente sentar-se com a pelve em posição neutra. O encurtamento dos posteriores da coxa resulta em uma inclinação pélvica posterior, com o paciente sentando-se sobre o sacro e resultando no estiramento excessivo dos músculos lombares (Fig. 5.6).

Na posição sentada de lado, o paciente se senta sobre um quadril com os MI flexionados e voltados para o lado oposto. Como essa posição alonga o tronco no lado que recebe a descarga de peso, esta é uma atividade útil para pacientes com músculos de tronco espásticos (p. ex., o paciente com acidente vascular encefálico). Quando o MS mais afetado é o que recebe descarga de peso, o alongamento prolongado também é aplicado aos flexores de cotovelo, punho e dedos (Fig. 5.7). Alternativamente, ambos os MS podem ser mantidos na frente, com as mãos cruzadas (mãos juntas, com ambos os cotovelos estendidos e ombros fletidos).

Aplicação de resistência para promover a estabilidade

Pode-se usar uma resistência leve à cabeça e à parte superior do tronco para facilitar e acionar os músculos. Em geral, os músculos extensores demonstram maior fraqueza que os flexores. Conforme o controle aumenta, a resistência é gradualmente retirada e o paciente progride para a manutenção ativa.

📑 **Observação clínica:** Pode-se usar a aproximação leve (compressão articular) através da coluna vertebral para estimular os estabilizadores posturais; o fisioterapeuta coloca ambas as mãos nos ombros e comprime suavemente para baixo. A aproximação é contraindicada em pacientes com

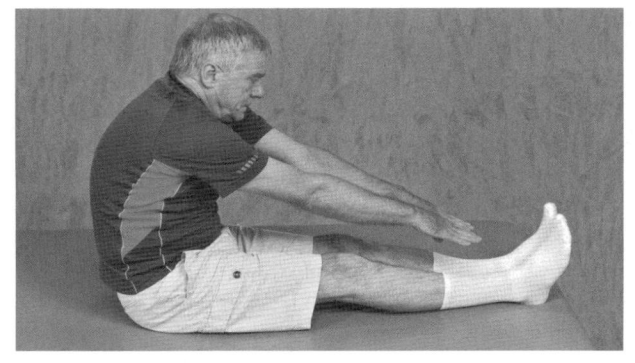

FIGURA 5.6 Posição sentada com joelhos estendidos. O paciente está na posição sentada, com os joelhos estendidos. Este paciente apresenta posteriores das coxas tensos, com consequente inclinação pélvica posterior, hipercifose dorsal e inclinação pélvica posterior, sentando-se sobre o sacro.

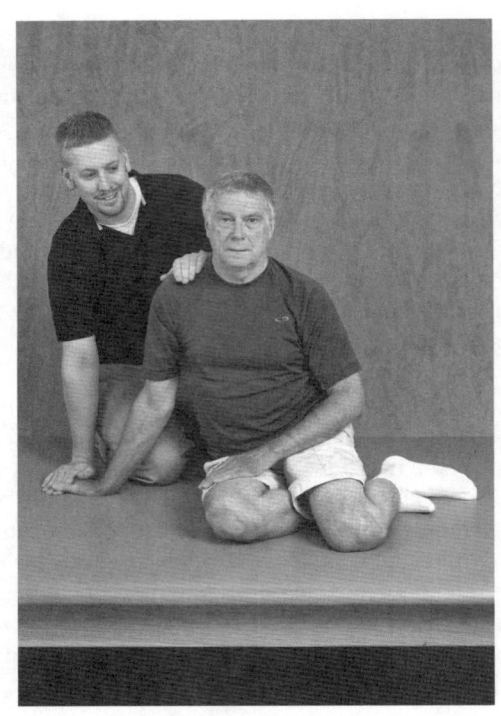

FIGURA 5.7 Posição sentada de lado. O paciente está sentado de lado, com os joelhos flexionados e voltados para um lado. O peso é descarregado sobre o quadril direito e MS direito, que está estendido e recebe descarga de peso. Sentar nessa posição impõe um alongamento aos flexores laterais de tronco, cotovelo, punho e flexores dos dedos. Esse alongamento pode ser benéfico para o paciente com acidente vascular encefálico, que demonstra espasticidade e encurtamento nesses músculos.

deformidade da coluna vertebral ou incapacidade de assumir uma posição vertical (p. ex., o paciente com osteoporose e hipercifose torácica) e em pacientes com dor aguda (p. ex., doença de disco ou osteoartrite). Alternativamente, o fisioterapeuta pode fazer com que o paciente se sente sobre uma bola terapêutica e oscile suavemente para cima e para baixo, para ativar os músculos extensores e promover a estabilidade por meio da ativação dos proprioceptores articulares da coluna vertebral.

Pode-se usar a técnica de *inversões de estabilização* da facilitação neuromuscular proprioceptiva (FNP). Solicita-se ao paciente que mantenha a posição sentada enquanto o fisioterapeuta aplica resistência, primeiro em uma direção, e depois na direção oposta. Ao aplicar a resistência medial/lateral (M/L), posicionam-se as mãos nas bordas da escápula, como se empurrassem a parte superior do tronco para o lado, afastando-o do fisioterapeuta (Fig. 5.8) e puxando a parte superior do tronco em direção ao fisioterapeuta. Durante a resistência anterior/posterior, o fisioterapeuta aplica resistência como se empurrasse a parte superior do tronco para trás e, em seguida, puxasse a parte superior do tronco para a frente, em sua direção. Os contatos manuais são alternados, primeiro em um lado da parte superior do tronco e depois no outro. A resistência é aumentada gradualmente, partindo de uma resistência

muito leve e progredindo para uma resistência moderada. Inicialmente, apenas uma pequena quantidade de movimento é permitida, progredindo então para tentar manter-se imóvel. Os comandos verbais (CV) incluem: "*Empurre minhas mãos e não deixe que eu mova você*". O fisioterapeuta fornece um comando de transição ("*Agora não deixe que eu puxe você para o outro lado*") antes de deslizar as mãos para resistir aos músculos opostos. Isso possibilita que o paciente faça os ajustes posturais antecipatórios apropriados. A posição do fisioterapeuta varia de acordo com o nível de força que precisa ser aplicado.

Pode-se usar também a técnica de *estabilização rítmica* da FNP. Solicita-se ao paciente que mantenha a posição sentada enquanto o fisioterapeuta aplica resistência rotacional à parte superior do tronco. Uma mão é colocada de um lado da porção posterior da parte superior do tronco (a borda axilar inferior da escápula), empurrando para a frente, enquanto a outra mão é colocada do lado oposto, na porção anterior da parte superior do tronco, puxando para trás (Fig. 5.9). As mãos do fisioterapeuta então invertem para o movimento oposto (cada mão permanece posicionada no mesmo lado do tronco). Nenhum movimento é permitido. Os CV para estabilização rítmica incluem "*Não deixe que eu mova você. Agora não deixe que eu mova você para o outro lado*".

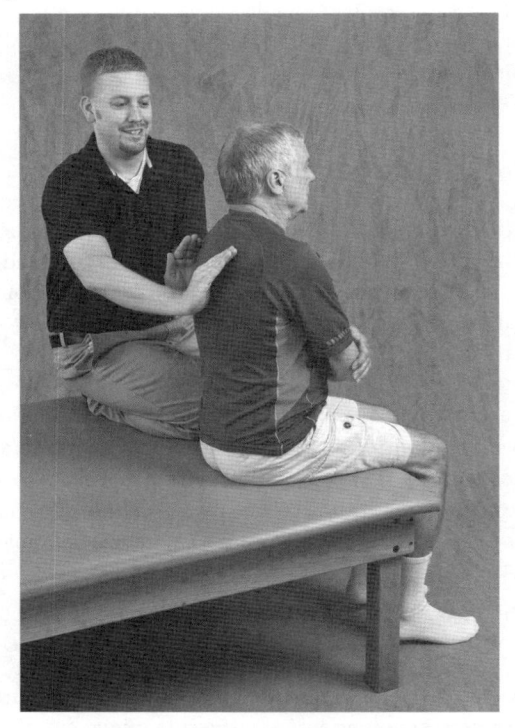

FIGURA 5.8 Posição sentada mantida por meio de inversões de estabilização. O paciente está sentado com os pés apoiados no chão e os MS flexionados e apoiados no tórax. O fisioterapeuta está aplicando resistência lateral enquanto o paciente permite apenas movimentos de pequena amplitude e então progride para tentar manter-se imóvel. A mão esquerda é colocada na borda axilar da escápula, enquanto a mão direita é posicionada na borda vertebral da escápula, do outro lado do tronco. As posições das mãos são então invertidas para que a resistência seja aplicada na direção oposta.

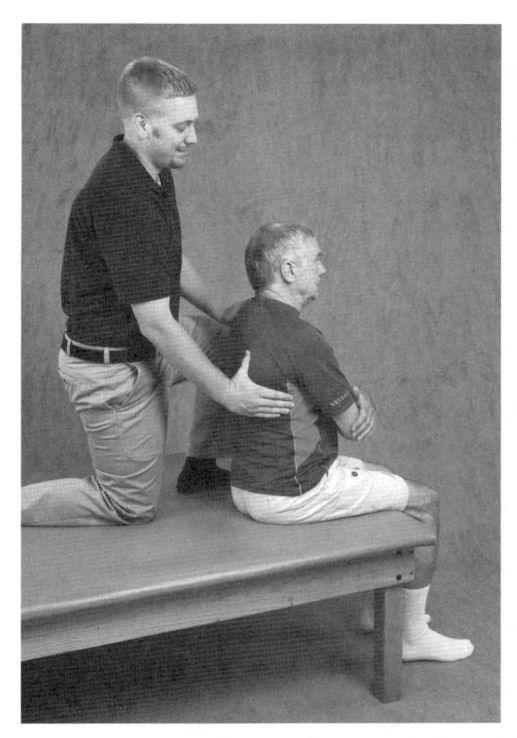

FIGURA 5.9 Posição sentada mantida por meio de estabilização rítmica. O paciente está sentado com os pés apoiados no chão e os MS flexionados e apoiados no tórax. O fisioterapeuta está aplicando resistência com a mão esquerda na porção anterior da parte superior do tronco, puxando para trás, enquanto a mão direita está na parte inferior da escápula, empurrando para a frente. O paciente resiste a todas as tentativas de movimento, mantendo-se imóvel.

Observação clínica: As intervenções para promover a estabilidade são um importante preparatório para muitas atividades funcionais (p. ex., vestir-se, arrumar-se, ir ao banheiro e alimentar-se) e para o posterior treinamento de transferências.

Desfechos

▸ **Objetivo de controle motor:** melhora da estabilidade (controle estático) e do alinhamento postural na posição sentada.
▸ **Objetivo funcional:** manutenção da posição sentada de maneira independente com oscilação mínima e sem perda de equilíbrio por um período de tempo específico (i. e., 3 minutos, 5 minutos).

▸ Intervenções para melhorar o controle dinâmico na posição sentada

Na posição sentada, é necessário controle postural dinâmico (mobilidade controlada) para mover-se ao manter a posição (p. ex., deslocamento de peso, virar-se para o lado) ou mover os membros (p. ex., alcançar, levantar) enquanto mantém a estabilidade postural. Esses movimen-

tos produzem distúrbios do CDM e exigem ajustes posturais antecipatórios no equilíbrio para manter a postura ereta. Inicialmente, a atenção do paciente é direcionada aos principais elementos da tarefa exigidos para ajustes posturais e movimentos bem-sucedidos (p. ex., *"Desloque o peso para a nádega esquerda e leve a mão para a frente para pegar a bola"*). Com a prática, os ajustes posturais tornam-se mais automáticos.

Posição sentada com deslocamentos de peso ativos

Incentiva-se o paciente a deslocar o peso de um lado para outro, para a frente e para trás, e diagonalmente com a rotação de tronco. A reeducação do LdE é um dos primeiros objetivos. Incentiva-se o paciente a se deslocar o máximo possível em qualquer direção sem perder o equilíbrio e depois retornar à posição na linha mediana. Inicialmente, os deslocamentos de peso são de pequena amplitude, mas gradualmente a amplitude é aumentada (i. e., passando por *incrementos na amplitude*).

Observação clínica: Os pacientes com ataxia (p. ex., doença cerebelar) apresentam excesso de movimento e têm dificuldade em permanecer estáveis (mantendo a estabilidade). Os deslocamentos de peso são grandes no início e, durante o tratamento, progridem para amplitudes cada vez menores (passando por *decréscimos na amplitude*). A estabilidade, ou manter-se imóvel, é o objetivo final dessa progressão.

Observação clínica: Os pacientes com tônus flexor de MS excessivo (p. ex., o paciente com acidente vascular encefálico ou TCE) podem se beneficiar do deslocamento de peso para a frente e para trás, com o cotovelo estendido e a mão aberta e com descarga de peso. O balanço promove o relaxamento dos músculos espásticos da mão (flexores de punho e dedos) e do cotovelo (flexores de cotovelo), mais provavelmente pelos mecanismos de alongamento prolongado e efeito relaxante da estimulação vestibular lenta (Fig. 5.10).

Pode-se usar uma bola terapêutica grande para facilitar o deslocamento de peso. O paciente senta-se com os ombros flexionados, os cotovelos estendidos e as mãos apoiadas sobre uma bola grande posicionada à sua frente. Alternativamente, pode-se colocar uma bola menor em uma maca posicionada à frente do paciente. Instrui-se o paciente a mover a bola lentamente para a frente e para trás e de um lado para o outro. Inicialmente, o fisioterapeuta fica do lado oposto da bola para auxiliar no controle da amplitude e da velocidade dos movimentos. Esta atividade tem vários benefícios. A bola pode fornecer apoio ao MS e posicionamento inibitório para o paciente com um MS espástico (p. ex., o paciente que se recupera de um acidente vascular encefálico). Também reduz a ansiedade que pode ocorrer com o deslocamento do peso para a frente,

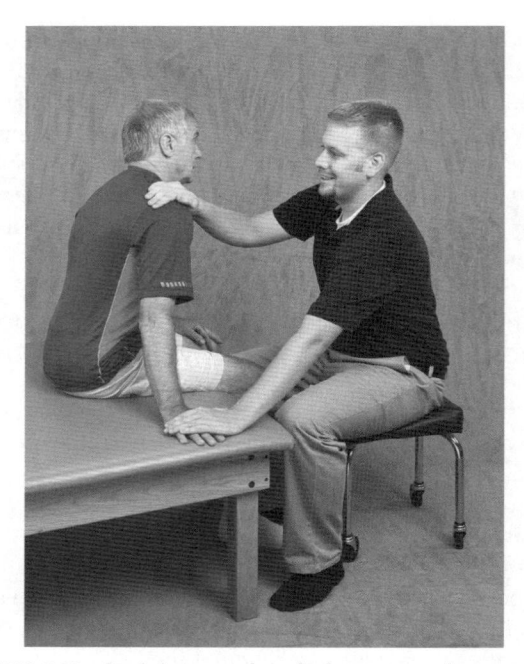

FIGURA 5.10   Posição sentada e deslocamento de peso com apoio de MS. O paciente está sentado com os dois pés apoiados no chão e o MS direito estendido e recebendo descarga de peso. O fisioterapeuta está pressionando sobre a mão do paciente para evitar a flexão dos dedos, enquanto a mão direita está sobre o ombro, trazendo-o para a frente. O deslocamento de peso aumenta o relaxamento do MS direito do paciente.

porque o paciente não sente o receio de cair para a frente no chão. Os movimentos podem ser facilmente assistidos usando uma bola terapêutica. Pode-se usar movimentos para a frente e para trás para promover o aumento da ADM de ombro em pacientes confiantes, que de outra maneira poderiam ficar ansiosos em relação à ADM passiva de um ombro retesado e restrito (Fig. 5.11).

A rotação da parte superior do tronco é um movimento difícil para muitos pacientes (p. ex., o indivíduo com doença de Parkinson, que tem dificuldade com a maior parte das atividades de rotação). Com os braços estendidos e as mãos sobre uma bola grande posicionada à sua frente, o paciente move a bola para um lado e depois para o outro. Alternativamente, o paciente pode ser instruído a manter os braços estendidos e as mãos entrelaçadas e mover as mãos para um lado e depois para o outro. "*Vire seu corpo e mãos para um lado e alinhe-os com o relógio* [ou qualquer outro alvo], *agora vire para o outro lado.*" O fisioterapeuta monitora a posição e orienta o paciente a manter o tronco ereto e as nádegas (ambos os túberes isquiáticos) e coxas em contato com a superfície de apoio.

📑 **Observação clínica:** As intervenções para promover o deslocamento de peso são importantes atividades preparatórias para atividades mais avançadas de equilíbrio na posição sentada, alívio da pressão e transferências.

Deslocamento do peso ativo contra a resistência

Pode-se usar a técnica de inversões dinâmicas da FNP. Pode-se aplicar manualmente resistência graduada conforme o paciente se move para a frente e para trás (deslocamentos anteroposteriores) ou de um lado para outro (deslocamentos mediais-laterais). O fisioterapeuta alterna a posição da mão, primeiro na porção anterior da parte superior do tronco para resistir à parte superior do corpo puxando para a frente e, em seguida, na porção posterior da parte superior do tronco para resistir ao movimento para trás. Para resistir aos deslocamentos M/L, os contatos manuais se dão na porção lateral da parte superior do tronco, sob a axila, com a outra mão na borda escapular no lado oposto do tronco (Fig. 5.12). É importante evitar a aplicação de resistência diretamente nas laterais dos ombros (úmero). Inversões de antagonistas suaves são facilitadas por CV bem sincronizados ("*Empurre para a frente*" ou "*Puxe de volta*") e um comando de transição ("*Agora*") para indicar a mudança de direção. Usa-se um estiramento rápido para iniciar o movimento inverso. A progressão vai do controle em amplitude parcial para ao controle em amplitude total (passando por incrementos de amplitude). Os deslocamentos também podem ser resistidos na diagonal e em direções diagonais/rotacionais. Pode-se adicionar uma pausa de manutenção em uma ou ambas as direções se o paciente demonstrar dificuldade em se mover para um dos lados (p. ex., o paciente com acidente vascular encefálico). A pausa de manutenção é uma pausa momentânea (realizada enquanto se conta até 1); facilita-se então a contração do antagonista.

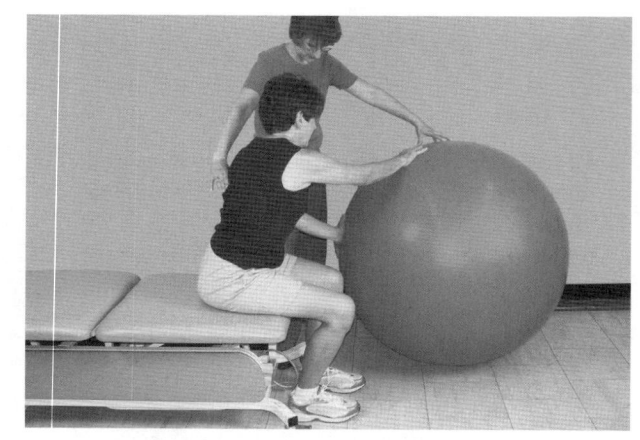

FIGURA 5.11   Posição sentada e deslocamento de peso com as mãos sobre uma bola. A paciente está sentada com os dois pés apoiados no chão e as mãos sobre uma bola terapêutica grande. A fisioterapeuta instrui a paciente a rolar a bola para a esquerda. A parte superior do tronco gira quando a paciente move a bola para esse lado. A atividade é então repetida com o lado oposto.

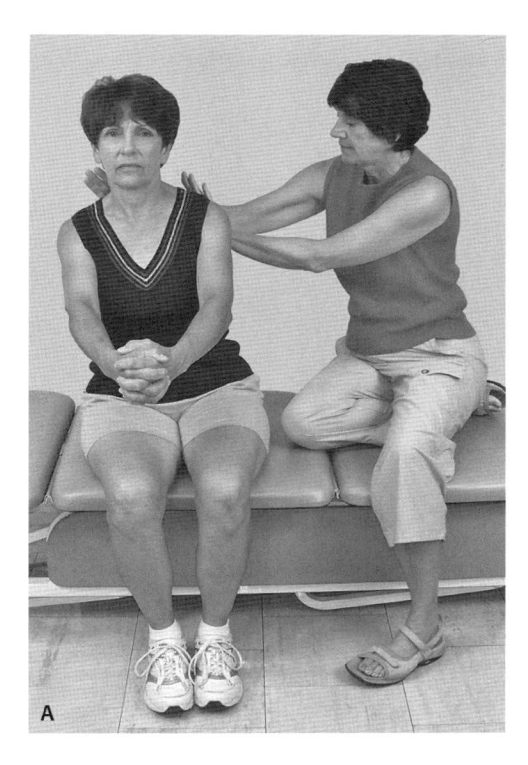

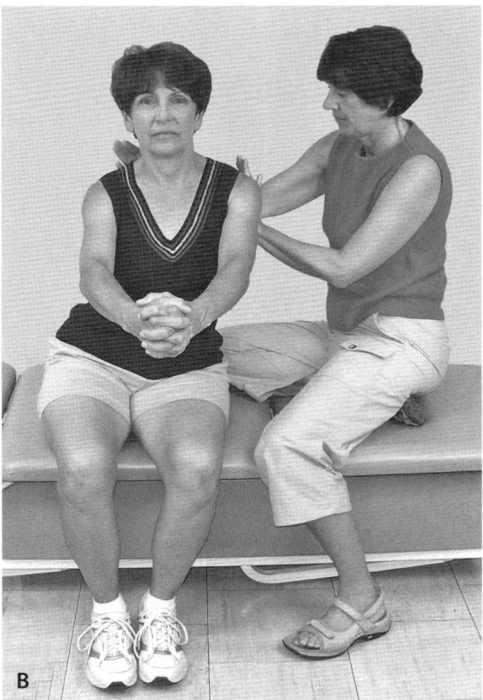

FIGURA 5.12 Posição sentada com deslocamento de peso e inversões dinâmicas. A paciente pratica os movimentos levemente resistidos de deslocar o peso de um lado para o outro. Os MS são mantidos firmes na frente do paciente, ombros flexionados, cotovelos estendidos e mãos entrelaçadas. A fisioterapeuta fornece alongamento e resistência leves para melhorar o movimento. A paciente se afasta da fisioterapeuta (não mostrado) e então (A) retorna, aproximando-se da fisioterapeuta. A posição final (B) mostra a paciente com peso deslocado para o lado esquerdo.

Movimentos voluntários e prática orientada à tarefa

Pode-se usar movimentos ativos de MS ou MI para promover o controle postural dinâmico e o equilíbrio antecipatório. Os movimentos dos membros podem ser realizados individualmente ou em combinação (p. ex., simétrico bilateral, assimétrico bilateral ou recíproco). O fisioterapeuta pode fornecer um alvo (p. ex., "*Tente alcançar minha mão e tocá-la*" ou "*Arremesse a bola na cesta*"). Os movimentos de alcançar podem começar com objetos colocados ao alcance do braço e progredir para além do comprimento do braço, exigindo um deslocamento de peso. Estratégias para variar a prática a fim de aumentar a habilidade incluem aumentar a distância a ser alcançada, variar a velocidade, reduzir ou alterar a BDA na posição sentada, aumentar o peso e o tamanho do objeto, envolver múltiplos membros e adicionar uma restrição de tempo. Se o paciente não demonstrar controle postural adequado ou começar a perder o controle à medida que a fadiga se desenvolve, ele será direcionado a reduzir a velocidade ou a amplitude dos movimentos dos membros ou a descansar antes de continuar com as atividades. A ênfase na prática orientada à tarefa aumentará a transferência para situações e ambientes do mundo real (p. ex., despejar a água de um jarro em um copo, dobrar peças de roupa). Os pacientes devem ser incentivados a praticar movimentos fora do tempo reservado à fisioterapia. Usar um diário de atividades para documentar a prática externa é uma ferramenta útil para muitos pacientes.

Sentar-se com movimentos voluntários de braço e perna (unilaterais, bilaterais ou recíprocos) pode melhorar o controle do tronco, facilitar a rotação axial e melhorar a flexibilidade da coluna vertebral.[8] É uma intervenção preparatória útil para promover a mobilidade funcional necessária para a deambulação.[9,10] Por exemplo, o paciente se senta em uma superfície estacionária (maca) com os pés apoiados no chão, fazendo movimentos alternados, ativos ou resistidos, de braços ou pernas. A intervenção pode se tornar mais desafiadora alterando a velocidade e a amplitude dos movimentos, a estabilidade da superfície ou modificando os *inputs* visuais, mantendo os olhos fechados ou praticando em um ambiente movimentado. Exemplos de movimentos voluntários dos membros na posição sentada são apresentados no Quadro 5.4 e demonstrados nas Figuras 5.13 a 5.16.

Observação clínica: O sequenciamento e o controle motor envolvidos no treinamento recíproco de braços e pernas são benéficos para as dificuldades de coordenação observadas em condições como a ataxia cerebelar.

Movimentos resistidos de membro

A adição de resistência aos movimentos de membros fortalece e aumenta o controle dos membros (p. ex., o pa-

---

QUADRO 5.4 Exemplos de movimentos voluntários de membros realizados na posição sentada

Atividades de MS

- Elevar um ou ambos os MS para a frente (flexão de ombro) ou para o lado (abdução de ombro); pegar objetos colocados em um balcão ou uma mesa.
- Elevar um ou ambos os MS acima da cabeça; pegar objetos colocados em uma prateleira alta.
- Empilhar cones com o cone-alvo movido para locais diferentes dentro ou levemente fora do alcance do paciente (Fig. 5.13).
- Abaixar para pegar um objeto (p. ex., xícara, livro) do chão ou de um pequeno banco elevado, para a frente ou para os lados (Fig. 5.14).
- Usar ambas as mãos para realizar uma tarefa (p. ex., despejar água de um jarro em um copo; dobrar peças de roupa sobre uma mesa; levantar uma bandeja) (Fig. 5.15).
- Atividades com bola: passar a bola para o fisioterapeuta e recebê-la de volta; arremessar e pegar uma bola; quicar uma bola.
- Jogar e pegar uma pequena bola, balão ou lenço de tecido.
- Levantar uma bola com ambas as mãos e movê-la diagonalmente para cima, cruzando o corpo.

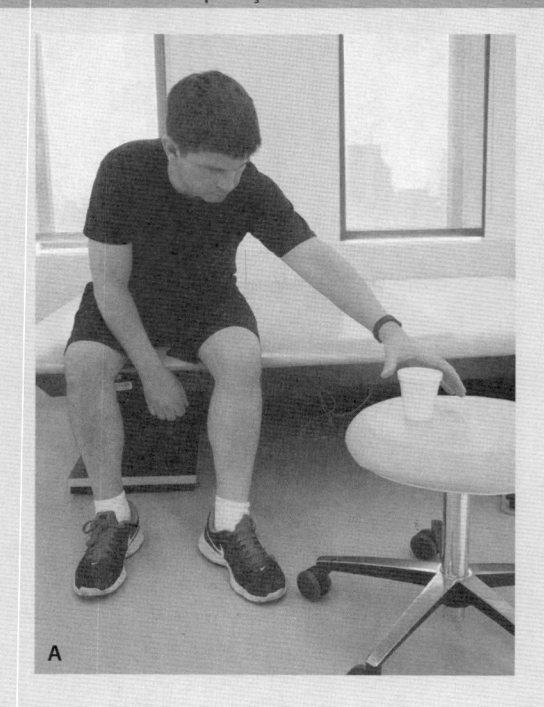

A

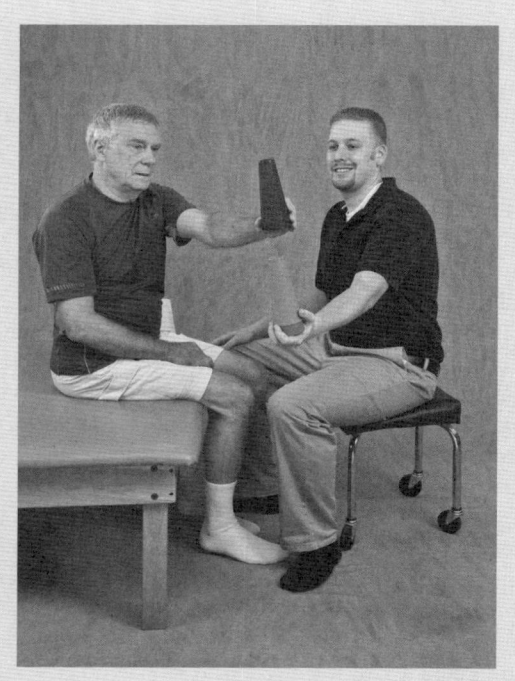

FIGURA 5.13 Posição sentada com alcance por meio de empilhamento de cones. O paciente pratica a rotação da parte superior do tronco com o alcançar, agarrar e soltar de MS. O fisioterapeuta varia a posição do empilhamento de cones desejado a fim de variar a quantidade de movimento e o deslocamento de peso. O paciente que se senta em uma posição assimétrica (p. ex., aquele com acidente vascular encefálico) pode ser incentivado a se deslocar para o lado mais afetado.

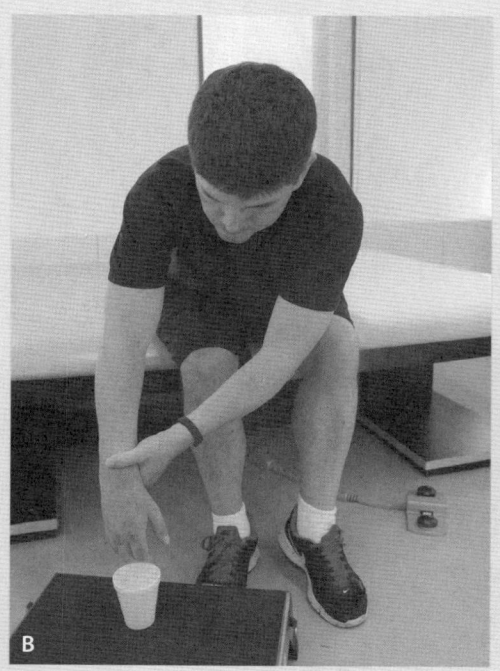

B

FIGURA 5.14 Posição sentada com alcance lateral. O paciente com acidente vascular encefálico e hemiparesia à direita pratica o alcance lateral para baixo, pegando uma xícara colocada em um banquinho, primeiro com a mão menos afetada (A) e depois com a mão hemiparética, porém com assistência (B).

continua

QUADRO 5.4 Exemplos de movimentos voluntários de membros realizados na posição sentada *(continuação)*

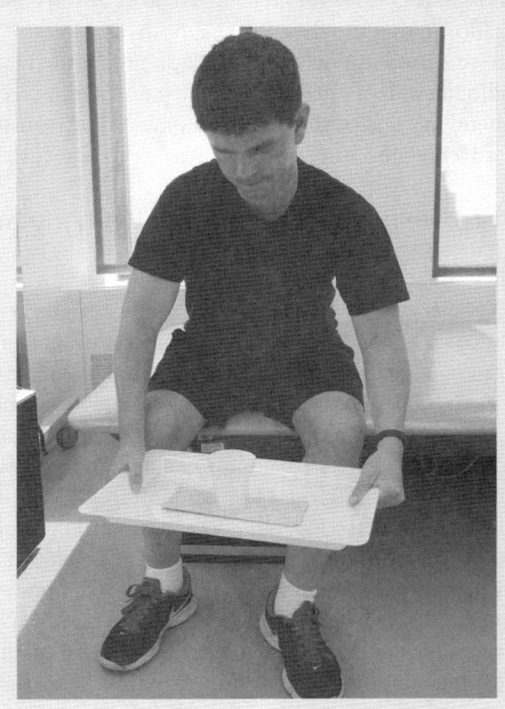

FIGURA 5.15 Posição sentada com levantamento de uma bandeja. O paciente com acidente vascular encefálico e hemiparesia à direita pratica o levantamento de uma bandeja sem derramar a água do copo.

Atividades de MI
- Estender um joelho para a frente até a extensão total e flexioná-lo para retornar à posição inicial.
- Marchar sem sair do lugar, alternando o levantamento de um joelho para cima, depois o outro.
- Retirar os dedos do pé e depois os calcanhares do chão, em movimentos simétricos, bilaterais ou recíprocos.
- Retirar um pé do chão e fazer círculos com os dedos do pé ou "escrever" as letras do alfabeto com o pé.
- Cruzar um membro inferior sobre o outro alternadamente e, em seguida, repetir com o outro lado (Fig. 5.16).

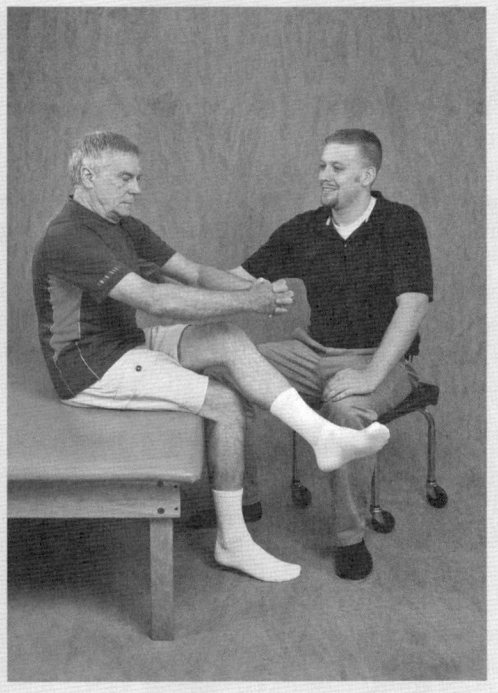

FIGURA 5.16 Posição sentada com movimentos dinâmicos de MI. O paciente pratica cruzar e descruzar a perna esquerda sobre a direita. Esta atividade requer um deslocamento de peso em direção ao lado estático e para longe do lado do membro dinâmico. Os MS são mantidos firmes na frente, ombros flexionados, cotovelos estendidos e mãos entrelaçadas. Isso força os ajustes dinâmicos a ocorrer na parte inferior do tronco e da pelve e não possibilita que o paciente faça uma inclinação lateral da parte superior do tronco.

Atividades de quatro apoios
- Dança do chapéu mexicano: ambos os MS se movem reciprocamente em flexão e extensão dos cotovelos enquanto os MI se movem reciprocamente em extensão e flexão de joelhos.

ciente com fraqueza após uma lesão cerebral). Também serve à valiosa função de voltar a atenção do paciente ao controle dos movimentos dos membros e não às ações do tronco. Isso ajuda a promover o controle automático dos mecanismos posturais necessários para a posição sentada. A resistência aos membros pode ser feita com tornozeleiras, elásticos de resistência, polias ou resistência manual leves. O fisioterapeuta geralmente começa com movimentos unilaterais e progride para movimentos combinados (bilaterais e recíprocos). Nos movimentos resistidos, o nível de resistência é determinado pela capacidade do tronco de se estabilizar e manter-se sentado ereto, não pela força dos MS. Se faltar estabilização, a resistência pode ser contraindicada e deve-se promover movimentos ativos.

Os padrões de FNP unilaterais costumam ser usados inicialmente, quando falta controle dinâmico ou quando

é necessário usar um membro para descarga de peso e fornecimento de apoio. À medida que o controle se desenvolve, o paciente progride para padrões bilaterais mais desafiadores. Os padrões que podem ser efetivamente usados para desafiar o controle do tronco na posição sentada incluem o *chop/chop* reverso (ver Figs. 3.30 e 3.31) e *lift/lift* reverso (Figs. 3.32 e 3.33). Ambos envolvem o movimento do tronco (extensão com rotação ou flexão com rotação) combinado com padrões assimétricos bilaterais de ambos os MS. Além disso, há deslocamento de peso de um lado (nádega) para o outro. A ênfase está em usar movimentos combinados de MS para aumentar o controle e a amplitude dos movimentos de tronco. Ver Capítulo 3: Facilitação neuromuscular proprioceptiva, que contém uma descrição dos padrões e técnicas.

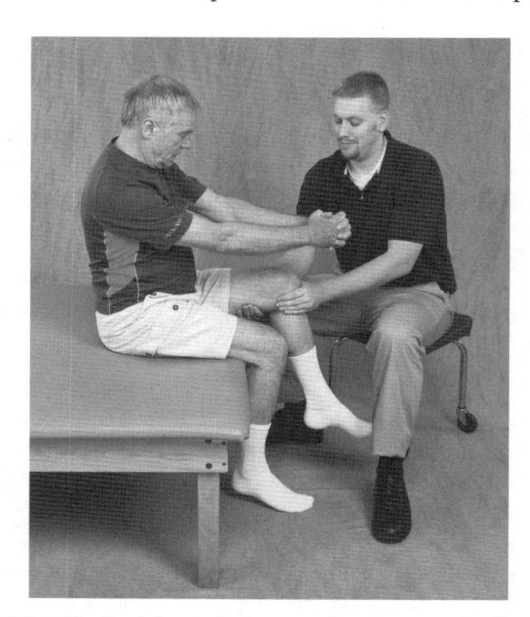 **Observação clínica:** Um padrão de *chop* para o lado mais envolvido é útil para o paciente com acidente vascular encefálico que exibe hemianopsia homônima, negligência unilateral e dificuldade em cruzar a linha mediana. Um padrão de *lift* em direção ao lado menos afetado é útil para retirar o MS hemiparético de uma sinergia flexora.

Outro padrão de FNP frequentemente usado para desenvolver o controle postural dinâmico na posição sentada é a flexão/abdução/rotação lateral simétrica bilateral de MS com extensão da parte superior do tronco (Fig. 3.34). Essa postura tem a vantagem adicional de expandir o tórax e aumentar a amplitude total em extensão de tronco.

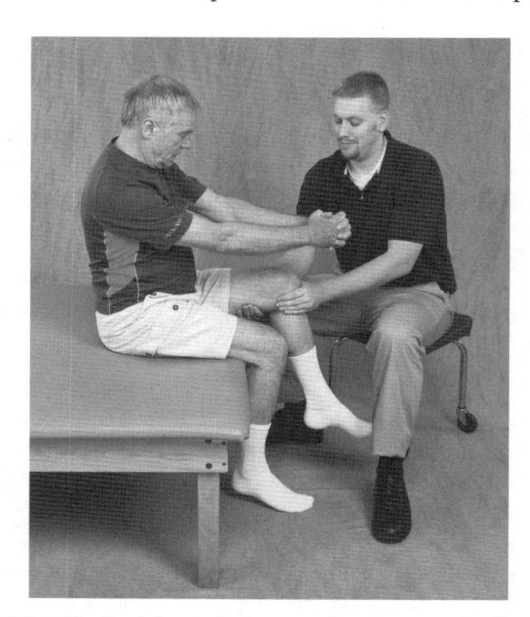 **Observação clínica:** A flexão/abdução/rotação lateral simétrica bilateral do MS é uma atividade útil para o paciente com hipercifose funcional e ombros arredondados anteriormente (p. ex., o paciente com doença de Parkinson). Pode-se melhorar a respiração pedindo ao paciente que *"inspire lentamente"* durante a flexão/abdução/rotação lateral e que *"expire lentamente"* durante a extensão/adução/rotação medial simétrica bilateral.

Os padrões de *thrust/thrust* reverso também podem ser usados para promover a estabilidade dinâmica na posição sentada (ver Fig. 3.35). Os MS se movem para cima e para a frente, com as mãos se abrindo, os antebraços pronando, os cotovelos se estendendo e os ombros flexionando acima de 90°. Este é um padrão que protege o rosto e promove a flexão do ombro e a extensão do cotovelo com protração escapular. No retorno ou *thrust* reverso, as mãos se fecham, os antebraços supinam com a flexão do cotovelo e os ombros se estendem, puxando os braços para trás e para os lados. Manter a posição de *thrust* reverso (padrão de retorno) durante um tempo é uma atividade útil para promover a adução escapular simétrica, a extensão do tronco e a postura ereta do tronco.

Desfechos

▸ **Objetivo de controle motor:** melhora do controle postural dinâmico (mobilidade controlada).
▸ **Habilidades funcionais obtidas:** habilidades funcionais adequadas na posição sentada, possibilitando a independência nos movimentos de alcançar e nas AVD (p. ex., tomar banho, arrumar-se e vestir-se).

▸ Intervenções para melhorar o arrastar-se

Arrastar-se é a capacidade de mover o corpo para a frente e para trás enquanto sentado. A chave para o sucesso ao arrastar-se é o deslocamento de peso em direção ao lado estabilizador (estático). Isso desequilibra o lado di-

nâmico antes de mover a pelve para a frente (ou para trás). Os MS são mantidos fora da superfície de apoio e não são utilizados para o movimento de empurrar ou assistir. Arrastar-se é uma importante atividade preparatória para a mobilidade independente no leito e para as transferências independentes da posição sentada para em pé (arrastar-se para a frente até a borda do assento antes de se levantar).

Arrastar-se na posição sentada com joelhos flexionados

O paciente se senta na beira da maca, com os dois pés apoiados no chão. O paciente pratica mover-se para a frente ou para trás, arrastando-se sobre as nádegas (*"andar de nádegas"*). O fisioterapeuta pode, inicialmente, verbalizar os movimentos (p. ex., *"Desloque seu peso para o lado direito, agora vá para a frente, movendo o lado esquerdo [pelve e coxa] para a frente"*). O movimento pode receber assistência extra com o fisioterapeuta levantando e apoiando a coxa do membro dinâmico para reduzir os efeitos do atrito. Movimentos do membro dinâmico também podem ser levemente resistidos na frente do joelho (contatos manuais na parte superior da tíbia, evitando a patela) ou no quadril posterior para potencializar o movimento para trás. Instrui-se o paciente a unir as mãos com os cotovelos estendidos e os MS mantidos na sua frente (Fig. 5.17), o que ajuda a restringir os movimentos laterolaterais do tronco e isolar o movimento da parte inferior do tronco e da pelve.

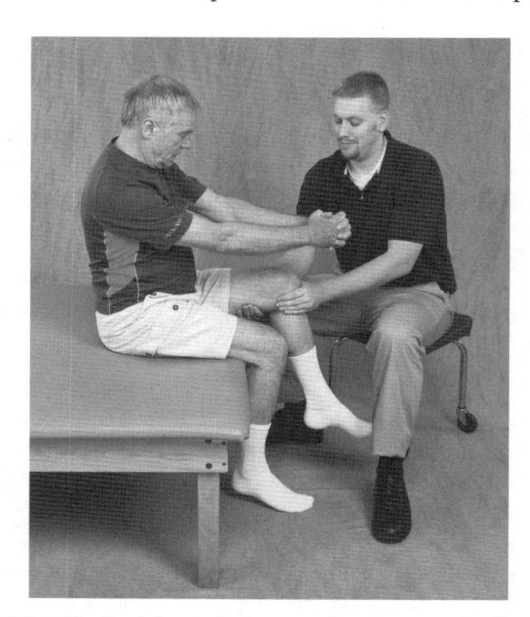

FIGURA 5.17   Posição sentada e arrastar-se com os joelhos flexionados. O paciente se senta com as mãos entrelaçadas na frente do corpo (cotovelos estendidos e ombros flexionados). O paciente pratica o deslocamento de peso para um lado enquanto move o membro oposto para a frente. O fisioterapeuta instrui o paciente nos movimentos e fornece assistência, sustentando o membro dinâmico e aplicando resistência para melhorar o movimento para a frente do membro. O paciente então se desloca para o outro lado e move o membro oposto para a frente, arrastando-se em direção à beirada da maca.

O paciente é instruído da seguinte maneira: "*Mantenha suas mãos entrelaçadas diretamente na sua frente; não deixe que elas se movam de um lado para o outro enquanto você está se arrastando.*"

Arrastar-se na posição sentada com joelhos estendidos

O movimento de arrastar-se na posição sentada com joelhos estendidos costuma ser realizado por pacientes que inicialmente podem necessitar da BDA aumentada oferecida pela posição (p. ex., o paciente com LM). É necessária uma amplitude de movimento adequada dos posteriores da coxa para evitar que o paciente se sente sobre o sacro e para evitar o estiramento excessivo dos músculos lombares (p. ex., elevação da perna estendida em 90°-100°). Com o paciente sentado com joelhos estendidos, o fisioterapeuta posiciona-se nos pés do paciente e auxilia o movimento, mantendo ambos os pés fora da superfície de apoio, reduzindo os efeitos do atrito de MI. Instrui-se o paciente a deslocar-se para um dos lados e mover a pelve oposta para a frente. O processo é então invertido à medida que o paciente avança. "*Quero que você desloque seu peso para um lado e mova a pelve para a frente na direção oposta.*" Como na posição sentada com joelhos flexionados, as mãos do paciente podem estar entrelaçadas na frente do corpo ou podem ser mantidas nas laterais para ajudar no equilíbrio enquanto o paciente se move.

Arrastar-se em uma maca com apoio unipodal

O paciente se senta em uma maca com os dois pés no chão. Instrui-se o paciente a avançar para a borda da maca (Fig. 5.18A). O paciente então gira a pelve para a frente no lado dinâmico enquanto estende o quadril e o joelho do mesmo lado. O paciente coloca o pé no chão, mantendo o outro quadril apoiado na maca (posição semissentada na maca) (Fig. 5.18B). Essa atividade promove a descarga de peso unilateral e é uma atividade útil para pacientes que não têm sustentação de peso simétrica em pé (p. ex., pacientes em recuperação de um acidente vascular encefálico que descarregam a maior parte do peso no lado não afetado). Essa atividade requer que o paciente permaneça sobre o MI mais afetado. A altura adequada da maca de tratamento é importante para facilitar a postura correta; portanto, essa atividade exige uma maca de altura ajustável.

▶ Intervenções para melhorar o controle do equilíbrio na posição sentada

O *equilíbrio* é definido como a capacidade de manter o CDM dentro da BDA enquanto controla o alinhamento e a orientação do corpo em relação ao ambiente. O controle do equilíbrio é alcançado por meio das ações de vá-

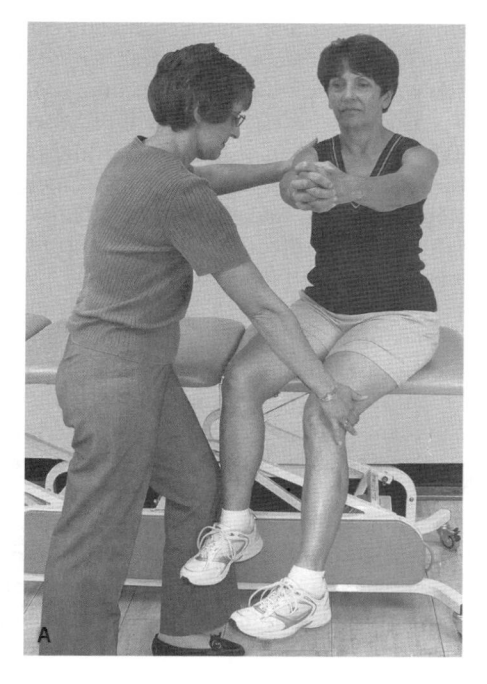

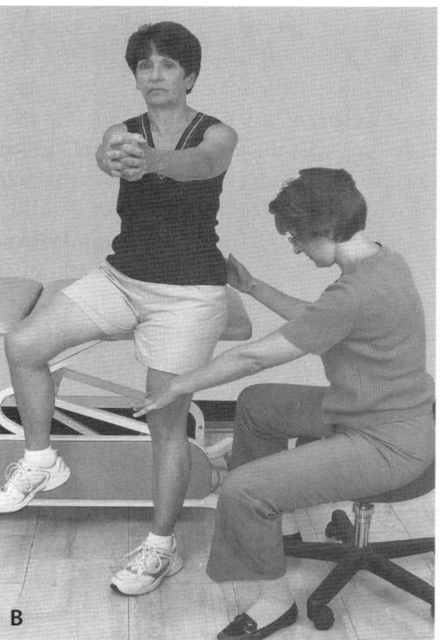

FIGURA 5.18 Posição sentada e arrastar-se para a lateral de uma maca alta com apoio unipodal. (A) A paciente se senta com as mãos entrelaçadas posicionadas na frente do corpo (cotovelos estendidos e ombros flexionados). A paciente pratica o deslocamento de peso para um lado enquanto move um membro para a frente. A fisioterapeuta instrui a paciente nos movimentos e fornece assistência, sustentando o membro dinâmico e aplicando resistência para melhorar o movimento para a frente do membro. A paciente então se desloca para o outro lado e move o membro oposto para a frente, em direção à beirada da maca. (B) A paciente, então, move um MI para sustentar a descarga de peso (apoio unipodal) enquanto mantém o outro quadril na maca. A fisioterapeuta fornece uma leve pressão ao quadríceps femoral para potencializar a extensão. É necessária uma maca de altura ajustável para garantir a altura adequada.

rios sistemas corporais diferentes trabalhando em conjunto. Estes incluem os sistemas sensoriais (*inputs* visuais, somatossensoriais e vestibulares, bem como ações de integração sensorial do SNC), o sistema musculoesquelético (sinergias musculares), o sistema neuromuscular (tônus postural, sinergias posturais automáticas, mecanismos antecipatórios, reativos e adaptativos) e sistemas cognitivo/perceptivo (representações internas, interpretação de informações sensoriais, planejamento motor). O controle do *equilíbrio reativo* se refere à capacidade de manter ou recuperar o equilíbrio quando submetido a um desafio inesperado e é baseado em ajustes orientados por *feedback*. Estes incluem as perturbações manuais (perturbações no CDM) e mudanças na superfície de apoio (perturbações na BDA), como perturbações no apoio. As *reações de fixação postural* estabilizam o corpo contra uma força externa (p. ex., uma perturbação ou deslocamento). As *reações de inclinação* reposicionam o CDM dentro da BDA em resposta a alterações na superfície de apoio (p. ex., sentar sobre uma placa de equilíbrio). O controle de *equilíbrio antecipatório* possibilita que o SNC modifique (pré- -ajuste) o sistema nervoso antes dos movimentos voluntários. A configuração central ou estado geral de prontidão do SNC é influenciado por ajustes antecipatórios baseados em instruções prévias, experiência anterior e contexto da experiência de equilíbrio. Por exemplo, as respostas de um paciente ao pegar uma bola produzem resultados muito diferentes se as instruções incluírem que a bola era uma bola simples inflada ou uma bola com peso (p. ex., bola de 1,5 kg). O *controle do equilíbrio adaptativo* se refere à capacidade de se adaptar ou modificar respostas posturais em relação a tarefas e demandas ambientais cambiantes. A experiência prévia (aprendizagem) influencia a adaptabilidade de uma pessoa e determina a seleção da estratégia.[7] Alcança-se a função ideal quando todos os aspectos do controle do equilíbrio estão funcionando durante o desempenho de atividades autoiniciadas, durante a desestabilização e ações corretivas, bem como durante respostas reativas para evitar uma queda.

As intervenções selecionadas baseiam-se em um exame meticuloso dos sistemas que contribuem para o controle do equilíbrio e os desfechos funcionais das deficiências (p. ex., desempenho funcional e histórico de quedas). Para a maior parte dos pacientes, o treinamento do equilíbrio é um programa multifacetado. Frequentemente começa na posição sentada e progride para as outras posições verticais, aumentando o desafio, elevando o CDM e diminuindo a BDA (p. ex., ajoelhado e em pé). Os pacientes mais gravemente afetados (p. ex., o paciente com TCE ou LM) podem passar um tempo considerável da reabilitação trabalhando o equilíbrio na posição sentada. Para outros pacientes menos gravemente afetados, o treinamento do equilíbrio na posição sentada pode representar apenas uma pequena parte do programa de treinamento do equilíbrio, com maior ênfase no treinamento do equilíbrio em pé. A seção a seguir oferece estratégias sugeridas e atividades de treinamento na posição sentada.

Intervenções para promover o controle do equilíbrio reativo

O paciente se senta em uma superfície estacionária (maca) com os pés apoiados no chão. O fisioterapeuta fornece *perturbações manuais* de pequena amplitude em várias direções diferentes, para a frente e para trás, de um lado para o outro e diagonalmente. Os contatos manuais devem se dar no tronco, não nos ombros nem nos MS. É importante assegurar respostas posturais apropriadas. Por exemplo, nos deslocamentos para trás, os flexores de tronco e de quadril são acionados. Nos deslocamentos para a frente, os extensores de tronco e de quadril são acionados. As reações de extensão protetora de MS podem ser iniciadas se os deslocamentos moverem o CDM próximo ou além do LdE; são mais facilmente ativadas com deslocamentos laterais do que com deslocamentos anteroposteriores. Se as respostas do paciente forem inadequadas (i. e., falta de contramovimentos adequados ou sincronia apropriada), o fisioterapeuta pode precisar guiar as primeiras tentativas, verbal ou manualmente. O paciente pode então progredir para respostas ativas. As perturbações devem ser apropriadas ao nível de controle do paciente. É importante usar perturbações suaves; não são necessárias forças excessivas para estimular respostas de equilíbrio. O fisioterapeuta pode variar a BDA para aumentar ou diminuir a dificuldade durante as perturbações. A progressão vai de perturbações previsíveis ("*Não deixe que eu empurre você para trás*" e "*Agora não deixe que eu puxe você para a frente*") a perturbações imprevisíveis, aplicadas sem instruções preliminares. Na primeira situação, os mecanismos de controle antecipatório e reativo são acionados, enquanto na segunda usam-se mecanismos de controle reativo.

Observação clínica: É importante conhecer as habilidades do paciente e antecipar sua capacidade de resposta. Exceder as habilidades do paciente pode induzir à ansiedade e ao medo de queda. A *fixação postural* é a resposta provável a esta situação, e é frequentemente encontrada no paciente com ataxia cerebelar. É igualmente importante ajustar as respostas, aumentando o nível de dificuldade de modo adequado à capacidade de melhoria do paciente.

Promoção de controle do equilíbrio usando superfícies móveis e complacentes

Prancha de equilíbrio ou disco inflável

Pode-se usar atividades em uma superfície móvel (prancha de equilíbrio, disco inflável ou bola terapêutica) para alterar a BDA do paciente e acionar mecanismos posturais. As pranchas de equilíbrio são desenvolvidas para possibilitar movimentos variados. O tipo e a quantidade de movimento são determinados pelo *design* da prancha. Uma prancha de base curvada (bidirecional) possibilita o movimento em duas direções; uma prancha de base circular (em formato de cúpula) possibilita o movimento em todas as direções. O grau de curvatura ou o tamanho da cúpula determinam a quantidade de movimento em uma dada direção; o movimento é aumentado em pranchas com curvas grandes ou cúpulas altas. O tipo de prancha usado depende das habilidades do paciente e do tipo e da amplitude de movimentos permitidos.

O disco inflável é uma almofada em forma de cúpula que é posicionado sob o paciente enquanto ele está sentado. Possibilita um movimento limitado em todas as direções (Fig. 5.19A). Pode-se variar o desafio ao alterar o nível de insuflação (um disco firme fornece um desafio maior do que um disco mole) ou variando a BDA (Fig. 5.19B).

Ao sentar sobre uma prancha de equilíbrio ou um disco inflável, os pés do paciente devem estar apoiados no chão. Pode ser necessário um degrau ou banquinho para pacientes com estatura mais baixa quando sentados em uma maca. As atividades iniciais incluem fazer com que o paciente mantenha uma posição sentada equilibrada, centralizada ou alinhada. O paciente pode então progredir para deslocamentos de peso ativos, inclinando a prancha ou movendo o disco em várias direções. Esses desafios iniciados pelo paciente exploram o LdE e estimulam os mecanismos de equilíbrio antecipatório e reativo.

Plataforma computadorizada/treinamento por *feedback*

Um sistema de plataforma computadorizada pode fornecer ao paciente *feedback* sobre as medidas do centro de pressão. O paciente se senta na plataforma e pratica manter o corpo firme (foco no centro do alinhamento) e movimentar o corpo em todas as direções (foco no LdE). Fornece-se *feedback* visual com um monitor que indica mudanças no centro de pressão. Essa configuração é semelhante aos dispositivos computadorizados usados para promover o equilíbrio em pé.

Atividades com bola terapêutica

Pode-se usar bolas terapêuticas para promover respostas de equilíbrio. Sentar-se na bola facilita os mecanismos posturais por meio de mecanismos de *feedback* intrínseco (*inputs* visuais, proprioceptivos e vestibulares) e desafia o controle postural reativo e adaptativo. O uso da bola também acrescenta novidade aos programas de reabilitação e pode ser facilmente adaptado às atividades em grupo. Inicialmente, os pacientes podem se sentir inseguros e devem ser atentamente monitorados. O fisioterapeuta pode sentar-se diretamente atrás do paciente, preparando-se para amparar o corpo do paciente com o seu próprio corpo (Fig. 5.20), ou o fisioterapeuta pode dar apoio pela frente. Se o paciente estiver muito inseguro, a bola pode inicialmente ser posicionada em um anel no chão, que a impede de se mover em qualquer direção. Uma bola levemente desinflada e posicionada sobre uma superfície de apoio macia rolará com menos facilidade do que uma bola to-

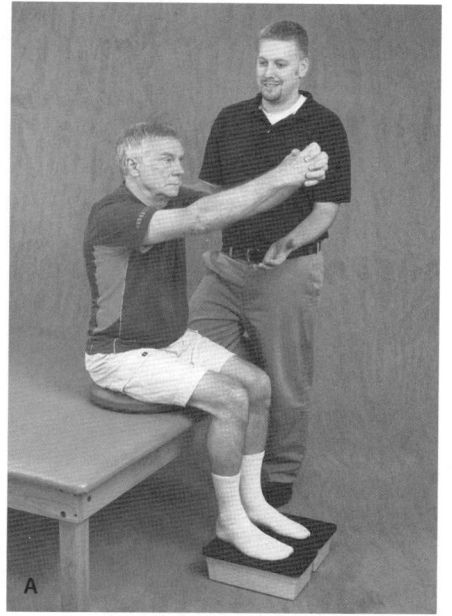
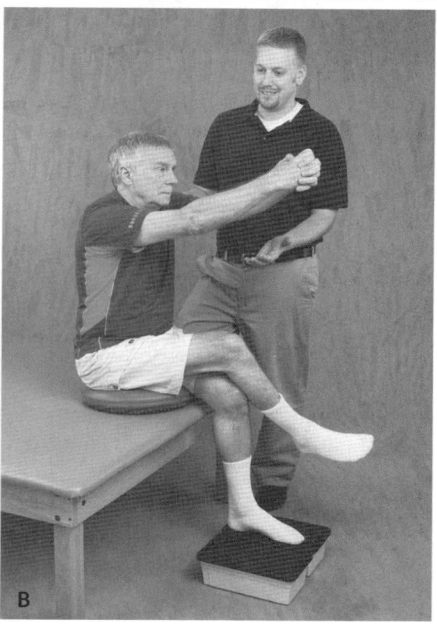

FIGURA 5.19 Manutenção da posição sentada em um disco inflável. O paciente se senta em um disco inflável com os pés apoiados em um pequeno degrau. (A) As mãos estão entrelaçadas na frente do corpo (cotovelos estendidos, ombros flexionados). O fisioterapeuta instrui o paciente a manter uma postura estável (alinhamento centrado). (B) O paciente é então instruído a manter o equilíbrio enquanto cruza a perna direita sobre a esquerda, um movimento que diminui a BDA do paciente e aumenta o desafio do equilíbrio.

talmente inflada posicionada em um piso rígido. Inicialmente, o fisioterapeuta pode fornecer comandos manuais, assistência manual ou CV para guiar o paciente nos movimentos corretos ou estabilizá-lo. À medida que ele desenvolve controle, espera-se um controle ativo, e o fisioterapeuta assume uma abordagem sem intervenção.

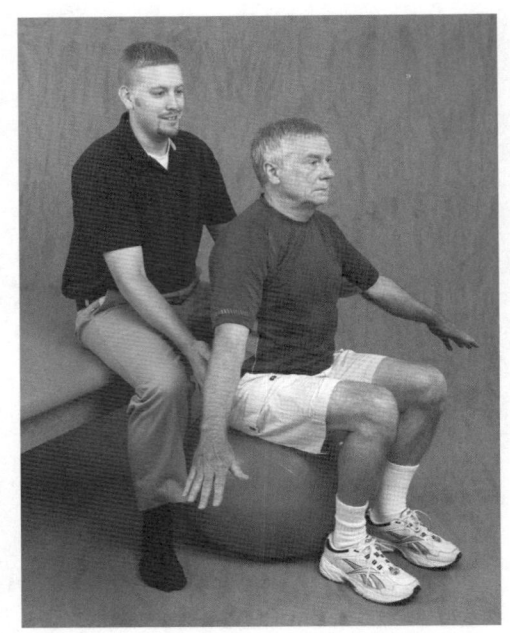

FIGURA 5.20 Manutenção da posição sentada em uma bola. Inicialmente, com o paciente sentado em uma bola terapêutica, o fisioterapeuta pode apoiar o paciente por trás, preparando-se para amparar o corpo do paciente com o seu próprio corpo, sentando-se em uma maca (para segurança máxima) ou em outra bola. O fisioterapeuta mantém ambas as mãos perto dos quadris do paciente, mas não segura o paciente nem a bola. Instrui-se o paciente a manter uma posição firme na bola. Ambos os MS estão estendidos nas laterais, em uma posição de defesa baixa, com os quadris e os joelhos flexionados a 90° e os pés afastados.

É importante escolher a bola do tamanho certo para garantir uma postura correta na posição sentada. Quando o paciente se senta na bola, os quadris e os joelhos devem estar flexionados em 90° (*a regra do 90-90*), com os joelhos alinhados sobre os pés. Os pés devem estar apoiados no chão e posicionados na largura dos quadris. As diretrizes para a escolha do tamanho correto da bola com base na altura do paciente são apresentadas no Quadro 5.5.

📑 **Observação clínica:** Pacientes com flexão de quadril restrita durante a posição sentada (p. ex., o paciente com uma artroplastia total de quadril recente) se beneficiarão do uso de uma bola de grandes dimensões para diminuir o ângulo do quadril. Pacientes com sobrepeso ou obesos podem necessitar de uma bola maior, que tenha uma área de superfície maior.

QUADRO 5.5 Diretrizes para a escolha do tamanho da bola	
Altura do paciente	Tamanho de bola recomendado
Até 152 cm	45 cm
152-170 cm	55 cm
171-190 cm	65 cm
Mais de 190 cm	75 cm

Atividades estáticas na bola

Inicialmente, instrui-se o paciente a manter uma posição sentada neutra (pés e joelhos apontando para a frente, pés afastados na largura dos quadris, joelhos alinhados sobre os pés, posição pélvica neutra). O paciente é instruído da seguinte maneira: "*Sente-se ereto e mantenha-se firme; não deixe a bola rolar em qualquer direção.*" Sentar-se para um lado resultará em instabilidade e movimento fora da bola. Pode-se usar estímulos de aproximação oscilando suavemente sobre a bola para ajudar na postura ereta. Inicialmente, as mãos podem estar apoiadas sobre os joelhos (uma posição de máxima estabilidade). À medida que o controle se desenvolve, instrui-se o paciente a manter os MS para cima (p. ex., posicionados para a frente com os ombros flexionados, os cotovelos estendidos e as mãos entrelaçadas) (Fig. 5.21A). Alternativamente, o paciente pode manter os braços nas laterais, com abdução de ombro e extensão de cotovelo (Fig. 5.21B). Isso possibilita que os MS auxiliem no equilíbrio enquanto o paciente estiver na bola. O paciente também pode ser instruído a se concentrar em um alvo visual, o que pode melhorar as respostas estabilizadoras.

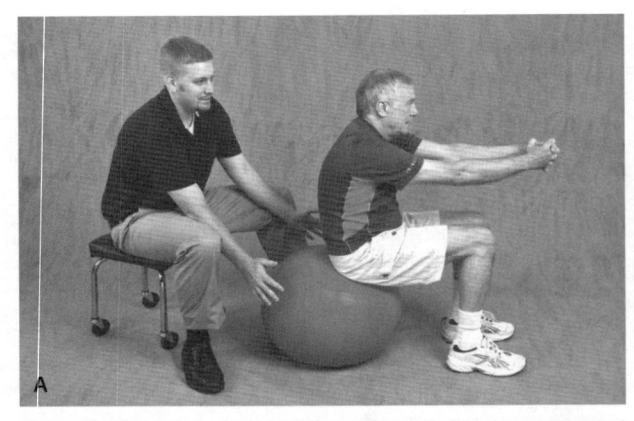

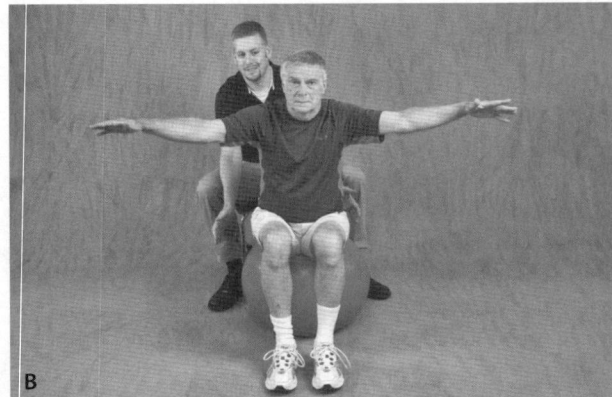

FIGURA 5.21 Manutenção da posição sentada em uma bola. (A) O paciente se mantém firme sentado na bola, com as mãos entrelaçadas na frente do corpo (cotovelos estendidos e ombros flexionados). (B) Para maior controle do equilíbrio, os MS podem ser mantidos com os ombros abduzidos na lateral e os cotovelos estendidos.

Atividades dinâmicas na bola

Pode-se tentar atividades dinâmicas na bola somente depois de o paciente alcançar o controle estático. Como discutido anteriormente, a adição de movimentos de tronco e de membros requer um controle antecipatório do equilíbrio, bem como um controle reativo. Exemplos são fornecidos no Quadro 5.6 e representados nas Figuras 5.22 a 5.32.

QUADRO 5.6 Atividades dinâmicas com bola terapêutica

Atividades de pelve e tronco

- *Deslocamentos pélvicos anteriores/posteriores.* O paciente rola a bola para a frente e para trás por meio de movimentos pélvicos anteriores e posteriores, mantém a posição por um instante e, em seguida, retorna à posição pélvica neutra (Fig. 5.22).
- *Deslocamentos de peso laterais.* O paciente rola a bola de um lado para o outro (Fig. 5.23) com deslocamentos pélvicos M/L, mantém a posição por um instante e, em seguida, retorna à posição pélvica neutra.
- *Relógio com a pelve.* O paciente gira a bola em um círculo completo por meio de ações pélvicas, primeiro no sentido horário e depois no sentido anti-horário.
- *Rotação lateral de tronco.* O paciente estende ambos os MS para os lados, gira ("torce") o máximo possível para a esquerda, retorna à linha mediana e depois gira para a direita; essas rotações podem ser combinadas com rotações de cabeça/pescoço (*"olhe ao redor"*). As rotações de tronco também podem ser realizadas ao segurar uma bola pequena (Fig. 5.24); as rotações também podem ser realizadas na diagonal.
- *Rotação diagonal de tronco.* O paciente leva uma pequena bola posicionada no chão ou em uma pequena banqueta para o lado e para cima, cruzando o corpo para o lado oposto.

Movimentos de MS

- *Lifts de MS.* O paciente eleva um MS à posição horizontal para a frente ou acima da cabeça, e depois retorna; isso pode ser repetido com o MS oposto.
- *Lifts simétricos bilaterais de MS.* O paciente leva o MS acima da cabeça com os cotovelos estendidos (Fig. 5.25A) ou flexionados (Fig. 5.25B). Ambos os padrões fornecem um

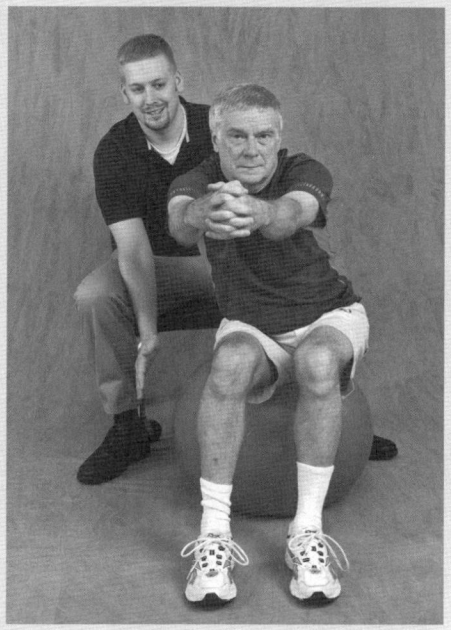

FIGURA 5.23 Posição sentada em uma bola com deslocamentos pélvicos laterais. O paciente senta-se em uma bola, com as mãos entrelaçadas na frente do corpo (cotovelos estendidos e ombros flexionados). A cabeça, a parte superior do tronco e os MS são mantidos estáveis. O fisioterapeuta instrui o paciente a rolar a bola de um lado para o outro, movendo a bola para o lado por meio de movimentos pélvicos (inclinações lateral).

alongamento de peitorais, expandindo o tórax e promovendo a extensão da parte superior do tronco.

- *Círculos de MS.* O paciente mantém ambos os MS nas laterais e primeiro gira para a frente (no sentido horário) e depois para trás (no sentido anti-horário).
- *Receber e arremessar uma bola.* O paciente pratica receber e passar ou arremessar uma bola contra um alvo e pegá-la de volta (Fig. 5.26A e B). Os pés podem ser posicionados no chão ou em um disco inflável para aumentar o desafio ao equilíbrio (Fig. 5.27).

Movimentos de MI

- *Lifts de joelho.* O paciente eleva um MI em flexão de quadril, mantém a posição por um instante e então retorna à posição neutra; pode ser repetido com o outro membro.
- *Marchar sem sair do lugar (lifts de joelho alternados).* O paciente marcha ritmicamente no lugar, primeiro devagar e depois com velocidade crescente.
- *Marchar sem sair do lugar com lifts de MS/MI contralaterais.* O paciente eleva o MS direito e o joelho esquerdo, abaixa-os e depois repete com o MS esquerdo e o joelho direito (Fig. 5.28).

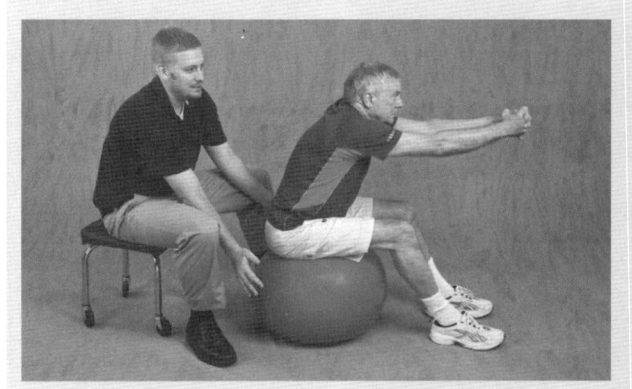

FIGURA 5.22 Posição sentada em uma bola com deslocamentos pélvicos anteroposteriores. O paciente senta-se em uma bola, com as mãos entrelaçadas na frente do corpo (cotovelos estendidos e ombros flexionados). A cabeça, a parte superior do tronco e os MS são mantidos estáveis. O fisioterapeuta instrui o paciente a rolar a bola para a frente e para trás, movendo a bola por meio de movimentos pélvicos (inclinações pélvicas para trás ou posteriores e inclinações pélvicas para a frente ou anteriores).

(continua)

QUADRO 5.6   Atividades dinâmicas com bola terapêutica *(continuação)*

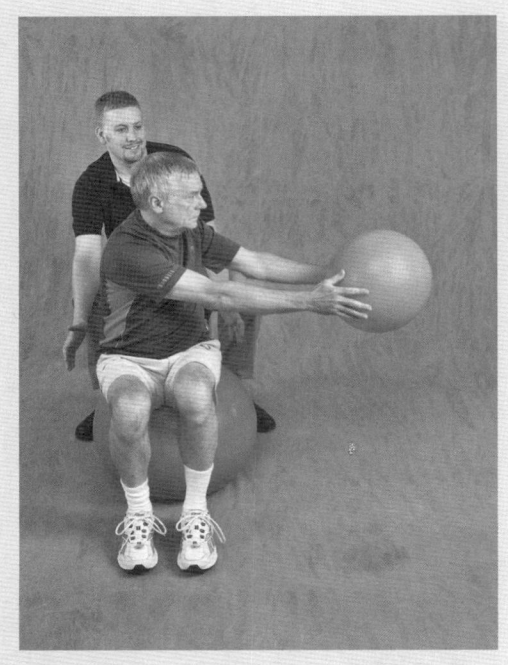

FIGURA 5.24   Posição sentada em uma bola com rotação de tronco e cabeça. O paciente pratica a rotação de cabeça e de tronco para a esquerda enquanto segura uma pequena bola e mantém a estabilidade na posição sentada. O paciente então se inclina para o outro lado, movendo a bola o mais longe possível na direção oposta.

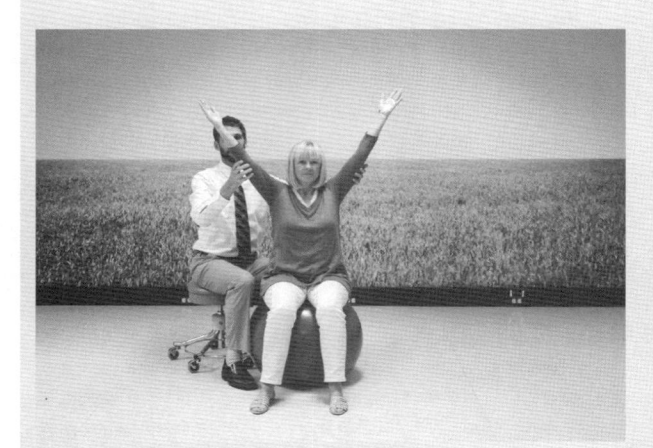

FIGURA 5.25   Posição sentada em uma bola com *lifts* simétricos e bilaterais acima da cabeça e cotovelos estendidos. Este padrão fornece alongamento peitoral, expande o tórax e promove a extensão simétrica da parte superior do tronco.

- *Extensão de joelho.* O paciente estende o joelho e mantém o pé na frente contando até três, e depois retorna (Fig. 5.29). Essa atividade pode progredir para a extensão recíproca de joelho e cotovelo opostos (Fig. 5.30).
- *Extensão de joelho com movimentos de tornozelo* (desenhar círculos ou "escrever" as letras do alfabeto no espaço com o pé dinâmico).

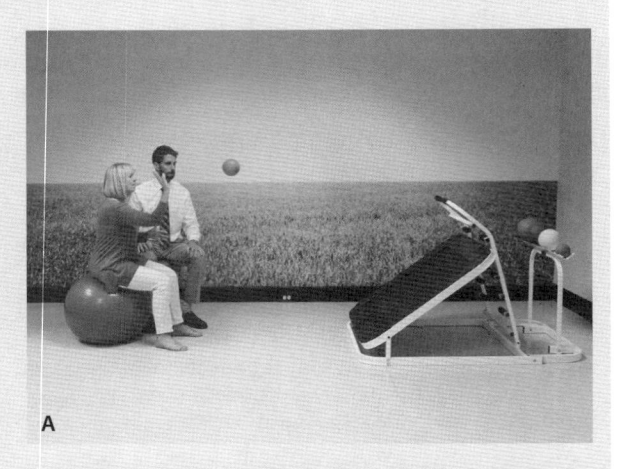

A

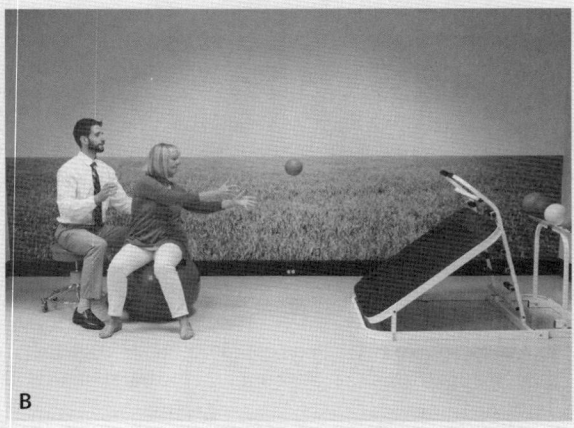

B

FIGURA 5.26   Posição sentada em uma bola com arremesso e pegada de uma bola pequena. A paciente pratica arremessar e pegar uma pequena bola, quicando-a em um alvo enquanto mantém a estabilidade na posição sentada (A). O fisioterapeuta varia a direção do arremesso, fazendo com que a paciente se vire para um lado e arremesse e pegue a bola (B).

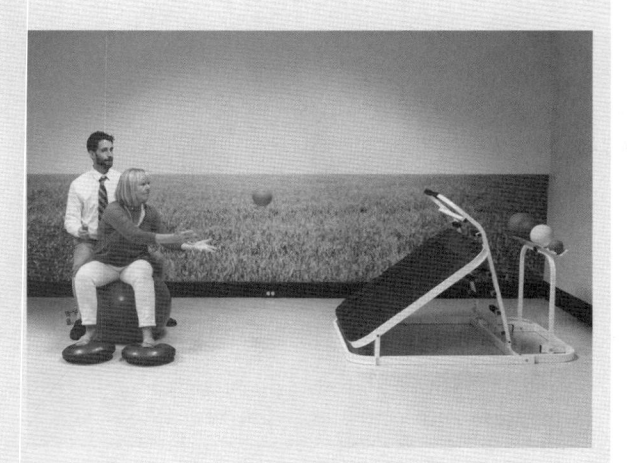

FIGURA 5.27   Posição sentada em uma bola com arremesso e pegada de uma bola quicada em um alvo enquanto mantém a estabilidade. O desafio ao equilíbrio dinâmico é aumentado posicionando os dois pés em discos infláveis.

(continua)

QUADRO 5.6 Atividades dinâmicas com bola terapêutica *(continuação)*

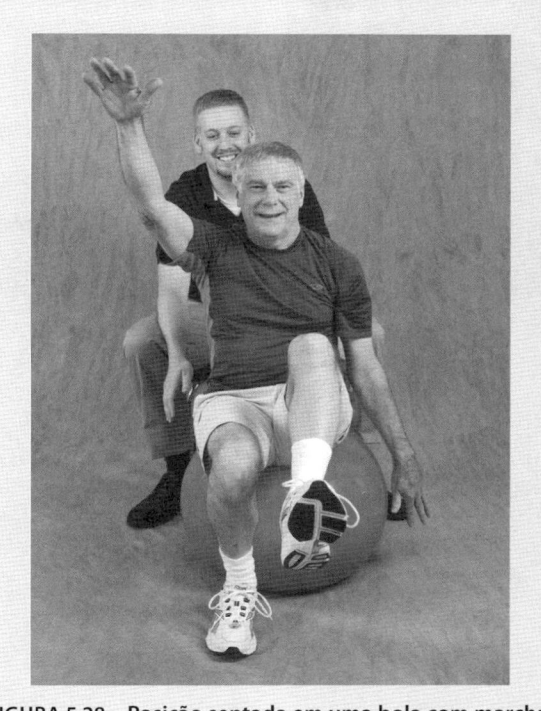

FIGURA 5.28 Posição sentada em uma bola com marcha. O paciente pratica a marcha (movimentos alternados de flexão de quadril e de joelho) enquanto mantém a estabilidade na posição sentada na bola. Esses movimentos são combinados com movimentos recíprocos de MS (flexão e extensão de ombro). Este é um padrão de movimento de quatro membros que requer considerável estabilidade dinâmica enquanto sentado na bola.

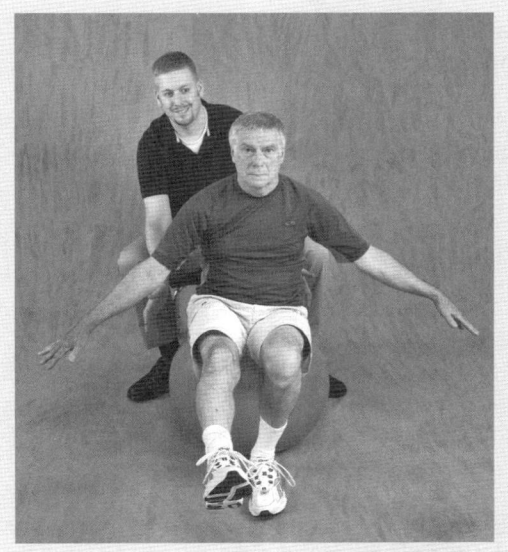

FIGURA 5.29 Posição sentada em uma bola com extensão de joelho. O paciente pratica levantar um pé para cima e estender o joelho enquanto mantém a estabilidade na posição sentada na bola. Os MS são mantidos na lateral do corpo em uma posição de defesa. A atividade pode progredir pedindo ao paciente que trace letras ou números com o pé dinâmico.

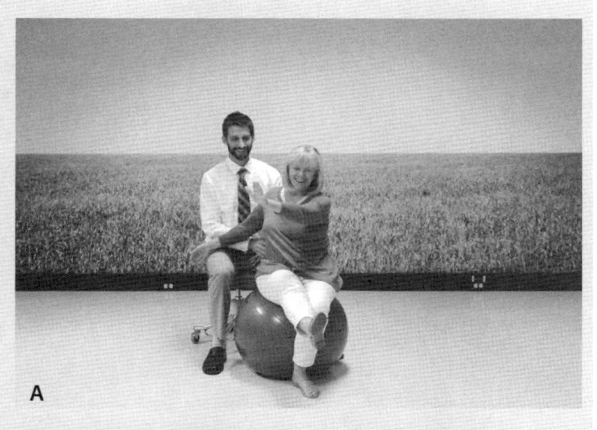

A

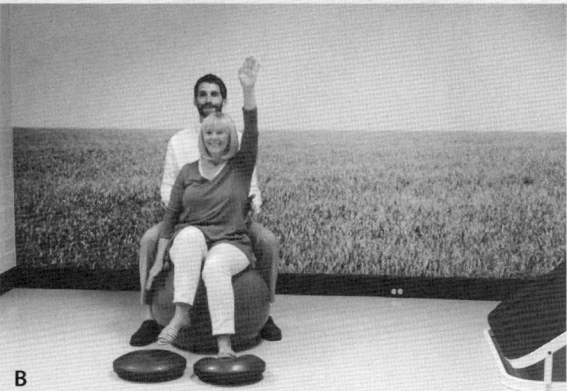

B

FIGURA 5.30 Posição sentada em uma bola com *lifts* recíprocos de MI e MS. A paciente pratica a extensão de um joelho com elevação do pé oposto, de modo que o pé permanece em contato com o chão (A); ou pratica a flexão do quadril com elevação do MS oposto, de modo que o pé permanece posicionado no disco móvel (B).

- *Passos laterais.* O paciente move o MI para o lado em abdução de quadril e extensão de joelho (Fig. 5.31), mantém por um instante e depois retorna. Esta atividade pode progredir para abdução de quadril com o joelho flexionado, passando para a posição ajoelhada unilateral enquanto semissentado na bola (uma posição semiajoelhada modificada).
- *Lifts de calcanhares e dedos dos pés.* O paciente retira ambos os calcanhares do chão, mantendo os dedos dos pés apoiados, e depois inverte e levanta os dedos de ambos os pés do chão, mantendo os calcanhares em contato com o chão. A atividade pode progredir para *lifts* recíprocas.
- *Chutes em uma bola.* Uma pequena bola é rolada em direção ao paciente, que então a chuta de volta para o fisioterapeuta.

Atividades de quatro apoios

- *Saltos de macaco.* O paciente levanta ambos os MS, bate as mãos e retorna as mãos à posição inicial (nas laterais da bola). Esta atividade é combinada com oscilações suaves na bola e alternância de extensão e flexão recíprocas de joelho (Fig. 5.32).

QUADRO 5.6 Atividades dinâmicas com bola terapêutica *(continuação)*

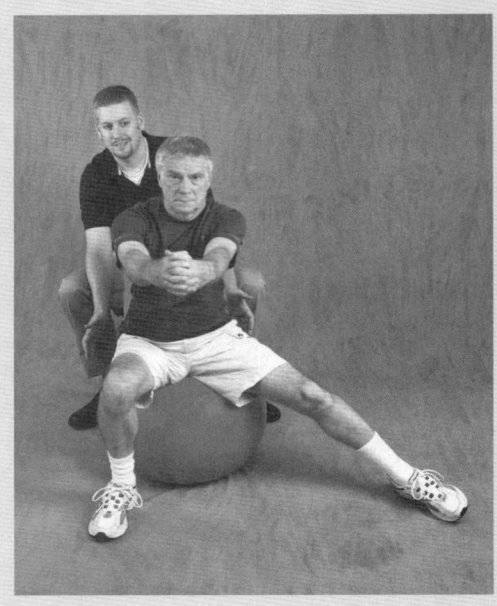

FIGURA 5.31 **Posição sentada em uma bola com passos para os lados.** O paciente dá um passo para o lado, movendo um MI em abdução de quadril com extensão de joelho enquanto mantém a estabilidade na posição sentada na bola. Os MS são mantidos com as mãos entrelaçadas na frente do corpo (cotovelos estendidos e ombros flexionados).

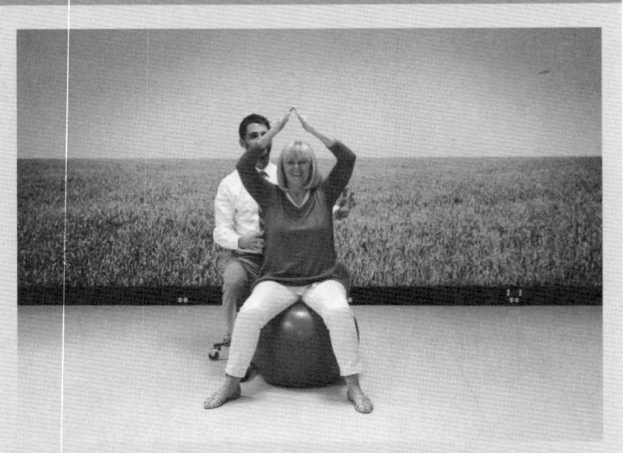

FIGURA 5.32 **Posição sentada em uma bola com saltos de macaco.** A paciente pratica saltos de macaco ao elevar os MS acima da cabeça e bater palmas enquanto realiza abdução/adução de quadril recíproca alternada de ambos os MI.

Observação clínica: É importante que o paciente estabilize ativamente a parte superior do corpo durante o treinamento do movimento pélvico, evitando qualquer tentativa de movimentação que resulte na inclinação da parte superior do tronco. Isso pode ser conseguido fazendo o paciente manter ambos os MS estáveis (p. ex., com as mãos entrelaçadas ou segurando uma segunda bola). O paciente é instruído da seguinte maneira: *"Mantenha a parte superior do corpo firme. Mantenha as mãos voltadas para a frente, em direção ao alvo à sua frente".*

Observação clínica: As atividades com bola devem ser monitoradas atentamente e modificadas de modo a garantir a segurança do paciente. O fisioterapeuta deve estar atento e utilizar técnicas de proteção apropriadas. Para alguns pacientes (p. ex., o paciente com TCE e ataxia cerebelar), isso pode exigir a utilização de um cinto de segurança ou um cinto preso em um suporte acima da cabeça. Estas precauções possibilitam que o paciente seja submetido a desafios significativos de equilíbrio sem assistência manual.

Alerta: Pacientes com insuficiência vestibular podem apresentar tonturas, náuseas ou ansiedade aumentadas durante as atividades com bola terapêutica. Esses pacientes devem ser monitorados atentamente à procura de tais mudanças durante a atividade. O nível de desafio deve ser reduzido a níveis toleráveis. Para alguns pacientes com envolvimento grave, as atividades com bola podem ser contraindicadas.

Promoção do controle do equilíbrio adaptativo

Pode-se melhorar o controle do equilíbrio adaptativo com modificação ou mudança nas tarefas ou exigências ambientais. O Quadro 5.7 apresenta exemplos.

Desfechos

- **Objetivo de controle motor:** melhora no controle do equilíbrio na posição sentada.
- **Habilidades funcionais obtidas:** demonstra habilidades adequadas de equilíbrio funcional na posição sentada, possibilitando a independência nas AVD.

▶ Exercícios de medicina integrativa na posição sentada

A medicina integrativa combina a sabedoria ancestral com as melhores práticas atuais para fornecer cuidados centrados no paciente que abordam a saúde da pessoa como um todo, incluindo o espírito, a mente e o corpo, e enfatizam o bem-estar e a medicina preventiva. A medi-

QUADRO 5.7 Estratégias para promover o controle do equilíbrio adaptativo

- **Modifique a superfície de apoio e os *inputs* somatossensoriais:** passe da posição sentada em um tablado para a posição sentada em uma almofada de espuma densa, para a posição sentada em um disco inflável, para a posição sentada em uma bola terapêutica; mude a superfície abaixo dos pés de um colchonete antiderrapante (tapete de ioga) para um assoalho de azulejo para um disco inflável para ambos os pés em uma bola pequena.
- **Modifique os *inputs* visuais:** mude de olhos abertos para olhos fechados.
- **Modifique a BDA:** mude de pés afastados para pés juntos para uma perna cruzada sobre os pés em uma superfície móvel (disco ou bola infláveis); mude de apoio de MS para sem apoio (p. ex., MS mantidos na frente, nas laterais ou flexionados no tórax).
- **Modifique os movimentos de membros:** progrida de movimentos unilaterais para bilaterais para combinações de movimentos dos membros (p. ex., atividades de quatro apoios); modifique a direção e a amplitude dos movimentos; adicione/varie a quantidade de resistência.
- **Modifique a atividade:** aumente a velocidade, a amplitude e a quantidade de repetições.
- **Organize o ritmo da atividade:** use um aparelho que dita ritmo (p. ex., um metrônomo ou um tocador de música com uma música de ritmo específico).
- **Use a dupla-tarefa:** adicione uma tarefa motora ou cognitiva secundária (p. ex., sentar segurando uma bandeja com um copo de água ou contar de trás para frente, de três em três, a partir do 100).
- **Modifique o ambiente:** progrida de um ambiente fechado (p. ex., sala silenciosa sem distrações, necessária para alguns pacientes com TCE) para um ambiente aberto (área de tratamento ou academia lotada) para um ambiente doméstico simulado.

cina integrativa é definida pelo The Consortium of Academic Health Centers for Integrative Medicine como "a prática da medicina que reafirma a importância da relação entre profissional e paciente, foca na pessoa como um todo, é informada por evidências e faz uso de todas as abordagens terapêuticas, profissionais de saúde e áreas da saúde apropriadas para obter saúde e cura ideais."[11]

Os benefícios clínicos do exercício mente/corpo estão bem documentados.[12-14] O *tai chi* e a ioga são exemplos de exercícios integrativos divertidos e envolventes que podem ser utilizados no ambiente de reabilitação. Esses exercícios podem ser realizados em uma proporção fisioterapeuta/paciente de 1:1, ou em grupo. Tratamentos individualizados possibilitam que auxílios manuais e CV sejam adaptados às necessidades específicas do paciente e possibilitam uma proteção mais próxima para pacientes em risco de queda. As atividades em grupo fornecem um ambiente rico em oportunidades de socialização e apoio.

Tai chi na posição sentada

O *tai chi* é uma antiga modalidade de arte marcial chinesa que envolve movimentos e posturas lentos e conscientes, enfatizando a consciência corporal, a flexibilidade, a força e o equilíbrio. Pesquisas atuais e emergentes demonstram o profundo impacto funcional e psicossocial que esse estilo de exercício pode ter em pacientes com distúrbios do movimento. Os benefícios funcionais do *tai chi* incluem melhor equilíbrio, melhor mobilidade funcional e maior resistência na deambulação.[15-17]

O *tai chi* tem muitos benefícios psicossociais, incluindo a redução da dor e do estresse.[18,19] Sabe-se que as doenças crônicas debilitantes tornam-se um pesado fardo para os pacientes, bem como para seus familiares e cuidadores.[20] Programas que incentivam a participação social e o envolvimento de familiares, amigos e cuidadores estão associados à melhoria da saúde e do bem-estar, tanto para o paciente como para o parceiro de apoio, além de melhorar o compromisso e a adesão do paciente à continuidade na prática de exercícios após a conclusão dos programas de exercícios estruturados. Um programa de *tai chi* com "amigos", com aulas combinadas para pacientes com doença de Parkinson e seu parceiro de apoio, geralmente um familiar ou um amigo, resultou em benefícios físicos, psicológicos e sociais aprimorados, conforme reportaram tanto o paciente como o parceiro de apoio.[12] O Apêndice 5A: Sequência de *tai chi* na posição sentada fornece uma amostra de rotina de exercícios de *tai chi* apropriada para pacientes incapazes de realizar exercícios em pé por causa de dores articulares, fraqueza ou problemas de equilíbrio. A rotina enfatiza deslocamentos de peso na posição sentada, equilíbrio, flexibilidade e treinamento de força. A rotina pode ser realizada como parte de uma sessão de tratamento individual ou em um plano de exercícios domiciliar (PED), ou em uma sessão de grupo para facilitar a socialização.

Ioga na posição sentada

A prática da ioga foi desenvolvida na Índia como um meio de conectar o corpo físico, a mente e o espírito. Existem muitos estilos diferentes de ioga. A maior parte combina uma sequência de posturas físicas (chamadas *asanas*) e respirações controladas (a prática denominada *pranayama*) que enfatizam o alinhamento, a flexibilidade, a força, o equilíbrio e a percepção da respiração. Os benefícios dos exercícios de ioga foram demonstrados em pacientes com condições variadas.[21-26] O Apêndice 5B: Sequência de ioga na posição sentada para pacientes com doença de Parkinson avançada fornece uma amostra de rotina de exercícios de ioga projetada para melhorar a postura, a flexibilidade e a estabilidade do *core* do paciente. A rotina pode ser realizada como parte de uma sessão de tratamento individual ou PED, ou em uma sessão de grupo para facilitar a socialização.

▶ Medidas de desfecho da capacidade de sentar

É importante usar medidas padronizadas de desfecho para documentar a capacidade de sentar-se do paciente e os desfechos do plano de cuidados. Algumas medidas são específicas à incapacidade, como por exemplo a Escala de mobilidade para pacientes com AVE agudo (*Mobility scale for acute stroke patients*[27])e a Avaliação postural para pacientes com AVE (*Postural assessment for stroke patients*[28,29]). Outras são genéricas e de uso geral; uma das medidas mais utilizadas em reabilitação é a Medida de Independência Funcional (*Functional independence measure*).[30,31] Ao avaliar quais instrumentos usar, é importante entender os parâmetros que estão sendo medidos, que podem incluir:

▶ *Parâmetros descritivos:* o nível de dependência ou independência do paciente (a quantidade de assistência que o paciente requer); dificuldade, fadiga ou dor; oscilações de acordo com a hora do dia; nível de medicação; influências do ambiente.

▶ *Parâmetros quantitativos:* a quantidade de tempo que o paciente é capaz de manter-se na posição sentada e o tempo necessário para realizar uma atividade nessa posição (p. ex., movimentos do tronco ou dos membros).

▶ *Parâmetros qualitativos:* estabilidade na manutenção da postura; estabilidade em resposta a alterações na BDA; uso de apoio manual para manter a postura; facilidade no deslocamento de peso e nos movimentos de membros; coordenação geral dos movimentos; capacidade de aceitar desafios e manter-se na posição.

A Tabela 5.1 apresenta medidas de desfecho padronizadas da capacidade de sentar.

▶ Atividades práticas para o estudante

As atividades práticas para o estudante do Quadro 5.8 enfocam a análise das tarefas do sentar. As atividades práticas para o estudante do Quadro 5.9 enfocam técnicas e estratégias para melhorar o sentar e o controle do equilíbrio na posição sentada. As atividades práticas para o estudante no Quadro 5.10 apresentam problemas clínicos e dados de pacientes específicos e exigem que os estudantes pratiquem a tomada de decisão clínica em relação às intervenções.

TABELA 5.1 Medidas de desfecho da capacidade de sentar	
Medida	Itens específicos
Teste de equilíbrio de Berg (BBT)[32-35]	Posição sentada para em pé Posição sentada sem apoio
Teste de controle de tronco[36]	Posição sentada na beirada do leito Pés fora do chão Decúbito dorsal para posição sentada
Duke Mobility Skills Profile[37]	Posição sentada sem apoio Posição sentada com alcance para pegar um objeto Levantar da cadeira Leito para cadeira
Trunk Impairment Scale[38]	Posição sentada estática Inclinação lateral Inclinação pélvica lateral Rotação de tronco
Postural Assessment for Stroke Patients (PASS)[28,29]	Posição sentada sem apoio, pés no chão Decúbito dorsal para posição sentada Posição sentada para decúbito dorsal Posição sentada para em pé Em pé para posição sentada
Mobility Scale for Acute Stroke Patients[27]	Decúbito dorsal para posição sentada Posição sentada sem apoio Posição sentada para em pé
Fugl-Meyer Assessment-Balance Subscale[39-41]	Posição sentada sem apoio
Rivermead Mobility Index[42,43]	Decúbito dorsal para posição sentada Posição sentada sem apoio Posição sentada para em pé

(continua)

TABELA 5.1 Medidas de desfecho da capacidade de sentar *(continuação)*

Medida	Itens específicos
Motor Assessment Scale[44]	Atividades de MS na posição sentada com apoio
Modified Functional Reach[45]	Distância do alcance para a frente na posição sentada
Performance Oriented Mobility Assessment-Balance Subscale (POMA)[46]	Atividades de MS na posição sentada com apoio Distância do alcance para a frente na posição sentada
Function in Sitting Test (FIST)[47]	Posição sentada estática Alcance para a frente Pegar um item do chão Alcance lateral com o MS não envolvido Alcance lateral com o MS envolvido Pegar um item de trás com o MS não envolvido Posição sentada com os olhos fechados Empurrão anterior Empurrão posterior Arrastar-se para a frente Empurrão lateral Pegar um item de trás com o MS envolvido Levantar o pé envolvido do chão Arrastar-se para trás (5 cm) Arrastar-se para o lado (5 cm) Fazer "não" com a cabeça
Medida de Independência Funcional (FIM)[30,31]	Tomar banho Vestir-se Usar o vaso sanitário Transferências: leito, cadeira, cadeira de rodas, assento sanitário, banheira, chuveiro
Índice de Barthel[48,49]	Tomar banho Vestir-se Transferências no vaso sanitário Transferências do leito para a cadeira

---

QUADRO 5.8 Atividade prática para o estudante

Análise da tarefa de sentar-se

Objetivo: fornecer oportunidades práticas para o desenvolvimento de habilidades na análise da tarefa de sentar-se.

Equipamentos necessários: maca de tratamento ou de altura ajustável e prancha de equilíbrio em forma de cúpula.

Instruções: trabalhe em grupos de 2 ou 3 estudantes. Comece fazendo com que cada pessoa do grupo se sente na maca, primeiro com joelhos flexionados (e pés apoiados no chão) e depois com joelhos estendidos. Em seguida, faça com que cada pessoa pratique deslocamentos de peso até o LdE nas duas posturas. Por fim, peça a cada pessoa que se sente em uma prancha de equilíbrio em forma de cúpula colocada sobre uma superfície rígida. Peça a cada pessoa que pratique, sentando-se no centro da prancha (sem inclinações); em seguida, peça a cada pessoa que se sente na prancha com a BDA reduzida (uma perna cruzada sobre a outra; então progrida para sentar-se em um assento elevado sem o contato dos pés no chão).

Observe e documente: usando as perguntas a seguir como um guia, observe e registre as variações e semelhanças observadas entre os diferentes padrões de sentar-se representados no grupo.

- Qual é o alinhamento normal da pessoa na posição sentada?
- Quais mudanças são notadas entre as posições com joelhos flexionados e estendidos?
- Durante os deslocamento de peso que exploram o LdE, os desvios são simétricos em ambas as direções?
- Quando sentada em uma prancha de equilíbrio, quão bem-sucedida é a pessoa em manter o alinhamento centralizado na prancha (sem tocar o chão)? Qual é a posição dos MS? Quais mudanças são notadas quando uma perna é cruzada sobre a outra? Quando os dois pés estão fora do chão durante uma posição sentada com a postura ereta?
- Que tipos de doenças/deficiências podem afetar a capacidade do paciente de se sentar?
- Quais estratégias compensatórias podem ser necessárias?
- Quais fatores ambientais podem restringir ou prejudicar a posição sentada? Quais modificações são necessárias?

QUADRO 5.9 Atividade prática para o estudante

Técnicas e estratégias para melhorar o sentar-se e o controle do equilíbrio na posição sentada

- Manutenção da posição sentada:
  - Inversões de estabilização.
  - Estabilização rítmica.
- Posição sentada, deslocamentos de peso, empilhamento de cone.
- Posição sentada, deslocamentos de peso, inversões dinâmicas.
- Posição sentada, aplicação de padrões de MS da FNP, usando inversões dinâmicas:
  - *Chop* e *chop* reverso.
  - *Lift* e *lift* reverso.
  - *Thrust* simétrico bilateral e retorno.
  - Flexão simétrica bilateral/abdome (abd)/rotação lateral (RL), iniciação rítmica.
- Posição sentada, perturbações manuais.
- Posição sentada, atividades na bola terapêutica:
  - Deslocamentos pélvicos (anteroposterior, laterolateral, movimento circular com a pelve).
  - *Lifts* de MS (unilaterais, bilaterais simétricas, bilaterais assimétricas, recíprocas com marcha).
  - *Lifts* de MI (flexão de quadril, extensão de joelho, fazer círculos ou "escrever" letras com o tornozelo, passos laterais, elevação de calcanhar, elevação de dedos do pé).
  - Rotação da cabeça e do tronco (rotações laterais, rotações diagonais).
  - Marchar no lugar (*lifts* de MS e MI contralaterais).
  - Saltos de macaco (saltar com elevação de MS acima da cabeça).
  - Receber e arremessar uma bola (bola inflada, bola com peso); rebater um balão.
  - Chutar uma bola que vem rolando.
- Atividades de dupla-tarefa: simultaneamente, sentar-se na bola e encher um copo de água; contar de trás para a frente, de sete em sete, a partir de 100.
- Arrastar-se na posição sentada com joelhos flexionados ou estendidos, com assistência.
- Arrastar-se de uma maca alta para a posição ortostática modificada.

Objetivo: fornecer oportunidades práticas para o desenvolvimento de habilidades em intervenções destinadas a melhorar o sentar-se e o controle do equilíbrio na posição sentada.

Equipamentos necessários: maca terapêutica ou de tratamento, bolas terapêuticas, cones, balões, jarro de água e copo.

Instruções: trabalhando em grupos de 4 a 6 alunos, considere cada tópico do esquema da seção. Os membros do grupo assumirão papéis diferentes (descritos a seguir) e trocarão de papéis cada vez que o grupo progredir para um novo tópico do esquema.

- Uma pessoa assume o papel do fisioterapeuta (para demonstrações) e participa da discussão.
- Uma pessoa atua como paciente (para demonstrações) e participa da discussão.
- Os membros restantes participam da discussão e fornecem *feedback* de apoio durante as demonstrações. Um membro deste grupo deve ser designado "verificador de fatos" e retomará o conteúdo do texto para confirmar elementos da discussão (se necessário) ou se não se chegar a um acordo.

Deve-se pensar em voz alta, fazer *brainstorming* e compartilhar pensamentos durante toda a atividade! Realize as atividades a seguir para cada item do esquema da seção.

1. Discuta a *atividade*, incluindo o posicionamento do paciente e do fisioterapeuta. Considere quais mudanças de posicionamento podem melhorar a atividade (p. ex., pré-posicionamento de um membro, posicionamento das mãos para alterar a BDA).
2. Discuta a *técnica*, incluindo sua descrição, indicação(ões) de uso, posicionamento das mãos do fisioterapeuta (contatos manuais) e CV.
3. O fisioterapeuta e paciente designados demonstram a atividade e a aplicação da técnica. A discussão durante a demonstração deve ser contínua (a demonstração não deve ser da responsabilidade exclusiva do fisioterapeuta e paciente designados). Todos os membros do grupo devem fornecer recomendações, sugestões e *feedback* de apoio durante a demonstração. Durante as demonstrações, discuta estratégias para tornar a atividade mais desafiadora ou menos desafiadora.

Se algum membro do grupo achar que precisa praticar a atividade e a técnica, o grupo deve alocar tempo para acomodar a solicitação. Todos os membros do grupo que fornecem informações (recomendações, sugestões e *feedback* de apoio) também devem acompanhar essa prática.

| QUADRO 5.10 | Atividade prática para o estudante |

Seleção de intervenções apropriadas para melhorar o controle na posição sentada.

Objetivo: de acordo com os problemas clínicos e dados do paciente específico, pratique as habilidades de tomada de decisões clínicas, selecionando intervenções terapêuticas apropriadas para melhorar o controle na posição sentada. Apresentam-se os achados significativos do exame fisioterapêutico para cada caso.

Caso 1: paciente com amputações transfemorais bilaterais traumáticas, secundárias a um acidente automobilístico.
ADM: ext quadril bilateral -0-5.
Teste manual de força muscular: glúteo máximo bilateral 3 +/5, glúteo médio bilateral 3 +/5, abdominais inferiores bilaterais 3/5.
Postura: inclinação pélvica anterior com hiperlordose lombar.
Equilíbrio: teste de alcance funcional modificado = 18 cm.
Função: paciente demonstra instabilidade multiplanar na posição sentada. O progresso do treinamento da marcha protética é impedido pelos déficits de força, ADM, postura e equilíbrio.
Intervenções:
1.
2.
3.
Instruções: de acordo com as informações clínicas fornecidas, selecione e liste três intervenções terapêuticas apropriadas para esse paciente. As intervenções escolhidas devem ser aquelas que seriam empregadas durante as três primeiras sessões de terapia.
Caso 2: paciente com acidente vascular encefálico direito.
ADM: ombro esquerdo (E) RE 0°-5°, abd 0°-50°; quadril E RE 0°-5°, abd 0°-15°.
Teste manual de força muscular: ombro E RE 3/5, abd 3/5; glúteo máximo E 3/5.
Postura: subluxação do ombro E com espasticidade em flexores e add; espasticidade em rotação medial (RM) e add de quadril E.
Equilíbrio: função no teste em posição sentada = 2/4 alcance para a frente, 0/4 pegar item do chão, 1/4 alcance lateral com o MS envolvido.

Função: instabilidade lateral e queda para o lado E ao comer.
Intervenções:
1.
2.
3.
Caso 3: o paciente é um soldado do exército da ativa que sofreu queimaduras de segundo e terceiro grau em mais de 70% do corpo, causadas por um dispositivo explosivo improvisado. Atualmente está entubado e recebendo oxigênio
ADM: limitações importantes na ADM geral de MS, MI e tronco.
Teste manual de força muscular: sóleo 3+/5, bíceps femoral 3+/5, glúteo máximo 3+/5.
Postura: coluna vertebral em flexão anterior.
Equilíbrio: teste de equilíbrio de Berg = 0/4 transferência da posição sentada para em pé e 0/4 na posição sentada sem apoio, com pés no chão.
Função: diminuição da expansibilidade torácica intercostal, diminuição do volume corrente e dificuldade com a desobstrução pulmonar.
Intervenções:
1.
2.
3.
Caso 4: paciente com doença de Parkinson.
ADM: MS ombro flex 0°-110°, RL 0°-20°, MI elevação da perna estendida 0°-70°, quadril RM 0°-10°, RL 0°-20°.
Teste manual de força muscular: força de eretores da espinha 2/5.
Postura: hipercifose torácica funcional, senta-se sobre o sacro.
Equilíbrio: índice de Barthel = alimentar-se 5/10, arrumar-se 0/5, vestir-se 5/10.
Função: diminuição da rotação de tronco, falta de dissociação do tronco da cabeça; senta-se com assistência moderada na beirada do leito para vestir meias e sapatos; incapaz de colocar o cinto de segurança de maneira independente.
Intervenções:
1.
2.
3.

abd: abdução; add: adução; MI: membros inferiores; MS: membros superiores; ext: extensão; RL: rotação lateral; flex: flexão; RM: rotação medial; E: esquerda; D: direita.

RESUMO

Este capítulo apresentou os requisitos para o sentar e o controle do equilíbrio na posição sentada. Abordaram-se intervenções que promovem o controle estático e dinâmico, bem como habilidades de equilíbrio reativo, antecipatório e adaptativo. Garantir a segurança do paciente enquanto desafia progressivamente o controle usando uma variedade de exercícios e atividades é fundamental para melhorar o desempenho funcional.

Uma tomada de decisão clínica sólida ajudará a identificar as atividades e técnicas mais apropriadas para melhorar o sentar e as habilidades de equilíbrio na posição sentada para um paciente específico. Muitas das intervenções apresentadas neste capítulo fornecerão a base para o desenvolvimento de um plano de exercícios domiciliares (PED) destinado a melhorar a função. Embora algumas das intervenções descritas claramente exijam a intervenção especializada de um fisioterapeuta, muitas podem ser modificadas ou adaptadas para serem incluídas em um PED para uso pelo paciente (estratégias de autocuidado), familiares ou outros que estejam participando do cuidado do paciente.

REFERÊNCIAS

1. Levangie, P, and Norkin, C. Joint Structure & Function, ed 5. Philadelphia, F.A. Davis, 2011.
2. Neumann, D. Kinesiology of the Musculoskeletal System, ed 2. St. Louis, Mosby Elsevier Science, 2009.

3. Schmidt, R, and Lee, T. Motor Control and Learning: A Behavioral Emphasis, ed 5. Champaign, IL, Human Kinetics, 2011.

4. Magill, R. Motor Learning and Control: Concepts and Applications, ed 9. New York, McGraw-Hill, 2011.

5. Wulf, G. Attentional focus and motor learning: a review of 15 years. Int Rev Sport Exer Psychol, 2013; 6:77.

6. Sturmberg, C, et al. Attentional focus of feedback and instructions in treatment of musculoskeletal dysfunction: a systematic review. Manual Ther, 2013; 18:458.

7. Shumway-Cook, A, and Woollacott, M. Motor Control—Translating Research Into Clinical Practice, ed 4. Baltimore, Lippincott Williams & Wilkins, 2012.

8. Schenkman, M, et al. Exercise to improve spinal flexibility and function for people with Parkinson's disease: a randomized, controlled trial. J Am Geriatr Soc, 1998; 46:1207–1216.

9. Hass, C, et al. Concurrent improvements in cardiorespiratory and muscle fitness in response to total body recumbent stepping in humans. Eur J Appl Physiol, 2001; 85:157–163.

10. Page, S, et al. Resistance-based, reciprocal upper and lower limb locomotor training in chronic stroke: a randomized, controlled crossover study. Clin Rehabil, 2008; 22:610–617.

11. The Consortium of Academic Health Centers for Integrative Medicine. About us. Retrieved on July 6, 2014, www.imconsortium.org/about/home.html.

12. Klein, P, and Rivers, L. Tai chi for individuals with Parkinson's disease and their support partners: program evaluation. J Neurol Phys Ther, 2006; 30:22–27.

13. Raub, J. Psychophysiologic effects of hatha yoga on musculoskeletal and cardiopulmonary function: a literature review. J Altern Complement Med, 2002; 8:797–812.

14. Wang, C, Collet, J, and Lau, J. The effect of tai chi on health outcomes in patients with chronic conditions: a systematic review. Arch Internal Med, 2004; 164:493–501.

15. Hackney, M, and Earhart, G. Tai chi improves balance and mobility in people with Parkinson's disease. Gait Posture, 2008; 28:456–460.

16. Hackney, M, et al. Effects of tango on functional mobility in Parkinson's disease: a preliminary study. J Neurol Phys Ther, 2007; 31:173–179.

17. Li, F, et al. Tai chi-based exercise for older adults with Parkinson's disease: a pilot-program evaluation. J Aging Phys Act, 2007; 15:139–151.

18. Esch, T, et al. Mind/body techniques for physiological and psychological stress reduction: stress management via tai chi training—a pilot study. Med Sci Monit, 2007; 13:CR488–CR497.

19. Ghaffari, B, and Kluger, B. Mechanisms for alternative treatments in Parkinson's disease: acupuncture, tai chi, and other treatments. Curr Neurol Neurosci Rep, 2014; 14:451.

20. Hodgson, J, Garcia, K, and Tyndall, L. Parkinson's disease and the couple relationship: a qualitative analysis. Fam Syst Health, 2004; 22:101.

21. Ebnezar, J, et al. Effect of an integrated approach of yoga therapy on quality of life in osteoarthritis of the knee joint: a randomized control study. Int J Yoga, 2011; 4:55–63.

22. Ebnezar, J, et al. Effect of integrated yoga therapy on pain, morning stiffness and anxiety in osteoarthritis of the knee joint: a randomized control study. Int J Yoga, 2012; 5:28–36.

23. Ebnezar, J, et al. Effects of an integrated approach of hatha yoga therapy on functional disability, pain, and flexibility in osteoarthritis of the knee joint: a randomized controlled study. J Altern Complement Med, 2012; 18:463–472.

24. Garfinkel, M, et al. Yoga-based intervention for carpal tunnel syndrome: a randomized trial. JAMA, 1998; 280:1601–1603.

25. Evans, S, et al. Impact of iyengar yoga on quality of life in young women with rheumatoid arthritis. Clin J Pain, 2013; 29:988–997.

26. Tekur, P, et al. Effect of short-term intensive yoga program on pain, functional disability and spinal flexibility in chronic low back pain: a randomized control study. J Altern Complement Med, 2008; 14:637–644.

27. Simondson, J, Goldie, P, and Greenwood, K. The mobility scale for acute stroke patients: concurrent validity. Clin Rehabil, 2003; 17:558–564.

28. Benaim, C, et al. Validation of a standardized assessment of postural control in stroke patients: the Postural Assessment Scale for Stroke Patients (PASS). Stroke, 1999; 30:1862.

29. Pyoria, O, et al. Validity of the postural control and balance for stroke test. Physiother Res Int, 2007; 12:162.

30. Guide for the Uniform Data Set for Medical Rehabilitation (Adult FIM), Version 4.0, Buffalo, NY, State University of New York, 1993.

31. Dodds, T, et al. A validation of the Functional Independence Measurement and its performance among rehabilitation in-patients. Arch Phys Med Rehabil, 1993; 74:531.

32. Berg, K, et al. Measuring balance in the elderly: preliminary development of an instrument. Physiother Can, 1989; 41:304.

33. Berg, K, et al. Measuring balance in the elderly: validation of an instrument. Can J Public Health, 1992; 83:S7.

34. Berg, K, Wood-Dauphinee, S, and Williams, J. The balance scale: reliability assessment with elderly residents and patients with an acute stroke. Scand J Rehabil Med, 1999; 27:27.

35. Blum, L, and Korner-Bitensky, N. Usefulness of the Berg Balance Scale in stroke rehabilitation: a systematic review. Phys Ther, 2008; 88:559–566.

36. Hsieh, C, et al. Trunk control as an early predictor of comprehensive activities of daily living function in stroke patients. Stroke, 2002; 33:2626–2630.

37. Duncan, P. Duke Mobility Skills profile. Durham, NC, Center for Human Aging, Duke University; 1989.

38. Verheyden, G, Nieuwboer, A, Mertin, J. The Trunk Impairment Scale: a new tool to measure motor impairment of the trunk after stroke. Clin Rehabil, 2004; 18:326–334.

39. Fugl-Meyer, A, et al. The post-stroke hemiplegic patient: a method for evaluation and performance. Scand J Rehabil Med, 1975; 7:13.

40. Fugl-Meyer, A. Post-stroke hemiplegia assessment of physical properties. Scand J Rehabil Med, 1980; 63:85.

41. Gladstone, D, Danells, C, and Black, S. The Fugl-Myer assessment of motor recovery after stroke: a critical review of its measurement properties. Neurorehabil Neural Repair, 2002; 16:232.

42. Collen, F, et al. The Rivermead Mobility Index: a further development of the Rivermead Motor Assessment. Int Disabil Stud, 1991; 13:50–54.

43. Duncan, P, Jorgensen, H, and Wade, D. Outcome measures in acute stroke trials: a systematic review and some recommendations to improve practice. Stroke, 2000; 31:1429–1438.

44. Carr, J, et al. Investigation of a new motor assessment scale for stroke patients. Phys Ther, 1985; 65:175–180.

45. Tsang, Y, and Mak, M. Sit-and-reach test can predict mobility of patients recovering from acute stroke. Arch Phy Med Rehabil, 2004; 85:94–98.

46. Tinetti, M. Performance-oriented assessment of mobility problems in elderly patients. J Am Geriatr Soc, 1986; 34:119.

47. Gorman, S, et al. Development and validation of the Function in Sitting Test in adults with acute stroke. J Neurol Phys Ther, 2010; 34:150–160.

48. Granger, C, et al. Stroke rehabilitation analysis of repeated Barthel Index measures. Arch Phys Med Rehabil, 1979; 60:14.

49. Mahoney, F, and Barthel, D. Functional evaluation: The Barthel Index. Maryland State Med J, 1965; 14:61.

5A Sequência de *tai chi* na posição sentada

Preparação

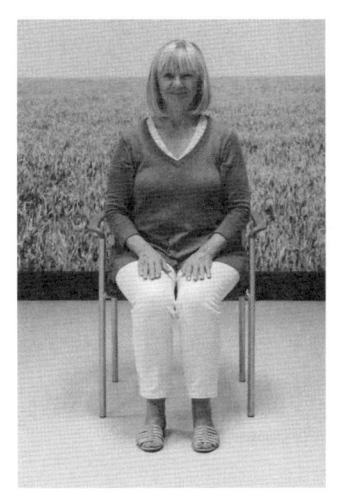

Comece sentado (em uma cadeira), ereto e relaxado com os pés unidos.

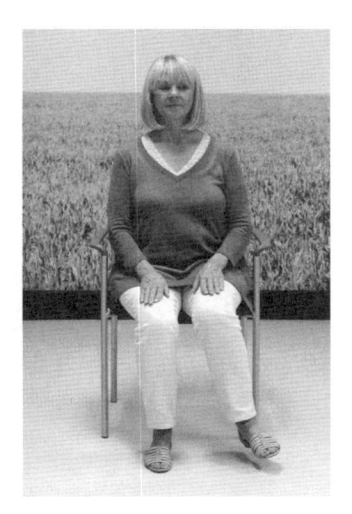

Desloque o peso para a direita e dê um passo para o lado com a perna esquerda.

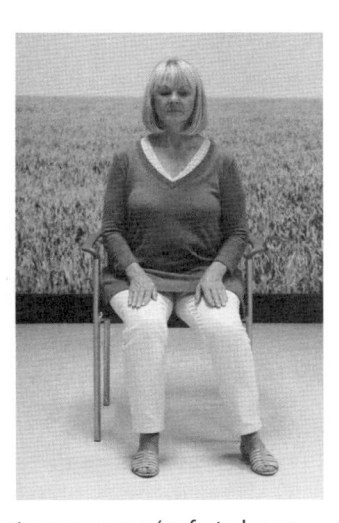

Sente-se com os pés afastados na largura dos ombros.

Levante as mãos

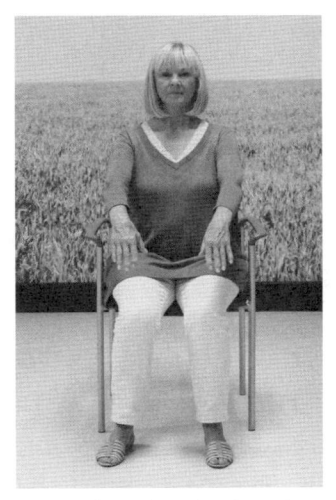

Com os punhos relaxados, levantes os braços

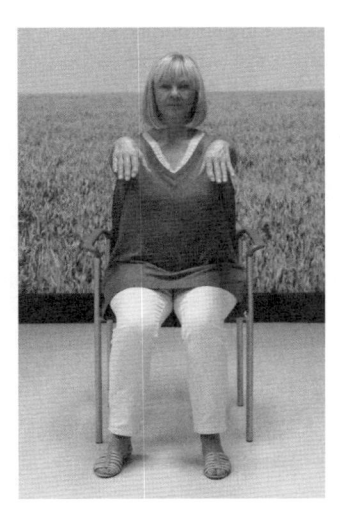

As mãos sobem até a altura dos ombros.

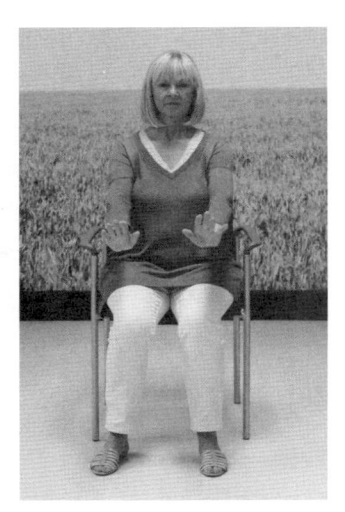

Abaixe as mãos até apoiá-las nas coxas.

Segure uma bola

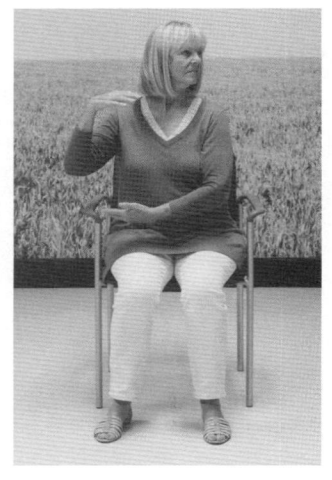

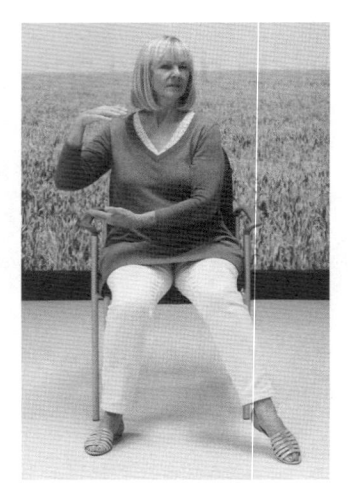

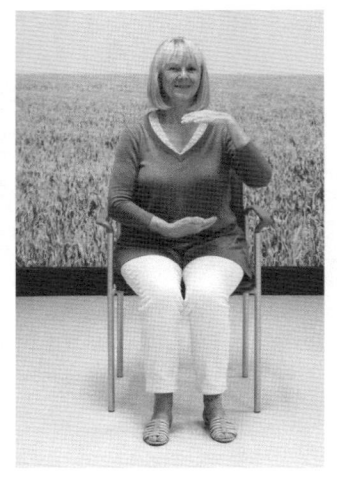

Segure uma bola à direita com uma leve rotação do tronco para a direita. Olhe para a esquerda.

Dê um passo com o pé esquerdo para a esquerda com o pé em ponta.

Dê um passo com o pé direito. Faça o movimento de segurar a bola à esquerda.

Repita a sequência de segurar a bola com o lado oposto

Reparta a crina do cavalo

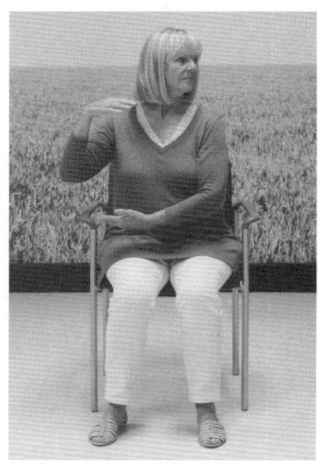

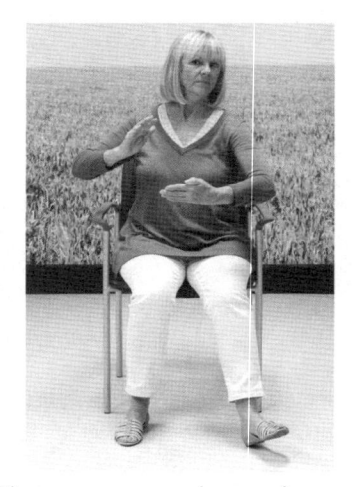

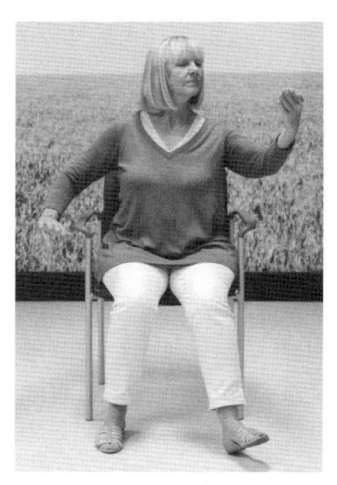

Segure uma bola à direita com uma leve rotação do tronco para a direita. Olhe para a esquerda.

Dê um passo com o pé esquerdo, pisando com o calcanhar. As mãos passam uma pela outra como se repartissem a crina de um cavalo.

Continue separando os braços e vire para a esquerda.

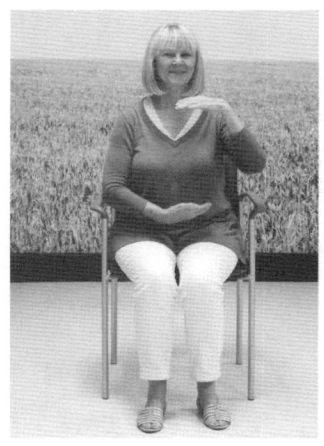

Dê um passo com o pé direito. Segure a bola à esquerda.

Repita a parte da sequência da crina do cavalo com o lado oposto

Chicote simples

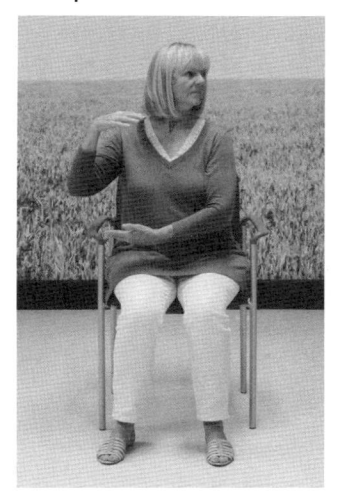

Segure uma bola à direita com uma leve rotação do tronco para a direita. Olhe para a esquerda.

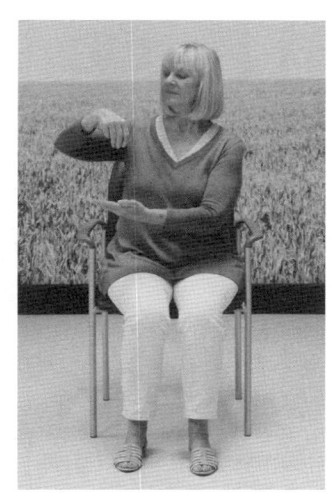

Relaxe a mão direita para baixo, com as pontas dos dedos tocando o polegar.

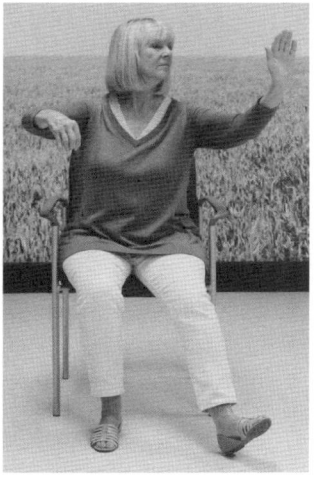

Retire o peso do calcanhar esquerdo e gire sobre o antepé enquanto estende o braço direito para o lado. Dê um passo para a esquerda e cruze o rosto com a mão esquerda (palma da mão para dentro), girando a palma da mão para longe do rosto e estendendo o braço esquerdo.

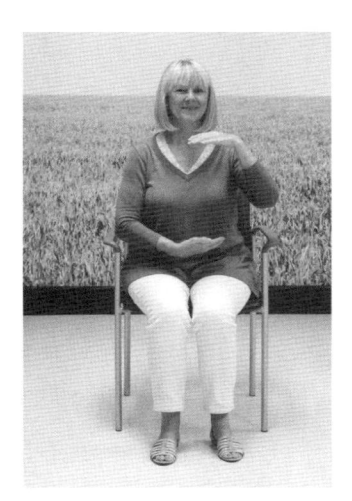

Dê um passo com o pé direito. Segure a bola à esquerda.

Repita a sequência de chicote simples com o lado oposto

Posição de fechamento

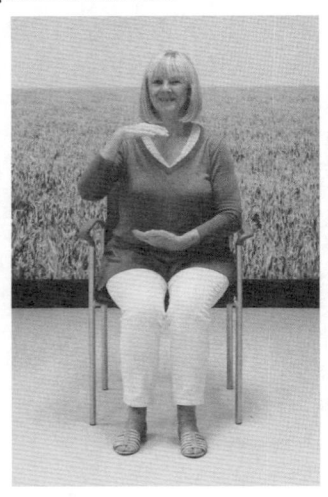

Segure a bola à direita. Pés afastados na largura dos ombros.

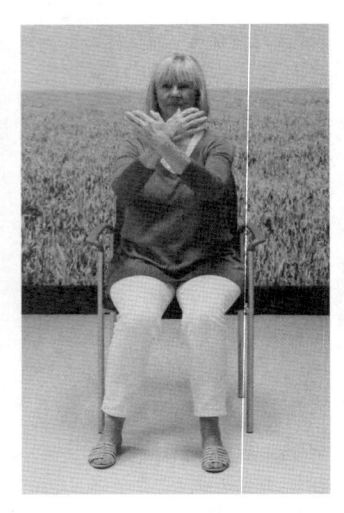

Punhos cruzados na frente do coração, palmas voltadas para dentro.

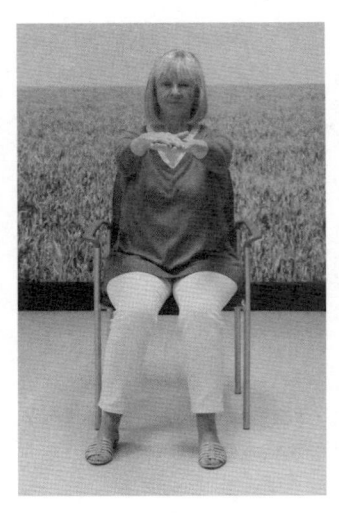

Descruze os punhos, estendendo os cotovelos.

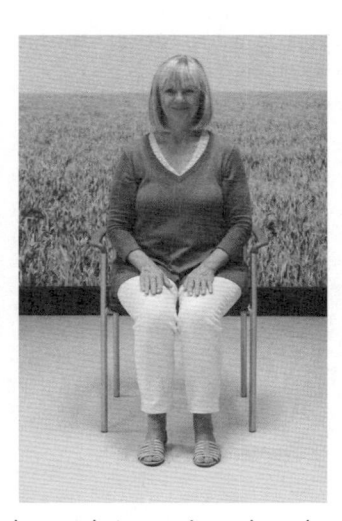

Os braços abaixam até as palmas das mãos estarem apoiadas nas coxas. Dê um passo para retornar à posição inicial e sente-se ereto e relaxado.

Desenvolvido por Edward W Bezkor, DPT, OCS, MTC. Adaptado de Li, F. Transforming traditional Tai Ji Quan techniques into integrative movement therapy-tai ji quan: moving for better balance. J Sport Health Sci, 2014;3(1):9-15.

5B Sequência de ioga na posição sentada para a doença de Parkinson

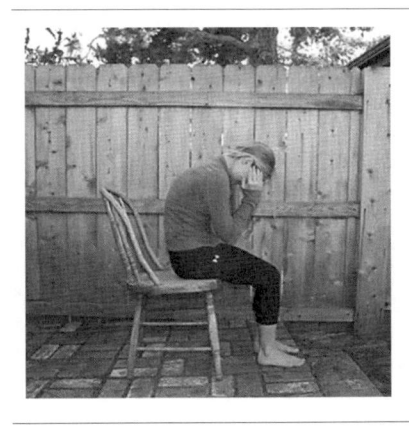

Pose do gato (*marjaryasana*) na posição sentada

1. Comece recostado na cadeira (sentado na cadeira), na posição sentada, com a postura ereta e as mãos na lateral da cabeça.
2. Ao expirar, gire a coluna em direção ao encosto da cadeira, leve os ombros e a cabeça para a frente enquanto une os cotovelos. Mantenha por 5 segundos.

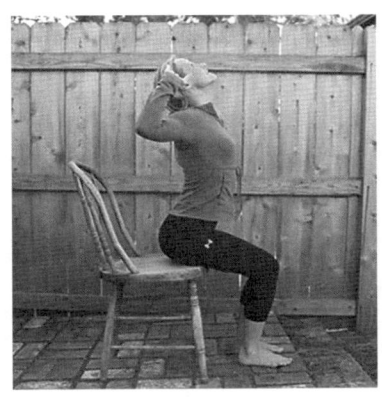

Pose da vaca (*bitilasana*) na posição sentada

Ao inspirar, arqueie as costas e olhe para o céu. Abra o tórax e abra bem os cotovelos. Mantenha por 5 segundos.

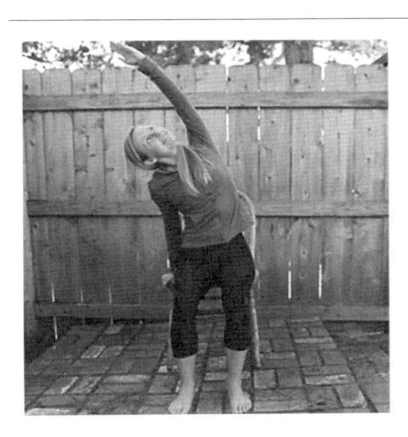

Pose do portão (*parighasana*) na posição sentada

1. Comece na posição sentada, com a postura ereta, a mão direita na cadeira, o braço esquerdo levantado em direção ao céu e a palma da mão voltada para dentro.
2. Inspire profundamente.
3. Ao expirar, incline o tronco para a direita e olhe para cima, em direção à mão esquerda. Mantenha por 5 segundos.
4. Repita com o lado oposto.

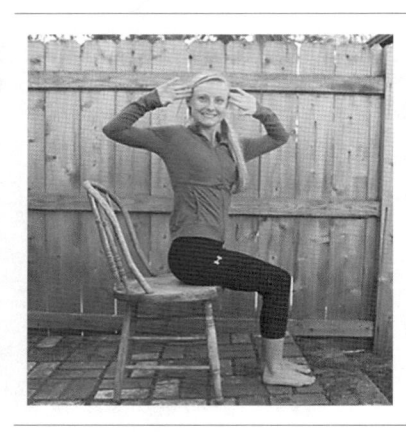

Torção espinal (*ardha matsyendrasana*) na posição sentada

1. Comece na posição sentada, com a postura ereta, e as mãos nas laterais da cabeça.
2. Inspire profundamente.
3. Ao expirar, gire para um lado. Mantenha por 5 segundos.
4. Repita com o lado oposto.

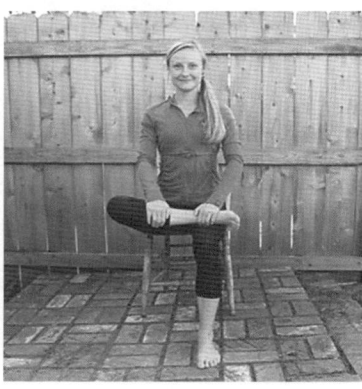

Pose do pombo (*eka pada rajakapotasana*) na posição sentada

1. Comece na posição sentada, com a postura ereta, as pernas cruzadas e o tornozelo direito sobre o joelho esquerdo.
2. Ao expirar, incline-se para a frente, flexionando os quadris e mantendo a coluna ereta. Mantenha por 5 segundos.
3. Repita com o lado oposto.

Desenvolvido por Edward W Bezkor, DPT, OCS, MTC. Adaptado de yoga asanas by Yogi Swatmarama, compiler of the Hatha Yoga Pradipika in 15th century CE. Referência: Hatha Yoga Pradipika. Yoga Publications Trust, 2000, ISBN 978-81-85787-38-1.

6 Intervenções para melhorar o controle intermediário do tronco e do quadril: habilidades nas posições ajoelhada e semiajoelhada

Thomas J. Schmitz, PT, PhD

Este capítulo concentra-se nas intervenções para melhorar o controle intermediário do tronco e do quadril usando posturas ajoelhadas. Ajoelhar-se oferece o benefício de obter um melhor controle do tronco e do quadril sem as exigências necessárias para controlar o joelho e o tornozelo. Inerentes a essas posições ortostáticas e antigravitacionais, há requisitos prévios importantes para assumi-las. Por exemplo, as posições ajoelhadas são particularmente úteis para desenvolver o controle postural ereto inicial e para promover o controle da estabilização em extensão e abdução de quadril necessário para ficar em pé. Ao eliminar as exigências da posição ortostática, a ansiedade do paciente e o medo de cair normalmente são diminuídos. As atividades na posição ajoelhada também fornecem importantes habilidades preparatórias para transferências independentes do chão para em pé.

As posições abordadas neste capítulo são a *ajoelhada* (Fig. 6.1A) e a *semiajoelhada* (Fig. 6.1B). Ao se ajoelhar, ambos os quadris são estendidos, com a descarga de peso bilateral ocorrendo principalmente nos joelhos e na parte superior da tíbia, com as pernas e os pés apoiados na superfície de apoio. Isso cria uma base de apoio (BDA) mais ampla do que a vista em pé, mas não tão ampla quanto na posição semiajoelhada. Na posição semiajoelhada, um quadril permanece estendido, com a descarga de peso se dando no joelho e na parte superior da perna; o quadril e o joelho opostos são flexionados a aproximadamente 90°, com a descarga de peso ocorrendo no pé posicionado à frente sobre a superfície de apoio. Nas posições ajoelhadas, a altura do centro de massa (CDM) é intermediária.

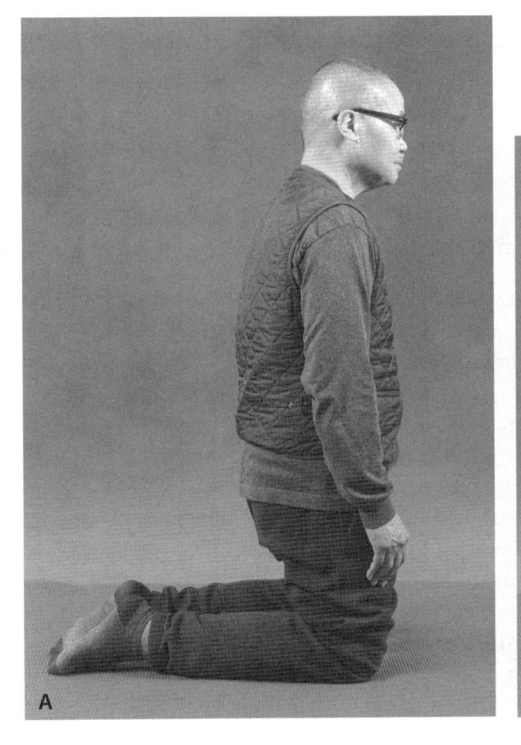

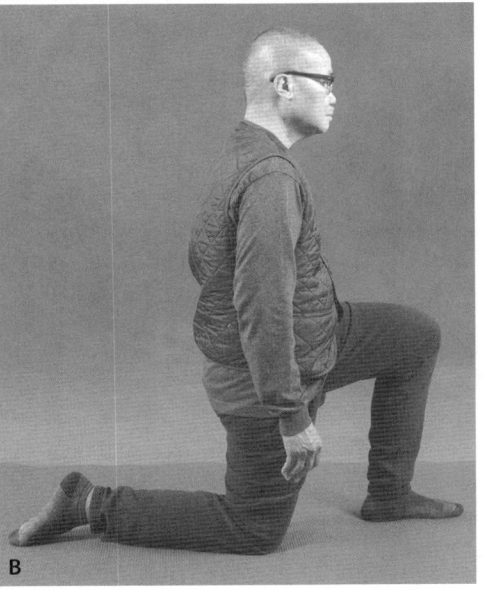

FIGURA 6.1 (A) Posição ajoelhada. Ambos os quadris estão estendidos, com descarga de peso bilateral sobre os joelhos e as pernas; a BDA é estreita. (B) Posição semiajoelhada. Um quadril está estendido, com descarga de peso sobre o joelho e a perna. O quadril e o joelho opostos estão flexionados a aproximadamente 90°, com leve abdução; o pé está à frente, completamente apoiado sobre a superfície de apoio. A BDA é ampla e angulada, formando uma diagonal entre os membros da frente e de trás.

📄 **Observação clínica:** Os pacientes com disfunção cerebelar significativa e ataxia (p. ex., o paciente com traumatismo cranioencefálico [TCE] ou degeneração cerebelar) se beneficiam da prática nessas posturas mais estáveis. Para esses pacientes, as posições ajoelhada e semiajoelhada são funcionalmente importantes como atividades de transição em preparação para a posição ortostática.

▶ Posição ajoelhada

Na posição ajoelhada, o CDM é intermediário; é mais elevado do que nos decúbitos dorsal ou ventral, e mais baixo do que na posição ortostática. A BDA é influenciada pelo comprimento relativo da perna e do pé e é posicionada em grande parte posterior ao CDM. Assim, essa postura é mais estável posteriormente do que anteriormente. Em razão desta instabilidade anterior relativa, os extensores de tronco e de quadril devem compensar qualquer desvio para a frente no CDM. Esta é uma questão de segurança importante: se o paciente não tem a capacidade de compensar (p. ex., tem fraqueza no tronco e nos extensores de quadril), o deslocamento anterior pode fazer com que o paciente caia para a frente.

A posição ajoelhada envolve os músculos da cabeça, do tronco e do quadril para o controle postural ereto. A cabeça e o tronco são mantidos verticalmente na linha mediana, com curvaturas espinais lombares e torácicas normais. A pelve está nivelada horizontalmente. A descarga de peso na posição ajoelhada se dá nos quadris e nos joelhos e pernas. Ambos os quadris estão estendidos, com os joelhos flexionados a aproximadamente 90°. Esta posição representa um padrão de membro inferior (MI) avançado (iniciado durante a posição de ponte) de extensão de quadril com flexão de joelho, necessário para a marcha (i.e., fase de apoio terminal).

Características gerais

▸ O CDM relativamente baixo (comparado com a posição ortostática) faz com que a posição ajoelhada seja uma postura segura para inicialmente promover o controle do tronco e do quadril e a postura ereta. Se o paciente inadvertidamente perder o controle, a distância até a superfície de apoio é pequena; com a proteção de contato do fisioterapeuta, uma queda provavelmente não resultaria em ferimentos.
▸ Comparada com a posição ortostática, os graus de liberdade são reduzidos. Na posição ajoelhada, não é necessário controle do joelho, do pé ou do tornozelo para manter o controle do tronco e do quadril e a postura ereta.
▸ Ficar por tempo prolongado na posição ajoelhada fornece fortes influências inibitórias (pressão inibitória sobre o tendão calcâneo) atuando bilateralmente no quadríceps femoral. É, portanto, uma intervenção útil

para diminuir a hipertonia em pacientes com espasticidade extensora de MI.
▸ Em decorrência das influências inibitórias inerentes da posição, ajoelhar-se pode ser uma importante intervenção a preceder imediatamente as atividades em pé e de marcha para o paciente com espasticidade extensora de MI e um padrão de marcha em tesoura.

📄 **Observação clínica**

▸ Pacientes com forte influência de uma sinergia flexora anormal (p. ex., o paciente com acidente vascular encefálico) terão dificuldade em manter o quadril em extensão; a tendência será recrutar flexores de quadril com flexores de joelho. Nesse caso, o fisioterapeuta pode usar o movimento guiado manualmente (ativo-assistido) para ajudar na extensão do quadril.
▸ Para o paciente cujo pé puxa fortemente em flexão dorsal quando posicionado de joelhos, pode-se colocar um pequeno travesseiro ou rolo de toalha sob o dorso do pé para aliviar a pressão sobre os dedos do pé.
▸ Para o paciente com limitações na amplitude de movimento (ADM) em flexão plantar, o tornozelo/pé pode ser posicionado sobre a beirada de uma maca.
▸ Pacientes que sentem desconforto e dor no joelho em razão do posicionamento prolongado podem se beneficiar do exercício de ajoelhar em uma superfície mais resiliente, como toalhas dobradas ou uma almofada de espuma de alta densidade colocada sob os dois joelhos. Uma alternativa é incorporar vários intervalos de tempo mais curtos na posição ajoelhada ao longo de uma sessão de tratamento para evitar ou reduzir o desconforto.

⚠️ **Alerta:** A posição ajoelhada pode ser contraindicada para alguns pacientes, como aqueles que têm artrite reumatoide ou osteoartrite afetando o joelho, pacientes com instabilidade da articulação de joelho ou pacientes em recuperação de uma cirurgia de joelho recente.

Pré-requisitos necessários

Antes de usar exercícios na posição ajoelhada, o fisioterapeuta deve considerar vários requisitos importantes para assumir essa posição. É necessária ADM em extensão de quadril; se existirem limitações (p. ex., contraturas em flexão de quadril), a capacidade do paciente de alcançar a extensão de quadril necessária será comprometida. É necessária força suficiente dos músculos extensores de tronco e de quadril para manter a cabeça e o tronco eretos e os quadris estendidos. Isto é particularmente importante dada a relativa instabilidade anterior inerente à postura. Embora ajoelhar-se seja uma oportunidade importante para melhorar a postura e o controle do equilíbrio, é necessária estabilidade adequada (controle postural estático) para a manutenção inicial da postura ereta.

Intervenções para melhorar o controle intermediário do tronco e do quadril na posição ajoelhada

Assistência à posição ajoelhada

Os movimentos de transição de assistência à posição (assistência física fornecida pelo fisioterapeuta) ao ajoelhar-se podem ser efetivamente realizados a partir de uma posição sentada sobre os calcanhares, com as mãos do paciente apoiadas em uma bola na sua frente (Fig. 6.2A). O fisioterapeuta posiciona-se atrás do paciente para auxiliar o movimento de extensão de quadril, com a aplicação de um estímulo de aproximação uma vez na posição ajoelhada ereta (Fig. 6.2B). Alternativamente, o paciente e o fisioterapeuta podem estar sentados sobre os calcanhares, um de frente para o outro. As mãos do fisioterapeuta são colocadas na porção posterior da parte superior do tronco, passando sob a axila, e na porção posterior e contralateral do quadril/da pelve, possibilitando que o fisioterapeuta ajude no levantamento do tronco à postura ereta, bem como no movimento dos quadris do paciente em direção à extensão. As mãos do paciente podem ser apoiadas nos ombros do fisioterapeuta, ajudando a guiar a parte superior do tronco na direção desejada do movimento. O comando verbal (CV) é *"Levante-se, traga seus quadris para a frente e eleve-se à posição ajoelhada."*

Manutenção da posição ajoelhada

As intervenções iniciais normalmente focam na estabilidade (controle postural estático). Lembre-se que o controle postural estático consiste na capacidade de manter (sustentar) uma postura com o CDM sobre a BDA com o corpo em repouso (sem movimento). O paciente está ajoelhado, mantendo ativamente a postura. Inicialmente, direciona-se a atenção ao alinhamento postural. A cabeça e o tronco estão eretos (verticais) e simétricos (orientação à linha mediana), preservando as curvaturas espinais lombares e torácicas normais; a pelve está nivelada. Ambos os quadris estão estendidos com os joelhos flexionados a aproximadamente 90°. Há descarga de peso simétrica sobre os joelhos posicionados com uma base de largura confortável na posição ajoelhada (i. e., a distância entre os joelhos). As pernas e os pés estão apoiados posteriormente na superfície de apoio; os tornozelos estão em flexão plantar.

Para promover a estabilidade na posição ajoelhada, o fisioterapeuta pode fornecer proteção a partir de uma posição semiajoelhada de frente para o paciente. Os contatos manuais (CM) são usados conforme necessário para proteger ou auxiliar se a manutenção inicial da postura for difícil. Posicionamentos efetivos das mãos incluem a porção posterior da parte superior do tronco, passando sob a axila, e na porção posterior e contralateral do quadril/da pelve. Alternativamente, cada uma das mãos do fisioterapeuta pode estar em torno do aspecto lateral da pelve em ambos os lados. As mãos do paciente podem estar apoiadas nos ombros do fisioterapeuta. Se o fisioterapeuta estiver protegendo por trás com CM na pelve, as mãos do paciente podem estar apoiadas em uma bola na sua frente (Fig. 6.2B). Conforme o controle aumenta, os CM são removidos. O posicionamento bilateral das mãos do paciente nos ombros do fisioterapeuta (ou na bola) é reduzido de apoio bilateral para unilateral e, em seguida, para o apoio com toque no chão, conforme necessário. Para apoio com toque no chão, o fisioterapeuta continua semiajoelhado na frente do paciente com os cotovelos flexionados, os antebraços supinados e as mãos abertas para fornecer apoio conforme necessário, enquanto é estabelecida a estabilidade postural (pode-se usar também uma bola à frente para o apoio com toque no chão). Usam-se CV para incentivar a manutenção da posição e promover o alinhamento postural ereto e a distribuição de peso uniforme (*"Mantenha; mantenha a cabeça e o tronco eretos e o peso uniformemente distribuído sobre os joelhos"*).

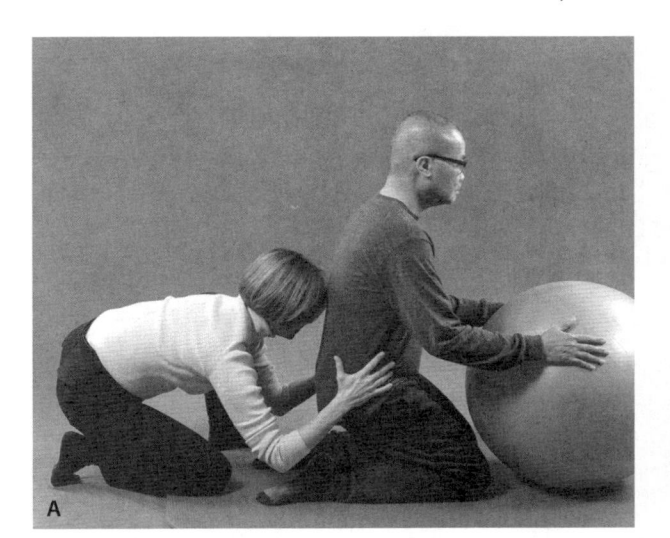
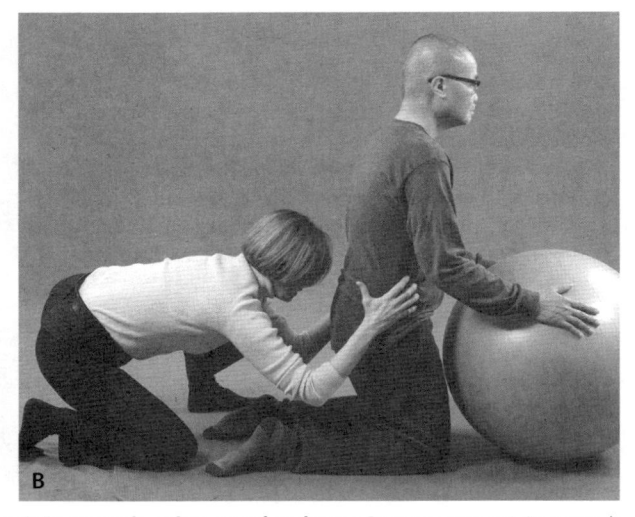

FIGURA 6.2 Posição ajoelhada, assistência à posição a partir da posição sentada sobre os calcanhares. Paciente na posição sentada sobre os calcanhares, com as mãos apoiadas em uma bola na sua frente. (A) O fisioterapeuta auxilia no movimento de transição, posicionado atrás do paciente com (B) aplicação de um estímulo de aproximação (estabilidade) uma vez que a postura é assumida.

📄 **Observação clínica:** Durante a manutenção inicial da posição ajoelhada, o paciente com fraqueza e instabilidade pode se beneficiar do uso do apoio de membro superior (MS). Como mencionado, isso pode ser feito com a utilização de uma bola ou posicionando verticalmente uma pequena almofada (ou banqueta) na frente do paciente para receber a descarga de peso nos antebraços ou nas mãos (ombros flexionados e cotovelos estendidos). Alternativamente, as mãos do paciente podem ser colocadas em uma bola terapêutica grande posicionada à frente para apoio (Tab. 6.1, Fig. 1) ou em almofadas (ou banquetas) posicionadas nas laterais do paciente. Pode-se usar também com eficácia uma parede ou barra de *ling* na lateral da superfície de apoio para essa finalidade.

Aplicação de resistência para promoção da estabilidade

Pode-se usar a técnica de inversões de estabilização (isométricas) da facilitação neuromuscular proprioceptiva (FNP) para promover a estabilidade. Aplica-se resistência a grupos musculares opostos em uma posição ajoelhada relativamente estática.

Solicita-se ao paciente que mantenha a posição ajoelhada à medida que é aplicada resistência às contrações isotônicas de pequena amplitude, alternando entre grupos musculares agonistas e antagonistas (Fig. 6.3). Somente movimentos muito limitados são permitidos, progredindo para estabilização (manutenção) da posição. Os CM mudam ao longo da aplicação dessa técnica. Os *inputs* ma-

TABELA 6.1 Atividades na bola terapêutica para melhorar a postura e o controle do equilíbrio na posição ajoelhada

A. Manutenção postural estática
O foco está no alinhamento postural e na distribuição de peso simétrica durante a manutenção ativa, mantendo o CDM sobre a BDA. As mãos estão apoiadas em uma bola na frente do paciente (posição inicial) e os joelhos estão em posição simétrica (Fig. 1).

B. Deslocamento de peso
Para o deslocamento de peso medial/lateral na posição ajoelhada, o paciente desloca ativamente a pelve de um lado para o outro. Deslocamentos anteriores/posteriores são realizados ao rolar a bola para a frente (Fig. 2) e para trás. Para deslocamentos na diagonal, os joelhos estão em uma posição de passo. A progressão é de amplitudes menores para maiores (incrementos na ADM) e, por fim, para a ADM completa.

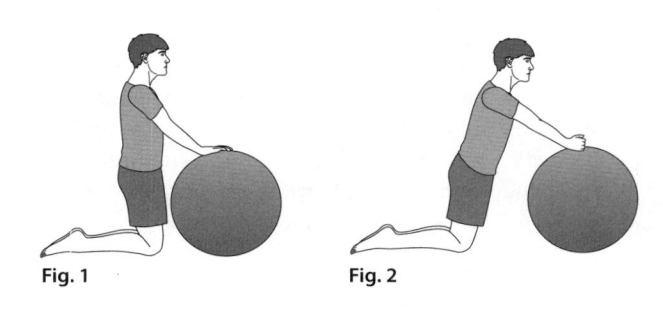
Fig. 1   Fig. 2

C. Controle dinâmico estático
Esta atividade requer a manutenção da posição ajoelhada com redução do apoio dos membros. Começa com a liberação de um único MS (Fig. 3) ou MI, com progressão para liberar simultaneamente um MS e um MI (Fig. 4).

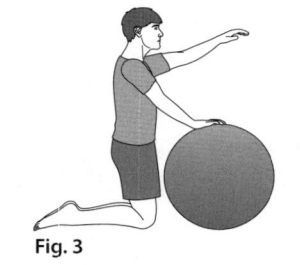 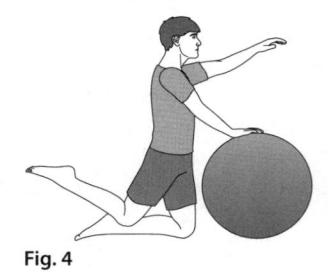
Fig. 3   Fig. 4

D. Extensão de tronco
Na posição ajoelhada, o tronco é flexionado para a frente, de modo a se apoiar na bola com as mãos posicionadas atrás da cabeça (Fig. 5). O tronco é então estendido (Fig. 6). Se essa atividade inicialmente se mostrar muito desafiadora, pode-se começar com as mãos posicionadas na bola, progredindo para os braços cruzados no tórax e, por fim, para mãos atrás da cabeça.

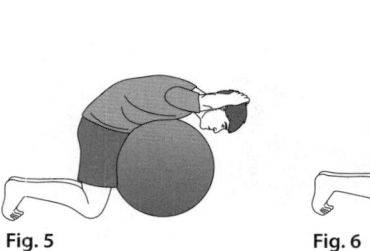 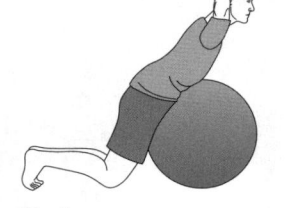
Fig. 5   Fig. 6

E. Extensão de quadril e de joelho
Na posição ajoelhada, o tronco é flexionado para a frente com os antebraços apoiados em uma bola (Fig. 7). A bola é rolada levemente para a frente conforme os quadris e os joelhos são estendidos (Fig. 8). Inicialmente, os pés e cotovelos estão afastados (BDA ampla) e são progressivamente aproximados (BDA menor).

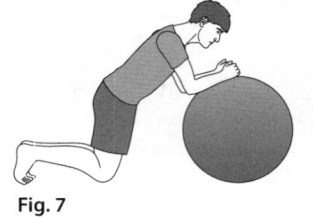 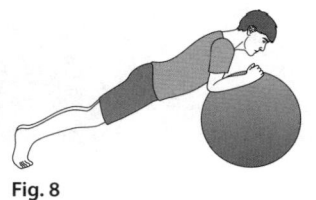
Fig. 7   Fig. 8

(continua)

TABELA 6.1 Atividades na bola terapêutica para melhorar a postura e o controle do equilíbrio na posição ajoelhada *(continuação)*

F. Extensão de tronco, de quadril e de joelho (mãos na bola)
Na posição ajoelhada, o tronco é flexionado para a frente sobre uma bola com as mãos posicionadas nas laterais da bola (Fig. 9). Os cotovelos se estendem à medida que o tronco, os quadris e os joelhos são estendidos (Fig. 10). A progressão é de pés e mãos afastados (BDA ampla) para pés e mãos mais próximos (BDA menor) até a eliminação do apoio de MS (veja a seguir).

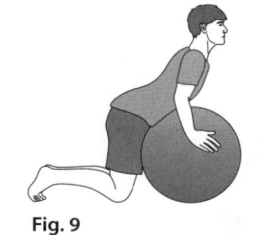 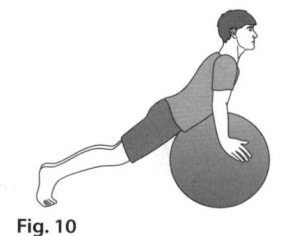

Fig. 9   Fig. 10

G. Extensão de tronco, de quadril e de joelho (mãos livres)
Na posição ajoelhada, o tronco é flexionado para a frente sobre uma bola com os ombros flexionados e os cotovelos estendidos (Fig. 11). O tronco, os quadris e os joelhos são então estendidos (Fig. 12). Alternativamente, os braços podem ser mantidos cruzados no tórax, ambas as mãos posicionadas atrás da cabeça ou segurando um bastão pesado. Os pés estão inicialmente separados e são gradualmente aproximados.

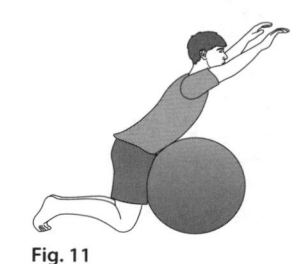 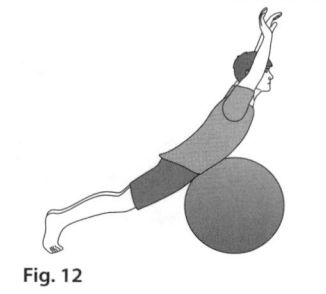

Fig. 11   Fig. 12

H. Rolar para a frente
Esta atividade começa na posição ajoelhada com os ombros flexionados, os cotovelos estendidos e as mãos fechadas ou entrelaçadas e apoiadas sobre a bola na sua frente (Fig. 13). Conforme a bola é movida para a frente, os ombros são flexionados e os quadris se movem em direção à extensão (Fig. 14). O foco está no alinhamento e no controle do tronco e da pelve. A progressão utiliza incrementos na ADM, avançando para a ADM completa à medida que a bola se afasta do corpo.

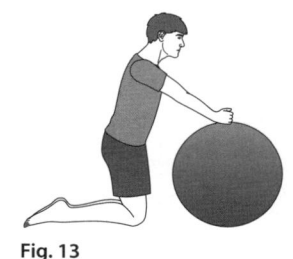 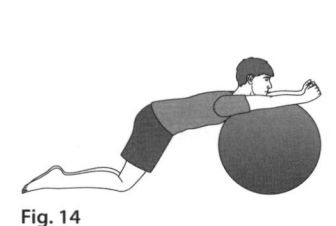

Fig. 13   Fig. 14

I. Posição ajoelhada sobre a bola
Começando próximo a uma parede ou no canto de uma sala, esta atividade primeiro usa o apoio bilateral com progressão para o apoio unilateral de MS (Fig.15). Uma progressão adicional inclui não utilizar qualquer apoio de MS (Fig. 16), para então realizar movimentos ativos de MS (unilateral para bilateral em múltiplas direções, como manter um balão no ar), para então realizar movimentos resistidos de MS (p. ex., segurar um peso; unilateral [Fig. 17] para bilateral [Fig. 18]). Pode-se realizar rotação de tronco usando um bastão apoiado nos ombros (Fig. 19).

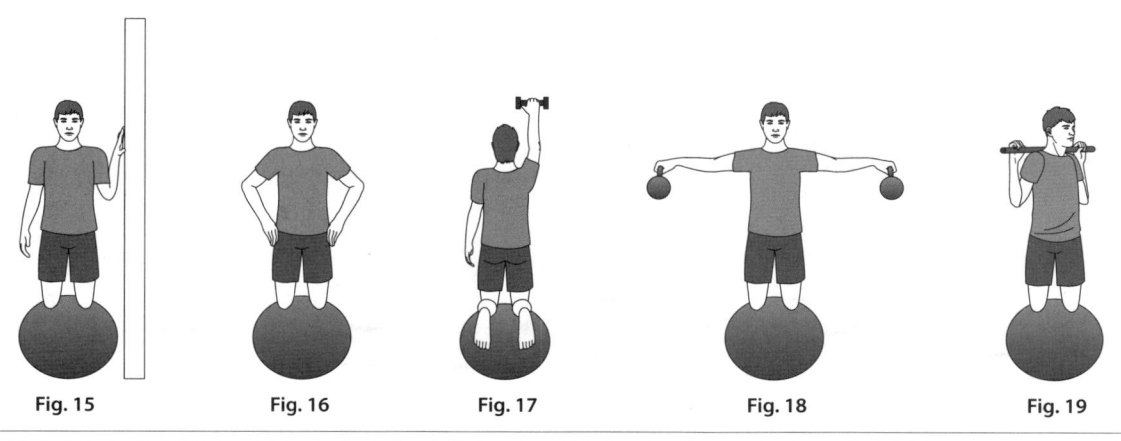

Fig. 15   Fig. 16   Fig. 17   Fig. 18   Fig. 19

Observação: durante as atividades na posição ajoelhada, faixas elásticas de resistência colocadas ao redor da porção distal das coxas aumentam o *feedback* proprioceptivo e facilitam a contração dos músculos laterais de quadril (glúteo médio).

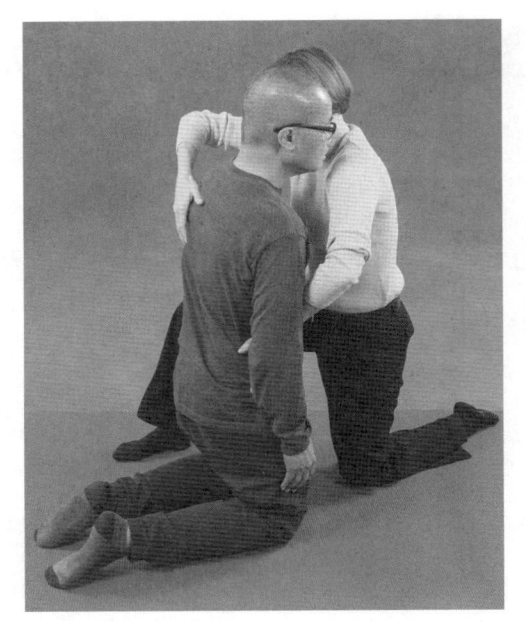

FIGURA 6.3   Inversão estabilizadora (isométrica) na posição ajoe-lhada. As mãos do fisioterapeuta são posicionadas de modo a aplicar estímulo de aproximação à pelve, em uma direção posterior/inferior, enquanto resistem e aplicam tração à depressão posterior da escápula com CM na borda posterior/inferior/medial da escápula. Observe que a BDA posterior é comparativamente ampla. *Não mostrado:* os CM podem então ser reposicionados (1) para aplicar tração e resistência à depressão escapular anterior; (2) aos MS para aplicar resistência usando qualquer um dos padrões diagonais; ou (3) na cabeça/no pescoço para promover a estabilidade em todo o tronco e nos membros que recebem descarga de peso. Observe que a tração e a aproximação são os vetores primários dos *inputs* por meio dos CM, e a resistência é relativamente leve dada a mínima BDA anterior.

nuais devem ser sempre uma combinação de resistência com aproximação, ou resistência com tração. Para promover a estabilidade, a resistência linear é menor, e a aproximação ou tração é o *input* primário. A resistência normalmente é aplicada primeiro na direção mais forte do movimento (agonistas) até que o máximo do paciente seja alcançado. Uma vez que o paciente esteja resistindo totalmente com os agonistas, uma mão continua resistindo enquanto a mão oposta é posicionada de modo a resistir aos antagonistas. Quando os antagonistas começam a ser acionados, a outra mão também é movida de modo a resistir aos antagonistas. O objetivo é a manutenção sustentada.[1] Usam-se CV para indicar a direção da resistência ("*Mantenha, não deixe que eu empurre você para trás, mantenha*") e uma mudança de direção com um comando de transição ("*Agora não deixe que eu puxe você para a frente*").

Pode-se usar também a técnica de estabilização rítmica da FNP. Solicita-se ao paciente que mantenha a posição ajoelhada sem se mover (contrações isométricas), pois a resistência é aplicada simultaneamente a grupos musculares opostos (p. ex., flexores da parte superior do tronco

e extensores da parte inferior do tronco [Fig. 6.4] ou extensores da parte superior do tronco e flexores da parte inferior do tronco; os rotadores de tronco também são ativados). Com CM bilaterais, a resistência é aumentada gradualmente à medida que o paciente responde à força aplicada. Embora nenhum movimento ocorra, a resistência é aplicada como se estivesse "torcendo" ou girando as partes superior e inferior do tronco em direções opostas. Nenhum relaxamento ocorre quando a direção da resistência é alterada. O objetivo é a cocontração dos antagonistas. O comando verbal é *"Não deixe que eu mova você, mantenha, mantenha; agora não deixe que eu mova você para o outro lado."*

Desfechos

▸ **Objetivos de controle motor:** estabilidade (controle postural estático).
▸ **Habilidade funcional obtida:** o paciente é capaz de se estabilizar durante a posição ajoelhada com postura ereta.

Comentários

▸ Durante as atividades iniciais na posição ajoelhada, o paciente com instabilidade se beneficiará do apoio adicional fornecido ao posicionar as mãos nos ombros do fisioterapeuta ou em outra superfície de apoio (p. ex., bola terapêutica [Tab. 6.1, Fig. 1], pequenas almofadas ou banquetas altas).
▸ Pode-se colocar faixas elásticas de resistência ao redor da porção distal das coxas para aumentar os *inputs* proprioceptivos e facilitar a contração dos músculos laterais de quadril (glúteo médio).

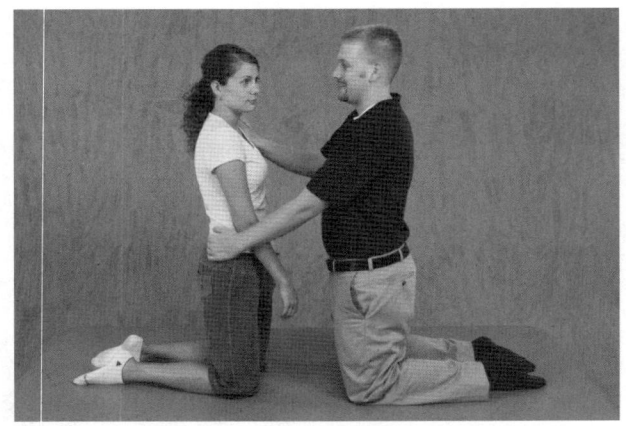

FIGURA 6.4   Aplicação de estabilização rítmica na posição ajoelhada. Os CM na posição ajoelhada se dão na porção anterior da parte superior do tronco/ombro para resistir aos flexores e rotadores da parte superior do tronco; a outra mão é posicionada na porção posterior da pelve para resistir aos extensores e rotadores da parte inferior do tronco. *Não mostrado:* os CM são então invertidos de modo que uma das mãos esteja na porção posterior da parte superior do tronco/ombro para resistir aos extensores da parte superior do tronco, e a outra mão esteja na porção anterior e contralateral da pelve para resistir aos flexores da parte inferior do tronco.

- Pode-se fornecer um leve estímulo de aproximação ao topo dos ombros ou da pelve para aumentar a resposta estabilizadora.
- O paciente pode ser posicionado com os joelhos na posição de passo (com um joelho levemente à frente do outro) e resistência aplicada na diagonal.
- Ajoelhar-se é uma importante atividade preparatória para a postura ereta na posição ortostática e ortostática modificada.

Deslocamento de peso na posição ajoelhada

O controle postural dinâmico (mobilidade controlada) possibilita o movimento em uma posição. O deslocamento de peso na posição ajoelhada envolve ajustes posturais contínuos em razão do deslocamento do CDM sobre a BDA. Os joelhos (segmento distal) estão fixos enquanto a pelve (segmento proximal) está em movimento. A aproximação articular e a estimulação de proprioceptores melhoram ainda mais a estabilização articular (cocontração). Como a postura ajoelhada deve ser estabilizada durante o movimento, o deslocamento de peso melhora o equilíbrio dinâmico. Ajustes posturais contínuos tornam-se mais automáticos com a prática.

Pode-se usar atividades de alcance ativo para promover o deslocamento de peso em todas as direções ou na direção da instabilidade (p. ex., o paciente com hemiplegia). O fisioterapeuta fornece um alvo (*"Estenda o braço e toque a minha mão"*) ou usa uma tarefa funcional, como empilhar copos ou dobrar toalhas, para promover o alcançar. Com as mãos em uma bola grande colocada na sua frente, o paciente também pode praticar o movimento da bola para a frente e para trás ou na diagonal (Tab. 6.1, Fig. 2), o que é útil para pacientes que necessitam de melhora na ADM de flexão de ombro.

Aplicação de resistência para promoção do deslocamento de peso

Pode-se usar a técnica de FNP de inversões dinâmicas (isotônicas) para fornecer resistência durante o deslocamento de peso. O fisioterapeuta está posicionado ajoelhado ou semiajoelhado, direta ou diagonalmente na frente do paciente. Os CM se dão na pelve. O movimento pode ser assistido (guiado) por várias repetições para garantir que o paciente conheça os movimentos desejados. Utiliza-se uma resistência relativamente leve durante o deslocamento de peso. Alternativamente, os CM se dão na pelve/parte superior e contralateral do tronco ou bilateralmente na parte superior do tronco.

Para os deslocamentos de peso medial/lateral, quando o paciente se *afasta* do fisioterapeuta (posicionado diagonalmente à frente), a resistência é aplicada na pelve do lado mais distante do fisioterapeuta. Sem um período de relaxamento, o movimento é então invertido e a resistência é aplicada no lado contralateral da pelve, enquanto o paciente se desloca em direção ao fisioterapeuta. Comandos verbais identificam a direção do movimento e alertam o paciente

para uma mudança de direção que se aproxima. (*"Afaste-se de mim; agora, aproxime-se de mim."*) Usam-se inversões dinâmicas (isotônicas) para aumentar a força e a ADM ativa e promover transições normais entre grupos musculares opostos. Uma inversão de movimento suave é o objetivo.

Para os deslocamentos de peso diagonais, o paciente está ajoelhado com os joelhos em posição de passo (um joelho está à frente do outro, simulando o comprimento de um passo). Aplica-se resistência à pelve à medida que o paciente se desloca diagonalmente para a frente, sobre o joelho à frente, e depois diagonalmente para trás, sobre o joelho oposto (Fig. 6.5). O CM é *"Desloque-se para trás e para longe de mim; agora vá para a frente e em direção a mim."*

Para pacientes sem controle na rotação pélvica, os deslocamentos diagonais são combinados com rotação. O paciente está ajoelhado com os joelhos em posição de passo. A resistência é aplicada na pelve quando o paciente desloca diagonalmente o peso para a frente, sobre o joelho da frente, enquanto gira a pelve para a frente no lado oposto. Isto é seguido por um deslocamento de peso diagonal para trás, sobre o joelho posterior, enquanto gira a pelve para trás. O CV é *"Desloque o peso para a frente e gire; agora desloque o peso para trás e gire."*

Em alguns pacientes, a parte superior do tronco pode se mover para a frente (ou para trás) à medida que a pelve gira para a frente (ou para trás), produzindo um padrão de tronco ipsilateral. Fazer o paciente cruzar os braços e apoiá-los nos ombros do fisioterapeuta promoverá o isolamento do movimento pélvico (Fig. 6.6). Instrui-se o paciente a manter ambos os cotovelos estendidos e movimentar apenas a pelve para a frente e para trás durante os deslocamentos de peso. O apoio dos braços cruzados nos ombros do fisioterapeuta "trava" a parte superior do tronco no lugar e promove o movimento pélvico isolado. Alternativamente, uma parede adjacente à superfície de apoio pode fornecer apoio ao MS.

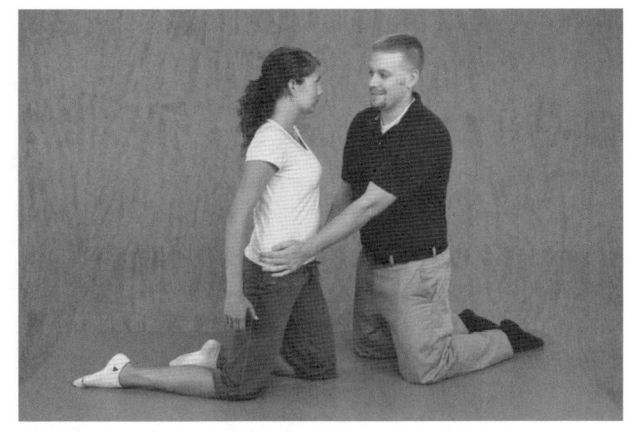

FIGURA 6.5 Inversões dinâmicas (isotônicas), deslocamentos diagonais na posição ajoelhada. Na posição de passo, a paciente alterna entre o deslocamento do peso diagonalmente sobre o joelho à frente (mostrado aqui) e para trás, sobre o joelho de trás. Aplica-se resistência ao movimento concêntrico ativo em cada direção, sem relaxamento.

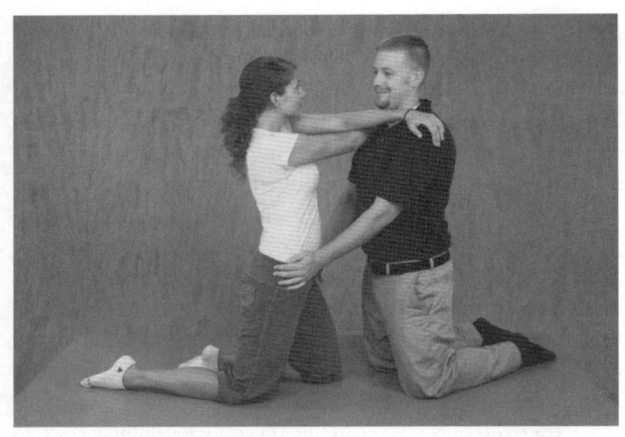

FIGURA 6.6 Inversões dinâmicas (isotônicas), deslocamentos diagonais com rotação pélvica. A paciente desloca o peso diagonalmente para a frente, sobre o joelho à frente, enquanto gira a pelve para a frente no lado oposto e depois diagonalmente para trás, sobre o joelho posterior, enquanto gira a pelve para trás. Neste exemplo, os membros superiores da paciente estão cruzados, com as mãos apoiadas nos ombros do fisioterapeuta e os cotovelos estendidos para impedir o movimento da parte superior do tronco (dissociado do movimento pélvico).

Comentários

▸ O deslocamento de peso e a rotação pélvica na posição ajoelhada são importantes habilidades preparatórias para as transferências de peso e movimentos pélvicos necessários para a marcha normal.

▸ Os movimentos começam com controle de pequenas amplitudes e progridem para ADM maiores (incrementos da ADM) até o controle da amplitude total.

▸ Se houver um desequilíbrio de força, a resistência é aplicada primeiro na direção mais forte do movimento.

▸ Inicialmente, os movimentos são lentos e controlados, com ênfase na graduação cuidadosa da resistência.

Desfechos

▸ **Objetivo de controle motor:** controle postural dinâmico.

▸ **Habilidade funcional obtida:** o paciente é capaz de deslocar o peso de maneira independente na posição ajoelhada.

Movimentos de transição: posição sentada sobre os calcanhares ou de lado e posição ajoelhada

O movimento entre a posição sentada sobre os calcanhares ou sentada de lado e a posição ajoelhada é uma importante atividade para o paciente com pouco controle excêntrico, que tem dificuldade para sentar-se devagar ou descer escadas devagar. Tal como acontece com as transições entre a posição sentada e a posição ortostática, a flexão anterior de tronco (ou seja, instruir o paciente a se inclinar para a frente) é importante para garantir o sucesso em assumir a posição ajoelhada com postura ereta. O fisioterapeuta deve encorajar o paciente a controlar o abaixamento do corpo lentamente, em vez de "cair" ou desabar.

Aplicação de resistência para promoção de movimentos de transição

Os movimentos de transição são feitos a partir da posição sentada sobre os calcanhares bilateralmente (as nádegas em contato com os calcanhares) para a posição ajoelhada e vice-versa. Pode-se usar a técnica de combinação de isotônicos (COI) da FNP[2,3] para fornecer resistência durante os movimentos de transição. O paciente está sentado sobre os calcanhares com as mãos apoiadas em uma bola na sua frente. O fisioterapeuta está posicionado diagonalmente atrás do paciente, com CM na pelve (Fig. 6.7A). Alternativamente, o fisioterapeuta pode estar sentado sobre os calcanhares diagonalmente na frente do paciente, com os braços do paciente estendidos para a frente, com as mãos entrelaçadas. Os CM *não mudam* durante a aplicação da técnica.

O paciente inicialmente flexiona o tronco anteriormente até assumir a posição ajoelhada (fase concêntrica), estendendo ambos os quadris para alcançar a postura ereta completa (Fig. 6.7B). O paciente então mantém a posição

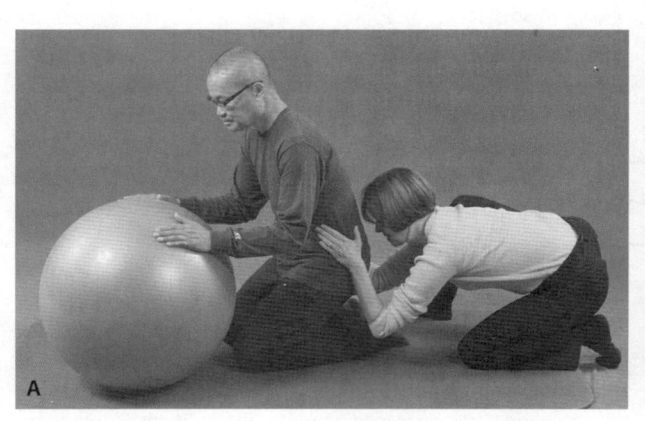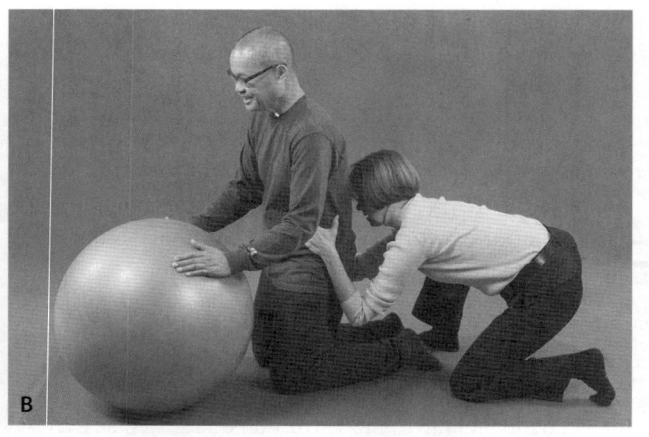

FIGURA 6.7 Aplicação da combinação de isotônicos para movimentos de transição entre a posição sentada sobre os calcanhares e a posição ajoelhada. (A) A partir da posição sentada sobre os calcanhares, o movimento concêntrico é resistido enquanto o paciente se move em direção à posição ajoelhada. (B) Uma vez na posição ajoelhada, o paciente se mantém contra a resistência continuada. *Não mostrado:* na posição ajoelhada, o movimento excêntrico é resistido enquanto o paciente retorna à posição sentada sobre os calcanhares.

ajoelhada contra a resistência (fase isométrica). Quando a estabilidade é alcançada, os movimentos de transição são invertidos. O paciente então flexiona o tronco para a frente (deslocando o CDM anteriormente) e controla o abaixamento (fase excêntrica) à medida que os quadris e os joelhos se flexionam até as nádegas entrarem em contato com os calcanhares. Os CV são direcionados a cada fase do movimento (*"Empurre-se para cima", "Agora, mantenha", "Agora, desça lentamente"*).

📑 **Observação clínica:** Para pacientes que precisam assumir mais gradualmente a posição sentada sobre os calcanhares ou para aqueles que acham difícil se levantar da posição sentada sobre os calcanhares, pode-se colocar uma pequena bola entre os pés, para que o paciente se sente sobre ela (Fig. 6.8). Isso diminuirá a amplitude de movimento necessária (em comparação à posição sentada sobre os calcanhares).

Pode-se usar também a técnica de COI da FNP[2,3] para fornecer resistência durante os movimentos de transição da posição sentada de lado para a posição ajoelhada e vice-versa. O paciente está sentado de lado com os MS posicionados em flexão de ombro, ambos os cotovelos estendidos e as mãos entrelaçadas e apoiadas em um dos ombros do fisioterapeuta (Fig. 6.9). O fisioterapeuta está na frente do paciente com CM na porção anterior da pelve (os posicionamentos de mão *não mudam*). O paciente primeiro se move da posição sentada de lado para a posição ajoelhada (fase concêntrica) e depois se estabiliza (fase de manutenção) na posição ajoelhada. Quando a estabilidade é alcançada, o paciente então flexiona e gira a parte inferior do tronco em direção a um lado e controla o abaixamento de ambos os quadris até assumir a posição sentada de

lado (fase excêntrica). O tronco se alonga de um lado; o paciente deve girar levemente a cabeça e a parte superior do tronco para manter os MS posicionados no ombro do fisioterapeuta. Os CV são direcionados a cada fase do movimento: *"Empurre para cima", "Agora, mantenha", "Agora, desça lentamente."*

⚠️ **Alerta:** Pacientes com extensores de quadril fracos ou com menor flexibilidade no tronco/quadril podem não ser capazes de subir da, ou descer à, posição sentada de lado. Nessas situações, o paciente pode ser instruído a percorrer apenas as amplitudes disponíveis ou a sentar-se em uma almofada ou apoio firme colocado na lateral para diminuir a amplitude da excursão e fornecer uma superfície para sentar-se.

📑 **Observação clínica:** Mover-se da posição ajoelhada para a posição sentada de lado é uma atividade terapêutica útil para o paciente com diminuição na mobilidade da parte inferior do tronco /da pelve (p. ex., paciente em pós-operatório com disfunção lombar ou em recuperação de um acidente vascular encefálico com espasticidade ou encurtamento dos flexores laterais de tronco). Para pacientes com acidente vascular encefálico, sentar de lado sobre o lado mais afetado alonga os flexores laterais de tronco e pode diminuir a espasticidade de tronco. As mãos estão entrelaçadas na frente do corpo.

Comentários

▸ Várias repetições de movimento assistido ou guiado podem ser indicadas para assegurar que o paciente conheça o movimento de transição desejado.

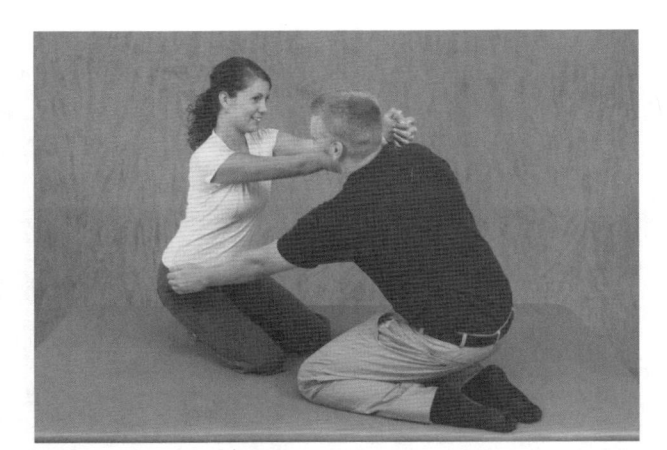

FIGURA 6.8 Posição sentada sobre os calcanhares na bola. Pode-se posicionar uma bola pequena entre os pés do paciente para possibilitar que o paciente assuma uma posição sentada sobre os calcanhares de maneira mais gradual.

FIGURA 6.9 Aplicação da combinação de isotônicos para movimentos de transição entre a posição sentada de lado e a posição ajoelhada. A paciente está inicialmente na posição sentada de lado. *Não mostrado:* aplica-se resistência contínua quando a paciente se move pela primeira vez para a posição ajoelhada (fase concêntrica) e então se estabiliza (fase de manutenção) na posição ajoelhada. Quando é obtida estabilidade contra a resistência ininterrupta, o paciente controla lentamente o movimento de retorno à posição sentada de lado (fase excêntrica).

▸ A resistência é variável nas diferentes partes da amplitude. À medida que o paciente se move da posição sentada sobre os calcanhares ou sentada de lado para a posição ajoelhada, a resistência é mínima nas amplitudes inicial e média, nas quais os efeitos da gravidade são máximos. A resistência se acumula no final da transição para a posição ajoelhada, conforme o paciente se move para a amplitude reduzida para enfatizar os extensores de quadril. No movimento inverso, a resistência é maior inicialmente, à medida que o paciente começa a se mover para baixo até assumir a posição sentada sobre os calcanhares ou a posição sentada de lado, e mínima durante as amplitudes média e final, nas quais ocorrem os efeitos máximos da gravidade.

▸ Se houver dificuldade em obter a extensão completa de quadril ao ajoelhar-se, o fisioterapeuta pode dar comandos verbais ao paciente ou fornecer resistência à porção anterior dos quadris.

Os movimentos de transição entre a posição sentada sobre os calcanhares e a posição ajoelhada podem ser realizados com padrões bilaterais e simétricos de MS da FNP, usando a técnica de inversões dinâmicas (isotônicas). O paciente está sentado sobre os calcanhares, com a cabeça na posição intermediária e o tronco em alinhamento neutro. O fisioterapeuta está em pé diretamente atrás do paciente, com os MI posicionados de modo a fornecer uma BDA dinâmica (Fig. 6.10A); os CM se dão na porção distal dos braços. Para começar, os MS do paciente são posicionados no padrão de extensão-adução-rotação medial (EXT/ADD/RM), com os ombros em adução e rotação medial, os cotovelos estendidos com os antebraços pronados e as mãos fechadas e cruzadas (Fig. 6.10A). Utilizando inversões dinâmicas e o padrão de flexão-abdução-rotação lateral de MS (FLEX/ABD/RL), aplica-se resistência contínua durante a transição para a posição ajoelhada à medida que as mãos do paciente se abrem e os ombros se movem em direção à FLEX/ABD/RL com supinação do antebraço e extensão de punho e dedos (Fig. 6.10B). O CV

é *"Abra suas mãos, gire e leve os braços para cima e para fora em minha direção e levante-se até assumir a posição ajoelhada."* O paciente então retorna à posição sentada sobre os calcanhares com os braços voltando para EXT/ADD/RM. O CV é *"Feche as mãos, gire e empurre para baixo, de modo a cruzar o corpo, descendo para sentar-se sobre os calcanhares."* Os extensores da parte superior do tronco são recrutados quando o paciente se move para cima até assumir a posição ajoelhada e os flexores da parte superior do tronco são recrutados quando o paciente se move para baixo até assumir a posição sentada sobre os calcanhares.

Podem-se usar também os padrões de *lift* (FLEX/ABD/RL) e *lift* reverso (EXT/ADD/RM) da FNP e a técnica de inversões dinâmicas (isotônicas) da FNP para promover movimentos de transição entre a posição sentada sobre os calcanhares e a posição ajoelhada. O paciente está sentado sobre os calcanhares; o fisioterapeuta está em pé atrás e na lateral, com os MI posicionados de modo a fornecer uma BDA dinâmica. Para começar, o membro *que realiza o movimento* é posicionado no padrão de *lift* reverso (EXT/ADD/RM), cruzando o corpo (adução e rotação medial de ombro com pronação de antebraço e mão fechada). A mão do membro *de apoio* segura por baixo do punho do membro que realiza o movimento (Fig. 6.11A). O CM do fisioterapeuta se dá no MS que realiza o movimento, com uma pegada frouxa (não apertada) para possibilitar a rotação ao longo do movimento. Usando um padrão de *lift*, a cabeça e o tronco se estendem e giram conforme o paciente se move da posição sentada sobre os calcanhares para a posição ajoelhada, trazendo o membro que realiza o movimento em FLEX/ABD/RL com supinação do antebraço e mão aberta (Fig. 6.11B). O CV é *"Leve seus braços para cima e para fora em minha direção; vire-se e olhe para suas mãos ao se ajoelhar."* A resistência ao movimento concêntrico em padrões opostos é contínua, com um CV (*"Retorne"*) usado para marcar as transições entre o *lift* e o *lift* reverso.

Juntamente com a flexão de pescoço e a rotação de tronco (direção oposta do *lift*), o membro que realiza o movimento então recua para EXT/ADD/RM quando o paciente

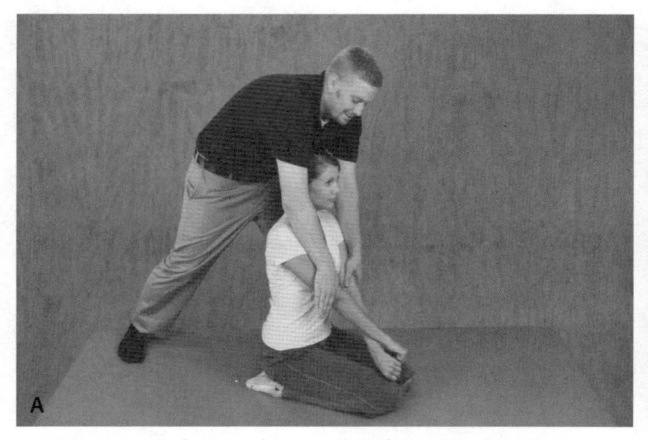
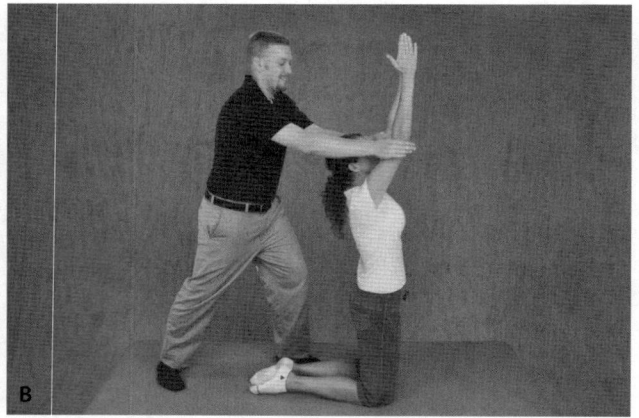

FIGURA 6.10 **Aplicação de inversões dinâmicas (isotônicas) para os movimentos de transição entre a posição sentada sobre os calcanhares e a posição ajoelhada.** (A) Posição inicial: sentada sobre os calcanhares com MS no padrão de EXT/ADD/RM; (B) posição final: ajoelhada com MS no padrão de FLEX/ABD/RL.

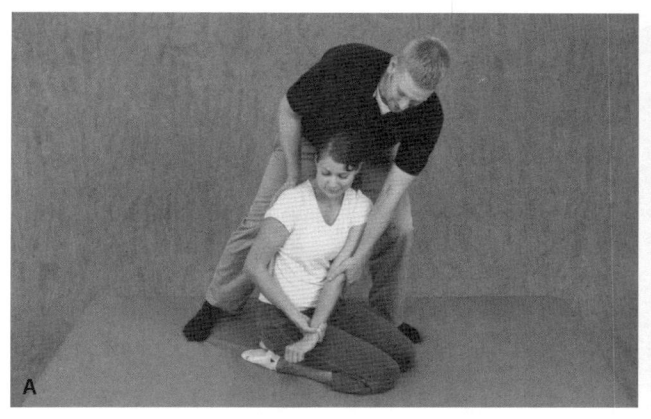 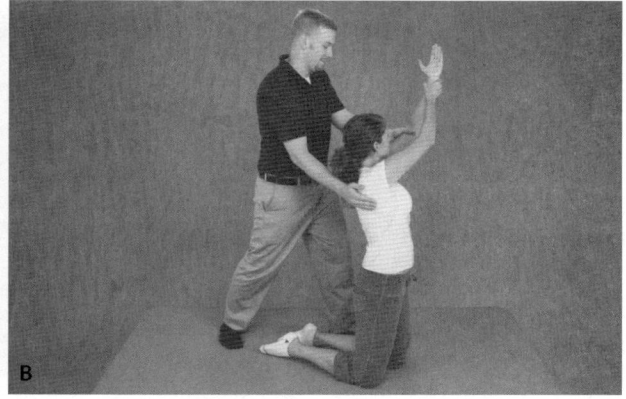

FIGURA 6.11 Aplicação de inversões dinâmicas (isotônicas) para movimentos de transição entre a posição sentada sobre os calcanhares bilateral e a posição ajoelhada com padrões de *lift* e *lift* reverso da FNP. (A) *Padrão de lift reverso*: o membro que realiza o movimento é posicionado em EXT/ADD/RM com a paciente na posição sentada em preparação para a transição para a posição ajoelhada. (B) *Padrão de lift*: o membro que realiza o movimento se move para a frente (FLEX/ABD/RL) conforme a paciente se movimenta para se ajoelhar.

assume a posição sentada sobre os calcanhares. O CV é *"Feche a mão, vire e empurre os braços para baixo, de modo a cruzar o corpo, descendo para sentar-se sobre os calcanhares."*

A ênfase desse movimento de transição se dá no recrutamento dos rotadores, extensores (em direção à posição ajoelhada) e flexores (em direção à posição sentada sobre os calcanhares) da parte superior do tronco. Envolve também o cruzamento da linha mediana, tornando-o uma atividade útil para pacientes com negligência unilateral (p. ex., o paciente com acidente vascular encefálico). Essas atividades também são importantes habilidades preparatórias para assumir a posição ortostática com postura ereta (transferências do chão para em pé). Pode-se usar também os padrões de *chop* e *chop* reverso.

📑 **Observação clínica:** Quando os movimentos de transição são combinados a padrões de FLEX/ABD/RL simétricos bilaterais ou padrões de *lift* de MS da FNP, é necessária uma graduação cuidadosa da resistência, porque a força muscular não é constante ao longo de toda a ADM. A resistência não deve limitar a capacidade do paciente de realizar os movimentos de transição à posição ajoelhada. Inicialmente, para instruir o paciente acerca do movimento desejado, os MS podem ser movidos passivamente ou guiados (ativo-assistidos) ao longo dos padrões antes de ser aplicada resistência. No início, os movimentos são lentos e controlados, com ênfase na graduação da resistência. Para pacientes que mostram fraqueza, os movimentos ativos contra a gravidade (sem resistência manual) podem ser o ponto de partida apropriado. O fisioterapeuta pode subsequentemente iniciar a aplicação de resistência leve, aumentando a resistência à medida que o paciente se aproxima da posição ajoelhada.

Desfechos

▸ **Objetivos de controle motor:** controle postural dinâmico.
▸ **Habilidade funcional obtida:** o paciente é capaz de assumir a posição ajoelhada de maneira independente.

Dar passos e deambular na posição ajoelhada

Dar passos na posição ajoelhada exige que o peso se desloque para um joelho (de apoio) com o quadril contralateral e a rotação pélvica para a frente para avançar o joelho dinâmico (em oscilação) para a frente. O movimento é então invertido quando o paciente pratica um passo para trás usando o mesmo membro dinâmico. Os CV incluem *"Desloque seu peso para o joelho direito. Agora dê um passo à frente com o joelho esquerdo"* e *"Agora coloque novamente o peso no joelho direito e dê um passo para trás"*. Para aumentar a rotação pélvica, pode-se aplicar estímulos de estiramento e resistência leve à medida que o joelho dinâmico avança e recua. Pode-se praticar também passos laterais.

Ao deambular de joelhos, o paciente se move para a frente ou para trás, dando pequenos passos com o peso descarregado sobre os joelhos. O fisioterapeuta permanece ajoelhado diretamente na frente do paciente e se move com ele. Se o paciente inicialmente estiver instável, suas mãos podem ser colocadas nos ombros do fisioterapeuta (para apoio leve), com uma progressão para nenhum apoio de MS. Os CM se dão na pelve para fornecer comandos táteis enquanto o paciente pratica a combinação de deslocamento de peso e rotação pélvica ao deambular para a frente e para trás. Pode-se aplicar um leve estímulo de estiramento e resistência para promover a rotação pélvica, bem como estímulos de aproximação para promover respostas estabilizadoras.

Progride-se para a marcha de joelhos resistida (progressão resistida). Os CM se dão na pelve para aplicar a resistência apropriada[2,3] e facilitar o movimento. Usam-se resistência, estímulos de estiramento e estímulos de aproximação para promover o recebimento de peso, a rotação pélvica, o movimento da parte inferior do tronco, a estabilidade (apoio de joelho) e a progressão para a frente (ou para trás). Quando o paciente deambula para a frente ajoelhado, o fisioterapeuta se ajoelha e caminha de costas sincronizado com os movimentos do paciente (Fig. 6.12). Alternativamente, pode-se realizar progressões resistidas com

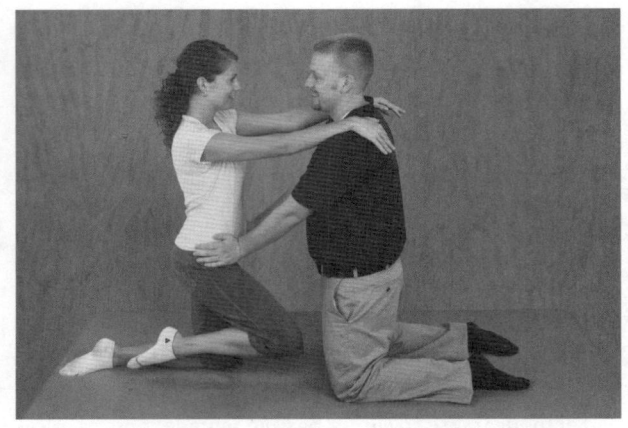

FIGURA 6.12 **Progressão para a frente resistida na posição ajoe-lhada (deambular sobre os joelhos) com o paciente e o fisiote-rapeuta um de frente para o outro.** Aplica-se uma resistência apro-priada à progressão para a frente, com ambas as mãos sobre a pelve. Os CM se dão na porção anterior (para a frente) ou posterior (para trás) da pelve. A resistência é leve, de modo a não perturbar o braço de alavanca, a coordenação e a velocidade do movimento da pa-ciente. Pode-se aplicar estímulos de aproximação à parte superior da pelve para auxiliar nas respostas estabilizadoras à medida que o peso é descarregado sobre o membro de apoio.

as mãos do paciente em uma bola na sua frente e o fisio-terapeuta atrás dele. A resistência é aplicada na pelve (Fig. 6.13A), com uma progressão para os tornozelos (Fig. 6.13B). Pratica-se também uma progressão que envolve deambu-lar para trás na posição ajoelhada. Um elemento-chave da prática é a graduação cuidadosa da resistência. Em geral, a resistência ao deambular de joelhos é relativamente leve (facilitadora) para incentivar a sincronia adequada dos movimentos pélvicos, mas também para não perturbar o braço de alavanca, a coordenação e a velocidade do movi-mento. O movimento contra a resistência e a sincronia to-tal ao deambular de joelhos podem ser facilitados com CV apropriados: *"Dê um passo à frente [ou para trás] contra minha resistência, começando com seu joelho direito [ou es-querdo] e dê um passo, outro passo, outro passo...".*

Comentários

▸ Fornecer comandos verbais ou táteis pode melhorar a sincronia e o sequenciamento do movimento.
▸ Aborda-se o deslocamento de peso com rotação pél-vica.
▸ Deambular na posição ajoelhada é uma atividade pre-paratória para a deambulação bipodal (postura ereta).

⚠ **Alerta:** A segurança é sempre um fator de alta prioridade ao interagir com um paciente. Embora as intervenções restritas a uma superfície de apoio acolchoada com o fisioterapeuta em uma posição defensiva e protetora forneçam uma considerável segurança inerente, algumas situações requerem precauções adicionais. Pode ser necessário o uso de um cinto protetor (nas transferências) durante os movimentos de transição iniciais (p. ex., da posição sentada sobre os calcanhares para a posição ajoelhada) e durante as progressões para a frente ou para trás, como ao deambular de joelhos. Cintos protetores de tecido reforçado com fixadores de gancho e argola são relativamente baratos e fáceis de usar. Eles não apenas fornecem segurança geral aprimorada como também aumentam a confiança do paciente ao progredir para atividades que envolvem um CDM mais elevado e uma BDA diminuída.

📄 **Observação clínica:** Deambular de joelhos é uma atividade geralmente limitada a um pequeno grupo de pacientes. Pacientes com espasticidade extensora bilateral de MI podem se beneficiar da prática de deambular de joelhos (p. ex., o paciente com traumatismo cranioencefálico ou paralisia cerebral). Fornece-se inibição aos extensores de joelho enquanto o paciente fica livre para praticar os elementos necessários para o controle do tronco e do quadril. Pacientes com paraplegia incompleta e controle de quadril intacto (p. ex., lesão da cauda equina) também podem se beneficiar da deambulação de joelhos como uma atividade preparatória para a marcha. Dispositivos de assistência (p. ex., muletas acolchoadas bilaterais) podem ser adequadamente ajustados para essa atividade. A deambulação de joelhos geralmente

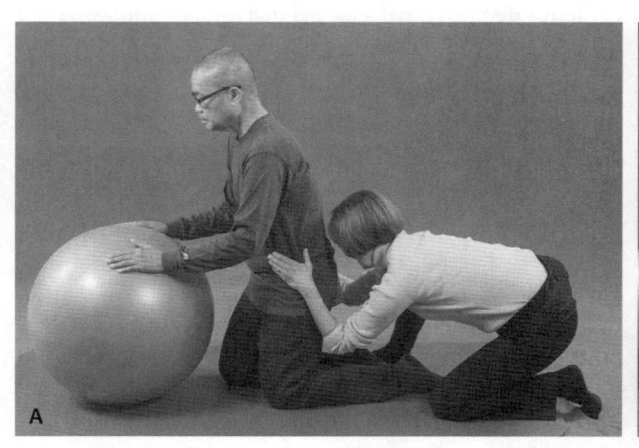
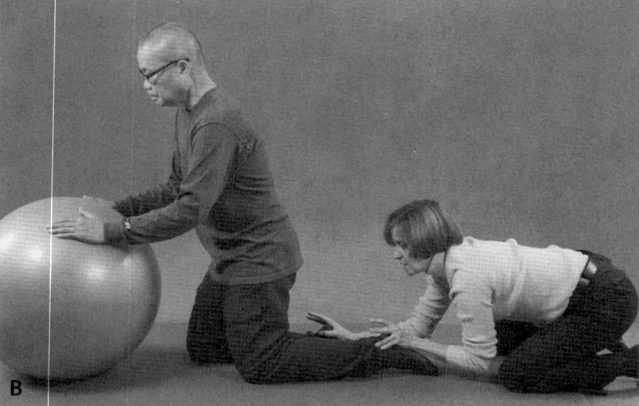

FIGURA 6.13 A progressão para a frente resistida pode ser realizada com as mãos do paciente apoiadas em uma bola na sua frente, com re-sistência apropriada aplicada sobre (A) a pelve e (B) os calcanhares. Enquanto avança, o paciente move a bola para a frente.

não é usada em muitos pacientes idosos e é contraindicada para indivíduos com alterações artríticas graves de joelho ou outras doenças de joelho.

Desfecho

- ▸ **Objetivo de controle motor:** habilidade.
- ▸ **Habilidade funcional obtida:** o paciente é capaz de se mover de maneira independente na posição ajoelhada, usando um padrão recíproco de tronco e membros.

Estratégias para melhorar o controle do equilíbrio na posição ajoelhada

Algumas das atividades já apresentadas fornecem intervenções iniciais para melhorar o controle do equilíbrio na posição ajoelhada. No entanto, pacientes que demonstram deficiências significativas nas respostas posturais dinâmicas podem ser incapazes de controlar a estabilidade e a orientação na postura ajoelhada quando são sobrepostos ao movimento dos segmentos corporais. A escolha das intervenções é baseada na avaliação dos dados obtidos em testes e medidas e na identificação de deficiências que contribuem para o desequilíbrio.

As estratégias para melhorar o equilíbrio na posição ajoelhada começam com várias atividades já apresentadas: manutenção estática (Fig. 6.14A) com progressão para deslocamento de peso (Fig. 6.14B) e atividades de alcance funcional em todas as direções (controle postural dinâmico). É necessário *controle postural estático* (estabilidade) para manter a posição ajoelhada com a postura ereta. Exige-se um *controle postural dinâmico* para controlar os movimentos realizados na posição ajoelhada (deslocamento de peso e alcance). A estabilidade (Tab. 6.1, Fig. 1), o deslocamento de peso (Tab. 6.1, Fig. 2) e o deslocamento de peso combinado com alcance (Tab. 6.1, Figs. 3 e 4) também podem ser promovidos usando uma bola terapêutica.

É necessário *controle do equilíbrio antecipatório* para os ajustes posturais preparatórios que acompanham os movimentos voluntários. Exemplos de atividades que desafiam o equilíbrio antecipatório incluem a prática da oscilação postural em todas as direções, com incrementos graduais na trajetória, "olhar ao redor" (girar a cabeça com rotação de tronco) e alcance de MS ("alcance ao redor"). O equilíbrio praticado na posição também pode progredir de olhos abertos para olhos fechados.

É necessário *controle do equilíbrio reativo* para fazer ajustes em resposta a alterações no CDM ou a alterações na superfície de apoio. O equilíbrio reativo na posição ajoelhada pode ser desafiado usando perturbações manuais que perturbam o CDM do paciente ou atividades que perturbam a sua BDA, como ajoelhar-se em uma superfície complacente (BOSU®, disco inflável, almofada com espuma de alta densidade), em uma superfície inclinada (p. ex., prancha de equilíbrio) ou em uma bola terapêutica (Tab. 6.1, Figs. 15-19). O controle do equilíbrio reativo possibilita respostas rápidas e eficientes às perturbações ambientais necessárias durante as transições da posição ajoelhada para a posição ortostática, enquanto mantém a posição ortostática e durante a deambulação.

As perturbações manuais iniciadas pelo fisioterapeuta envolvem o deslocamento suave do CDM sobre a BDA. As perturbações requerem que o paciente forneça uma resposta de movimento específica à direção para retornar o CDM sobre a BDA (estado de equilíbrio). Inicialmente, o paciente encontra-se ajoelhado em uma superfície de apoio estacionária. O fisioterapeuta está ajoelhado ao lado do paciente (o posicionamento do fisioterapeuta em relação ao paciente mudará de acordo com a direção das perturbações). Os CM alternam entre uma posição de proteção e a aplicação de forças de deslocamento (CM de perturbação) ao tronco. Durante o uso inicial das perturbações ou dos aparelhos que desafiam o controle reativo, pode ser necessário um cinto de proteção.

Uma consideração importante é garantir que o paciente desenvolva uma compreensão dos limites de estabilidade (LdE) e esteja fornecendo respostas apropriadas relati-

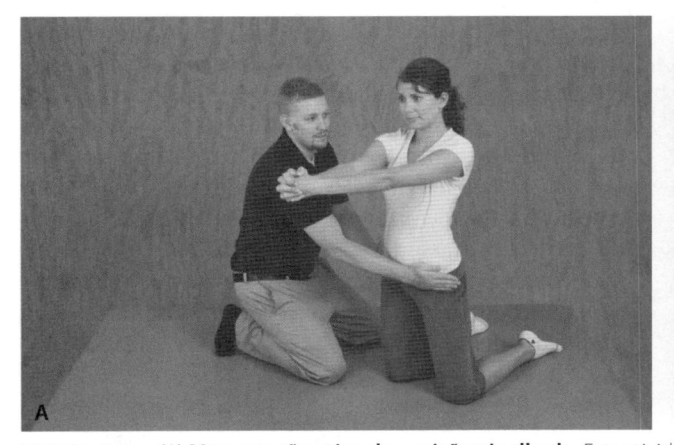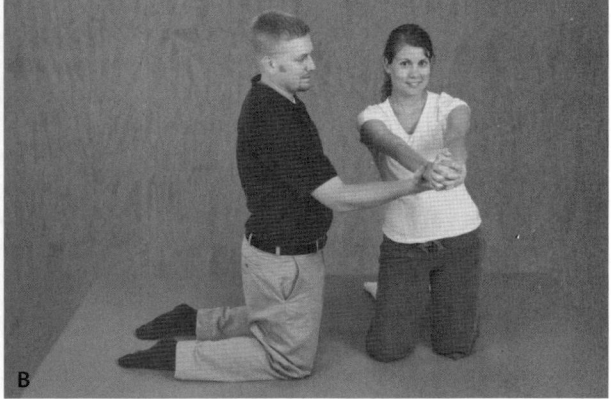

FIGURA 6.14 (A) **Manutenção ativa da posição ajoelhada.** Esta atividade promove o controle postural estático (estabilidade). Se necessário, pode-se usar CM na pelve para ajudar a manter a posição. Alternativamente, pode-se usar CM para aplicar estímulos de aproximação na parte superior da pelve a fim de promover a estabilidade. (B) **Deslocamentos de peso medial/lateral na posição ajoelhada.** Esta atividade promove o controle postural dinâmico, pois a posição ajoelhada deve ser estabilizada durante o deslocamento de peso. Se necessário, os CM podem ser utilizados inicialmente para promover o posicionamento relativo dos MS na linha mediana durante o deslocamento de peso.

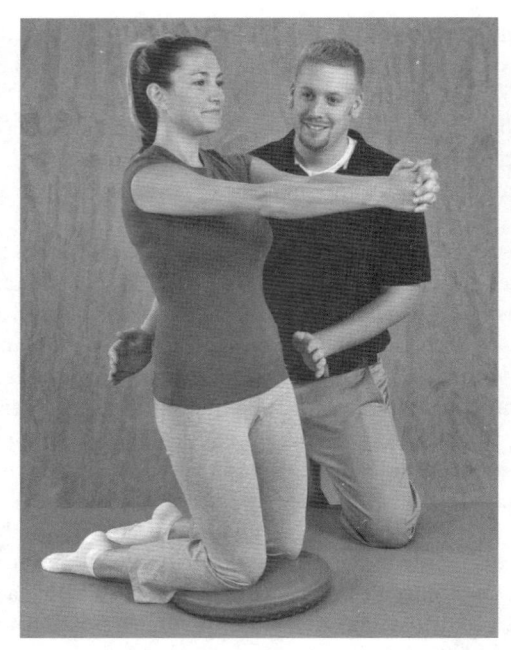

FIGURA 6.15 Posição ajoelhada em um disco inflável. Inicialmente, a paciente mantém a posição (mantendo o disco estável). *Não mostrado:* faz-se então uma progressão para deslocamentos ativos de peso iniciados pela paciente em diferentes direções (p. ex., anterior/posterior e medial/lateral).

vas à direção do deslocamento. Nos deslocamentos posteriores na posição ajoelhada, é necessária atividade dos flexores de quadril e de tronco. Nos deslocamentos anteriores, é necessária atividade de extensores de quadril e de tronco. Deslocamentos laterais exigem inclinação da cabeça e do tronco para o lado oposto. Deslocamentos rotacionais ("torcer" e girar o tronco) requerem combinações de movimentos de tronco. A extensão protetora dos MS será iniciada se os deslocamentos moverem o CDM além do LdE. Se as respostas do paciente forem inadequadas ou ausentes, o fisioterapeuta pode intervir verbalmente e/ou guiar manualmente a prática nas tentativas iniciais das respostas de movimento específicas à direção. Também é necessária intervenção se os movimentos forem anormais ou excessivos (p. ex., uso excessivo de MS para controlar o deslocamento em vez de usar os músculos do *core*). O paciente então progride para a prática de movimentos ativos.

Observação clínica: As perturbações devem ser apropriadas à ADM e velocidade de controle apresentados pelo paciente. É importante usar perturbações leves com CM variados e assimétricos (tocar ou empurrar o paciente, deslocando-o da posição). Perturbações violentas (impulsos ou empurrões) nunca são apropriadas. Elas colocam o paciente "em posição rígida de defesa", anulando o propósito da atividade, além de não serem necessárias para estimular respostas de equilíbrio. O fisioterapeuta pode variar a BDA do paciente para aumentar ou diminuir o desafio relativo da atividade (p. ex., afastando ou aproximando os joelhos).

Pode-se usar um disco inflável para alterar a BDA. O paciente permanece ajoelhado em um disco inflável com os joelhos confortavelmente afastados e os tornozelos em flexão plantar, com os pés apoiados na superfície de apoio ou no chão. Os MS podem ser posicionados com ombros flexionados a aproximadamente 90°, cotovelos estendidos e mãos entrelaçadas (Fig. 6.15). O fisioterapeuta está ajoelhado ou semiajoelhado ao lado do paciente em posição de proteção. Inicialmente, o paciente sustenta a posição, mantendo uma posição ajoelhada equilibrada ou centralizada (mantendo o disco estável). Progride-se então para deslocamentos de peso ativos iniciados pelo paciente, deslocando-se em diferentes direções para estimular respostas de equilíbrio (p. ex., medial/lateral, anterior/posterior). Esses desafios ao equilíbrio iniciados pelo paciente estimulam tanto os ajustes ao equilíbrio *orientados pelo feedforward* (ajustes antecipatórios na atividade postural) quanto *pelo feedback* (informações produzidas pela resposta). Pode-se progredir usando uma cúpula inflada mais alta (p. ex., uma cúpula BOSU®) para aumentar o desafio. Com uma cúpula mais alta, os joelhos são o principal apoio; os pés não estão em contato com a superfície de apoio (reduzindo a BDA).

A BDA também pode ser alterada usando uma bola terapêutica. Pode-se usar uma bola terapêutica na posição ajoelhada para melhorar a força e o controle do tronco, do quadril, do joelho e do MS (Tab. 6.1, Figs. 5-14) e melhorar as respostas de equilíbrio e estabilização dos músculos de quadril e de tronco (Tab. 6.1, Figs. 15-19). Outra atividade útil na bola para melhorar a força e a resposta dos músculos do tronco são as transições de movimento da posição do decúbito ventral para a posição sentada sobre os calcanhares. Para essa transição, o fisioterapeuta permanece em pé ao lado do paciente em posição de proteção; se for necessário contato para proteção, os CM se dão na pelve. O paciente começa na posição de quatro apoios sobre uma bola que seja grande o suficiente para suportar a parte superior do tronco do paciente. O paciente então "caminha" para a frente sobre as mãos até que a bola esteja posicionada sob as coxas (Fig. 6.16A). O paciente então flexiona totalmente os quadris e os joelhos, elevando os joelhos em direção ao tórax e a bola sob as pernas. O paciente agora está sentado sobre os calcanhares na bola, em uma posição encolhida, com os MS estendidos e fazendo descarga de peso na superfície de apoio ou no chão (Fig. 6.16B). Os movimentos são revertidos para retornar à posição inicial. O fisioterapeuta pode inicialmente ajudar o paciente a assumir a posição encolhida, estabilizando manualmente e/ou levantando a pelve do paciente. Progride-se para o controle ativo do movimento. Uma progressão dessa atividade é fazer com que o paciente traga os dois joelhos para cima em uma posição flexionada para um dos lados (os joelhos se deslocam diagonalmente em direção a um dos ombros, como se estivessem se movendo em direção a uma posição lateral na bola). A progressão das intervenções para melhorar o controle intermediário do tronco e do quadril usando a posição ajoelhada é resumida na Tabela 6.2.

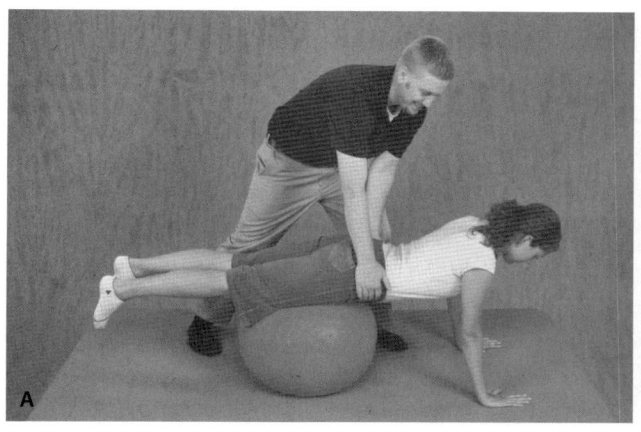 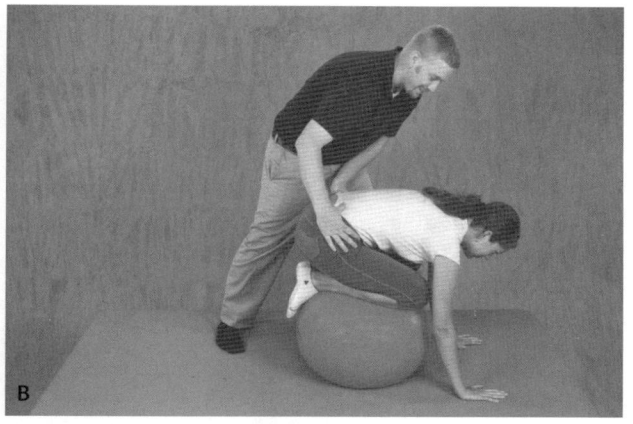

FIGURA 6.16 Transição da posição de decúbito ventral para a posição ajoelhada a partir de uma posição de quatro apoios sobre uma bola (não mostrado). (A) A paciente se move para a frente sobre as mãos, fazendo com que a bola se mova em direção às coxas e fazendo com que os quadris e joelhos se estendam. (B) Uma vez que a bola está sob as coxas, a paciente flexiona os quadris e os joelhos para trazer a bola sob as pernas.

TABELA 6.2 Progressão das intervenções para melhorar o controle intermediário do tronco e do quadril e condições do paciente

Progressão das intervenções usando a posição ajoelhada	Condição do paciente
• Assistência à posição (assistência física) • Membros superiores inicialmente usados para obter apoio • Redução gradual da assistência, apoio de MS e CV	Incapacidade de assumir a posição ajoelhada
• Manutenção: assistida para ativa • Manutenção resistida: inversões de estabilização (isométricas), estabilização rítmica	Controle postural estático (estabilidade) diminuído

• Deslocamento de peso
  – Medial/lateral
  – Diagonalmente
  – Diagonalmente com rotação pélvica
• Resistido: inversões dinâmicas (isotônicas)
• Alcance ativo
	Fraqueza muscular postural e descoordenação; incapacidade de transição entre grupos musculares posturais opostos

• Movimentos de transição entre a posição sentada sobre os calcanhares ou sentada de lado e a posição ajoelhada
  – Resistida: combinação de isotônicos[2,3]
• Movimentos de transição entre a posição sentada sobre os calcanhares e a posição ajoelhada usando padrões simétricos bilaterais de MS (EXT/ADD/RM e FLEX/ABD/RL) da FNP
  – Resistida: inversões dinâmicas
• Movimentos de transição entre a posição sentada sobre os calcanhares e a posição ajoelhada usando padrões de *lift* (FLEX/ABD/RL) e *lift* reverso (EXT/ADD/RM) de MS da FNP
  – Resistida: inversões dinâmicas (isotônicas)
	Fraqueza muscular postural, incapacidade de controlar excentricamente o peso corporal durante os movimentos de transição, controle postural dinâmico deficiente

• Dar passos e deambular de joelhos (para a frente e para trás)
  – Estímulo de estiramento leve e resistência manual: promove a rotação pélvica no joelho em oscilação
  – Estímulo de aproximação: promove respostas estabilizadoras no joelho de apoio
• Resistido: deambular de joelhos (para a frente e para trás)
  – Resistido: leve (facilitatório)
  – Estímulos de estiramento (rotação pélvica)
  – Estímulos de aproximação (estabilidade)
	Prejuízo na sincronia, coordenação ou controle da pelve e dos segmentos da parte inferior do tronco

Observação: a deambulação de joelhos é uma atividade preparatória para a deambulação bipodal (com postura ereta).

• Manutenção ativa e deslocamento de peso • Oscilação postural em todas as direções com incrementos graduais na trajetória até os limites de estabilidade • Alcance de MS em todas as direções • Perturbações manuais • Posição ajoelhada em uma superfície complacente (p. ex., disco inflável, espuma) • Posição ajoelhada em uma superfície inclinada (p. ex., prancha de equilíbrio) • Posição ajoelhada na bola terapêutica (ver Tab. 6.1, Figs. 15-19)	Prejuízo no controle de equilíbrio

Observação: as intervenções para melhorar o equilíbrio podem progredir de olhos abertos para olhos fechados.

Desfechos

▸ **Objetivos de controle motor:** controle postural dinâmico.

▸ **Habilidade funcional obtida:** paciente demonstra equilíbrio funcional na posição ajoelhada.

▸ **Indicação:** respostas posturais dinâmicas prejudicadas.

▸ **Atenção:** Algumas atividades na posição ajoelhada usando uma bola são muito desafiadoras e requerem grande flexibilidade e controle postural. É importante observar atentamente as respostas do paciente e usar as precauções de segurança e estratégias de proteção adequadas.

Prática e *feedback*

A prática e o *feedback* são essenciais para a aprendizagem motora.[4,5] A seleção de estratégias práticas e mecanismos de *feedback* do fisioterapeuta afetará diretamente os desfechos das intervenções destinadas a melhorar o controle intermediário do tronco e do quadril com uso da posição ajoelhada. Inicialmente, deve-se fornecer uma *referência* verbal ou visual *de acerto* ao paciente. Isso focará a atenção nos elementos-chave da postura e aumentará o *feedback* sensorial sobre a correção da postura e dos movimentos realizados a partir dela.

Uma consideração importante é que a integração entre a prática e o *feedback* são altamente *específicos do paciente*. Por exemplo, um paciente com envolvimento multissistêmico significativo, como um indivíduo com TCE, exigirá abordagens muito diferentes à prática e ao *feedback* do que um paciente que sofreu uma fratura trimaleolar do tornozelo. Vários fatores devem ser considerados ao desenvolver um plano de *feedback*, como o *modo* (tipo de *feedback*), a *intensidade* (quanto deve ser usado) e o *cronograma* (quando será fornecido). Outros elementos importantes do *feedback* incluem o estágio de aprendizado motor do paciente (cognitivo, associado ou autônomo), a motivação e atenção, e se o *feedback* será *intrínseco* (fornecido pelo movimento real) ou *extrínseco*, também chamado de *aumentado* (fornecido por fontes externas como um CV ou CM).

Um elemento essencial da prática é garantir que o paciente esteja praticando corretamente a posição ajoelhada e/ou o movimento desejado enquanto na posição. A prática defeituosa resulta em desfechos defeituosos que talvez precisem ser desaprendidos antes que a posição ou movimento desejado possa ser aprendido. Outros elementos essenciais da prática incluem a *distribuição* (intervalos de prática e descanso), a *variabilidade* (quais tarefas são praticadas), a *ordem* (sequenciamento das tarefas) e a *estruturação do ambiente* (fechado *vs.* aberto). Ver o Capítulo 2: Intervenções para melhorar a função motora, que contém uma discussão das estratégias para melhorar a aprendizagem motora.

▸ Posição semiajoelhada

Na posição semiajoelhada, o CDM é o mesmo que na posição ajoelhada (intermediário); no entanto, a BDA é mais ampla e diagonal entre os membros posteriores e anteriores. Um quadril permanece estendido, com descarga de peso no membro de apoio; o quadril e o joelho opostos são flexionados a aproximadamente 90° com leve abdução, e o pé é posicionado na superfície de apoio (ver Fig. 6.1B). Comparada com a posição ajoelhada, esta posição impõe maiores exigências de carga e estabilidade no quadril do membro de apoio. A posição também pode ser usada para promover respostas estabilizadoras do tornozelo e movimentos do membro da frente, bem como para aumentar os *inputs* proprioceptivos através do pé.

Características gerais

A postura semiajoelhada é mais estável do que a ajoelhada. Ela envolve músculos da cabeça, do tronco e do quadril para o controle postural na postura ereta. A cabeça e o tronco são mantidos na vertical, alinhados com a linha mediana, com curvaturas espinais lombares e torácicas normais. A pelve é mantida na linha mediana, com o quadril totalmente estendido no membro de apoio. Assim como na posição ajoelhada, é necessário *controle postural estático* (estabilidade) para manter a postura ereta. É necessário *controle postural dinâmico* para controlar os movimentos realizados a partir da posição (p. ex., deslocamento de peso ou alcance). É necessário *controle do equilíbrio reativo* para fazer ajustes em resposta a mudanças no CDM (perturbação) ou mudanças na superfície de apoio (inclinação). É necessário *controle do equilíbrio antecipatório* para os ajustes posturais preparatórios que acompanham os movimentos voluntários.

 Observação clínica

▸ Manter a postura e as atividades de deslocamento de peso na posição semiajoelhada fornecem uma oportunidade inicial para a descarga de peso parcial sobre o pé da frente; a posição também pode ser utilizada para mobilizar eficazmente os músculos do pé e do tornozelo (p. ex., para o paciente com lesão de tornozelo).

▸ Como na posição ajoelhada, a compressão prolongada fornece influências inibitórias sobre o quadríceps femoral do lado de apoio; não há pressão inibitória no quadríceps femoral do membro da frente.

▸ O posicionamento assimétrico dos membros (um membro de apoio e um membro para a frente com o pé completamente apoiado sobre a superfície de apoio) pode ser usado para desassociar (romper) padrões simétricos de membros. A posição semiajoelhada é uma atividade útil para o paciente com paralisia cerebral.

▸ Assim como na posição ajoelhada, a posição semiajoelhada pode ser contraindicada para alguns pacientes, como aqueles com artrite reumatoide ou osteoartrite que afetam o joelho, pacientes com instabilidade na articulação do joelho ou pacientes que estão se recuperando de uma cirurgia recente no joelho.

Intervenções para melhorar o controle intermediário do tronco e do quadril na posição semiajoelhada

Assistência à posição semiajoelhada

A assistência aos movimentos de transição até a posição semiajoelhada pode ser realizada de maneira efetiva a partir de uma posição ajoelhada. Esse movimento de transição é uma importante habilidade preparatória para as transferências independentes do chão para em pé. A partir de uma posição ajoelhada, o paciente leva um dos membros para a frente, com o quadril e o joelho flexionados e o pé completamente apoiado sobre a superfície de apoio. O joelho oposto apoiado permanece em uma posição de descarga de peso. O fisioterapeuta está em uma posição semiajoelhada na frente do paciente; as mãos do paciente estão apoiadas nos ombros do fisioterapeuta (Fig. 6.17). Os CM se dão na pelve do membro de apoio e na porção posterior da coxa do membro dinâmico. O fisioterapeuta pode ajudar o deslocamento de peso em direção ao membro de apoio girando suavemente a pelve para trás daquele lado. Isto retira parcialmente a carga e facilita o movimento do membro da frente até assumir a posição. Colocar as mãos do paciente nos ombros do fisioterapeuta (para dar um leve apoio) reduz as exigências de estabilidade postural durante a prática inicial. Progride-se para nenhum apoio de MS. A prática em assumir a posição semiajoelhada deve incluir alternar os MI entre a posição de apoio e a posição à frente. Usam-se comandos verbais para orientar o deslocamento de peso sobre o joelho de apoio e o movimento para a frente do joelho oposto, com o posicionamento do pé sobre a superfície de apoio (*"Desloque o peso*

para o joelho esquerdo [ou direito] *e levante o joelho direito* [ou esquerdo], *apoiando o pé no chão"*).

Manutenção da posição semiajoelhada

Esta atividade se concentra no controle postural estático (estabilidade) na posição semiajoelhada. O paciente está na posição semiajoelhada, mantendo ativamente a posição com o peso igualmente distribuído entre o joelho de apoio posterior e o pé do membro à frente. O alinhamento postural é mantido com a cabeça e o tronco eretos e o CDM mantido sobre a BDA com o corpo em repouso (sem movimento).

Quando o paciente está praticando a posição semiajoelhada, o fisioterapeuta está semiajoelhado na frente do paciente em uma posição chamada *espelho invertido* (o paciente e o fisioterapeuta usam os membros opostos para as posições de apoio e à frente). O CM no lado do apoio se dá na porção posterior da parte superior do tronco, passando sob a axila, e no quadril/na pelve lateral, no lado do membro à frente. Alternativamente, cada uma das mãos do fisioterapeuta pode estar em torno do aspecto lateral do quadril/da pelve em ambos os lados. Para reduzir as exigências de estabilidade postural durante a prática inicial, as mãos do paciente podem ser posicionadas no joelho da frente para apoio. Alternativamente, ambas as mãos podem ser colocadas nos ombros do fisioterapeuta para um leve apoio. A progressão se dá para o uso de apenas uma mão, depois para um leve toque no chão conforme necessário e, por fim, para nenhum apoio de MS. Como na posição ajoelhada, para permitir o apoio do toque no chão, o fisioterapeuta permanece na frente do paciente com os cotovelos flexionados, os antebraços supinados e as mãos abertas para fornecer apoio conforme necessário, enquanto o controle postural estático é estabelecido. Usam-se comandos verbais para incentivar a manutenção da posição, com a postura ereta da cabeça e do tronco e o peso simetricamente distribuído entre o joelho de apoio e o pé à frente: *"Mantenha a cabeça e o tronco eretos e o peso uniformemente distribuído entre o joelho de trás e o pé à frente."*

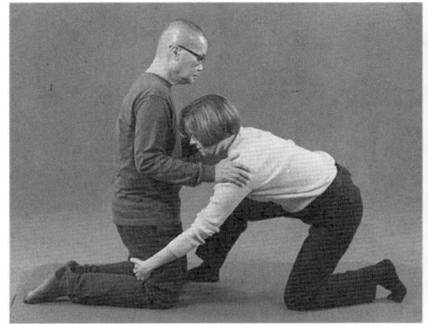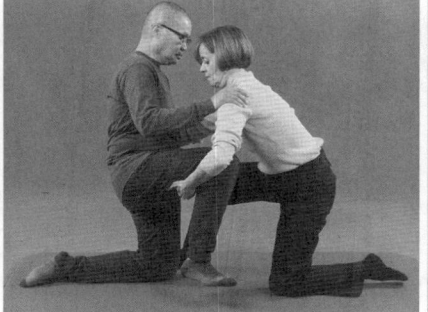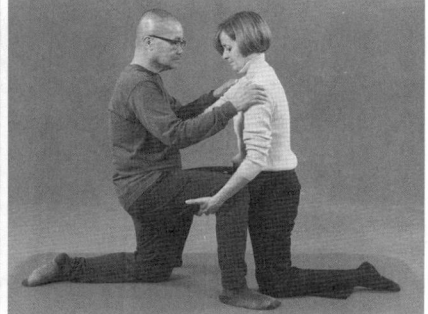

FIGURA 6.17   Assistência à posição semiajoelhada a partir da posição ajoelhada. No lado do apoio, o contato manual se dá na pelve para ajudar a deslocar o peso em direção àquele lado com a aplicação da força de aproximação. A mão oposta dá assistência embaixo da coxa do membro dinâmico.

Aplicação de resistência para promoção da estabilidade

Pode-se usar a técnica de FNP de inversões de estabilização (isométricas) para promover a estabilidade. Como a BDA na posição semiajoelhada está na diagonal, usa-se resistência apenas na direção da BDA. A resistência é aplicada em uma diagonal a grupos musculares opostos enquanto em posição semiajoelhada relativamente estática. Para a aplicação de inversões de estabilização (isométricas) com resistência anterior/posterior, solicita-se ao paciente que mantenha a posição semiajoelhada. O fisioterapeuta também está semiajoelhado, de frente para o paciente. Os CM invertem entre os aspectos anterior e posterior da pelve. Usa-se um CV de transição para indicar uma mudança de direção. Aplica-se resistência à pelve, primeiro como se empurrasse a pelve diagonalmente para trás em direção ao joelho de apoio posterior (Fig. 6.18A), depois no sentido inverso, como se puxasse a pelve para a frente em direção ao membro à frente. O objetivo é a sustentação prolongada. Usam-se comandos verbais para incentivar a sustentação, indicar a direção da resistência *("Mantenha, não deixe que eu empurre você para trás e sobre o joelho, mantenha")* e uma mudança de direção com um comando de transição *("Agora, não deixe que eu puxe você para a frente e além do seu pé")*. Pode-se aumentar o desafio dessa atividade colocando-se o pé do membro à frente sobre um disco inflável (Fig. 6.18B). Isso aumenta as exigências de controle impostas ao joelho e ao tornozelo do membro à frente. A técnica de estabilização rítmica da FNP também pode ser usada para promover a estabilidade na posição semiajoelhada. Os CM se dão na porção posterior de um lado da pelve, puxando para a frente, e na porção anterior da parte superior e contralateral do tronco, empurrando para trás. O CV é: *"Não deixe que eu mova você* ["torça" você] *– mantenha, mante-*

nha; agora não deixe que eu mova você ["torça" você] *para o outro lado, mantenha."*

Desfechos

▸ **Objetivos de controle motor:** estabilidade (controle postural estático).
▸ **Habilidade funcional obtida:** o paciente é capaz de se estabilizar independentemente na posição semiajoelhada.

Deslocamento de peso diagonal na posição semiajoelhada

O paciente realiza deslocamentos ativos de peso diagonalmente sobre o membro à frente e então diagonalmente para trás sobre o membro de apoio.

Aplicação de resistência para promoção do deslocamento de peso diagonal

Pode-se usar a técnica de FNP de inversões dinâmicas (isotônicas) para promover o deslocamento de peso diagonal. O paciente e o fisioterapeuta estão na posição semiajoelhada. O fisioterapeuta está na diagonal, na frente do paciente (posição de espelho invertido). Aplica-se resistência contínua ao movimento concêntrico à medida que o peso do paciente se desloca diagonalmente para a frente sobre o membro e pé à frente, e depois diagonalmente para trás sobre o membro de apoio, sem relaxamento. Os CM mudam de posição entre a porção anterior e a porção posterior da pelve, de modo a aplicar resistência ao movimento diagonal para a frente e para trás. O objetivo é conseguir uma transição suave entre grupos musculares opostos. Usam-se CV para identificar a direção dos deslocamentos de peso e para alertar o paciente para uma

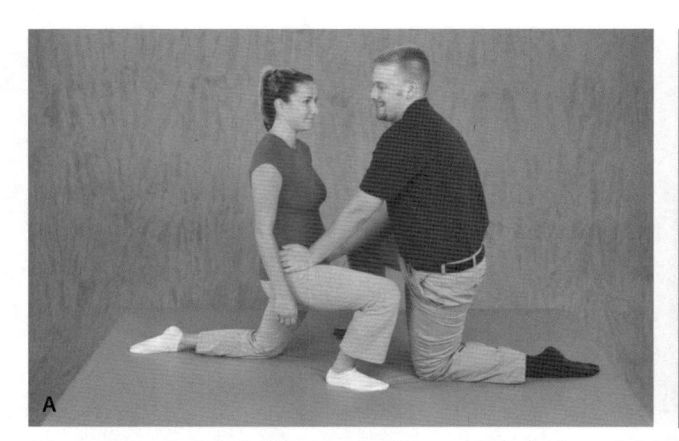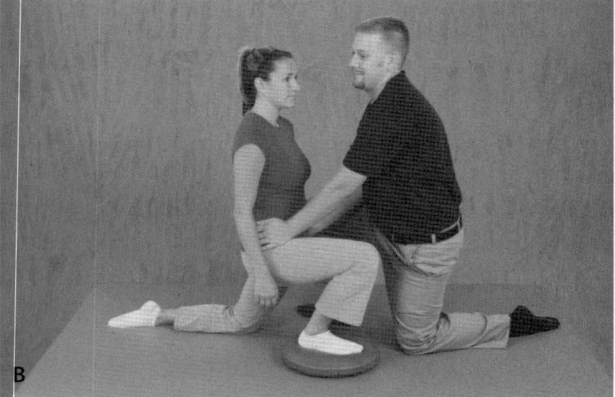

FIGURA 6.18   Aplicação de inversões de estabilização (isométricas) na posição semiajoelhada. (A) Solicita-se ao paciente que mantenha a posição. Os CM do fisioterapeuta são posicionados de modo a aplicar resistência direcionada posteriormente, como se estivessem empurrando a pelve diagonalmente para trás, em direção ao apoio posterior (usa-se a resistência apropriada suficiente para impedir o movimento). *Não mostrado:* o posicionamento das mãos é então invertido para os aspectos posteriores da pelve, a fim de aplicar a resistência dirigida anteriormente, como se puxassem a pelve para a frente, na direção do membro posicionado à frente. (B) Progride-se colocando o pé sobre um disco inflável.

mudança de direção que se aproxima ("*Afaste-se de mim; agora, aproxime-se de mim*").

Posição semissentada/semiajoelhada

Pode-se usar a posição semissentada/semiajoelhada em uma bola para promover o controle estático-dinâmico. O paciente se senta em uma bola de tamanho médio, com os quadris e joelhos flexionados a 90° e os pés apoiados no chão. O fisioterapeuta está ajoelhado ou semiajoelhado ao lado e levemente atrás do paciente. O paciente desloca o peso para um dos lados, retirando parcialmente o peso que está sobre um membro para o seu movimento dinâmico. O paciente move o membro cuja carga foi parcialmente retirada à posição semiajoelhada e desloca o peso para esse joelho. A bola ainda está embaixo (apoiando parcialmente) do paciente enquanto ele assume a posição semissentada/semiajoelhada (Fig. 6.19). Os movimentos podem então ser invertidos para retornar a uma posição sentada centrada na bola. Pode-se aumentar o desafio ao controle estático-dinâmico fazendo com que o paciente pratique movimentos alternados, descendo à posição semiajoelhada de um lado, depois à posição sentada e depois à posição semiajoelhada do outro lado. O posicionamento dos MS do paciente também pode ser usado para alterar o desafio imposto, começando com as mãos colocadas no joelho da frente para apoio, depois para os braços cruzados no tórax e, por fim, para braços posicionados com ambos os cotovelos estendidos, ombros flexionados a 90° e as mãos entrelaçadas (ver Fig. 6.19).

Desfechos

▸ **Objetivos de controle motor:** controle postural dinâmico.

▸ **Habilidade funcional obtida:** melhora do controle estático-dinâmico durante o deslocamento de peso na posição semiajoelhada.

Movimentos de transição: posição semiajoelhada para posição ortostática

Para os movimentos de transição assistidos da posição semiajoelhada para a posição ortostática, o paciente e o fisioterapeuta estão de frente um para o outro na posição semiajoelhada. As mãos do paciente estão apoiadas nos ombros do fisioterapeuta com CM inicialmente na pelve do membro de apoio e na porção distal da coxa do membro dinâmico. O paciente começa deslocando o peso para a frente sobre o membro de apoio (Fig. 6.20A), de-

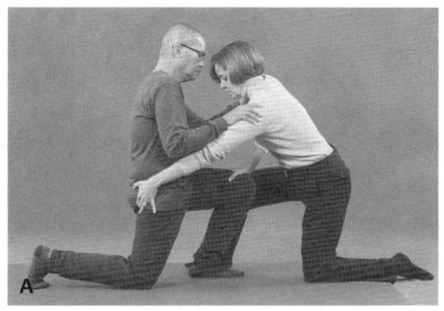
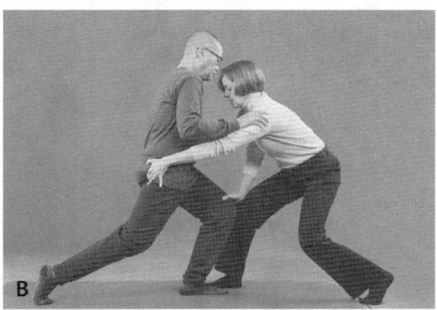
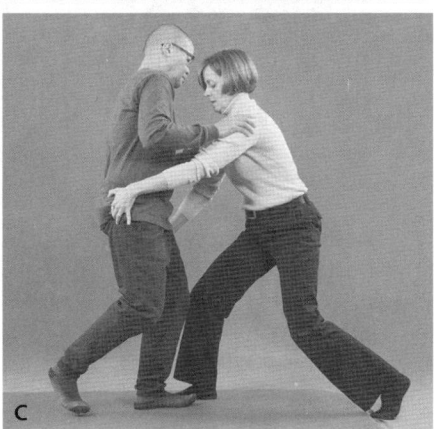

FIGURA 6.20   Movimento de transição assistida da posição semiajoelhada para a posição ortostática. Observe que, durante as fases iniciais do movimento, os CM se dão na pelve (membro de apoio) e na porção distal da coxa (membro dinâmico) e progridem para a pelve bilateral conforme o paciente se aproxima da posição ortostática com postura ereta.

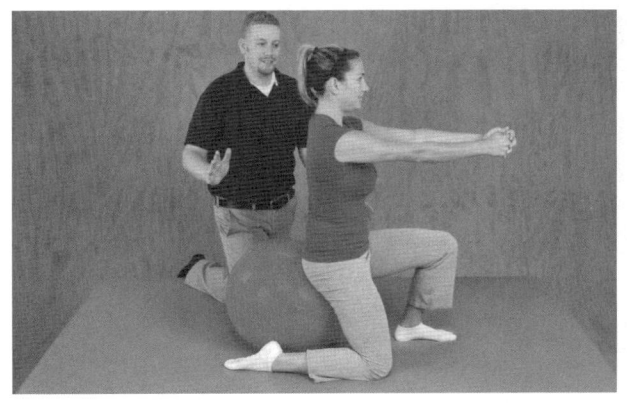

FIGURA 6.19   Posição semissentada/semiajoelhada em uma bola. Posição inicial: sentada na bola (não mostrada). A paciente desloca o peso para um dos lados da bola, desequilibrando o membro dinâmico oposto para assumir a posição ajoelhada. Os ombros estão flexionados com os cotovelos estendidos e as mãos entrelaçadas. Progride-se para movimentos alternados para assumir a posição semiajoelhada de um lado, depois para a posição sentada na bola e, em seguida, para a posição semiajoelhada no lado oposto.

pois flexiona e gira o tronco, transferindo o peso diagonalmente para a frente sobre o pé do membro à frente (Fig. 6.20B). O paciente então se move em direção à posição ortostática, estendendo o quadril e o joelho (Fig. 6.20C). Durante a fase final do movimento, ambos os CM se dão na pelve.

Progride-se com o fisioterapeuta posicionado atrás do paciente em posição de proteção. O paciente está na posição semiajoelhada com as mãos apoiadas no joelho da frente elevado para ajudar a elevar-se à posição, fazendo um movimento de empurrar (Fig. 6.21). Os M também podem ser mantidos com cotovelos estendidos, ombros flexionados a 90° e mãos entrelaçadas. Esse posicionamento auxilia na transição do peso para a frente sobre o membro anterior. Essa transição também pode ser praticada com uma cadeira ou maca baixa na frente do paciente. Com as mãos apoiadas na cadeira ou maca à frente, o paciente coloca-se em pé usando ambos os MS para descarregar o peso e empurrar. A progressão se dá para movimentos de transição não assistidos da posição semiajoelhada para a posição ortostática, sem apoio de MS.

Observação: Praticar os movimentos de transição da posição semiajoelhada para a posição ortostática geralmente é uma atividade tardia, realizada depois de o paciente obter o controle em pé e na deambulação. Funcionalmente, essa atividade é importante para garantir que o paciente que cai possa retornar à posição de maneira independente.

Desfechos

- **Objetivo de controle motor:** controle postural dinâmico.
- **Habilidade funcional obtida:** o paciente é capaz de realizar de maneira independente os movimentos de transição do chão para em pé.

▶ Atividades práticas para o estudante

O Quadro 6.1 é uma atividade prática para o estudante que se concentra na análise das intervenções de tratamento nas posições ajoelhadas. O Quadro 6.2 apresenta uma atividade prática para o estudante que enfoca a seleção e aplicação das intervenções de tratamento nas posições ajoelhadas.

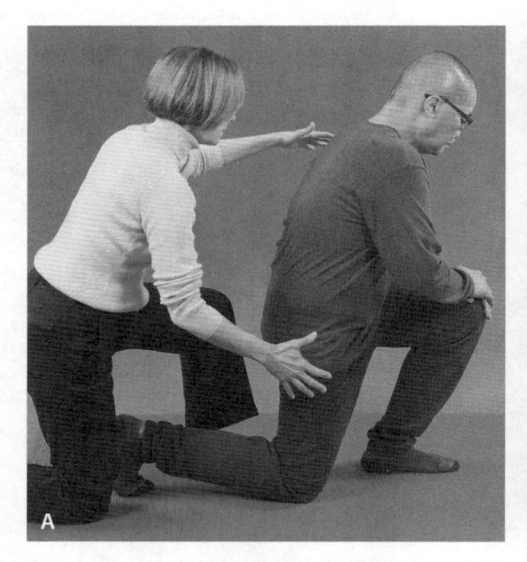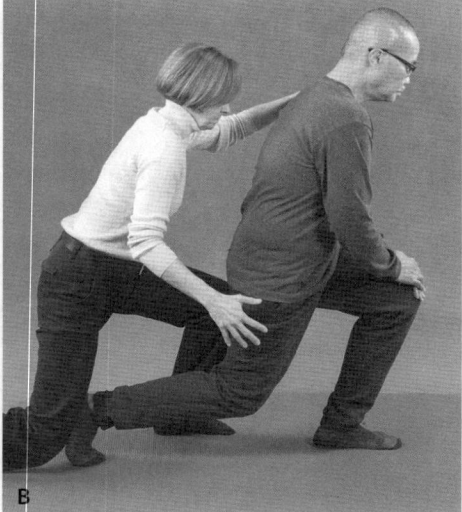

FIGURA 6.21 Movimento de transição da posição semiajoelhada para a posição ortostática. A fisioterapeuta está em posição de proteção atrás do paciente. (A) O paciente desloca o peso diagonalmente sobre o pé do membro à frente. (B) O paciente então empurra com as mãos apoiadas no joelho à frente e se move para cima, em direção à posição ortostática, estendendo o quadril e o joelho. *Não mostrado*: o paciente então une os pés na postura ereta.

QUADRO 6.1   Atividade prática para o estudante: análise das intervenções de tratamento em posições ajoelhadas

Objetivo: analisar as intervenções terapêuticas destinadas a melhorar a estabilidade postural e o controle do equilíbrio reativo nas posições ajoelhada e semiajoelhada.

Equipamentos necessários: maca, bola grande e disco inflável (p. ex., BOSU®).

Tamanho do grupo de estudantes: 4 a 6 estudantes.

1. Usando um maca ou colchonete, cada membro do grupo deve alternar entre as posições ajoelhada e semiajoelhada; em cada posição, pratique manter por pelo menos 45 segundos. Em seguida, repita a mesma atividade, mas agora imponha uma suave oscilação postural em todas as direções (medial/lateral, anterior/posterior e diagonal). Durante a oscilação postural, comece com movimentos de pequena amplitude e trabalhe para obter incrementos na amplitude. Procure manter a trajetória da oscilação postural dentro do seu LdE. Durante a transição entre as posições, concentre sua atenção nas demandas de estabilidade postural exigidas em cada posição. Quando terminar a atividade, convoque todo o grupo para comparar e contrastar suas percepções individuais da estabilidade relativa em cada postura.

Questões de orientação

- Qual foi a posição mais estável?
- Em cada posição, quais direções de oscilação postural você sentiu que eram as *mais* e as *menos* estáveis?

2. Alterne novamente entre as posições ajoelhada e semiajoelhada e concentre sua atenção nas demandas de estabilidade postural. Em cada posição, altere as posições dos MS da seguinte maneira (mantenha cada posição de MS por no mínimo 20 segundos): (1) soltos nas laterais do corpo, (2) flexionados cruzando o tórax, (3) ombros abduzidos a 90° com os cotovelos estendidos e (4) ombros flexionados a 90° com os cotovelos estendidos e as mãos entrelaçadas. Altere os *inputs* visuais de olhos abertos para olhos fechados. Quando terminar a atividade, convoque todo o grupo para comparar e contrastar suas experiências individuais em relação à alteração da posição dos MS e dos *inputs* visuais.

Questões de orientação

- O que você aprendeu em relação às mudanças na estabilidade postural quando se altera a posição dos MS?
- Em uma determinada posição, quais posições de MS forneceram o *maior* e o *menor* desafio à estabilidade?
- O que você aprendeu em relação às mudanças na estabilidade postural exigidas ao alterar os *inputs* visuais de olhos abertos para olhos fechados?
- Quais informações essa atividade fornece que podem ser aplicadas clinicamente?

3. Esta atividade envolve a aplicação de perturbações manuais (empurrões delicados) e a observação do controle do equilíbrio reativo. Lembre-se que as perturbações manuais iniciadas pelo fisioterapeuta envolvem o deslocamento suave do CDM sobre a BDA. O controle do equilíbrio reativo possibilita respostas rápidas e eficientes às perturbações ambientais exigidas durante a posição ortostática e a deambulação. Um ou mais membros do grupo irão assumir o papel de paciente. Um membro atuará como fisioterapeuta para a aplicação das perturbações. O membro designado como paciente começará na posição ajoelhada com um disco inflável (ou BOSU®) sob os joelhos. O fisioterapeuta também assumirá uma posição ajoelhada. Os CM do fisioterapeuta alternam entre uma posição de proteção e a aplicação de forças de deslocamento (perturbações por contato manual) ao tronco. Se mais de uma pessoa estiver atuando como paciente, o fisioterapeuta deve fornecer perturbações suaves anteriores, posteriores e laterais ao tronco de cada paciente *individualmente* (não simultaneamente) para possibilitar a observação atenta das respostas do movimento.

Questões de orientação

- Quais respostas de movimento foram usadas para retornar o CDM sobre a BDA? Os movimentos foram específicos?
- Observou-se alguma resposta de extensão protetora de MS? Se tiver sido observada, o que isso indica sobre a posição do CDM em relação à BDA?
- Nos deslocamentos posteriores, quais grupos musculares foram ativados (essa pergunta requer informações dos membros designados como paciente)?
- Nos deslocamentos anteriores, quais grupos musculares foram ativados?
- Quais respostas compensatórias foram observadas durante os deslocamentos laterais?

QUADRO 6.2 Atividade prática para o estudante: seleção e aplicação de intervenções de tratamento nas posições ajoelhadas

Objetivo: compartilhar conhecimentos e habilidades na seleção e aplicação de intervenções terapêuticas nas posturas ajoelhadas com base nas condições do paciente.

Equipamentos necessários: maca ou colchonete, bola grande, disco inflável e superfície inclinada (p. ex., prancha de equilíbrio).

Tamanho do grupo de estudantes: 4 a 6 estudantes.

Instruções: a seguir estão quatro condições do paciente que podem ser abordadas usando posições ajoelhadas.

Condição do paciente:

a. Incapacidade de assumir a posição ajoelhada.

b. Fraqueza muscular postural, incapacidade de controlar excentricamente o peso corporal durante os movimentos de transição, controle postural dinâmico deficiente.

c. Controle do equilíbrio prejudicado.

d. Fraqueza dos extensores de tronco e de quadril.

Para cada condição do paciente:

1. Sem discussão prévia, cada membro do grupo selecionará e documentará *individualmente* suas opções de intervenção(ões) para abordar a condição apresentada pelo paciente sob avaliação. Isso incluirá:

   - A postura ou atividade selecionada, incluindo a posição do paciente e do fisioterapeuta.

   - Se necessária, a técnica selecionada para aplicação da resistência, incluindo sua descrição, justificativa de uso, posicionamento das mãos do fisioterapeuta (CM) e instruções e/ou CV fornecidos ao paciente.

   - Como a intervenção selecionada pode ser progredida.

2. Todos os membros do grupo se reúnem para compartilhar, comparar e contrastar as intervenções escolhidas. Deve-se pensar em voz alta, fazer *brainstorming* e compartilhar pensamentos durante toda a atividade até que um consenso seja obtido. Mais de uma intervenção pode ser apropriada para abordar uma única condição do paciente. Para confirmar elementos da discussão (se necessário) ou caso não se chegue a um acordo, pode-se acessar novamente o conteúdo do capítulo para apoiar ou refutar as ideias levantadas.

3. A(s) intervenção(ões) selecionada(s) será(ão) então demonstrada(s). Cada estudante de um grupo contribuirá com sua avaliação ou perguntas sobre a intervenção que está sendo demonstrada. Novamente, o diálogo deve continuar até que se chegue a um consenso acerca da avaliação. Os membros do grupo assumirão papéis diferentes (descritos a seguir) e trocarão de papéis cada vez que o grupo progredir para uma nova condição do paciente.

   - Uma pessoa assume o papel do fisioterapeuta e participa da discussão.

   - Uma pessoa atua como paciente e participa da discussão.

   - Os membros restantes participam da discussão e fornecem *feedback* durante as demonstrações.

4. Uma discussão deve ocorrer após a demonstração. Todos os membros do grupo devem fornecer recomendações, sugestões e *feedback* de apoio em relação à demonstração. A discussão de como a(s) intervenção(ões) demonstrada(s) será(ão) então progredida(s) é particularmente importante.

RESUMO

Este capítulo explora intervenções para melhorar o controle intermediário de tronco e de quadril por meio das posições ajoelhadas e semiajoelhadas. Essas posições fornecem uma oportunidade única para melhorar o *controle postural estático* (estabilidade) e o *controle postural dinâmico* (controle estático-dinâmico) intermediários sem sobrepor os requisitos de controle da posição ortostática com postura ereta. As posturas ajoelhada e semiajoelhada são importantes para o desenvolvimento de habilidades essenciais necessárias ao ortostatismo e à locomoção, incluindo a rotação pélvica, o controle postural vertical estático e dinâmico, o controle do equilíbrio reativo e antecipatório e os padrões recíprocos de tronco e membros. A segurança inerente do paciente fornecida pelo CDM relativamente baixo e os graus de liberdade reduzidos dessas posições (comparados com a posição ortostática) aumentam sua importância como posturas de transição efetivas entre as progressões a partir do decúbito ventral até a posição ortostática com postura ereta.

REFERÊNCIAS

1. Adler, S, Beckers, D, and Buck, M. PNF in Practice: An Illustrated Guide, ed 3. New York, Springer, 2008.

2. Saliba, VL, Johnson, GS, and Wardlaw, C. Proprioceptive neuromuscular facilitation. In Basmajian, JV, and Nyberg, R (eds): Rational Manual Therapies. Baltimore, Williams & Wilkins, 1993, 243.

3. Johnson, G, and Saliba Johnson, V. PNF 1: The Functional Application of Proprioceptive Neuromuscular Facilitation, Course Syllabus, Version 7.9, Steamboat, CO, Institute of Physical Art, 2014.

4. Shumway-Cook, A, and Woollacott, M. Motor Control–Translating Research Into Clinical Practice, ed 4. Baltimore, Lippincott Williams & Wilkins, 2012.

5. Schmidt, RA, and Lee, TD. Motor Control and Learning: A Behavioral Emphasis, ed 5. Champaign, IL, Human Kinetics, 2011.

7 | Intervenções para melhorar as habilidades de transferência

George D. Fulk, PT, PhD
Coby Nirider, PT, DPT

A capacidade de se transferir da posição sentada para a posição ortostática (transferência de sentado para em pé [SEP]) ou para outra superfície é uma habilidade essencial que muitos indivíduos em reabilitação precisam readquirir após uma lesão ou doença. Ser capaz de fazer a transição do leito para a cadeira de rodas e da posição sentada para em pé coloca o indivíduo em posição de iniciar a locomoção e melhora a interação com o ambiente. Embora existam vários tipos de transferências, a capacidade de se transferir de uma superfície sentada para em pé (e vice--versa) (Fig. 7.1) é a mais básica delas, e fornece a base para outros tipos de transferências. Um indivíduo que não é capaz de descarregar o peso através de seus membros inferiores (MI) e ficar em pé (p. ex., um indivíduo com lesão medular completa [LMC]) pode se transferir de uma superfície para outra (p. ex., cadeira de rodas) usando uma técnica de pivô sentado (Fig. 7.2). Este capítulo examina várias estratégias de treinamento que podem ser usadas

para aprimorar a capacidade de um indivíduo de realizar essas habilidades de transferência vitais.

▶ Análise de tarefas

A análise de tarefas usando habilidades de observação crítica serve como base para examinar como o paciente realiza a tarefa[1] e para desenvolver intervenções voltadas a tarefas para melhorar a capacidade de transferência do paciente. A análise de como o paciente realiza o movimento, em combinação com um exame da estrutura corporal subjacente e dos comprometimentos da função, possibilita ao fisioterapeuta determinar quais fatores podem estar causando as dificuldades no desempenho. Com essas informações, o fisioterapeuta pode então desenvolver um plano de cuidados (PDC) destinado a melhorar a aprendizagem motora e a aprimorar o desempenho do paciente.

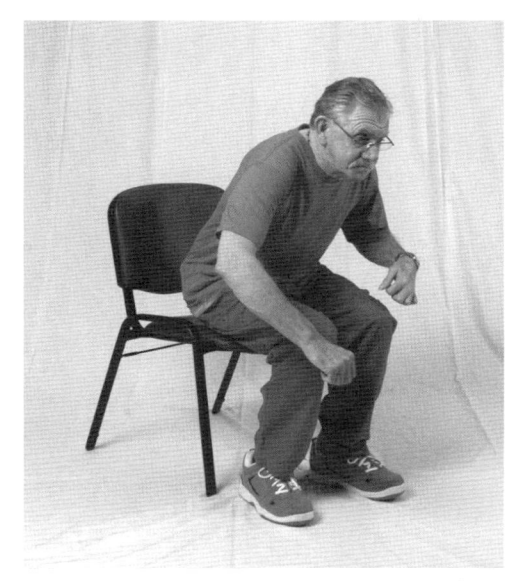

FIGURA 7.1 Um paciente com acidente vascular encefálico (hemiparesia esquerda) passa da posição sentada para a posição ortostática.

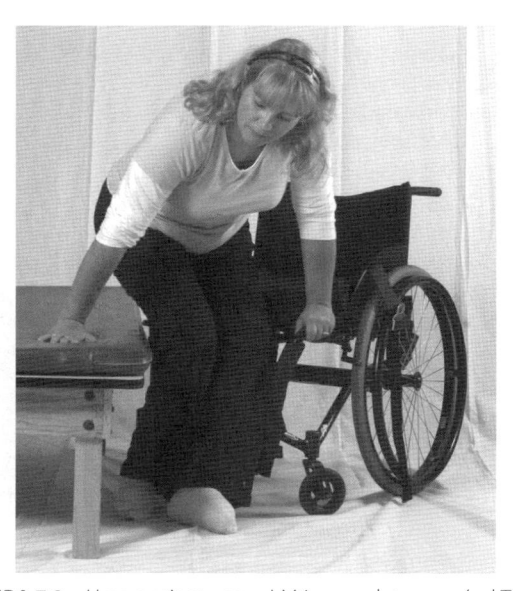

FIGURA 7.2 Uma paciente com LM incompleta em nível T12 se transfere de uma cadeira de rodas para uma maca.

Visão geral da biomecânica

É importante ter uma boa compreensão da biomecânica normal do movimento da transferência de SEP e de pé para sentado. O fisioterapeuta usa essas informações como parte da análise da tarefa para comparar como o paciente está realizando a tarefa e identificar possíveis prejuízos que as limitações funcionais observadas possam estar causando. A transferência de sentado para em pé geralmente é dividida em duas fases: *pré-extensão* e *extensão*.[2] A fase de pré-extensão envolve uma translação horizontal ou para a frente da massa corporal, e a fase de extensão envolve uma translação vertical da massa corporal. O momento em que as coxas saem da superfície do assento (retirada das coxas) é a transição entre as duas fases. Esta divisão em duas fases distintas é feita para organizar a análise clínica do movimento. Em geral, a transferência ocorre em um movimento suave.

Inicialmente, a maior parte da massa corporal está apoiada nas coxas e nas nádegas em uma posição sentada estável (Fig. 7.3A). Durante a fase de pré-extensão, a parte superior do corpo (cabeça e tronco) gira para a frente, sobre as articulações do quadril, e as pernas giram para a frente, sobre as articulações do tornozelo (dorsiflexão) (Fig. 7.3B). Uma vez que o tronco e a cabeça giram para a frente, fazendo com que a massa corporal translade horizontalmente, a fase de extensão começa com extensão dos joelhos seguida de extensão dos quadris e tornozelos.[2] As coxas então levantam-se do assento (Fig. 7.3C). Durante a fase de extensão, a maior força muscular ocorre para levantar a massa corporal da superfície do assento. Durante o restante da fase de extensão (Fig. 7.3D), os quadris, joelhos e tornozelos continuam se estendendo de modo a trazer o corpo a uma posição ortostática.

Durante a fase de pré-extensão (ver Fig. 7.3B), o iliopsoas e o tibial anterior são os principais músculos ativados

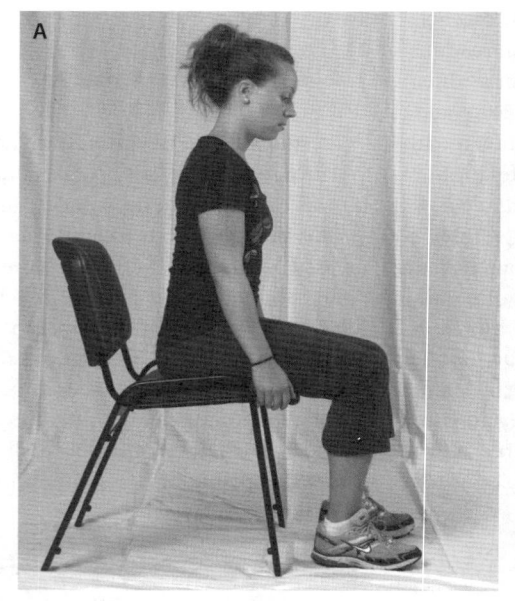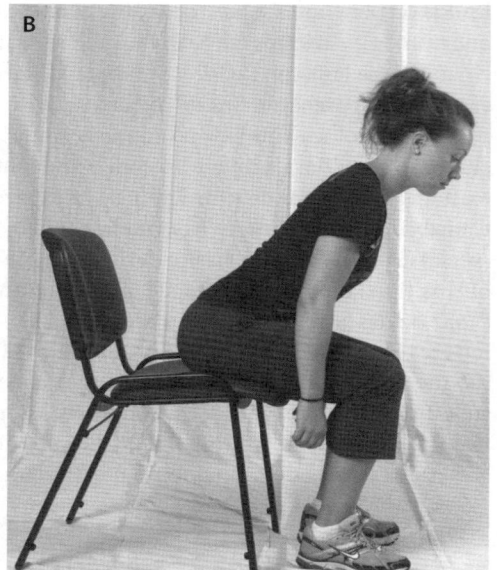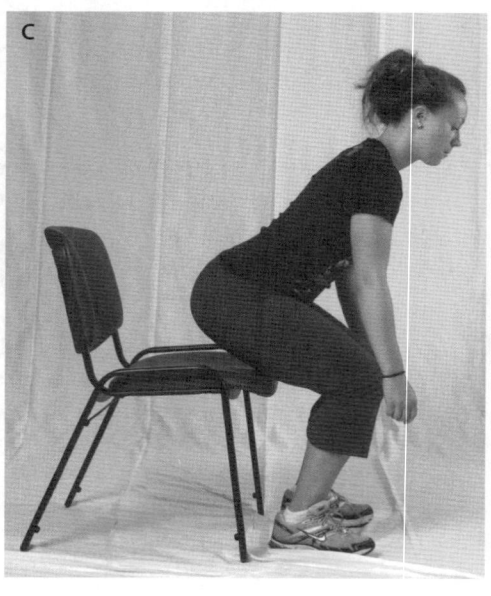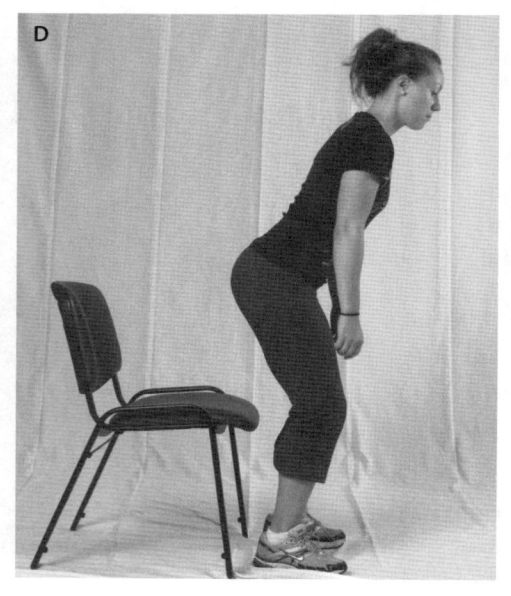

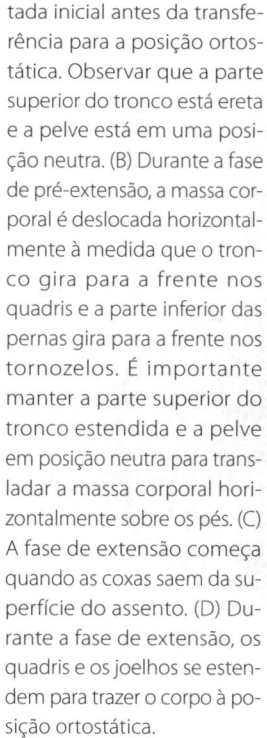

FIGURA 7.3 (A) Posição sentada inicial antes da transferência para a posição ortostática. Observar que a parte superior do tronco está ereta e a pelve está em uma posição neutra. (B) Durante a fase de pré-extensão, a massa corporal é deslocada horizontalmente à medida que o tronco gira para a frente nos quadris e a parte inferior das pernas gira para a frente nos tornozelos. É importante manter a parte superior do tronco estendida e a pelve em posição neutra para transladar a massa corporal horizontalmente sobre os pés. (C) A fase de extensão começa quando as coxas saem da superfície do assento. (D) Durante a fase de extensão, os quadris e os joelhos se estendem para trazer o corpo à posição ortostática.

a fim de impulsionar a massa corporal para a frente. Os músculos extensores de tronco e abdominais se contraem isometricamente para estabilizar o tronco enquanto ele gira para a frente nos quadris. Durante a fase de extensão (Fig. 7.3D), os extensores de quadril (glúteo máximo), de joelho (reto femoral, vasto lateral e vasto medial) e de tornozelo (gastrocnêmio e sóleo) são ativados para elevar o corpo à posição ortostática.

Os indivíduos geralmente utilizam duas estratégias básicas para se transferir da posição sentada para a posição em pé: *estratégia de transferência com impulso e estratégia sem impulso*.[3] A estratégia de transferência com impulso envolve, inicialmente, produzir um impulso para a frente, flexionando os quadris para a frente conforme o tronco e a cabeça transladam-se horizontalmente (flexão nos quadris), fazendo com que o centro de massa (CDM) se desloque para e sobre os pés. Os músculos extensores de tronco então se contraem excentricamente para frear o movimento horizontal. Isto é seguido por uma forte contração concêntrica dos músculos extensores de ambos os MI para levantar o corpo verticalmente.

A estratégia de transferência sem impulso implica em flexão para a frente do tronco até que o CDM esteja dentro da base de apoio (BDA) dos pés. Então há um levantamento vertical da massa corporal a uma posição ortostática. A estratégia de transferência sem impulso é mais estável que a estratégia com impulso, mas requer maior força muscular para ser realizada. Os indivíduos com fraqueza de MI que utilizam essa estratégia também podem precisar de cadeiras com apoios de braços, utilizados para que os MS auxiliem o paciente a tomar impulso. A estratégia de transferência com impulso requer menos força porque o corpo está em movimento quando as pernas começam a se erguer. No entanto, há um comprometimento na estabilidade, já que o indivíduo fica menos estável durante o período de transição.

O movimento (deslocamento angular) de transição da posição em pé para sentada é semelhante aos movimentos que ocorrem durante a transferência de SEP, apenas ao contrário.[4] No entanto, a sincronia e o tipo de contração muscular são diferentes. Durante a transição de pé para sentado, a massa corporal está se movendo para trás e para baixo. A flexão dos quadris, joelhos e tornozelos é controlada pela contração excêntrica dos músculos extensores de MI. Além disso, o paciente não consegue ver diretamente a superfície sobre a qual está prestes a se sentar.

Análise de tarefas das transferências da posição sentada para a ortostática e da posição ortostática para a sentada

As tarefas de movimento geralmente podem ser divididas em quatro etapas: *condições iniciais, iniciação, execução e término* (Tab. 7.1).[1] O exame criterioso das condições iniciais inclui a postura do paciente e o ambiente no qual a tarefa motora está sendo realizada. Anormalidades comuns na postura que podem afetar a capacidade de SEP incluem:

TABELA 7.1 Análise de tarefas das transferências da posição sentada para a ortostática e da posição ortostática para a sentada e dificuldades comumente apresentadas/encontradas

Quatro estágios da tarefa de transferência	Elementos da análise de tarefas	Dificuldades comumente apresentadas por pacientes com distúrbios neurológicos
Condições iniciais	• Postura inicial • Condições ambientais	• Posicionamento inicial do pé muito para a frente (p. ex., diminuição da ADM de tornozelo) • Sentado em posição de inclinação pélvica posterior • Aumento da cifose torácica • Sentado muito para trás na superfície do assento • Superfície do assento muito baixa ou muito macia
Iniciação do movimento	• Sincronia • Direção	• Atraso na iniciação • Múltiplas tentativas para iniciar o movimento • Movimento iniciado muito rapidamente • Direção de movimento não eficiente
Execução do movimento	• Direção • Velocidade • Suavidade • Deslocamento de peso • Elevação vertical • Equilíbrio	• Falta de força/potência • Ativação muscular não ocorre em sequência ideal (p. ex., começa a estender muito cedo) • Deslocamento de peso para a frente não completo • Deslocamento de peso anterior pela flexão torácica em vez de pela flexão de quadril • Muito deslocamento de peso para o lado menos afetado • Velocidade muito lenta, não cria impulso suficiente para auxiliar na fase de extensão • Medo de queda
Término do movimento	• Sincronia • Estabilidade • Precisão	• Término do movimento antes ou depois do ideal • Instável na conclusão dos movimentos de transição

▸ Descarga de peso assimétrica (Fig. 7.4).
▸ Sentar-se com uma inclinação pélvica posterior, causando uma hipercifose torácica (Fig. 7.5).
▸ Posicionamento incorreto dos pés (Fig. 7.6).

Deve-se examinar também o contexto ambiental da transferência. Isso inclui a superfície de assento (firme ou almofadada), a altura do assento, a superfície do piso (de

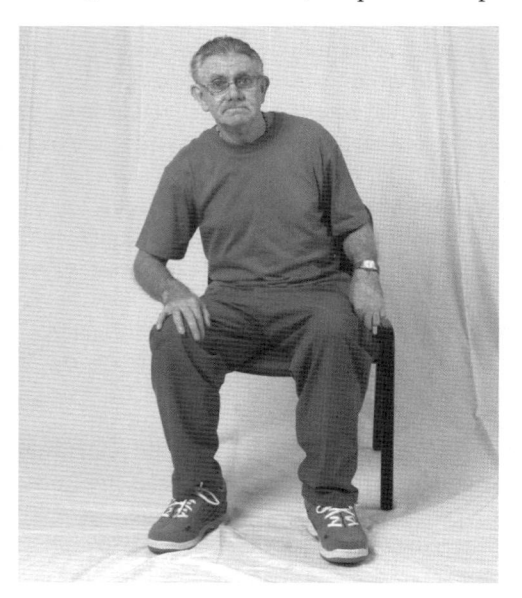

FIGURA 7.4 Um paciente com um acidente vascular encefálico (hemiparesia à esquerda) se senta com descarga de peso majoritariamente sobre o lado menos afetado (direito).

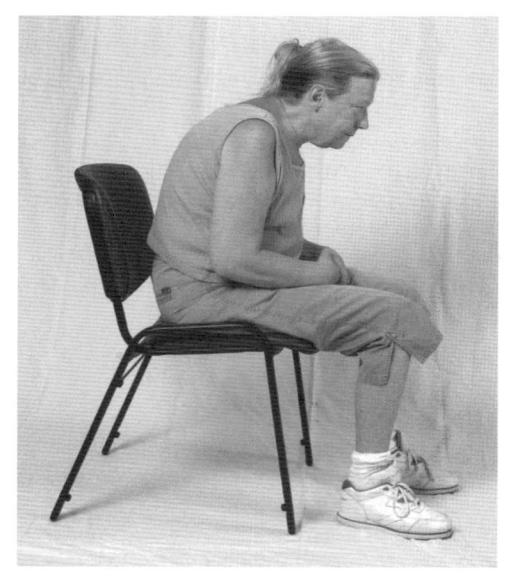

FIGURA 7.5 Uma paciente com acidente vascular encefálico (hemiparesia à direita) se senta com hipercifose torácica e inclinação pélvica posterior. Isso dificulta a translação horizontal da massa corporal durante a fase de pré-extensão. Quando a paciente se estender para tentar se levantar, a maior parte da massa corporal estará muito posteriormente. Isso fará com que ela perca o equilíbrio para trás e recue quando tentar ficar em pé, ou ela precisará de mais esforço e força para ficar em pé.

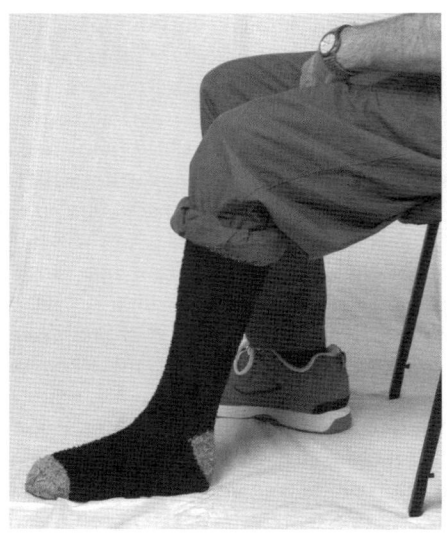

FIGURA 7.6 O paciente não coloca o pé esquerdo suficientemente para trás. Isso dificultará a translação horizontal da massa corporal durante a fase de pré-extensão e a utilização efetiva do MI esquerdo durante a fase de extensão. A incapacidade de posicionar o pé mais para trás pode ser causada por uma contratura do complexo gastrocnêmio-sóleo ou pela fraqueza dos posteriores da coxa.

azulejo ou carpete), as condições de iluminação, a presença ou ausência de apoios de braços e encosto, entre outros distratores ambientais, como ruídos. Considere também o objetivo do movimento ou o contexto em que o movimento é realizado. O desempenho pode variar dependendo do objetivo geral do paciente. Por exemplo, um paciente pode realizar a transferência de SEP de maneira diferente quando solicitado a fazê-lo em um ambiente de terapia, em oposição ao movimento feito na cozinha de sua casa, em preparação para cozinhar.

Depois de examinar as *condições iniciais*, o fisioterapeuta deve observar como o paciente realiza a tarefa de movimento. Isso inclui a *iniciação*, a *execução* e o *término* da transferência.

▸ **Iniciação.** Durante a fase de iniciação, deve-se observar o tempo (p. ex., se o paciente requer múltiplas tentativas para iniciar o movimento) e a direção do movimento inicial. Problemas comuns durante o início da SEP incluem o início tardio e o início do movimento na direção errada.
▸ **Execução.** A velocidade e a direção do movimento, a coordenação do movimento entre os diferentes segmentos do corpo, bem como o equilíbrio e a capacidade de deslocamento de peso, são elementos que impactam o desempenho e devem ser analisados criteriosamente durante a fase de execução. Problemas comuns que ocorrem durante a execução do movimento, que podem causar dificuldades ou a incapacidade de se transferir com sucesso, incluem a fraqueza, a incapacidade de deslocar completamente o peso para a frente (Fig. 7.7), erros de sequenciamento no padrão de movimento (p. ex., incapacidade de frear

um impulso para a frente e convertê-lo em um movimento vertical), o ritmo lento, a distribuição desigual de peso e a incapacidade de manter o equilíbrio enquanto se movimenta.

▸ **Término.** Problemas comuns que ocorrem durante a fase de término da transferência incluem a incapacidade de interromper a transferência no local e momento designados (ultrapassar ou não alcançar um alvo) e a incapacidade de manter o equilíbrio depois do término. Nestes casos, o paciente pode precisar dar um passo (i. e., usar uma estratégia de passo) ao alcançar a posição em pé para posicionar o CDM dentro da BDA.

Embora não seja possível replicar exatamente os efeitos dos diferentes tipos de deficiências do paciente na transferência de SEP e na transição de em pé para a posição sentada em indivíduos saudáveis, a atividade prática para o estudante do Quadro 7.1 pode fornecer informações adicionais sobre algumas das dificuldades que os pacientes podem encontrar.

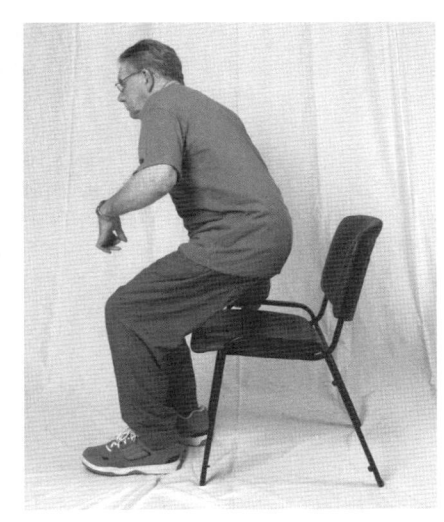

FIGURA 7.7 O paciente com acidente vascular encefálico (hemiparesia à esquerda) não deslocou seu peso para a frente o suficiente durante a fase de pré-extensão. Ele tenta compensar ao utilizar seu MS direito para empurrar-se da cadeira.

QUADRO 7.1 Atividade prática para o estudante: análise da tarefa de transferir da posição sentada para a ortostática e da posição ortostática para a sentada

Objetivo: Analisar as transferências de SEP de indivíduos saudáveis.

Equipamentos necessários: cadeira de altura normal sem apoios de braços, cadeira com um assento baixo sem apoios de braços, órtese tornozelo-pé padrão (pré-fabricada) e uma bola pequena.

Instruções: trabalhe em grupos de 2 a 3 estudantes. Os membros do grupo realizarão os diferentes tópicos de prática (descritos a seguir) e trocarão de papéis cada vez que o grupo progredir para um novo tópico.

• Um indivíduo assume o papel de paciente e participa da discussão.

• Os membros restantes participam da análise de tarefas da atividade e da discussão e fornecem *feedback* de apoio durante as demonstrações. Um membro desse grupo deve ser designado "verificador de fatos" e retomará o conteúdo do texto para confirmar elementos da discussão (se necessário) ou caso não se chegue a um consenso.

Procedimento/questões de orientação

1. Transferências da posição sentada para a ortostática e da posição ortostática para a sentada a partir de uma cadeira de altura normal (assento a aproximadamente 45 cm do chão) sem apoios de braços, 3 a 5 vezes.
   a. Qual é o alinhamento inicial do indivíduo na posição sentada?
   b. Qual estratégia foi usada?
   c. Qual é a sincronia, direção e suavidade corretas?
   d. A estabilidade postural e o equilíbrio estão presentes durante e ao final do movimento?

2. Transferências da posição sentada para a ortostática e da posição ortostática para a sentada a partir de um assento baixo (menos de 40 cm do chão), 3 a 5 vezes.
   a. A estratégia mudou em comparação a uma cadeira de altura normal?
   b. O que houve de diferente no padrão de movimento usado?
   c. Exigiu mais ou menos esforço?

3. Transferências da posição sentada para a ortostática e da posição ortostática para a sentada a partir de uma cadeira de altura normal, sem apoios de braços, sob três condições iniciais diferentes: ângulo de 90° entre as coxas e o tronco (sentado ereto), tronco flexionado para a frente a 30° e tronco flexionado para a frente a 60°. Quais diferenças foram observadas nos padrões de movimento usados para se transferir nas três posições iniciais diferentes?
   a. Qual posição inicial exigiu o menor esforço para se transferir para a posição ortostática?
   b. Qual posição inicial foi a mais estável ao término da transferência?

4. Transferências da posição sentada para a ortostática e da posição ortostática para a sentada a partir de uma cadeira de altura normal, sem apoios de braços, com uma bola pequena (15 a 20 cm de diâmetro) parcialmente cheia sob um pé.
   a. Como o padrão de movimento usado nesta transferência diferiu daquele usado sem uma bola debaixo de um pé?
   b. A estabilidade postural foi alterada durante ou ao final da transferência?
   c. Qual MI realizou mais força durante a transferência?

5. Transferências da posição sentada para a ortostática e da posição ortostática para a sentada a partir de uma cadeira de altura normal, sem apoios de braços, com um pé atrás do joelho (em aproximadamente 15° de dorsiflexão) e o outro pé em quatro posições diferentes: 15° de dorsiflexão (igual ao outro pé; Fig. 7.8A), posição neutra de tornozelo (tornozelo diretamente abaixo do joelho), 15° de flexão plantar (pé à frente do joelho; Fig. 7.8B) e com uma órtese tornozelo-pé pré-fabricada (Fig. 7.8C)
   a. Como o padrão de movimento diferiu entre as quatro condições?
   b. Qual condição exigiu mais esforço?
   c. Qual MI realizou mais força em cada uma das condições?

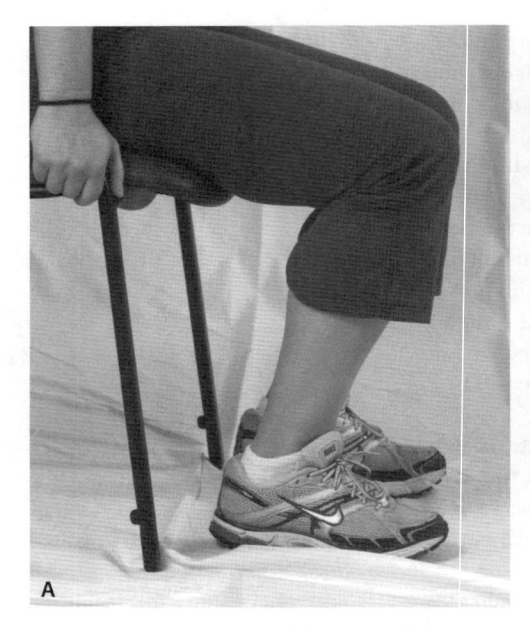
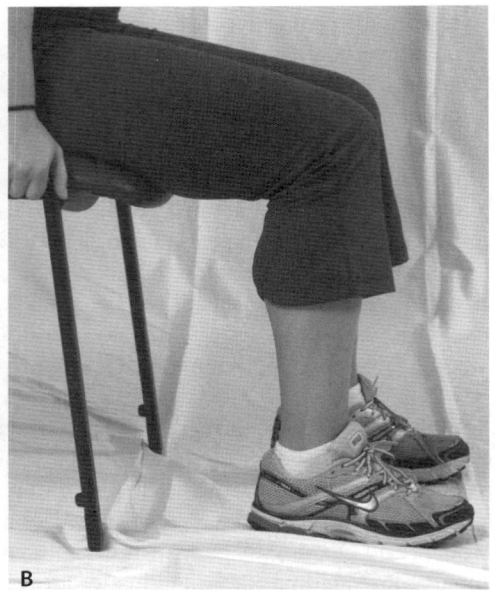
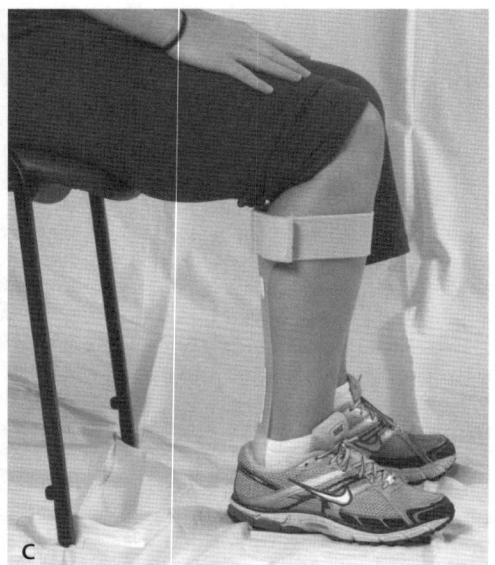

FIGURA 7.8 Transferências da posição sentada para a ortostática e da posição ortostática para a sentada com posições variáveis de tornozelo: (A) dorsiflexão de tornozelo de 15°, (B) flexão plantar do tornozelo de 15° e (C) com uma órtese tornozelo-pé pré-fabricada.

▶ Transferências da posição sentada para a ortostática e da posição ortostática para a sentada: estratégias de intervenção

As informações obtidas a partir da análise de tarefas, do exame da estrutura corporal e da função e do conhecimento dos objetivos do paciente possibilitarão ao fisioterapeuta projetar um programa de intervenção abrangente e eficaz. São necessárias estratégias de reabilitação intensivas e orientadas a tarefas para induzir à reorganização neurológica dependente do uso para melhorar a recuperação motora e funcional.[5,6] Incorporar estratégias para melhorar a aprendizagem motora (ver Capítulo 2: Intervenções para melhorar a função motora) combinadas a intervenções intensivas e orientadas a tarefas fornecem a base para o PDC.

Transferências da posição sentada para a ortostática

Ambiente

Durante o estágio inicial da aprendizagem motora (estágio cognitivo), o fisioterapeuta deve estabelecer o ambiente de prática da transferência de modo a possibilitar que o paciente tenha sucesso, minimizando as estratégias de movimento compensatório. Isso geralmente envolve o uso de uma superfície firme e elevada. Uma maca com regulagem alta-baixa (Fig. 7.9) é ideal para as sessões de treinamento iniciais. A maca possibilita que o fisioterapeuta ajuste a altura em um ponto que seja desafiador para o paciente, mas não tão desafiador a ponto de o paciente não conseguir concluir com sucesso a transferência sem realizar movimentos compensatórios excessivos. Além disso, as sessões de inter-

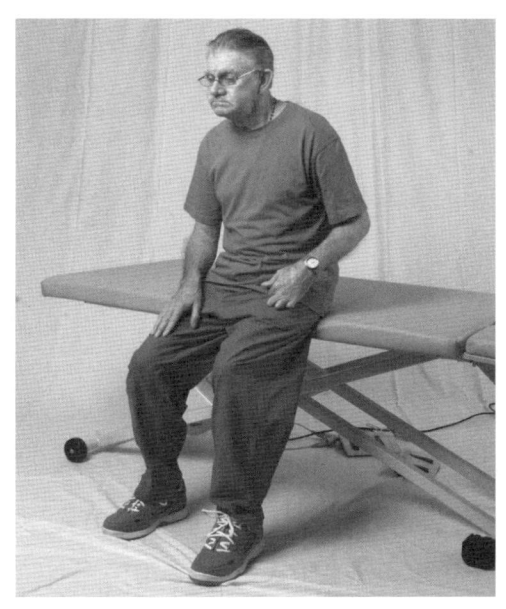

FIGURA 7.9 Pode-se usar uma maca (ou colchonete) com regulagem alto-baixo para variar a altura do assento. À medida que o paciente melhora, a maca pode ser abaixada para tornar a atividade mais desafiadora.

venção devem ser realizadas em um ambiente silencioso e fechado, totalmente iluminado. Pode-se usar comandos verbais para fornecer *conhecimento de resultados e conhecimento de desempenho*, mas devem ser progressivamente diminuídos ou resumidos após uma determinada quantidade de tentativas. Pode-se usar também comandos verbais para direcionar a atenção do paciente à tarefa ou ao objetivo geral do movimento. Pode ser mais benéfico para pacientes com certos diagnósticos neurológicos (p. ex., pacientes com acidente vascular encefálico que afetou o córtex sensório-motor) se os comandos verbais forem usados com moderação. Outro método empregado para essas populações é praticar atividades que disfarçam o movimento pretendido em uma "meta de movimento" secundária. Um exemplo disso pode ser incentivar um paciente a alcançar e pegar objetos posicionados à sua frente, longe o suficiente para que seja necessário um movimento de transferência de SEP para realizá-lo (p. ex., alcançar e pegar uma xícara que está em uma bancada).

Durante os estágios finais da aprendizagem motora (estágios associativo e autônomo), à medida que a capacidade do paciente de realizar o movimento melhora, o ambiente deve ser configurado de modo a refletir de maneira mais realista as condições que provavelmente serão encontradas no lar e na comunidade. Embora o ambiente deva se tornar mais realista, ele ainda deve ser planejado de modo a possibilitar que o paciente tenha sucesso e, em seguida, tornar-se gradualmente mais desafiador. Estratégias de intervenção específicas podem incluir o uso de várias superfícies de assento (Fig. 7.10A-C) e um ambiente aberto, no qual há mais distratores externos. Os comandos verbais devem ser minimizados nesses estágios posteriores

do aprendizado. Se forem encontradas dificuldades, o paciente deve ser incentivado a refletir para identificar onde ou qual é o problema.

> 📑 **Observação clínica:** Inicialmente, deve-se usar uma superfície firme na altura apropriada (geralmente acima do normal). A progressão é para uma assento de altura padrão e depois para tipos variados de superfícies de assento (p. ex., sofá, cama, sanitário, banqueta). O ambiente deve progredir de um ambiente fechado para um ambiente aberto.

Posição

Uma posição sentada e ereta na borda da superfície do assento, com o peso uniformemente distribuído, a pelve em posição neutra e os pés atrás dos joelhos (tornozelo em aproximadamente 15° de dorsiflexão) (Fig. 7.11) é a posição inicial ideal. Limitações na amplitude de movimento (ADM) do tornozelo podem reduzir a capacidade de posicionar os pés. Nestas situações, pode-se indicar o alongamento do complexo gastrocnêmio-sóleo e/ou a mobilização articular para alongar a cápsula articular. O alongamento pode ser feito tanto na posição sentada quanto em pé (Fig. 7.12A-C). Deve ser mantido por pelo menos 30 segundos e repetido de 5 a 10 vezes. Os pacientes devem ser orientados a realizar esses alongamentos de maneira independente, para que possam ser praticados várias vezes ao dia. Se o paciente não tiver força suficiente nos músculos posteriores da coxa para posicionar os pés, pode-se implementar um programa de fortalecimento orientado a tarefas. Pode-se colocar uma toalha embaixo do pé para reduzir o atrito, ou pode-se usar um pequeno skate (Fig. 7.13) como parte de um programa de fortalecimento específico à tarefa. Pode-se colocar fita adesiva no chão para fornecer um alvo para o paciente posicionar o pé.

O Capítulo 5 (Intervenções para melhorar o sentar e as habilidades de equilíbrio na posição sentada) fornece uma variedade de intervenções destinadas a melhorar a posição sentada e o equilíbrio. Estas intervenções podem ser usadas para melhorar a posição sentada inicial para as transferências. Como mencionado, a posição sentada ideal inclui a parte superior do tronco ereta e estendida, a pelve em alinhamento neutro e os pés posicionados atrás do joelho (com o tornozelo em aproximadamente 15° de dorsiflexão).

Realização do movimento

O movimento inicial na transferência da posição sentada para a posição em pé é a translação frontal da parte superior do corpo, na qual há flexão dos quadris. Os pacientes que se sentam com inclinação pélvica posterior (sentam-se sobre o sacro), hipercifose torácica e que têm medo de cair quando se inclinam anteriormente podem tentar trazer o peso corporal para a frente, aumentando a cifose torácica enquanto flexionam os quadris. Isso leva a cabeça para a frente, mas não translada de modo eficaz a massa

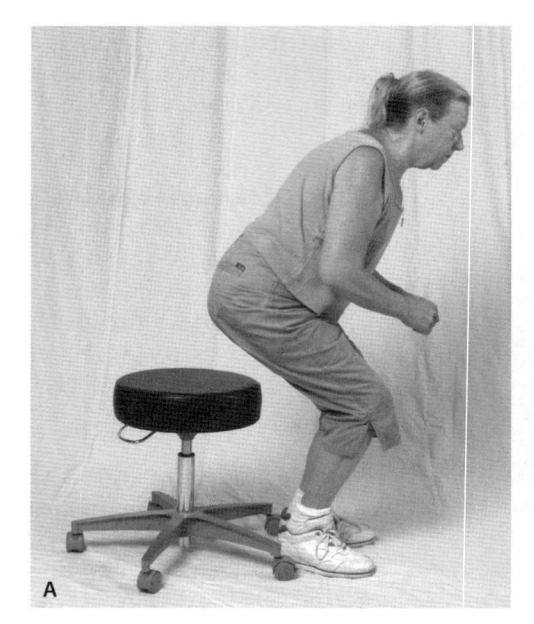

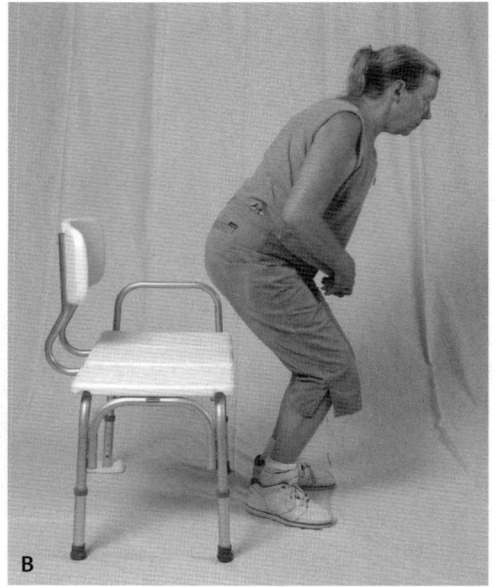

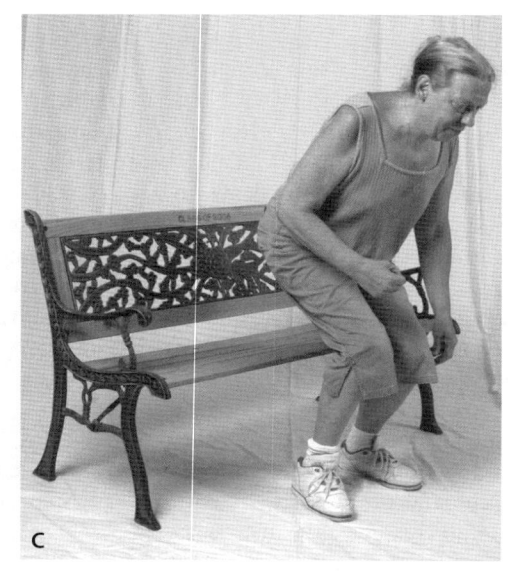

FIGURA 7.10 Praticar as transferências da posição sentada para a ortostática e da posição ortostática para a sentada usando uma variedade de superfícies de assentos simulará melhor o ambiente doméstico e comunitário de um paciente.

corporal horizontalmente (Fig. 7.14). A partir dessa posição é difícil se transferir para a posição em pé, porque grande parte do peso corporal está muito distante posteriormente e o indivíduo é capaz de ver apenas o chão.

Um importante elemento da prática é o movimento da parte superior do corpo para a frente sobre os pés (ou seja, flexão de quadril com a parte superior do tronco estendida). Fazer com que o paciente cruze os braços à frente enquanto é guiado a flexionar os quadris para a frente ajuda a manter a parte superior do tronco estendida e a minimizar a flexão à qual é imposta (Fig. 7.15). Alternativamente, os braços do paciente podem ser apoiados em uma maca com rodas que pode ser guiada para a frente e para trás (Fig. 7.16) ou em uma bola terapêutica grande (Fig. 7.17). Deve-se ter o cuidado de proteger a integridade da articulação do ombro durante a realização dessas intervenções, particularmente em pacientes que passaram por um aci-

dente vascular encefálico e que têm um ombro subluxado. Isso pode ser feito apoiando manualmente a articulação por baixo, se necessário (Fig. 7.18).

O fisioterapeuta nunca deve ajudar puxando o braço do paciente. Os pés do indivíduo também podem precisar ser estabilizados inicialmente para que a parte inferior da perna gire para a frente sobre o pé. Conforme o paciente progride, a assistência do fisioterapeuta é diminuída e, por fim, removida.

⚠ **Alerta:** O fisioterapeuta deve ter cuidado ao manusear o ombro para evitar traumas às articulações.

Como descrito acima, durante os estágios iniciais do aprendizado, pode-se usar uma superfície de assento mais alta (p. ex., maca com regulagem alta-baixa); isso é parti-

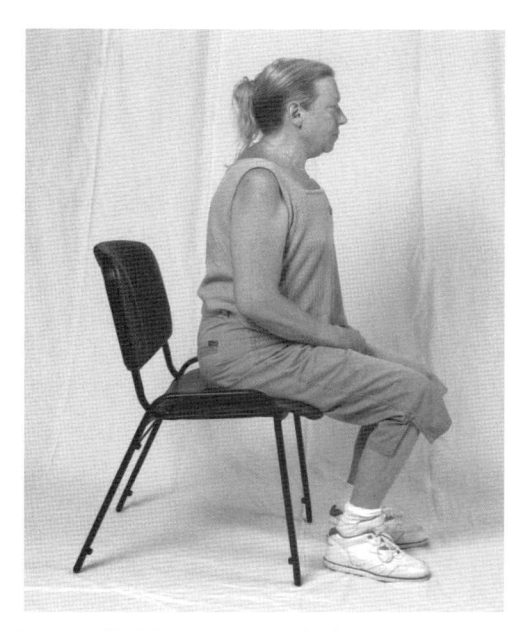

FIGURA 7.11 Posicionar os tornozelos levemente posteriores ao joelho possibilitará que o peso do paciente seja transladado horizontalmente durante a pré-extensão.

cularmente útil em pacientes fracos. Uma superfície mais alta estimula a sustentação de peso pelo membro mais fraco e minimiza a sobrecarga compensatória do membro mais forte. Para os pacientes que necessitam de assistência física em decorrência de uma fraqueza, o fisioterapeuta pode empurrar para baixo, de modo levemente posterior, por meio do joelho (Fig. 7.19). Esta ação também ajudará a estabilizar o pé. A translação direta do tronco pode ser guiada com a outra mão, colocada na pelve ou na parte superior do tronco. O posicionamento do fisioterapeuta não deve bloquear a rotação anterior da parte inferior da perna (Fig. 7.20).

Deve-se fornecer um alvo visual para o paciente focar enquanto empurra para se levantar. O alvo deve estar na frente e no nível dos olhos (quando em pé). O uso de um alvo ajuda o paciente a manter a parte superior do tronco estendida enquanto o peso é deslocado para a frente, fornece uma sensação de alinhamento postural e orientação vertical e desestimula o paciente a olhar para os pés.

Outras estratégias para aumentar a descarga de peso sobre o MI mais afetado incluem:

- Colocar o MI menos afetado um pouco à frente do MI mais afetado.
- Colocar o MI menos afetado sobre um pequeno bloco (Fig. 7.21).
- Usar uma plataforma de força para fornecer *feedback* visual em relação à quantidade de carga em ambos os MI.
- Realizar tarefas de alcance simples para o lado mais afetado durante as transferências de SEP ("alcançar e ficar em pé").

Comentários

- Para promover uma descarga de peso simétrica, pode-se usar inicialmente uma superfície mais alta para pacientes com fraqueza muscular.
- A assistência manual fornecida ao joelho mais afetado ajudará na extensão.
- O posicionamento do fisioterapeuta ao assistir/proteger não deve bloquear a translação do peso para a frente.
- Pode-se usar um alvo visual para promover a extensão da parte superior do tronco.

Prática repetitiva e fortalecimento

A ampla oportunidade de praticar uma tarefa funcional é extremamente importante para melhorar a aprendizagem motora e a retenção da habilidade no ambiente do paciente. Isso também é verdade para as transferências. A prática repetitiva (11 a 14 vezes por dia) da transferência de SEP mostrou a melhora da capacidade de se transferir de maneira independente sem a assistência de MS, bem como o aumento da qualidade de vida e da mobilidade física em indivíduos com acidente vascular encefálico que estão em reabilitação enquanto internados.[7] Um componente-chave de qualquer estratégia de intervenção destinada a melhorar a capacidade de transição entre as posições sentada e em pé deve incluir múltiplas repetições práticas.

O treinamento de força em indivíduos com acidente vascular encefálico aumenta a força do MI mais envolvido e melhora a função e o nível de incapacidade autorrelatados.[8] O treinamento de força de MI pode ser realizado com movimentos orientados a tarefas e com resistência progressiva por meio da utilização de pesos. Em geral, os exercícios de fortalecimento devem ser feitos de 2 a 3 vezes por semana. Os pacientes devem realizar 2 a 3 séries de 8 a 12 repetições na máxima carga em que conseguem realizar 10 repetições.

⚠️ **Alerta:** Durante os exercícios em pé, os pacientes em risco de queda devem ser supervisionados atentamente e podem precisar ficar ao lado de uma parede ou de um corrimão ou outro objeto para ajudar no equilíbrio. O apoio dado por um leve toque (apoio com os dedos) é o mais indicado.

As intervenções de fortalecimento orientadas a tarefas na posição ortostática podem incluir agachamentos parciais com apoio em paredes, subir e descer degraus (Fig. 7.22) e miniafundos (Fig. 7.23) (ver também Capítulo 9: Intervenções para melhorar o ortostatismo e as habilidades de equilíbrio em pé). Pode-se realizar treinamento resistido progressivo com tornozeleiras, pesos com polias ou aparelhos isocinéticos; pode-se incluir exercícios de *leg press* (unilateral ou bilateral), agachamentos em um Total Gym®, flexão e extensão de joelho, e extensão e abdução de quadril em pé com tornozeleiras.

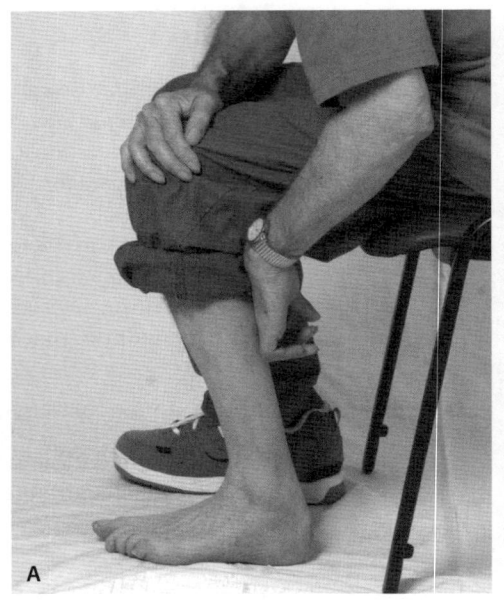
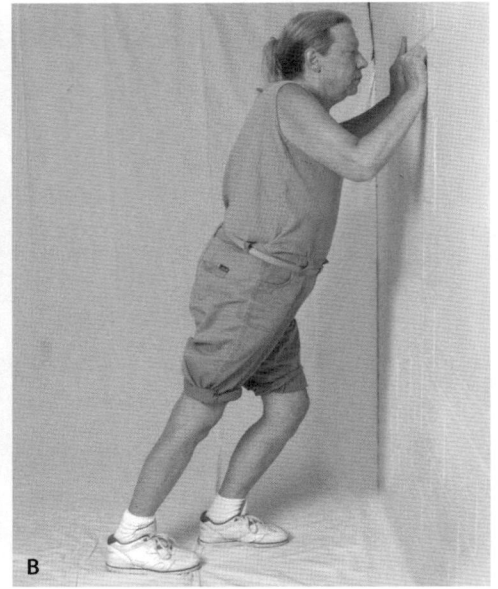
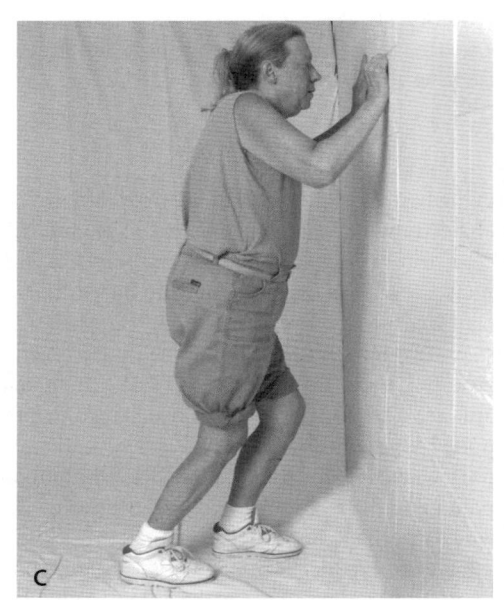

FIGURA 7.12 Os músculos sóleo e gastrocnêmio devem ser alongados: (A) alongamento do sóleo na posição sentada, (B) alongamento do gastrocnêmio na posição ortostática com o joelho estendido, (C) alongamento do sóleo na posição ortostática com o joelho flexionado.

Comentários

▸ A prática repetitiva é essencial para o aprendizado motor.

▸ O treinamento de força pode ser feito por meio de movimentos orientados a tarefas ou do treinamento resistido progressivo com pesos.

Transferências da posição ortostática para a sentada

Durante as sessões de prática, deve-se enfatizar também a passagem da posição em pé para a posição sentada. Uma maneira de fazer isso com eficácia é pedir ao paciente que controle a descida a partir da posição em pé. O paciente pratica uma parada no meio da descida em resposta a um comando verbal, e mantém a posição por um curto período (1 a 3 segundos) ou empurra para retornar à posição ortostática. A amplitude e a velocidade da descida podem variar de acordo com a capacidade do paciente. Pode-se também solicitar ao indivíduo que se sente lentamente e volte a ficar em pé assim que a superfície do assento for sentida. Essas estratégias de intervenção melhorarão o controle excêntrico durante a transição da posição em pé para a posição sentada.

Prática das habilidades

Uma vez que o paciente tenha dominado a habilidade básica de transferência e esteja nos estágios associativo e autônomo da aprendizagem motora, as intervenções de-

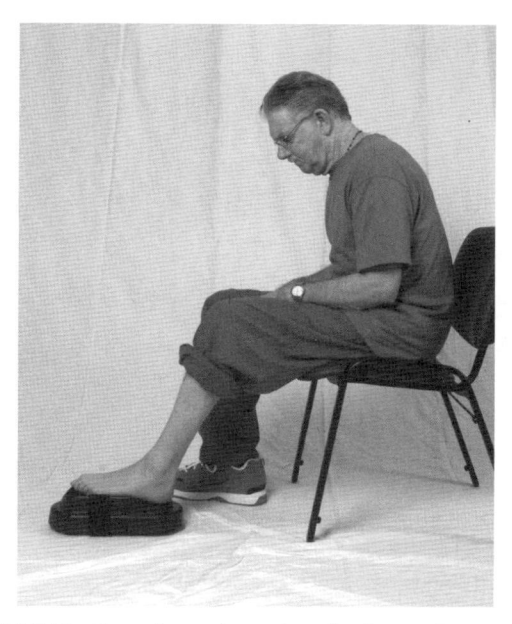

FIGURA 7.13 O uso de um *skate* sob o pé reduz o atrito entre o pé e o chão, facilitando a prática inicial do posicionamento correto do pé. O paciente também pode praticar essa atividade de maneira independente como um componente de um programa de exercícios domiciliares.

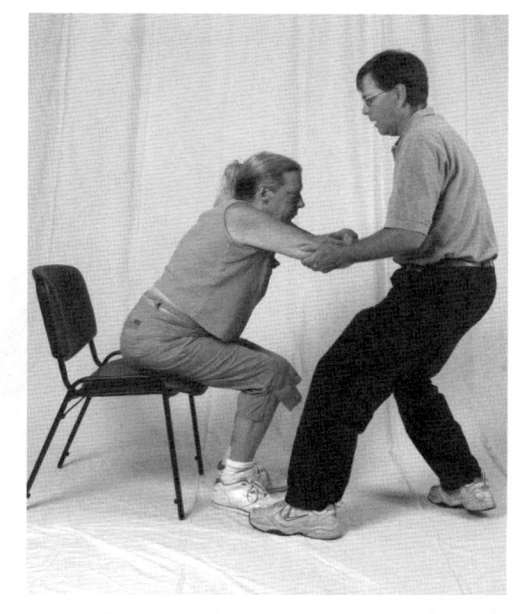

FIGURA 7.15 Com os MS da paciente cruzados na frente do corpo, o fisioterapeuta orienta a translação para a frente durante a pré-extensão, enquanto a paciente mantém a extensão da parte superior do tronco à medida que a parte inferior do tronco gira para a frente nos quadris.

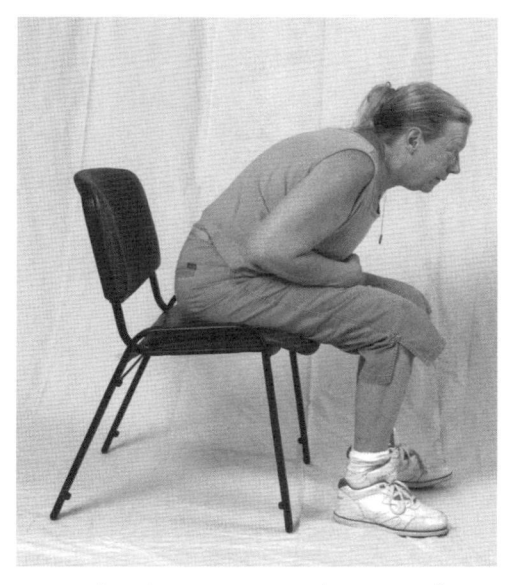

FIGURA 7.14 A paciente trouxe sua cabeça para a frente em decorrência do aumento da cifose torácica e da inclinação pélvica posterior. A paciente provavelmente perderia o equilíbrio posteriormente e cairia para trás no assento se tentasse se levantar dessa posição.

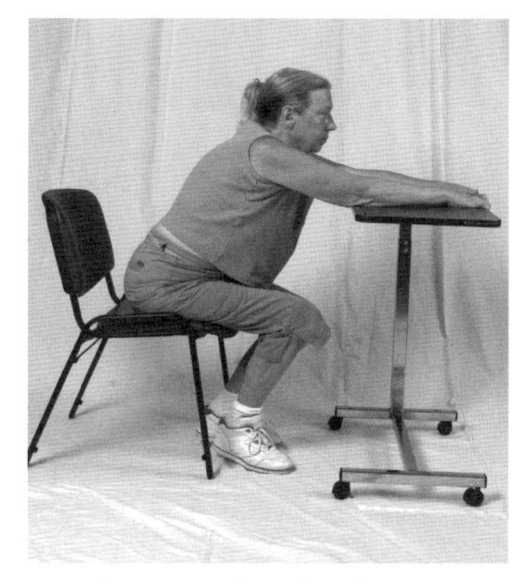

FIGURA 7.16 Uma mesa auxiliar pode ajudar a praticar a manutenção da extensão da parte superior do tronco enquanto a parte inferior do tronco gira para a frente nos quadris, em preparação para efetivamente transladar a massa corporal horizontalmente durante a fase de pré-extensão.

vem ser planejadas de modo a promover a aquisição de habilidades. É possível configurar um "curso de transferência" que exige que o paciente se transfira para e de vários tipos de superfícies de assentos em ordem aleatória. O curso pode ser configurado de maneira que o paciente caminhe uma curta distância até as diferentes superfícies de assento (Fig. 7.24 e ver Vídeo 7.1). O Vídeo 7.1 (disponível *on-line* em www.manoleeducacao.com.br/conteudo-

-complementar/saude) retrata um paciente com traumatismo cranioencefálico realizando uma variedade de intervenções de transferência específicas à tarefa em um circuito de transferência.

Para progredir a complexidade da tarefa de modo a refletir melhor o ambiente da vida real do paciente, pode-se introduzir também um paradigma de duas ou várias tarefas. Neste cenário, solicita-se ao paciente que segure um

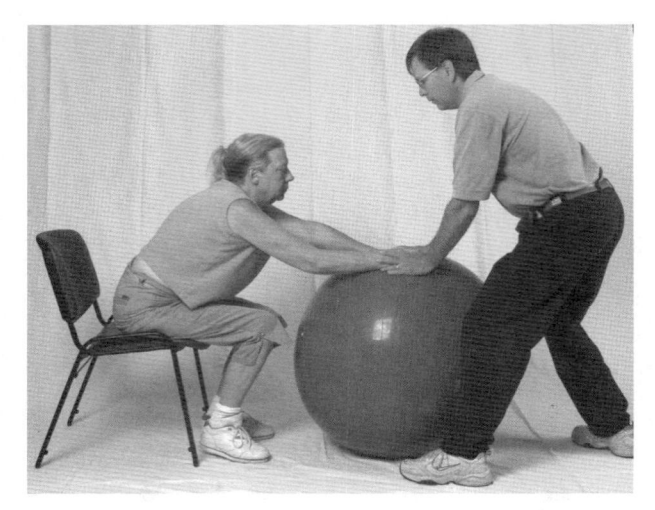

FIGURA 7.17 Uma bola terapêutica pode ajudar a paciente a aprender como transladar efetivamente a massa corporal horizontalmente durante a fase de pré-extensão, mantendo a parte superior do tronco estendida enquanto o tronco gira para a frente nos quadris.

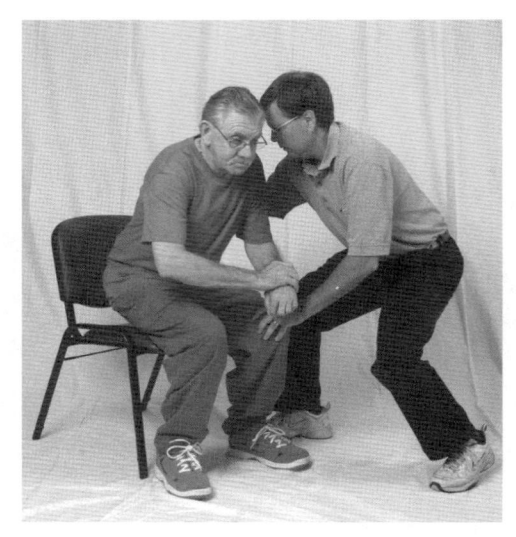

FIGURA 7.19 O fisioterapeuta ajuda o paciente empurrando para baixo e de modo levemente posterior por meio do joelho. Isso ajudará a estabilizar o pé e a fornecer assistência para a extensão do joelho. A mão oposta é usada para guiar o tronco para a frente.

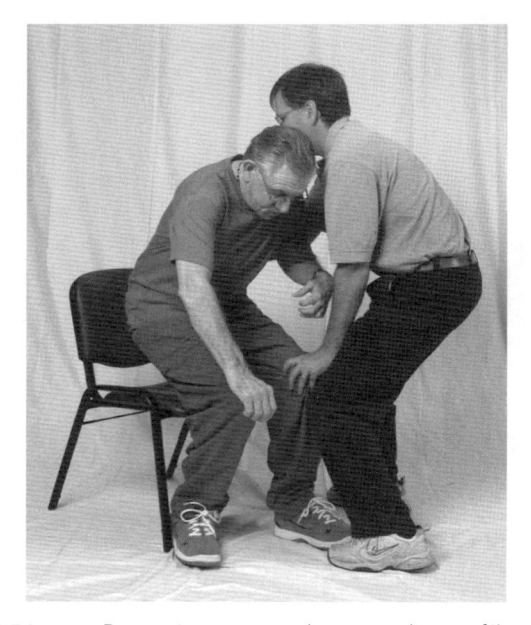

FIGURA 7.18 Este paciente com acidente vascular encefálico (hemiparesia à esquerda) tem um ombro subluxado, que é apoiado manualmente pelo fisioterapeuta. O paciente nunca deve ser auxiliado a ficar de pé via tração da articulação do ombro.

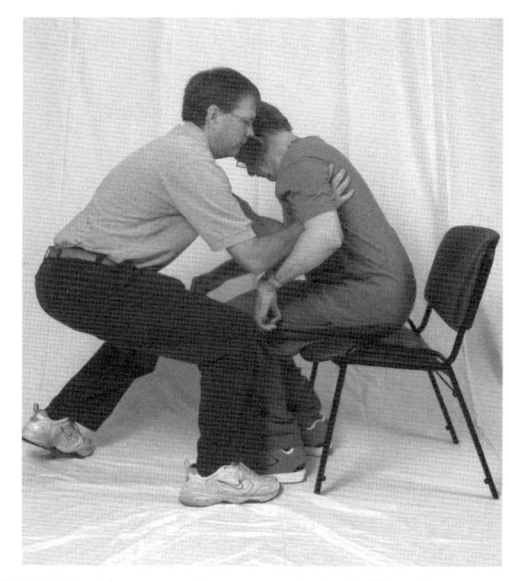

FIGURA 7.20 Enquanto fornece assistência física à posição ortostática, o fisioterapeuta não deve ficar muito perto do paciente, a fim de não bloquear a rotação para a frente do tronco e da perna. Aqui é mostrado o posicionamento apropriado para auxiliar na translação para a transferência de SEP.

objeto enquanto pratica transferências. Pode-se incorporar o uso unilateral ou bilateral do MS. Por exemplo, pode-se solicitar ao paciente que segure uma xícara (Fig. 7.25A) ou uma bandeja contendo um ou mais objetos (Fig. 7.25B) durante a transferência. Pode-se solicitar também que ele realize uma tarefa cognitiva, como contar regressivamente de 7 em 7 a partir do 100 ou citar nomes de animais que começam com uma determinada letra. Para tornar a atividade ainda mais desafiadora, pode-se solicitar ao paciente que realize tanto a tarefa de MS como a tarefa cognitiva ao mesmo tempo em que pratica o padrão de movimento.

A velocidade de movimento também pode ser uma importante variável da tarefa a ser modificada durante o treinamento. Por exemplo, pode-se usar o *Teste de sentar-levantar* (descrito a seguir em Medidas de desfecho da capacidade de transferência) durante as sessões de prática para promover não apenas uma maior velocidade de movimento, mas também uma maior atenção à tarefa, dada a natureza competitiva do teste. Ao longo das sessões, isso pode não apenas informar as decisões clínicas como também servir como um reforço comportamental ao paciente.

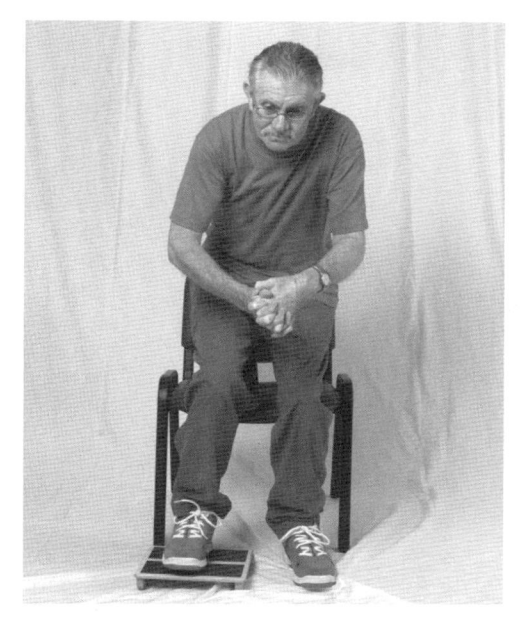

FIGURA 7.21 Colocar um apoio elevado (p. ex., um bloco ou degrau) sob o MI menos envolvido força o paciente a colocar peso adicional sobre esse membro. Isso ajuda a fortalecer o MI mais envolvido e reduz a dependência do MI menos envolvido para fornecer a força necessária para ficar em pé.

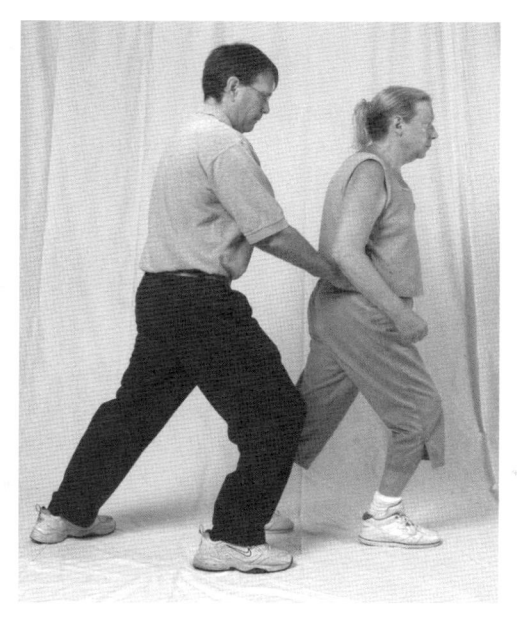

FIGURA 7.23   A paciente pratica afundos parciais. Pode-se aumentar o comprimento do passo para a frente e a quantidade de flexão de joelho e de quadril durante o afundo conforme a força do paciente aumenta. A prática melhora diretamente o ato de subir escadas e meios-fios.

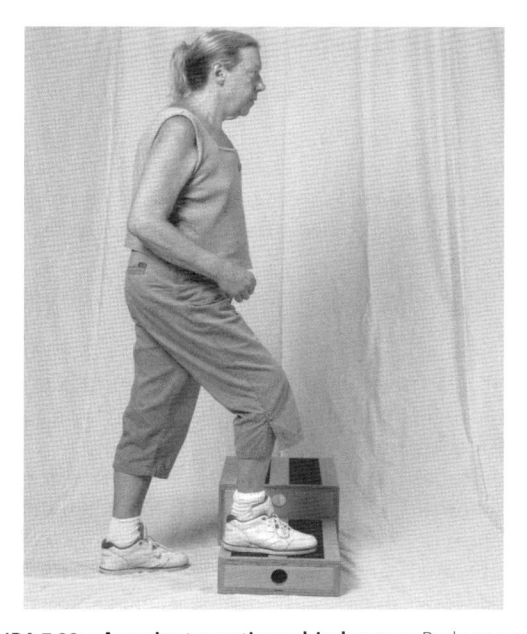

FIGURA 7.22   A paciente pratica subir degraus. Pode-se aumentar a altura do degrau conforme a força do MI do paciente aumenta. A prática melhora diretamente o ato de subir escadas e meios-fios.

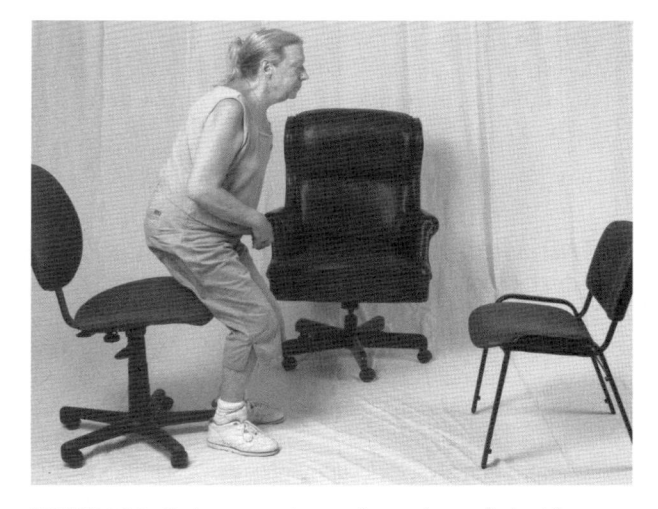

FIGURA 7.24   Pode-se organizar um "curso de transferência" em uma disposição circular, semicircular (demonstrada na figura) ou linear usando uma variedade de superfícies de assento. O curso de transferência deve ser organizado de maneira que o paciente precise percorrer uma curta distância entre as diferentes superfícies de assento. Essa atividade promoverá o desenvolvimento das habilidades de transferência necessárias pelo paciente na casa e na comunidade e melhorará o aprendizado motor.

Outras condições do ambiente também podem ser modificadas. A superfície do piso pode ser alterada para um tapete espesso ou espuma densa. Pode-se mudar a iluminação para que o paciente pratique transferências em um ambiente com pouca ou nenhuma luz, semelhante ao que ocorre quando um indivíduo se levanta no meio da noite para usar o banheiro. Pode-se introduzir diferentes ruídos como um distrator. Tal como acontece com as estratégias de intervenção utilizadas desde o início, a prática repetitiva é fundamental para melhorar a aprendizagem motora.

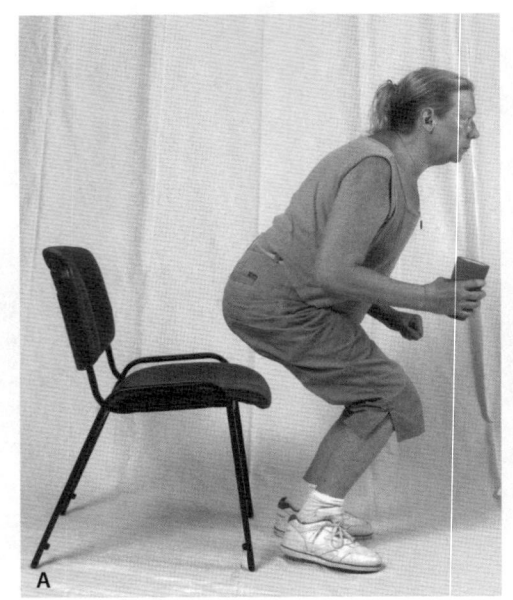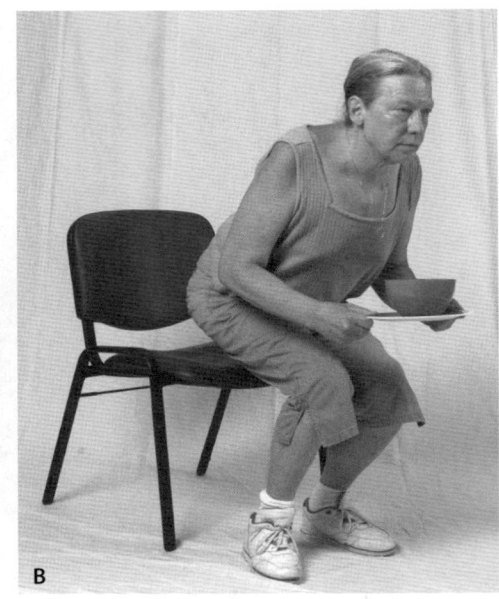

FIGURA 7.25 Transferindo-se para a posição ortostática enquanto segura (A) um copo de água ou (B) um prato com objetos sobre ele. O desempenho de tarefa dupla desafia o controle do paciente para impedir que o conteúdo seja derramado do copo ou do prato. Isso também serve para tornar a transferência mais automática, pois a atenção do paciente está em segurar o copo ou o prato e não derramar o conteúdo, e não no ato da transferência em si.

Comentários

▸ A prática deve incluir a transferência aleatória de e para uma variedade de superfícies de assento.

▸ Outras tarefas motoras e cognitivas podem ser incorporadas à prática.

▸ As estratégias de prática devem incluir modificações no ambiente, incluindo na iluminação e na superfície do piso.

▸ Transferências para e de uma cadeira de rodas

Durante os estágios iniciais da reabilitação, particularmente nos ambientes hospitalares de tratamento agudo ou reabilitação, os pacientes geralmente usam uma cadeira de rodas para fins de mobilidade quando não estão em terapia. Alguns pacientes, especialmente aqueles com deficiências cognitivas ou aqueles que nunca usaram uma cadeira de rodas, podem ser incapazes de sequenciar corretamente as etapas necessárias para posicionar com segurança a cadeira de rodas para as transferências. Nesses casos, pode ser apropriado anotar a sequência de etapas necessárias para a transferência segura e fixá-la no apoio de braço da cadeira de rodas do paciente. Embora possa ser necessário adaptar-se às habilidades e circunstâncias cognitivas de um paciente específico, um exemplo dessa lista pode ser assim:

1. Posicione a cadeira de rodas.
2. Acione os freios.
3. Arrume os apoios de pés.
4. Arraste-se à borda da cadeira de rodas.
5. Posicione os pés afastados e atrás dos joelhos.
6. Sente-se com a postura ereta e as costas retas.

7. Incline-se para a frente até o nariz estar sobre os dedos dos pés.
8. Empurre-se para levantar usando os apoios de braços.
9. Gire 90° em direção à outra superfície e sinta a superfície na parte de trás das pernas.
10. Sente-se devagar e com segurança.

Pode-se desenvolver uma lista genérica similar para uso em todas as transferências de SEP, sem as informações sobre o gerenciamento da cadeira de rodas, como uma maneira de lembrar o paciente das etapas necessárias.

Transferências em pivô da posição sentada

Indivíduos que usam a cadeira de rodas como o principal meio de mobilidade em casa e na comunidade, como aqueles com lesão medular, esclerose múltipla ou espinha bífida, frequentemente precisam se transferir para e da cadeira de rodas usando apenas os MS (*transferência em pivô da posição sentada*). Para o indivíduo com uma LM completa, o nível de lesão geralmente determina a capacidade funcional para as transferências. Quanto mais baixo o nível de lesão, mais fáceis e diversificadas serão as transferências. Outros fatores, além do nível de função motora preservada, também afetarão a capacidade de realizar transferências em pivô independentes. Estes incluem o peso corporal, a espasticidade, a dor, a ADM e características antropométricas.

O indivíduo com LM completa nível C6 (American Spinal Injury Association [ASIA]) tem músculos do manguito rotador, deltoides e bíceps braquial preservados, bem como inervação parcial do redondo maior, peitoral maior e latíssimo do dorso, que fornecem a força para realizar a maior parte das transferências em pivô da posição sentada entre superfícies niveladas de maneira independente. Sem a função tricipital, a articulação do cotovelo pode ser estabilizada em extensão, posicionando o ombro em rotação lateral, o cotovelo e o punho em extensão, e o antebraço em supinação. Para conseguir isso, o paciente primeiro lança o ombro em extensão com o antebraço supinado. Uma vez que a base da mão está em contato com a superfície de apoio, o úmero é flexionado para fazer com que o cotovelo se estenda, porque o braço está em cadeia cinética fechada. O paciente aprende a controlar o cotovelo em extensão em cadeia cinética fechada, contraindo a parte clavicular do deltoide, os rotadores laterais de ombro e o músculo peitoral maior. O paciente deve evitar travar o cotovelo, se possível, pois isso pode causar danos às articulações com as múltiplas repetições. Para levantar o tronco e os quadris desta posição para a transferência, o paciente protrai e deprime as escápulas. Os dedos devem ser flexionados para preservar a *tenodesis grip* sempre que suportarem o peso, e o punho deve estar em posição neutra ou próxima da neutra sempre que possível.

Visão geral da biomecânica

Ao contrário das transferências de SEP, há pouquíssima pesquisa sobre como indivíduos com LM (ou outros distúrbios similares) realizam transferências em pivô da posição sentada para e de suas cadeiras de rodas. Perry e colaboradores[9] identificaram três componentes para a transferência em pivô da posição sentada: fase preparatória, fase de levantamento e fase de descida. Durante a *fase preparatória*, o tronco flexiona para a frente, inclina-se lateralmente e gira em direção ao braço de trás (Fig. 7.26A). A *fase de levantamento* começa quando as nádegas se levantam da superfície do assento e continua enquanto o tronco é levantado a meio caminho entre as duas superfícies (Fig. 7.26B). A *fase de descida* denota o período em que o tronco é abaixado à superfície de destino a partir do ponto médio até as nádegas estarem na nova superfície (Fig. 7.26C).

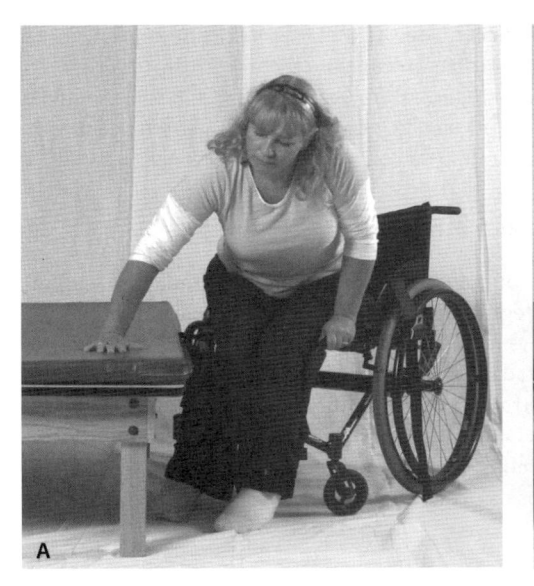
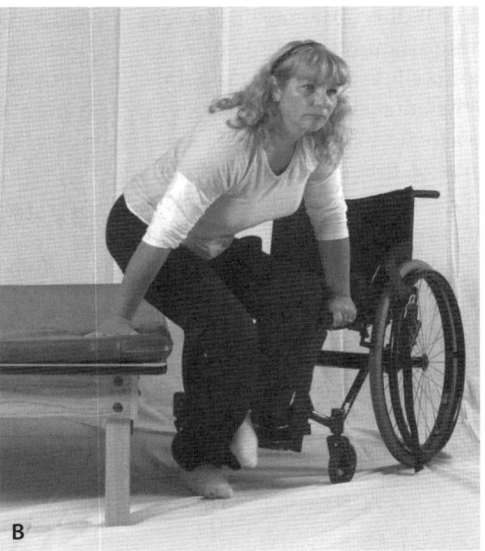
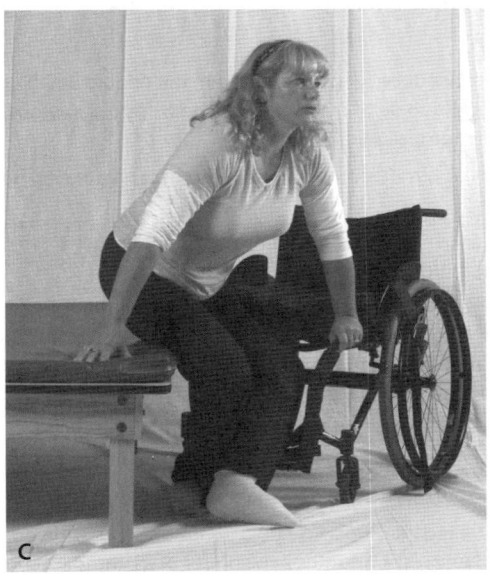

FIGURA 7.26 Transferência em pivô da posição sentada na cadeira de rodas para a maca. (A) Durante a fase preparatória, o indivíduo com uma lesão medular incompleta (T6) coloca a mão de trás na cadeira de rodas e a mão da frente na superfície para a qual ele vai se transferir. A paciente flexiona o tronco e começa a girar a parte superior do tronco na direção da mão. (B) Durante a fase de levantamento, o impulso da flexão anterior e rotação de tronco com a extensão do tríceps e o abaixamento da escápula levantam o tronco e a pelve da cadeira de rodas. (C) Durante a fase de descida, a contração muscular excêntrica abaixa o corpo até a maca.

A fase preparatória inclui o deslocamento do peso corporal das nádegas às mãos, flexionando o tronco para a frente de modo que os ombros fiquem à frente das mãos.[10] A capacidade de flexionar o tronco para a frente de modo que os ombros fiquem à frente das mãos é um componente-chave do movimento. A mão de trás é colocada perto da parte superior da coxa, anterior à articulação do quadril. A mão da frente é colocada mais longe da parte superior da coxa para fornecer um espaço no qual as nádegas e as coxas possam se transferir. A parte superior do tronco gira em direção à mão de trás, para longe da superfície de destino. Inicialmente, isso pode ser difícil porque os pacientes geralmente querem ver a superfície para a qual estão se transferindo.

Na fase de levantamento, o tronco e os quadris são levantados da superfície do assento. A parte inferior do tronco é deslocada em um sentido lateromedial em direção à mão da frente. A parte superior do tronco gira em direção à mão de trás. Durante a fase de descida, o tronco e os quadris continuam a ser levantados da superfície do assento e o tronco continua girando em direção à mão de trás enquanto o corpo é abaixado até alcançar a superfície do assento. A força máxima produzida na mão de trás geralmente ocorre imediatamente antes de as nádegas serem levantadas da superfície do assento e enquanto as nádegas estão no ar em direção à mão da frente.[10] O MS da frente é o que produz maior força, o que sugere que o MS mais fraco ou aquele que tem um ombro dolorido deve ser o da frente.[9,10]

Precauções e habilidades preparatórias

Muitos indivíduos que usam uma transferência em pivô da posição sentada de e para sua cadeira de rodas estão em risco de desenvolver rupturas na pele. Durante as transferências, deve-se evitar as forças de atrito na pele. Os pacientes devem ser instruídos a levantar o corpo em vez de deslizar pela superfície. Vários pequenos levantamentos e pivôs são melhores do que deslizar pela superfície. No início de um programa de reabilitação, os indivíduos com LM traumática podem ter precauções ortopédicas, que incluem evitar o estresse excessivo sobre uma área em cicatrização; podem apresentar ainda locais de fratura instáveis na coluna vertebral. Estas precauções devem ser rigorosamente respeitadas. Como mencionado anteriormente, indivíduos com LM nível C7 e superior devem manter os dedos flexionados ao carregar o peso em suas mãos, mantendo punho e cotovelo estendidos para preservar a tensão nos flexores dos dedos mais longos e para manter a capacidade de usar a *tenodesis grasp* (flexão de dedos à extensão de punho).

Muitas habilidades preparatórias são necessárias para a transferência de ou para uma cadeira de rodas, e elas são apresentadas na Tabela 7.2.

⚠️ **Alerta:** Deve-se evitar as forças de cisalhamento durante as transferências para evitar rupturas na pele. As precauções ortopédicas devem ser cuidadosamente seguidas para evitar um esforço excessivo sobre uma área em cicatrização, ou locais de fratura da coluna vertebral instáveis.

Estratégias e atividades

Pouca ou nenhuma pesquisa foi realizada para examinar estratégias eficazes de intervenção para desenvolver habilidades na realização de transferências em pivô da posição sentada. As intervenções aqui apresentadas baseiam-se em estratégias de equilíbrio e fortalecimento orientadas à tarefa. Múltiplas estratégias de movimento devem ser praticadas; não há uma técnica única que funcionará para todos os pacientes. Pequenas variações na posiciona-

TABELA 7.2 Habilidades preparatórias para transferência da e para a cadeira de rodas

Habilidade preparatória	Comentários
Posicionar a cadeira de rodas	A cadeira de rodas deve ser posicionada em um ângulo de 20° a 30° em relação à superfície de destino da transferência. Os rodízios posicionados para trás fornecerão maior estabilidade à cadeira de rodas
Configurar os freios da cadeira	Existem vários tipos diferentes de freio (empurrar para travar, puxar para travar ou travas em tesoura)
Remover e substituir os apoios de braços	Os estilos de apoios de braços variam; alguns podem ser afastados, outros podem precisar ser completamente removidos
Remover e substituir os apoios de pés	Alguns pacientes se transferem mantendo os pés nos apoios de pés; outros removem os apoios de pés e colocam os pés no chão. Para fornecer estabilidade, as coxas devem estar paralelas ou anguladas um pouco mais altas em relação à superfície para a qual o paciente está se transferindo
Manejar a placa de transferência	Pacientes com LM de nível mais alto podem necessitar de uma placa de transferência para sentar e levantar da cadeira de rodas de maneira segura e independente
Manejar os membros inferiores	Isso inclui colocar e tirar os MI dos apoios de pés e posicioná-los adequadamente
Manejar a posição do corpo na cadeira de rodas	Arrastar-se à beirada da superfície do assento e ser capaz de posicionar as nádegas na frente das rodas são importantes habilidades preparatórias

mento das mãos, dos pés ou na direção da flexão/rotação do tronco podem possibilitar que um dado paciente se torne independente ou realize a transferência de maneira mais eficiente. Deve-se incentivar o paciente a refletir sobre o problema e experimentar até encontrar uma técnica que seja eficiente e segura.

A independência e a autoconfiança em relação ao equilíbrio na posição sentada com joelhos flexionados é a principal habilidade de pré-requisito necessária para as transferências ativas independentes em pivô da posição sentada. Os pacientes que não confiam em sua capacidade de manter a posição sentada com segurança provavelmente não serão capazes de desenvolver a técnica e as habilidades necessárias para se transferir de maneira independente e segura. Se os pacientes não se sentirem seguros e confiantes em sentar-se com flexão de joelhos, eles não ficarão confiantes em sua capacidade de se mover de uma superfície para outra na posição sentada.

O treinamento do equilíbrio na posição sentada para pacientes com LM e da amplitude adequada dos posteriores da coxa deve, inicialmente, começar na posição sentada com joelhos estendidos (trata-se de uma postura mais estável), mas progredir rapidamente para joelhos flexionados. No entanto, uma precaução importante quando na posição sentada com extensão de joelhos é evitar o estiramento excessivo dos músculos lombares e posteriores da coxa. Para pacientes com LM de nível torácico médio e mais alto, o retesamento nos músculos lombares pode fornecer uma menor estabilidade ao tronco e à pelve ao sentar-se. Os pacientes devem manter aproximadamente 90° (mas não mais) de ADM passiva à elevação da perna estendida.

Inicialmente, devem ser praticadas atividades de equilíbrio estático na posição sentada com joelhos flexionados e, em seguida, progredir para atividades dinâmicas; por fim, os pacientes devem identificar, testar e sentir-se à vontade com seus limites de estabilidade (LdE) nessa posição. Ao realizar intervenções de equilíbrio na posição sentada com joelhos flexionados, o fisioterapeuta deve supervisionar e auxiliar atentamente, quando necessário, para que o paciente possa começar a ganhar confiança na sua capacidade de equilíbrio. À medida que o paciente melhora, o fisioterapeuta deve fornecer menos assistência e progredir a intervenção de modo a torná-la mais desafiadora. As atividades de intervenção para promover o equilíbrio na posição sentada com joelhos flexionados (i. e., para melhorar o controle estático e dinâmico nessa posição) são discutidas no Capítulo 5: Intervenções para melhorar o sentar e as habilidades de equilíbrio na posição sentada. As atividades de intervenção específicas para melhorar as transferências em pivô a partir da posição ortostática incluem:

▸ Inclinar-se ativamente para trás, para a frente, para a esquerda e para a direita até o LdE do paciente. Durante essa atividade, o paciente deve ser supervisionado e auxiliado atentamente, quando necessário, por uma questão de segurança e para prevenir uma queda.

▸ Exercícios de flexão de braços com o paciente na posição sentada (com ou sem barras). Como descrito acima, um componente-chave do movimento é a flexão dos quadris com uma coluna reta (Fig. 7.27).

▸ Exercícios de flexão de braços com o paciente na posição sentada arrastando-se para a esquerda e a direita. A cabeça e o tronco devem se inclinar para a frente e girar para longe da direção à qual o paciente se arrasta.

As atividades em decúbito ventral e na posição de quatro apoios são benéficas para fortalecer os músculos essenciais necessários para as transferências em pivô a partir da posição sentada. As atividades em decúbito ventral com apoio nos cotovelos podem ser benéficas, especialmente para pacientes sem tríceps ativos, para fortalecer os abaixadores da escápula necessários para levantar o corpo durante uma transferência. As atividades sugeridas na posição de decúbito ventral com apoio nos cotovelos incluem:

▸ Exercícios de flexão de braços em decúbito ventral com apoio nos cotovelos (Fig. 7.28).

▸ Retração escapular em decúbito ventral com apoio nos cotovelos (Fig. 7.29).

▸ Retração escapular em decúbito ventral com apoio nos cotovelos com rotação para baixo.

▸ Exercícios de flexão de braços em quatro apoios, embora o fisioterapeuta possa precisar apoiar a parte inferior do tronco (manualmente ou com uma bola) para evitar a hiperlordose lombar em pacientes com LM de nível torácico médio e mais alto.

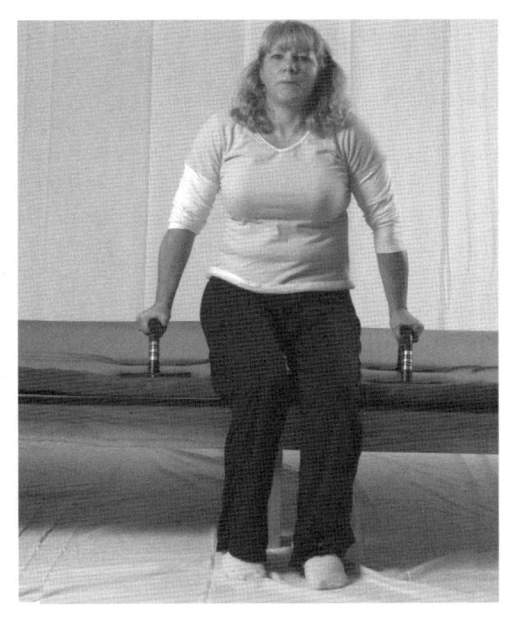

FIGURA 7.27 Os exercícios de flexão de braços com o paciente na posição sentada usando barras são mais desafiadores na posição sentada com flexão de joelhos em comparação à posição sentada com extensão de joelhos, em decorrência da menor BDA anterior e da ausência dos posteriores da coxa em posição alongada para fornecer estabilidade pélvica.

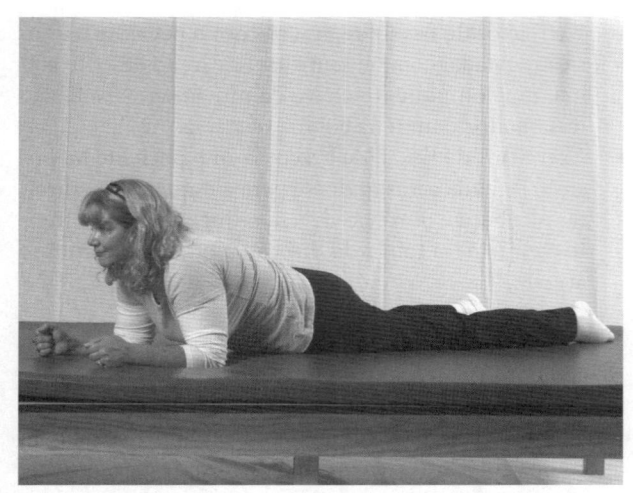

FIGURA 7.28 Os exercícios de flexão de braços em decúbito ventral com apoio nos cotovelos fortalecem o serrátil anterior. Como uma progressão, a altura da flexão pode ser aumentada instruindo o paciente a trazer o queixo para dentro enquanto levanta e arredonda os ombros e a parte superior do tórax.

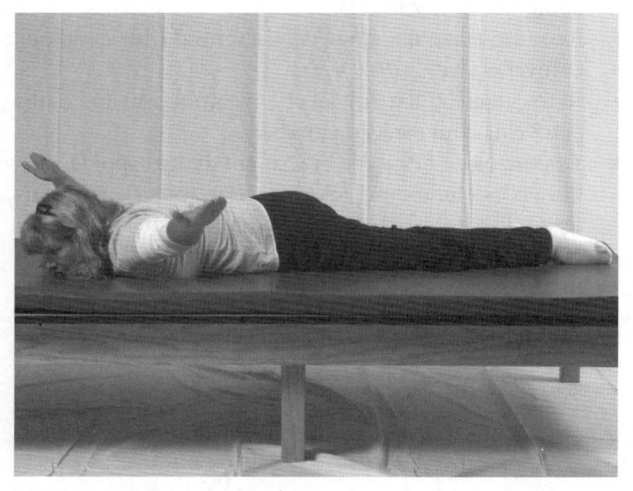

FIGURA 7.29 Este exercício de retração escapular em decúbito ventral com apoio nos cotovelos pode ser usado para fortalecer as partes transversa e ascendente do músculo trapézio e os romboides.

Habilidade de transferência

Uma vez que o paciente tenha confiança no equilíbrio na posição sentada com joelhos flexionados, o treinamento da transferência deve se concentrar no aprendizado da habilidade de transferência. Desenvolver a habilidade na técnica de transferência é mais importante do que a força. A técnica adequada requer menos força e diminuirá os esforços repetitivos impostos às articulações de MS em longo prazo, reduzindo o risco de desenvolver lesões por sobrecarga.

Para começar a praticar a transferência, o fisioterapeuta deve inicialmente configurar o ambiente de uma maneira ideal para que o paciente possa se concentrar no aprendizado da habilidade de transferência. Isso implica posicionar a cadeira de rodas levemente inclinada em relação à superfície de transferência, usar uma superfície firme que tenha a mesma altura que a cadeira de rodas, remover os apoios para pés, travar os freios da cadeira e ajudar o paciente a arrastar-se à beirada da cadeira de rodas. A configuração preliminar do ambiente durante o treinamento inicial incentivará o sucesso, conservando a energia do paciente e possibilitando que toda a atenção seja focada no aprendizado da transferência em si. Um importante objetivo do treinamento é configurar o ambiente e a intervenção de modo que a transferência seja desafiadora ao paciente, mas que ele possa ser bem-sucedido e ganhar confiança na habilidade de transferência.

A posição inicial do paciente deve ser semelhante a um tripé. A mão da frente deve estar mais afastada do corpo e posicionada na beirada da superfície de apoio, com o ombro em leve rotação medial. A mão de trás está perto do corpo do paciente. A nádega do paciente é o meio do tripé. O paciente inclina o tronco e a cabeça para baixo e para a frente para deslocar o peso sobre os MS enquanto gira, afastando-se da extremidade da superfície de destino (em direção à mão da frente). A combinação da inclinação para a frente/para baixo para deslocar o peso sobre os MS e a protração das escápulas faz com que a parte inferior do corpo se eleve. A rotação da parte superior do tronco e da cabeça em direção à mão da frente faz com que a parte inferior do corpo gire em direção à mão da frente (a superfície para a qual o paciente está se transferindo). O paciente termina a transferência com o corpo próximo e levemente atrás da mão da frente e a cabeça virada em direção à mão de trás (Fig. 7.30).

O fisioterapeuta deve estar sentado na frente do paciente em um banco giratório ou que deslize para facilitar a transferência. Uma das mãos do fisioterapeuta (a mais próxima da superfície para a qual o paciente está se transferindo) deve estar na face posterior do ombro do paciente e ligeiramente ao longo da face lateral da escápula. Essa mão facilita o movimento diagonal do tronco do paciente (para a frente/para baixo e a rotação para longe da superfície para a qual o paciente está se transferindo). A outra mão do fisioterapeuta fica levemente abaixo das nádegas do paciente, com o antebraço/punho ao longo da face lateral do quadril, no lado da mão de trás do paciente. Esta mão ajuda no levantamento e fornece apoio ao equilíbrio (Fig. 7.31).

Comentários

▸ Confiança e independência na posição sentada com joelhos flexionados são essenciais.
▸ A habilidade é mais importante que a força.
▸ Instrua acerca da relação cabeça-quadris: a cabeça e a parte superior do tronco se movem na direção oposta da pelve e das pernas. Por exemplo, quando o paciente está se transferindo para a esquerda, a cabeça deve se mover para a frente, para baixo e para a direita para facilitar a elevação da parte inferior do corpo e o movimento para a esquerda.

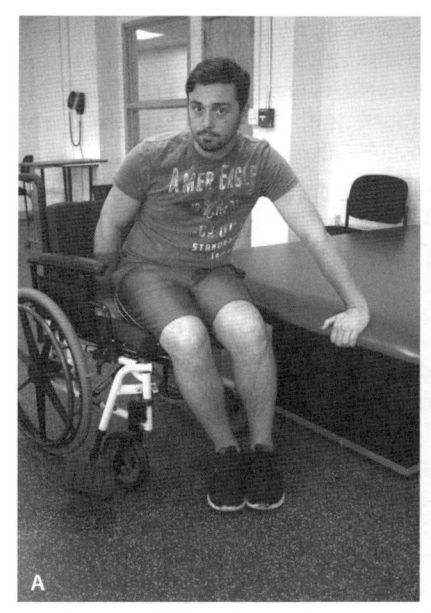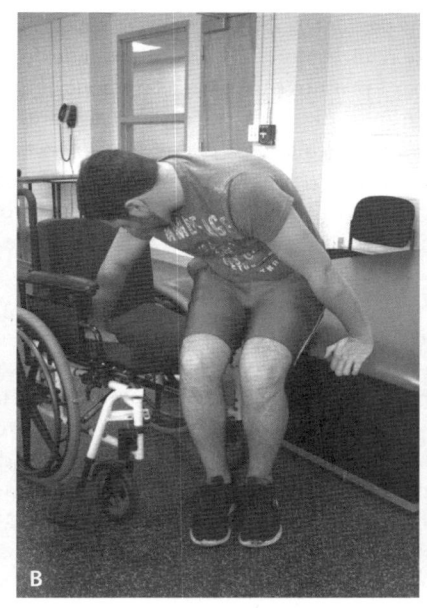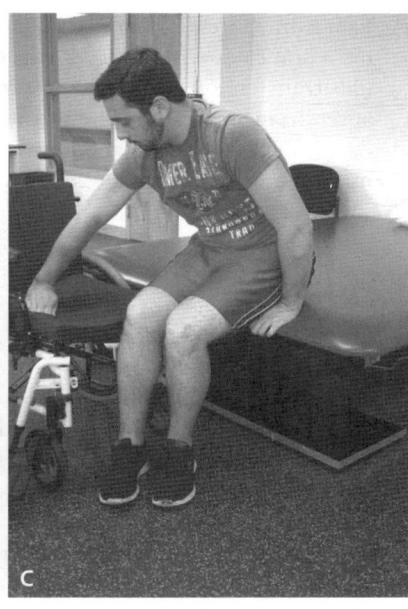

FIGURA 7.30 (A) Posição inicial para transferência. Observar como o MS da frente está em leve rotação medial e os MI do paciente estão posicionados com o tronco levemente girado. (B) O paciente flexiona para a frente nos quadris, girando o tronco em direção ao MS de trás, o que auxilia no levantamento. (C) O paciente completa a transferência com o seu corpo próximo do MS da frente e roda a cabeça em direção ao MS de trás.

FIGURA 7.31 (A) Uma das mãos da fisioterapeuta é posicionada na região posterior do ombro do paciente, na face lateral das escápulas. Essa mão guia a flexão e a rotação do tronco e da cabeça do paciente. Observar como os MI da fisioterapeuta estão posicionados de modo que ela possa guiar a direção da transferência com os joelhos. (B) A mão oposta da fisioterapeuta está no quadril/na nádega, perto da mão de trás do paciente. Esse posicionamento da mão fornece apoio ao tronco/equilíbrio e ajuda na elevação, se necessário.

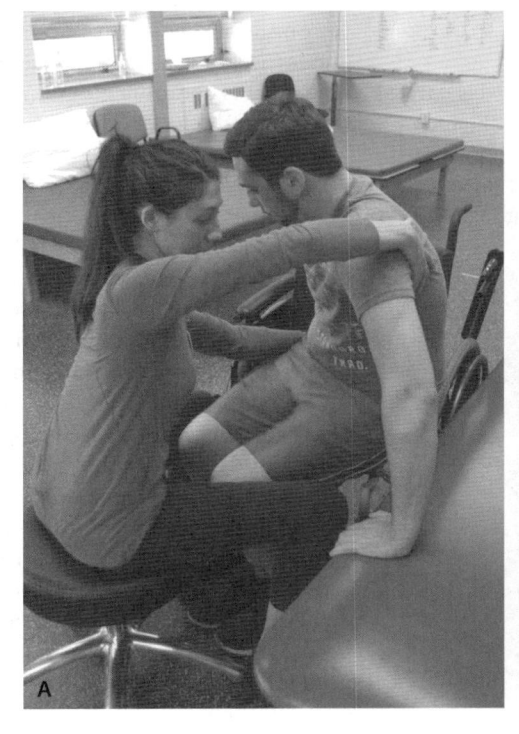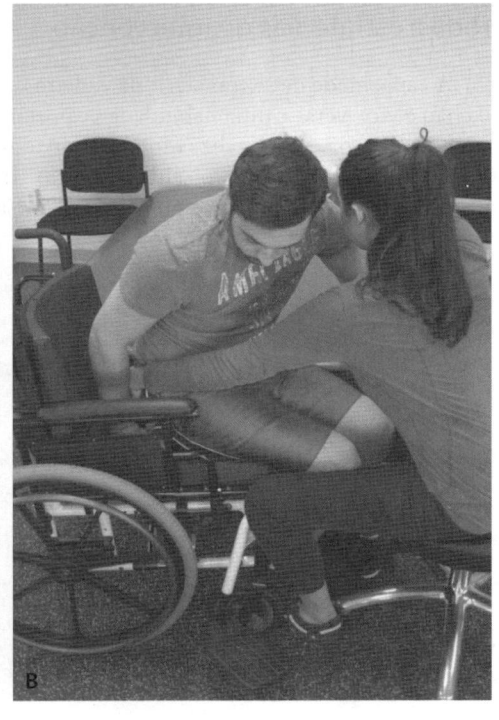

▸ Garanta a flexão nos quadris com o tronco mantido o mais ereto possível.

▸ Configure o ambiente de modo a ter sucesso na tarefa.

▸ Pré-posicione o corpo de maneira ideal: a mão da frente distante do corpo na superfície de destino, com o ombro em leve rotação medial e antebraço em pronação; a mão de trás próxima do quadril, pés no chão e tronco levemente virado para longe da superfície de destino.

▸ O MS de trás desempenha a maior parte do trabalho; portanto, se um MS estiver mais fraco ou dolorido, configure a transferência de modo que o MS mais fraco ou doloroso seja o membro da frente.

▶ Esta é uma tarefa motora nova para os pacientes, então a prática deve ser intensa e deve-se realizar múltiplas transferências em uma sessão para promover a aprendizagem motora. O ambiente de aprendizagem deve ser configurado de modo a ser desafiador, mas de maneira que o paciente possa ser bem-sucedido.

Superfícies de transferência

Os pacientes também devem praticar a transferência para uma diversidade de superfícies em alturas variáveis em comparação à sua cadeira de rodas. Estas incluem um sofá, vaso sanitário, banheira, cadeira de banho e carro. A técnica usada para se transferir para essas superfícies é a mesma descrita anteriormente. Quando há uma grande diferença entre as alturas da cadeira de rodas e da superfície de transferência de destino, o paciente deve produzir mais impulso e força, com flexão e rotação para a frente do tronco e da cabeça ainda maiores para alcançar uma altura suficiente para elevar as nádegas à superfície mais alta (Fig. 7.32). Ao se transferir para uma superfície mais baixa, o paciente deve aprender a controlar a descida.

Transferências do chão para a cadeira de rodas: estratégias de intervenção

A capacidade de se transferir da cadeira de rodas para o chão e vice-versa é uma habilidade importante. Ela possibilita que o paciente realize muitas atividades importantes, como entrar em uma piscina e brincar com crianças no chão. Embora o paciente possa não planejar, é prová-

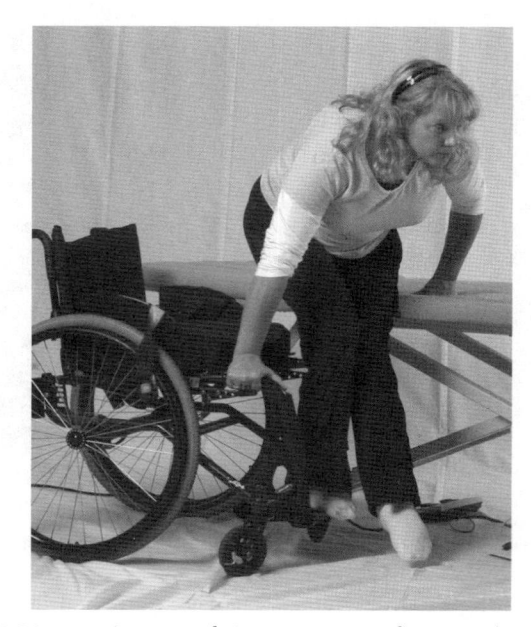

FIGURA 7.32 Ao se transferir para uma superfície mais alta, o paciente deve flexionar-se para a frente e girar ainda mais do que o normal para produzir um impulso suficiente para levantar o corpo à superfície mais alta.

vel que ele caia da cadeira de rodas em algum momento. A capacidade de se transferir de volta para a cadeira de rodas é essencial quando isso acontece. Existem duas técnicas básicas para se transferir do chão para a cadeira de rodas: *abordagem anterior* e *abordagem lateral*. Se possível, os rodízios da cadeira de rodas devem ser posicionados para trás, para proporcionar uma maior distância entre os eixos à cadeira de rodas, tornando-a mais estável.

Abordagem anterior

O indivíduo começa sentado de lado sobre um quadril na frente da cadeira de rodas. Os joelhos estão entre e levemente à frente dos rodízios; uma mão está no chão e a outra na beirada da cadeira de rodas (Fig. 7.33A). O indivíduo ergue as nádegas do chão, empurrando para baixo com ambas as mãos, gira a cabeça para baixo em direção à mão movendo os quadris e sobe à uma posição ajoelhada, de frente para a cadeira de rodas (Fig. 7.33B). A partir da posição ajoelhada, o indivíduo empurra para baixo sobre o assento, rodas ou braços da cadeira de rodas com ambas as mãos para levantar o corpo o mais alto possível, a fim de elevar as nádegas acima da altura do assento (Fig. 7.33C). Se a cadeira tiver braços, empurrá-los para baixo fornecerá um maior impulso e elevará o corpo para cima. Uma vez que as nádegas estejam o mais alto possível, o indivíduo inicia a rotação do tronco e solta-se, apoiando em uma mão, depois continua girando o tronco e vira-se até sentar-se na cadeira de rodas (Fig. 7.33D).

Abordagem lateral

Essa técnica requer muita habilidade e flexibilidade nos posteriores da coxa, mas não exige tanta força quanto as outras duas técnicas. Para começar, o indivíduo se senta diagonalmente em frente à cadeira de rodas em um pequeno ângulo, com uma mão no assento da cadeira de rodas e a outra no chão (Fig. 7.34A). Ele então levanta as nádegas até a beirada do assento, girando a cabeça e a parte superior do tronco para baixo e afastando-a da cadeira de rodas (em direção à mão no chão) (Fig. 7.34B). Este movimento deve ser feito de maneira rápida e vigorosa para elevar as nádegas até a beirada frontal da cadeira de rodas. Em seguida, o indivíduo move as nádegas para trás na cadeira de rodas até o fim do assento antes de levantar a cabeça. Em seguida, o indivíduo coloca a mão que está no chão sobre a perna e "caminha" com a mão pela perna até que esteja sentado ereto na cadeira de rodas (Fig. 7.34C).

▶ Fortalecimento para melhorar as habilidades de transferência

O fortalecimento de grupos musculares principais usando tornozeleiras com peso, faixas elásticas de resistência, pesos livres, polias ou outros equipamentos de exercício também é um componente importante de um programa

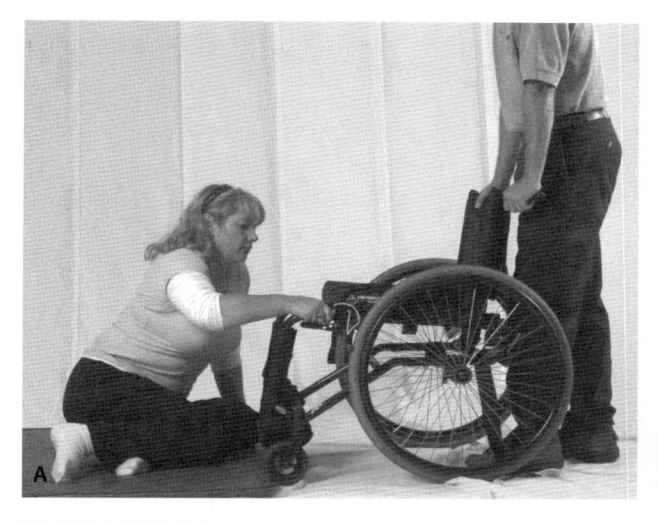
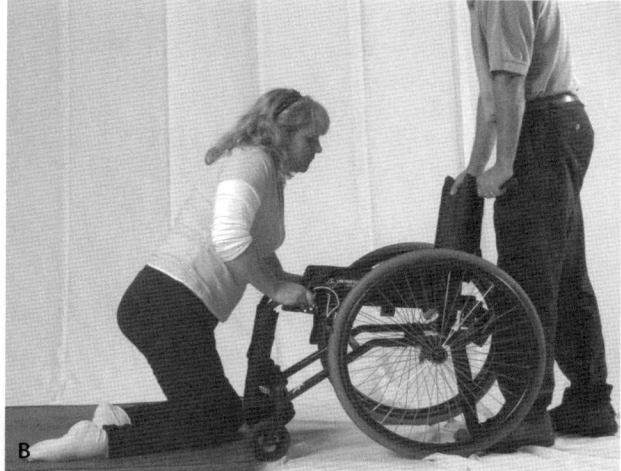
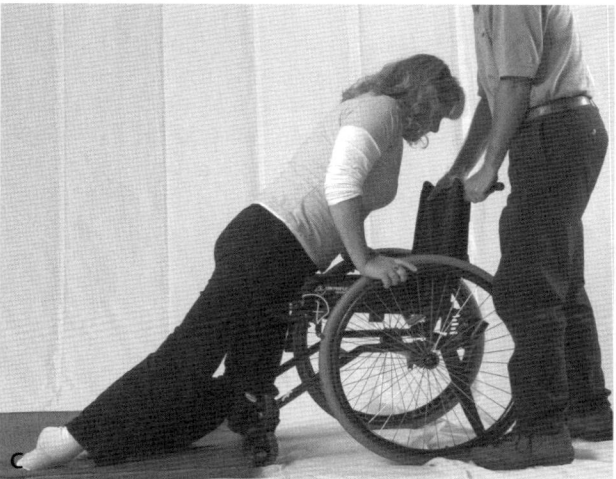
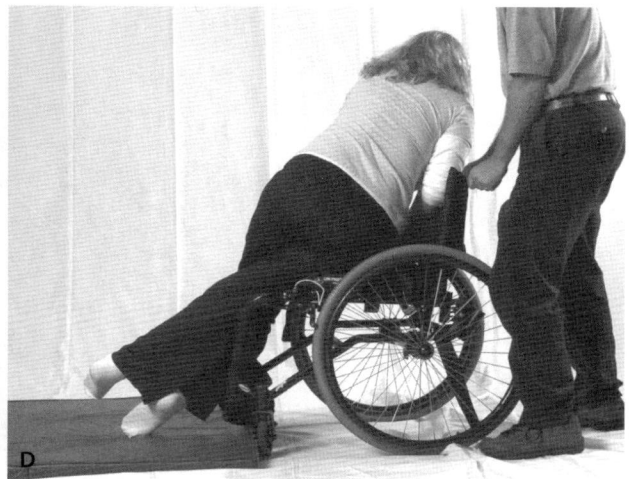

FIGURA 7.33 Transferência do chão para a cadeira de rodas usando abordagem anterior. (A) A posição inicial para a abordagem anterior é a sentada de lado em frente à cadeira de rodas, com uma mão no chão e a outra na cadeira de rodas. (B) A seguir, a paciente se eleva à posição ajoelhada, de frente para a cadeira de rodas. (C) A paciente eleva-se o mais alto possível, usando as rodas ou os apoios de braços da cadeira de rodas e, em seguida, (D) gira seu corpo para se sentar na cadeira de rodas.

abrangente de intervenção. Os pacientes devem realizar 2 a 3 séries de 8 a 12 repetições na carga máxima com a qual conseguem realizar 10 repetições. Os principais grupos musculares nos quais é preciso focar são os extensores de cotovelo, peitoral maior, deltoides, rotadores laterais de ombro, abaixadores da escápula e serrátil anterior.

▶ Medidas de desfecho da capacidade de transferência

É importante usar medidas de desfecho padronizadas para documentar a capacidade de transferência do paciente. Um dos métodos mais comumente usados para medir a capacidade de transferência é a seção de transferência da *Medida de Independência Funcional (FIM)*.[11,12] A FIM mede a quantidade de assistência física que um indivíduo precisa para se transferir em uma escala ordinal de 7 pontos. As pontuações variam de 1 (assistência total) a 7 (independente). Outras medidas de desfecho padronizadas que contêm um componente que examina a capacidade de transferência de um paciente incluem a *Motor Assessment Scale*,[13] a Escala de Equilíbrio de Berg,[14,15] o *Wheelchair Skills Test*[16,17] e a *Rivermead Motor Assessment*.[18] Todos esses testes são, em algum grau, baseados na quantidade de assistência que o indivíduo requer e na qualidade do movimento. Outro método de medir a capacidade de transferência é o *Teste de sentar-levantar*.[19-22] Existem duas variações básicas deste teste: uma mede a quantidade de tempo que o paciente leva para se transferir cinco vezes seguidas da posição sentada para a posição ortostática e a outra mede quantas vezes o paciente é capaz de passar da posição sentada para a posição ortostática em 30 segundos. A *Spinal Cord Independence Measure (SCIM)*[23,24] foi projetada especificamente para indivíduos com LM e avalia a capacidade de transferência, bem como outros aspectos da função.

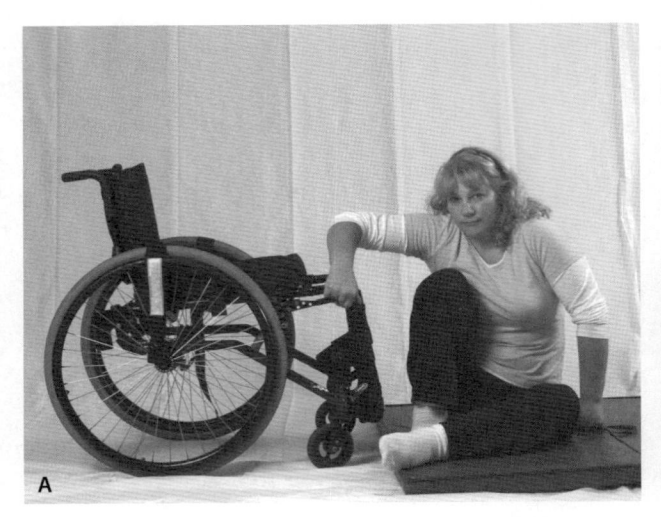
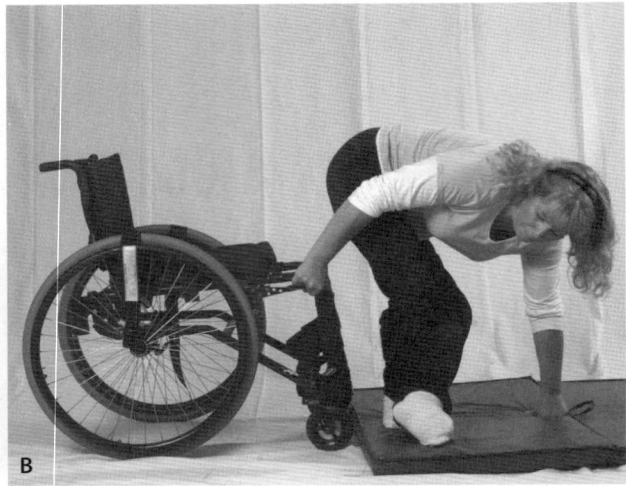
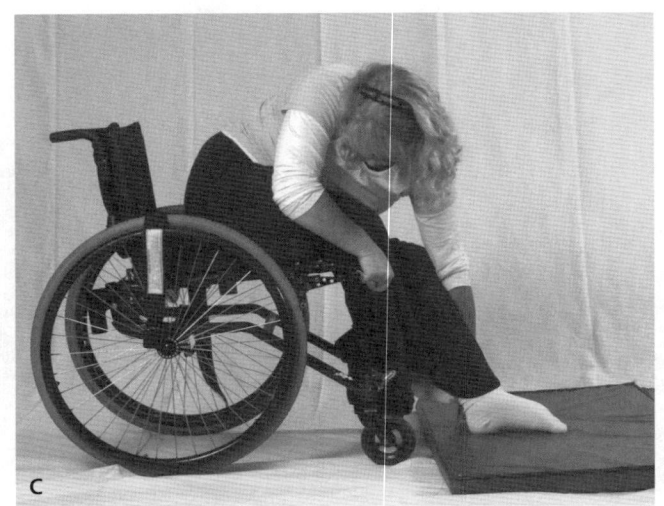

FIGURA 7.34 **Transferência do chão para a cadeira de rodas usando abordagem lateral.** (A) A posição inicial para a abordagem lateral é a sentada diagonalmente em frente à cadeira de rodas, com uma mão no chão e a outra na cadeira de rodas. (B) A paciente levanta as nádegas do chão, flexionando a cabeça e o tronco para baixo, em direção à mão no chão, enquanto empurra para baixo com a mão. Esse movimento ajuda a levantar as nádegas do chão em direção ao assento da cadeira de rodas. (C) A mão que está no chão é movida a uma perna (parcialmente escondida) e a paciente "caminha" com a mão pelo membro para trazer o tronco à posição sentada. Alternativamente, a paciente pode usar a mão que está chão junto com a que está na cadeira de rodas para puxar rapidamente o tronco à posição sentada.

RESUMO

Este capítulo apresentou estratégias para desenvolver e implementar um PDC projetado para melhorar a capacidade de transferência. A análise de tarefas serve como base para analisar padrões funcionais de movimento. Os resultados da análise de tarefas são usados para desenvolver intervenções orientadas a tarefas. O ambiente e a tarefa devem ser moldados de modo a desafiar o paciente, melhorar a aprendizagem motora e promover mudanças neuroplásticas. A repetição também é um importante componente do PDC.

REFERÊNCIAS

1. Hedman, LD, Rogers, MW, and Hanke, TA. Neurologic professional education: linking the foundation science of motor control with physical therapy interventions for movement dysfunction. Neurol Rep, 1991; 20:9–13.
2. Shepherd RB, and Gentile, AM. Sit-to-stand: functional relationship between upper body and lower limb segments. Hum Move Sci, 1994;13:817–840.
3. Schenkman, M, et al. Whole-body movements during rising to standing from sitting. Phys Ther, 1990; 70:638–648.
4. Kralj, A, Jaeger, RJ, and Munih, M. Analysis of standing up and sitting down in humans: definitions and normative data presentation. J Biomech, 1990; 23:1123–1138.
5. Harvey, RL. Motor recovery after stroke: new directions in scientific inquiry. Phys Med Rehabil Clin N Am, 2003; 14(suppl. 1):S1–5.
6. Nudo, RJ. Functional and structural plasticity in motor cortex: implications for stroke recovery. Phys Med Rehabil Clin N Am, 2003;14(suppl. 1):S57–S76.
7. Barreca, S, et al. Effects of extra training on the ability of stroke survivors to perform an independent sit-to-stand: a randomized controlled trial. J Geriatr Phys Ther, 2004; 27:59–64.
8. Ouellette, MM, et al. High-intensity resistance training improves muscle strength, self-reported function, and disability in long-term stroke survivors. Stroke, 2004; 35:1404–1409.

9. Perry, J, et al. Electromyographic analysis of the shoulder muscles during depression transfers in subjects with low-level paraplegia. Arch Phys Med Rehabil, 1996; 77:350–355.

10. Forslund, EB, et al. Transfer from table to wheelchair in men and women with spinal cord injury: coordination of body movement and arm forces. Spinal Cord, 2007; 45:41–48.

11. Stineman, MG, et al. The Functional Independence Measure: tests of scaling assumptions, structure, and reliability across 20 diverse impairment categories. Arch Phys Med Rehabil, 1996; 77:1101–1108.

12. Ottenbacher KJ, et al. The reliability of the functional independence measure: a quantitative review. Arch Phys Med Rehabil, 1996; 77:1226–1232.

13. Carr, JH, et al. Investigation of a new motor assessment scale for stroke patients. Phys Ther, 1985; 65:175–180.

14. Berg, KO, et al. Measuring balance in the elderly: validation of an instrument. Can J Pub Health, 1992; 83(suppl. 2):S7–S11.

15. Berg, K, Wood-Dauphinee, S, and Williams, J. The Balance Scale: reliability assessment with elderly residents and patients with an acute stroke. Scand J Rehabil Med, 1995; 27:27–36.

16. Kirby, RL, et al. The wheelchair skills test: a pilot study of a new outcome measure. Arch Phys Med Rehabil, 2002; 83:10–18.

17. Kirby, RL, et al. The wheelchair skills test (version 2.4): measurement properties. Arch Phys Med Rehabil, 2004; 85:794–804.

18. Lincoln, N, and Leadbitter, D. Assessment of motor function in stroke patients. Physiotherapy, 1979; 65:48–51.

19. Bohannon, RW, et al. Five-repetition sit-to-stand test performance by community-dwelling adults: a preliminary investigation of times, determinants, and relationship with self-reported physical performance. Isokinetics Exer Sci, 2007; 15:77–81.

20. Bohannon, RW. Reference values for the five-repetition sit-to-stand test: a descriptive meta-analysis of data from elders. Percept Motor Skills, 2006; 103:215–222.

21. Eriksrud, O, and Bohannon, R. Relationship of knee extension force to independence in sit-to-stand performance in patients receiving acute rehabilitation. Phys Ther, 2003; 83:544–551.

22. Bohannon, RW. Sit-to-stand test for measuring performance of lower extremity muscles. Percept Mot Skills, 1995; 80:163–166.

23. Catz, A, et al. SCIM—spinal cord independence measure: a new disability scale for patients with spinal cord lesions. Spinal Cord, 1997; 35:850–856.

24. Dawson, J, Shamley, D, and Jamous, M. A structured review of outcome measures used for the assessment of rehabilitation interventions for spinal cord injury. Spinal Cord, 2008; 46:768–780.

8 Intervenções para melhorar as habilidades em cadeira de rodas

George D. Fulk, PT, PhD
Jennifer Hastings, PT, PhD, NCS

Para indivíduos com lesão medular (LM) e outras pessoas que usam uma cadeira de rodas manual como o principal meio de locomoção, a capacidade de impulsionar e manobrar pelos vários obstáculos e terrenos em casa e na comunidade é essencial para a independência funcional, a participação da comunidade e a qualidade de vida.[1,2] Para impulsionar uma cadeira de rodas manual de maneira independente nos ambientes domiciliar e comunitário, os usuários precisam ser capazes de realizar habilidades básicas de mobilidade na cadeira de rodas, como propulsão, transposição de portas, uso de escadas em saídas de emergência, empinar a cadeira e ser capaz de subir e descer locais íngremes, rampas e meios-fios. A configuração ideal da cadeira de rodas, que possibilita o posicionamento ideal do cadeirante e a técnica apropriada ao executar essas habilidades, é importante para a eficiência energética, a prevenção de lesões e a segurança. O fisioterapeuta também deve empregar estratégias de ensino adequadas para promover a aprendizagem motora.

▶ Configuração da cadeira de rodas

A cadeira de rodas para o indivíduo que irá usá-la para mobilidade em tempo integral deve ser personalizada.[3] Para aqueles que a usarão por mais tempo do que como transporte intermitente de curta duração, a cadeira de rodas deve ser dimensionada corretamente quanto à largura do assento, profundidade do assento, altura do encosto e comprimento do apoio para os pés. Depois do dimensionamento, deve-se determinar a configuração. A configuração determina a estabilidade dinâmica da cadeira de rodas e do cadeirante. A configuração necessária depende da deficiência e capacidade do cadeirante.

Se o cadeirante utilizar a cadeira em tempo parcial, ela deve ser configurada para facilitar a realização das transferências da posição sentada para em pé. Neste caso, a cadeira de rodas é mais bem configurada com apoios para os pés rebatíveis ou de altura regulável para possibilitar que os pés sejam posicionados com flexão de joelho e in-

clinação anterior da tíbia. Muitas vezes, um assento levemente mais alto também é vantajoso.

Se o cadeirante impulsionar a cadeira de rodas com os pés, o assento da cadeira deve estar mais próximo do chão e a profundidade do assento deve ser um pouco menor. Os apoios para os pés devem ser removíveis e deverão ser ajustados um pouco mais curto do que as pernas do cadeirante de modo a possibilitar o distanciamento do solo quando em uso. Uma cadeira que será frequentemente empurrada por um cuidador deve incluir manoplas para empurrar e ser configurada com uma distância entre eixos levemente maior, bem como ter rodas dianteiras maiores. Essa cadeira de rodas também pode ter um encosto mais alto com uma inclinação posterior nos suportes (barras tubulares verticais que sustentam o encosto) para produzir uma leve inclinação na parte superior de modo a possibilitar uma melhor postura e conforto para o cadeirante.

A cadeira de rodas que será impulsionada independentemente pelo cadeirante para mobilidade na comunidade deve ser configurada para uma mecânica de propulsão ideal e estabilidade dinâmica. Há uma diferença fundamental nas necessidades de configuração de um indivíduo com *versus* sem inervação nos músculos do tronco. Indivíduos com amputação de membros inferiores (MI) ou paralisia lombar ficarão melhor acomodados em uma cadeira de rodas com angulação mínima do assento (ângulo acima da horizontal): na maioria dos casos, aproximadamente 5° ou 0,08 de inclinação (Fig. 8.1A). O encosto deve fornecer apoio à região lombar, mas sem interferir nos movimentos de membros superiores (MS) ou na rotação do tronco.

Para o indivíduo com paresia ou paralisia do tronco, a inclinação do assento deve ser maior, de aproximadamente 14° acima da horizontal (0,25 inclinação) com um ângulo agudo entre o assento e o encosto (ou seja, menos de 90°).[4] O encosto será baixo, para fornecer apoio à coluna lombar, e não interferirá na função de ambos os MS. A altura ideal do encosto é ajustada ao nível de T10 e deve estar na vertical ou não mais de 5° atrás da vertical (Fig. 8.1B). Deve-se notar que quando o encosto é reclinado muito

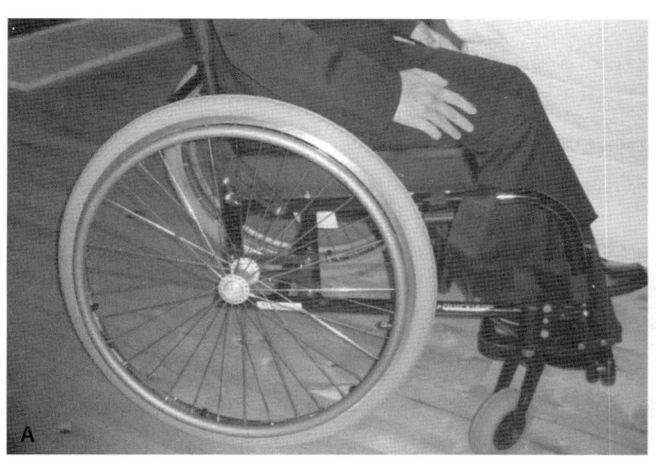 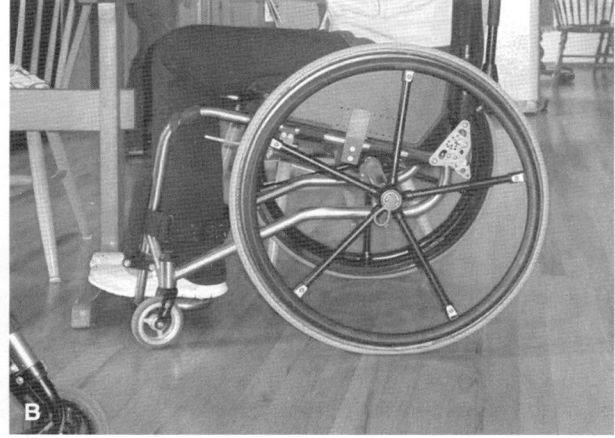

FIGURA 8.1 Configuração da cadeira de rodas. (A) Cadeira de rodas com angulação do assento de 5°; (B) cadeira de rodas com angulação do assento de 14° com encosto vertical.

atrás da vertical (além de 5°), a cadeira torna-se instável para trás e o cadeirante é mais propenso a sentar-se com uma inclinação pélvica posterior, o que compromete ainda mais a mecânica de propulsão.

Para otimizar a mecânica de propulsão, a altura do assento (incluindo a altura da almofada) deve possibilitar que o cadeirante alcance facilmente as rodas traseiras com amplitude suficiente para um movimento longo de propulsão, sem extensão nem elevação excessiva dos ombros. O arco de propulsão também é afetado pela posição do eixo traseiro no plano horizontal. Um posicionamento mais à frente do eixo melhora o acesso das mãos à metade traseira da roda, facilitando a tarefa de empinar a cadeira. Alterar o posicionamento do eixo traseiro (ou o posicionamento das rodas dianteiras) afetará a distância entre os eixos. Uma distância entre eixos mais longa é mais estável e possibilita uma progressão melhor, mantendo a cadeira de rodas em um curso mais reto ao impulsionar para a frente, mas é mais difícil de girar e mais difícil de levantar a extremidade dianteira (p. ex., empinar a cadeira). Por outro lado, a estabilidade de uma maior distância entre eixos facilita o deslocamento em inclinações íngremes. Para subir meios-fios, a distância entre eixos mais curta facilita empinar a cadeira. A literatura relacionada com a proteção de ambos os MS[3,5] sugere que a posição mais avançada do eixo com a qual o cadeirante possa lidar (e manter um bom equilíbrio) geralmente é a melhor. Posicionar o eixo de maneira que ele esteja alinhado ou levemente à frente do ombro quando o cadeirante estiver na posição sentada com a postura totalmente ereta é uma boa posição inicial. Isso é equilibrado com a quantidade de inclinação para trás (inclinação acima da horizontal) do assento, fornecida pela diferença entre o assento dianteiro e traseiro e a altura do chão. Uma regra geral é que quando o cadeirante está na posição sentada com a postura totalmente ereta, o eixo deve estar alinhado entre a ponta dos dedos e a palma da mão, com o braço na lateral do corpo e relaxado.

O ponto importante em relação ao alinhamento e à configuração da cadeira de rodas é que o arco de propulsão possa ser acionado sem hiperextensão ou elevação do ombro nem movimento excessivo do punho. Um assento muito baixo em relação ao chão exigirá uma amplitude de movimento (ADM) extrema durante a propulsão, aumentando o potencial de lesão musculoesquelética. Um assento muito alto em relação ao chão também aumentará o risco de lesões, impondo um arco de propulsão curto que exigirá maior frequência de movimentos de propulsão.

O tamanho das rodas dianteiras também afeta a mobilidade da cadeira de rodas. Em geral, quanto menores as rodas dianteiras, menor a resistência para rolar, mas maior a dificuldade em desviar de obstáculos no terreno. Rodas dianteiras maiores (15 a 20 cm) interferem no bom posicionamento dos pés e geralmente não são recomendadas para a propulsão independente com braços ou pés.

▶ Propulsão

O movimento necessário para impulsionar uma cadeira de rodas pode ser dividido em duas fases: propulsão e recuperação. A fase de propulsão ocorre quando as mãos do cadeirante aplicam força nos aros para impulsionar a cadeira de rodas. A fase de recuperação ocorre quando as mãos do cadeirante estão fora do aro de impulsão e estão sendo reposicionadas para a próxima fase de propulsão. O padrão de movimento para a fase de propulsão é restringido pelo movimento do aro de impulsão da cadeira de rodas. Para a fase de recuperação, identificaram-se quatro padrões comuns de movimento: *arco, semicircular, looping simples* e *looping duplo*.[6]

▸ Padrão em arco: a mão segue de perto o movimento do aro de impulsão da cadeira de rodas na direção inversa da propulsão (ou seja, estendendo o ombro) para trazer a mão de volta à posição inicial e se preparar para a próxima propulsão.

- Padrão semicircular: a mão cai sob o aro de impulsão da cadeira de rodas enquanto o ombro se estende para trazer a mão de volta à posição inicial e se preparar para a outra propulsão.
- Padrão de *looping* simples: a mão faz uma volta acima do aro de impulsão da cadeira de rodas enquanto o ombro se estende para trazer a mão de volta à posição inicial e se preparar para a próxima propulsão.
- Padrão de *looping* duplo: a mão inicialmente fica acima do aro de impulsão depois da propulsão e dá uma volta para trás e para baixo, sob o aro de impulsão, enquanto o ombro continua se estendendo para trazer a mão de volta à posição inicial e se preparar para a próxima propulsão (Fig. 8.2).

Os padrões semicircular e de *looping* duplo fornecem a melhor mecânica de ombro e os arcos de propulsão mais longos. No entanto, as evidências não mostraram claramente se um tipo de padrão de movimento é mais eficiente ou mais propenso a reduzir o risco de lesão de MS do que outro.[7] Um dos principais objetivos ao ensinar habilidades de propulsão na cadeira de rodas é usar um padrão que minimize o risco de lesão de ambos os MS. Para tal, a cadeira de rodas deve ser configurada de maneira ideal (ver anteriormente), e o cadeirante deve evitar levar as articulações de MS a amplitudes extremas ao longo das fases de propulsão e recuperação (p. ex., extensão e rotação medial de ombro extrema no início do ciclo de propulsão).[8]

O fisioterapeuta deve demonstrar a técnica de propulsão adequada, enfatizando o posicionamento das articulações de modo a minimizar lesões de MS. Usuários com prejuízo na sensibilidade e força de MS podem precisar inicialmente de comandos manuais e orientação em relação ao posicionamento correto das mãos nos aros de impulsão e em como iniciar uma propulsão. As rodas dianteiras da cadeira de rodas devem ser posicionadas para trás (ou seja, de modo que a cadeira de rodas esteja pronta para ser impulsionada para a frente), e o fisioterapeuta pode precisar dar um leve empurrão à cadeira de rodas para gerar o impulso inicial. Cadeirantes com função limitada de MS podem se beneficiar de aros de impulsão revestidos com plástico, revestidos com espuma (Fig. 8.3A), enrolados com tubos de borracha ou com projeções ou pegadores no aro (Fig. 8.3B). Estes irão fornecer uma melhor aderência aos aros de impulsão e maior alavanca para propulsão. As projeções ou pegadores no aro de impulsão não são recomendados para a mobilidade na comunidade. (Veja o Quadro 8.1: Considerações especiais para pacientes com limitações na função da mão.)

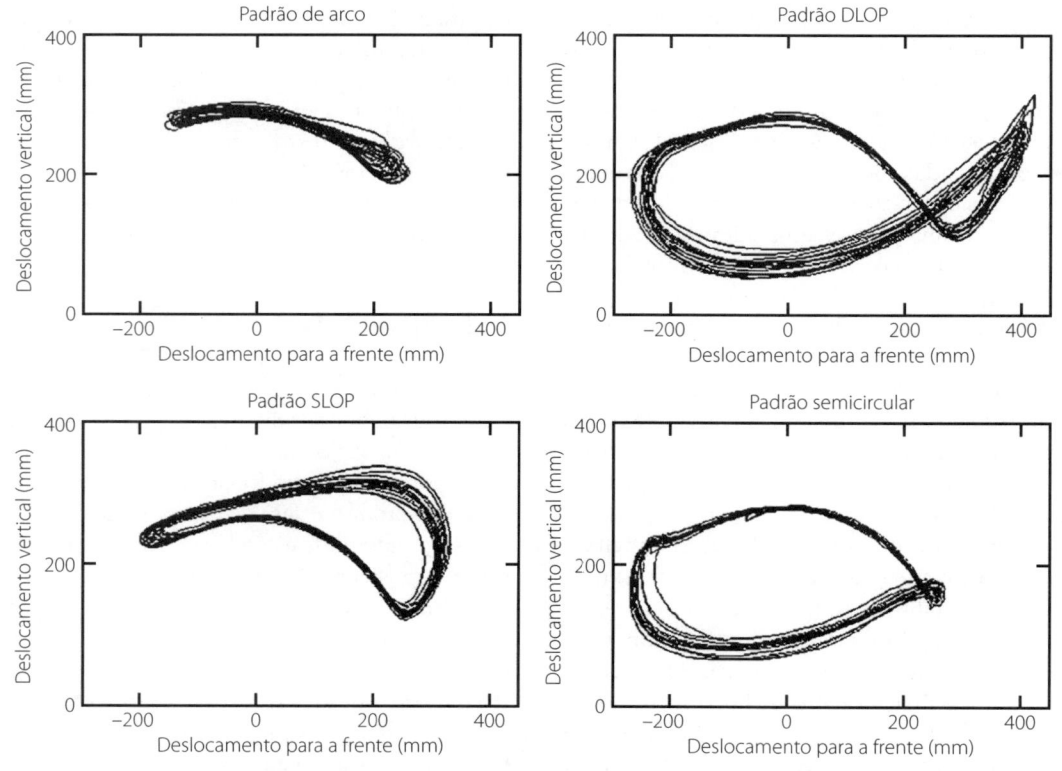

FIGURA 8.2 Padrões do movimento de propulsão na cadeira de rodas. Quatro padrões de propulsão clássicos (no sentido horário, a partir da parte superior esquerda): arco, DLOP, semicircular e SLOP. Os padrões de arco e SLOP foram classificados como movimentos propulsivos sobre o aro, enquanto os padrões semicircular e DLOP foram classificados como movimentos propulsivos sob o aro de impulsão. DLOP: padrão de propulsão de *looping* duplo; SLOP: padrão de propulsão de *looping* simples. Reimpresso com permissão de Kwarciak et al. Redefining the manual wheelchair stroke cycle: identification and impact of nonpropulsive pushrim contact. Arch Phys Med Rehabil, 2009;90:20-26.

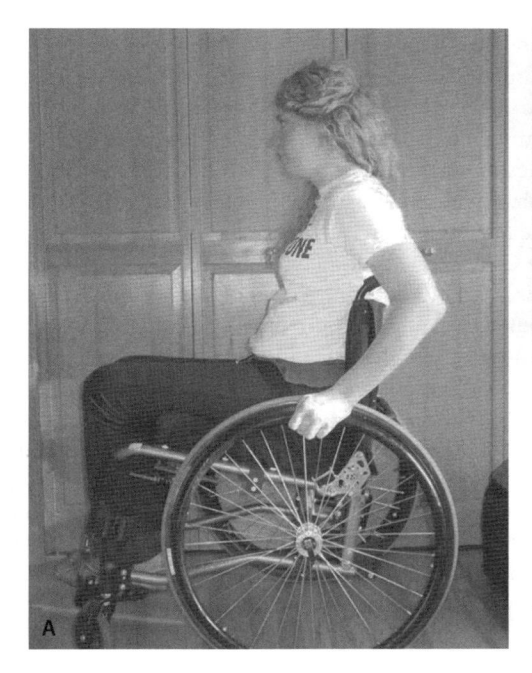

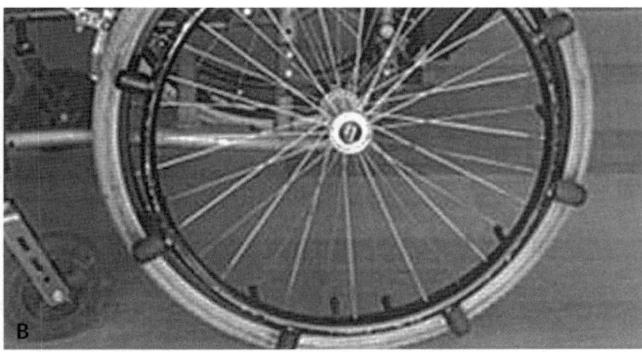

FIGURA 8.3 Adaptações para fornecer melhor pegada nos aros de impulsão e maior alavanca para propulsão. (A) Cadeirante com prejuízo na função da mão usando aros de impulsão revestidos com espuma; (B) projeções no aro de impulsão.

QUADRO 8.1 Considerações especiais para pacientes com limitações na função da mão

A consideração mais importante ao desenvolver um plano de cuidados para um indivíduo com limitações na função da mão (p. ex., um indivíduo com uma LM nível C6) é que esses indivíduos podem desenvolver, de maneira eficaz, habilidades funcionais na cadeira de rodas. Os indivíduos com LM cervical que usam cadeira de rodas manual relatam qualidade de vida maior do que aqueles que dependem de mobilidade motorizada.[2]

- Não presuma que alguém não é capaz de desenvolver essas habilidades por causa de limitações na função da mão.
- Habilidades que exigem movimentos de força, como subir um meio-fio de 10 cm ou mais alto a partir de uma posição parada, ou subir ladeiras muito íngremes, ou mover-se com a cadeira empinada sobre terrenos irregulares, normalmente exigem força total; dito isso, as habilidades em cadeira de rodas descritas neste capítulo são acessíveis para cadeirantes com prejuízos na função da mão.
- Os prejuízos à sensibilidade precisam ser levados em consideração e é essencial que haja proteção.
- As luvas são uma peça fundamental dos equipamentos. A maior parte dos indivíduos com tetraplegia será capaz de colocar e retirar de maneira independente uma luva sem dedos equipada com fecho de velcro. O ideal é uma superfície de alto atrito e protetora que recubra a palma da mão e a porção distal do punho.
- Não configure a cadeira de rodas de maneira a deixar espaços entre as rodas e a estrutura, pois as mãos podem ficar presas nesses espaços.
- Os aros de impulsão devem ser de alto atrito e dispostos perto da roda ou com preenchimento do espaço entre o aro de impulsão e a roda.

- Deve-se evitar o uso de pegadores ou projeções no aro de impulsão ao prescrever uma cadeira de rodas ultraleve e de uso para mobilidade na comunidade. Embora esses dispositivos possibilitem que um cadeirante com prejuízos na função da mão tenha maior capacidade de iniciar o movimento a partir de uma cadeira de rodas parada, eles não são seguros para mobilidade na comunidade. Com o prejuízo na sensibilidade, eles dificultam o controle da velocidade ou a frenagem da cadeira de rodas, tornando-a potencialmente perigosa.
- As travas de rodas devem estar fora do arco de propulsão quando destravadas.
- Quando o cadeirante não tem a função de tríceps, ele se beneficiará da colocação das rodas traseiras em uma posição mais avançada e de uma configuração da cadeira de rodas com o assento mais fundo nas rodas traseiras. Essa configuração possibilita que os motores primários da propulsão sejam o bíceps braquial e a parte clavicular do deltoide. É necessário um cuidadoso equilíbrio na configuração da cadeira de rodas entre fornecer equilíbrio dinâmico para o cadeirante e o posicionamento ideal para propulsão.
- Os dispositivos antitombamento podem fornecer estabilidade, ao mesmo tempo em que possibilitam o posicionamento ideal das rodas.
- Se puder ser adquirido um quadro de cadeira de rodas personalizado, um quadro *mais longo* com um ângulo de apoio de pés íngreme colocará as rodas dianteiras mais para a frente e o peso na extremidade dianteira da cadeira de rodas para possibilitar melhor mecânica de propulsão sem instabilidade.

Outra ferramenta de ensino útil é fazer com que um colega cadeirante participe da sessão de intervenção. Contar com um indivíduo com uma lesão semelhante demonstrando as diferentes técnicas de maneira hábil é extremamente valioso. Isso é válido para o ensino de todas as habilidades em cadeira de rodas descritas neste capítulo.

Para impulsionar a cadeira de rodas para a frente, o cadeirante pega por trás e segura com leveza o aro de impulsão da cadeira de rodas (Fig. 8.4); em seguida, empurra para a frente, soltando o aro de impulsão depois de as mãos terem passado em frente aos quadris. Uma pegada mais aberta cobrindo o pneu e o aro de impulsão proporciona melhor controle, mas pode levar à irritação da pele da mão. Uma pegada e soltura muito fortes nos aros de impulsão podem desacelerar a cadeira de rodas e levar à epicondilite. Os cadeirantes devem praticar segurar na parte de trás dos aros de impulsão para iniciar o movimento e empurrá-los o mais adiante que conseguirem. O movimento de propulsão deve ser longo e para a frente. Uma cadeira de rodas bem configurada possibilitará que o cadeirante alcance a parte posterior dos aros de impulsão para iniciar a propulsão, evitando a hiperextensão dos ombros e a elevação das escápulas. Os cadeirantes devem ser ensinados a manter os ombros em uma amplitude média em relação à rotação medial e lateral e os punhos e antebraços na amplitude média ao longo do ciclo de propulsão. Pacientes com pouca ou nenhuma função da mão podem impulsionar a cadeira de rodas ao empurrarem contra a face lateral dos aros de impulsão com as palmas das mãos para dentro (ou seja, pressionando os aros de impulsão) e então empurrarem para a frente. Para esses pacientes, recomenda-se um aro de impulsão com revestimento de alto atrito. Uma cadeira de rodas adequadamente configurada também fornecerá uma parcela de estabilidade ao tronco e à pelve, possibilitando que os cadeirantes com paresia ou plegia do tronco mantenham-se relativamente estáveis enquanto impulsionam a cadeira de rodas.

A propulsão da cadeira de rodas para trás é feita de maneira semelhante. Em vez de segurar na parte de trás dos aros de impulsão para começar, o cadeirante segura na parte anterior dos aros de impulsão e impulsiona para trás. Cadeirantes sem a capacidade de segurar o aro de impulsão colocam as palmas das mãos nas rodas atrás dos quadris e empurram para trás, estendendo os cotovelos e abaixando suas escápulas. Alternativamente, esse cadeirante pode enganchar o interior do aro de impulsão com extensão de punho e puxar para cima e para trás com uma ativação de bíceps. Girar uma cadeira de rodas em um raio apertado ou em um giro rápido é uma combinação dos movimentos de propulsão para a frente com uma mão e propulsão para trás com a outra. Em caso de um raio maior ou um giro mais lento, o cadeirante pode aplicar maior ou menor força ao aro de impulsão que está do lado de fora (maior força) ou de dentro do giro (menor força). Para virar uma cadeira de rodas que está em movimento, o cadeirante aplica uma ação de frenagem ao aro de impulsão da parte de dentro do giro. Isso desacelera a roda de dentro em relação à roda de fora, fazendo com que a cadeira de rodas gire. Também pode-se fazer um giro quando em movimento em ambientes internos com a mão da parte de dentro do giro tocando ou deslizando levemente ao longo da parede ou superfície da porta com a mão atrás do eixo traseiro. É necessário prática para saber quando aplicar pressão na parede/porta e quanta pressão aplicar e para estimar a velocidade de deslocamento da cadeira de rodas. Se o giro for feito cedo demais (ou tarde demais) ou se houver muita pressão (ou pouca) ou se a sincronia não estiver correta, a cadeira de rodas girará muito rapidamente (ou não rápido o suficiente).

Para que a aprendizagem motora seja bem-sucedida ao ensinar qualquer habilidade na cadeira de rodas, o fisioterapeuta deve inicialmente certificar-se de que o cadeirante se sente seguro sentado na cadeira de rodas, supervisionando e vigiando atentamente o cadeirante. Se ele sentir medo de ficar instável, será difícil para ele alcançar

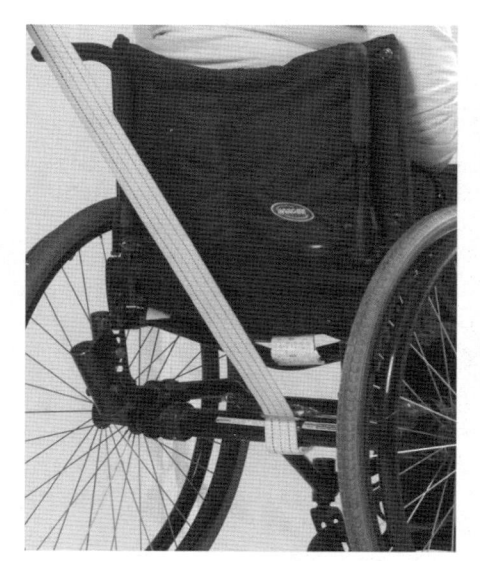

FIGURA 8.5 Pode-se usar um cinto de marcha preso firmemente à estrutura da cadeira de rodas para monitorar (proteger) os cadeirantes enquanto eles praticam o empinamento e outras habilidades na cadeira de rodas.

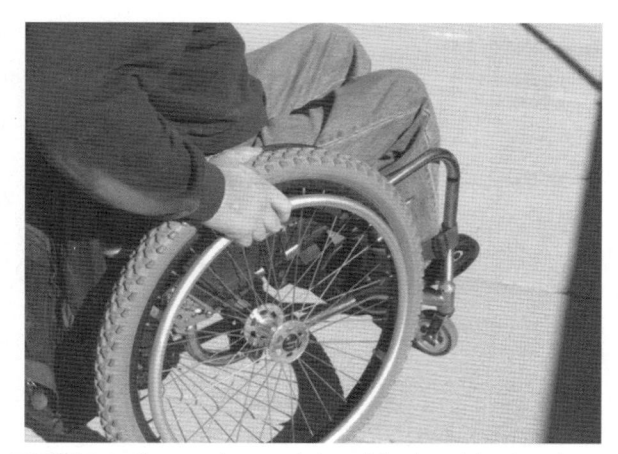

FIGURA 8.4 Segurando o aro de impulsão da cadeira de rodas em preparação para a propulsão para a frente com leveza e pegada aberta.

os aros de impulsão e empurrar a cadeira de rodas, descer uma rampa ou empinar a cadeira. Para garantir a segurança do cadeirante durante a prática na cadeira de rodas, o fisioterapeuta posiciona-se atrás da cadeira. Com um cinto de marcha enrolado no quadro da cadeira de rodas, o fisioterapeuta (Fig. 8.5) segura o cinto de marcha em uma mão e posiciona a outra mão anteriormente ao ombro do paciente. Posicionar as mãos dessa maneira possibilita que o fisioterapeuta evite que o cadeirante caia da cadeira de rodas na direção anterior e que a cadeira tombe para trás. Alternativamente, a mão de trás pode ser colocada nas manoplas da cadeira de rodas (se houver manoplas) em vez de usar um cinto de marcha (Fig. 8.6).

▶ Transpor portas

As habilidades básicas de avançar, retroceder e virar são pré-requisitos para abrir uma porta, transpor uma porta e fechar uma porta. Há uma variedade de configurações de portas e maçanetas. As portas podem abrir para dentro ou para fora. Podem ser livres ou com resistência decorrente de um mecanismo de fechamento automático. A dificuldade em liberar a trava depende do tipo de mecanismo de trava, que pode ser uma barra, uma alça com ou sem uma trava de polegar, um botão ou uma alavanca. As técnicas básicas descritas a seguir precisarão ser adaptadas dependendo do ambiente específico. A porta mais fácil de usar é a de abertura livre, e esta deve ser a primeira tarefa do treinamento.

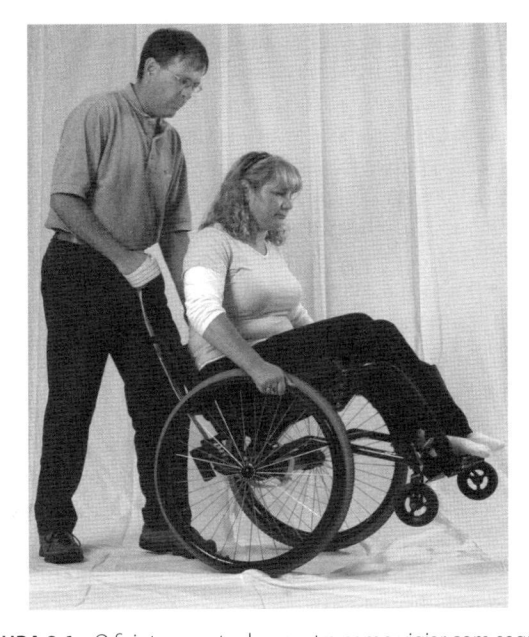

FIGURA 8.6 O fisioterapeuta demonstra como vigiar com segurança um cadeirante treinando a habilidade de empinar a cadeira de rodas. Por meio de um cinto de marcha firmemente preso ao quadro da cadeira de rodas, o fisioterapeuta pode puxá-lo para evitar que o cadeirante tombe para trás. A mão no aro de impulsão da cadeira de rodas pode ajudar o cadeirante a manter a cadeira empinada.

Transpor uma porta que abre para fora

O cadeirante se aproxima da porta levemente angulado, com as rodas traseiras mais próximas das dobradiças da porta; em seguida, estende a mão para abrir a fechadura com a mão mais próxima da porta, mantendo a mão oposta na roda. Mantendo a pegada na maçaneta da porta, o cadeirante impulsiona a roda externa para virar a cadeira de rodas para a porta. O cadeirante pode então empurrar a porta e usar as duas mãos para passar pela porta. Para uma porta pesada de fechamento automático com uma trava em barra, o cadeirante cruza seu corpo o mais longe possível das dobradiças para empurrar a barra. Esta posição de empurrar tem a maior alavanca e oferece a menor resistência para empurrar a porta. Se a porta for pesada ou resistir à abertura, o cadeirante segura o batente da porta com a mão oposta e impulsiona a cadeira de rodas adiante para transpor a porta, enquanto a outra mão empurra a porta no sentido de abri-la ainda mais. O cadeirante pode também usar a extremidade dianteira (i. e., o apoio para os pés) da cadeira de rodas para ajudar a empurrar a porta à medida que passa por ela. No entanto, deve-se ter extrema cautela com essa técnica para evitar rupturas na pele e lesões nos dedos dos pés e nos pés. O Vídeo 8.1 (disponível em www.manoleeducacao.com.br/conteudo-complementar/saude) mostra um cadeirante passando por uma porta que abre para fora.

Para portas que não fecham automaticamente, o cadeirante pode virar levemente a cadeira de rodas em direção à porta depois de passar e empurrar a porta para fechar. Alternativamente, quando o cadeirante transpõe a porta, ele pode virar-se para a porta e empurrá-la para fechar, com a cadeira de rodas levemente inclinada em relação à porta (inclinar a cadeira de rodas impedirá que ela role para trás ao fechar a porta).

Transpor uma porta que abre para dentro

Quando a porta se abre em direção ao cadeirante, o segredo é que a porta passe pelo cadeirante para possibilitar a entrada. Se a porta estiver em um corredor amplo, isso será mais fácil se o cadeirante se posicionar ao lado da abertura da porta (lado da alavanca, maçaneta ou outro mecanismo de abertura). O cadeirante segura a maçaneta e abre a porta o suficiente para que a extremidade dianteira da cadeira de rodas se encaixe na abertura, até o ponto logo depois do eixo traseiro da cadeira de rodas, e então impulsiona com a mão do lado da trava para mover a cadeira de rodas para a frente, até o outro lado da porta. A mão que abriu a porta retorna ao aro de impulsão da cadeira de rodas e a impulsiona pelo restante do percurso, transpondo a porta.

Quando a porta é pesada ou tem um mecanismo de fechamento automático, a técnica muda um pouco, passando a usar o batente da porta como auxílio. A abordagem inicial é a mesma: solte a trava com a mão do lado da dobradiça e leve a outra mão (lado do fechadura) ao batente da porta. Colocar a mão no batente pode ajudar a estabilizar o tronco do cadeirante e fornecer alavanca, se necessário, ao abrir a porta (empurrar o batente da porta com esse MS, enquanto o outro puxa a porta para abri-la). Conforme o cadeirante puxa a porta o suficiente para que a extremidade dianteira da cadeira de rodas se encaixe na abertura, a mão no batente da porta ajuda a transpor a cadeira de rodas pela porta. Quando necessário, o cadeirante remove a mão mais próxima da dobradiça da porta do aro de impulsão para empurrar a porta, abrindo-a enquanto passa pela porta. Embora não seja ideal, se for uma porta de fechamento automático, o cadeirante pode usar a extremidade dianteira da cadeira de rodas (i. e., os apoios para os pés) para ajudar a manter a porta aberta à medida que a transpõe. Essa técnica também deve ser usada com cautela para evitar lesões nos dedos dos pés e nos pés, que podem se chocar com a porta. O Vídeo 8.2 (disponível em www.manoleeducacao.com.br/conteudo-complementar/saude) retrata um cadeirante transpondo uma porta que abre para dentro.

Uma porta livre precisará ser fechada com a mão que está mais próxima das dobradiças da porta, puxando a porta enquanto estiver transpondo-a. Alternativamente, uma vez transposta a porta, o cadeirante pode virar para ela e puxá-la para fechá-la enquanto impulsiona a cadeira para trás. Nesse caso, o cadeirante segura na maçaneta da porta com a mão que está mais próxima das dobradiças. A outra mão pode segurar o batente da porta mais próximo da maçaneta. Esta mão pode ajudar a estabilizar o tronco e empurrar para ajudar na propulsão para trás da cadeira de rodas, conforme o cadeirante fecha a porta com a outra mão. O Vídeo 8.3 (disponível em www.manoleeducacao.com.br/conteudo-complementar/saude) mostra um cadeirante fechando uma porta que fecha para dentro.

Ao ensinar essas habilidades, o fisioterapeuta deve revisar as questões de segurança, como não segurar na borda da porta para evitar ferimentos nos dedos quando a porta se fechar e tomar cuidado ao usar a extremidade dianteira da cadeira de rodas para ajudar a abrir a porta. As tarefas devem ser sequenciadas de modo que a dificuldade se baseie no sucesso. Em geral, as portas de abertura livre são as mais fáceis, e as portas livres são mais fáceis do que as de fechamento automático. O fisioterapeuta deve configurar o ambiente de treinamento de modo que o cadeirante seja desafiado ao praticar a habilidade, mas sem que a atividade se torne tão difícil que o cadeirante não possa completar a tarefa. Por exemplo, se o cadeirante não conseguir chegar à maçaneta para abrir a porta inicialmente, o fisioterapeuta pode começar com a porta parcialmente aberta ou colocar uma fita sobre o mecanismo de trava. Pode-se praticar também partes da habilidade como um todo. Por exemplo, o cadeirante pode começar com a porta aberta, uma mão no aro de impulsão e a outra no batente da porta e praticar o ato de puxar ou impulsionar a cadeira de rodas para passar pela porta. À medida que o cadeirante se torna mais proficiente nessas habilidades, o fisioterapeuta pode configurar o ambiente de prática para que o cadeirante pratique com uma variedade de tipos de portas em termos de peso, largura, espaço de entrada e saída em relação à porta, maçanetas, batentes pequenos e outras características semelhantes.

Saída de emergência

Todo mundo que usa uma cadeira de rodas manual deve ser capaz de instruir outros indivíduos a ajudá-lo a descer um lance de escadas. De modo ideal, os indivíduos em cadeira de rodas podem descer um lance de escadas de maneira independente quando houver pelo menos um corrimão disponível. Como a maior parte das escadas de incêndio são obrigadas a ter um corrimão, esse é um bom lugar para dominar essa habilidade.

Como um ponto de partida para a saída de emergência, é importante aprender como subir e descer um meio-fio com assistência. Descer um meio-fio é semelhante a descer escadas com assistência e sem corrimão. Para descer, o cadeirante se aproxima do meio-fio de costas e alinha as rodas traseiras uniformemente ao longo da borda do meio-fio. O fisioterapeuta fica em pé, voltado para a parte de trás da cadeira de rodas. O cadeirante se inclina para a frente e segura a face anterior das rodas traseiras. O fisioterapeuta deve ficar em pé na posição de avanço e inclinar-se para a frente para apoiar o topo do encosto (em caso de encostos mais baixos, o fisioterapeuta deve ficar mais distante, facilitando a inclinação sobre o encosto mais baixo). Em um esforço coordenado, o cadeirante empurra as rodas traseiras, descendo o meio-fio enquanto o fisioterapeuta o estabiliza. Quando as rodas traseiras estiverem na superfície da rua, o cadeirante pode continuar recuando de modo a descer as rodas dianteiras ou empinar levemente a cadeira e girar 90° para afastar-se do meio-fio.

Subir um meio-fio com assistência voltado para a frente é o reverso dessa manobra. Aproxima-se do meio-fio de frente para ele e levantam-se as rodas dianteiras até o meio-fio com assistência, se necessário. O cadeirante então segura a parte superior das rodas e se inclina para a frente, para impulsionar as rodas traseiras e subir o meio-fio, enquanto o fisioterapeuta fornece assistência por trás, com um empurrão para a frente (e levemente para cima) no encosto. Não se trata de "levantar". A força de apoio é diagonal para ajudar as rodas traseiras a rolarem sobre o meio-fio. O Vídeo 8.4 (disponível em www.manoleeducacao.com.br/conteudo-complementar/saude) retrata um cadeirante subindo um meio-fio com assistência.

Escadas

A manobra básica para a saída de emergência é a seguinte: a descida é feita primeiro com as rodas traseiras, com o cadeirante inclinado para a frente em direção às rodas dianteiras; a cadeira é rolada pelas escadas, um degrau de cada vez, com as mãos deslizando pelo(s) corrimão(s). Quando a manobra é realizada com perfeição, as rodas dianteiras contatarão apenas de leve cada degrau, conforme a cadeira de rodas rolar para baixo, pelas bordas da escada, em uma posição equilibrada. Mais comumente, as rodas dianteiras descerão com um pouco com força em cada degrau, e se o apoio para os pés estiver à frente das rodas dianteiras, ele pode também bater ou raspar. É importante manter o controle da cadeira de rodas e não deixar que ela se mova muito rápido. Isso irá manter o cadeirante no assento. Além disso, o cadeirante deve manter a cadeira de rodas posicionada com as duas rodas traseiras uniformes, de modo a que a descida seja feita sem rotação da cadeira.

A técnica mais fácil é quando há dois corrimãos e a escadaria é estreita o suficiente para que o cadeirante possa segurar os dois corrimãos ao mesmo tempo. O cadeirante aproxima-se da escada, vira-se de tal maneira que a cadeira fique centrada na escada com as rodas traseiras de 8 a 10 cm à frente da extremidade do primeiro degrau. O cadeirante então coloca as mãos em ambos os corrimãos em uma pegada com pronação de antebraço, com as mãos aproximadamente no mesmo nível dos ombros; conforme se inclina levemente para a frente, o cadeirante empurra a cadeira de rodas para trás, de modo que as rodas rolem para fora do degrau. Desliza-se então as mãos para baixo pelo corrimão, e repete-se o procedimento. Uma vez dominado, o movimento de descer escadas pode ser um rolamento contínuo depois de empurrar para fora do segundo degrau com as mãos deslizando pelo corrimão. No último degrau, as opções para o cadeirante são empurrar para trás, descendo o último degrau, e deixar as rodas dianteiras caírem no chão (com o cadeirante se inclinando para a frente) ou empinar a cadeira e recuar do último degrau ou girar 90° para se afastar do degrau, e então colocar as rodas dianteiras no chão.

Em caso de um único corrimão, a técnica é a mesma, com a modificação descrita a seguir. O cadeirante posiciona a cadeira de rodas perto do corrimão da escadaria, aproximadamente 10 a 15 cm lateralmente ao corrimão. Ele segura o corrimão com a mão do lado do corrimão em um pegada com pronação de antebraço; a mão mais distante cruza o corpo e segura o corrimão em uma pegada com supinação de antebraço. O cadeirante deve resistir à tentação de abraçar o corrimão, porque isto tornará a cadeira de rodas irregular e causará a rotação das rodas ou mesmo a elevação da roda do lado de fora. O cadeirante usa os dois braços como contraponto para controlar a posição da cadeira de rodas durante a descida. A maior parte dos usuários achará mais fácil dar o primeiro passo segurando o corrimão apenas com a mão do lado do corrimão, posicionando a mão mais distante na roda traseira da cadeira de rodas para ajudar a sair do primeiro degrau. A seguir, ao se equilibrar nessa posição, a mão de fora deve ser colocada no corrimão.

Qualquer uma dessas técnicas pode ser assistida por um indivíduo capacitado que esteja no degraus inferiores em relação à cadeira de rodas. O assistente deve estar com os pés afastados, posicionados em pelo menos dois degraus e não no mesmo degrau para o qual a cadeira de rodas está se movendo. O assistente segura a cadeira, inclinando-se em direção ao encosto, e diminui a velocidade de descida, garantindo o controle da velocidade e que a cadeira não tombe para trás. O assistente pode estabilizar-se segurando com uma mão no corrimão. O Vídeo 8.5 (disponível em www.manoleeducacao.com.br/conteudo-complementar/saude) mostra um cadeirante descendo escadas com um corrimão com um fisioterapeuta auxiliando.

Para ensinar essas técnicas, o fisioterapeuta desempenha o papel de assistente, como descrito anteriormente. De modo ideal, o fisioterapeuta pode demonstrar as habilidades ou fornecer uma demonstração em vídeo.

No caso de não haver nenhum corrimão, pode-se descer escadas com um assistente fisicamente apto que esteja posicionado abaixo do cadeirante. A técnica é a mesma, mas neste caso o cadeirante se inclina para a frente e mantém as mãos nas rodas traseiras para fornecer frenagem. Depois de posicionar as rodas traseiras perto do topo dos degraus e inclinar-se o máximo possível sobre as coxas, o cadeirante puxa as rodas para trás para sair da beirada da escada, e então controla a velocidade com uma pegada de frenagem. O assistente mantém contato durante essa manobra inicial e garante que a cadeira de rodas esteja se movendo simetricamente. O assistente se move, depois a cadeira de rodas se move, depois o assistente e assim por diante. Se possível, o assistente pode se apoiar contra a parede para maior estabilidade.

▶ Empinar a cadeira de rodas

Embora a acessibilidade para cadeiras de rodas tenha melhorado nos últimos anos com a disponibilidade de meios-fios rebaixados e rampas, ainda existem muitas áreas da comunidade que não são facilmente acessíveis a uma cadeira de rodas. A capacidade de empinar a cadeira de rodas (Fig. 8.7) é uma habilidade essencial para subir e descer meios-fios, descer rampas ou colinas íngremes e atravessar terrenos irregulares. O tipo de cadeira de rodas e sua configuração têm impacto sobre a facilidade ou dificuldade de se empinar uma cadeira de rodas. Empinar

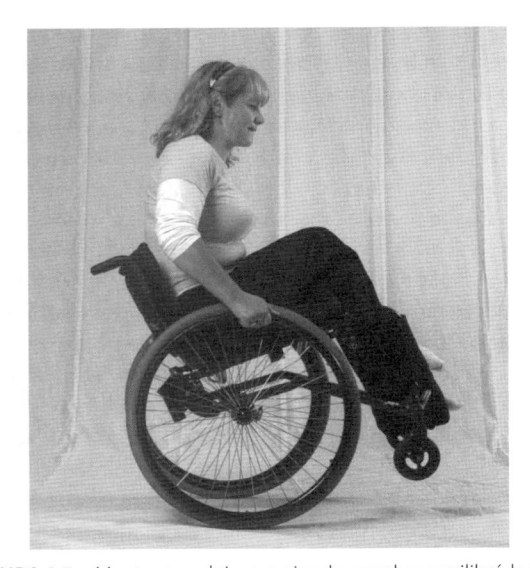

FIGURA 8.7 Manter a cadeira empinada envolve equilibrá-la com as rodas dianteiras fora do chão. É importante observar a posição das mãos do cadeirante no aro de impulsão perto dos quadris. Essa posição possibilita maior controle da posição empinada do que com as mãos para a frente ou para trás nos aros de impulsão.

uma cadeira de rodas mais pesada é mais difícil. A posição do eixo também afeta a facilidade de empinar. Um eixo mais à frente, de modo que o centro de massa (CDM) do cadeirante esteja atrás do eixo, torna a cadeira de rodas menos estável e mais propensa a inclinar, facilitando assim o empinamento. Uma cadeira de rodas é mais estável com a placa do eixo posicionada mais para trás, mas essa configuração dificulta o empinamento.

Para empinar uma cadeira de rodas, o cadeirante segura o aro de impulsão por trás, com as mãos atrás do encosto, e empurra rapidamente para a frente para levantar as rodas dianteiras do chão, girando a cadeira aproximadamente 45° no espaço. Em conjunto com a manobra para empinar a cadeira, deve-se aprender também a mantê-la empinada. Ambas as habilidades são precursores importantes para habilidades mais avançadas relacionadas ao empinamento, como subir ou descer meios-fios e deslocar-se por terrenos irregulares. O fisioterapeuta deve auxiliar o paciente a encontrar o *ponto de equilíbrio*, no qual as rodas dianteiras estão fora do chão com a cadeira de rodas em equilíbrio (ou seja, a cadeira de rodas não tomba para trás nem para a frente [sobre as rodas dianteiras]). O ponto de equilíbrio inicial deve ser o que corresponde ao cadeirante sentado totalmente apoiado no encosto; se o cadeirante inclinar-se para a frente, é necessária uma posição empinada mais elevada, o que requer maior domínio. Uma vez em posição empinada, o cadeirante deve ser capaz de flexionar ou estender os braços, enquanto segura levemente o aro de impulsão para correção do equilíbrio.

Para que o cadeirante aprenda a se equilibrar na posição empinada, ele deve experimentar o controle de equilíbrio e a oscilação da cadeira de rodas que limita a estabilidade em um posição empinada. Um primeiro passo importante nesse processo é o cadeirante empurrar e puxar ativamente o aro de impulsão com a cadeira empinada para sentir o ponto de equilíbrio e experimentar como corrigir o tombamento excessivo para trás ou para a frente. Um empurrão para a frente fará com que as rodas dianteiras se levantem, enquanto um puxão para trás levará as rodas dianteiras em direção ao solo. Essa última manobra é uma importante técnica de segurança, e o cadeirante deve aprendê-la logo no início para entender como controlar a cadeira de rodas. O cadeirante também deve mover ativamente a cabeça e a parte superior do tronco para a frente e para trás, para aprender o efeito desses movimentos sobre o equilíbrio da cadeira de rodas. Inclinar-se para a frente faz com que as rodas dianteiras desçam, enquanto inclinar-se para trás as eleva do chão. O cadeirante precisa então de prática para manter o ponto de equilíbrio ao empurrar ou puxar levemente os aros de impulsão e ao inclinar-se para a frente e para trás.

Empinar a cadeira em movimento, ou dinamicamente, exige que o cadeirante deixe os aros de impulsão deslizarem para trás ou para a frente em suas mãos. O cadeirante deve entender que suas mãos sobre os aros de impulsão são o que fornece controle e deve ser instruído a nunca retirá-las totalmente dos aros.

Ao ensinar a empinar uma cadeira de rodas, é essencial garantir a segurança, protegendo e supervisionando adequadamente o cadeirante, conforme descrito anteriormente. Os cadeirantes podem ter medo de cair e estar relutantes ao exercício de empinar a cadeira. O fisioterapeuta deve assegurar ao paciente que não permitirá que ele caia. Inicialmente, quando o cadeirante está aprendendo a empinar, o fisioterapeuta pode precisar ajudá-lo manualmente a alcançar uma posição equilibrada, puxando as manoplas da cadeira de rodas.

Existem duas abordagens para facilitar a aprendizagem de como manter uma posição empinada equilibrada durante a prática. Em uma abordagem, o fisioterapeuta toca o cadeirante na região anterior ou posterior do tronco/ombro. Isso fornece um comando tátil em relação à direção que o cadeirante deve mover o tronco para reequilibrar a posição. Por exemplo, se o cadeirante começar a perder o equilíbrio na direção posterior (as rodas dianteiras estão se afastando mais do que o necessário do solo), o fisioterapeuta toca na região anterior do tronco/ombro para fornecer um comando tátil para o cadeirante inclinar-se para a frente e puxar para trás os aros de impulsão. Se o cadeirante estiver perdendo o equilíbrio na direção anterior (as rodas dianteiras estão caindo em direção ao solo), o fisioterapeuta toca na região posterior do tronco/ombro para que o cadeirante se incline para trás e empurre para a frente os aros de impulsão.

Em outra abordagem para facilitar o aprendizado, o fisioterapeuta empurra levemente a região anterior ou posterior do tronco/ombro do cadeirante para movê-lo de volta à zona de equilíbrio com a cadeira empinada. Por exemplo, se o cadeirante começa a perder o equilíbrio na direção posterior (as rodas dianteiras estão se afastando mais do que o necessário do solo), o fisioterapeuta empurra levemente a região posterior do tronco/ombro na direção anterior, que move o cadeirante de volta à zona de equilíbrio com a cadeira empinada e impede que ele tombe para trás. Se o cadeirante estiver perdendo o equilíbrio na direção anterior (as rodas dianteiras estão caindo em direção ao solo), o fisioterapeuta empurra levemente a região anteroposterior do tronco/ombro na direção posterior, o que move o cadeirante à zona de equilíbrio com a cadeira empinada e evita que ele tombe para a frente. Em ambas as abordagens, o fisioterapeuta também pode fornecer comandos verbais sobre a direção para que o cadeirante possa puxar ou empurrar os aros de impulsão.

Empinar a cadeira para atravessar superfícies irregulares

Ao impulsionar uma cadeira de rodas em superfícies irregulares (p. ex., cascalho, grama), existe a possibilidade de a cadeira tombar para a frente. Nesses tipos de superfícies, as rodas dianteiras podem ficar presas em um divisor ou ser paradas por um pequeno objeto (p. ex., uma pedra), fazendo com que a cadeira de rodas se incline para a frente. Ser capaz de impulsionar a cadeira de rodas para a frente na posição empinada pode minimizar esse risco e possibilitar que o cadeirante impulsione a cadeira de rodas de maneira independente em uma variedade de terrenos. O Vídeo 8.6 (disponível em www.manoleeducacao.com.br/conteudo-complementar/saude) mostra um cadeirante impulsionando uma cadeira de rodas na posição empinada em terrenos irregulares.

Para impulsionar a cadeira de rodas para a frente, mantendo-a em seu ponto de equilíbrio, o cadeirante se inclina para a frente com a cadeira empinada (fazendo com que a cadeira tombe para a frente) e empurra a cadeira de rodas para trás até o ponto de equilíbrio. Ao aprender essa manobra, o paciente deve ser instruído a usar uma pegada firme no momento de impulsão, mas possibilitar que os aros de impulsão deslizem em sua pegada ("pegada deslizante") durante o momento de recuperação do movimento. À medida que o paciente se torna mais habilidoso, ele pode deslizar mais além a cada impulso nos aros de impulsão. Usando técnicas semelhantes, o paciente pode aprender a impulsionar a cadeira de rodas para trás (mesma técnica, apenas no sentido inverso) e girar enquanto mantém a cadeira empinada (semelhante a fazer uma curva com raio curto sobre as quatro rodas – puxando para trás um dos aros de impulsão e empurrando para a frente o outro aro).

Em algumas superfícies irregulares, pode ser mais fácil entrar com a cadeira empinada por um breve período (sem manter a cadeira empinada) e impulsionar adiante. O paciente então cruza a superfície em uma série de curtos empinamentos enquanto empurra para a frente (Fig. 8.8).

O Quadro 8.2 Atividade prática para o estudante: progressão do treinamento de empinar uma cadeira de rodas apresenta atividades para promover o aprendizado de habilidades de empinar estáticas e dinâmicas e como ensinar essas habilidades aos cadeirantes.

▶ Ladeiras e rampas íngremes

Descida

A melhor maneira de deslocar-se por descidas íngremes é na posição empinada. Essa posição na verdade estabiliza o posicionamento do cadeirante na cadeira de rodas, possibilitando que a gravidade mantenha o cadeirante no assento em vez de gerar uma força que provoque uma queda para a frente. A altura na posição empinada é influenciada pela inclinação da ladeira: quanto mais íngreme, maior a altura do empinamento. O cadeirante se aproxima da ladeira e empina a cadeira; em seguida, deixa que os braços deslizem pelo aro de impulsão para controlar a velocidade e a altura do empinamento. O aspecto mais difícil ao descer inclinações íngremes é a transição na parte inferior da ladeira. Quando a ladeira termina, o impulso para trás pode causar uma inclinação na cadeira para trás assim que se chega na base da ladeira. Para evitar isso, o cadeirante deve desacelerar e sair suavemente da posição empinada na base da ladeira.

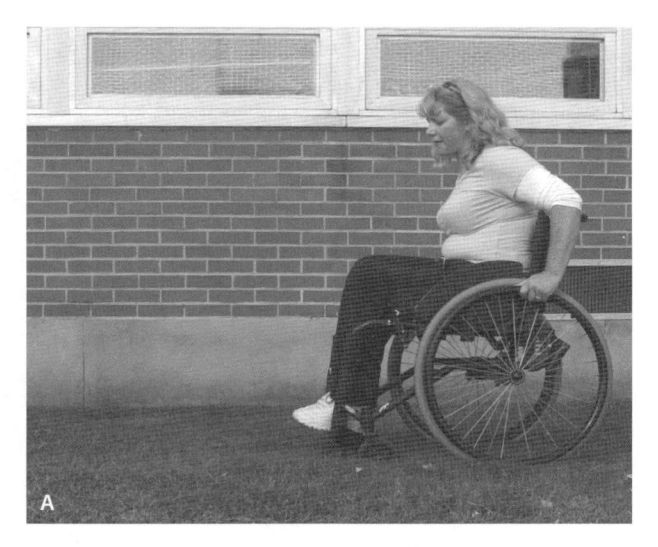

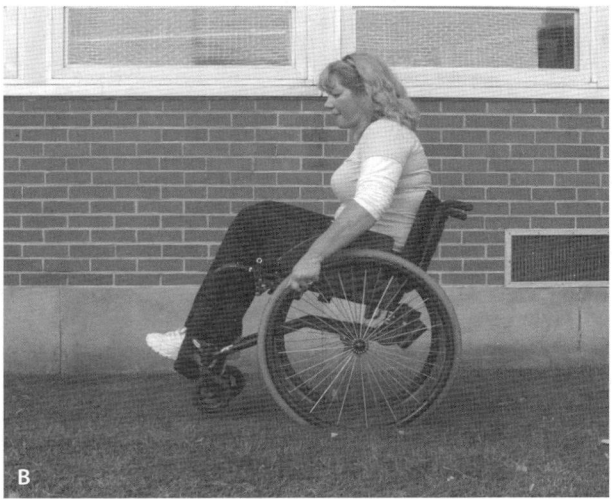

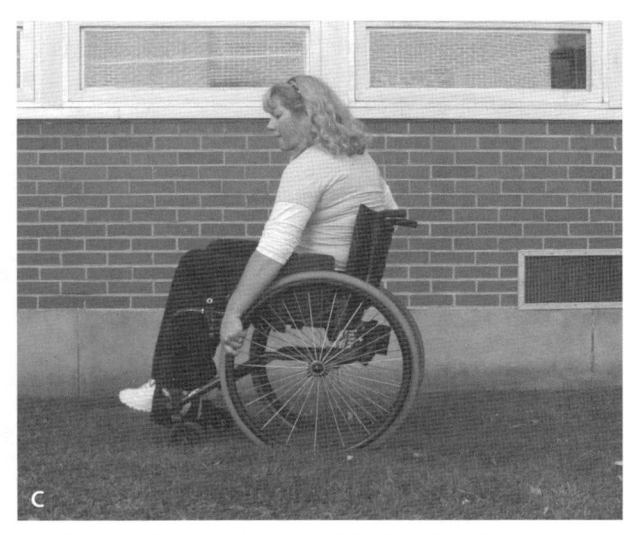

FIGURA 8.8 Ao impulsionar a cadeira de rodas sobre um terreno irregular, (A) a cadeirante empina repetidamente a cadeira (B, C) para impedir que as rodas dianteiras fiquem presas ao chão e façam com que a cadeira de rodas tombe para a frente.

QUADRO 8.2   Atividade prática para o estudante: progressão do treinamento de empinar uma cadeira de rodas

Objetivo: ensinar com segurança e com sucesso as habilidades básicas em cadeira de rodas para um cadeirante novato.

Equipamento: qualquer cadeira de rodas manual, mas de modo ideal uma ultraleve, com trava de roda que não interfira no arco de propulsão e com o eixo traseiro alinhado com o ombro do cadeirante ou à frente dele.

Instruções: trabalhar em pares ou, de modo ideal, com um terceiro observador que analisa o estudante de fisioterapia. Lembre-se: seu objetivo é dominar o *ensino* de habilidades em cadeiras de rodas; sua capacidade de ensinar alguém é mais importante do que a sua capacidade de realizar as habilidades.

- Um indivíduo assume o papel de cadeirante.
- Um indivíduo assume o papel de fisioterapeuta.

Pontos-chave

- Para proteger com segurança, o fisioterapeuta fica atrás da cadeira de rodas, com um pé à frente do outro, possibilitando que a perna da frente contenha qualquer inclinação para trás. Uma mão segura a manopla da cadeira de rodas e a outra é posicionada sobre o ombro do cadeirante (o contato é feito apenas se necessário). Para uma cadeira de rodas de estrutura rígida sem pegadores, pode-se utilizar um cinto na barra estrutural por baixo do assento; o cinto deve estar frouxo para não afetar o equilíbrio.
- A prática de empinar a cadeira só deve ser feita com supervisão atenta. Não deixe que a prática prossiga com um dispositivo antitombamento; ele deve ser girado para cima ou removido. O cadeirante não deve poder se apoiar no dispositivo antitombamento.

Habilidades estáticas e dinâmicas na posição empinada

1. **Equilíbrio estático na posição empinada**
   - O fisioterapeuta protege por trás e coloca o cadeirante na posição empinada.
   - O cadeirante é instruído em relação à colocação correta da mão, que deve estar na parte superior da roda com os ombros e cotovelos em leve flexão para possibilitar que a propulsão ou tração da roda corrija o equilíbrio.
   - O cadeirante trabalha na manutenção do equilíbrio na posição empinada.

2. **Controle manual**
   - O cadeirante é colocado na posição empinada e direcionado a puxar as rodas para trás com força (as rodas dianteiras cairão no solo).
   - O cadeirante é colocado na posição empinada e direcionado a empurrar as rodas para a frente com força (a cadeira de rodas tombará para trás).

- As mãos do cadeirante devem permanecer nas rodas e não devem ser retiradas ou colocadas nas rodas para "caçar" o ponto de equilíbrio.

3. **Treino do equilíbrio na posição empinada**
   - O condutor segura na roda posteriormente ao eixo e empurra para a frente com força.
   - O cadeirante levanta as rodas dianteiras para assumir uma posição empinada equilibrada.
   - O fisioterapeuta incentiva o cadeirante a experimentar a altura da posição empinada. Por exemplo, apoiado contra o encosto, o ponto de equilíbrio é alcançado com as rodas dianteiras mais próximas do solo; quando inclinado para a frente e afastado do encosto, o ponto de equilíbrio é alcançado com as rodas dianteiras mais distantes do solo.
   - Quando o cadeirante for capaz de empinar até uma posição de equilíbrio, a ênfase se dá em manter essa posição.

Objetivo: manter o equilíbrio estático em uma posição empinada por 5 minutos em um espaço de 0,2 m².

Observação: incentiva-se o cadeirante a trabalhar em habilidades dinâmicas na posição empinada (descritas a seguir) antes de dominar a posição estática por 5 minutos.

4. **Equilíbrio dinâmico na posição empinada**
   - Andar para a frente na posição empinada.
   - Andar para trás na posição empinada.
   - Equilibrar-se na posição empinada usando apenas uma mão.
   - Girar 360° na posição empinada.
   - Fazer curvas nos quatro cantos da sala na posição empinada.
   - Descer ladeiras na posição empinada (os aros podem deslizar pelas mãos para controlar a velocidade).

Objetivo: manter o equilíbrio dinâmico por 10 minutos sem sair da posição empinada.

5. **Posição empinada em movimento**
   - Com a cadeira de rodas deslizando livremente (ou seja, sem contato com as mãos após a propulsão), o cadeirante assume a posição empinada seguindo o comando verbal do fisioterapeuta. Não há tentativa de se equilibrar na posição empinada, apenas um levantamento das rodas dianteiras e um empurrão imediato à metade dianteira da roda traseira para seguir em frente.
   - Uma vez que a manutenção da posição empinada em movimento tenha sido dominada, o cadeirante pratica a mesma abordagem ao longo de um meio-fio de 5 cm de altura, esforçando-se para manter a posição empinada ao transpor o meio-fio.

O controle de velocidade é importante. Se o cadeirante estiver se movendo muito rápido ou sentir que está perdendo aderência, ele deve parar e descansar. Para fazer isso, o cadeirante freia com força de um lado, deixando que a outra roda deslize de modo que a cadeira de rodas gire 90° em direção à ladeira. Essa posição pode ser mantida com pouco esforço; contudo, se a ladeira for muito íngreme, o cadeirante deve inclinar os ombros para o topo da ladeira para não virar para baixo. Para retomar o mo-

vimento, as rodas dianteiras devem ser viradas de volta para baixo. Continuar em um padrão de zigue-zague geralmente é a melhor maneira de descer com segurança.

Se o cadeirante não dominar a posição empinada, o desafio de descer um declive íngreme é impedir que o tronco avance e manter uma velocidade razoavelmente lenta. Segurar ou frear as rodas tenderá a aumentar a força de gravidade para a frente e a perda do equilíbrio do tronco. Essa questão é particularmente incômoda para aqueles com maior paresia ou plegia do tronco. O segredo para estabilizar o tronco é usar uma força de adução de MS. Antes da descida, o cadeirante deve sentar-se ereto na cadeira de rodas e comprimir o encosto com a parte interna dos braços, mantendo os cotovelos para dentro. As mãos ficam livres para controlar os aros de impulsão. Cadeirantes com prejuízos na função da mão são aconselhados a enganchar no interior do aro de impulsão e puxar para cima (potência de bíceps) para controlar a velocidade.

Quando o cadeirante não está em uma posição empinada, a transição na parte inferior do declive é perigosa e pode causar quedas para a frente. É essencial aproximar-se lentamente da transição e, se possível, inclinar-se para trás ou fazer um pequeno levantamento da roda dianteira na transição para evitar prender o apoio para os pés ou as rodas dianteiras. Para uma transição abrupta, é bom parar perpendicularmente à ladeira bem na transição, deixar que uma roda dianteira e uma roda traseira façam a transição e, em seguida, sair da ladeira com as outras rodas.

Observação clínica: A manobra que acabou de ser descrita, seja em uma posição empinada ou não, requer um bom controle das rodas e, portanto, aros de impulsão escorregadios podem ser perigosos. O clima quente também pode fazer com que os aros de impulsão se tornem excessivamente quentes, de modo que são necessárias pausas frequentes para descanso ou luvas.

A proteção dada ao cadeirante ao percorrer ladeiras é semelhante àquela para aprender a empinar a cadeira: o fisioterapeuta posiciona-se atrás da cadeira de rodas com as mãos em uma posição de defesa dianteira e traseira. A aquisição de habilidades deve começar em uma inclinação pequena de curta distância. É essencial que o fisioterapeuta acompanhe a cadeira de rodas, de modo que o trabalho em equipe é fundamental. Deve-se aumentar a inclinação da ladeira, não seu comprimento. Uma vez que o cadeirante tenha aprendido a técnica geral e a posição de descanso, ele pode generalizar a técnica para descidas mais longas.

Subida

O problema ao subir aclives é manter as rodas dianteiras para baixo e não viradas para trás. Se o aclive for longo, o cadeirante precisa descansar. Deve-se usar o mesmo giro (90°) da posição de descanso da descida, mas o lado mais forte do cadeirante, se houver um, deve estar no lado da descida durante o descanso.

A preparação mais importante para a propulsão em inclinações longas ou íngremes é o cadeirante reposicionar as nádegas na parte traseira da cadeira. Com indivíduos experientes, isso pode ser feito ao se aproximar do aclive com a cadeira em leve elevação e inclinação para a frente da cabeça. Para pacientes que estão aprendendo a habilidade ou que têm menos confiança na cadeira de rodas, é necessário parar logo antes da inclinação e, intencionalmente, levantar e mover as nádegas para trás. Essa mudança de po-

sição causa instabilidade do tronco para a frente em superfícies niveladas, mas é a que fornece maior estabilidade na cadeira de rodas ao subir aclives. O cadeirante precisa ser capaz de se inclinar mais para a frente, flexionando os quadris. Ele deve sentir que perderá o equilíbrio e cairá para a frente sobre as coxas. Ele não cairá, porque irá "atingir" estabilidade do tronco com as propulsões curtas e frequentes via aros de impulsão enquanto a cadeira de rodas é impulsionada ladeira acima. O arco de propulsão deve se dar na metade superior anterior da roda. Uma vez alcançado o topo da ladeira, é imperativo reposicionar a pelve na posição correta de modo que o cadeirante possa se sentar com boa estabilidade e mecânica de propulsão ideal. O Vídeo 8.7 (disponível em www.manoleeducacao.com.br/conteudo-complementar/saude) mostra cadeirantes com limitação na função de MS subindo uma rampa.

Observação: Todos os segmentos de vídeo citados neste capítulo estão listados no Quadro 8.3.

Para ajudar o cadeirante a aprender como subir um aclive, o fisioterapeuta posiciona-se abaixo do cadeirante. Além de fornecer comandos verbais, o fisioterapeuta pode estar à disposição para impedir que a cadeira de rodas role para trás durante a fase de recuperação do movimento.

 QUADRO 8.3 Vídeos disponíveis em www. manoleeducacao.com.br/conteudo-complementar/saude

Vídeo 8.1: Cadeirante passando por uma porta que abre para fora.
Vídeo 8.2: Cadeirante passando por uma porta que abre para dentro.
Vídeo 8.3: Cadeirante fechando uma porta que se fecha para dentro.
Vídeo 8.4: Subindo um meio-fio com assistência.
Vídeo 8.5: Cadeirante descendo escadas com um corrimão com assistência/vigilância do fisioterapeuta.
Vídeo 8.6: Cadeirante impulsionando uma cadeira de rodas na posição empinada em terrenos irregulares.
Vídeo 8.7: Cadeirantes com limitação na função de MS subindo uma rampa.

▶ Meios-fios

Utilizar a posição empinada é o método mais fácil e eficiente de subir e descer um meio-fio.

Subida

Existem dois métodos básicos para subir um meio-fio: (1) subir o meio-fio a partir de uma posição parada e (2) subir o meio-fio enquanto em movimento. O primeiro método não requer tanta habilidade em empinar a cadeira de rodas, mas requer muito mais força. Alguns cadeirantes não têm força suficiente para realizar essa técnica. Para iniciar a subida, o cadeirante impulsiona a cadeira de rodas até a beirada frontal do meio-fio, empina a cadeira e impulsiona-se levemente para a frente na posição empinada, até que as rodas dianteiras repousem na parte superior do meio-fio com as rodas traseiras na superfície debaixo, mas sem tocar no meio-fio (Fig. 8.9). Nessa posição, o cadeirante coloca suas mãos na posição de 12 horas nos aros de impulsão e, em seguida, empurra com força para a frente, em direção ao solo, enquanto, ao mesmo tempo, lança a cabeça e o tronco para a frente. O impulso faz com que as rodas traseiras rolem para cima do meio-fio.

Para subir um meio-fio enquanto em movimento, o paciente avança e empina a cadeira imediatamente antes de chegar ao meio-fio. Isso levanta as rodas dianteiras, posicionando-as na parte de cima do meio-fio. À medida que as rodas traseiras entram em contato com o meio-fio, o paciente empurra os aros de impulsão para a frente e inclina a cabeça e o tronco para a frente. O impulso para a frente da cadeira de rodas (que está se movendo para a frente durante toda a tarefa) faz com que as rodas traseiras rolem para cima do meio-fio (Fig. 8.10). O aspecto principal desta tarefa é a habilidade e sincronia necessárias ao executar o empinamento. O cadeirante deve ser capaz de empinar a cadeira enquanto se move para a frente e deve sincronizar com precisão o empinamento. Se ele empinar a cadeira cedo demais, as rodas dianteiras voltam ao solo e não subirão o meio-fio, e a extremidade dianteira da cadeira de rodas vai chocar-se contra o meio-fio. Se

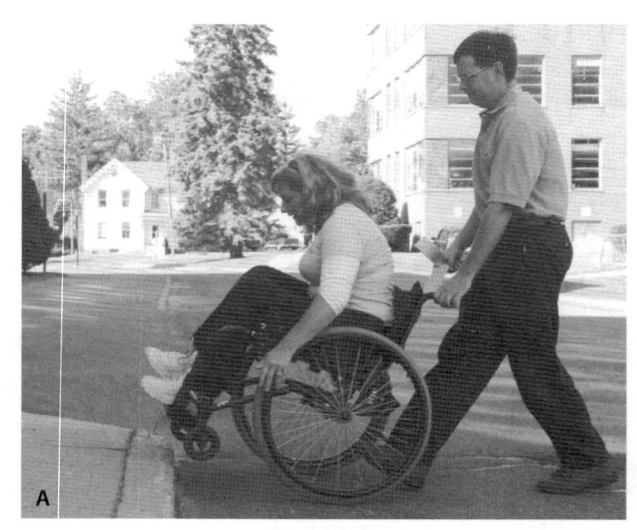
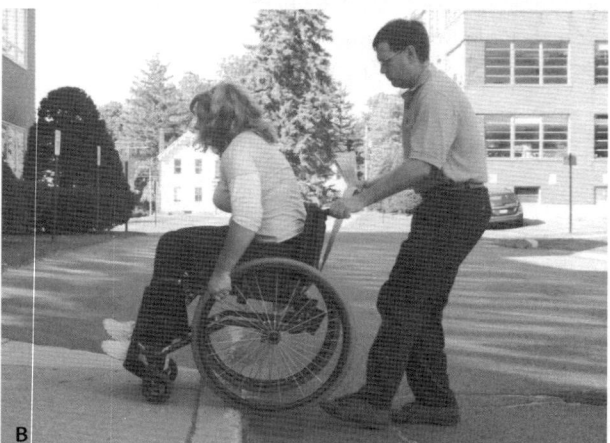
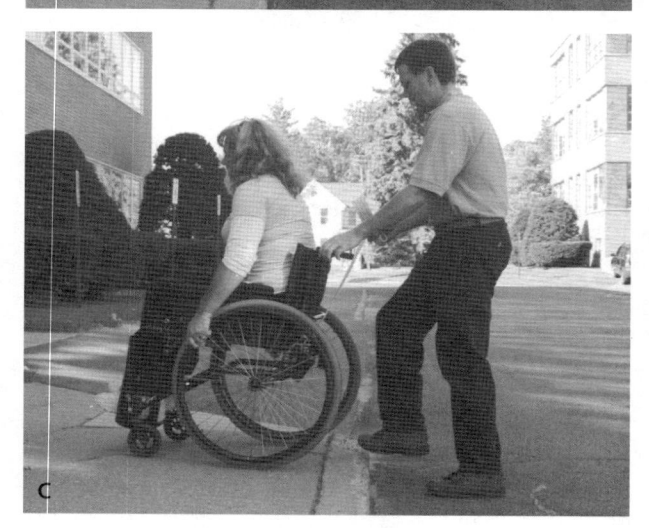

FIGURA 8.10 Subir um meio-fio: a cadeirante empina a cadeira, subindo o meio-fio enquanto em movimento. (A) A cadeirante deve ter cuidado no momento em que empina a cadeira ao subir a calçada, utilizando um impulso para a frente. Se empinar a cadeira cedo demais, será difícil mantê-la empinada e as rodas dianteiras cairão e colidirão com a calçada. Se empinar a cadeira tarde demais, as rodas dianteiras não passarão pelo meio-fio. (B) A cadeirante precisa dar um leve empurrão para a frente depois que as rodas dianteiras passarem pelo meio-fio. (C) O impulso leva as rodas traseiras para cima, transpondo o meio-fio.

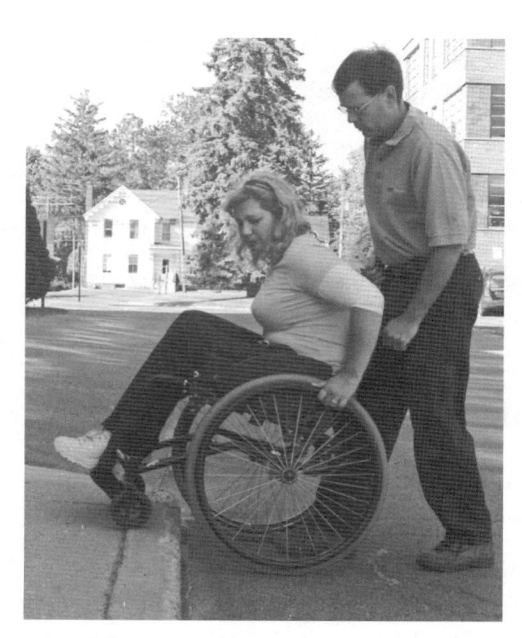

FIGURA 8.9 Subir um meio-fio: a cadeirante empina a cadeira, subindo o meio-fio a partir de uma posição estática. Ser capaz de subir um meio-fio a partir de uma posição estática, sem dar um impulso para a frente, requer muita habilidade e força na parte superior do corpo. A cadeirante deve posicionar as rodas dianteiras na beira do meio-fio, deixando um espaço entre as rodas e o meio-fio antes de empurrar com força as rodas para cima, a fim de subir o meio-fio.

ele empinar a cadeira tarde demais, as rodas traseiras acertarão o meio-fio enquanto na posição empinada elevada, o que pode levar a cadeira a tombar para trás. Em ambos os casos, o cadeirante corre o risco de cair da cadeira. Como a cadeira de rodas está se movendo para a frente continuamente, a técnica em movimento não requer tanta força quanto o outro método. No entanto, é necessária maior habilidade em empinar a cadeira. Essa habilidade deve ser praticada inicialmente sem um meio-fio, solicitando que se empine a cadeira sob um comando, enquanto se move em um movimento constante ao longo de um corredor.

Descida

As abordagens por trás ou pela frente são os dois métodos básicos para descer um meio-fio. Usando a abordagem por trás, o cadeirante recua até o meio-fio, posicionando as rodas na sua borda. O cadeirante então se inclina para a frente e coloca as mãos para trás nos aros de impulsão o mais longe possível e controla a descida da cadeira de rodas enquanto as rodas traseiras descem o meio-fio. Quando as rodas traseiras estão fora do meio-fio, o cadeirante dá uma pequena empinada e gira a cadeira 90° para a direita ou para a esquerda para evitar que o(s) apoio(s) para os pés colida contra a parte superior do meio-fio (Fig. 8.11). Uma abordagem por trás alternativa é rolar usando a força do impulso. Nessa técnica, o cadeirante ajusta as rodas traseiras no meio-fio e recua usando os aros de impulsão enquanto imediatamente se inclina para a frente e segura a estrutura dianteira da cadeira de rodas. A cadeira de rodas rolará com impacto das rodas dianteiras no chão. Esse método exige menos habilidade, mas requer algum espa-

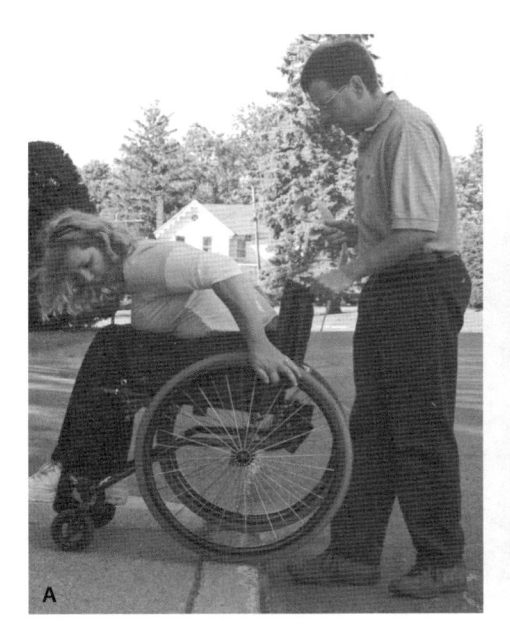
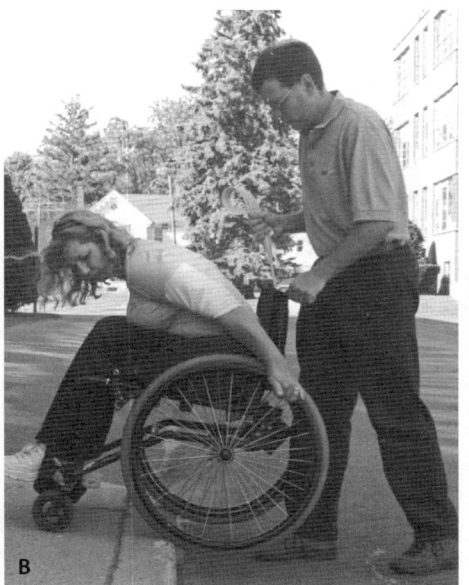
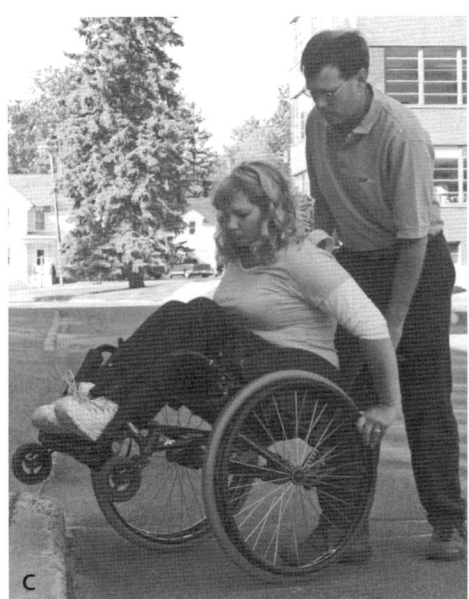
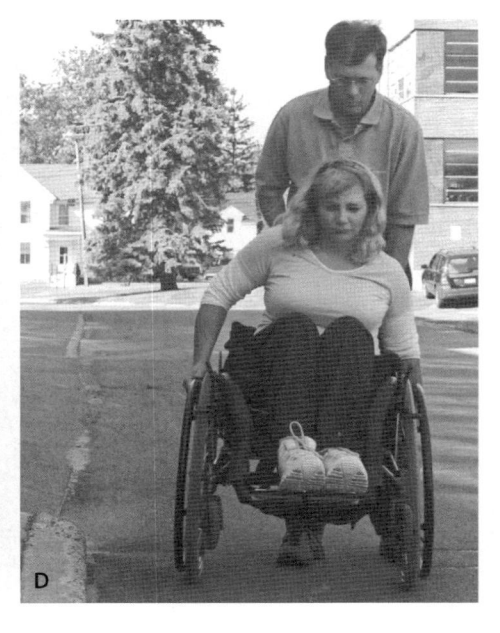

FIGURA 8.11 Aproximação de costas para descer um meio-fio. (A) A cadeirante se aproxima gradualmente da beirada do meio-fio e se inclina para a frente. (B) As rodas traseiras descem lentamente pela beirada do meio-fio. Uma vez que as rodas traseiras estiverem seguras no chão, a cadeirante (C) empina a cadeira e (D) gira 90° para evitar que os apoios de pés fiquem presos ou colidam com a beirada do meio-fio.

ço para ser realizado. É essencial que o cadeirante não segure as rodas depois de iniciar a rolagem, porque a força de impulso puxará a cadeira de rodas. Quando as quatro rodas estiverem no mesmo nível, o cadeirante pode segurar nos aros de impulsão e frear a cadeira de rodas.

Para descer um meio-fio usando uma aproximação pela frente, o cadeirante empurra a cadeira de rodas para a frente e, assim que as rodas dianteiras se aproximarem da borda do meio-fio, o paciente empina a cadeira. Ele mantém a cadeira empinada, enquanto a força de impulso leva as rodas a descer o meio-fio. O cadeirante mantém uma pegada deslizante (também usada para descer ladeiras) para manter a cadeira empinada, de modo que as rodas traseiras descem primeiro, depois as rodas dianteiras (Fig. 8.12). Se as rodas dianteiras descerem primeiro, a cadeira de rodas provavelmente tombará para a frente. Essa técnica é análoga a um pouso de avião, quando as rodas traseiras embaixo das asas

tocam o solo antes das rodas dianteiras embaixo da cabine do piloto. Da mesma maneira descrita previamente acerca da subida de um meio-fio, a habilidade e a sincronia ao empinar a cadeira são essenciais para dominar essa tarefa.

A segurança é novamente essencial ao ensinar o cadeirante a subir e descer meios-fios. Se algo der errado ao praticar essas habilidades, o cadeirante provavelmente perderá o equilíbrio na direção anterior e poderá cair da cadeira de rodas. Por exemplo, se ao descer um meio-fio com a cadeira empinada de frente para o meio-fio, as rodas dianteiras tocam o solo antes das rodas traseiras, a cadeira de rodas tombará para a frente. O fisioterapeuta deve manter uma mão na região anterior do tronco/ombro e outra no cinto de marcha ou pegador da cadeira que encontra-se posterior ao cadeirante, possibilitando que o profissional ajude o cadeirante a se recuperar com segurança quando necessário. As Figuras 8.11A-D e 8.12A-C ilus-

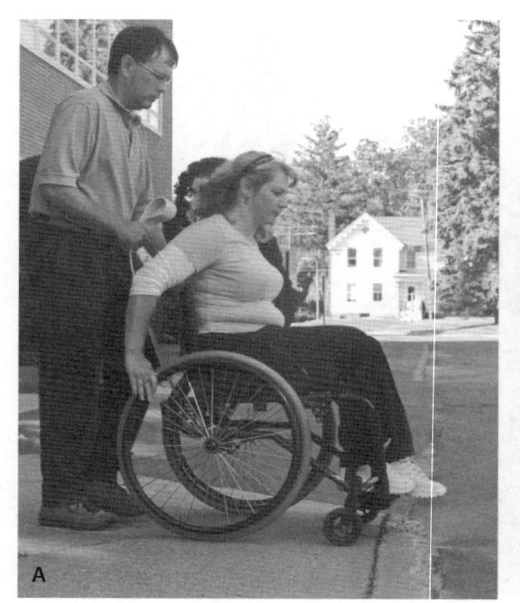
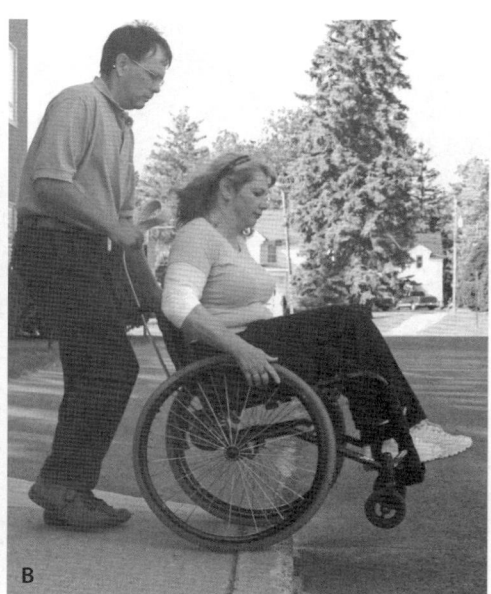
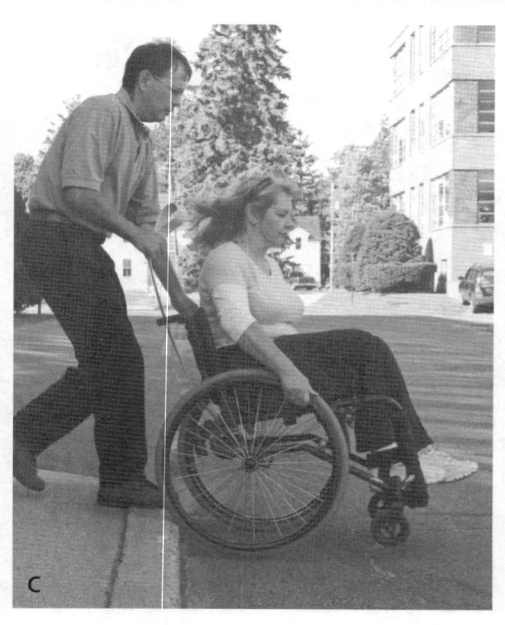

FIGURA 8.12 Aproximação de frente para descer um meio-fio. (A) A cadeirante se aproxima do meio-fio enquanto avança. (B) Empina a cadeira quando as rodas dianteiras se aproximarem da beirada do meio-fio. (C) Mantém a cadeira empinada até que as rodas traseiras entrem em contato com o chão. Isso evita que a cadeira de rodas tombe para a frente.

tram o posicionamento apropriado do fisioterapeuta. Além disso, nas primeiras vezes em que ensinar o cadeirante a subir ou descer meios-fios, o fisioterapeuta pode treinar em meios-fios baixos (2,5 a 5 cm de altura) e progredir para meios-fios mais altos (15 a 20 cm de altura) à medida que a habilidade do cadeirante melhora.

▶ Salto

Dar saltos com uma cadeira de rodas é uma habilidade única e capaz de empoderar o cadeirante. O domínio do salto fornece a capacidade de se mover lateralmente em qualquer direção ou pular e girar em qualquer direção. Saltar é uma habilidade muito útil em espaços apertados, possibilitando que o cadeirante faça pequenos movimentos. Isso frequentemente é necessário para livrar o arco de abertura de uma porta ou em situações nas quais é necessário transitar em meio ao público.

Para ensinar como saltar com uma cadeira, instrua o cadeirante a tentar e praticar a manobra. A única outra instrução importante é que o cadeirante deve segurar as rodas traseiras para saltar. Se o cadeirante não "der conta" da manobra, tente a manobra semelhante, porém mais fácil, de caminhar com a cadeira de rodas para a frente. Isso essencialmente inclui equilibrar a cadeira de rodas em uma só roda e depois na outra com uma leve tração para a frente, antes que a roda caia por conta do deslocamento do peso. Essa tarefa ainda requer que o contato manual nas rodas traseiras seja mantido. Essa manobra é menos útil, mas como uma ferramenta de ensino possibilita que o cadeirante comece a intuir como a cadeira de rodas pode pular.

▶ Escadas rolantes

O cadeirante deve aprender a usar escadas rolantes depois de dominar o uso de uma escada de emergência. A posição na escada rolante será a mesma que ao descer uma escadaria com dois corrimões. A instrução usando escadas rolantes ligadas deve começar com a subida. Antes de tentar embarcar em uma escada rolante, o cadeirante deve ter a habilidade de empinar a cadeira. O ideal é que as habilidades de pré-requisito incluam um equilíbrio estático de 30 segundos na posição empinada, a capacidade de assumir a posição empinada de maneira independente e a capacidade de levantar as rodas dianteiras para ultrapassar obstáculos enquanto se move para a frente. A principal justificativa para a aquisição prévia da habilidade de empinar a cadeira é a transição no topo da escada rolante. O piso em movimento da escada rolante desaparece sob uma borda bastante agressiva que, se o cadeirante não estiver atento para levantar as rodas dianteiras, pode causar uma queda perigosa da cadeira de rodas para a frente, que fica presa e causa o amontoamento dos indivíduos que vem atrás do cadeirante.

O cadeirante gira sobre a região plana da escada rolante na parte inferior, segura ambos os lados dos corrimões em movimento e inclina-se para a frente. As escadas vão se posicionar sob o cadeirante. À medida que as escadas se estabelecem, o cadeirante se sentará mais ereto para alcançar uma posição confortável e equilibrada.

⚠ **Alerta:** Às vezes os corrimões não estão se movendo em sincronia precisa com as escadas, então o cadeirante talvez precise reposicionar as mãos nos corrimões logo após o embarque. Isso é particularmente importante quando os corrimões estão se movendo mais rápido do que as escadas.

Ao chegar ao topo, o cadeirante fica mais ereto à medida que as escadas dão lugar a uma plataforma plana. Mantendo as mãos nos corrimões, o cadeirante pode empurrar para baixo um pouco ou inclinar levemente o tronco para trás para elevar as rodas dianteiras sobre a borda. Alternativamente, uma vez alcançada a plataforma plana, o cadeirante pode retornar as mãos às rodas traseiras, dar uma pequena empinada e, em seguida, impulsionar para fora da escada rolante.

Ao ensinar essa habilidade, o fisioterapeuta pode se apoiar no encosto da cadeira de rodas para estabilizá-la na escada rolante, a fim de diminuir o esforço do cadeirante e reduzir o risco de queda para trás da cadeira de rodas. O fisioterapeuta também pode ajudar na hora de dar a pequena empinada para sair da escada rolante. É importante destacar que se o fisioterapeuta ajudar a empurrar a cadeira de rodas, mas não ajudar a empiná-la, isso poderá fazer com que a cadeira fique presa na borda da escada.

⚠ **Alerta:** Nos edifícios mais antigos, as escadas rolantes podem se estreitar no topo. É essencial que o cadeirante saiba se a escada rolante é suficientemente larga para a cadeira de rodas, tanto na parte superior como inferior. Qualquer escada rolante na qual dois indivíduos possam ficar lado a lado é larga o suficiente para a maior parte das cadeiras de rodas.

A posição utilizada para descer por uma escada rolante é exatamente a mesma que para subir. Isso significa que o cadeirante se aproxima da escada rolante e se vira um pouco antes do topo da escada rolante, de modo que as rodas traseiras fiquem do lado de baixo. O cadeirante coloca as duas mãos no corrimão e se inclina para a frente durante a transição para a escada rolante. O fisioterapeuta deve preceder o cadeirante na escada rolante e continuar subindo para manter a posição no topo da escada rolante até que o cadeirante esteja preparado para se mover. O fisioterapeuta pode ajudar apoiando-se no encosto para estabilizar a cadeira de rodas e informar ao cadeirante que a base da escada está se aproximando. Quando a base se aproximar, o cadeirante deve inclinar-se para a frente e empurrar para trás os corrimões para colocar as rodas traseiras sobre a borda da escada rolante. O cadeirante não deve virar para a frente até estar bem afastado da plataforma da escada rolante e dos corrimãos.

Algumas instituições não aprovam o uso de cadeiras de rodas em escadas rolantes e tomaram medidas (p. ex., barreiras verticais) para bloquear o acesso de cadeiras de rodas. Se você é novo na escada rolante em questão, é importante saber se tanto a parte superior como a inferior têm acesso claro a cadeiras de rodas. Na maior parte das instituições privadas com escadas rolantes, orientações educadas da equipe da segurança garantirão a capacidade incontestada de usar a escada rolante.

▶ Medidas de desfecho

É importante usar medidas de desfecho padronizadas para avaliar as habilidades de mobilidade na cadeira de rodas de um paciente e para documentar os desfechos. O *Wheelchair Skills Test* testa a capacidade de um cadeirante realizar 32 tarefas diferentes em cadeira de rodas, incluindo a propulsão para a frente, curvas, empinar a cadeira, rampas, meios-fios e descer escadas.[9,10] O *Wheelchair Circuit* avalia três aspectos da mobilidade em cadeira de rodas: ritmo, habilidade técnica e capacidade física durante nove tarefas diferentes.[11,12] Os resultados desses testes também podem ser usados para fornecer *feedback* sobre o desempenho e a motivação dos pacientes.

RESUMO

As habilidades em cadeira de rodas são importantes para a vida em comunidade e plena participação social para um indivíduo que usará uma cadeira de rodas manual para mobilidade em tempo integral.[1] Essas habilidades não devem ser consideradas componentes de um programa de reabilitação avançado ou relegadas a habilidades a serem aprendidas com colegas. As habilidades em cadeira de rodas podem e devem ser integradas durante todo o processo de reabilitação. Habilidades básicas como a propulsão

por uma porta que se abre para fora podem ser ensinadas precocemente, enquanto habilidades mais difíceis como transpor meios-fios e escadas de emergência devem ser incorporadas mais tarde no plano de cuidados, à medida que a reabilitação do paciente progride. Os princípios da aprendizagem motora se aplicam ao ensino das habilidades em cadeira de rodas. É importante estruturar a prática e o cronograma de *feedback* para garantir o sucesso e a segurança, de modo que o aprendizado motor seja alcançado.

REFERÊNCIAS

1. Hosseini, SM, et al. Manual wheelchair skills capacity predicts quality of life and community integration in persons with spinal cord injury. Arch Phys Med Rehabil, 2012; 93:2237–2243.
2. Hastings, J, et al. The differences in self-esteem, function, and participation between adults with low cervical motor tetraplegia who use power or manual wheelchairs. Arch Phys Med Rehabil, 2011;92:1785–1788.
3. Hastings, JD. Seating assessment and planning. Phys Med Rehabil Clin N Am, 2000; 11:183.
4. Hastings, JD, Fanucchi, ER, and Burns, SP. Wheelchair configuration and postural alignment in persons with spinal cord injury. Arch Phys Med Rehabil, 2003; 84:528–534.
5. Hastings, JD, and Betz, KL. Seating and wheelchair prescription. In Field-Fote, EC (ed): Spinal Cord Injury Rehabilitation. Philadelphia: F.A. Davis, 2009.
6. Kwarciak, AM, et al. Redefining the manual wheelchair stroke cycle: identification and impact of nonpropulsive pushrim contact. Arch Phys Med Rehabil, 2009; 90:20–26.
7. Richter, WM, et al. Stroke pattern and handrim biomechanics for level and uphill wheelchair propulsion at self-selected speeds. Arch Phys Med Rehabil, 2007; 88:81–87.
8. Collinger, JL, et al. Shoulder biomechanics during the push phase of wheelchair propulsion: a multisite study of persons with paraplegia. Arch Phys Med Rehabil, 2008; 89:667–676.
9. Kirby, RL, et al. The wheelchair skills test (version 2.4): measurement properties. Arch Phys Med Rehabil, 2004;85:794–804.
10. Kirby, RL, et al. The Wheelchair Skills Test: a pilot study of a new outcome measure. Arch Phys Med Rehabil, 2002; 83:10–18.
11. Kilkens, OJ, et al. The Wheelchair Circuit: Construct validity and responsiveness of a test to assess manual wheelchair mobility in persons with spinal cord injury. Arch Phys Med Rehabil, 2004;85:424–431.
12. Kilkens, OJ, et al. The wheelchair circuit: reliability of a test to assess mobility in persons with spinal cord injuries. Arch Phys Med Rehabil, 2002; 83:1783–1788.

9 Intervenções para melhorar o ortostatismo e as habilidades de equilíbrio em pé

Jo Ann Moriarty-Baron, PT, DPT

Susan B. O'Sullivan, PT, EdD

Este capítulo se concentra no controle na posição ortostática e nas intervenções que podem ser usadas para melhorar o ortostatismo e as habilidades de equilíbrio em pé. É necessário um exame meticuloso do estado geral do paciente em termos de deficiências e limitações à atividade que afetam o controle em pé; este exame deve incluir o alinhamento musculoesquelético, a amplitude de movimento (ADM) e o desempenho muscular (força, potência, resistência). O exame da função motora (controle motor e aprendizagem motora) concentra-se em determinar o estado de descarga de peso do paciente, o controle postural e a integridade das sinergias neuromusculares necessárias para o controle estático e dinâmico. O exame da função sensorial inclui o uso de estímulos sensoriais (somatossensoriais, visuais e vestibulares) para o controle do equilíbrio em pé e mecanismos de integração sensorial do sistema nervoso central (SNC). Por fim, o paciente deve ser capaz de realizar com segurança movimentos funcionais (atividades da vida diária [AVD]) em pé nos vários ambientes (clínica, casa, ocupação [trabalho/escola/brincadeiras] e comunidade).

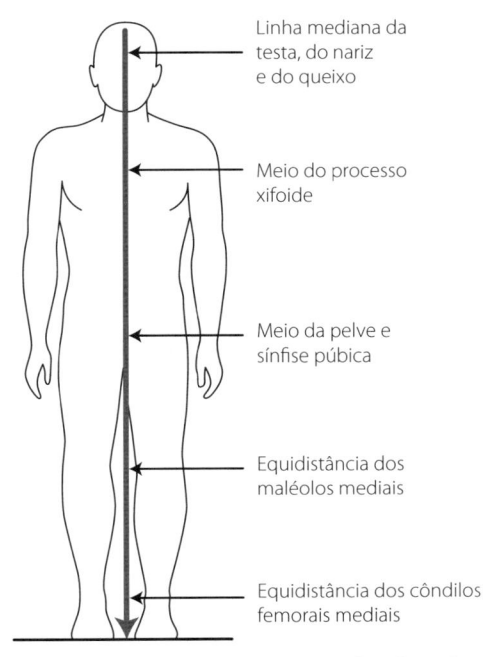

Linha mediana da testa, do nariz e do queixo

Meio do processo xifoide

Meio da pelve e sínfise púbica

Equidistância dos maléolos mediais

Equidistância dos côndilos femorais mediais

FIGURA 9.1 Alinhamento postural normal – plano frontal. No alinhamento ideal, a LdG passa pelas estruturas anatômicas identificadas, dividindo o corpo em duas partes simétricas.

▶ Ortostatismo

Características gerais

A posição ortostática é relativamente estável, com um centro de massa (CDM) alto e uma base de apoio (BDA) pequena, que inclui o contato dos pés com a superfície de apoio. Durante a posição simétrica normal, o peso está distribuído igualmente sobre os dois pés (Fig. 9.1). Em vista lateral, a linha de gravidade (LdG) passa perto da maior parte dos eixos articulares: levemente anterior às articulações do tornozelo e do joelho, levemente posterior à articulação de quadril, posterior às vértebras cervicais e lombares e anterior às vértebras torácicas e à articulação atlanto-occipital (Fig. 9.2). As curvas naturais da coluna vertebral (i. e., lordoses cervical e lombar normais e cifose torácica normal) estão presentes na posição vertical, embora achatadas, dependendo do nível do tônus postural. A pelve está em posição neutra, sem inclinação anterior nem posterior. O alinhamento normal minimiza a necessidade de atividade muscular durante a postura ereta.

A estabilidade postural em pé é mantida pela atividade muscular que inclui o (1) tônus postural nos músculos antigravitacionais ao longo do tronco e dos membros inferiores (MI) e a (2) contração dos músculos antigravitacionais. O glúteo máximo e os posteriores da coxa se contraem para manter o alinhamento pélvico, os abdominais se contraem para achatar a curva lombar, os músculos paravertebrais se contraem para estender a coluna vertebral, os músculos do quadríceps femoral se contraem para manter a extensão de joelho e os abdutores se contraem para

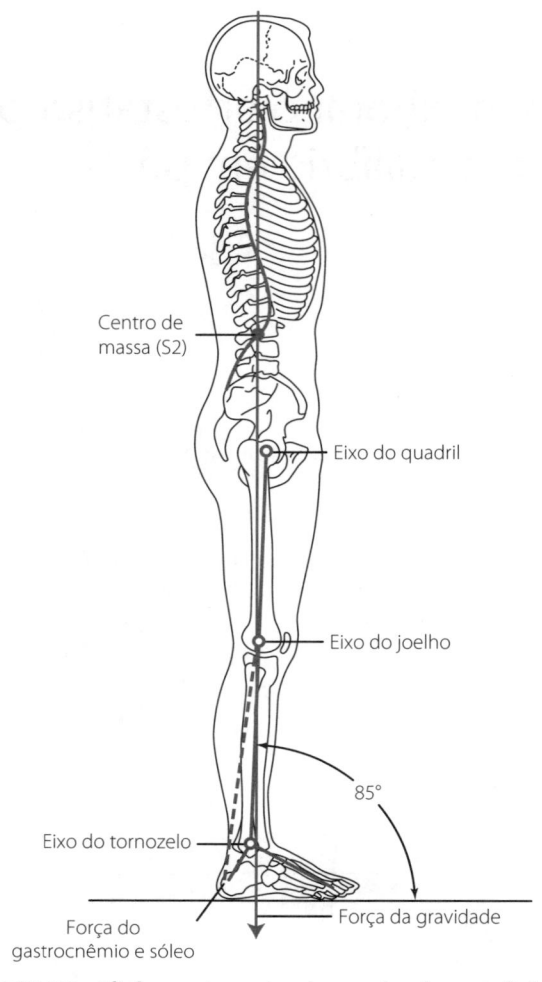

FIGURA 9.2 Alinhamento postural normal – plano sagital. No alinhamento ideal, a LdG passa pelas estruturas anatômicas identificadas.

Labels na figura: Centro de massa (S2); Eixo do quadril; Eixo do joelho; 85°; Eixo do tornozelo; Força do gastrocnêmio e sóleo; Força da gravidade

manter o alinhamento pélvico durante o apoio unipodal e durante os deslocamentos laterais.

O *limite da estabilidade (LdE)* é a quantidade máxima de excursão possível em qualquer direção sem perda do equilíbrio; é determinado pela distância entre os pés e o comprimento dos pés, bem como pela altura e peso do indivíduo. O LdE anterior/posterior normal de um adulto é de aproximadamente 12°; o LdE medial/lateral normal é de aproximadamente 16°. Juntos, eles formam o *envelope de oscilação*, o percurso do movimento do corpo durante a posição ortostática normal. Em um indivíduo saudável, a oscilação segue um ciclo intermitentemente de um lado para o outro e do calcanhar para o hálux, com o ponto médio da oscilação constituindo o *alinhamento centralizado*.[1]

É necessário *controle postural estático*, também chamado de *estabilidade*, para manter a posição ortostática. O *controle postural dinâmico*, também chamado de *mobilidade controlada*, é necessário para controlar os movimentos realizados nessa posição (p. ex., o deslocamento do peso ou o movimento de alcançar de membro superior [MS] ou os movimentos de passo de MI). Além disso, o termo *equilíbrio dinâmico* é usado para descrever a capa-

cidade de manter o controle postural em movimento ou enquanto se move pelo espaço e pode ser considerado como o controle postural necessário para movimentos ativos, como caminhar ou correr.

O *controle postural antecipatório* se refere aos ajustes que ocorrem antes da execução de movimentos voluntários. O sistema postural está pré-ajustado para estabilizar o corpo; por exemplo, um indivíduo prepara sua posição antes de levantar um objeto pesado ou pegar uma bola com peso. O *controle do equilíbrio reativo* se refere a ajustes que ocorrem espontaneamente em resposta a mudanças inesperadas no CDM (p. ex., perturbações) ou mudanças na superfície de apoio. As *reações de fixação postural* estabilizam o corpo contra uma força externa (p. ex., um empurrão). As *reações de inclinação* reposicionam o CDM dentro da BDA em resposta a alterações na superfície de apoio (p. ex., ficar em pé sobre uma prancha de equilíbrio). O *controle do equilíbrio adaptativo* se refere à capacidade de adaptar ou modificar respostas posturais em relação a mudanças de tarefas e a demandas ambientais. A experiência prévia (aprendizagem) influencia a adaptabilidade de um indivíduo e molda sua seleção de estratégia.[1,2]

▶ Posição ortostática modificada

Muitas vezes, aqueles que passam por um insulto neurológico grave não têm a coordenação intersegmentar e o controle postural necessários para se manter em pé. As atividades na posição ortostática modificada possibilitam que o paciente desenvolva essas habilidades em uma posição que se aproxima muito da postura em pé desejada, mas com maior suporte de membros e menor demanda de força sobre os músculos do tronco e antigravitacionais de MI.

A **posição ortostática modificada**, também chamada de **plantígrada modificada**, é uma posição ortostática inicial que envolve colocar carga sobre os quatro membros (MS e MI). O paciente fica ao lado de uma maca terapêutica com ambos os ombros flexionados (45° a 70°), cotovelos estendidos, mãos estendidas descarregando peso sobre a maca terapêutica, e pés em posição ortostática simétrica (Fig. 9.3). Os quadris estão flexionados e os joelhos estendidos; os tornozelos estão em dorsiflexão. Isso gera uma posição estável com uma BDA ampla e um CDM alto. A BDA e o grau de carga de MS podem ser aumentados ou diminuídos conforme a variação da distância entre o paciente e a maca. Nesta posição modificada, o paciente não precisa apresentar o controle completo de extensores de joelho necessário para a posição ortostática com postura ereta, pois a posição do CDM está na frente da linha de descarga de peso. Isso cria um momento de extensão no joelho, auxiliando extensores fracos. À medida que o controle se desenvolve, o paciente pode progredir de apoio com a mão toda para apoio de ponta de dedos, e de apoio bilateral para unilateral de MS até a posição ortostática sem apoio. Os MI podem progredir de uma posição simétrica para uma posição de avanço (Fig. 9.4). Uma posição de

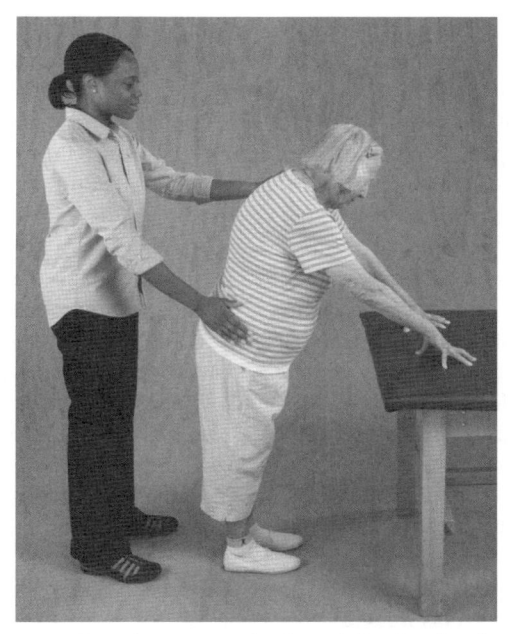

FIGURA 9.3 Em pé, manutenção da posição plantígrada modificada. A paciente sustenta-se sobre os MI em posição simétrica e com apoio dos MS na maca, usando a ponta dos dedos. A fisioterapeuta aplica resistência à parte superior do tronco e da pelve usando a técnica de inversões de estabilização.

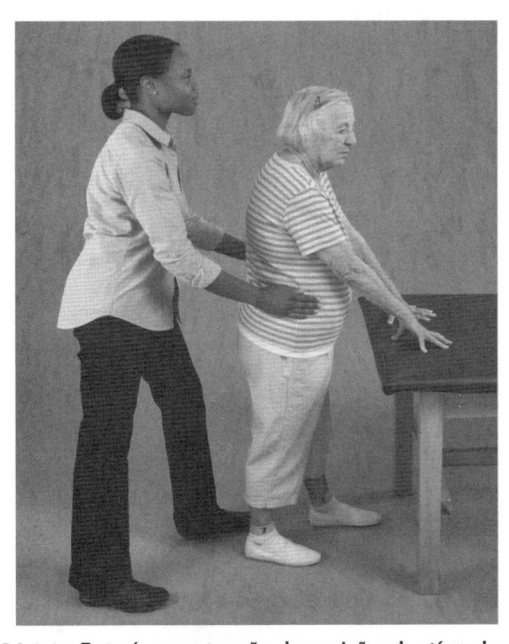

FIGURA 9.4 Em pé, manutenção da posição plantígrada modificada, em posição de avanço. A paciente sustenta-se sobre os MI em posição de avanço e com apoio dos MS na maca, usando a ponta dos dedos. A fisioterapeuta aplica resistência à pelve usando a técnica de inversões de estabilização.

braço alternativa consiste em colocar as duas mãos sobre uma bola terapêutica grande (superfície menos estável) para aumentar o desafio (Fig. 9.5). Essa posição aumenta a ADM de flexão de ombro necessária e o peso suportado pelos MI. A descarga de peso unilateral de MS também

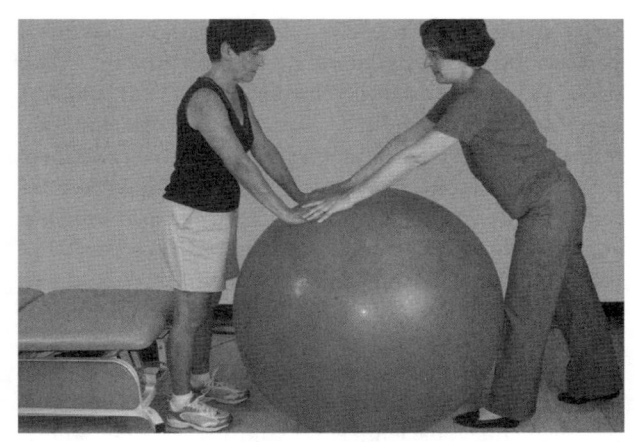

FIGURA 9.5 Em pé, manutenção da posição plantígrada modificada com as mãos em uma bola. A paciente sustenta-se sobre os MI, com ambas as mãos apoiadas levemente em uma bola terapêutica grande.

pode ser conseguida ao posicionar o paciente lateralmente a uma maca terapêutica ou parede, com o ombro em abdução.

Observação clínica: Para pacientes que apresentam hipertonia de flexores de MS (p. ex., o paciente com traumatismo cranioencefálico [TCE] ou acidente vascular encefálico), a posição ortostática modificada é a melhor escolha para o ortostatismo precoce em comparação a ficar em pé nas barras paralelas e puxar-se em barras. Puxar estimula o aumento do tônus flexor, enquanto a posição plantígrada modificada promove a extensão e a descarga de peso em MS. A posição modificada combina os músculos de MI em um padrão fora de sinergia (os quadris são flexionados com os joelhos estendidos). Por isso, é uma atividade terapêutica útil para o paciente com acidente vascular encefálico que demonstra fortes sinergias anormais de MI. Além disso, essa posição é relativamente familiar, de modo que pode ser usada por pacientes com deficiências cognitivas, e é bastante fácil de alcançar com a ajuda de um fisioterapeuta. Os pacientes que estão motivados a ficar em pé provavelmente acharão essa tarefa altamente recompensadora.

Manutenção da posição ortostática modificada

O paciente pode praticar a manutenção ativa ou resistida. Durante a manutenção ativa, fatores importantes a serem considerados ao examinar o controle da estabilidade incluem a capacidade de manter o alinhamento correto com mínima oscilação postural (centro de alinhamento mantido) e a capacidade de manter a posição por períodos prolongados.

Durante a manutenção resistida, solicita-se ao paciente que se mantenha firme enquanto o fisioterapeuta aplica resistência em direções alternadas. Pode-se usar a técnica de facilitação neuromuscular proprioceptiva (FNP) de *inversões de estabilização*. Os contatos manuais do fisioterapeuta se dão na pelve (ver Fig. 9.4), na pelve e na parte superior e contralateral do tronco (ver Fig. 9.3) ou na parte superior do tronco bilateralmente. Inicialmente, aplica-se resistência em uma direção e depois na outra (anterior/posterior, medial/lateral ou diagonal com os MI em posição de avanço). Pode-se dar um leve estímulo de aproximação ao topo dos ombros ou da pelve para aumentar as respostas estabilizadoras. Os comandos verbais (CV) incluem *"Mantenha, não deixe que eu puxe você para trás, mantenha."* O fisioterapeuta deve então dar um comando de transição, *"Agora, não deixe que eu empurre você para a frente"*, antes de deslizar as mãos para resistir aos músculos opostos, novamente instruindo o paciente a *"manter"*; isso possibilita que o paciente faça os ajustes posturais antecipatórios apropriados.

Pode-se usar também a técnica de FNP de *estabilização rítmica*. Uma mão é colocada na face posterior de um lado da pelve, empurrando para a frente, enquanto a outra mão está na porção anterior da parte superior e contralateral do tronco, puxando para trás, fornecendo resistência às contrações isométricas dos flexores, extensores e rotadores de tronco. Os CV incluem: *"Não deixe que eu mova você, mantenha, mantenha; agora não deixe que eu mova você para o outro lado".*

Desfechos

▸ **Objetivo de controle motor:** estabilidade (controle postural estático).
▸ **Habilidade funcional obtida:** o paciente é capaz de manter-se em pé de maneira independente com apoio de MS, com oscilação mínima e sem perda do equilíbrio; uma atividade preparatória para ficar em pé sem apoio de MS.

Deslocamentos de peso na posição ortostática modificada

É necessário controle postural dinâmico para mover-se em uma posição (p. ex., deslocamento de peso) ou para mover os membros enquanto se mantém a estabilidade postural. Esses movimentos perturbam o CDM e exigem ajustes posturais contínuos para manter a posição ortostática com postura ereta. Inicialmente, a atenção do paciente é direcionada aos elementos principais da tarefa necessários para o ajuste e o movimento postural bem-sucedido. Com a maior prática, os ajustes posturais se tornam mais automáticos.

Pode-se usar atividades de deslocamento de peso para a frente e para trás na posição ortostática modificada para aumentar a ADM; essas atividades podem ser ideais para pacientes que estão ansiosos em relação aos exercícios de ADM. Pode-se conseguir uma melhora na ADM de flexão de ombro ao deslocar o peso para trás (as mãos permanecem fixas na maca), posicionando os pés mais afastados da maca terapêutica. Pode-se conseguir uma melhora na ADM do tornozelo em dorsiflexão com o deslo-

camento do peso para a frente. Pode-se usar deslocamentos de peso com o paciente de frente para um canto da sala, com cada mão nas paredes adjacentes, para melhorar a ADM dos flexores da parte superior do tronco e do ombro (p. ex., no paciente com uma hipercifose dorsal funcional e ombros anteriorizados). O paciente desloca ativamente o peso primeiro para a frente (aumentando a carga sobre os MS) e depois para trás (aumentando a carga sobre os MI). Os deslocamentos de peso também podem ser realizados de um lado para outro (deslocamentos medial/lateral) com os MI em posição de apoio simétrica, ou diagonalmente para a frente e para trás com os MI em posição de avanço. Pode-se usar atividades de alcance ativo unilateral para promover o deslocamento de peso em todas as direções ou na direção da instabilidade (p. ex., o paciente com acidente vascular encefálico). O fisioterapeuta fornece um alvo (*"Estenda sua mão e toque na minha mão"*) ou usa uma tarefa funcional, como pegar um lenço da caixa, para promover o alcance. O paciente também pode colocar as duas mãos em uma bola posicionada sobre uma maca terapêutica plana (Fig. 9.6). O paciente move a bola de um lado para o outro, para a frente e para trás, ou diagonalmente para a frente e para trás.

Pode-se usar a técnica de FNP de *inversões dinâmicas* para fornecer resistência durante os deslocamentos de peso. O fisioterapeuta fica em pé ao lado do paciente para os des-

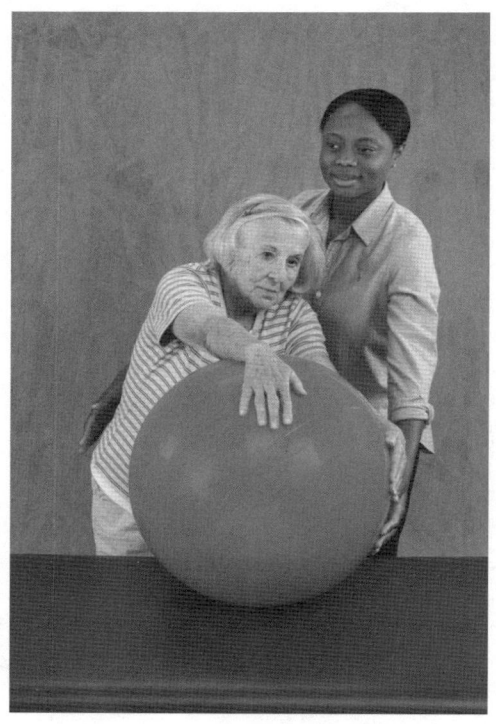

FIGURA 9.6 Em pé, posição plantígrada modificada, com deslocamentos de peso. A paciente realiza deslocamentos de peso com os MI em posição simétrica e os MS apoiados por uma bola colocada na maca terapêutica. A paciente move a bola (para a frente e para trás, de um lado para o outro) enquanto a fisioterapeuta fornece CV e proteção.

locamentos medial/lateral e atrás do paciente para os deslocamentos anterior/posterior. Os contatos manuais podem se dar na pelve, na pelve e na parte superior e contralateral do tronco, ou na parte superior do tronco bilateralmente. Os movimentos são guiados por algumas repetições para garantir que o paciente saiba quais são os movimentos esperados. Os movimentos são levemente resistidos. O fisioterapeuta alterna o posicionamento das mãos, primeiro resistindo aos movimentos em uma direção e depois na outra. Inversões de antagonistas suaves são facilitadas por CV bem sincronizados, como *"Afaste-se de mim; agora, empurre de volta e em minha direção".*

As variações no deslocamento de peso incluem deslocamentos de peso diagonais com os pés na posição de avanço (um pé à frente do outro). A resistência é aplicada à pelve à medida que o peso do paciente se desloca diagonalmente sobre o MI da frente e depois diagonalmente para trás sobre o outro MI (Fig. 9.7). Os CV incluem *"Desloque-se para a frente e para longe de mim; agora volte para trás e em minha direção".*

Uma vez alcançado o controle em deslocamentos diagonais, o foco pode ser direcionado à rotação pélvica para aqueles com pouco controle nesse movimento, como aqueles com doença de Parkinson e acidente vascular encefálico. Instrui-se o paciente a deslocar o peso diagonalmente sobre o MI da frente enquanto gira a pelve para a

frente no lado oposto, depois a deslocar o peso diagonalmente para trás enquanto gira a pelve para trás. O fisioterapeuta resiste ao movimento na pelve (Fig. 9.8). Essa atividade é preparatória para a deambulação. Os CV incluem *"Desloque o peso para a frente e gire; agora desloque o peso para trás e gire."*

Se os cotovelos flexionam, a parte superior do tronco também pode se mover para a frente enquanto a pelve gira para a frente, produzindo um padrão indesejável de rotação de tronco ipsilateral. O fisioterapeuta pode isolar o movimento pélvico ao instruir o paciente a manter ambos os cotovelos totalmente estendidos.

📄 **Observação clínica:** Os indivíduos que têm dificuldade em iniciar deslocamentos de peso a partir da pelve costumam compensar com a flexão do joelho para levar o CDM adiante. Essa compensação deve ser desencorajada, porque não simula o deslocamento de peso normal usado na marcha.

Deambulação na posição ortostática modificada

Enquanto em posição ortostática modificada, o paciente pode progredir dando um passo à frente com o membro dinâmico enquanto desloca diagonalmente o peso para

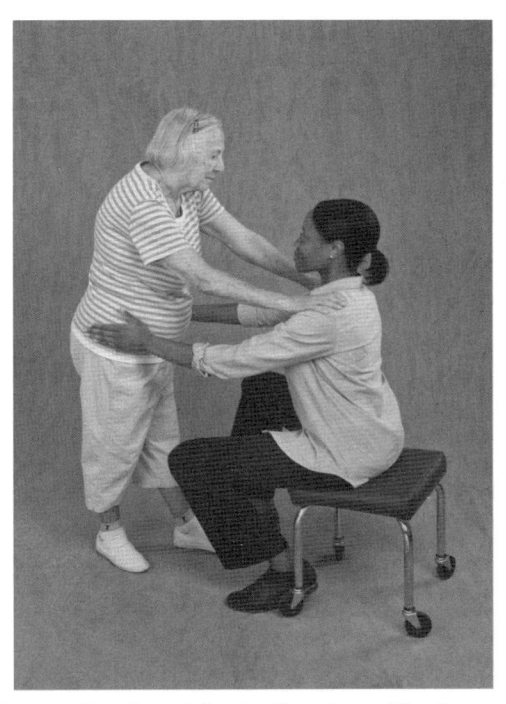

FIGURA 9.7 Em pé, posição plantígrada modificada, com deslocamentos de peso diagonais. A paciente realiza deslocamentos de peso diagonais com rotação pélvica, MI em posição de avanço e MS dando um leve toque de apoio nos ombros da fisioterapeuta. A paciente se move diagonalmente para a frente sobre o pé esquerdo da frente enquanto gira a pelve para a frente à direita. A fisioterapeuta fornece resistência à pelve usando a técnica de inversões dinâmicas.

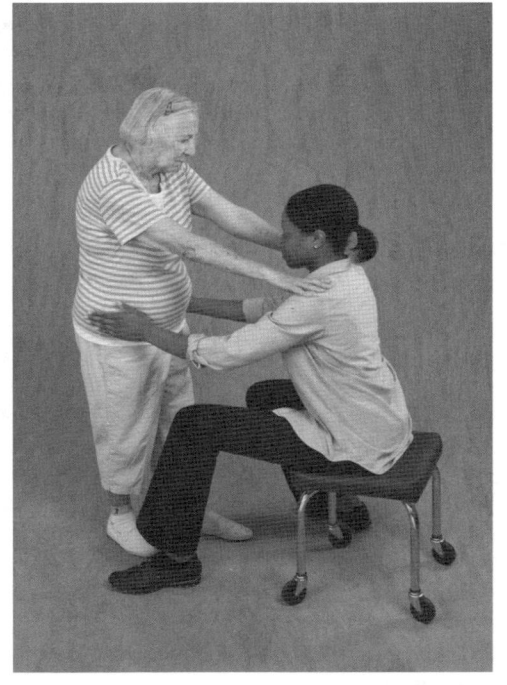

FIGURA 9.8 Em pé, posição plantígrada modificada, com deslocamentos de peso diagonais na posição de avanço. A paciente realiza deslocamentos de peso diagonais com os MI em posição de avanço e os MS dando um leve toque de apoio nos ombros da fisioterapeuta. A paciente se move diagonalmente para a frente e sobre o pé esquerdo da frente. A fisioterapeuta fornece resistência à pelve usando a técnica de inversões dinâmicas.

a frente. Os movimentos podem ser ativos ou resistidos. Se forem resistidos com inversões dinâmicas, o fisioterapeuta mantém contatos manuais na pelve para facilitar a rotação pélvica associada. Os CV incluem *"Desloque o peso para a frente e dê um passo; agora, desloque o peso para trás e dê um passo."*

Exercícios de flexibilidade e fortalecimento

A postura e o equilíbrio normais exigem estabilidade adequada do *core* (tronco) e flexibilidade e força dos membros. A Tabela 9.1 inclui atividades na posição ortostática que podem ser realizadas na clínica ou em casa para

TABELA 9.1 Atividades para melhorar a flexibilidade e a força muscular necessárias para a postura e o equilíbrio normais

Atividade	Propósito
Exercícios de flexibilidade	
Em pé, alongamentos de corpo inteiro, braços em direção ao teto	Melhorar a ADM dos músculos flexores de tronco e anteriores de ombro
Em pé, FNP bilateral, padrões simétricos de flexão-abdução-rotação lateral de MS, com faixas elásticas de resistência (Fig. 9.12)	Melhorar a ADM dos músculos anteriores de tórax e ombro
Em pé, alongamentos laterais com inclinação para um lado	Melhorar a ADM dos flexores laterais de tronco
Em pé, torções de tronco, ombros abduzidos; girar para um lado e depois para o outro; a cabeça gira, os olhos seguem o movimento	Melhorar a ADM dos rotadores de tronco e de cabeça, estimular os canais semicirculares laterais do sistema vestibular
Em pé na base de uma escada ou degrau, mão(s) no corrimão, pés voltados para a frente, um pé permanece no meio da escada enquanto o outro é deslocado para trás e o calcanhar é abaixado em direção ao chão até que um alongamento seja sentido na panturrilha	Melhorar a ADM do músculo gastrocnêmio
Sentado no leito de modo que as costas fiquem eretas contra a cabeceira do leito ou a parede, uma perna é colocada com o joelho em extensão enquanto o outro pé é colocado no chão. Flexionar o tornozelo que está no leito de modo que os dedos do pé se movam em direção à cabeça. O alongamento será sentido na parte de trás da coxa, joelho e panturrilha	Melhorar a ADM dos músculos posteriores da coxa e gastrocnêmio
Ajoelhado ao lado do leito (usar o leito como apoio, se necessário), colocar um pé no chão em frente ao corpo enquanto o outro membro inferior permanece ajoelhado, depois inclinar-se para a frente sobre o pé da frente até sentir um alongamento no quadril	Melhorar a ADM nos flexores de quadril
Exercícios de fortalecimento	
Em pé, ficar na ponta dos pés	Melhorar a força dos músculos gastrocnêmio e sóleo
Em pé, levantar os dedos dos pés do chão	Melhorar a força do músculo tibial anterior
Sentado na cadeira, pés na frente do corpo, peso sobre os calcanhares, o tornozelo gira para fora de modo que os dedos do pé se movam para cima e para longe do outro pé. Se estiver usando uma faixa elástica de resistência, amarrar a faixa à perna da cadeira e enrolar a outra extremidade em torno do calcanhar	Melhora a força dos músculos tibial posterior e fibulares
Sentado na cadeira, pés na frente do corpo, peso sobre os calcanhares, o tornozelo gira para dentro de modo que os dedos do pé se movam em direção ao outro pé. Se estiver usando uma faixa elástica de resistência, amarrar a faixa à perna da cadeira e enrolar a outra extremidade em torno do calcanhar	Melhorar a força do músculo tibial anterior
Em pé, chutes laterais: elevações laterais da perna, com ou sem faixa elástica de resistência no tornozelo (Fig. 9.11)	Melhorar a força do músculo glúteo médio
Em pé, chutes para trás com o joelho estendido: elevações da perna para trás, com ou sem faixa elástica de resistência no tornozelo	Melhorar a força do músculo glúteo máximo
Em pé, chutes frontais com o joelho estendido: a perna se levanta para a frente do corpo com o joelho estendido, com ou sem resistência no tornozelo (ver Fig. 9.10)	Melhorar a força dos músculos flexores de quadril e quadríceps femoral
Em pé, mãos com um leve apoio em uma maca, agachamentos parciais ou, com o corpo encostado em uma parede, agachamentos na parede (Fig. 9.13 sem bola e Fig. 9.14 com bola)	Melhorar a força dos músculos extensores de quadril e quadríceps femoral
Em pé, marchar sem sair do lugar	Melhorar a força dos músculos flexores de quadril e posteriores da coxa

alcançar esses objetivos. O paciente deve ser posicionado ao lado de uma maca terapêutica e instruído a usar as pontas dos dedos como apoio, conforme necessário, para equilibrar-se durante essas atividades. Alerta-se o paciente a não "segurar com força" e a usar a quantidade mínima necessária de apoio, progredindo de apoio bilateral para apoio unilateral assim que possível. Quando essas atividades fazem parte de um programa de exercícios domiciliares (PED), o paciente pode usar o balcão da cozinha como apoio (às vezes chamado de "exercícios na pia da cozinha").

Antes de realizar os exercícios, é importante garantir que haja um aquecimento adequado para elevar a temperatura muscular e melhorar a flexibilidade. Deve-se realizar exercícios de flexibilidade (alongamento) lentamente, com progressão gradual até o ponto de encurtamento (amplitude máxima). O alongamento balístico ou dinâmico (ressaltos repetitivos) é contraindicado. Os pacientes devem ser advertidos a manter um padrão respiratório normal e a evitar prender a respiração. Os pacientes também devem ser advertidos a parar de se exercitar caso se sintam inseguros ou se houver dor incomum.

Pode-se realizar exercícios para melhorar a força e a resistência musculares na forma de exercícios ativos ou contra a resistência usando tornozeleiras com peso (ver Fig. 9.9 e 9.10) ou faixas elásticas de resistência (ver Fig. 9.11, 9.12 e 9.13). Deve-se focar nos músculos-chave (principais músculos do tronco e dos membros), que são importantes para a postura e o equilíbrio. O paciente realiza uma série de exercícios (8 a 12 repetições), trabalhando até o ponto de fadiga voluntária enquanto mantém um bom padrão de movimentos. Deve-se enfatizar a importância do descanso adequado para garantir um bom padrão de movimentos. O paciente deve praticar sob supervisão atenta no início e depois progredir para a prática independente. Pode-se usar um diário de atividades para documentar as sessões de prática domiciliar.

📝 **Observação clínica:** O Biomechanical Ankle Platform System, ou BAPS, é uma placa em forma de cúpula comumente usada na prática clínica para fornecer informações proprioceptivas e aumentar a força do tornozelo, necessária para estratégias posturais de tornozelo. Além de fornecer várias alturas de cúpula, esse aparelho também inclui pinos e pesos para o fortalecimento seletivo dos músculos do tornozelo.

O fisioterapeuta deve incorporar exercícios apropriados para grupos musculares específicos, conforme indicado, e incluir exercícios que abordem a manutenção (exercício isométrico), o levantamento (exercícios concêntricos) e o abaixamento (exercícios excêntricos). Um exercício ideal para abordar o controle concêntrico e excêntrico dos principais músculos de MI é o agachamento parcial.

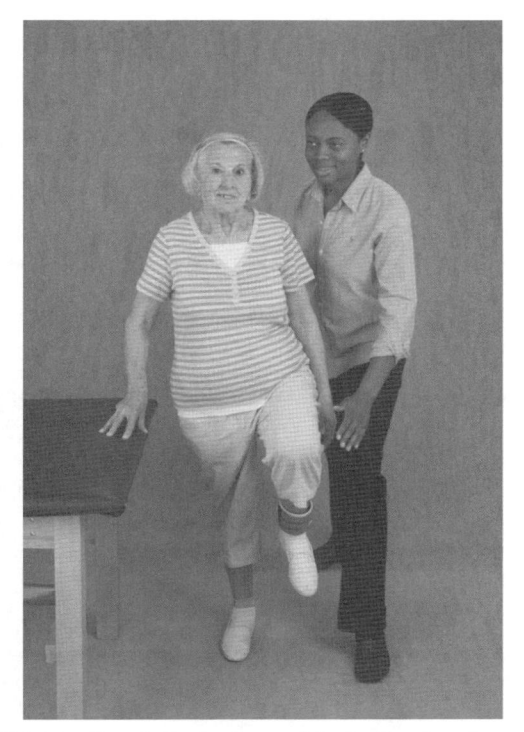

FIGURA 9.9 Em pé, flexão de quadril e joelho. A paciente realiza levantamentos de perna usando uma tornozeleira de 1 kg e com um leve apoio na ponta dos dedos com uma mão.

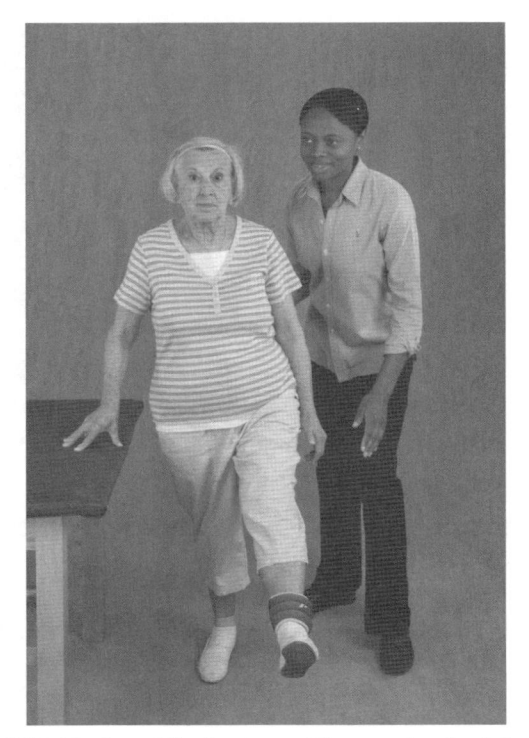

FIGURA 9.10 Em pé, flexão de quadril com extensão de joelho. A paciente realiza levantamentos de perna usando uma tornozeleira de 1 kg e com um leve apoio na ponta dos dedos com uma mão.

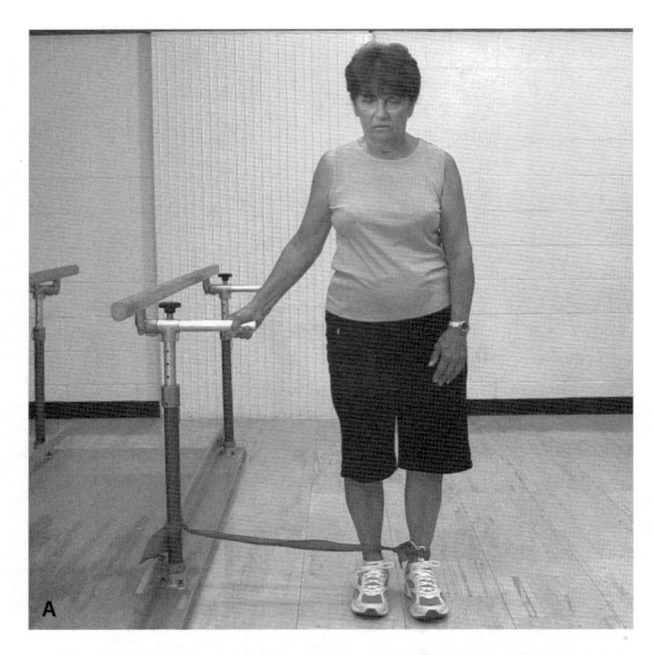

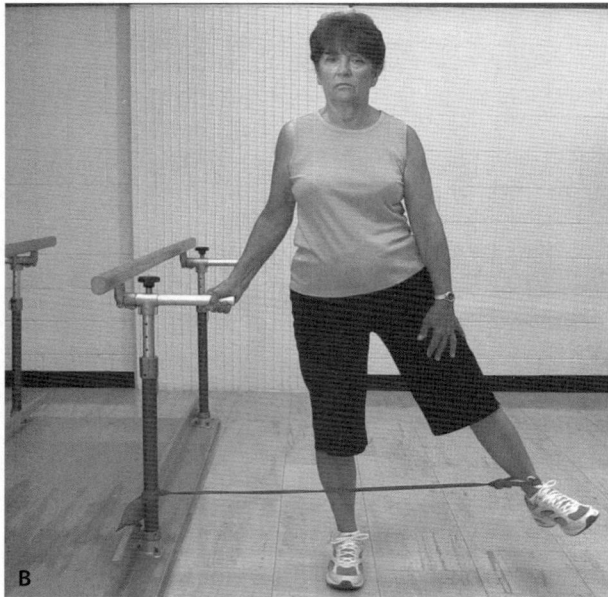

FIGURA 9.11   Em pé, (A) realizando abdução de quadril e (B) usando uma faixa elástica de resistência e apoio com uma mão.

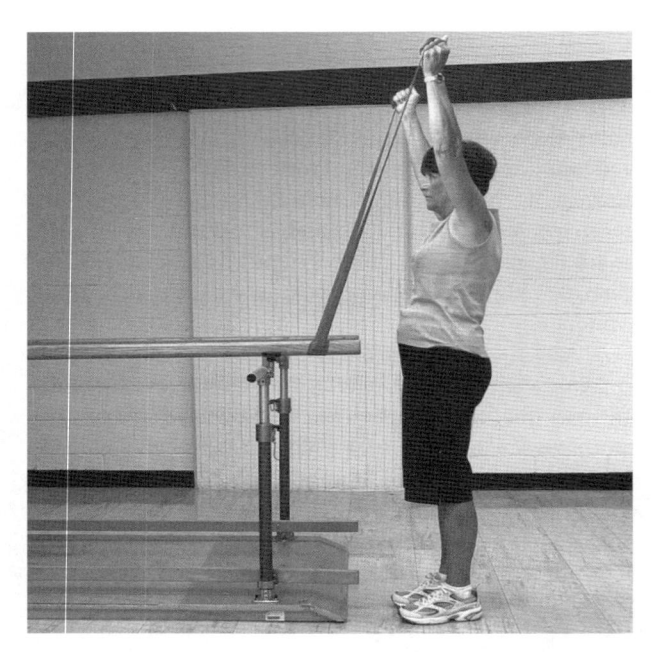

FIGURA 9.12   Em pé, padrões simétricos bilaterais de FLEX/ABD/RL de MS da FNP com faixa elástica de resistência. Em pé, a paciente move ambos os MS em um padrão de FLEX/ABD/RL, usando faixas elásticas de resistência para alongar os músculos anteriores de tórax e fortalecer os músculos da parte superior das costas, do cíngulo do membro superior e do ombro.

Agachamentos parciais na parede a partir da posição ortostática

O paciente fica em pé com as costas contra uma parede, com os pés a cerca de 10 cm da parede. Instrui-se o paciente a flexionar os dois joelhos enquanto desliza as costas pela parede (Fig. 9.13).

O movimento é restrito à amplitude parcial; instrui-se o paciente a parar quando não conseguir mais ver as pontas dos dedos dos pés (os joelhos não podem se mover além dos dedos dos pés). Os quadris são mantidos em rotação neutra para garantir a excursão patelar adequada. A pelve também é mantida em uma posição neutra.

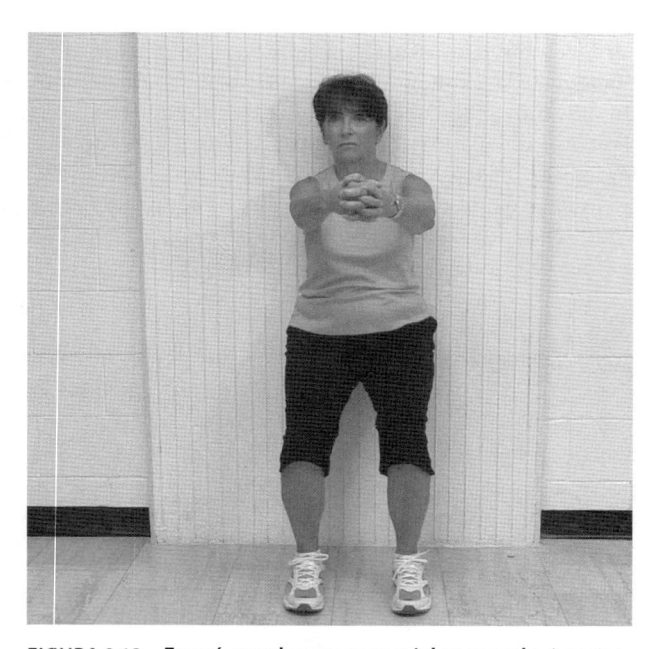

FIGURA 9.13   Em pé, agachamento parcial na parede. A paciente fica em pé com os dois pés a cerca de 60 cm da parede e afastados na largura dos quadris. A paciente se inclina contra a parede e abaixa lentamente, flexionando ambos os joelhos. Ela é alertada a não deixar que os joelhos avancem além dos dedos dos pés. A paciente mantém a posição por 2 a 3 segundos e, em seguida, retorna lentamente à posição ortostática. O fisioterapeuta fornece comandos verbais e proteção.

Os agachamentos parciais na parede são uma importante atividade para o paciente com fraqueza do quadríceps femoral. O paciente precisa manter o controle durante as contrações excêntrica (abaixamento) e concêntrica (elevação). Instrui-se o paciente a não mover o joelho em hiperextensão. Pode-se colocar um pequeno rolo de toalha ou bola entre os joelhos. Instrui-se o paciente a manter o rolo de toalha na posição, comprimindo os dois joelhos um contra o outro durante o agachamento. Isso aumenta a contração do vasto medial e melhora a excursão patelar. Pode-se colocar uma faixa elástica de resistência ao redor das coxas para intensificar a atividade estabilizadora dos abdutores de quadril durante o agachamento parcial na parede. O agachamento parcial na parede é uma importante atividade preparatória para as transferências da posição sentada para a posição ortostática de modo independente e para subir escadas. Os agachamentos parciais bilaterais podem progredir para agachamentos parciais unilaterais (apoio unipodal).

Observação clínica: Os agachamentos parciais devem ser realizados com uma leve inclinação pélvica posterior na presença de dor lombar. O paciente também pode ficar com as costas apoiadas em uma bola de tamanho médio posicionada na região lombar (Fig. 9.14). Os pés são posicionados diretamente sob o corpo, com o tronco na posição vertical. A bola é apoiada na parede. À medida que o paciente desce à posição de agachamento parcial, a bola rola para cima, facilitando o movimento. O tamanho correto da bola também ajuda a manter uma curvatura lombar normal.

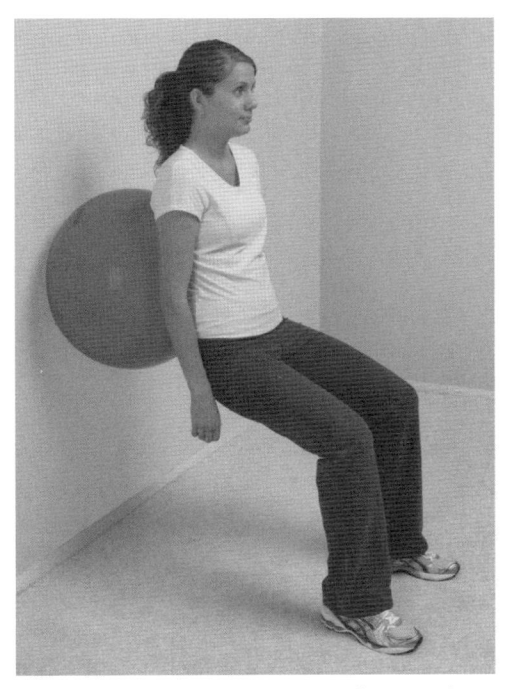

FIGURA 9.14 Em pé, agachamento parcial na parede com uma bola. Coloca-se uma bola entre a parede e as costas da paciente para ajudar durante o agachamento parcial na parede.

▶ Controle postural na posição ortostática

Componentes sensoriais

A posição ortostática independente (orientação postural vertical não assistida) é mantida por *inputs* sensoriais múltiplos e sobrepostos; o SNC organiza e integra informações sensoriais e produz respostas motoras para o controle da posição corporal.

O *sistema somatossensorial (tátil e proprioceptivo)* responde aos *inputs* da superfície de apoio em relação à orientação relativa da posição e do movimento corporal. Os sistemas somatossensoriais influenciam as respostas posturais por meio dos reflexos de estiramento, do tônus postural e das reações posturais automáticas.

O *sistema visual* responde às dicas visuais sobre o ambiente e a relação do corpo com os objetos no ambiente. Fornece *inputs* para as reações ópticas de endireitamento da cabeça, do tronco e dos membros e contribui para a posição vertical da cabeça e para o alinhamento normal da cabeça e do corpo. Ele ajuda a regular o tônus postural e orienta trajetórias de movimento seguras.

O *sistema vestibular* responde à gravidade que age sobre a cabeça. É responsável por estabilizar o olhar durante os movimentos da cabeça usando o reflexo vestíbulo-ocular (RVO). Esse reflexo possibilita que os objetos permaneçam estáveis no campo visual enquanto a cabeça se move no espaço. O sistema vestibular fornece *inputs* para as reações labirínticas de endireitamento da cabeça, do tronco e dos membros e contribui para a posição vertical da cabeça e para o alinhamento normal da cabeça e do corpo. Essa faceta do sistema possibilita que a pessoa permaneça em pé em relação à gravidade sem o uso de dicas visuais, como por exemplo ao andar no escuro. Esse sistema ajuda a regular o tônus postural por meio da ação das vias vestibuloespinais. Além disso, o sistema vestibular atua mediando informações conflitantes dos sistemas somatossensorial e visual para perceber com precisão o movimento no espaço. Ver o Capítulo 13: Intervenções para a reabilitação vestibular para obter informações adicionais sobre o sistema vestibular.

Sinergias posturais normais

As sinergias são músculos funcionalmente ligados que são guiados pelo SNC a agir cooperativamente para produzir um movimento pretendido.[3-6] As estratégias posturais normais usadas para manter a estabilidade e o equilíbrio verticais descritas a seguir são exemplos dessas sinergias.

▸ A *estratégia do tornozelo* envolve pequenos deslocamentos do CDM ao girar o corpo em torno das articulações do tornozelo; há um movimento mínimo das articulações do quadril e do joelho. Os movimentos estão dentro do LdE (Fig. 9.15A).

▸ A *estratégia de quadril* envolve deslocamentos maiores do CDM ao flexionar ou estender os quadris. Os movimentos envolvem o LdE (Fig. 9.15B).

▸ As *estratégias de mudanças de apoio* são ativadas quando o CDM excede a BDA e devem-se iniciar estratégias para restabelecer o CDM dentro do LdE. Estas incluem a *estratégia de passo*, que envolve o realinhamento da BDA sob o CDM alcançado ao dar um passo na direção da instabilidade (Fig. 9.15C), e as *estratégias de preensão* de MS, que envolvem tentativas de estabilizar o movimento da parte superior do tronco, mantendo o CDM sobre a BDA.

Observação clínica: Para avaliar a capacidade de um indivíduo de utilizar e integrar efetivamente *inputs* sensoriais na clínica sem equipamentos sofisticados, recomenda-se o *Clinical Test for Sensory Interaction in Balance* (mCTSIB). O mCTSIB utiliza quatro condições diferentes de teste sensorial:

▸ Condição 1: olhos abertos, superfície estável (EOSS).
▸ Condição 2: olhos fechados, superfície estável (ECSS).
▸ Condição 3: olhos abertos, superfície de espuma (EOFS).
▸ Condição 4: olhos fechados, superfície de espuma (ECFS).

Usam-se três tentativas de 30 segundos para avaliar e documentar as estratégias posturais utilizadas, a perda de equilíbrio ou o aumento da oscilação postural. Registram-se também queixas subjetivas de náuseas ou tontura. O teste é interrompido se o indivíduo alterar a postura inicial (pés afastados na largura dos ombros, braços cruzados no tórax), utilizar uma estratégia de passo ou precisar de assistência para evitar a perda de equilíbrio.[1,2]

 Alerta: Pacientes em recuperação de um acidente vascular encefálico tendem a cair para trás e em direção ao lado hemiparético sob condições de olhos fechados, então o fisioterapeuta deve estar pronto para protegê-lo de uma queda.

Observação clínica:

▸ **Estratégias de tornozelo:** Embora as órteses tornozelo-pé tenham muitos benefícios, como a estabilidade do tornozelo e a prevenção da queda do pé, elas evitam o uso das estratégias de tornozelo normais.

▸ **Estratégias de quadril:** Indivíduos com histórico de dor lombar podem se mostrar relutantes em utilizar estratégias de quadril normais em razão do medo de piora da dor.

▸ **Estratégias de passo:** Um padrão de "marcha escalonada" é um exemplo do uso excessivo das estratégias de passo para ajudar a manter o controle postural (p. ex., o paciente com disfunção cerebelar).

Observação clínica: O paciente com plegia bilateral de MI (p. ex., paraplegia) pode obter estabilidade do pé/tornozelo e joelho por meio de órteses joelho-tornozelo-pé bilaterais; os quadris podem ser estabilizados inclinando-se para a frente no ligamento iliofemoral.

Deficiências comuns na posição ortostática

Embora não inclua todas as possibilidades, as deficiências na posição ortostática podem ser agrupadas de modo geral naquelas que envolvem o alinhamento, a descarga de peso e a fraqueza muscular específica. Mudanças no alinhamento normal resultam em alterações correspondentes em outros segmentos do corpo; o desalinhamento ou a má postura resulta em um aumento na atividade

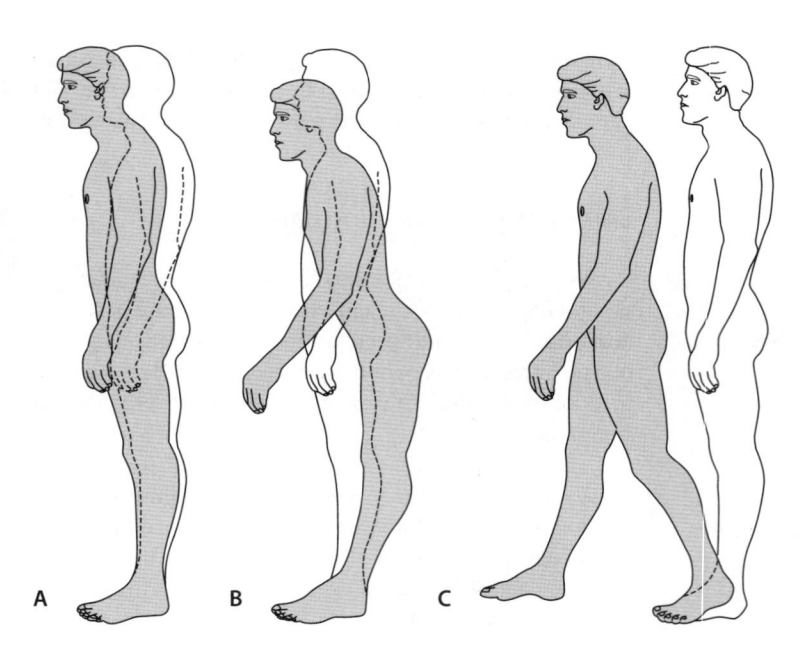

FIGURA 9.15 Estratégias posturais normais. As três estratégias posturais automáticas usadas por adultos para manter o equilíbrio (CDM sobre a BDA) são (A) estratégia de tornozelo, (B) estratégia de quadril e (C) estratégia de passo.

muscular, no gasto energético e no estresse postural. O Quadro 9.1 apresenta deficiências comuns na posição ortostática e na descarga de peso. As Figuras 9.16 e 9.17 demonstram as alterações posturais observadas em muitos idosos. A perda de flexibilidade e força da coluna vertebral resulta em uma postura flexionada e inclinada com a cabeça anteriorizada, hipercifose dorsal e aumento da flexão de quadril e joelho.

Considerações gerais para melhorar o controle na posição ortostática

Pacientes com deficiências no controle postural estático beneficiam-se de atividades que desafiam o controle em pé. A progressão é obtida variando-se o nível de dificuldade. Por exemplo, pode-se incorporar desafios maiores às atividades em pé por meio da modificação da BDA, da superfície de apoio, do uso de MS e dos *inputs* sensoriais. Durante a prática inicial, deve-se incentivar o paciente a concentrar toda a atenção na tarefa de ficar em pé e nos seus principais elementos. Com a prática, o nível de monitoramento cognitivo diminui à medida que a aprendizagem motora progride. Uma vez que um nível autônomo de aprendizado é alcançado, as respostas posturais são majoritariamente automáticas, sendo necessário pouco pensamento consciente para obter ajustes posturais rotineiros.[1,2]

Estratégias para garantir a segurança

Os pacientes que são instáveis em pé tendem a sentir ansiedade e medo de cair. É importante que o fisioterapeuta demonstre a capacidade de controlar a instabilidade e as quedas para melhorar a confiança do paciente. Dicas gerais de segurança são apresentadas no Quadro 9.2.

As transferências do chão para em pé devem ser praticadas por todos os pacientes e seus cuidadores em preparação para se levantar caso ocorra uma queda. As habilidades funcionais adquiridas durante os movimentos de transição iniciais (de decúbito dorsal para sentado de lado, de sentado de lado para quatro apoios, de quatro apoios para ajoelhado, de ajoelhado para semiajoelhado e de semiajoelhado para em pé) fornecem os blocos de construção (habilidades preparatórias) para uma transferência do chão para em pé bem-sucedida. Esse movimento de transição pode ser conseguido ao fazer com que o paciente pratique o movimento para a posição de quatro apoios, e então ajoelhado, semiajoelhado e, finalmente, em pé. O paciente usa ambos os MS para apoio e o MI da frente para levantar-se (Fig. 9.18). Como uma alternativa à assistência manual, o paciente pode ser instruído em como usar uma mobília sólida (p. ex., cadeira) para ajudar no deslocamento de peso para a frente da posição semiajoelhada para a sentada, e depois para a posição ortostática.

QUADRO 9.1 Deficiências comuns no alinhamento postural e na descarga de peso na posição ortostática

- A **posição em pé assimétrica** com peso descarregado majoritariamente sobre um MI e pouco peso no outro MI resulta em aumento da tensão ligamentar e óssea no lado que recebe mais peso; o joelho geralmente está totalmente estendido no membro de apoio (p. ex., o paciente com acidente vascular encefálico que fica em pé com a maior parte do peso sobre o lado menos afetado).
- A **fraqueza de extensores de tronco** normalmente é associada a uma posição anteriorizada da cabeça, coluna torácica arredondada (hipercifose) com uma curva lombar achatada, criando um deslocamento para a frente do CDM próximo ou anterior ao LdE. Os quadris e joelhos normalmente estão flexionados (Fig. 9.4). Essa postura flexionada e inclinada é vista em muitos idosos (Fig. 9.5).
- A **postura em flexão de joelho** aumenta a necessidade de atividade do quadríceps femoral; também requer aumento da atividade extensora de quadril e sóleo para acompanhar os aumentos na flexão de quadril e na dorsiflexão de tornozelo.
- A **inclinação anterior excessiva da pelve** aumenta a lordose lombar e produz aumento compensatório na hipercifose torácica; as pressões interdiscais lombares aumentam. Os abdominais permanecem em posição alongada e o iliopsoas fica encurtado. A lordose lombar excessiva produz encurtamento dos extensores lombares.
- A **hipercifose torácica** produz alongamento dos extensores de tronco na região torácica e encurtamento dos músculos anteriores de ombro.
- A **lordose cervical excessiva** produz encurtamento dos extensores de pescoço.
- O **joelho valgo** produz tensão sobre as articulações mediais de joelho e pronação do pé, com aumento do estresse sobre o arco longitudinal medial do pé.
- O **pé plano** (pé chato) resulta em depressão do osso navicular e forças compressivas lateralmente; o peso aumentado é descarregado sobre as cabeças dos metatarsos.
- O **pé cavo** (pé com arco elevado) resulta em aumento da altura do arco longitudinal com arco anterior abaixado e flexão plantar da planta do pé; também pode haver deformidade dos dedos dos pés (dedos em garra).
- A **fraqueza do gastrocnêmio e do sóleo** resulta em oscilação limitada e BDA ampla. A **fraqueza do quadríceps femoral** resulta em oscilação instável; os joelhos estão hiperestendidos (*genu recurvatum*) e o tronco pode estar inclinado para a frente para aumentar a estabilidade. O paciente sem controle ativo de joelho compensa ao manter os quadris levemente flexionados, com aumento da lordose lombar.
- A **espasticidade de MI** resulta em diminuição da função; as ações dos músculos de MI e as reações de equilíbrio estão comprometidas. Os MI normalmente estão em adução e rotação medial (posição de tesoura), com os pés em flexão plantar e inversão.

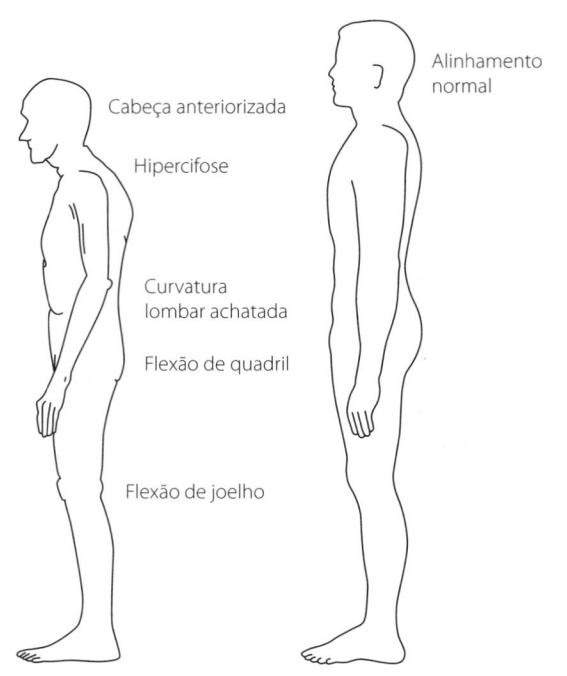

FIGURA 9.16 Alterações posturais observadas em muitos idosos. A perda da flexibilidade e da força da coluna vertebral pode levar a uma postura arcada e inclinada com anteriorização da cabeça, hipercifose dorsal e aumento da flexão de quadril e joelho.

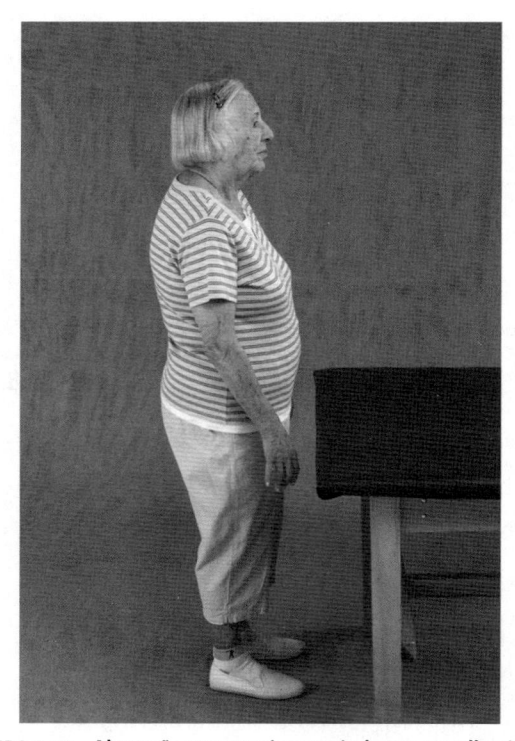

FIGURA 9.17 Alterações posturais associadas ao envelhecimento. A paciente demonstra uma leve anteriorização da cabeça e hipercifose dorsal.

QUADRO 9.2 Considerações gerais de segurança

- A posição ortostática inicial pode exigir dispositivos de apoio, como mesa ortostática ou mesa com arnês de descarga de peso corporal (DPC). Uma porcentagem predeterminada do peso corporal é suportada pelo dispositivo de DPC. À medida que o controle é alcançado, a porcentagem de suporte de peso é diminuída (p. ex., suporte de 30% para suporte de 20% para suporte de 10% para nenhum suporte).
- As atividades podem progredir para a posição ortostática modificada com o uso de barras paralelas ou ficando em pé ao lado de uma maca terapêutica, usando *as pontas dos dedos para um leve apoio*. O paciente também pode ficar de costas para a parede ou ser posicionado em um canto da sala (em pé no canto da sala).
- Deve-se usar cintos de marcha (proteção), conforme necessário, para o paciente que tem risco de queda. Podem ser necessárias talas ou órteses de membros inferiores para estabilizar a posição de um membro.
- Tratamentos colaborativos (sessões de cotratamento) com dois ou mais profissionais podem ser necessários para pacientes muito graves (p. ex., o paciente com TCE e déficit no controle em pé).
- Deve-se instruir o paciente a como entrar e sair com segurança de qualquer equipamento a ser usado durante atividades de equilíbrio (p. ex., prancha de equilíbrio, espuma, disco inflável ou bola).

Observação clínica: Inicialmente, pode-se usar as pontas dos dedos para obter um leve apoio. No entanto, as intervenções destinadas a melhorar a autonomia são mais bem utilizadas sem o uso dos MS, porque isso exige mais do sistema de suporte postural (ou seja, tronco e MI). Ficar em pé sem usar as mãos é importante para que elas fiquem livres para várias tarefas funcionais diferentes. Por outro lado, segurar e puxar objetos (p. ex., barras paralelas) diminui as exigências do sistema de suporte postural e fornece controle compensatório por meio do uso dos MS. Se a progressão para a marcha for planejada com uso de um dispositivo de assistência, como um andador ou uma bengala, a prática de puxar não será bem-sucedida, dado o controle necessário para o uso dos dispositivos.

Alerta: O treinamento com espelhos pode ser contraindicado para pacientes com déficits espaciais visuais e perceptuais (p. ex., alguns pacientes com acidente vascular encefálico ou TCE).

Estratégias para melhorar a aprendizagem motora

O fisioterapeuta deve instruir o paciente na posição ortostática correta e demonstrar a posição e a atividade para fornecer uma *referência de acerto* precisa. É importante focar a atenção do paciente nos elementos principais da tarefa e melhorar a percepção sensorial geral da posição ortostática correta e do posicionamento no espaço

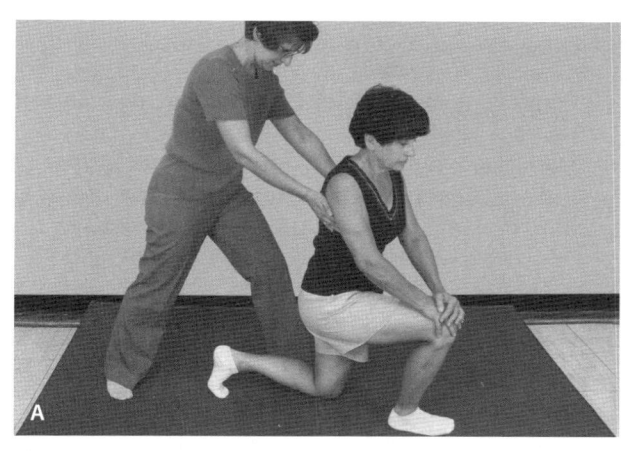

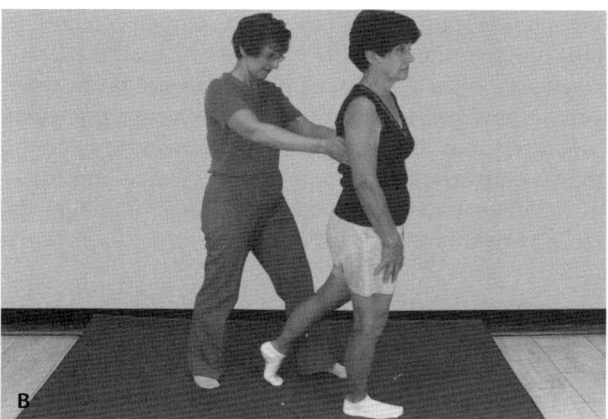

FIGURA 9.18 Transferência do chão para em pé. A paciente se move para a posição semiajoelhada e coloca as duas mãos no joelho da frente. A partir dessa posição, a paciente desloca o peso para a frente e sobre o pé, empurra com as duas mãos e se levanta. (A) A fisioterapeuta pode ajudar ao segurar a parte superior do tronco da paciente (a fisioterapeuta fica atrás da paciente). (B) A paciente se move para a posição ortostática.

(*feedback* intrínseco). Usar CV focalizados externamente, como *"coloque os bolsos da calça sobre o cadarço do sapato"*, pode ser mais eficaz do que os baseados internamente, como *"traga os quadris sobre os pés."*[7] Sugestões de comandos e dicas verbais são apresentadas no Quadro 9.3.

O *feedback* de reforço (p. ex., *tapping*, resistência leve e comando verbal) deve voltar a atenção para *erros-chave* (erros que, quando corrigidos, resultam em melhorias consideráveis no desempenho, possibilitando que outros elementos da tarefa sejam executados corretamente). Respostas lentas de alguns músculos podem resultar em respostas inadequadas ou quedas. Pode-se usar dicas táteis e proprioceptivas para chamar a atenção para elementos ausentes. Por exemplo, pode-se tocar em um quadríceps femoral fraco para ajudar o paciente a produzir uma contração efetiva para estabilizar o joelho durante a posição ortostática. O *feedback* de reforço também deve enfatizar aspectos positivos do desempenho, fornecendo reforço e aumentando a motivação. Assim que apropriado, o *feedback* de reforço deve ser reduzido e, por fim, retirado para garantir a aprendizagem motora ideal.[7,8]

QUADRO 9.3 Sugestões de comandos e dicas verbais gerais

- *"Levante-se, mantenha a cabeça erguida e o queixo para dentro, com as orelhas sobre os ombros."*
- *"Olhe para cima e foque no alvo diretamente à sua frente."*
- *"Mantenha as costas retas com os ombros sobre os quadris e os quadris sobre os pés."* Alternativamente, *"Mantenha os botões da camisa apontados para a frente e coloque os bolsos das calças sobre os cadarços."*
- *"Mantenha a base do seu osso do tórax diretamente sobre o umbigo."*
- *"Mantenha seu peso distribuído igualmente sobre os dois pés."*
- *"Respire normalmente e mantenha essa postura o mais estável possível."*
- *"Imagine que você é um soldado de guarda no Túmulo do Soldado Desconhecido; fique em pé e de prontidão."*

O controle de dupla-tarefa – a capacidade de realizar uma tarefa secundária (motora ou cognitiva) enquanto mantém o controle na posição ortostática – pode ser usado para avaliar o controle postural do paciente sem o uso de monitoramento cognitivo e ativo (ter que pensar na posição ortostática). Assim, pode-se usá-lo para avaliar a mudança do estágio cognitivo para o estágio associativo da aprendizagem motora. Solicita-se ao paciente que realize uma tarefa motora secundária (verter água de um jarro em um copo) ou uma tarefa cognitiva secundária (contar de trás para a frente a partir de 100, de sete em sete). Qualquer decréscimo no controle postural é notado.

Observação clínica: Para tirar proveito dos princípios de aprendizagem motora de atenção, prática, motivação, *feedback* e reforço positivo, os aparelhos de realidade virtual e jogos estão sendo empregados como intervenções terapêuticas para melhorar o equilíbrio dinâmico. No entanto, o melhor uso desses aparelhos para reabilitação ainda precisa ser determinado por abrangentes pesquisas baseadas em evidências.[9]

▶ Intervenções para melhorar o controle estático na posição ortostática

O paciente está em pé, com o peso igualmente distribuído sobre ambos os MI. Os pés estão posicionados paralelos e levemente separados (uma posição ortostática simétrica); os joelhos devem estar estendidos ou em leve flexão, não hiperestendidos. A pelve está em posição neutra. Uma posição ortostática alternativa é com um pé levemente à frente do outro, em uma posição de avanço. Pode-se colocar uma faixa elástica de resistência ao redor das coxas (os MI em uma posição ortostática simétrica) para aumentar os *inputs* proprioceptivos e promover a estabilização pélvica pelos músculos laterais do quadril (glúteos médio e mínimo).

Observação clínica:

A instabilidade de joelho, em que o joelho falseia em decorrência da fraqueza do quadríceps femoral, inicialmente pode ser gerenciada colocando-se uma órtese imobilizadora de joelho. O paciente também pode praticar a posição ortostática em uma superfície inclinada voltada para a frente. A inclinação frontal do corpo e o deslocamento anterior do CDM fornecem um impulso (força) direcionado posteriormente ao joelho, ajudando a estabilizá-lo em extensão.

Manutenção da posição ortostática

O paciente pode praticar a manutenção ativa ou resistida. Usa-se resistência para recrutar e facilitar a contração dos músculos posturais em pacientes que não têm controle ativo. Pode-se utilizar as técnicas de FNP de inversões de estabilização e estabilização rítmica (descritas previamente na posição ortostática modificada). Nas inversões de estabilização, as mãos do fisioterapeuta podem ser colocadas na pelve, na pelve e na parte superior e contralateral do tronco (Fig. 9.19), ou na parte superior do tronco bilateralmente. Os CV incluem *"Não deixe que eu empurre você para trás, agora não deixe que eu puxe você para a frente."* Na estabilização rítmica, uma mão é colocada na pelve posterior de um lado, puxando para a frente, enquanto a outra mão está na porção anterior da parte superior e contralateral do tronco, empurrando para trás. Os CV incluem: *"Não deixe que eu mova* [gire] *você – mantenha; agora não deixe que eu mova* [gire] *você para o outro lado, mantenha."*

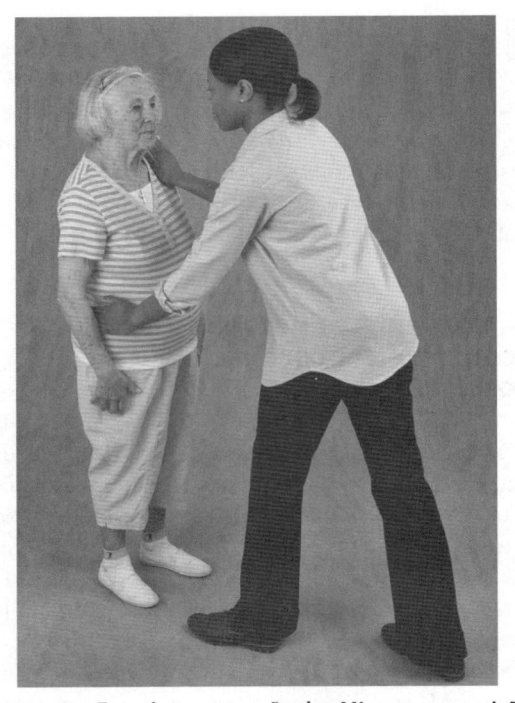

FIGURA 9.19   Em pé, manutenção dos MI em uma posição simétrica. A fisioterapeuta está aplicando resistência à parte superior do tronco e à pelve por meio da técnica de inversões de estabilização (ambas as mãos empurrando para trás).

Desfechos

▸ **Objetivo de controle motor:** estabilidade (controle postural estático).
▸ **Habilidade funcional obtida:** o paciente é capaz de manter-se em pé independentemente, com oscilação mínima e sem perda de equilíbrio em todas as AVD.

▸ Intervenções para melhorar o controle dinâmico na posição ortostática

As intervenções para promover a estabilidade dinâmica ou o deslocamento de peso em pé são importantes habilidades preparatórias para muitas AVD (básicas e instrumentais), normalmente realizadas na posição ortostática, como tomar banho, cozinhar e limpar a casa, por exemplo. A capacidade de transferir o peso corporal de um MI para o outro enquanto em pé também é uma importante atividade preparatória para ficar em apoio unipodal, dar passos e realizar a marcha bipodal.

Deslocamentos de peso na posição ortostática

Incentiva-se o paciente a descarregar ativamente o peso para a frente e para trás (deslocamentos anterior/posterior) e de um lado para outro (deslocamentos medial/lateral) com os MI em posição ortostática simétrica. Em uma posição de avanço, o paciente pode realizar deslocamentos de peso diagonais para a frente e para trás, simulando a transferência de peso normal durante a marcha. A reeducação do LdE é um dos primeiros objetivos do tratamento. Incentiva-se o paciente a deslocar o peso o máximo possível em qualquer direção sem perder o equilíbrio e depois retornar à posição inicial na linha mediana. Inicialmente, os deslocamentos de peso são de pequena amplitude, mas gradualmente a amplitude é aumentada (passando por *incrementos na amplitude*).

Observação clínica:

Os pacientes com ataxia (p. ex., patologia cerebelar primária) exibem muito movimento e têm dificuldade em manter-se firmes em uma posição (manter a estabilidade). Inicialmente, os deslocamentos de peso são grandes e, em seguida, progridem durante o tratamento para amplitudes cada vez menores (passando por *decréscimos na amplitude*) até que eles finalmente se mantêm estáveis.

Os deslocamentos de peso resistidos (p. ex., inversões dinâmicas) podem ser usados para recrutar e facilitar os músculos posturais. O fisioterapeuta fica ao lado do paciente para deslocamentos mediais/laterais e na frente ou atrás do paciente para deslocamentos anteriores/posteriores. Os contatos manuais se dão na pelve ou na pelve e na parte superior e contralateral do tronco. O movimento é guiado por algumas repetições para garantir que o paciente conheça os movimentos esperados. Os movimentos são, então, levemente resistidos. O fisioterapeuta alterna o posicionamento das mãos, primeiro resistindo aos movimentos em uma direção e depois na outra. Facilitam-se reversões suaves dos antagonistas com CV bem sincronizados, como *"Afaste-se de mim; agora empurre de volta, na minha direção."*

📋 **Observação clínica:** Pode-se adicionar uma pausa de manutenção em uma direção se o paciente demonstrar dificuldade em se mover nessa direção. Por exemplo, o paciente com acidente vascular encefálico hesita em fazer o deslocamento do peso sobre o MI hemiplégico. Adicionar uma pausa de manutenção aumenta as respostas estabilizadoras daquele lado (a pausa é momentânea, mantida até a contagem de um). Os CV incluem: *"Afaste-se de mim e mantenha; agora empurre de volta, na minha direção."*

O paciente também pode realizar deslocamentos de peso diagonais com os MI em posição de avanço (um pé à frente do outro) (Fig. 9.20). O fisioterapeuta está na diagonal e na frente do paciente, sentado em um banquinho ou em pé. Os contatos manuais se dão na porção anterior ou posterior da pelve. Aplica-se resistência à pelve conforme o paciente desloca o peso diagonalmente para a frente, sobre o membro da frente, e depois diagonalmente para trás, sobre o membro oposto. Os CV incluem *"Desloque seu peso para a frente e em minha direção; agora desloque-o para trás e para longe de mim."*

Uma vez alcançado o controle em deslocamentos diagonais, pode-se instruir o paciente a deslocar o peso dia-

gonalmente para a frente, sobre o membro dianteiro (posição de avanço), enquanto gira a pelve para a frente no lado oposto. O peso é então deslocado diagonalmente para trás enquanto a pelve gira para trás. O fisioterapeuta resiste ao movimento na pelve. Os CV incluem *"Desloque o peso para a frente e gire; agora volte para trás e gire."* A parte superior do tronco pode se mover para a frente do mesmo lado que a pelve gira para a frente, produzindo um padrão indesejável de rotação de tronco ipsilateral. O fisioterapeuta pode isolar o movimento pélvico fornecendo comandos verbais ou manuais. Instrui-se o paciente a segurar os MS da frente com os ombros flexionados, os cotovelos estendidos e as mãos entrelaçadas, ou as mãos podem ser levemente apoiadas nos ombros do fisioterapeuta para estabilizar o movimento da parte superior do tronco. Os CV incluem: *"Entrelace suas mãos e mantenha seus braços diretamente na sua frente. Mantenha-os à frente; não deixe que eles se movam de um lado para o outro. Agora desloque o peso para a frente e gire. Agora volte para trás e gire."*.

Movimentos de membros na posição ortostática

Pode-se usar movimentos ativos de ambos os MS ou MI para desafiar o controle e o equilíbrio da estabilidade dinâmica (Fig. 9.21). São necessários ajustes posturais durante todos os movimentos de membros. Os movimentos

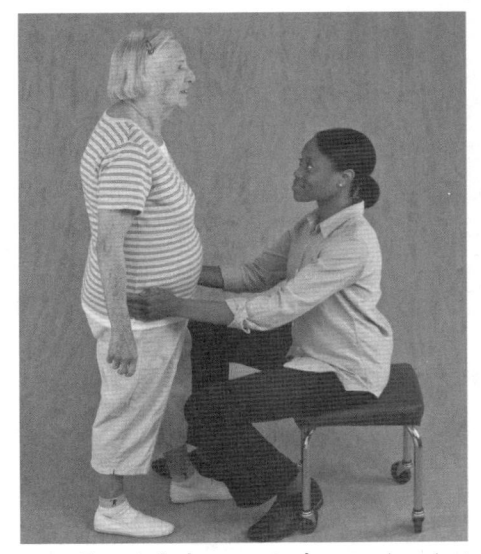

FIGURA 9.20   Em pé, deslocamento de peso. A paciente pratica o deslocamento de peso para a frente e para trás, com os MI na posição de avanço. A fisioterapeuta fornece resistência com ambas as mãos na pelve por meio da técnica de inversões dinâmicas. Sentar-se em um banquinho com rodas permite que a fisioterapeuta posicione-se na altura da pelve.

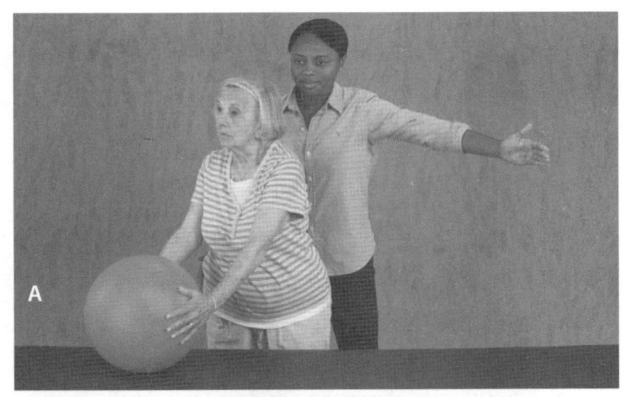

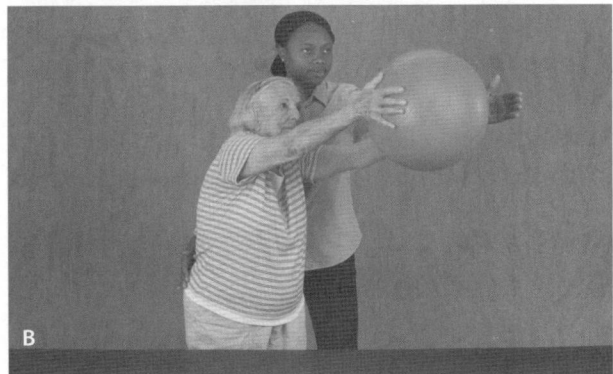

FIGURA 9.21   Em pé, elevação diagonal com rotação da cabeça e do tronco. (A) A paciente pega uma pequena bola com as duas mãos e (B) levanta a bola para cima e para a esquerda. A fisioterapeuta fornece o alvo e CV para maximizar a rotação da cabeça e do tronco.

de membros podem ser realizados individualmente ou em combinação (movimentos bilaterais simétricos ou recíprocos de MS). A progressão inclui aumentar a amplitude e o tempo na tarefa. Por exemplo, o paciente dobra a roupa que sai da máquina de lavar (Fig. 9.22), pega um objeto de um banquinho baixo (Fig. 9.23) ou do chão, ou varre usando uma vassoura (Fig. 9.24). Um dos principais benefícios dessas atividades de MS é que o paciente concentra toda a atenção nos movimentos de MS e nos desafios das tarefas impostas; o controle postural para se manter em pé é em grande parte automático.

O Quadro 9.4 fornece exemplos de atividades de treinamento de tarefas funcionais que melhoram o equilíbrio dinâmico em pé.

Dar passos na posição ortostática

Esta atividade é iniciada com os MI na posição de avanço. O paciente desloca o peso diagonalmente para a frente sobre o membro de suporte (membro de apoio) da frente e dá um passo à frente com o membro dinâmico (membro oscilante). Os movimentos são então invertidos; o paciente dá um passo para trás usando o mesmo membro dinâmico. Podem-se usar pegadas ou outros marcadores no chão para aumentar o comprimento do passo e melhorar a precisão dos movimentos de passo (Fig. 9.25). Podem-se praticar também passos laterais e passos cruzados (Fig. 9.26). Os CV incluem: *"Desloque o peso para o seu pé direito* [ou esquerdo]. *Agora avance com o pé esquerdo"* e *"Agora desloque o peso de volta para o seu pé direito e dê um passo para trás.".*

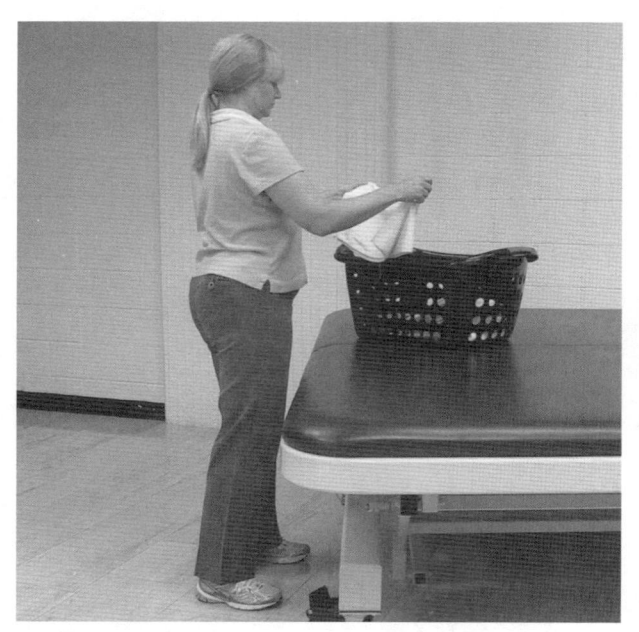

FIGURA 9.22 Em pé, dobrar a roupa. A paciente realiza a tarefa de dobrar a roupa retirada da máquina de lavar, o que desafia o equilíbrio dinâmico em pé. Esta atividade funcional incorpora o deslocamento de peso e a rotação de tronco ao realizar uma tarefa manual bilateral.

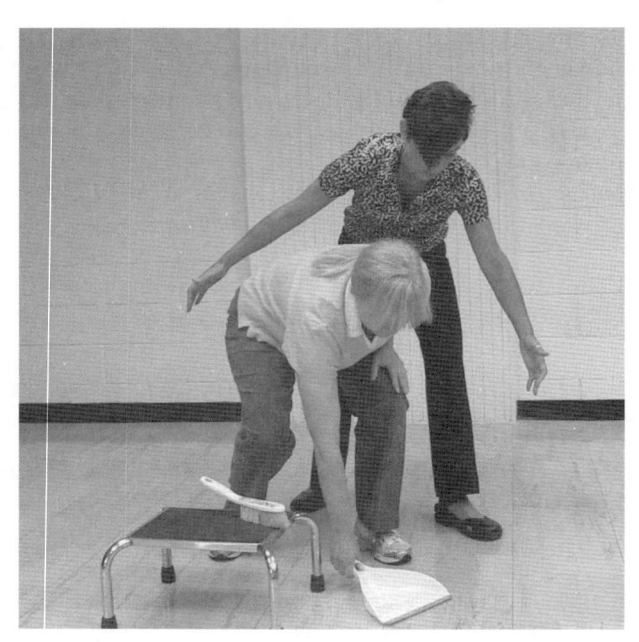

FIGURA 9.23 Em pé, inclinar-se e alcançar. A paciente abaixa a posição do CDM ao abaixar-se até um banquinho baixo e progride na atividade pegando um objeto do chão. A fisioterapeuta fornece proteção para garantir uma prática segura.

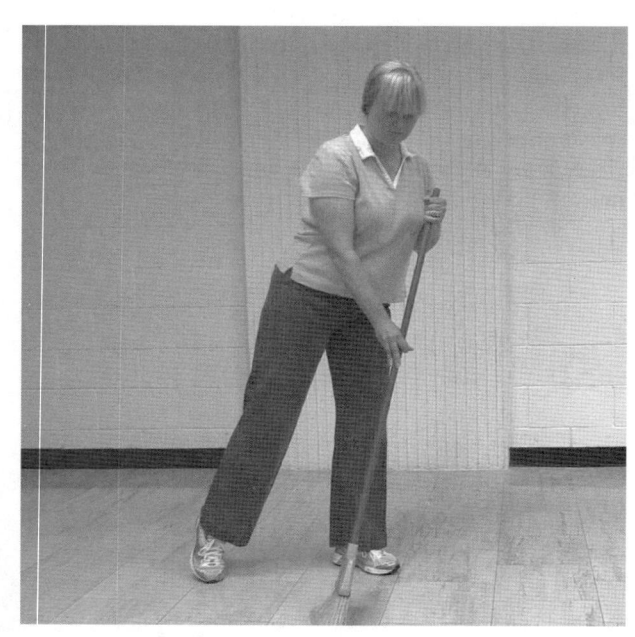

FIGURA 9.24 Em pé, varrer. A paciente realiza um deslocamento de peso com os pés na posição de avanço enquanto varre.

Pode-se também instruir o paciente a colocar um pé em um degrau posicionado diretamente na sua frente (Fig. 9.27). Essa variação exige aumento da flexão de quadril e joelho do membro dinâmico. Podem-se praticar ainda passos laterais (Fig. 9.28). A altura do degrau pode variar de um mínimo de 10 cm a uma altura normal de 18 cm. Os CV incluem: *"Desloque o peso sobre o pé direito (ou esquerdo). Agora coloque o pé esquerdo no degrau. Agora desça.".*

QUADRO 9.4 Atividades que promovem o deslocamento de peso na posição ortostática

Alcançar e levantar

- Fazer movimentos de alcançar para levar itens para a frente, para trás e na diagonal, como ao colocar ou tirar objetos de uma geladeira ou forno.
- Colocar e tirar itens de uma prateleira (armário) acima da cabeça e abaixo da altura da cintura (lava-louças).
- Levantar uma bola com as duas mãos, girar e mover a bola diagonalmente para cima, cruzando o corpo (Fig. 9.21) (o tamanho e o peso da bola podem variar).
- Alcançar para a frente ou para os lados até um alvo (*"Estique sua mão e toque na minha mão"*).
- Jogar *bean bag toss* (arremessar objetos em um orifício-alvo).
- Dobrar peças de roupa e colocá-las em um cesto ou cadeira disposta ao lado do indivíduo (Fig. 9.22).
- Secar as louças e colocá-las em um escorredor.
- Inclinar-se para tocar o chão ou para pegar um objeto do chão (Fig. 9.23).
- Varrer usando uma vassoura (Fig. 9.24).

Atividades de MI

- Marchar sem sair do lugar (essa atividade pode ser combinada a oscilações de braço recíprocas ou giros de cabeça).
- Retirar os dedos dos pés e os calcanhares do chão; deslocar o peso para trás sobre ambos os calcanhares, levantar os dedos dos pés; em seguida, deslocar o peso para a frente sobre os dedos e as plantas dos pés, levantando os calcanhares).
- Colocar o pé sobre uma banqueta ou escada baixa (Fig. 9.27).
- Colocar o pé sobre uma pequena bola e rolar a bola em todas as direções (o tamanho da bola pode variar).
- Parar uma bola que chega rolando e chutá-la.

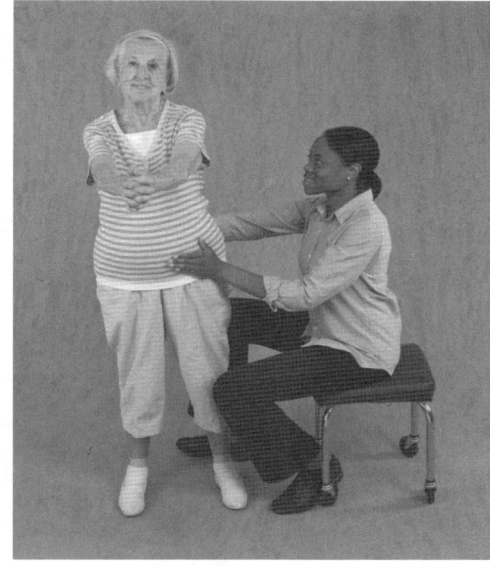

FIGURA 9.26 **Em pé, passo lateral.** A paciente pratica dar um passo para o lado e retornar com o membro dinâmico; o membro estático (de apoio) não muda de posição. A fisioterapeuta fornece resistência com as duas mãos na pelve.

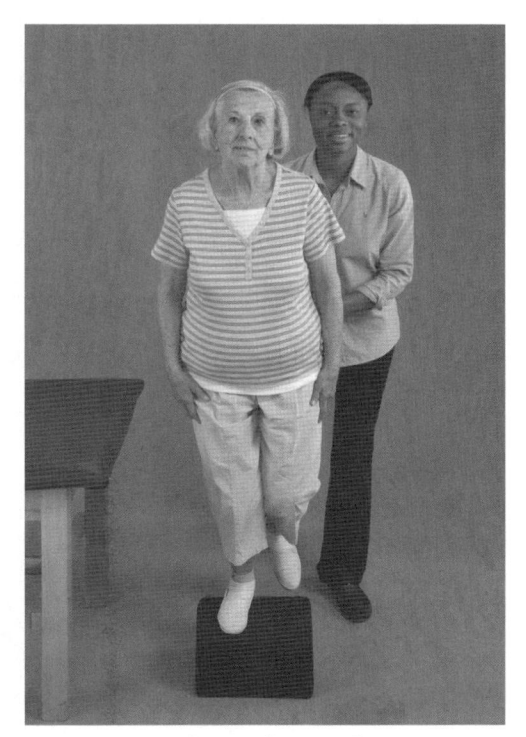

Figura 9.27 **Em pé, subir um degrau à frente.** A paciente sobe um degrau de 10 cm colocado à sua frente; o pé então retorna à posição inicial (posição ortostática simétrica). A fisioterapeuta fornece comandos verbais e proteção.

Para progredir no equilíbrio dinâmico e se preparar para a marcha, o passo pode ser resistido com o fisioterapeuta sentado em um banco com rodas ou em pé na frente do paciente. Os contatos manuais se dão na pelve. O fisioterapeuta aplica um leve estímulo de estiramento e

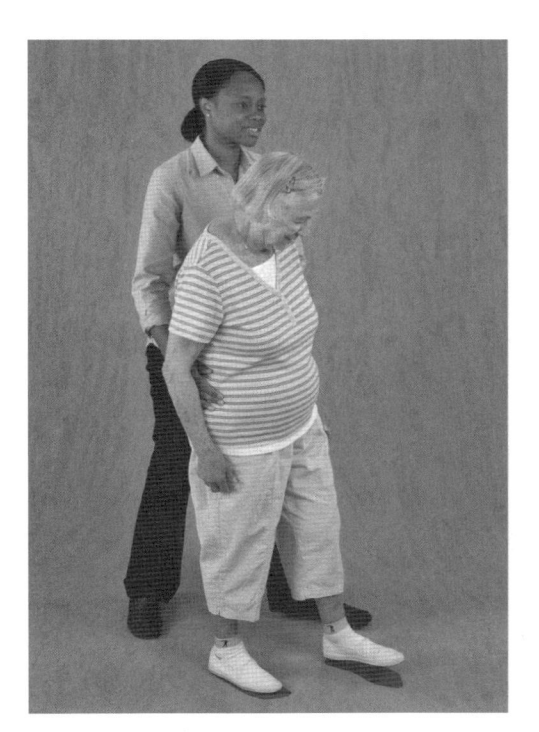

FIGURA 9.25 **Em pé, dar passos.** A paciente pratica o passo ativo usando pegadas demarcadas no chão.

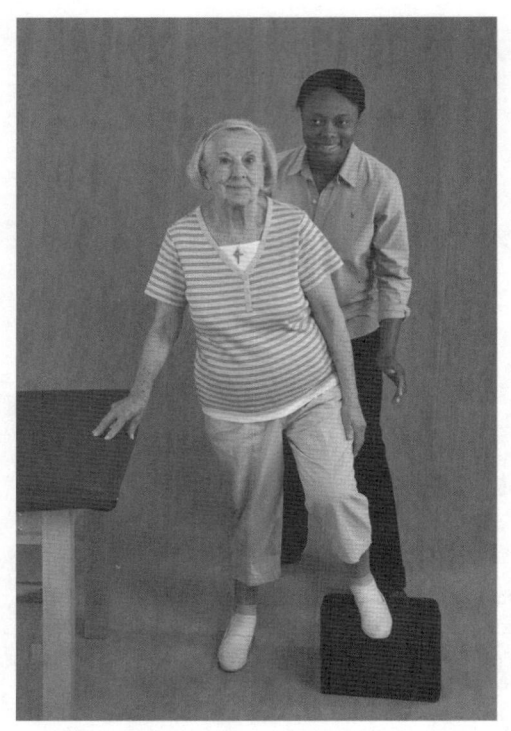

FIGURA 9.28   Em pé, subir degrau lateral. A paciente sobe um degrau de 10 cm posicionado no seu lado esquerdo; o pé então retorna à posição inicial (posição ortostática simétrica). Pode ser necessário um leve toque de apoio com uma mão. A fisioterapeuta fornece comandos verbais e proteção.

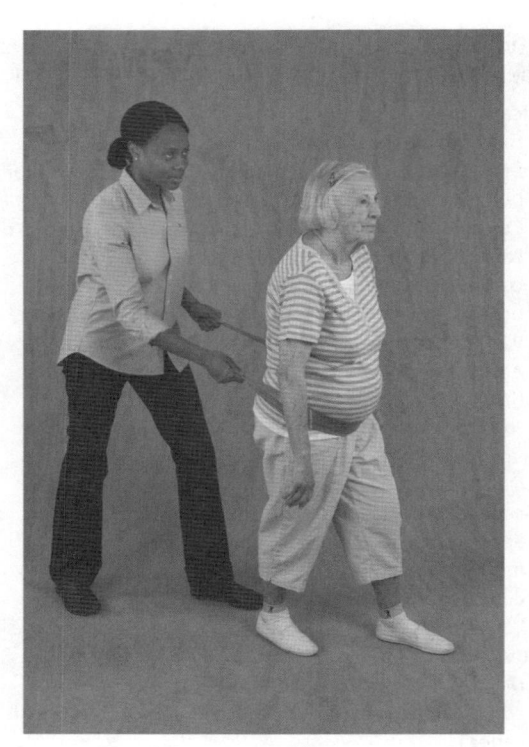

FIGURA 9.29   Em pé, passos resistidos. A paciente avança contra a resistência e, em seguida, retorna. A fisioterapeuta fornece resistência por meio de uma faixa elástica de resistência posicionada ao redor da pelve da paciente.

resistência para facilitar a rotação pélvica para a frente à medida que o membro em movimento se move para a frente e para trás. Essa é uma atividade útil para promover melhor rotação da pelve durante o passo. Os CV incluem: *"Desloque o peso para a frente e dê um passo; agora desloque o peso para trás e dê um passo."*. Pode-se usar uma faixa elástica de resistência no lugar dos contatos manuais do fisioterapeuta (Fig. 9.29 e 9.30).

Observação clínica: Se o paciente for incapaz de manter o controle postural durante os movimentos voluntários dos membros, pode ser uma indicação de que ainda é necessário controle consciente (monitoramento cognitivo). Este é um achado característico no paciente com dano cerebelar primário que precisa compensar "prestando atenção" a todos os movimentos. Com o aumento da dependência do monitoramento cognitivo, o controle automático (não consciente) da posição é muito difícil ou impossível.

▶ Exame das instabilidades posturais

Para pacientes com instabilidade postural, o uso efetivo de intervenções terapêuticas depende da identificação das áreas de déficit e dos fatores subjacentes causadores do desequilíbrio. O fisioterapeuta deve analisar e sintetizar as informações obtidas nos testes e medidas específicos (p. ex.,

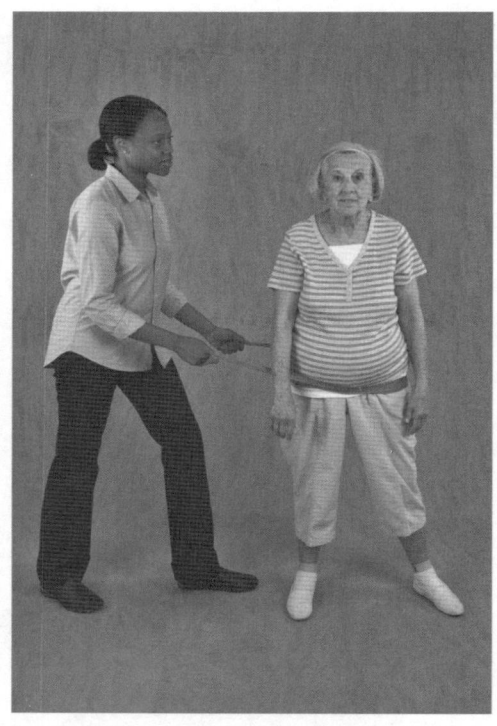

FIGURA 9.30   Em pé, passos laterais resistidos. A paciente dá um passo para o lado contra a resistência e, em seguida, retorna. A fisioterapeuta fornece resistência por meio de uma faixa elástica de resistência posicionada ao redor da pelve da paciente.

ADM, força muscular, ferramentas de avaliação de equilíbrio) em combinação com a análise observacional para projetar um plano de cuidados que reduza deficiências subjacentes e melhore a mobilidade funcional e a segurança. A seleção inicial das tarefas a serem utilizadas nas intervenções terapêuticas deve visar a remediação dos fatores que contribuem para a instabilidade.

Durante o exame, o fisioterapeuta pode coletar pistas importantes sobre as causas subjacentes da instabilidade, descritas pelo paciente como limitações à atividade e restrições à participação. Muitas vezes, o relato subjetivo do paciente fornece informações importantes sobre a origem da instabilidade. Por exemplo, as queixas de tontura ou vertigem giratória indicam disfunção vestibular, enquanto as queixas de sentir-se instável ou "desequilibrado" implicam instabilidade postural. As perguntas essenciais realizadas pelo examinador incluem:

▸ Alguma vez você já teve uma sensação de instabilidade ou tontura?
▸ Você já caiu ou perdeu o equilíbrio?
▸ Quantas vezes você caiu na semana (ou mês) passada?
▸ Quando foi sua última queda e o que você estava fazendo quando ela ocorreu?

▸ Em geral, quão seguro você se sente?
▸ Você é capaz de realizar todas as suas atividades diárias habituais sem perder o equilíbrio?

Muitas vezes, as circunstâncias de uma queda irão destacar estratégias de equilíbrio ineficazes ou ineficientes.

As medições de ADM e força auxiliam na determinação da capacidade do paciente de utilizar sinergias posturais normais para o equilíbrio, uma vez que os déficits no movimento ou fraqueza das articulações impedem a capacidade de manter o CDM sobre a BDA. Os achados das ferramentas de avaliação do equilíbrio não apenas identificam aqueles em risco de queda como também frequentemente revelam áreas de déficit funcional e podem implicar erros na organização sensorial e/ou nas sinergias posturais prejudicadas (Tab. 9.2). Ao avaliar um paciente com déficits de alto nível, o fisioterapeuta deve selecionar testes e medidas apropriados que captem as limitações do paciente.[30,31] Por exemplo, a *Community Balance and Mobility Scale* mede as habilidades de equilíbrio de alto nível necessárias para a interação na comunidade (Tab. 9.2, Exame da instabilidade postural).[31]

TABELA 9.2 Exame da instabilidade postural

Foco do exame	Fatores na instabilidade postural
Deficiências	Desalinhamento postural • Escoliose ou discrepância no comprimento de MI • Deformidades congênitas ou adquiridas que levam a alterações na posição do CDM sobre a BDA Déficits na ADM de • Cabeça e pescoço • Tornozelos (especialmente na dorsiflexão) • Quadris (especialmente na extensão) *Inputs* somatossensoriais prejudicados • Diminuição da informação cutânea em MI • Diminuição da propriocepção/cinestesia em MI • Déficits visuais • Déficits vestibulares: queixas de tontura Fraqueza muscular • Tibial anterior e posterior • Fibulares • Glúteos máximo e médio • Tronco
Limitações e restrições	Dificuldade em deambular com visão reduzida • Má iluminação ou à noite • Quando os pés não podem ser vistos Perda de equilíbrio em pé e ao fazer tarefas perto de uma pia ou balcão Perda de equilíbrio ao fazer movimentos de alcançar acima da cabeça ou em direção ao chão Perda de equilíbrio ao deambular • Ao girar • Em espaços pequenos ou fechados • Com distrações • Em superfícies irregulares: carpete, grama, ladeiras, cascalho • Em ambientes movimentados • Com movimentos rápidos de cabeça Dificuldade para subir ou descer escadas

(continua)

TABELA 9.2	Exame da instabilidade postural *(continuação)*
Teste e medidas; identificação do risco de queda	***Sensory Organization Test (SOT)*** [6] ou ***Modified Clinical Test of Sensory Interaction in Balance (m-CTSIB)*** [10-16] • Identifica a(s) condição(ões) sensorial(is) em que ocorre a PDE • Fornece indicação de uma dependência sensorial ou de um problema de seleção sensorial • Identifica a presença de uma preponderância direcional à PDE ***Teste de alcance funcional (FR) ou Teste de alcance multidirecional (mFR)*** [17-19] • Examina a distância máxima que um paciente pode alcançar enquanto mantém BDA fixa • Presença de preponderância direcional à PDE • Utilização de estratégias anormais de tornozelo ou de quadril ao alcançar ***Teste de equilíbrio de Berg (BBT)*** [28-30] • Examina 14 itens de equilíbrio funcional (na posição sentada e ortostática) • Pontuação indicativa do risco de queda • Pontuação máxima é 56; os pacientes com pontuação < 45 têm alto risco de quedas ***Performance-Oriented Assessment of Mobility (POMA)*** [25-27] • Examina nove itens do equilíbrio (nas posições sentada e ortostática) e oito itens da deambulação • Pontuação indicativa do risco de queda • Pontuação máxima é 28; os pacientes com pontuação < 19 têm alto risco de quedas ***Timed Up and Go (TUG)*** [26,27] • Examina o equilíbrio funcional durante o levantar da cadeira, deambular por 3 metros, virar e voltar para a cadeira • Desempenho cronometrado • Teste normal ≤ 10 segundos • Pacientes com escore acima de 20 segundos têm maior risco de quedas • TUG (cognitivo): o paciente realiza uma tarefa cognitiva durante a deambulação ***Dynamic Gait Index (DGI)*** [28-32] • Examina oito itens da marcha dinâmica • Pontuação indicativa do risco de queda • Pacientes com histórico de quedas têm pontuação média de 11+ ou –4. ***Activities-Specific Balance Confidence (ABC) Scale*** [33] • Identifica as condições nas quais o indivíduo está confiante • Identifica as condições nas quais o indivíduo está menos confiante • Identifica um padrão no qual o indivíduo está menos confiante ***Community Balance and Mobility Scale (CB&M)*** [34] • Concebido para avaliar déficits de equilíbrio e mobilidade de alto nível em pacientes com deficiências no equilíbrio e prejuízo da vida em comunidade • Examina 13 tarefas desafiadoras • Pontuação em escala de cinco pontos: critérios específicos para cada item • Pontuação máxima possível de 96 • Pacientes com TCE (em hospital-dia), pontuação média de 62

Análise observacional da marcha	Identificação de características que indicam instabilidade postural dinâmica:
	• Aumento da BDA ao longo do ciclo da marcha
	• Uso de estratégias de segurar (tocar parede ou mobília)
	• Liberação inadequada do pé durante a fase de oscilação
	• Instabilidade do tornozelo durante a fase de apoio
	• Estratégias de passo usadas durante a caminhada (marcha cambaleante)
	  – Com BDA diminuída
	  – Ao girar
	  – Com a cabeça voltada para os lados ou para cima e para baixo

Intervenções para melhorar o controle do equilíbrio

Intervenções terapêuticas específicas devem remediar comprometimentos musculoesqueléticos que impedem o uso das estratégias de quadril, tornozelo e passo enquanto praticam as sinergias propriamente ditas e as reintegram ao movimento funcional. A dependência de informações visuais ou somatossensoriais pode ser retreinada ao expor o paciente a condições que exijam o envolvimento da modalidade subutilizada, enquanto melhora a confiança do paciente nessas condições. Por exemplo, um indivíduo que depende de informações visuais para se orientar deve praticar a posição ortostática em uma variedade de superfícies com os olhos fechados ou com a visão distorcida (p. ex., usando óculos escuros). Um indivíduo que depende de informações somatossensoriais deve praticar a posição ortostática em superfícies macias ou irregulares, com e sem informações visuais. Os *inputs* vestibulares podem ser estimulados por situações que limitam o uso de informações visuais e somatossensoriais, como ficar de pé sobre uma espuma virando a cabeça de um lado para o outro.

O fisioterapeuta concentra-se nos componentes primários do controle postural, incluindo as sinergias neuromusculares e a integração sensorial. A progressão é de movimentos voluntários (controle antecipatório) para movimentos automáticos (controle reativo). O Quadro 9.5 apresenta exemplos de intervenções para melhorar o controle na posição ortostática.

Ativação de estratégias de tornozelo

Pequenos desvios no alinhamento do CDM ou movimentos lentos de oscilação resultam na ativação de uma estratégia de tornozelo. Instrui-se o paciente a oscilar suavemente para a frente e para trás e então retornar ao alinhamento central usando movimentos de tornozelo (dorsiflexão e flexão plantar). O tronco e os quadris se movem em bloco, com o eixo de movimento ocorrendo nos tornozelos; assim, movimentos de flexão e extensão nos quadris não são permitidos. Inicialmente, podem-se usar CV lentos para acompanhar os movimentos. Podem-se usar também perturbações suaves aplicadas nos quadris ou ombros, seja por meio de contatos manuais ou de uma faixa elástica de resistência, para ativar as estratégias de tornozelo (Fig. 9.31). Uma pequena perturbação para trás ativa os dorsiflexores e um deslocamento do peso para a frente; já uma pequena perturbação para a frente ativa os flexo-

res plantares e um deslocamento do peso para trás. Ficar em pé sobre uma prancha basculante (prancha bidirecional) (Fig. 9.32) ou prancha de equilíbrio (Fig. 9.33; prancha com cúpula multidirecional) e oscilar suavemente a prancha estimula as ações do tornozelo. Podem-se usar também pequenos deslocamentos de peso realizados em pé sobre um rolo de espuma cortado ao meio (lado plano para cima) para ativar as sinergias de tornozelo (Fig. 9.34).

Ativação de estratégias de quadril

Alterações maiores no alinhamento do CDM ou movimentos de oscilação mais rápidos resultam na ativação de uma estratégia de quadril, além de frequentemente ocorrerem em condições nas quais o uso de estratégias de tornozelo é limitado, como em pé sobre uma BDA pequena (em pé em uma escada) ou em uma superfície macia (em pé na areia). Instrui-se o paciente a oscilar mais além da amplitude e a aumentar a velocidade da oscilação. Os flexores ou extensores de quadril atuam realinhando o CDM dentro da BDA. Assim, a parte superior do tronco move-se na direção oposta à parte inferior do corpo, com o eixo do movimento localizado nos quadris. Desencoraja-se dar um passo. Por exemplo, pode-se instruir o paciente a ficar de costas para uma parede, a aproximadamente 30 cm de distância dela. O paciente, então, apoia as nádegas na parede, depois os ombros e, por fim, retorna à posição ortostática (Fig. 9.35).

Pode-se usar também perturbações moderadas aplicadas nos quadris enquanto em pé sobre uma superfície plana ou inclinações maiores e mais rápidas em uma prancha de equilíbrio para estimular as estratégias anterior-posterior de quadril. Pode-se colocar o paciente em pé sobre

---

QUADRO 9.5 Exemplos de intervenções para melhorar o controle na posição ortostática

Base de apoio

Postura de base alargada é uma alteração compensatória comum em pacientes com controle postural diminuído. O controle postural pode ser desafiado ao alterar a BDA da seguinte maneira:

- Progredir de pés afastados para pés próximos um do outro, para um pé na frente do outro, e então para pés em *tandem* (posição calcanhar-dedos do pé).
- Progredir de apoio bilateral de MS (p. ex., barras paralelas) para apoio unilateral de MS (p. ex., próximo à maca terapêutica), e então para nenhum apoio de MS.

Observação: É preferível manter um leve apoio de dedos (apoio na ponta dos dedos) em vez de segurando em algum lugar (p. ex., segurando nas barras paralelas). É importante progredir para nenhum apoio de MS.

Superfície de apoio

O tipo de superfície de apoio pode influenciar o alinhamento e o controle postural.

- Uma superfície de apoio fixa (p. ex., piso de azulejo) fornece uma base inicial estável.
- Progredir de em pé sobre uma superfície de apoio fixa para em pé sobre carpete, almofada de espuma densa ou superfície móvel (p. ex., disco inflável, rolo de espuma, prancha oscilante).

Inputs sensoriais

O suporte e a modificação sensorial podem influenciar o alinhamento e o controle posturais.

- As pistas somatossensoriais são maximizadas quando o paciente está descalço ou usando sapatos de sola flexível.
- Podem-se variar os *inputs* somatossensoriais para aumentar a dificuldade: progredir de ambos os pés em contato com uma superfície de apoio fixa (piso de azulejo) para pés posicionados sobre uma superfície macia (p. ex., espuma densa, disco inflável) em uma plataforma móvel.
- Podem-se variar os *inputs* visuais a fim de aumentar a dificuldade em manter a posição em pé: progredir de olhos abertos para olhos fechados.
- Podem-se melhorar as dicas visuais e a percepção do alinhamento apropriado ao usar um espelho; pode-se colocar uma linha vertical no espelho; o paciente pode usar uma camisa com uma linha vertical desenhada ou colada na sua frente para alinhar com a linha no espelho.
- Pode-se aumentar o papel dos *inputs* vestibulares ao ficar em pé sobre uma espuma com olhos fechados ou ao adicionar movimentos de cabeça enquanto em qualquer postura.

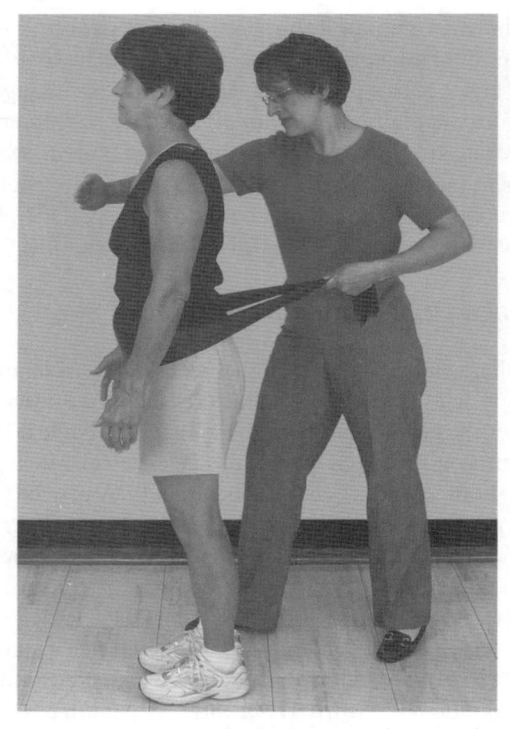

FIGURA 9.31   Em pé, estratégias de tornozelo resistidas. A paciente inclina-se para a frente contra uma faixa elástica de resistência e retorna à posição ortostática com a postura ereta, praticando estratégias de tornozelo. A faixa elástica fornece resistência e maior consciência cinestésica do movimento.

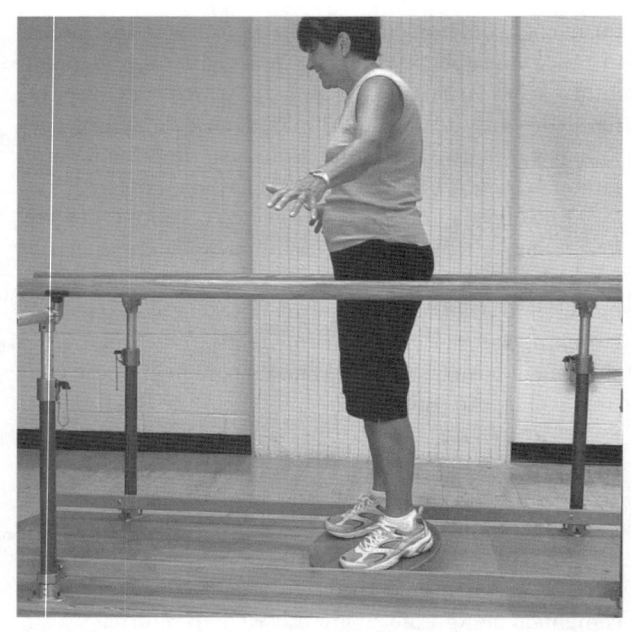

FIGURA 9.33   Em pé na prancha de equilíbrio. A paciente pratica estratégias de tornozelo usando a flexão plantar bilateral para manter-se em pé sobre uma prancha com cúpula multidirecional. Embora a paciente esteja entre barras paralelas por segurança, ela não deve usar os MS para apoio.

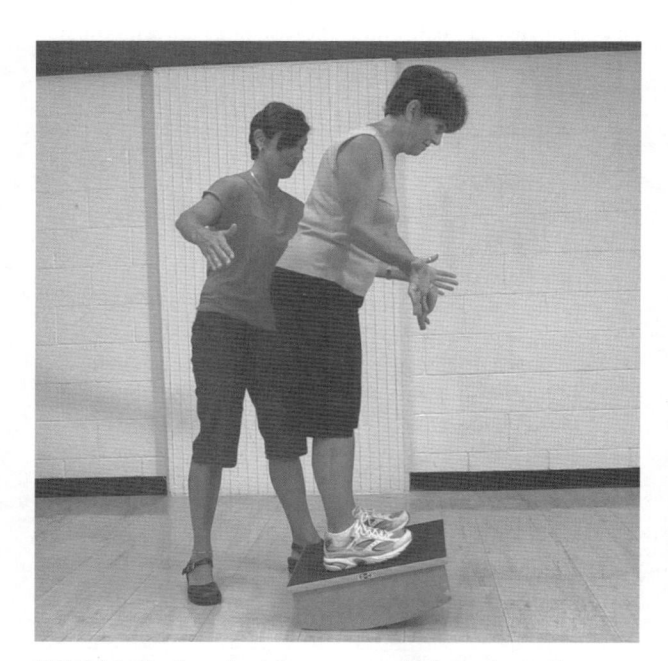

FIGURA 9.32   Em pé sobre uma prancha basculante. Enquanto em pé sobre uma prancha bidirecional, a paciente pratica estratégias de tornozelo usadas para se recuperar de um deslocamento posterior do CDM. Neste caso, a paciente demonstra a transição de uma estratégia de tornozelo para uma estratégia de quadril.

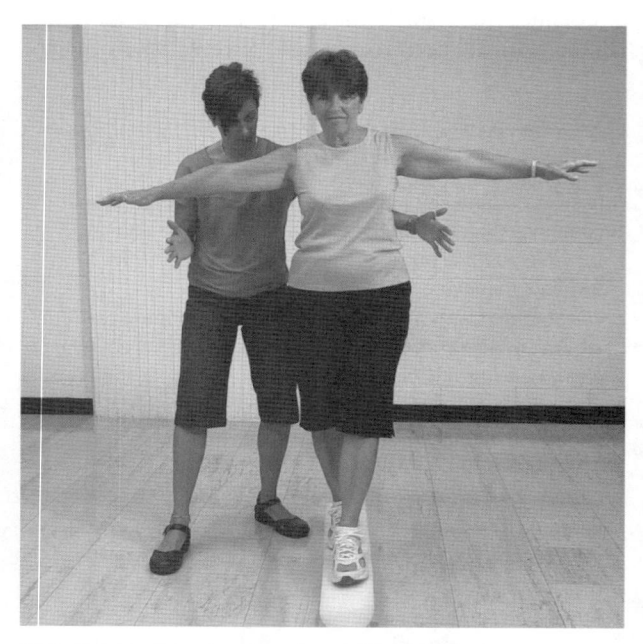

FIGURA 9.34   Em pé, em *tandem* sobre um rolo de espuma com o lado plano para cima. A paciente pratica a manutenção da estabilidade com uma diminuição da BDA em uma superfície macia usando estratégias de tornozelo e estratégias laterais de quadril. A fisioterapeuta se prepara para uma potencial perda de equilíbrio na direção medial/lateral.

um rolo de espuma cortado ao meio (lado plano para cima) para produzir maiores deslocamentos de peso e estratégias de quadril, bem como ficar em pé sobre uma almofada de espuma, especialmente com os olhos fechados (Fig. 9.36).

Ajustes mediais/laterais no CDM são realizados principalmente por estratégias de quadril. Pode-se colocar o paciente em posição ortostática com os pés em *tandem* (calcanhar de um pé encostando nos dedos do outro pé) no chão, ou em pé em *tandem* no sentido longitudinal sobre um rolo de espuma, para promover estratégias de quadril mediais/laterais (ver Fig. 9.34).

Ativação de estratégias de passo

Alterações maiores nas quais o CDM excede o LdE resultam na ativação de *estratégias de passo*. O paciente pratica a inclinação para a frente até que o CDM vá além da BDA. Isso requer que o paciente avance para evitar uma queda. O aumento da inclinação para trás resultará em um passo para trás, enquanto o aumento da inclinação lateral resultará em um passo lateral ou cruzado. O paciente então dá um passo de retorno ao alinhamento centrado. O passo deve ser praticado em todas as direções, progredindo de passos pequenos para passos cada vez mais amplos. Pode-se desenhar um círculo no chão ao redor do paciente para estimular a simetria das respostas em todas as direções. Instrui-se o paciente a inclinar-se para a frente (bem como para trás ou lateralmente), contra a resistência fornecida pelo fisioterapeuta, e dar um passo para manter o equilíbrio. O fisioterapeuta repentinamente libera a resis-

tência enquanto protege o paciente para poupá-lo de uma queda. Alternativamente, pode-se colocar uma faixa elástica de resistência ao redor dos quadris para fornecer o desafio da perturbação (Fig. 9.37). A Tabela 9.3 fornece exemplos de exercícios para melhorar as sinergias posturais.

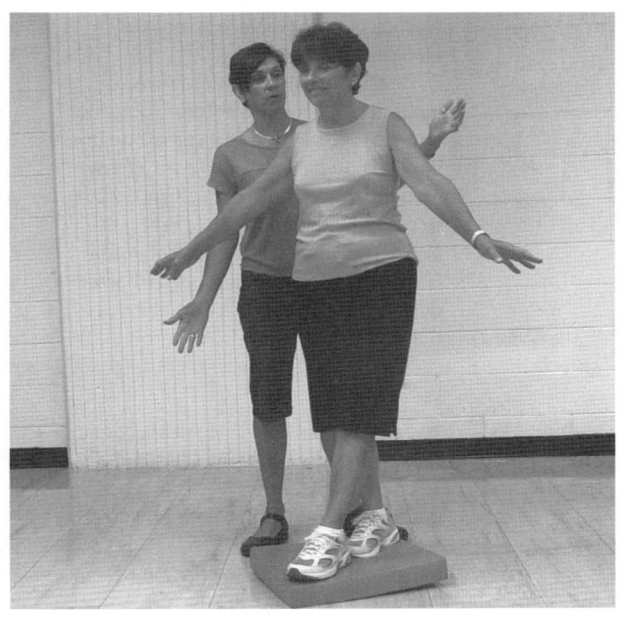

FIGURA 9.36   Em pé, em *tandem* sobre uma espuma com olhos fechados. A paciente fica em pé com uma BDA reduzida, em uma superfície macia e com os olhos fechados para praticar estratégias laterais de quadril.

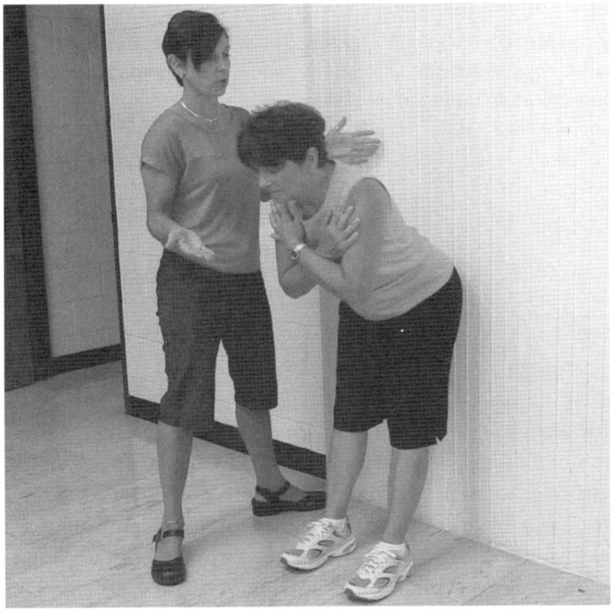

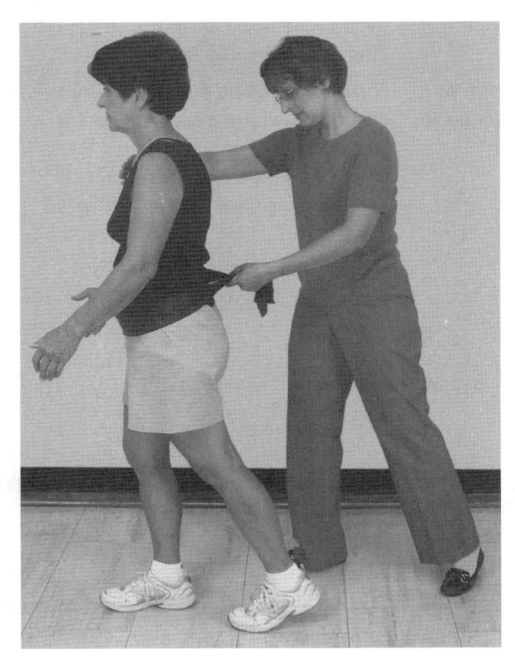

FIGURA 9.37   Em pé, estratégias de passo. A paciente se inclina para a frente o máximo possível contra uma faixa elástica de resistência. A fisioterapeuta libera repentinamente a tensão na faixa, fazendo com que a paciente utilize uma estratégia de passo para a frente. A fisioterapeuta utiliza técnicas de proteção apropriadas para manter a segurança.

FIGURA 9.35   Em pé, exercício com as nádegas contra uma parede. A paciente pratica estratégias de quadril encostando as nádegas e os ombros na parede e, em seguida, afastando-se da parede. A fisioterapeuta fornece instruções e proteção, conforme necessário.

TABELA 9.3	Exemplos de exercícios para melhorar as sinergias posturais		
Objetivo	Exercício de nível primário	Exercício de nível intermediário	Exercício de nível alto
Melhorar as estratégias de tornozelo	Alongamento de gastrocnêmio/sóleo Sentar na prancha BAPS, em todas as direções Exercícios de tornozelo usando faixa elástica de resistência, em todas as direções Deslocamento de peso com inversões dinâmicas no sentido anterior/posterior Ficar em pé a 15 cm de distância de uma bancada ou pia, oscilação para a frente de maneira que os bolsos na altura do quadril se movam em direção à superfície de apoio; oscilar de volta à posição inicial Ficar em pé sobre uma espuma: baixa e depois alta densidade, olhos abertos e depois fechados	Ficar em pé na prancha BAPS em apoio unipodal com apoio de MS Praticar a oscilação, aproximando-se e afastando-se da superfície de apoio contra a resistência (Fig. 9.31) Transição de em pé sobre os calcanhares para em pé sobre os dedos dos pés sem apoio de MS Ficar em pé com apoio unipodal sobre uma superfície sólida	Realizar dorsiflexão e flexão plantar do tornozelo em pé sobre uma prancha de equilíbrio (Fig. 9.33) Ficar em pé sobre os calcanhares e os dedos dos pés sobre um rolo de espuma, com o lado plano para cima (Fig. 9.34) Marchar no bloco de espuma ou sobre uma superfície macia (Fig. 9.40) Ficar em pé com apoio unipodal sobre uma superfície macia Ficar em pé sobre uma espuma, arremessando/recebendo uma bola com peso Fazer miniagachamentos sobre uma cúpula inflada (Fig. 9.42) Trotar sobre um minitrampolim ou cúpula inflada (Fig. 9.43)
Melhorar as estratégias de quadril	Inversões dinâmicas da posição ajoelhada para a sentada sobre os calcanhares Mantendo 20 a 30 cm de distância da parede, encostar as nádegas na parede e retornar à posição ortostática (Fig. 9.35) Movimento de sentado para em pé, mas usando uma superfície elevada para promover o movimento de quadril, em vez de se sentar totalmente Ficar em pé, deslocando o peso do calcanhar para os dedos dos pés sobre uma superfície sólida para estabilidade medial/lateral, olhos abertos e depois olhos fechados (Fig. 9.36)	Em pé sobre um rolo de espuma com o lado arredondado para baixo, com ou sem perturbações nos quadris ou no rolo de espuma Flexão/extensão bilateral de ombro com faixa elástica de resistência nas mãos e amarrada em uma maçaneta de porta Deambular sobre os calcanhares e sobre os dedos dos pés por curtas distâncias	Em pé, em *tandem* sobre uma espuma Arremessando/recebendo uma bola com peso de lado (Fig. 13.23) Deambular com resistência nos quadris Praticar bambolê
Melhorar as estratégias de passo	Fortalecimento de quadril multidirecional usando uma faixa elástica de resistência (Fig. 9.11) Liberação inesperada da resistência aplicada ao tronco com visão (Fig. 9.37)	Dar passos laterais e diagonais em zigue-zague Deambular, virando rápido a cabeça de um lado para o outro	Dar passos para a frente ou laterais com mudanças na velocidade da esteira Deambular enquanto a superfície é perturbada (superfície de apoio em movimento) Empurrões leves e externos durante a deambulação Deambular enquanto recebe e arremessa uma bola com peso

BAPS: Biomechanical Ankle Platform System.

Ativação do controle do equilíbrio usando *biofeedback* com plataforma de força

O *biofeedback* com plataforma de força é um aparelho de treinamento efetivo para pacientes que demonstram descarga de peso assimétrica ou para aqueles com problemas na produção de força, produzindo muita força (hipermetria) ou pouca força (hipometria) ao deslocar o peso. Os aparelhos de treinamento de *biofeedback* com plataforma de força (p. ex., Biodex Balance System SD [Fig. 9.38] ou NeuroCom Balance Master) podem ser usados para fornecer *biofeedback* do centro de pressão (CDP). O peso em cada pé é calculado e convertido em *feedback* visual em relação ao lócus e ao movimento do CDP do paciente. Um computador fornece métodos de treinamento e análise de dados por meio de um formato interativo. Esses aparelhos podem ser usados para melhorar a simetria postural (porcentagem de carga corporal e treinamento do deslocamento de peso), estabilidade postural (capacidade de manter-se parado), LdE (excursão total) e movimentos de oscilação postural (modelados e modificados para aumentar a simetria e a estabilidade).

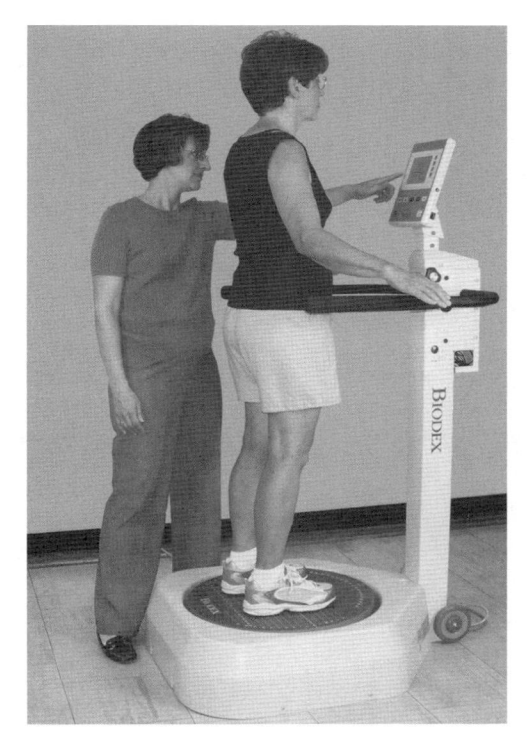

FIGURA 9.38 Em pé, equilibrar-se em uma plataforma de força. A paciente está em um Biodex Balance Machine. A fisioterapeuta pode selecionar dois protocolos de teste/treinamento: estabilidade postural e limites de estabilidade dinâmicos. Durante a *estabilidade postural*, a paciente tenta manter a prancha firme com o alinhamento centrado, utilizando níveis variáveis de dificuldade de inclinação da prancha (perturbação da plataforma). O aparelho calibra o tempo em equilíbrio e fornece um índice de estabilidade. Durante os *limites de estabilidade*, a paciente mantém o equilíbrio centrado e, ao sinal, inclina a prancha (movendo o cursor) a um ponto predeterminado (amplitude); a paciente então move o cursor de volta ao alinhamento centrado. Fornecem-se informações sobre o desvio e a precisão da paciente em direções variadas (limites de estabilidade). A fisioterapeuta fornece CV para direcionar a atenção da paciente às informações de *biofeedback* fornecidas.

 Observação clínica:

▸ O paciente que está se recuperando de um acidente vascular encefálico geralmente descarrega mais peso sobre o membro menos afetado e precisa ser instruído a deslocar o peso para o lado mais afetado, a fim de assumir uma posição de apoio simétrica. O *biofeedback* do centro de pressão pode ser eficaz na melhoria da simetria do alinhamento.

▸ Pode-se incentivar o paciente com doença de Parkinson que demonstra respostas hipométricas a alcançar movimentos de oscilação maiores e mais rápidos usando o *biofeedback* do CDP. Pode-se encorajar o paciente com doença cerebelar que demonstra respostas hipermétricas a realizar movimentos de oscilação cada vez menores.

⚠️ **Alerta:** O aprendizado que ocorre como resultado da prática nesses aparelhos é específico da tarefa e não deve ser transferido automaticamente para tarefas de equilíbrio funcional (p. ex., melhor desempenho nas transferências de sentado para em pé, na deambulação ou em subir escadas). A *especificidade da regra de treinamento* se aplica nesse caso. É necessária a prática das tarefas específicas de equilíbrio funcional para melhorar o desempenho do equilíbrio.[3]

Intervenções para melhorar o controle sensorial do equilíbrio

É necessário um exame sensorial completo (somatossensorial, visual e vestibular) para determinar quais sistemas sensoriais estão intactos, quais estão prejudicados e quais estão ausentes. Deve-se examinar também os mecanismos de integração sensorial do SNC (p. ex., CTSIB ou mCTSIB). A intervenção se concentra em melhorar a função dos sistemas individuais e a interação entre os sistemas.

Estratégias para melhorar a utilização de informações de superfície

O objetivo é aumentar a dependência de *inputs* somatossensoriais e, ao mesmo tempo, reduzir a dependência de informações visuais. O paciente fica em uma superfície de apoio firme ou plana, enquanto a visão é alterada ou tornada imprecisa.

Isso pode ser feito com as seguintes atividades e estratégias:

▸ Em pé, de olhos abertos (OA) para olhos fechados (OF).
▸ Em pé, de iluminação máxima para iluminação reduzida em um quarto escuro.
▸ Em pé, com óculos que reduzem o *input* visual (óculos escuros ou com as lentes vendadas).
▸ Em pé, dupla-tarefa com os olhos ocupados com uma atividade de leitura (um cartão impresso segurado em sua frente).
▸ Em pé, com os olhos lendo um cartão preso contra uma estampa xadrez vibrante.
▸ Marchar sem sair do lugar, com OF.

Estratégias para melhorar a utilização da visão

O objetivo é aumentar a dependência de *inputs* visuais ao mesmo tempo em que a dependência de informações somatossensoriais é reduzida. Inicialmente, o paciente deve ser instruído a manter os olhos focados em um alvo estacionário diretamente na frente de seus olhos; em seguida, progredir para *inputs* oculares variados.

Isso pode ser feito com as seguintes atividades e estratégias:

▸ Em pé sobre uma superfície macia; progredindo do carpete (pelos curtos para pelos altos) para uma almofada de espuma (densidade firme) de altura variável (5 a 12 cm), com OA.

▸ Em pé sobre uma superfície móvel (prancha de equilíbrio ou rolo de espuma), com OA.

▸ Marchar sem sair do lugar sobre uma espuma, com OA.

Estratégias para melhorar a utilização de *inputs* vestibulares

O paciente com *inputs* visuais e somatossensoriais reduzidos ou comprometidos precisa aumentar a dependência de *inputs* vestibulares. Isso às vezes é chamado de *situação de conflito sensorial*, exigindo a resolução do conflito (desinformação) pelo sistema vestibular. Isso pode ser feito com as seguintes atividades e estratégias:

▸ Em pé sobre uma espuma, com OF.

▸ Em pé sobre uma espuma, com os olhos ocupados em uma atividade de leitura.

▸ Em pé sobre uma espuma, pegando e arremessando uma bola verticalmente e/ou de uma mão para outra.

▸ Em pé em *tandem* com a visão distorcida (óculos de proteção escuros ou vendados).

▸ Em pé em *tandem*, girando a cabeça de um lado para o outro e de cima para baixo.

▸ Em pé em *tandem* sobre uma espuma, com OF.

▸ Marchar sem sair do lugar sobre uma espuma, com OF.

▸ Progressão para intervenções de nível intermediário para melhorar o controle do equilíbrio

A progressão das intervenções terapêuticas é específica ao paciente, seus objetivos e seu potencial de melhora. Os fisioterapeutas devem ser criativos ao elaborar sessões de tratamento que abordem em conjunto todas as facetas do sistema sem comprometer a segurança. As progressões frequentemente utilizadas incluem a redução da BDA, passando de apoio bipodal para unipodal; a transição de uma superfície de apoio estável para uma macia ou em movimento; a redução ou alteração de *inputs* visuais; a adição de estímulo vestibular ao virar a cabeça; a adição de uma tarefa motora ou cognitiva secundária, de perturbações externas e da adaptação de uma tarefa por meio da alteração da velocidade e da direção do movimento ou do ambiente circundante. As intervenções apropriadas se sobrepõem e não são mutuamente exclusivas (Figs. 9.39 e 9.40).

Apoio unipodal na posição ortostática

O paciente fica em pé sobre um MI e levanta o outro do chão, mantendo a posição ortostática por meio do apoio unipodal. Instrui-se o paciente a manter a pelve nivelada. Uma pelve que abaixa no lado do membro dinâmico indica fraqueza dos abdutores de quadril no lado oposto (mem-

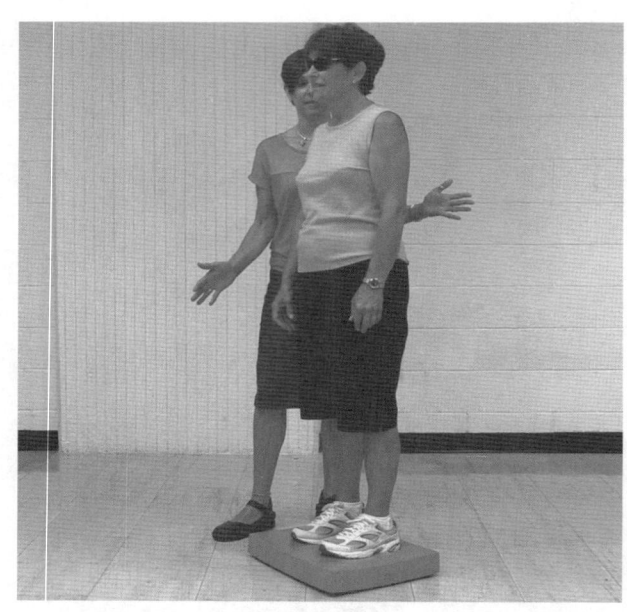

FIGURA 9.39   Em pé sobre uma espuma com óculos escuros. Para promover o uso de *inputs* vestibulares, a paciente pratica ficar em pé sobre uma superfície macia com óculos escuros que alteram a visão.

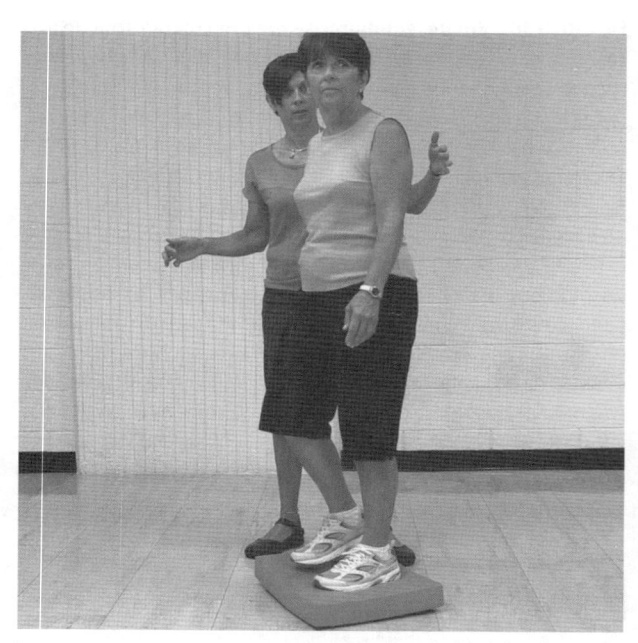

FIGURA 9.40   Marchar sobre uma espuma com rotação de cabeça. A paciente pratica marchar sem sair do lugar (movimentos de membros) em pé sobre uma espuma enquanto os *inputs* vestibulares mudam com a rotação da cabeça.

bro estático) (sinal de Trendelenburg positivo). Para o paciente com controle de tronco adequado, pode-se usar o apoio unipodal na posição ortostática com abdução resistida de quadril e joelho flexionado (joelho pressionando lateralmente a parede), para promover respostas estabilizadoras de quadril nos abdutores. Essa técnica pode ser útil para o indivíduo com sinal de Trendelenburg positivo (Fig. 9.41).

Perturbações manuais

O fisioterapeuta aplica perturbações pequenas e rápidas para a frente ou para trás (leve empurrão no esterno), deslocando o CDM do paciente em relação à BDA. O paciente responde com um movimento contrário para manter o equilíbrio. Os desafios devem ser adequados à amplitude e velocidade de controle do paciente. A progressão é a variação da direção dos deslocamentos (p. ex., lateral, diagonal). Perturbações excessivas, como impulsos ou empurrões vigorosos, não são apropriadas. Em pacientes que não têm controle da estabilidade, inicialmente o paciente pode ser informado da direção da perturbação (*"Não deixe que eu empurre você para trás"*). Isso auxilia a prontidão do paciente, acionando mecanismos de controle postural antecipatório. À medida que o controle melhora, o fisioterapeuta progride para perturbações inesperadas, enfatizando estratégias posturais reativas e involuntárias. Instrui-se o paciente a *"manter seu equilíbrio em pé o tempo todo"*. Pode-se também variar a BDA de modo a aumentar ou diminuir a dificuldade (BDA ampla para BDA estreita). A alteração da superfície de apoio para espuma também pode aumentar a probabilidade de uma estratégia de passo, especialmente com os OF.

As perturbações manuais preparam o paciente para os desafios inesperados ao equilíbrio (forças de deslocamento) que podem ocorrer na vida cotidiana (p. ex., ficar em pé e andar em locais de multidão). Para praticar o recebimento de empurrões ao caminhar, o fisioterapeuta posicionado em pé atrás do paciente pode provocar deslocamentos pequenos e rápidos usando uma faixa elástica de resistência para dificultar o passo para a frente. O fisioterapeuta deve usar as precauções de segurança apropriadas, protegendo cuidadosamente o paciente para evitar quedas em indivíduos com respostas de passo tardias.

Superfícies móveis e macias

Prancha de equilíbrio

O paciente fica em pé sobre uma prancha de equilíbrio (também conhecida como prancha oscilante) que possibilita o movimento em um ou mais planos. Uma prancha de equilíbrio de movimento limitado (Fig. 9.32) fornece desafios bidirecionais, e uma prancha em cúpula fornece desafios multidirecionais (Fig. 9.33). Pode-se variar o perfil de uma prancha de equilíbrio de cúpula baixa para alta para aumentar o desvio e a dificuldade. O indivíduo fica em pé sobre o dispositivo e pratica a manutenção de uma posição equilibrada centralizada; a prancha não pode se apoiar no chão em nenhum lado. O paciente então pratica inclinações autoiniciadas (p. ex., dos dedos dos pés para os calcanhares, de um lado para o outro e rotações – no sentido horário e no sentido anti-horário), primeiro com toque de contato da prancha com o solo e depois sem toque. Inicialmente, o paciente pode usar as pontas dos dedos em uma parede, maca ou bastão para se apoiar levemente, mas deve progredir rapidamente para nenhum apoio de MS. Pode-se alterar a posição dos pés (BDA) ou o tipo de prancha para aumentar ou diminuir o nível de dificuldade. O fisioterapeuta deve usar as precauções de segurança apropriadas, protegendo para evitar quedas. Ver o Apêndice 9A que contém onde encontrar os equipamentos.

⚠️ **Alerta:** Esses dispositivos são inerentemente instáveis. Indica-se uma progressão gradual (p. ex., de uma prancha bidirecional para uma prancha de cúpula baixa até uma prancha de cúpula alta). Deve-se instruir o paciente a ter cuidado ao entrar e sair da prancha e utilizar o apoio necessário. Os pés devem ser posicionados na prancha usando uma posição de base alargada, centralizada sobre a prancha. Deve-se manter a área ao redor da prancha livre de obstáculos, no caso de o paciente precisar sair rapidamente. Colocar a cúpula sobre uma superfície acarpetada, em vez de uma superfície de azulejos, reduz a tendência da prancha de se mover. Por fim, deve-se instruir o paciente a manter os olhos focados diretamente na frente, em um alvo.

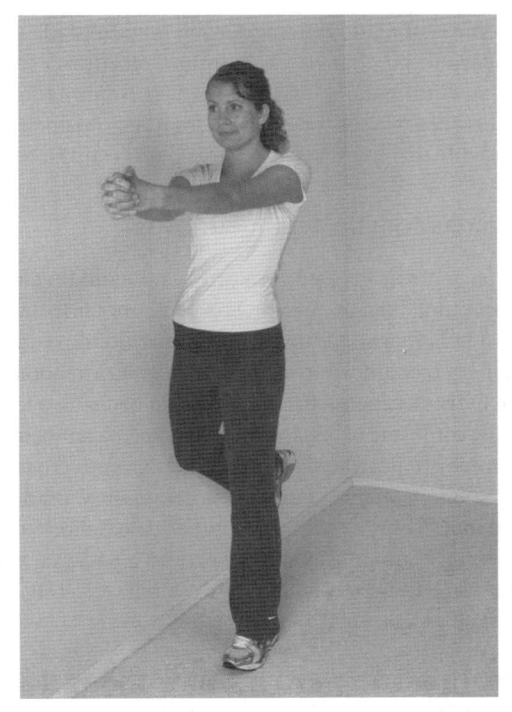

FIGURA 9.41   Em pé, com apoio unipodal e abdução de membro. A paciente fica em pé ao lado de uma parede sobre um dos MI e levanta o outro MI em extensão de quadril com flexão de joelho. O membro dinâmico é abduzido, com o joelho empurrando contra a parede. Os MS são mantidos com os ombros flexionados, os cotovelos estendidos e as mãos entrelaçadas. O fisioterapeuta instrui a paciente a empurrar o máximo possível contra a parede. A paciente não pode se inclinar contra a parede (não é permitido qualquer contato da parede com o ombro ou o quadril).

📄 **Observação clínica:** Pacientes com comprometimentos somatossensoriais profundos podem precisar olhar para os pés durante essas atividades, para aumentar o *feedback* e melhorar o desempenho e a aprendizagem da tarefa.

Rolos de espuma

O paciente pode praticar ficar em pé em posição neutra sobre rolos de espuma cortados ao meio. Para maior estabilidade, inicialmente o lado plano fica voltado para baixo. À medida que o controle em pé melhora, o lado plano pode ser posicionado voltado para cima, para fornecer uma superfície móvel (veja a Fig. 9.34). A progressão pode incluir levantamentos de braços, rotações de cabeça e tronco, pegar e arremessar uma bola e miniagachamentos. O fisioterapeuta deve usar as precauções de segurança apropriadas, protegendo para evitar quedas.

Disco inflável ou almofada de espuma

O paciente pode praticar ficar em pé sobre uma superfície macia, como uma almofada de espuma densa (Airex Balance Pad) ou disco inflável (BOSU® Balance Trainer). A superfície macia e complacente requer ajustes contínuos dos músculos posturais (principalmente músculos do pé e tornozelo) para obter estabilidade no dispositivo. Várias atividades podem ser realizadas em pé na superfície macia: virar a cabeça de um lado para o outro, realizar miniagachamentos (Fig. 9.42), compressões saltitantes, marchar em apoio unipodal, trotar (Fig. 9.43), e arremessar e pegar uma bola. Ficar em pé com os OF aumenta significa-

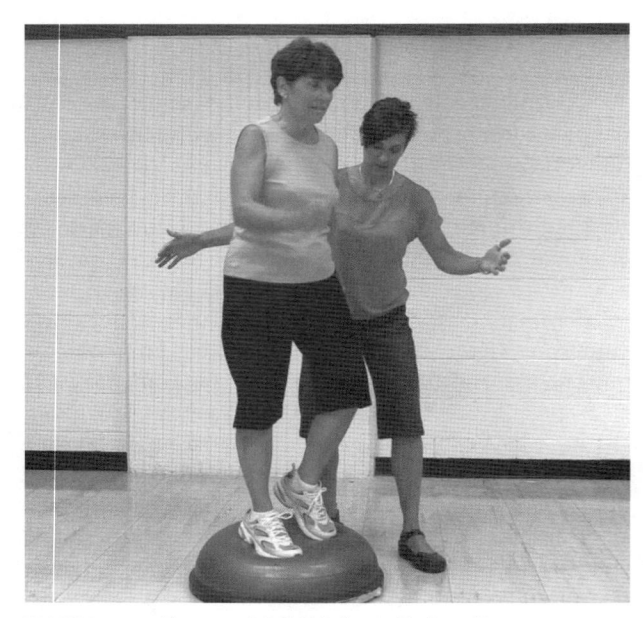

FIGURA 9.43   Trote no BOSU® Balance Trainer. Enquanto se movimenta na cúpula, a paciente usa ajustes antecipatórios para aumentar a velocidade do movimento e o controle postural reativo para adaptar-se às mudanças rápidas na superfície de apoio. A fisioterapeuta garante a segurança da paciente.

tivamente o nível de dificuldade e a instabilidade postural. Ficar em pé com os OF também elimina o suporte visual ao equilíbrio; quando os OF são combinados com suportes somatossensoriais já reduzidos, o paciente fica dependente dos inputs vestibulares para o equilíbrio.

Atividades com bola terapêutica

O paciente fica em pé com um pé apoiado no chão e o outro em uma bola pequena. O paciente movimenta ativamente a bola (para a frente, para trás, em círculos) enquanto mantém o equilíbrio com a postura ereta em apoio unipodal. O fisioterapeuta fica na frente do paciente e fornece proteção, conforme necessário. O fisioterapeuta também pode ficar em pé em posição de espelho, com um pé colocado na mesma bola pequena. O pé do fisioterapeuta é usado para movimentar a bola e estimular desafios de equilíbrio reativo ao paciente. Tanto o fisioterapeuta como o paciente podem segurar um bastão para aumentar a estabilização (Fig. 9.44).

▶ Progressão para intervenções de alto nível para melhorar o controle do equilíbrio

Atividades e estratégias para melhorar o controle do equilíbrio adaptativo

O *controle do equilíbrio adaptativo* se refere à capacidade de modificar ou alterar as respostas de equilíbrio com base nas condições cambiantes (p. ex., tarefas ou exi-

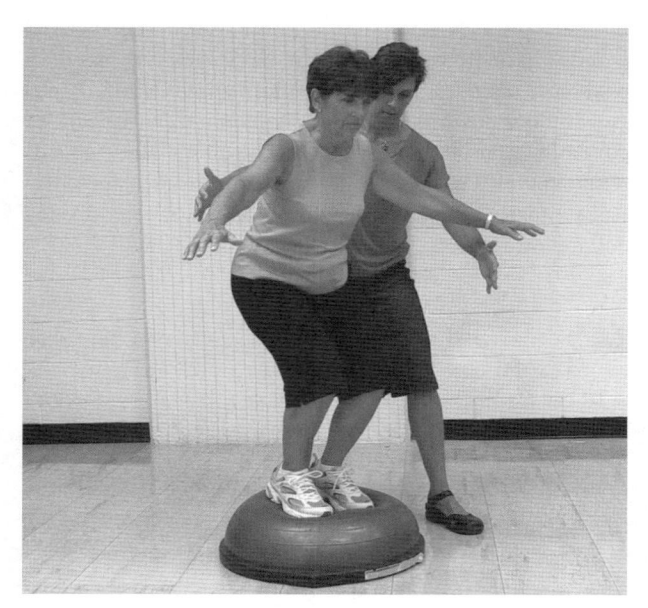

FIGURA 9.42   Miniagachamentos no BOSU® Balance Trainer. A paciente pratica abaixamento e elevação do CDM ao longo de uma ADM limitada enquanto se ajusta à superfície continuamente em movimento da cúpula. Por causa da dificuldade da tarefa, a fisioterapeuta deve estar vigilante para proteger a paciente de uma queda.

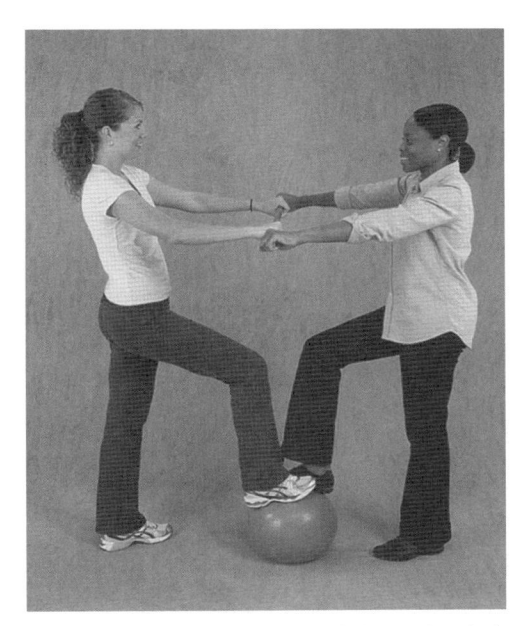

FIGURA 9.44   Em pé, com apoio unipodal: um pé na bola. A paciente fica com um pé apoiado em uma pequena bola posicionada na sua frente. A paciente move a bola (para a frente e para trás, de um lado para o outro e em círculos) enquanto se equilibra sobre o membro estático. A fisioterapeuta também pode colocar um pé na mesma bola (espelhar a posição, conforme mostrado na figura) e movimentar a bola, exigindo estratégias de equilíbrio reativo. Pode-se melhorar a estabilidade na posição ortostática com apoio unipodal, fazendo com que a paciente e a fisioterapeuta segurem em um bastão.

gências ambientais). Essas respostas são às vezes chamadas de **habilidades de equilíbrio complexas**. As intervenções para promover o controle do equilíbrio adaptativo devem, portanto, incluir uma variedade de desafios ao equilíbrio, incluindo variações nas tarefas e mudanças no ambiente.

As modificações nas tarefas devem ser graduais no início, progredindo para desafios mais significativos à medida que o controle se desenvolve. O fisioterapeuta pode aumentar o desafio ao controle de equilíbrio ao manipular a velocidade e a amplitude da atividade e ao controlar o ritmo externo da atividade (usando CV [contagem], comandos manuais [batendo palmas], um metrônomo ou música com um ritmo consistente [música de marcha]). Com base nos princípios da neuroplasticidade, as intervenções de tratamento devem se concentrar em tarefas que desafiam o paciente.[1,2]

As modificações no ambiente devem ser graduais no início, progredindo de um ambiente fechado (fixo) com um mínimo de distrações para um ambiente mais aberto e variável (cambiante). O paciente pratica primeiro no ambiente da clínica (p. ex., uma sala ou corredor silencioso, progredindo para praticar em uma academia lotada). O paciente então pratica em ambientes simulados da casa, da comunidade e do trabalho e, por fim, em ambientes da vida real. Um programa baseado na comunidade que promove o controle postural adaptativo é o *tai chi*.

Observação clínica: O *tai chi* é uma antiga modalidade de arte marcial chinesa que inclui movimentos lentos e propositais que enfatizam a consciência corporal, a flexibilidade, a força e o equilíbrio (ver discussão no Capítulo 5: Intervenções para melhorar o sentar e as habilidades de equilíbrio na posição sentada). O *tai chi* conecta as intervenções terapêuticas da clínica com a integração comunitária. O Apêndice 9B apresenta uma rotina de *tai chi* em pé.

Observação clínica: Os avanços atuais na tecnologia e realidade virtual possibilitam que pesquisadores e médicos simulem desafios avançados de equilíbrio em um ambiente clínico. O Wii Fit Virtual Reality Gaming System[35] pode ser usado para melhorar o equilíbrio, a estabilidade postural e a confiança em atividades funcionais.[36] Sistemas altamente desenvolvidos como o STABLE (Stability and Balance Learning Environment) and CAREN (Computer Assisted Rehabilitation Environment) da Motek Medical[37] oferecem atividades de aprendizado interativo de ponta para avaliar e treinar os controles posturais estático e dinâmico e a marcha de alto nível. As telas *surround* fornecem estímulos visuais, que são sincronizados às perturbações da plataforma de apoio para simular atividades do mundo real, como atravessar a rua e caminhar em percursos sinuosos. O alto custo desse sistema atualmente limita sua aplicação a grandes instituições de pesquisa.

Além das exigências de controle postural discutidas previamente, as tarefas que envolvem o deslocamento vertical ou a aceleração do CDM exigem que o sistema gerencie o movimento do corpo no espaço em velocidades variáveis e com uma BDA reduzida. Para realizar tarefas de alto nível, como saltos, as forças pliométricas devem ser produzidas e estabilizadas, ao mesmo tempo em que combatem as forças de reação do solo. Nesse estágio do treinamento do equilíbrio, o papel do fisioterapeuta é projetar atividades práticas para se aproximar do nível desejado de desempenho e, ao mesmo tempo, manter a segurança do paciente.

Afundos na posição ortostática

O paciente fica em posição ortostática, com os pés afastados na largura dos quadris, e avança cerca de 60 cm com o membro dinâmico, deixando que o calcanhar do membro estático se levante do solo. O paciente abaixa em uma posição de afundo, flexionando parcialmente o joelho e mantendo o joelho diretamente sobre o pé (*afundo parcial*; Fig. 9.45). A posição é mantida por 2 ou 3 segundos, e então o paciente volta a ficar em pé. O tronco é mantido na posição vertical, com os quadris em posição neutra. Se o paciente se inclinar para a frente durante a atividade (flexionar o tronco), ele pode ser instruído a segurar um bastão atrás das costas ou na frente do corpo, como um lembrete para manter o tronco na posição vertical. Afundos parciais com o pé do membro dinâmico colocado em uma almofada de espuma ou em uma cúpula inflada aumen-

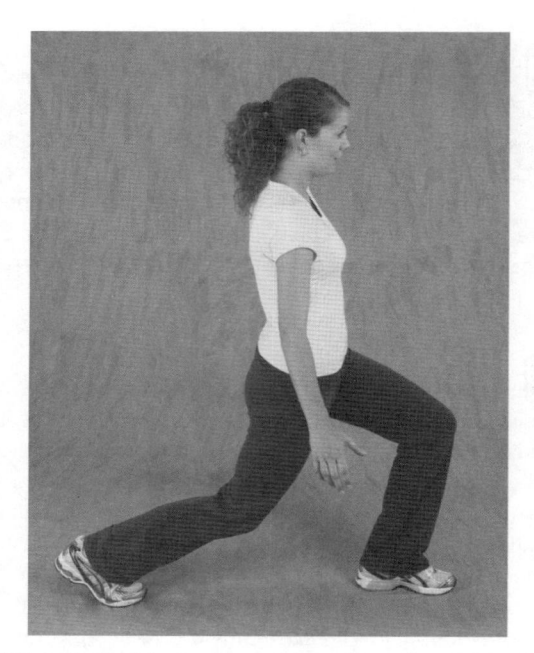

FIGURA 9.45   Em pé, afundo parcial. A paciente fica em posição ortostática com os pés afastados na largura dos quadris. Ela avança cerca de 60 cm com o MI esquerdo, deixando que o calcanhar direito se levante do solo e o MI esquerdo abaixe lentamente o corpo em uma posição de afundo parcial. A posição é mantida por 2 a 3 segundos; a paciente então recua lentamente com o MI esquerdo e volta a ficar em pé. O fisioterapeuta fornece instruções verbais e proteção.

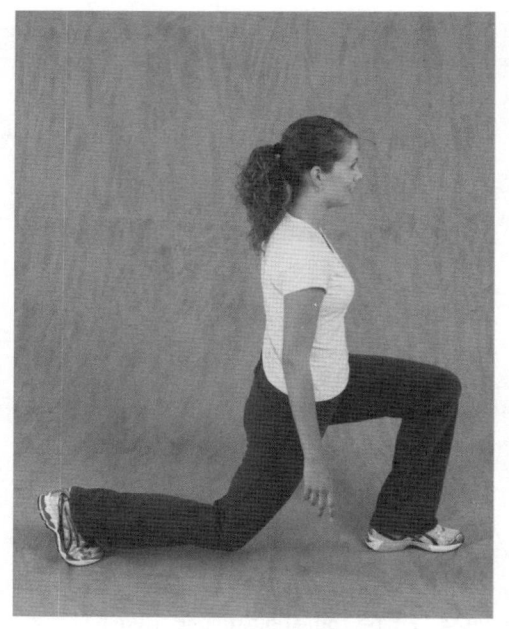

FIGURA 9.46   Em pé, afundo completo. A paciente fica em posição ortostática com os pés afastados na largura dos quadris. Ela avança cerca de 60 cm com o MI esquerdo, deixando que o calcanhar direito se levante do solo enquanto o joelho direito é abaixado lentamente até o solo (posição semiajoelhada). A posição é mantida por 2 a 3 segundos, depois a paciente lentamente volta a ficar em pé com o MI esquerdo. O fisioterapeuta fornece instruções verbais e proteção.

tam a dificuldade da atividade. Os afundos são outra atividade na qual o paciente é obrigado a manter o controle durante a contração excêntrica (abaixamento) e a contração concêntrica (elevação).

Os afundos parciais podem progredir para *afundos completos*, nos quais o paciente desce sobre um joelho e, em seguida, volta a ficar em pé (Fig. 9.46). Os afundos também podem progredir ao variar a direção do membro dinâmico. Podem-se realizar afundos de base alargada e laterais. O paciente desvia lateralmente, flexionando o joelho no membro dinâmico e abaixando o corpo. O paciente então empurra para trás e move o pé dinâmico de volta à posição simétrica. Os afundos para trás envolvem dar um passo para trás e abaixar o corpo.

Saltar, pular e oscilar

Durante o *salto*, instrui-se o paciente a ficar em posição ortostática, com os pés afastados na largura dos quadris e os quadris e joelhos flexionados em uma posição de agachamento parcial, e a "empurrar" com os pés. As primeiras tentativas de saltar geralmente resultam em propulsão inadequada para cima e má coordenação dos segmentos dos membros e do tronco. O uso de superfícies macias, como um pequeno trampolim ou o BOSU® Balance Trainer, pode ajudar no treinamento pliométrico em estágio inicial e melhorar a força muscular, a potência e o tempo.

A superfície macia oferece ao paciente a oportunidade de praticar a flexão plantar em cadeia cinética fechada e o sincronismo sinérgico sem a instabilidade dos pés deixando a superfície de apoio. Mudanças de direção, como saltar para a frente, para trás e de um lado para o outro (slalom), aumentam a dificuldade da tarefa, e podem-se colocar alvos no chão para aumentar a amplitude do salto (Fig. 9.47).

Pular em um pé acrescenta o aumento das exigências posturais do apoio unipodal ao salto. Pular "amarelinha" combina a coordenação do salto em apoio bipodal ao apoio unipodal, bem como incorpora a tarefa de pegar objetos no chão ao resgatar a pedra marcadora (Fig. 9.48). O *bounding* (pular poça d'água) consiste em saltar para a frente enquanto em apoio unipodal em um lado para apoio unipodal no lado oposto. É uma combinação das atividades descritas previamente.[28] Para fins de treinamento, o paciente pode estar sobre qualquer um dos membros para começar. Pode-se aumentar o comprimento de cada salto e alterar a superfície conforme o paciente progride (Fig. 9.49).

⚠️ **Alerta:** O treinamento pliométrico impõe demandas substanciais sobre o sistema cardiovascular, e todos os pacientes devem ser liberados para atividades de alta intensidade antes de iniciar tais atividades. Devem-se ter cuidados especiais com indivíduos que tenham condições neurológicas que afetem a regulação do sistema nervoso autônomo.

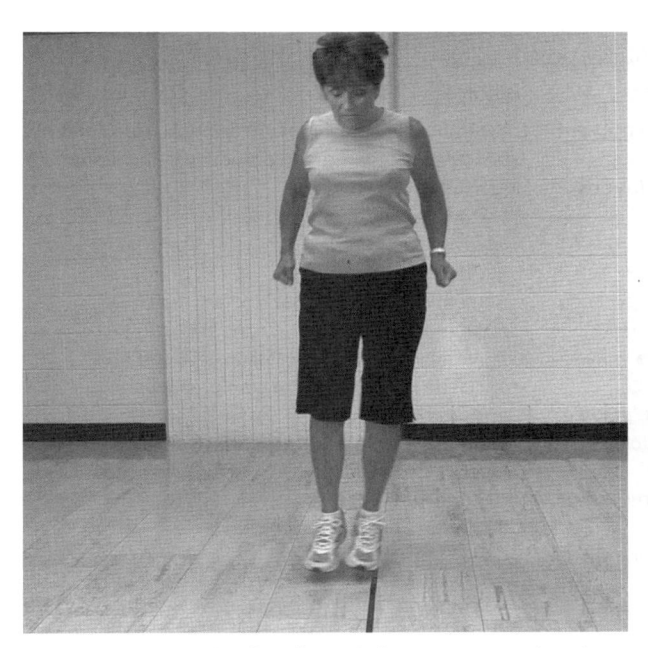

FIGURA 9.47   Em pé, saltar de um lado para o outro. A paciente salta lateralmente ao lado de uma linha demarcada no chão até o outro lado da linha, para praticar a mudança na direção da propulsão.

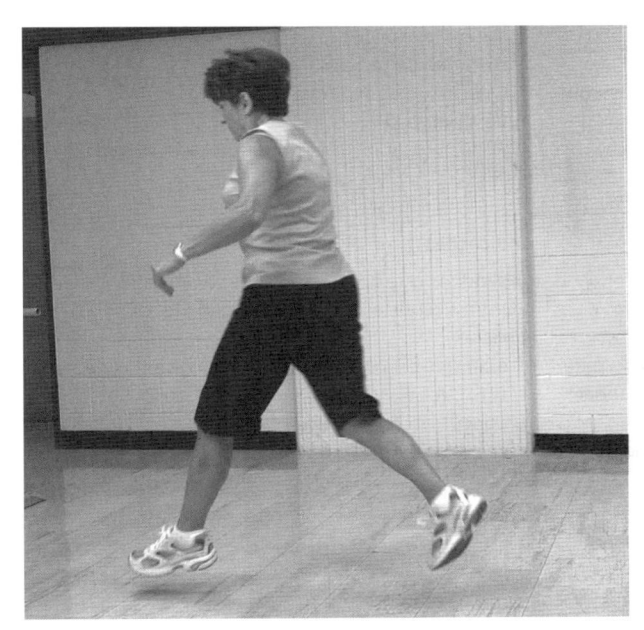

FIGURA 9.48   Saltar a partir do apoio unipodal (brincar de "amarelinha"). A paciente começa em apoio unipodal sobre uma perna e, em seguida, salta para pousar em apoio unipodal sobre o pé oposto.

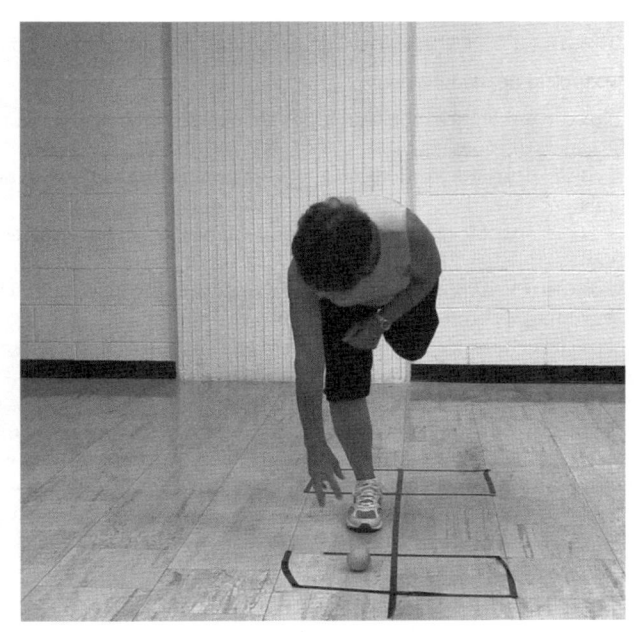

FIGURA 9.49   *Bounding* (pular poça d´água): saltar a partir do apoio unipodal para o apoio unipodal contralateral. A paciente brinca de uma variação do jogo da "amarelinha" usando uma grade delineada no chão. A paciente começa em posição ortostática com um pé em cada uma das caixas no final da grade; ela então salta para pousar em apoio unipodal. Ela mantém a posição de apoio unipodal ao abaixar o CDM para recuperar uma bola do chão e, em seguida, eleva seu CDM para retornar à posição de apoio unipodal. Para terminar a brincadeira, ela salta para pousar com um pé em cada caixa no final da grade.

Desfechos

- **Objetivo de controle motor:** melhora em todos os aspectos do desempenho do equilíbrio (antecipatório, reativo, adaptativo e propulsivo).
- **Habilidades funcionais obtidas:** o paciente demonstra equilíbrio funcional adequado durante tarefas avançadas e de alto nível.

Ver a Tabela 9.4: Intervenções terapêuticas para melhorar o controle postural.

▶ Treinamento compensatório

Quando persistem limitações significativas na atividade postural e de equilíbrio, são necessárias estratégias compensatórias para garantir a segurança do paciente. Podem-se ensinar estratégias cognitivas para substituir o controle postural automático ausente. As estratégias de compensação sensorial enfatizam o uso de *inputs* sensoriais mais estáveis e confiáveis para o equilíbrio. Dispositivos de assistência podem ser indicados para garantir a segurança do paciente e prevenir quedas. Além disso, cal-

TABELA 9.4 Intervenções terapêuticas para melhorar o controle postural

Exercício de nível básico	Indicações
Posição ortostática modificada, pés em posição simétrica, rolar uma bola em todas as direções (Fig. 9.6) Posição ortostática modificada (elevação dos calcanhares e dos dedos dos pés) Posição ortostática com descarga de peso parcial em um arnês acima da cabeça Posição ortostática, pés em posição simétrica sobre uma superfície sólida ou espuma, passando de OA para OF, por 30 segundos Posição ortostática sobre uma superfície sólida ou espuma, jogando vôlei com um balão ou rebatendo um balão no ar Posição ortostática, pés em *tandem* (calcanhar tocando os dedos do pé do outro pé) sobre uma superfície sólida com OA ou OF por 30 segundos (Fig. 9.36) Posição ortostática, pés em posição simétrica a 20 cm de distância da parede, tocar as nádegas na parede e retornar à posição inicial (Fig. 9.35) Posição ortostática, pés em posição simétrica/ posição de avanço, virando a cabeça de um lado para o outro e para cima e para baixo Posição ortostática, estratégias de tornozelo (Fig. 9.31) e de passo resistidas com faixa elástica de resistência (Fig. 9.29)	Indivíduos que apresentam deficiências que limitam o uso de estratégias posturais normais, incluindo aqueles com: • Histórico de quedas • Neuropatia periférica • Radiculopatia em MI • Acidente vascular encefálico: fase inicial de recuperação ou com prejuízos importantes • Traumatismo cranioencefálico (TCE) em fase inicial de recuperação ou com prejuízos importantes • Esclerose múltipla (EM) em fase avançada • Doença de Parkinson (DP) em fase avançada • Histórico de câncer • Lesão medular incompleta
Exercício de nível intermediário	**Indicações**
Posição ortostática sobre prancha de equilíbrio Posição ortostática, com apoio unipodal sobre uma superfície sólida Posição ortostática, pés sobre um rolo de espuma com o lado redondo para baixo (Fig. 9.34) Apoio unipodal com um pé sobre uma bola; posição ortostática sobre uma superfície sólida e pegando e arremessando uma bola com peso Deambular, virando a cabeça de um lado para o outro e para cima e para baixo Deambular sobre objetos de diferentes alturas colocados em uma pista com obstáculos Alcançar para pegar um objeto do chão e retornar à posição ortostática inicial (Fig. 9.23) *Tai chi* modificado ou ioga	Indivíduos que desejam ser independentes na comunidade: • Estágios de recuperação variados de acidente vascular encefálico • TCE • EM em fase inicial • DP em fase inicial • Histórico de câncer • Concussão ou TCE leve • Vestibulopatia
Exercício de alto nível	**Indicações**
Afundos parciais Deambular contra a resistência de uma faixa elástica forte, com paradas e retomadas rápidas Posição ortostática sobre um rolo de espuma, com o lado arredondado para baixo, contra perturbações manuais rápidas; posição ortostática, calcanhar tocando os dedos do pé do outro pé sobre uma superfície macia, e pegando e arremessando uma bola com peso contra uma superfície pliométrica, à frente e lateralmente Posição ortostática sobre uma superfície macia, chutando uma bola contra uma parede ou superfície pliométrica Levantar objetos pesados do chão ou de acima da cabeça Agachamentos sobre um disco inflável (BOSU® trainer) (Fig. 9.42) *Tai chi* (ver Apêndice 9B) Ioga	Indivíduos que desejam retornar a um estilo de vida ativo e a esportes de baixa intensidade (golfe, boliche): • Alterações moderadas a leves decorrentes de AVE, TCE, EM, DP • Concussão ou TCE leve • Vestibulopatia
Exercício de nível avançado	**Indicações**
Afundos completos, para a frente/para trás, de um lado para o outro (Fig. 9.47) Pular sem sair do lugar, para a frente/para trás, de um lado para o outro Jogar "amarelinha" (Fig. 9.48) *Bounding* (pular poça d´água); posição ortostática com apoio unipodal, então saltar e pousar sobre o outro pé em apoio unipodal (Fig. 9.49) Trote em um trampolim	Indivíduos que desejam voltar a correr ou a praticar esportes: • Politraumatismo • Concussão • TCE de alta funcionalidade • Histórico de câncer • Acidente vascular encefálico em indivíduos jovens

OA: olhos abertos; OF: olhos fechados.

çados projetados para melhorar a estabilidade do tornozelo podem ser benéficos. Dois tipos de calçados esportivos disponíveis comercialmente atendem a esse propósito: calçados de estabilidade e de controle de movimento. Ambos limitam a pronação e supinação do pé, com os calçados de controle de movimento fornecendo o suporte máximo. As estratégias de equilíbrio compensatórias são apresentadas no Quadro 9.6.

📄 **Observação clínica:** Se mais de um sistema sensorial estiver prejudicado, como no paciente com diabetes que tem neuropatias periféricas, bem como retinopatia ou perda vestibular, as estratégias sensoriais compensatórias geralmente são inadequadas. Algumas limitações nas atividades de equilíbrio serão evidentes.

▶ Atividades práticas para o estudante

As atividades práticas para o estudante são uma oportunidade para compartilhar conhecimentos e habilidades, bem como para confirmar ou esclarecer a compreensão das intervenções do tratamento. Cada estudante do grupo contribuirá com seu entendimento ou perguntas sobre a estratégia, técnica ou atividade que está sendo discutida e demonstrada. O diálogo deve continuar até que seja alcançado um consenso de compreensão. As atividades práticas para o estudante do Quadro 9.7 focam na melhora da análise de tarefas na posição ortostática. As atividades do Quadro 9.8 focam na aplicação e avaliação de intervenções para melhorar o controle do equilíbrio na posição ortostática, e as do Quadro 9.9 focam na seleção de intervenções apropriadas.

QUADRO 9.6 Estratégias de equilíbrio compensatórias

Ensina-se o paciente a fazer o seguinte:
- Ampliar a BDA ao virar ou sentar.
- Ampliar a BDA na direção de uma força esperada (p. ex., posição de avanço).
- Abaixar o CDM quando for necessária maior estabilidade (p. ex., agachar quando uma ameaça ao equilíbrio for iminente).
- Usar sapatos confortáveis e bem ajustados, com solas de borracha para aumentar o atrito e a aderência (p. ex., calçados esportivos).
- Os calçados esportivos de controle de estabilidade e movimento são projetados para melhorar a estabilidade do tornozelo. Usar um leve apoio com a ponta dos dedos, conforme necessário, para aumentar os *inputs* somatossensoriais e a estabilidade.
- Usar um dispositivo de assistência (p. ex., uma bengala ou andador), conforme necessário, para fornecer apoio à posição ortostática.

- Usar uma muleta vertical ou inclinada para aumentar os *inputs* somatossensoriais a partir da mão.
- Confiar nos sentidos intactos, aumentando a consciência do paciente sobre os sentidos disponíveis.
- Usar um dispositivo de *feedback* de reforço (p. ex., sinais auditivos de um monitor de carga de membro ou muleta de *biofeedback*) para fornecer informações adicionais de *feedback* sensorial.
- Reconhecer fatores ambientais potencialmente perigosos (p. ex., baixa luminosidade ou alto brilho para o paciente que depende muito da visão).
- Focar a visão em um alvo visual estacionário, em vez de em um alvo em movimento.
- Minimizar os movimentos da cabeça durante tarefas de equilíbrio mais difíceis, que requerem *inputs* vestibulares (situações de conflito sensorial).

QUADRO 9.7 Atividade prática para o estudante: análise de tarefas na posição ortostática

Objetivo: analisar a posição ortostática de indivíduos saudáveis.

Equipamentos necessários: almofadas de espuma e pranchas de equilíbrio (cúpula bidirecional e multidirecional).

Procedimento: trabalhe em grupos de dois ou três estudantes. Comece fazendo com que cada indivíduo do grupo fique em pé em uma posição ortostática simétrica, com os pés afastados, sem calçado nem meia. Em seguida, peça a cada indivíduo que fique com os pés unidos em *tandem* (calcanhar nos dedos do pé do outro pé) e repita a posição sobre uma espuma densa. Em cada condição, faça o indivíduo começar com OA e progredir para OF. Em seguida, faça com que cada indivíduo pratique deslocamentos de peso até o LdE em todas as posições e condições (pés afastados, pés unidos, pés em *tandem* sobre o chão e sobre a espuma). Por fim, peça a cada indivíduo que fique em pé sobre uma prancha de equilíbrio, usando placas bidirecionais e multidirecionais (cúpula). Peça a cada indivíduo que pratique a posição em pé centrada na prancha (sem inclinações) e depois que pratique inclinações lentas para todos os lados.

Observe e documente: usando as perguntas a seguir para guiar sua análise, observe e registre as variações e semelhanças entre os diferentes padrões de posição representados em seu grupo.
- Qual é o alinhamento em pé normal do indivíduo?
- O indivíduo queixa-se de instabilidade, tontura, vertigem ou náuseas ao realizar alguma dessas atividades?
- Quais alterações são observadas entre as posições normal, pés juntos, em *tandem*, sobre a espuma? Há mudanças ao passar de OA para OF? E a posição de MS?
- Quais estratégias posturais são observadas e quais estão ausentes? Em que ordem elas ocorrem (tornozelo → quadril → passo ou outra variação)?

(continua)

QUADRO 9.7 Atividade prática para o estudante: análise de tarefas na posição ortostática *(continuação)*

- As estratégias posturais são simétricas? Um MI é mais ativo que o outro?
- Durante os deslocamentos de peso que exploram o LdE, os desvios são simétricos em cada direção?
- Se ocorrer perda de equilíbrio, em qual direção o indivíduo cai ou se inclina?
- Ao ficar em pé sobre uma prancha de equilíbrio, quão bem-sucedido é o indivíduo em manter o alinhamento centralizado (sem tocar no chão) sobre a prancha? Quais são as posições dos MS?
- Que tipos de doenças/deficiências podem afetar a capacidade do paciente de alcançar a posição ortostática ou manter-se em pé?
- Quais estratégias compensatórias podem ser necessárias?
- Quais fatores ambientais podem restringir ou prejudicar a posição ortostática?
- Quais modificações são necessárias?

QUADRO 9.8 Atividade prática para o estudante: intervenções para melhorar a posição ortostática e o controle do equilíbrio

Objetivo: praticar a administração de testes e atividades de equilíbrio e avaliar o desempenho do paciente.

Equipamentos necessários: prancha de equilíbrio, cúpula bidirecional e multidirecional, prancha BAPS, rolos de espuma cortados ao meio, cúpulas infladas, bolas pequenas (infladas e com peso) e dispositivo de treinamento de plataforma de força.

Instruções: trabalhando em grupos de três a quatro estudantes, realize as atividades de equilíbrio listadas a seguir. Os membros do grupo assumirão papéis diferentes (descritos a seguir) e trocarão de papel cada vez que o grupo progredir para uma nova atividade.

- Um indivíduo assume o papel do fisioterapeuta (para demonstrações) e participa da discussão.
- Um indivíduo atua como paciente (para demonstrações) e participa da discussão.
- Os demais membros participam da análise de tarefas da atividade e discussão das questões. Um membro desse grupo deve ser designado como "verificador de fatos" para retornar ao conteúdo do livro para confirmar elementos da discussão (se necessário) ou se não se chegar a um consenso.

Deve-se pensar em voz alta, fazer *brainstorming* e compartilhar pensamentos durante toda a atividade. Realize as atividades a seguir para cada atividade desempenhada.

1. Discuta a *atividade*, incluindo o posicionamento do paciente e do fisioterapeuta, a(s) indicação(ões) para uso e os CV e contatos manuais apropriados.
2. Realize o *exercício* usando o fisioterapeuta e o paciente designados. Siga com uma avaliação da demonstração, incluindo:
   - Precauções de segurança adequadas.
   - Recomendações e sugestões de melhoria.
   - Estratégias para tornar a atividade *mais* ou *menos* desafiadora para o paciente.
3. Discuta as respostas às *perguntas* apresentadas no final de cada atividade.

Se algum membro do grupo achar que precisa de prática adicional da atividade e da técnica, o grupo deve alocar tempo para atender à solicitação. Todos os membros do grupo que fornecem informações (recomendações, sugestões e *feedback* de apoio) também devem acompanhar essa prática.

A. Em pé sobre uma superfície sólida, perturbações manuais ao equilíbrio

Objetivo: deslocar o CDM do paciente para fora da BDA para avaliação do LdE e da responsividade das estratégias de equilíbrio postural.

Atividade 1: paciente em pé sobre uma superfície estacionária (chão) enquanto o fisioterapeuta fornece um empurrão para tirar o paciente da posição estacionária. Os deslocamentos devem ocorrer em todas as direções (anterior, posterior, esquerda e direita). Perturbações violentas (impulsos ou empurrões vigorosos) não são necessárias.

- O fisioterapeuta usa contatos manuais assimétricos para desafios imprevisíveis.
- Os desafios devem ser apropriados a amplitude e velocidade de controle do paciente.
- Estreite ou amplie a BDA do paciente conforme indicado.
- OA para OF.

O fisioterapeuta deve observar:

- A quantidade de força necessária para deslocar o CDM.
- O limite de oscilação disponível antes de o paciente apresentar perda de equilíbrio (PDE).
- Se a visão afeta o desempenho.

Questões

1. Quais estratégias de equilíbrio o indivíduo usa? Quais não são usadas (p. ex., quadril, tornozelo, passo)?
2. Identifique possíveis deficiências que possam afetar a capacidade do paciente de manter o controle postural.
3. Identifique possíveis limitações à atividade e restrições à participação se a oclusão da visão afetar substancialmente o desempenho do paciente nessa tarefa.

B. Equilíbrio estático em pé usando uma prancha de equilíbrio

Objetivo: avaliar e melhorar a capacidade do paciente de manter o controle postural em uma superfície sólida e móvel.

Atividade 1: instrua o paciente a ficar no centro da prancha em uma posição estável. Permita o apoio com as pontas dos dedos, conforme necessário, e apoio unilateral de MS, progredindo para sem apoio. O fisioterapeuta orienta o paciente a começar a fazer inclinações posturais em direções variadas.

(continua)

QUADRO 9.8 Atividade prática para o estudante: intervenções para melhorar a posição ortostática e o controle do equilíbrio *(continuação)*

Questão: Que tipo de controle postural esta atividade requer (p. ex., antecipatório, reativo)?

Atividade 2: em seguida, o fisioterapeuta inclina a prancha em várias direções.

Questão: Que tipo de controle postural é usado (p. ex., antecipatório, reativo)?

Atividade 3: o fisioterapeuta então varia a tarefa:
• Variando a velocidade, amplitude, direção de deslocamento.
• Variando a BDA.
• Variando o tipo de prancha para aumentar ou diminuir a dificuldade do movimento limitado.
    – Prancha bidirecional para prancha em cúpula.
    – Prancha multidirecional para cúpula baixa, para cúpula alta (maior amplitude de desvio).

Questão: Quais estratégias de equilíbrio essas atividades aprimoram?

C. Prática de ortostatismo sobre rolos de espuma

Objetivo: avaliar e melhorar a capacidade do paciente de manter o controle postural em uma superfície macia e móvel.

Atividade 1: o fisioterapeuta instrui o paciente a ficar em pé sobre metade do rolo de espuma (perpendicular ao eixo longo do rolo) com o lado plano para cima, mantendo o controle estático.

Questão: Quais estratégias de equilíbrio esta atividade aprimora?

Atividade 2: o fisioterapeuta instrui o paciente a assumir uma posição em *tandem* (calcanhar tocando os dedos do pé do outro pé) ao longo do rolo de espuma com o lado plano para cima, mantendo o controle estático.

Questão: Quais estratégias de equilíbrio esta atividade aprimora?

Atividade 3: o fisioterapeuta, em seguida, varia a tarefa (posição em *tandem* no rolo de espuma com o lado plano para cima):
• Progredindo para o treinamento de dupla-tarefa: cantando uma música, jogando uma bola.
• Apoio bipodal progredindo para apoio unipodal.
• Praticar subir degraus no rolo de espuma: um pé de cada vez ou pés alternados.

D. Atividades no BOSU® Balance Trainer

Objetivo: avaliar e melhorar a capacidade do paciente de manter um equilíbrio dinâmico de alto nível em uma superfície móvel.

Atividade 1: o fisioterapeuta instrui o paciente a ficar em pé no BOSU®, com os pés unidos no centro da cúpula e os joelhos levemente flexionados, para realizar as seguintes tarefas:
• Deslocamento de peso de um lado para o outro, de um pé para o outro.
• Agachamentos parciais com braços estendidos à frente.
• Agachamento parcial com as mãos alcançando de modo a tocar o lado de fora dos joelhos.
• *Bounding* (pular poça d'água) (compressões).
• Pular e aterrissar (pule e aterrisse em uma posição fixa).
• Saltos Mogul: saltos de um lado para o outro.
• Subir e descer degrau com elevação de joelho, flexionando os braços para a frente com elevação de joelho.
• Apoio unipodal.
• Agachamento unipodal.

Atividade 2: inverta a orientação do BOSU® de modo que o lado plano fique para cima e realize as seguintes tarefas:
• Prática de afundos, para a frente e de lado.
• Pratique subir e descer do BOS® em todas as direções:
    – Suba e desça para a frente.
    – Suba para a frente e desça para trás.
    – Suba e desça de lado.

Questão: Como a mudança na superfície do BOSU® (lado plano para cima) altera as exigências da tarefa de equilíbrio?

E. Em pé com apoio unipodal e manipulando uma BAPS

Atividade 1: permite-se que o paciente apoie a ponta dos dedos para obter estabilidade e segurança nesta atividade. O fisioterapeuta instrui o paciente a ficar em posição ortostática com um pé alinhado conforme a pegada na prancha BAPS, o joelho relaxado (sem hiperextensão) e realizando as seguintes tarefas:
• Dorsiflexão, flexão plantar, inversão e eversão de tornozelo.
• Relógios: instrui-se o paciente a girar e inclinar a prancha de modo que sua borda entre em contato com o chão no sentido horário. Repita no sentido oposto ou anti-horário.

O fisioterapeuta então:
• Aumenta o tamanho da bola embaixo da prancha BAPS.
• Adiciona peso com pinos e/ou placas.

Questões
1. Qual é o objetivo desta tarefa?
2. Qual estratégia de equilíbrio esta atividade aprimora?

QUADRO 9.9 Atividade prática para o estudante: prática da escolha de intervenções apropriadas

Objetivo: de acordo com os problemas clínicos e dados específicos do paciente, pratique as habilidades de tomada de decisão clínica, selecionando intervenções terapêuticas apropriadas para melhorar a instabilidade postural. Apresentam-se os achados significativos de um exame fisioterapêutico para cada caso clínico.

Instruções: de acordo com as informações clínicas fornecidas, selecione e liste três intervenções terapêuticas apropriadas para este paciente. As intervenções escolhidas devem ser aquelas que seriam empregadas durante as primeiras três sessões de tratamento.

Caso 1
ADM: faltam 10° de FD de tornozelo à direita e à esquerda.
Força muscular: tibial anterior direito e esquerdo 2+/5.
Sensibilidade: intacta em ambos os MI.
Equilíbrio: PDE na direção posterior em pé com OA e OF em uma superfície sólida.
Marcha/locomoção: falta de retirada dos dedos dos pés à direita e à esquerda.
Avaliação do risco de queda: pontuação DGI = 18/24.
Restrição à atividade/limitações à participação: dificuldade em deambular no tablado; dá passos em falso com frequência, mas não cai.

Intervenções:
1.
2.
3.

Caso 2
ADM: DLN em ambos os MI.
Força muscular: força de tornozelo 3+/5 em todos os grupos musculares, glúteo médio direito 3-/5, glúteo médio esquerdo 2+/5.
Sensibilidade: sensibilidade minimamente diminuída ao toque leve e estimulação com alfinete nas pernas e pés.
Equilíbrio: capaz de ficar em pé sobre uma superfície sólida e sobre espuma com OA e OF por 30 segundos; incapaz de ficar em *tandem* (calcanhar tocando dedos do pé do outro pé).
Marcha/locomoção: dá muitos passos rápidos para a direita e para a esquerda ao tentar andar em linha reta.
Avaliação do risco de queda: no BBT: incapaz de colocar o pé em um banquinho sem PDE: pontuação de critérios = 0/4; requer supervisão próxima quando gira 360°: pontuação de critérios = 1/4.
Restrições à atividade/limitações à participação: PDE ao virar à direita ou à esquerda enquanto deambula; precisa usar corrimão nas escadas.

Intervenções:
1.
2.
3.

Caso 3
ADM: faltam 5° de FD de tornozelo à direita e 8° à esquerda.
Força muscular: força de ambos os MI grosseiramente 3/5.
Sensibilidade: sensibilidade gravemente diminuída a ausente ao toque leve e estimulação com alfinete na parte inferior das pernas e pés.
Equilíbrio: capaz de ficar em pé sobre uma superfície sólida e sobre a espuma com OA por 30 segundos; incapaz de ficar com OF em uma superfície sólida ou macia sem PDE.
Marcha/locomoção: deambula com diminuição da velocidade da marcha e tende a olhar para baixo.
Avaliação do risco de queda: na escala ABC: 20% de certeza de que a instabilidade não ocorrerá ao andar em um shopping lotado, onde as pessoas passam rapidamente.
Restrições à atividade/limitações à participação: relata duas quedas no mês passado caminhando ao ar livre à noite.

Intervenções:
1.
2.
3.

Escala ABC: Activities-Specific Balance Confidence Scale; BBT: Berg Balance Test; MI: membros inferiores; FD: flexão dorsal; DGI: Dynamic Gait Index; PDE: perda de equilíbrio; ADM: amplitude de movimento; DLN: dentro dos limites normais.

RESUMO

Este capítulo apresentou os requisitos fundamentais para a manutenção e o controle dos equilíbrios estático e dinâmico. Enfatizou-se a importância da utilização e interpretação precisa dos resultados do exame e a identificação e avaliação das deficiências sensoriais e motoras. Apresentaram-se intervenções para remediar esses fatores, restrições à atividade e limitações à participação, e destacaram-se exemplos de vias para progressão. Pode-se modificar o nível de desafio durante a posição ortostática pela manipulação tanto da atividade (tarefa) como do ambiente. Por fim, discutiram-se estratégias compensatórias e de segurança.

Este capítulo enfatizou a importância de adequar o programa de treinamento do equilíbrio ao paciente específico. Uma tomada de decisão clínica sólida orientará a identificação das atividades e técnicas mais apropriadas para determinado paciente. Muitas dessas intervenções fornecerão a base para o desenvolvimento de estratégias de gerenciamento domiciliar para melhorar a função. Embora algumas das intervenções descritas claramente exijam a intervenção especializada de um fisioterapeuta, muitas podem ser modificadas ou adaptadas para inclusão em uma PED para uso pelo paciente (estratégias de autogerenciamento), por familiares ou outros que estejam participando dos cuidados do paciente.

REFERÊNCIAS

1. Shumway-Cook, A, and Woollacott, M. Motor Control–Translating Research into Clinical Practice, ed 4. Baltimore, Lippincott Williams & Wilkins, 2012.
2. OSullivan, S, Schmitz, T, and Fulk, G. Physical Rehabilitation, ed 6. Philadelphia, F.A. Davis, 2014.
3. Nashner, L. Adaptive reflexes controlling human posture. Exp Brain Res, 1976; 26:59.
4. Nashner, L. Fixed patterns of rapid postural responses among leg muscles during stance. Exp Brain Res, 1977; 30:13.
5. Nashner, L, and McCollum, G. The organization of human postural movements: a formal basis and experimental synthesis. Behav Brain Sci, 1985; 9:135.
6. Peterka, R. Sensorimotor integration in human postural control. J Neurophysiol, 2002; 88:1097.
7. Magill, RA. Motor Learning and Control; Concepts and Application, ed 9. New York, McGraw-Hill, 2011.
8. Schmidt, RA, and Lee, TD. Motor Control and Learning: A Behavioral Emphasis, ed 5. Champaign IL, Human Kinetics, 2011.
9. Lohse, K, et al. Video games and rehabilitation: using design principles to enhance engagement in physical therapy. J Neurol Phys Ther, 2013; 37:166–174.
10. Shumway-Cook, A, and Horak, F. Assessing the influence of sensory interaction on balance: suggestion from the field. Phys Ther, 1986; 66:1548.
11. Wrisley, D, and Whitney, S. The effect of foot position on the modified clinical test of sensory interaction and balance. Arch Phys Med Rehabil, 2004; 85:335–338.
12. Anacker, S, and Di Fabio, R. Influence of sensory inputs on standing balance in community-dwelling elders with a recent history of falling. Phys Ther, 1992; 72:575–581; discussion 581–584.
13. Cohen, H, et al. A study of the clinical test of sensory interaction and balance. Phys Ther, 1993; 73:346–351; discussion 351–354.
14. Di Fabio, R, and Anacker, S. Identifying fallers in community living elders using a clinical test of sensory interaction for balance. Eur J Phys Med Rehabil, 1996; 6:61–66.
15. Di Fabio, RP, and Badke, MB. Relationship of sensory organization to balance function in patients with hemiplegia. Phys Ther, 1990; 70:542–548.
16. Ricci, NA, et al. Sensory interaction on static balance: a comparison concerning the history of falls of community-dwelling elderly. Geriatr Gerontol Int, 2009; 9:165–171.
17. Duncan, P, et al. Functional reach: a new clinical measure of balance. J Gerontol, 1990; 45:M192.
18. Duncan, P, et al. Functional reach: predictive validity in a sample of elderly male veterans. J Gerontol, 1992; 47:M93.
19. Newton, R. Validity of the multi-directional reach test: a practical measure for limits of stability in older adults. J Gerontol Med Sci, 2001; 56A:M248.
20. Berg, K, et al. Measuring balance in the elderly: preliminary development of an instrument. Physiother Can, 1989; 41:304.
21. Berg, K, et al. Measuring balance in the elderly: validation of an instrument. Can J Public Health, 1992; 83(suppl. 2):S7.
22. Donoghue, D, and Stokes, E. How much change is true change? The minimum detectable change of the Berg Balance Scale in elderly people. J Rehabil Med, 2009; 41:343.
23. Tinetti, M, et al. A fall risk index for elderly patients based on number of chronic disabilities. Am J Med, 1986; 80:429.
24. Tinetti, M, and Ginter, S. Identifying mobility dysfunctions in elderly patients: standard neuromuscular examination or direct assessment? JAMA, 1988; 259:1190.
25. Faber, MJ, Bosscher, RJ, and van Wieringen, PC. Clinimetric properties of the Performance-Oriented Mobility Assessment. Phys Ther, 2006; 86:944.
26. Podsiadlo, D, and Richardson, S. The timed "Up and Go": a test of basic mobility for the frail elderly persons. J Am Geriatr Soc, 1991; 39:142.
27. Pondal, M, and delSer, T. Normative data and determinants for the timed "Up and Go" test in a population-based sample of elderly individuals without gait disturbances. J Geriatr Phys Ther, 2008; 31:7.
28. Shumway-Cook, A, et al. Predicting the probability of falls in community dwelling older adults. Phys Ther, 1997; 7:812–819.
29. Romero, S, et al. Minimum detectable change of the Berg Balance Scale and Dynamic Gait Index in older persons at risk for falling. J Geriatr Phys Ther, 2011; 34:131.
30. Jonsdottir, J, and Cattaneo, D. Reliability and validity of the Dynamic Gait Index in persons with chronic stroke. Arch Phys Med Rehabil, 2007; 88:1410.
31. McConvey, J, and Bennett, SE. Reliability of the Dynamic Gait Index in individuals with multiple sclerosis. Arch Phys Med Rehabil, 2005; 86:130.
32. Marchetti, GF, et al. Temporal and spatial characteristics of gait during performance of the Dynamic Gait Index in people with and people without balance or vestibular disorders. Phys Ther, 2008; 88:640.
33. Powell, LE, and Myers, AM. The Activities Specific Balance Confidence Scale. J Gerontol Med Sci, 1995; 50:M28–M34.
34. Howe, J, et al. The Community Balance and Mobility Scale: a balance measure for individuals with traumatic brain injury. Clin Rehabil, 2006; 20:885–895.
35. Wii Fit Virtual Reality Gaming System. Nintendo of America. Retrieved January 20, 2014, from www.nintendo.com.
36. Rendon, A, et al. The effect of virtual reality gaming on dynamic balance in older adults. Age Ageing, 2012; 41:549.
37. Motek Medical. Rehabilitation. Amsterdam, Netherlands. Motek Medical. Retrieved January 20, 2014, from www.motekmedical.com/

9A Fontes de equipamentos

Bolas terapêuticas, pranchas de equilíbrio, discos infláveis, almofadas de espuma e rolos

www.optp.com

BOSU® Balance Trainer

www.BOSU.com

Ball Dynamics International, LLC

www.fitball.com

Balance Platform Training Systems

www.onbalance.com

Biodex Balance System SD

www.biodex.com

Faixa elástica de resistência

www.thera-band.com

Preparação

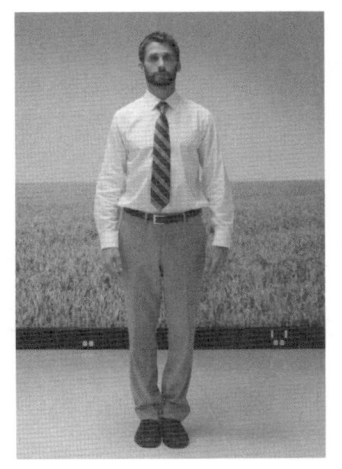

Fique em pé e relaxado, com a postura ereta e os pés juntos.

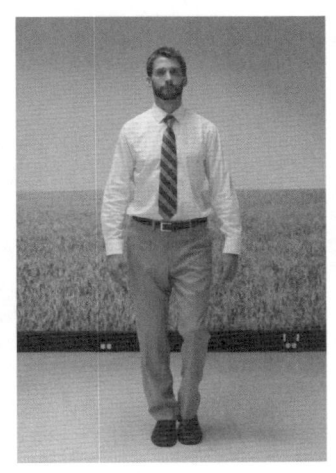

Retire o peso da perna esquerda, flexionando o joelho.

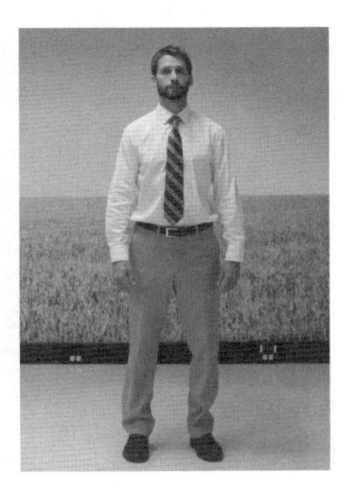

Dê um passo à esquerda. Mantenha os pés afastados na largura dos ombros. Faça uma leve flexão de joelhos.

Levante as mãos

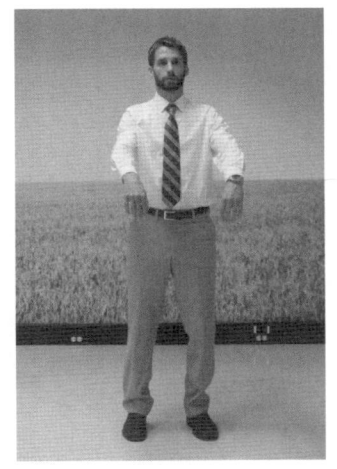

Com os braços soltos e os punhos à frente, os braços flutuam para cima.

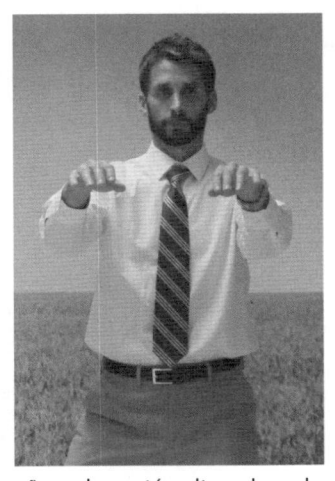

As mãos sobem até a altura do ombro.

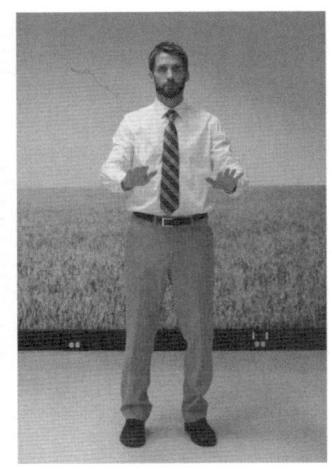

As mãos flutuam até descansar nas laterais do corpo.

Segure uma bola

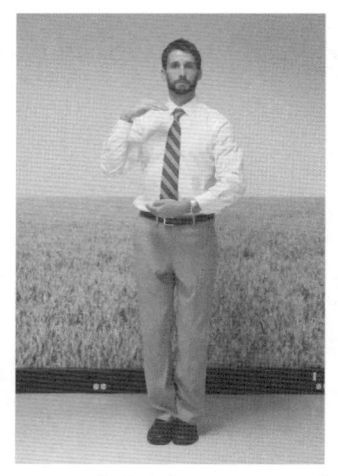

Segure uma bola à direita com uma leve rotação do tronco para a direita.

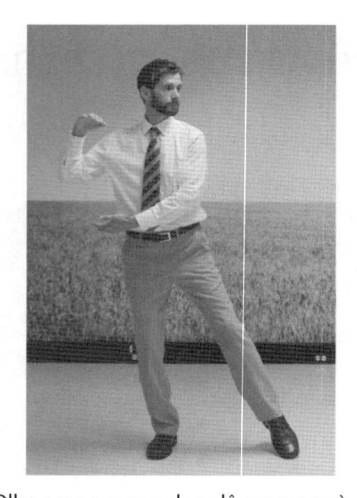

Olhe para a esquerda e dê um passo à esquerda, com o pé em ponta.

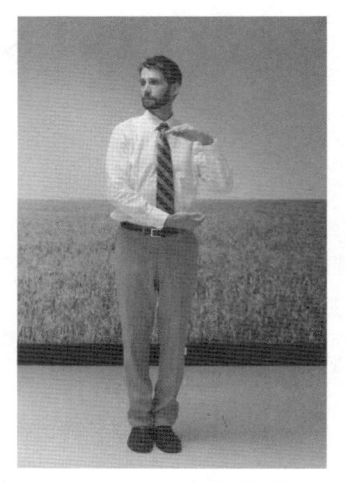

Dê um passo com o pé direito. Segure a bola à esquerda.

Repita a sequência de segurar a bola com o lado oposto

Reparta a crina do cavalo

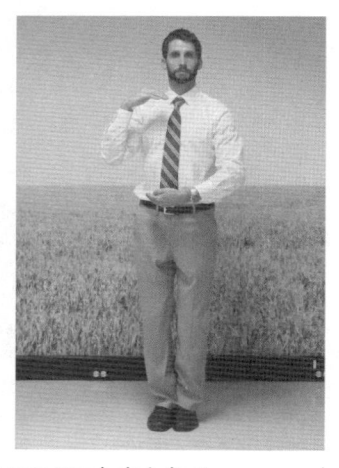

Segure uma bola à direita com uma leve rotação do tronco à direita.

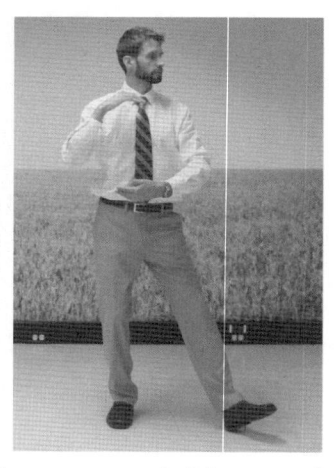

Olhe para a esquerda. Dê um passo à esquerda, pisando com o calcanhar.

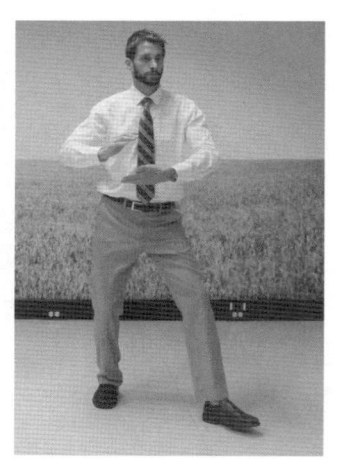

As mãos passam uma pela outra como se repartissem a crina de um cavalo.

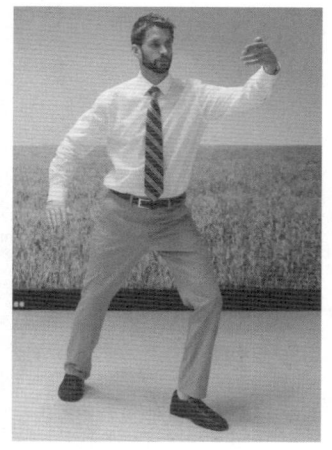

Continue estendendo os braços e deslocando o peso à esquerda.

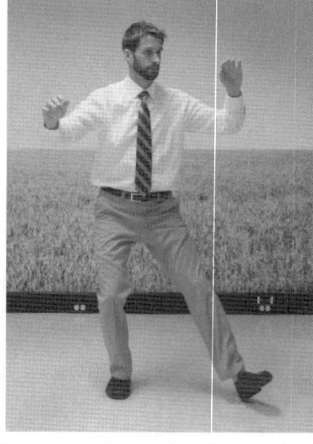

Retire o peso dos dedos do pé e faça um movimento de pivô, com o pé esquerdo à frente.

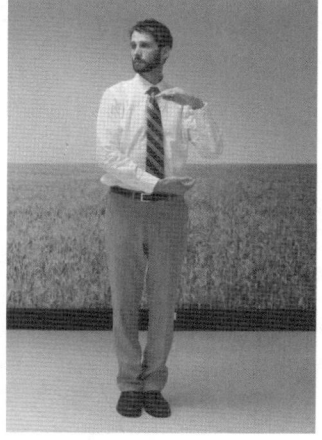

Retire o peso da perna direita e traga o pé direito para dentro. Segure a bola à esquerda.

Repita a parte da sequência da crina do cavalo com o lado oposto

Chicote simples

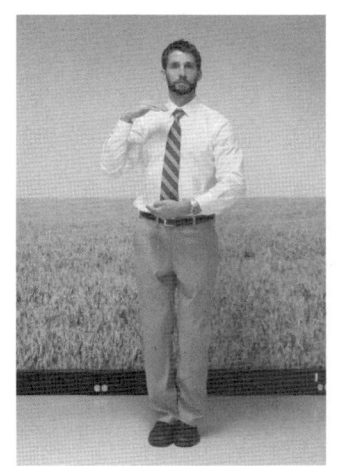

Segure uma bola à direita com uma leve rotação do tronco para a direita.

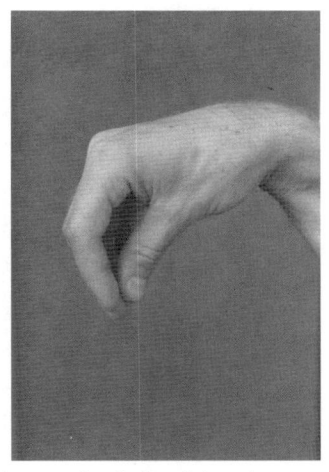

Relaxe a mão direita, deixando-a para baixo, com as pontas dos dedos tocando o polegar.

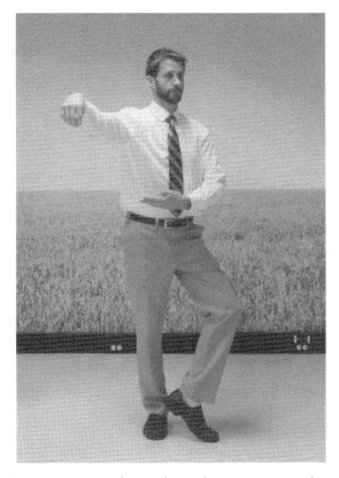

Retire o peso do calcanhar esquerdo e faça um movimento de pivô sobre a planta do pé, enquanto estende o braço direito para o lado de fora.

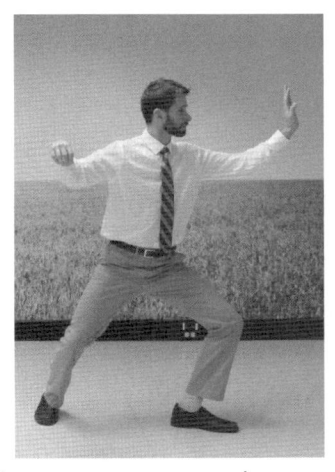

Dê um passo para a esquerda e passe a palma da mão esquerda pelo rosto; gire a palma, afastando-a do rosto, e estenda o braço esquerdo.

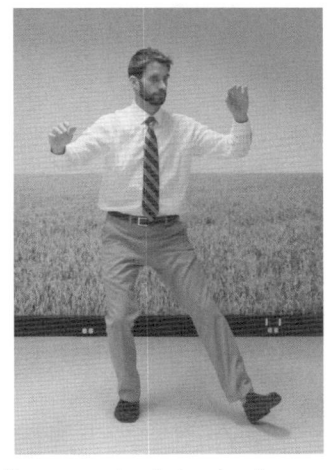

Retire o peso dos dedos do pé esquerdo e gire o pé esquerdo para a frente.

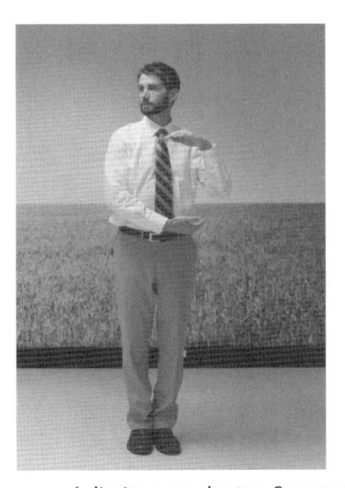

Traga o pé direito para dentro. Segure a bola à esquerda.

Repita a sequência de chicote simples com o lado oposto

Posição de fechamento

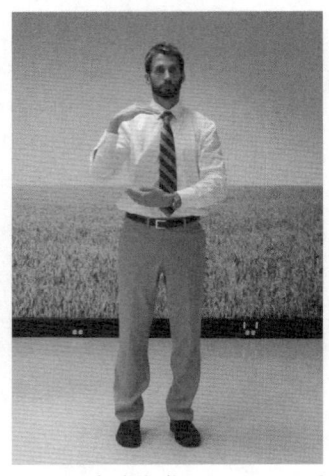

Segure uma bola à direita, com os pés afastados na largura dos ombros.

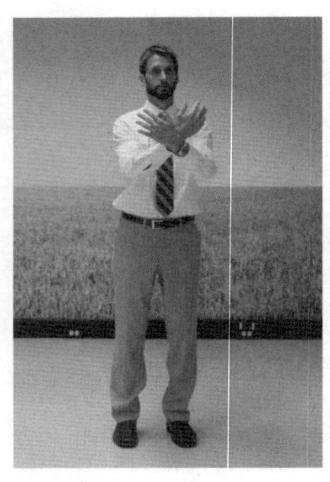

Punhos cruzados na frente do coração, palmas voltadas para dentro.

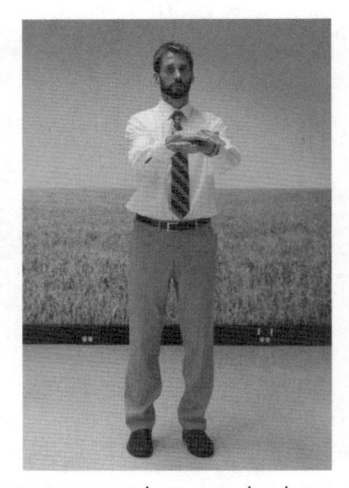

Descruze os punhos, estendendo os cotovelos.

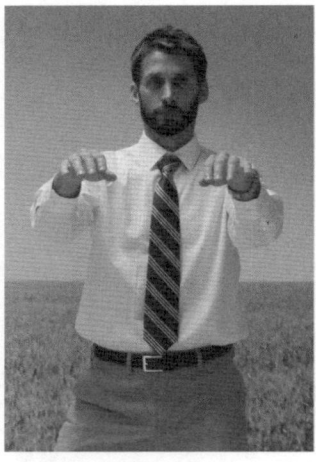

Braços estendidos à frente, palmas das mãos voltadas para baixo.

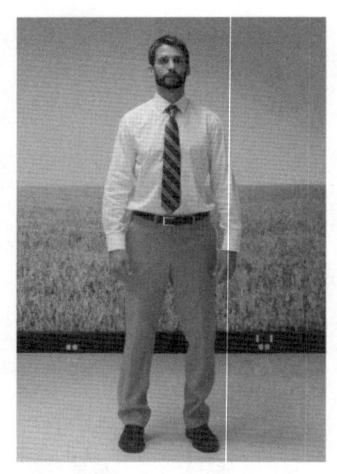

Retorne as mãos à posição de repouso na lateral do corpo, com as palmas das mãos voltadas para trás.

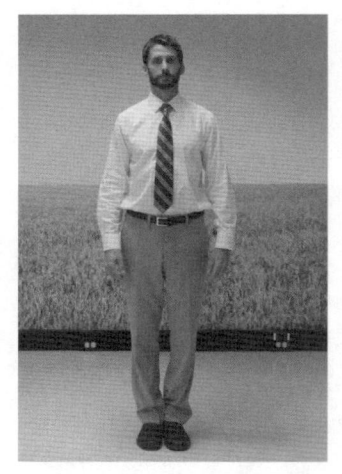

Retire o peso da perna esquerda e traga a perna esquerda para dentro, unindo os pés.

Desenvolvido por Edward W Bezkor, DPT, OCS, MTC. Adaptado de Li, F. Transforming traditional Tai Ji Quan techniques into integrative movement therapy – tai ji quan: moving for better balance. J Sport Health Sci, 2014;3(1):9-15.

10 Intervenções para melhorar as habilidades locomotoras

Cristiana K. Collins, PT, PhD, CFMT, NCS
Thomas J. Schmitz, PT, PhD

A locomoção humana é um componente fundamental da função independente; representa o nível final e mais alto de controle motor (habilidade); envolve movimentos consistentes, altamente coordenados e precisamente cronometrados, que possibilitam economia de esforço e adaptabilidade às mudanças nas demandas de tarefas e no ambiente. Também é uma habilidade comumente afetada por deficiências e limitações à atividade, resultando em restrições à participação. A recuperação ou melhora na capacidade de deambulação é de alta prioridade para muitos indivíduos que buscam fisioterapia, porque aumenta a participação na vida doméstica, educacional, laboral e social e está associada a uma melhoria geral na qualidade de vida.[1-3]

O espectro de estratégias de treinamento locomotor envolve múltiplos ambientes (p. ex., barras paralelas, ambiente interno, comunidade). O Quadro 10.1 apresenta uma visão geral das estratégias de treinamento locomotor. As intervenções complementares ao treinamento locomotor incluem o treinamento cardiovascular e de força muscular, bem como intervenções para melhorar as habilidades de transferência (ver Cap. 7: Intervenções para melhorar as habilidades de transferência) e o controle e equilíbrio na posição ortostática (ver Cap. 9: Intervenções para melhorar o ortostatismo e as habilidades de equilíbrio em pé).

Este capítulo foca nas intervenções para tratar a disfunção locomotora. Em combinação com dados obtidos a partir da análise da marcha, a consideração dos requisitos e elementos fundamentais da locomoção bípede fornece uma perspectiva ampla sobre os múltiplos fatores que contribuem para a disfunção da marcha. Hedman et al.[4] realizaram uma pesquisa em Delphi para determinar se um grupo de 58 especialistas poderia chegar a um consenso sobre os requisitos para a locomoção bípede. Alcançou-se um consenso máximo em cinco requisitos desta tarefa locomotora: *iniciação, término, equilíbrio dinâmico antecipatório, capacidade de realizar múltiplas tarefas e confiança na marcha*. Os autores sugerem que, depois de serem validados, esses requisitos podem fornecer uma estrutura para categorizar os problemas locomotores e padronizar as intervenções para as disfunções da marcha.

Os elementos fundamentais da locomoção bípede incluem (1) o alinhamento, a força e o controle apropriados dos membros inferiores (MI) e do tronco para suportar a massa corporal; (2) a capacidade de produzir um ritmo locomotor; (3) o controle do equilíbrio dinâmico (a capacidade de manter a estabilidade e a orientação, com o centro de massa [CDM] sobre a base de apoio [BDA] enquanto as diferentes partes do corpo estão em movimento); (4) a propulsão do corpo na direção pretendida; e (5) a adaptabilidade das respostas locomotoras às mudanças nas tarefas e nas demandas do ambiente.

Desenvolver um plano de cuidados (PDC) para melhorar a marcha e as habilidades locomotoras requer conhecimento da doença apresentada, do *status* de descarga de peso do paciente e das limitações ao desempenho e à atividade que afetam o movimento. Embora a identificação de testes e medidas específicos seja baseada na história e revisão de sistemas, várias áreas de exame são de grande importância para a marcha e a locomoção: alinhamento postural e controle do equilíbrio, integridade e mobilidade articular, função motora (controle motor e aprendizagem motora), desempenho muscular (força, potência, resistência) e amplitude de movimento (ADM). O exame da função sensorial inclui os sistemas visual e vestibular, a integração sensorial central (a capacidade do encéfalo de organizar, interpretar e usar informações sensoriais) e a capacidade do paciente de usar *inputs* sensoriais da pele e do sistema musculoesquelético para auxiliar no controle locomotor. Outros aspectos importantes do exame incluem a integridade perceptual, a cognição, a atenção e a capacidade do paciente de adaptar ou modificar com segurança as respostas locomotoras em relação às mudanças nas tarefas e nas demandas do ambiente.

▶ Marcha: ciclo e terminologia

Ciclo da marcha

O *ciclo da marcha* é o principal elemento usado para descrever a marcha humana. É dividido em duas fases, balanço e apoio, com dois períodos de apoio duplo (Fig. 10.1). A *fase de balanço* é a parte do ciclo em que o membro está fora do chão e se movendo para a frente (ou para trás) para dar um passo (40% do ciclo). A *fase de apoio* é a parte do ciclo em que o pé está em contato com o solo (60% do ciclo). O termo *tempo em apoio duplo* se refere ao período em que ambos os pés estão simultaneamente em contato com o solo enquanto o peso é transferido de um pé para o outro.

QUADRO 10.1 Visão geral das estratégias de treinamento locomotor

A. Barras paralelas
Instrução e treinamento para:
- Passar de sentado para em pé e vice-versa com e/ou sem dispositivo de assistência.
- Equilíbrio estático e dinâmico em pé com e/ou sem dispositivo de assistência.
- Uso de padrão de marcha apropriado com e/ou sem dispositivo de assistência enquanto progride para a frente e vira (por causa do espaço limitado, pode não ser possível usar um dispositivo de assistência nas barras paralelas convencionais).
- Deslocamento e recebimento de peso.
- Passo alto.
- Avançar para a frente, para trás, para o lado e virar.

B. Superfícies em ambientes internos
Instrução e treinamento para:
- Padrão de marcha adequado e uso de dispositivo de assistência.
- Deslocamento e recebimento de peso.
- Dar passos para a frente, para trás e lateralmente.
- Passos cruzados e em trança.
- Deambular sobre e ao redor de objetos (ou seja, pista de obstáculos).
- Cruzar batentes e entrar/sair por portas.
- Variações na demanda de tarefas locomotoras (p. ex., alterar a velocidade, identificar obstáculos no trajeto, atividade de dupla-tarefa).
- Escadas.
- Queda e transição do chão para a posição ortostática.
- Corrida.

C. Superfícies na comunidade
Instrução e treinamento para:
- Subir meios-fios, lidar com rampas, escadas e superfícies inclinadas.
- Deambular sobre terrenos planos e irregulares.
- Deambular dentro dos requisitos de tempo impostos (p. ex., atravessar uma rua em um semáforo, entrar/sair de elevadores, escadas rolantes).
- Deambular por longas distâncias.
- Deambular em velocidades variadas, deambular usando um dispositivo de ritmo (p. ex., metrônomo).
- Deambular enquanto verifica se há obstáculos no ambiente.
- Treino de dupla-tarefa durante a deambulação (dupla-tarefa cognitiva e/ou motora).
- Deambular em ambiente aberto com distrações.
- Entrar/sair de veículos de transporte.
- Corrida.

D. Suporte do peso corporal/esteira ergométrica
Instrução e treinamento para:
- Deambular em esteira usando o SPC com descarga da máxima carga tolerada sobre os MI, progredindo para nenhum SPC.
- Padrão de passo recíproco com assistência manual em MI e/ou tronco com cinemática normal ou quase normal dos MI e tronco/pelve, progredindo para nenhuma assistência manual.
- Padrão de passo rítmico com balanço de braço e mínimo ou nenhum apoio de peso sobre os MS.
- Progredir a velocidade do passo para valores normativos, de acordo com a idade.
- Deambular para a frente, lateralmente e para trás.
- Estratégias para minimizar padrões de movimento anormais/compensatórios.
- Estratégias para melhorar a capacidade aeróbica.

E. Suporte do peso corporal/solo
Instrução e treinamento para:
- Deambular em solo com descarga do máximo peso suportado pelos MI, progredindo para nenhum SPC.
- Uso de dispositivo de assistência (se indicado) para deambular em superfícies planas.

(continua)

QUADRO 10.1 Visão geral das estratégias de treinamento locomotor *(continuação)*

- Padrão de passo recíproco com assistência manual na pelve, com cinemática normal ou quase normal dos MI e tronco/pelve, progredindo para nenhuma assistência manual.
- Padrão de passo rítmico e coordenado, com balanço de braço e descarga de peso mínima sobre os MS.
- Estratégias para minimizar padrões de movimento anormais/compensatórios.
- Estratégias para manter/recuperar o equilíbrio quando este for perturbado.

F. Dispositivos de assistência

Instrução e treinamento para:

- Função e finalidade do dispositivo de assistência.
- Passar de sentado para em pé e vice-versa com dispositivo de assistência.
- Equilíbrio estático e dinâmico em pé com dispositivo de assistência.
- Padrão de marcha.
- Uso de dispositivo de assistência e padrão de marcha adequado no deslocamento em solo, em ambientes internos e na comunidade.

Adaptado de Fulk GD, Schmitz TJ. Locomotor training. In: O'Sullivan SB, Schmitz TJ, Fulk GD (eds). Physical Rehabilitation, ed.6. F.A. Davis, Philadelphia, 2014, 445-446, com permissão.

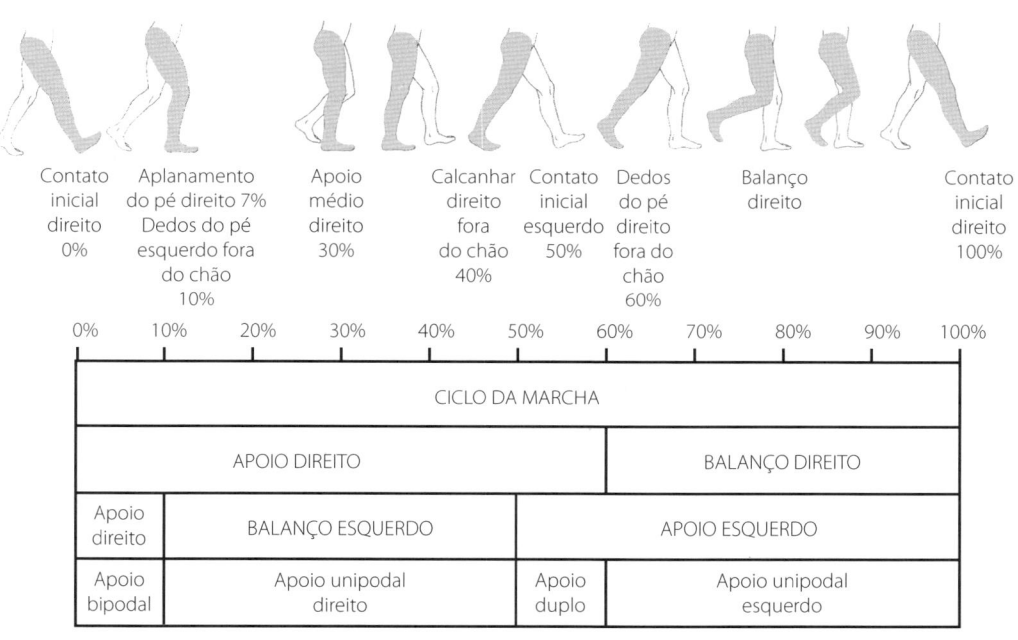

FIGURA 10.1 Um ciclo de marcha abrange o período entre o contato inicial do membro de referência (direito) e o contato sucessivo do mesmo membro. A figura mostra o ciclo da marcha com seus principais eventos: fases de apoio e balanço para cada membro e períodos de apoio unipodal e bipodal. A fase de apoio constitui 60% do ciclo da marcha e a fase de balanço constitui 40% do ciclo em velocidades normais de marcha. Aumentos ou diminuições na velocidade de marcha alteram as porcentagens de tempo gasto em cada fase. De Olney SJ, Eng J. Gait. In: Levangie PK, Norkin CC. Joint Structure and Function, ed.5. Philadelphia, F.A. Davis, 2011, 526, com permissão.

Terminologia da marcha

O Los Amigos Research and Education Institute, Inc. (LAREI), do Rancho Los Amigos National Rehabilitation Center, desenvolveu uma terminologia que subdivide as fases do ciclo da marcha da seguinte maneira: o apoio inclui o *contato inicial*, a *resposta à carga*, o *apoio médio*, o *apoio terminal* e o *pré-balanço*; o balanço inclui o *balanço inicial*, o *balanço médio* e o *balanço terminal*.[5] A terminologia tradicional subdivide as fases do ciclo da marcha da seguinte maneira: (1) os componentes do apoio incluem o *toque do calcanhar, aplanamento do pé, apoio médio, calcanhar fora* e *dedos do pé fora*; e (2) os componentes do balanço incluem a *aceleração*, o *balanço médio* e a *desaceleração*. Uma comparação dos dois conjuntos de terminologia é apresentada na Tabela 10.1, juntamente com uma descrição dos principais elementos que ocorrem em cada fase da marcha. A Tabela 10.2 apresenta a terminologia comum usada para descrever os vários parâmetros da marcha.

Análise de tarefas

A análise de tarefas é um método para determinar a natureza das habilidades subjacentes necessárias para realizar uma tarefa motora complexa.[6] Aplicada à marcha e à locomoção, a análise de tarefas envolve primeiro decom-

TABELA 10.1 Comparação da terminologia da marcha e movimentos essenciais relacionados

Fase de apoio

Rancho Los Amigos	Tradicional	Movimentos essenciais
Contato inicial: início do apoio quando o calcanhar ou outra parte do pé entra em contato com o solo (componente do apoio bipodal inicial)	**Toque do calcanhar:** início do apoio quando o calcanhar entra em contato com o solo	O quadríceps femoral é ativado ao toque do calcanhar no início da fase de apoio para controlar uma pequena quantidade de flexão de joelho para absorção do impacto; o grupo pré-tibial atua excentricamente, opondo-se ao momento de flexão plantar e evitando o choque abrupto do pé
Resposta à carga: do contato inicial até que o membro contralateral deixe o solo para a fase de balanço (componente final do apoio bipodal inicial)	**Aplanamento do pé:** ocorre imediatamente depois do toque do calcanhar, quando a planta do pé entra em contato com o solo	À medida que o peso corporal é transferido para o membro que realiza o movimento, o quadril fica estável, o joelho flexiona para absorver o impacto, a planta do pé abaixa até o solo, os flexores plantares são ativados, da resposta à carga ao apoio médio, para controlar excentricamente o avanço da tíbia para a frente
Apoio médio: começa quando o pé contralateral deixa o chão e termina quando o corpo está diretamente sobre o membro de apoio (primeira metade do apoio unipodal)	**Apoio médio:** o ponto no qual o corpo passa diretamente sobre o membro de referência	O tronco se move de trás para a frente do tornozelo; os extensores de quadril, joelho e tornozelo são ativados para se oporem às forças antigravitacionais e estabilizarem o membro; os extensores de quadril controlam o movimento para a frente do tronco; os abdutores de quadril do membro de apoio estabilizam a pelve durante o apoio unipodal; os flexores plantares impulsionam o corpo para a frente
Apoio terminal: começa com a elevação do calcanhar e termina com o contato inicial contralateral (segunda metade do apoio unipodal)	**Calcanhar fora do chão:** o ponto após o apoio médio, no qual o calcanhar do membro de referência deixa o chão	O tronco continua avançando em relação ao pé; o pico de atividade dos flexores plantares ocorre logo após a elevação do calcanhar, para produzir a propulsão do corpo para a frente
Pré-balanço: segundo período de apoio bipodal do contato inicial do membro contralateral à retirada do membro de referência do chão	**Dedos do pé fora do chão:** o ponto após a retirada do calcanhar, no qual apenas os dedos do pé do membro de referência estão em contato com o solo	O peso corporal é descarregado sobre o membro de referência à medida que ele se prepara para o balanço. Os extensores de quadril e de joelho (posteriores da coxa e quadríceps femoral) contribuem para a propulsão para a frente

Fase de balanço

Rancho Los Amigos	Tradicional	Movimentos essenciais
Balanço inicial: o ponto em que o membro de referência deixa o solo na máxima flexão de joelho deste membro (primeiro terço do balanço)	**Aceleração:** da retirada dos dedos do pé do membro de referência até o ponto em que o membro de referência está diretamente abaixo do corpo	Quadril, joelho e tornozelo flexionam-se para a retirada do membro do solo e o avanço para a frente; o quadríceps femoral fornece a aceleração do membro para a frente, com atividade reduzida pelo balanço médio conforme o movimento pendular entra em vigor; os flexores de quadril ajudam na propulsão do membro para a frente
Balanço médio: da máxima flexão de joelho do membro de referência para uma posição relativamente vertical da tíbia (terço médio do balanço)	**Balanço médio:** o membro de referência passa diretamente abaixo do corpo; estende-se do final da aceleração até o início da desaceleração	Avanço continuado do membro, com extensão de joelho e tornozelo em posição neutra; a contração dos flexores de quadril e de joelho e dorsiflexores de tornozelo facilita a liberação do pé do chão
Balanço terminal: de uma posição relativamente vertical da tíbia do membro de referência até um pouco antes do contato inicial (terço final do balanço)	**Desaceleração:** a parte da fase de balanço na qual o membro de referência está desacelerando em preparação para o toque do calcanhar	O joelho alcança a extensão máxima e o tornozelo fica em posição neutra; os posteriores da coxa atuam na desaceleração do membro, e o quadríceps femoral e os dorsiflexores do tornozelo são ativados para se preparar para o contato inicial

Adaptado de Burnfield JM, Norkin CC. Examination of gait. In: O'Sullivan SB, Schmitz TJ, Fulk GD (eds). Physical Rehabilitation, ed.6. Philadelphia, F.A. Davis, 2014, 255, com permissão.

TABELA 10.2	Terminologia comum da marcha
Aceleração	Taxa de mudança na velocidade em relação ao tempo
Cadência	A cadência normal é a quantidade de passos dados por unidade de tempo; a variação normal da cadência é de 91 a 138 passos por minuto. A cadência aumentada é acompanhada por um comprimento de passo mais curto e duração diminuída do período de apoio bipodal. A corrida acontece quando o período de apoio bipodal desaparece, normalmente a uma cadência de 180 passos por minuto
Tempo de apoio bipodal	Período do ciclo da marcha no qual ambos os MI estão em contato com a superfície de apoio (apoio bipodal); medido em segundos
Ângulo do pé	Grau em que os dedos do pé estão angulados para fora ou para dentro; o ângulo de posicionamento do pé em relação à linha de progressão; medido em graus. *Observação:* O aumento do ângulo do pé (pé em rotação lateral) frequentemente está associado à diminuição da estabilidade postural
Ritmo	Consistência da duração do ciclo da marcha (tempo da passada) de uma passada até a próxima
Tempo de apoio	Duração da fase de apoio de um membro no ciclo da marcha
Tempo de apoio unipodal	Período do ciclo da marcha no qual apenas um membro está em contato com o chão ou outra superfície de apoio
Comprimento do passo	Distância linear entre a ponta do calcanhar de um membro e a ponta do calcanhar do membro oposto (em centímetros ou metros)
Tempo do passo	Número de segundos que decorrem durante um único passo
Largura do passo	Distância entre os pés (BDA), medida de um calcanhar ao mesmo ponto do calcanhar oposto; a largura do passo normal varia entre 2,5 e 12,5 cm. A largura do passo aumenta à medida que as demandas de estabilidade aumentam (p. ex., em idosos ou em crianças muito pequenas)
Comprimento da passada	Distância linear entre dois pontos consecutivos de contato com o pé (de preferência o calcanhar) do mesmo membro (em centímetros ou metros)
Tempo da passada	Número de segundos que decorrem durante uma passada (um ciclo de marcha completo)
Largura da passada	Distância de um lado a outro entre os dois pés; a largura do passo é aumentada em caso de instabilidade
Tempo de balanço	Duração da fase de balanço de um membro no ciclo da marcha
Velocidade	Também chamado de velocidade de caminhada, a distância percorrida por unidade de tempo (metros/segundos). A velocidade média da caminhada é de 0,98 a 1,3 m/s.[a] A velocidade é aumentada pelo incremento no comprimento da passada. A velocidade é afetada por características físicas como altura, peso e gênero; diminui com a idade e a incapacidade física

[a]Algumas estimativas da velocidade média de caminhada são mais altas (1,6 a 1,8 m/s).

por o desempenho normal da habilidade motora (ou seja, a deambulação) em suas partes componentes para identificar os principais requisitos da tarefa motora e as habilidades subjacentes necessárias para um desempenho eficiente. Essa decomposição fornece uma referência normativa sobre a qual basear a análise de tarefas da marcha e da disfunção locomotora. Ao examinar as habilidades de locomoção de um paciente, a análise de tarefas possibilita que o fisioterapeuta identifique componentes ausentes ou comprometidos (prejuízos nas funções e estruturas do corpo) que causam ou contribuem para a marcha anormal. Como tal, a análise de tarefas informa o fisioterapeuta sobre a ligação entre o movimento anormal (estratégias de marcha e locomotoras escolhidas pelo paciente) e deficiências subjacentes (p. ex., diminuição na força muscular, na função motora, na sensibilidade, na ADM). O conhecimento das habilidades subjacentes necessárias para atender aos requisitos da tarefa motora possibilita ao fisioterapeuta selecionar intervenções para abordar os componentes ausentes ou comprometidos. A análise de tarefas também pode direcionar a atenção para a necessidade de testes e medidas adicionais.

Uma compreensão do desenvolvimento motor normal fornece informações para a análise de tarefas, assim como para a escolha e o sequenciamento das intervenções baseadas nos requisitos da tarefa de controle motor: *mobilidade em transições, estabilidade* (controle postural estático), *mobilidade controlada* (controle postural dinâmico, mobilidade na estabilidade) e *habilidade*. É importante lembrar que as habilidades motoras se desenvolvem de maneira sequencial (denominadas *habilidades de desenvolvimento* ou *habilidades em sequência de desenvolvimento*). Cada estágio é um pré-requisito para o estágio subsequente, com eventual progressão para o movimento controlado, conforme os lactentes e as crianças passam de posições dependentes com baixo CDM e grande BDA para posições com alto CDM e pequena BDA. Esse processo de desenvolvimento também promove o equilíbrio e ativa as reações de equilíbrio, bem como a realização bem-sucedida de habilidades de mobilidade funcional mais desafiadoras, como engatinhar, dar passos com apoio e, por fim, caminhar. Ele também fornece *insights* sobre a importância da estabilidade dinâmica proximal do tronco para a mobilidade distal eficiente dos membros. Embora o processo de reabilitação não exija que o paciente repita a sequência do desenvolvimento, o conhecimento do desenvolvimento normal do controle motor fornece a base para a análise do movimento e orienta a seleção e o sequenciamento das intervenções.

A análise de tarefas envolvendo a marcha (p. ex., análise observacional da marcha [AOM]) está entre as formas mais comuns de análise de tarefas realizada por fisioterapeutas. Para tal, utilizam-se diversas abordagens. Um método comumente usado para organizar e estruturar a AOM é o sistema Rancho Los Amigos Observational Gait Analysis.[5]

Além de compreender os requisitos da tarefa motora, o conhecimento da cinemática e cinética normais da marcha humana é fundamental para a realização de uma análise da marcha. Isto possibilita ainda a capacidade de desconstruir a marcha em suas partes componentes para estabelecer uma referência normativa para padrões de movimento e posições articulares. Os fisioterapeutas normalmente adquirem essa habilidade realizando a AOM repetida de indivíduos "normais", usando uma abordagem segmentar. Essa abordagem começa com o pé/tornozelo e progride para joelho, quadril, pelve e tronco, certificando-se de que cada lado seja considerado separadamente e como um todo.

Modelos de movimento "normal" (p. ex., características da marcha) são guias importantes para fundamentar a análise da tarefa. No entanto, pode-se observar uma grande variação no desempenho normal das habilidades de mobilidade funcional ao longo da vida. Um exemplo é a grande variação nas características da marcha observadas em uma população de indivíduos "normais". Isso tem sido chamado de o *desafio do normal*, sugerindo que a análise do movimento também seja considerada pela perspectiva da eficiência. O *movimento eficiente* é definido como tendo liberdade mecânica adequada, função neuromuscular adequada e controle motor eficaz, enquanto ocorre durante uma atividade funcional com demandas de tarefas variáveis.[7,8]

Embora a lista a seguir não seja completa, os dados da análise da marcha auxiliam o fisioterapeuta a:[5,9]

‣ Identificar características da marcha do paciente que não correspondam à uma referência normativa e suas possíveis causas. O Quadro 10.2 apresenta alguns dos desvios mais comuns da marcha, juntamente com suas potenciais causas.

QUADRO 10.2 Desvios de marcha comuns e potenciais causas

Fase de apoio

Tronco
- *Inclinação lateral de tronco* – resultado da fraqueza do glúteo médio; ocorre flexão para o mesmo lado da fraqueza.
- *Marcha de Trendelenburg* – a pelve cai no lado contralateral de um glúteo médio fraco; a estratégia compensatória é a flexão lateral do tronco.
- *Inclinação do tronco para trás* – resultado de um glúteo máximo fraco; dificuldade em subir escadas ou rampas.
- *Inclinação do tronco para a frente* – resultado de um quadríceps femoral fraco (o tronco inclinado para a frente diminui o momento flexor no joelho); também pode estar associada a contraturas em flexão de quadril e de joelho.

Pelve
- *Abaixamento pélvico posterior ineficaz/insuficiente* – apoio terminal e retirada ineficiente, levando a um tempo de apoio diminuído no lado ipsilateral e a um comprimento de passo encurtado no lado contralateral.

Quadril
- *Flexão de quadril excessiva* – resultado de extensores de quadril fracos ou de flexores de quadril e/ou de joelho tensos.
- *Extensão de quadril limitada* – resultado de flexores de quadril tensos ou espásticos ou extensores de quadril fracos.
- *Marcha antálgica (marcha dolorosa)* – tempo de apoio abreviado no membro dolorido, resultando em um padrão de marcha irregular (claudicação); o membro não envolvido diminui o comprimento do passo, uma vez que deve suportar o peso antes do que o esperado.

Joelho
- *Flexão de joelho excessiva* – resultado de um quadríceps femoral fraco (o joelho falseia ou titubeia) ou de contraturas em flexores de joelho; causa dificuldade em descer escadas ou rampas; ocorre flexão do tronco para a frente para compensar o quadríceps femoral fraco.
- *Hiperextensão* – resultado de um quadríceps femoral fraco, contratura em flexão plantar ou espasticidade extensora (quadríceps femoral e/ou flexores plantares).

Pé/tornozelo
- *Primeiro contato dos dedos do pé* – no contato inicial, os dedos do pé tocam o chão primeiro – resultado de dorsiflexores fracos e flexores plantares espásticos ou tensos; o primeiro contato dos dedos do pé também pode ser decorrente de um MI mais curto (discrepância no comprimento das pernas), um calcanhar doloroso ou um reflexo positivo de suporte.
- *Golpe forte do pé no chão* – o pé faz contato com o chão com um barulho audível após o contato inicial, resultado de dorsiflexores fracos ou hipotônicos; o golpe é compensado por uma marcha equina.
- *Aplanamento do pé* – o pé inteiro entra em contato com o solo no contato inicial – resultado de dorsiflexores fracos, ADM limitada ou um padrão de marcha imaturo.

(continua)

QUADRO 10.2 Desvios de marcha comuns e potenciais causas *(continuação)*

- *Dorsiflexão excessiva com movimento descontrolado da tíbia para a frente* – resultado de flexores plantares fracos.
- *Flexão plantar excessiva (marcha equina)* – o calcanhar não toca o solo, resultado de espasticidade ou contratura dos flexores plantares; pouca contração excêntrica, como no avanço da tíbia.
- *Pé varo* – no contato inicial, a face lateral do pé toca o solo primeiro; o pé pode permanecer em varo ao longo da fase de apoio – resultado de um tibial anterior espástico ou fraco.
- *Dedos em garra* – resultado de flexores de dedos do pé espásticos, possivelmente um reflexo de preensão plantar.
- *Retirada inadequada* – resultado de flexores plantares fracos, diminuição da ADM ou dor na planta do pé.

Fase de balanço

Tronco e pelve

- *Diminuição na amplitude de rotação de tronco e pelve* – observada em idosos e característica de vários distúrbios neurológicos conhecidos (p. ex., o paciente com acidente vascular encefálico ou doença de Parkinson).
- *Rotação pélvica para a frente insuficiente (retração pélvica)* – resultado de músculos abdominais e/ou flexores de quadril fracos (p. ex., no paciente com acidente vascular encefálico).

Pelve

- *Elevação anterior da pelve ineficiente/insuficiente* – elevação pélvica anterior ineficiente, levando à rotação pélvica anterior ou posterior no plano transverso, retração pélvica, caminhada pélvica ou uma combinação dos anteriores.

Quadril e joelho

- *Flexão de quadril e de joelho insuficiente* – resultado de flexores de quadril e de joelho fracos ou forte espasticidade extensora, resultando em incapacidade de levantar o MI e levá-lo adiante.
- *Marcha em circundução* – o MI oscila para o lado (abdução/rotação lateral seguida de adução/rotação medial) – resultado de flexores de quadril e de joelho e/ou flexores plantares de tornozelo fracos.
- *Caminhada de quadril (ação do quadrado do lombo)* – resposta compensatória para fraqueza em flexores de quadril e de joelho e/ou flexores plantares do tornozelo ou espasticidade extensora.
- *Flexão de quadril e de joelho excessiva (marcha equina)* – resposta compensatória a um membro inferior contralateral encurtado ou resultado da fraqueza em dorsiflexores do mesmo lado (p. ex., resultante de neurite do nervo fibular no paciente com diabetes).
- *Atividade sinérgica anormal ou espasticidade* (p. ex., o paciente com acidente vascular encefálico):
  - Uso de forte padrão de sinergia flexora – abdução excessiva com flexão de quadril e de joelho.
  - Uso de forte padrão de sinergia extensora – adução excessiva com extensão de quadril e joelho e flexão plantar de tornozelo (tesoura).
- *Flexão de joelho insuficiente* – resultado de espasticidade extensora, dor, diminuição na ADM ou posteriores da coxa fracos.
- *Flexão de joelho excessiva* – resultado da espasticidade flexora; flexor de reflexo de retirada.

Pé/tornozelo

- *Queda do pé* – resultado da contração fraca ou tardia dos dorsiflexores ou flexores plantares espásticos.
- *Pé varo ou invertido* – resultado de inversores espásticos (tibial anterior), fibulares fracos ou padrão sinérgico anormal (p. ex., no paciente com acidente vascular encefálico).
- *Equinovaro* – resultado da espasticidade do tibial posterior e/ou gastrocnêmio/sóleo; ou deformidade estrutural (pé torto).

‣ Estabelecer o diagnóstico e o prognóstico fisioterapêutico (o nível previsto de melhora).

‣ Desenvolver um PDC apropriado para abordar as deficiências da marcha e a disfunção locomotora.

‣ Sequenciar e progredir as intervenções de acordo com os requisitos da tarefa locomotora.

‣ Determinar a necessidade de equipamentos de assistência, de adaptação ou de proteção e órteses ou próteses.

‣ Examinar a eficácia e o ajuste dos dispositivos ou equipamentos específicos.

‣ Promover melhores desfechos funcionais.

Para um manejo abrangente da análise da marcha, incluindo variáveis e desvios comuns da marcha, recomenda-se ao leitor consultar o trabalho de Burnfield e Norkin.[10]

‣ Escolha, sequenciamento e progressão das intervenções

Ao desenvolver um PDC, a escolha das intervenções é baseada nos dados do exame, da avaliação, do diagnóstico e do prognóstico, além dos objetivos estabelecidos para determinado paciente.[9] O conhecimento dos requisitos da tarefa de controle motor e a progressão das habilidades de desenvolvimento podem orientar e fundamentar o raciocínio clínico para a escolha, o sequenciamento e a progressão das intervenções para múltiplas doenças e condições de saúde (p. ex., cardiovasculares, musculoesqueléticas, neuromusculares, tegumentares, multissistêmicas).

Por exemplo, depois do exame da marcha de um paciente, o fisioterapeuta observa dificuldade em receber o peso por meio da extensão inadequada de quadril da fase de apoio médio à fase de calcanhar fora no MI esquerdo.

As causas podem incluir ADM reduzida na dorsiflexão de tornozelo e extensão de quadril (comprometimento na mobilidade), ou diminuição na força de abaixamento pélvico posterior e na extensão de quadril (comprometimento na mobilidade controlada), ou uma combinação de ambos. O conhecimento dos requisitos das tarefas motoras orienta a seleção de intervenções apropriadas, uma vez que as deficiências de mobilidade exigem intervenções significativamente diferentes das que afetam a mobilidade controlada.

O PDC deve não apenas delinear as possíveis atividades de tratamento apropriadas para determinado paciente, mas deve também abordar a sequência na qual essas atividades devem ser realizadas. Assim, uma compreensão dos requisitos da tarefa motora (mobilidade, estabilidade, mobilidade controlada, habilidade) e a progressão das habilidades motoras (p. ex., ordem das atividades escolhidas, progressão de proximal para distal, modificação da BDA e do CDM) fornecem ao fisioterapeuta uma base para sequenciar e progredir apropriadamente as intervenções para cada paciente. Essas informações fundamentam o raciocínio clínico e possibilitam que fisioterapeutas iniciantes (que majoritariamente refletem antes de agir) determinem como ou por que uma intervenção funcionou ou não e como progredir no PDC. Também possibilita que fisioterapeutas especializados (que majoritariamente refletem durante a ação) modifiquem o plano de tratamento em tempo real, pois determinam qual componente do requisito da tarefa motora é a principal barreira à progressão funcional conforme as intervenções são aplicadas.[11] O Apêndice 10A é um exemplo de seleção, sequenciamento e progressão de intervenções no contexto de duas sessões subsequentes de tratamento para o paciente com traumatismo cranioencefálico (TCE), que é apresentado no Estudo de caso 2 (ver Parte II: Estudos de caso).

Função da pelve

O trabalho de Perry e Burnfield[12] descreve claramente as fases e a cinemática da marcha.

Além da bem compreendida cinemática do quadril, do joelho e do tornozelo, demonstrou-se que durante o ciclo da marcha, a pelve se move 4° no plano sagital, 4° no plano frontal e 10° no plano transverso. Combinados com a cinética e a cinemática dos MI e do tronco, esses movimentos pélvicos possibilitam o mínimo de interrupção no CDM do corpo durante a marcha. Do ponto de vista clínico e funcional, é evidente que esses movimentos pélvicos tridimensionais não ocorrem isoladamente um do outro, mas estão presentes como movimentos pélvicos combinados que ocorrem ao longo do ciclo da marcha (Tab. 10.3). A compreensão desses movimentos tridimensionais é importante quando se considera o ciclo normal da marcha e quando se examina o padrão de marcha do paciente.

A pelve funciona como um "conector" entre os MI e o tronco. Como tal, desempenha um importante papel na estabilidade dinâmica do tronco, necessária para uma locomoção eficiente. O conhecimento da posição do MI em relação à pelve durante o balanço e o apoio fornece informações adicionais para a análise da marcha (Tab. 10.4).

É importante lembrar que a natureza recíproca do ciclo da marcha contribui para minimizar o deslocamento do CDM durante a marcha e otimizar o gasto energético. À medida que os MI progridem para a frente de maneira recíproca, o tronco reage com contrarrotação recíproca. Isso, por sua vez, promove o balanço recíproco do braço. Semelhante à pelve, a escápula também funciona como um "conector" que liga o membro superior (MS) e o tronco durante a locomoção. A escápula e a pelve apresentam movimentos recíprocos ipsilaterais e contralaterais ao longo

TABELA 10.3	Movimento tridimensional da pelve durante as fases de balanço e apoio	
	Segmento da fase	Movimento da pelve
Balanço	Balanço inicial (aceleração) a balanço médio	A pelve se move em elevação anterior
	Balanço terminal (desaceleração)	A pelve se move excentricamente em abaixamento anterior para possibilitar o toque do calcanhar
Apoio	Contato inicial (toque do calcanhar)	A pelve continua movendo-se excentricamente em abaixamento anterior até o toque do calcanhar
	Resposta à carga (aplanamento do pé) a apoio médio	Da resposta à carga até o apoio médio, a pelve se move em abaixamento posterior para possibilitar o deslocamento e o recebimento do peso pelo membro de apoio
	Apoio terminal (calcanhar fora do chão)	Do apoio médio até o apoio terminal, a pelve continua se movendo em abaixamento posterior para possibilitar uma retirada eficiente do pé; na fase de calcanhar fora do chão, a pelve se move em uma relativa elevação posterior, com elevação anterior e posterior combinadas, à medida que o membro oposto se move em direção ao toque do calcanhar
	Pré-balanço (dedos do pé fora do chão)	A pelve começa a se mover em elevação anterior, ativando a estabilidade dinâmica do *core* para que o membro se mova na fase de balanço

do ciclo da marcha, possibilitando a contrarrotação eficiente do tronco durante a marcha (Tab. 10.5).

Princípios de treinamento

Embora as estratégias de treinamento locomotor variem de acordo com as manifestações específicas do paciente (p. ex., deficiências, diagnóstico e prognóstico, objetivos do paciente), elas compartilham princípios comuns. São selecionadas intervenções que sejam:[13]

▸ Baseadas na incapacidade.
▸ Orientadas à tarefa específica de deambular.
▸ Focadas no objetivo e relevantes para o paciente.
▸ Moldadas e progredidas de modo a desafiar ao máximo as capacidades do paciente.
▸ Realizadas várias vezes (alta quantidade de repetições).

Observação clínica: O *feedback* e a prática influenciam diretamente a aprendizagem motora. Quando uma habilidade funcional é praticada de maneira ineficiente, reforça-se o aprendizado motor dessa prática ineficaz. Por outro lado, quando os componentes do movimento eficiente são repetidos e praticados, a aprendizagem motora desses componentes é adequadamente reforçada, podendo ser transferida para outras tarefas funcionais e levando a mudanças permanentes no desempenho.

Pré-requisitos exigidos

Os pré-requisitos fundamentais para iniciar intervenções a fim de melhorar as habilidades locomotoras incluem um adequado *status* de descarga de peso, alinhamento musculoesquelético (postural), ADM, desempenho muscular (força, potência e resistência), função motora, equilíbrio, e controle estático e dinâmico na posição ortostática. Muitos desses pré-requisitos são dependentes de sinergias neuromusculares intactas (necessárias para o controle estático e dinâmico), sistemas sensoriais (somatossensoriais, visuais e vestibulares) intactos e mecanismos de integração sensorial do sistema nervoso central intactos. É também necessária a capacidade de permanecer em pé em segurança enquanto estiver envolvido em movimentos funcionais de MS (p. ex., alcançar), sob exigências ambientais variadas (p. ex., atividade de dupla-tarefa). O treinamento locomotor é iniciado uma vez que o paciente tenha alcançado mobilidade e estabilidade adequadas, com a capacidade de iniciar e controlar a pelve e o MI na sequência apropriada para o balanço e o apoio.

Observação clínica: Uma dificuldade comum que os indivíduos com déficits de controle locomotor encontram é a incapacidade de realizar movimentos dissociados durante a marcha. Colocar o paciente em posição sentada proporciona uma oportunidade inicial segura para aprender e praticar movimentos dissociados da pelve e do tronco (ver Cap. 5: Intervenções para melhorar o sentar e as habilidades de equilíbrio na posição sentada).

▸ Intervenções para melhorar as habilidades locomotoras

Passo alto

Usa-se o passo alto para reforçar os componentes do balanço e do apoio e para ajudar o paciente a desenvolver

---

TABELA 10.4 Posição do membro inferior em relação à pelve durante as fases de balanço e de apoio

Fase	Movimento do membro inferior	Movimento da pelve
Balanço	Flexão, adução, rotação lateral	Elevação/flexão anterior (rotação posterior), leve adução e rotação lateral
Apoio	Extensão, abdução, rotação medial	Abaixamento/extensão posterior (rotação anterior), leve abdução e rotação medial

---

TABELA 10.5 Movimentos recíprocos ipsilaterais e contralaterais da pelve e da escápula[a]

Fase	Segmento da fase	Pelve direita	Pelve esquerda	Escápula direita	Escápula esquerda
Balanço	(D) Balanço inicial a balanço médio	Elevação anterior (EA)	Abaixamento posterior (AP)	AP	EA
	(D) Balanço terminal	Abaixamento anterior (AA)	Elevação posterior (EP)	EP	AA
Apoio	(D) Contato inicial	AA	EP	EP	AA
	(D) Resposta à carga a apoio médio	AP	EA	EA	AP
	(D) Apoio terminal (calcanhar fora do chão)	EA e EP combinadas	AA	AA	EP
	(D) Pré-balanço (dedos do pé fora do chão)	EA	AP	AP	EA

[a]O membro inferior direito (D) é usado como membro de referência.

melhor sensação cinestésica dos componentes da marcha. Quando o quadril é trazido para mais de 90° de flexão, recruta-se a influência do reflexo de extensão cruzada, facilitando a atividade motora em extensão do MI na fase de apoio e a flexão do MI na fase de balanço. Esta atividade é altamente eficaz em facilitar componentes da fase de balanço (elevação anterior da pelve com flexão, adução e rotação lateral de quadril; flexão de joelho; e dorsiflexão de tornozelo) e da fase de apoio (abaixamento posterior da pelve com extensão, abdução e rotação medial de quadril; extensão de joelho; e flexão plantar de tornozelo).

O paciente fica em pé, em posição de avanço, com um pé à frente do outro. Dados os potenciais desafios ao equilíbrio durante esta atividade, é mais seguro quando inicialmente realizada ao lado de uma maca terapêutica (usada como apoio) ou entre barras paralelas. O paciente é assistido (guiado) ou resistido (facilitado) ao deslocar o peso anteriormente sobre o membro da frente, com um passo alto dado pelo membro de trás. Deve-se atentar para o alinhamento e controle adequados do MI de apoio. Pode-se usar a resistência apropriada[7,8] no membro dinâmico (balanço), conforme ele se move a uma posição de passo alto, com o quadril se movendo além de 90° de flexão para facilitar uma resposta de extensão cruzada. Enfatiza-se o abaixamento posterior da pelve no membro de apoio e a elevação anterior da pelve no membro dinâmico (Fig. 10.2). Utiliza-se uma resistência apropriada à pelve e ao MI no lado do balanço, enquanto aplica-se estímulos de aproximação à pelve e ao MI no lado do apoio. Pode-se usar uma posição de passo alto estático para enfatizar cada compo-nente da marcha, uma vez que desafia a força, a resistência e o equilíbrio, ao mesmo tempo em que fornece ao paciente um maior estímulo cinestésico e proprioceptivo.

Pode-se aplicar uma leve resistência facilitatória à pelve no membro de apoio durante o deslocamento do peso para a frente, do apoio médio ao apoio terminal, para enfatizar ainda mais o deslocamento e o recebimento do peso, juntamente com o abaixamento pélvico posterior, a extensão de quadril e o controle de joelho. Pode-se usar variações na localização dos contatos manuais (CM) e na quantidade e direção da resistência para dar um maior foco em um determinado componente da marcha.

Os CM incluem a aplicação de resistência à elevação anterior da pelve e à flexão de MI no lado dinâmico e estímulos de aproximação ao abaixamento posterior da pelve e à extensão de MI no lado de apoio. Os posicionamentos das mãos no lado do apoio se dão na parte superior e levemente anterior da crista ilíaca, com os antebraços do fisioterapeuta alinhados com a diagonal pélvica (i. e., alinhados ao calcanhar do paciente). Os comandos verbais (CV) incluem *"Desloque-se para a frente sobre a perna da frente e dê um passo alto com a perna de trás."*

Deambulação para a frente e para trás

O paciente pratica a deambulação para a frente e para trás como uma progressão do passo alto. O fisioterapeuta foca na sincronia e no sequenciamento apropriados, começando com o deslocamento de peso para a frente e diagonalmente, ou para trás e diagonalmente, com recebi-

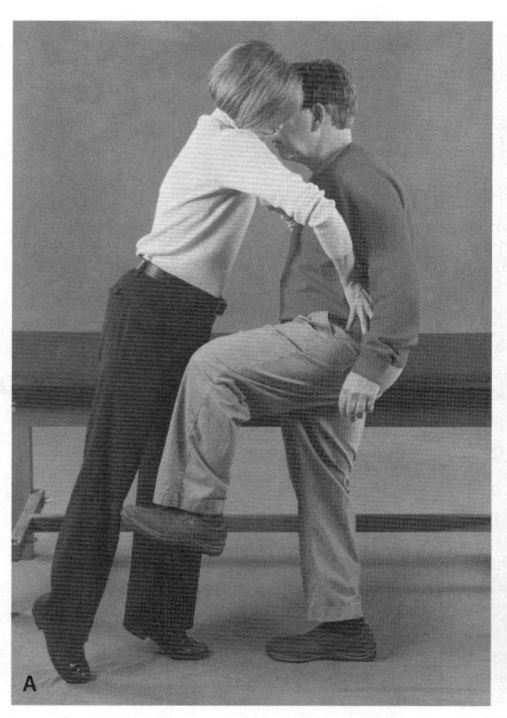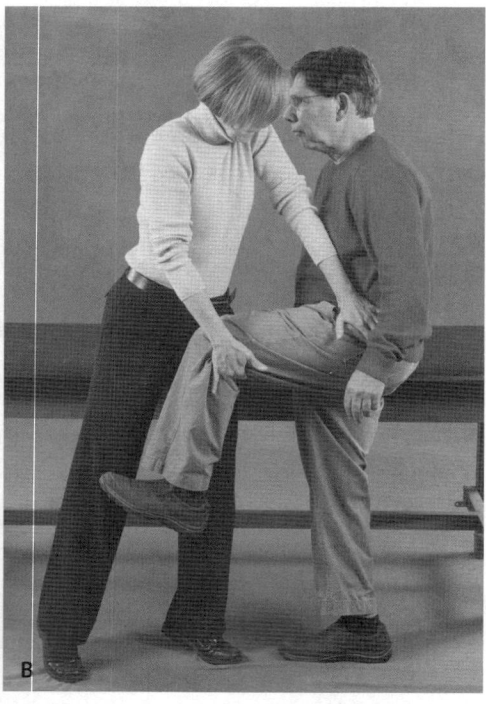

FIGURA 10.2 Pode-se usar o passo alto para facilitar os componentes das fases de apoio e de balanço da marcha. (A) Facilitação do abaixamento pélvico posterior no membro de apoio e elevação pélvica anterior no lado do balanço. (B) Assistência manual fornecida para aumentar a flexão de quadril com facilitação (resistência leve) da elevação pélvica anterior no lado do balanço.

mento do peso pelo membro de apoio. Os movimentos são repetidos para possibilitar uma sequência de movimento contínuo.

📑 **Observação clínica:** A BDA produzida por um ciclo de marcha eficiente é relativamente estreita, possibilitando deslocamentos laterais mínimos no CDM à medida que o corpo se move em progressão para a frente. Quando uma BDA mais ampla é usada em decorrência de uma diminuição no equilíbrio, o fisioterapeuta deve estar ciente do maior deslocamento de peso lateral necessário durante o treinamento locomotor. À medida que o equilíbrio melhora, deve-se atentar para facilitar o retorno a uma BDA mais estreita, para melhorar a eficiência da marcha. Além disso, o treinamento locomotor inicial é mais frequentemente realizado a uma velocidade menor que a normal, diminuindo os efeitos benéficos do impulso que ocorre na marcha normal e aumentando as demandas de movimento e equilíbrio. Isso também deve ser levado em consideração quando a facilitação manual estiver sendo usada durante o treinamento locomotor.

Pode-se usar CM para guiar movimentos e facilitar elementos ausentes. Por exemplo, na presença de uma pelve retraída e elevada (um problema comum em muitos pacientes com acidente vascular encefálico e espasticidade do MI), o fisioterapeuta pode facilitar a elevação pélvica anterior durante o balanço ao posicionar as mãos na face lateral da parte superior e levemente anterior da pelve. Para a progressão para trás, a mão do fisioterapeuta pode ser posicionada sobre os músculos glúteos e posteriores da coxa para facilitar a extensão de quadril. Podem-se usar estímulos de aproximação na pelve para facilitar o recebimento do peso pelo membro de apoio. Isso também ajuda a impedir a hiperextensão do joelho do membro de apoio. Para a progressão para a frente, os CV incluem *"Desloque-se para a frente e dê um passo"*; e para a progressão para trás, *"Desloque-se para trás e dê um passo"*.

Para progredir na atividade de deambulação para a frente e para trás, o fisioterapeuta pode fazer o seguinte:

- Diminuir a quantidade de facilitação manual, impondo demandas crescentes sobre o controle ativo.
- Alterar o ambiente ao progredir da marcha entre barras paralelas para a marcha próxima de barras paralelas ou de uma parede, e então para a marcha no solo (i. e., diminuir o nível de assistência).
- Aumentar o comprimento do passo de inicialmente reduzido para normal.
- Alterar a velocidade da marcha de inicialmente reduzida para normal, e então para um ritmo maior.
- Modificar a BDA de pés afastados (base ampla), para normal, para pés próximos (base estreita), para marcha em *tandem* (padrão calcanhar nos dedos do pé). Deve-se ter em mente que, embora uma BDA mais ampla forneça maior estabilidade, uma base maior também levará a maiores demandas de deslocamento de peso.

- Variar a aceleração ou desaceleração ao fazer com que o paciente pratique parar e iniciar ou virar conforme os comandos.
- Incluir a deambulação com dupla-tarefa, como deambular e falar, deambular e virar a cabeça (para a direita ou para a esquerda e para cima ou para baixo), deambular segurando uma bandeja com um copo de água e deambular enquanto quica uma bola no chão.
- Alterar o ambiente ao (1) variar a superfície de deambulação de plana para acarpetada, para irregular (ao ar livre); (2) incluir demandas de temporização antecipadas, como o tempo necessário para atravessar uma rua em um semáforo; e (3) incluir atividades de lazer ou requisitos ocupacionais dirigidos a um alvo (habilidades de retorno ao trabalho).

📑 **Observação clínica:** Na presença de espasticidade dos flexores de MS, pode-se reduzir o tônus com alongamento muscular e alongamento sustentado ao usar um padrão inibitório. Inicialmente, o fisioterapeuta move lentamente o membro à amplitude alongada, enquanto gira delicadamente o membro (rotação rítmica). Uma vez alcançada a amplitude máxima, o fisioterapeuta mantém a posição alongada usando um padrão inibitório no qual o ombro é estendido, levemente abduzido e girado lateralmente com o cotovelo, o punho e os dedos estendidos.

O alinhamento vertical ou ereto com controle adequado de cabeça/tronco é importante para o alinhamento postural e o equilíbrio durante a deambulação. Se presente, o encurtamento dos flexores de quadril e de joelho e a fraqueza dos extensores de quadril devem ser abordados no PDC. O paciente que apresenta uma postura cifótica e olha continuamente para os pés deve ser instruído a "olhar para cima", para um alvo (colocado diretamente na frente do paciente). Podem-se usar também bastões verticais para ajudar na postura ereta durante a deambulação.

Progressão resistida

A progressão resistida é uma técnica ideal para facilitar o movimento do tronco, da pelve e do MI. O fisioterapeuta posiciona-se em pé na frente (Fig. 10.3) ou atrás do paciente. Conforme o paciente avança, o fisioterapeuta posicionado à sua frente se move em uma imagem invertida ou espelhada dos movimentos do paciente. O fisioterapeuta fornece resistência de maneira consistente e apropriada à progressão adiante, colocando ambas as mãos na face lateral, superior e levemente anterior da pelve bilateralmente. Os antebraços do fisioterapeuta devem estar alinhados com a diagonal de elevação anterior da pelve, de modo que a resistência seja aplicada corretamente a fim de facilitar a elevação anterior da pelve juntamente com a flexão de quadril (Fig. 10.3A). Se os antebraços caírem, tornando-se mais paralelos ao solo, a resistência promoverá uma resposta indesejada de flexão de tronco, que não é propícia para uma caminhada eficiente. Os mesmos CM devem ser usados ao resistir à progressão adiante enquanto posicionado atrás do paciente. A resistência deve ser apropriada (facilitatória) para encorajar a sincronia adequada dos movimentos pélvicos. Pode-se aplicar estímulos de aproximação ao topo da pelve para promover respostas estabilizadoras quando o peso for recebido pelo membro de apoio (Fig. 10.3B). Pode-se adicionar um estímulo de estiramento rápido nos elevadores anteriores da pelve, conforme necessário, para facilitar o início do movimento pélvico do membro em balanço. Uma posição alternativa para os CM é na pelve e no ombro contralateral para aumentar a facilitação de tronco. Pode-se facilitar a sincronia geral com CV apropriados. Os CV para progressão adiante incluem *"Avance, começando com a perna direita e dando um passo"*, e para a progressão para trás, *"Retroceda, começando com a perna esquerda e dando um passo."*

⚠ **Alerta:** Podem haver problemas se os movimentos do fisioterapeuta não estiverem sincronizados com os do paciente. O ritmo da atividade depende da sincronia dos CV do fisioterapeuta. Os movimentos podem ficar descoordenados ou fora de sincronia se a resistência manual sobre a pelve for muito grande. O paciente sentirá como se estivesse "subindo uma ladeira" e pode responder com movimentos exagerados do tronco (p. ex., flexão da cabeça e do tronco para a frente). Isso anula os propósitos gerais da marcha facilitada – isto é, melhorar a sincronia e o sequenciamento da marcha e diminuir o esforço.

Comentários

‣ Alternativamente, pode-se realizar a progressão resistida durante a marcha para a frente e para trás por meio de uma faixa elástica de resistência envolvendo a pelve do paciente. O fisioterapeuta mantém a faixa elástica alinhada com o movimento pélvico desejado de elevação anterior a partir de trás quando o paciente se move para a frente (Fig. 10.4A) ou a partir da frente quando o paciente se move para trás (Fig. 10.4B).
‣ Pode-se usar também um bastão de madeira para realizar a progressão resistida para a frente (Fig. 10.5).
‣ Pode-se usar ainda dois bastões de madeira para promover o balanço recíproco do braço e a contrarrotação recíproca do tronco. O fisioterapeuta fica posicionado atrás do paciente quando ele caminha para a frente (Fig. 10.6A) ou na frente quando ele caminha para trás (Fig. 10.6B). Tanto o paciente como o fisioterapeuta seguram os bastões. O fisioterapeuta é então capaz de auxiliar no sequenciamento das oscilações de braços e guiar a contrarrotação do tronco durante as progressões para a frente e para trás. Da mesma maneira, pode-se promover o balanço recíproco do braço e a contrarrotação recíproca do tronco por meio de faixas elásticas de resistência, aplicando resistência leve. (É importante observar que essa atividade requer duas faixas elásticas com aproximadamente o mesmo comprimento.) As extremidades das faixas são seguradas bilateralmente pelo paciente e pelo fisioterapeuta, possibilitando que o fisioterapeuta ajude e guie o movimento e aplique uma leve resistência facilitadora. Esta é uma atividade particularmente útil para pacientes com doença de Parkinson que frequentemente apresentam redução na rotação de tronco e no balanço do braço.

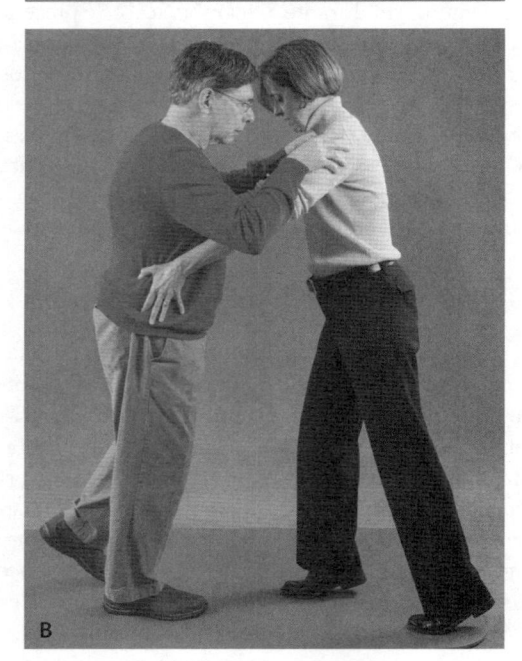

FIGURA 10.3   A progressão para a frente resistida (A) começa em uma posição de apoio confortável. (B) O peso é deslocado sobre o MI direito de apoio, enquanto o paciente dá um passo com o MI esquerdo. Os CM se dão na pelve para a aplicação de resistência e estímulos de aproximação apropriados.

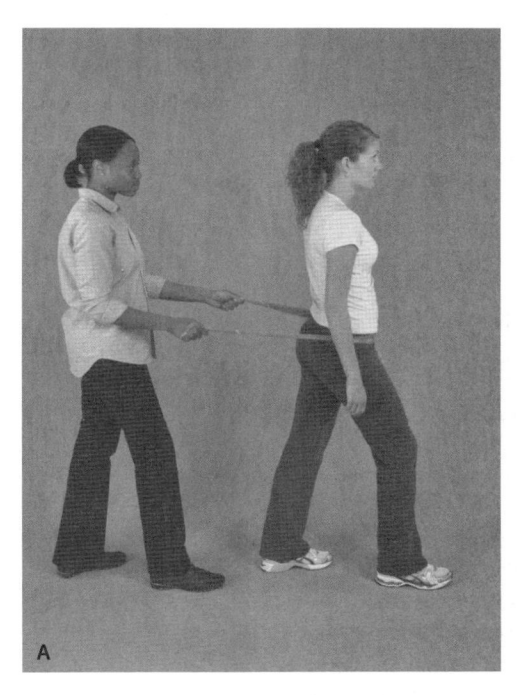

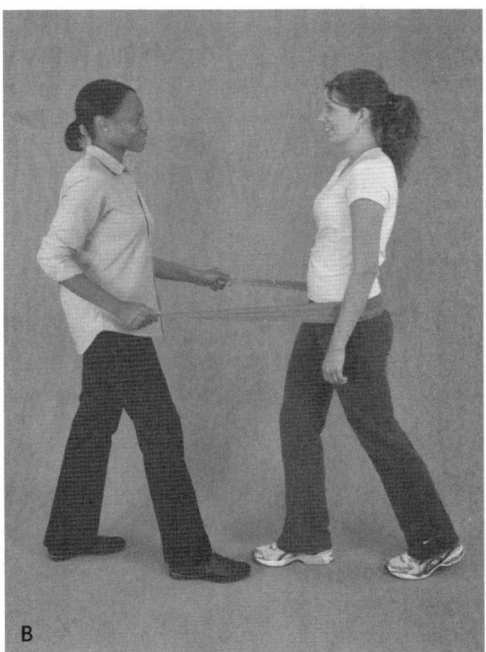

FIGURA 10.4 Durante as progressões (A) para a frente e (B) para trás, pode-se aplicar resistência por meio de uma faixa elástica de resistência envolvendo a pelve da paciente.

Desfechos

- ▸ **Objetivo de controle motor:** habilidade.
- ▸ **Habilidade funcional obtida:** o paciente é capaz de deambular de maneira independente, com sincronia e sequenciamento apropriados dos componentes do movimento.
- ▸ **Indicações:** comprometimento da sincronia e do sequenciamento dos componentes do movimento locomotor.

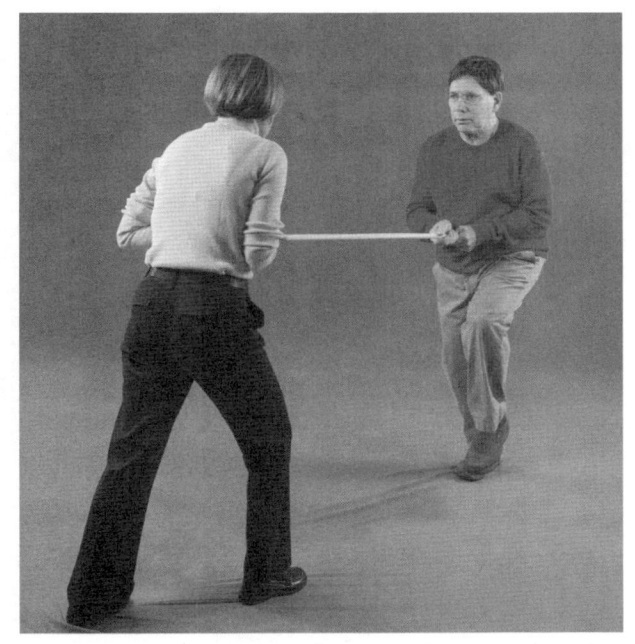

FIGURA 10.5 Progressão para a frente resistida com uso de um bastão de madeira que é segurado pelo paciente e pelo fisioterapeuta.

Passo lateral

Andar de lado não só é valioso por seus benefícios funcionais de treinar o passo lateral como também é uma excelente atividade tanto para o fortalecimento de quadril como para a estabilidade da posição ortostática. Um passo lateral envolve a abdução em cadeia cinética aberta e o posicionamento do membro dinâmico na lateral, bem como a abdução em cadeia cinética fechada (estabilidade) do membro de apoio. Uma vez que o membro dinâmico é apoiado no chão com o deslocamento e o recebimento de peso apropriados, o membro remanescente é então movido paralelamente ao primeiro (*"Unir os pés"*). Os abdutores são ativados tanto no membro dinâmico (para mover o membro) como no membro estático (para manter a pelve nivelada). O passo lateral tem importantes implicações funcionais para o movimento em áreas restritas ou lotadas, ou para trabalhar em uma superfície elevada (p. ex., bancada da cozinha). No entanto, os requisitos energéticos são comparativamente altos e devem ser considerados ao se planejar o tratamento.

Progressão resistida

Para aplicar a progressão resistida no passo lateral, o fisioterapeuta posiciona-se (com uma BDA ampla) ao lado do membro que faz a abdução (Fig. 10.7A), enquanto o paciente desloca o peso em direção ao membro de apoio (o membro que faz a abdução é o que não recebe descarga de peso). Aplica-se resistência manual à pelve no lado do membro que faz a abdução. O paciente dá um passo lateral, movendo o membro dinâmico em abdução (Fig. 10.7B), e então transfere o peso para esse membro

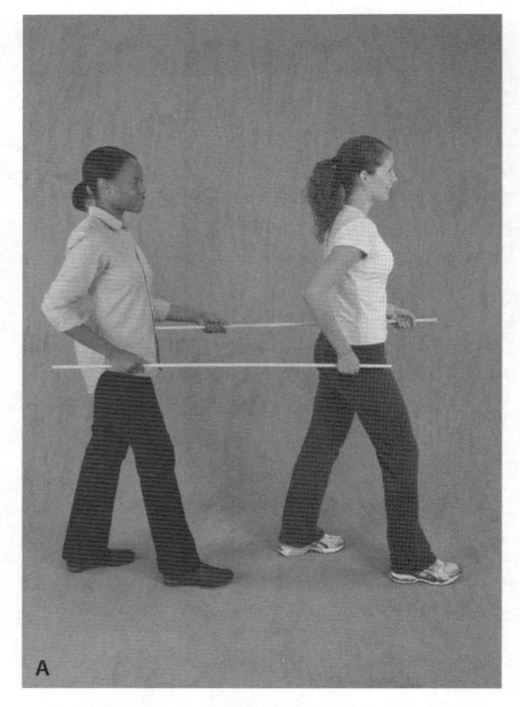

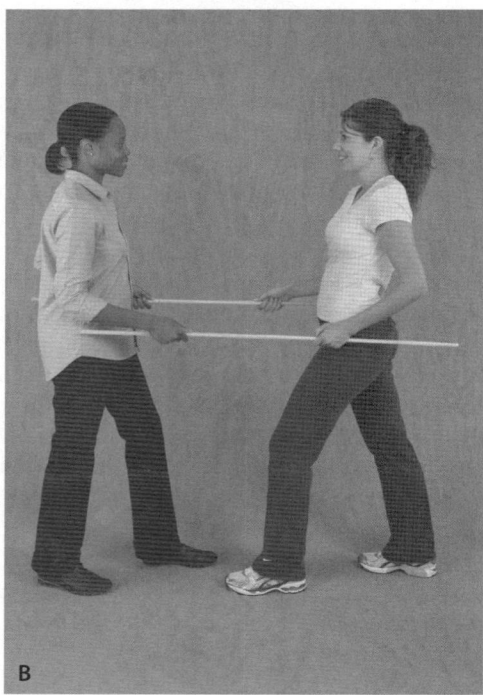

FIGURA 10.6 Pode-se usar bastões de madeira, segurados tanto pelo paciente como pelo fisioterapeuta, para promover o balanço recíproco do braço e a contrarrotação do tronco em uma progressão (A) para a frente ou (B) para trás. Isso possibilita que o fisioterapeuta ajude no sequenciamento e oriente o balanço do braço e a contrarrotação do tronco.

(Fig. 10.7C). Esse movimento é seguido pela adução do membro oposto (Fig. 10.7D). O passo lateral também pode ser praticado com o paciente e o fisioterapeuta de frente um para o outro, segurando um bastão (Fig. 10.8). Os CV

incluem *"Dê um passo para o lado, começando com a perna esquerda e, em seguida, una os pés, trazendo a perna oposta. E novamente, dê um passo para o lado; então, una os pés."*

Observação clínica: O fisioterapeuta também pode aplicar resistência durante o passo lateral ao posicionar-se no lado do apoio e segurar uma faixa elástica de resistência envolvendo a face lateral da pelve no lado que que faz a abdução.

Passo cruzado

O passo cruzado consiste em abduzir o membro dinâmico que realiza o movimento com a colocação do pé no chão, seguido pelo movimento do membro oposto para cima, cruzando o membro de apoio e passando na frente do membro que realizou o passo lateral. Deve-se enfatizar a manutenção da pelve nivelada. Repetem-se então os movimentos de modo a possibilitar uma sequência de movimento contínuo. O fisioterapeuta posiciona-se atrás do paciente. Os movimentos podem ser guiados e facilitados por meio de um CM na pelve. Pode-se então progredir, aplicando resistência (progressão resistida) com CM na pelve, na coxa ou no MI distal. Os CV incluem *"Dê um passo lateral, começando com a perna esquerda; em seguida, eleve e cruze a perna direita sobre a esquerda. E mais uma vez, dê um passo para o lado e para cima e cruze."*

Passo em trança

O paciente começa em uma posição de apoio confortável (Fig. 10.9A), com o fisioterapeuta posicionado ao lado da direção do movimento. Aplica-se um estímulo de aproximação ao MI de apoio. O paciente dá um passo lateral (Fig. 10.9B) e desloca o peso para esse membro (Fig. 10.9C). O membro oposto então faz um movimento de cruzar para a frente e para cima (Fig. 10.9D) (o MI se move no padrão de flexão, adução e rotação lateral [FLEX/ADD/RL] da facilitação neuromuscular proprioceptiva [FNP]). Essa sequência é seguida por outro passo lateral, depois um passo cruzado para trás e por trás do primeiro membro (o MI se move em um padrão de extensão, adução e rotação lateral [EXT/ADD/RL]). Os movimentos são repetidos para possibilitar uma sequência de movimento contínuo.

O passo em trança é uma sequência altamente coordenada que muitos pacientes têm dificuldade para aprender. O fisioterapeuta pode facilitar a aprendizagem ao posicionar-se na frente do paciente e exemplificar os passos desejados. Inicialmente, o paciente pode precisar de um leve apoio com ambas as mãos em uma posição plantígrada modificada (em pé com apoio). Pode-se usar uma maca terapêutica, a parte externa das barras paralelas (ou barras paralelas ovais) ou uma parede como superfície de apoio.

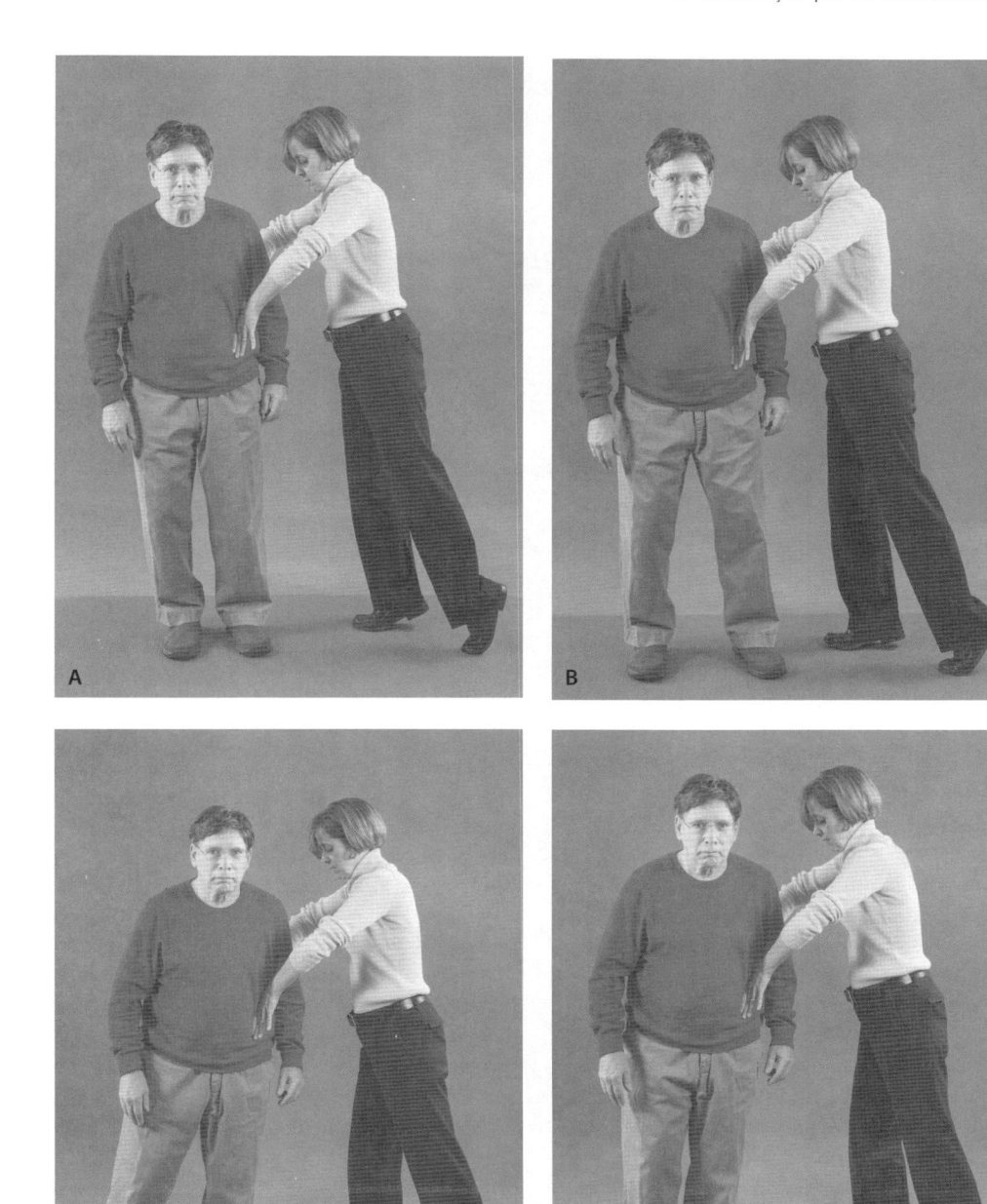

FIGURA 10.7 Deambulação, passo lateral, progressão resistida. (A) O paciente transfere o peso para o MI direito, para o início do passo lateral. (B) O paciente dá um passo para o lado, movendo o MI esquerdo em abdução. (C) O peso é então transferido para o MI esquerdo. (D) A seguir, o paciente move o MI direito para a esquerda (juntando os pés).

Alternativamente, pode-se fornecer um apoio de toque leve, fazendo com que o fisioterapeuta posicione ambas as mãos diretamente à frente, com os cotovelos flexionados e os antebraços supinados, permitindo assim que o paciente posicione suas mãos suavemente sobre as mãos do fisioterapeuta. Um bastão de madeira segurado horizontalmente pelo fisioterapeuta e pelo paciente também pode fornecer apoio (Fig. 10.10). Para essas atividades, o paciente e o fisioterapeuta ficam um de frente para o outro e se movem em uníssono. Os CV devem ser bem sincronizados para garantir uma sequência contínua de movimentos e incluem *"Dê um passo para o lado; agora, levante o MI e cruze; dê um passo para o lado; agora passe o MI por trás do outro."*

Progressão resistida

O fisioterapeuta fica atrás do paciente, em pé, levemente na lateral da direção do movimento. Quando o paciente se move para o lado no passo em trança, o fisioterapeu-

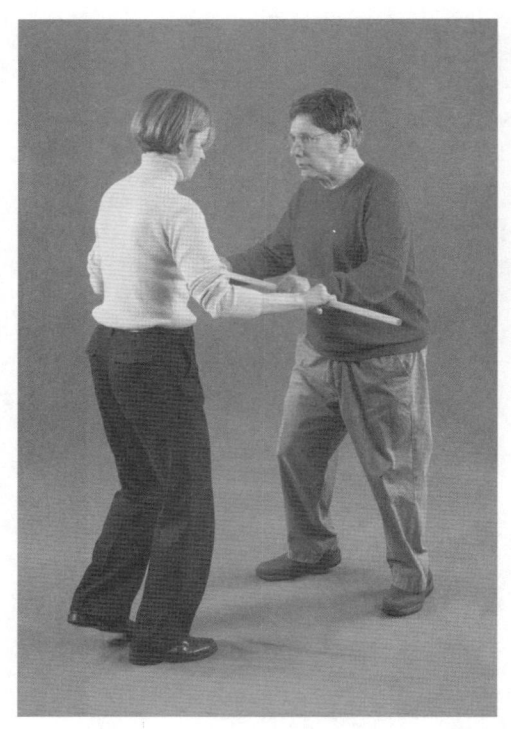

FIGURA 10.8   Passo lateral para a direita, com o paciente e a fisio-terapeuta de frente um para o outro, segurando um bastão de madeira.

ta se move na mesma sequência e momento com o paciente. O fisioterapeuta fornece resistência consistente à progressão lateral, posicionando uma mão na lateral da pelve. Alternativamente, o fisioterapeuta pode alternar a resistência entre a porção anterior da pelve, resistindo ao movimento pélvico para a frente e ao passo cruzado à frente, e a porção posterior da pelve, resistindo ao movimento pélvico para trás e ao passo cruzado atrás. A resistência deve ser apropriada (facilitatória) para incentivar a sincronia adequada dos movimentos pélvicos. Se necessário, pode-se adicionar um estímulo de estiramento rápido à pelve para facilitar o início do movimento pélvico.

Desfechos

▸ **Objetivo de controle motor:** habilidade.
▸ **Habilidade funcional obtida:** o paciente deambula de maneira independente, usando padrões de passo complexos (passo lateral, passo cruzado, passo em trança).
▸ **Indicações:** usados para facilitar a rotação da parte inferior do tronco, os padrões pélvico e de MI em combinação com o controle postural ereto e para promover estratégias de passo protetoras em prol do equilíbrio.

Observação clínica: Embora em níveis primários (iniciais) de treinamento locomotor, utiliza-se uma velocidade de marcha reduzida, a redução da velocidade remove o elemento normal do impulso presente na marcha, resultando em maiores demandas de deslocamentos laterais do peso, o

que aumenta o desafio ao equilíbrio. À medida que a velocidade da marcha aumenta, crescem também os requisitos de sincronia e controle. Em geral, indivíduos idosos demonstrarão uma velocidade de caminhada mais lenta em comparação a indivíduos mais jovens.[14,15] No entanto, o nível de redução da velocidade varia consideravelmente entre os indivíduos.[16] Esta desaceleração na velocidade de caminhada tem sido associada a múltiplos fatores. Alguns exemplos incluem mudanças na coordenação interarticular (redução na adaptabilidade do controle neuromuscular),[17] no processamento de informações[18] e na composição corporal.[19] Também está associada à atrofia e fraqueza muscular,[20,21] diminuição da acuidade sensorial,[22-24] doença subjacente (p. ex., doença cardiovascular articular degenerativa) e fatores secundários de estilo de vida, como nutrição, nível de condicionamento físico e peso corporal.

▸ Subir/descer escadas

Subir escadas envolve um padrão de passo com ultra-passagem. O paciente transfere o peso para o membro de apoio e eleva o membro dinâmico para cima, sobre o degrau de cima. O peso é então transferido para este membro à medida que ele se estende e move o corpo para cima, sobre o degrau. A atividade de quadríceps femoral e glúteos impulsiona a elevação do corpo. Uma combinação do movimento recíproco de elevação anterior da pelve no lado dinâmico e abaixamento posterior da pelve no lado do apoio é fundamental para elevar o MI sobre o degrau. Normalmente é necessário apoio do membro superior por meio de um corrimão durante o treinamento inicial de subir escadas, a fim de estabilizar o corpo. O paciente não deve usar o corrimão para puxar o corpo pelas escadas. A progressão deve ser do apoio leve para nenhum apoio de MS. Pode-se usar assistência e/ou resistência com as mãos do fisioterapeuta posicionadas na face lateral, superior e levemente anterior da pelve, como é feito durante a progressão resistida. Os CV incluem *"Alterne o deslocamento do peso sobre uma perna e suba com a outra. Agora, desloque o peso e suba, desloque o peso e suba novamente"*.

Descer escadas envolve uma transferência de peso semelhante sobre o membro de apoio, com uma contração excêntrica de extensores de quadril e de joelho para abaixar o corpo até o degrau de baixo. Deve-se observar que a mobilidade eficiente e a mobilidade controlada do abaixamento anterior da pelve no lado que desce são elementos-chave para a descida segura e eficiente do membro, sem compensações como queda da pelve, flexão excessiva de joelho no MI de apoio ou controle reduzido do MI que está descendo. O peso é então transferido para esse membro à medida que ele se estende e recebe o peso. O paciente então desloca o peso para a frente, sobre o membro que dá o passo. O fisioterapeuta deve observar e evitar a flexão ou extensão excessiva do tronco. Repete-se a sequência de modo a possibilitar o movimento em um conjunto de degraus. O treinamento inicial em descer escadas também pode envolver o uso de um corrimão, com uma progres-

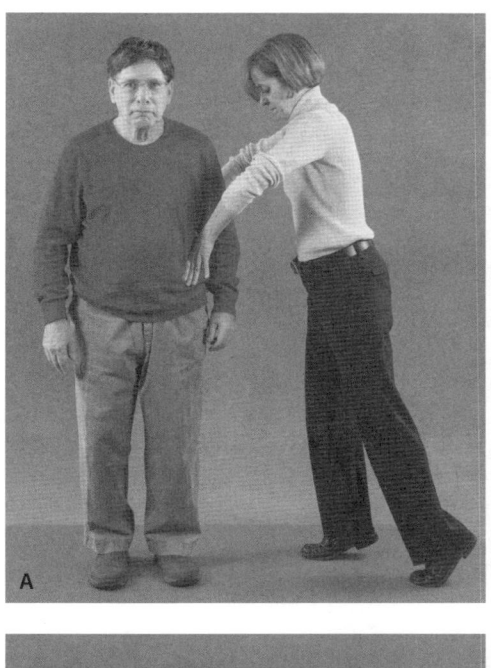
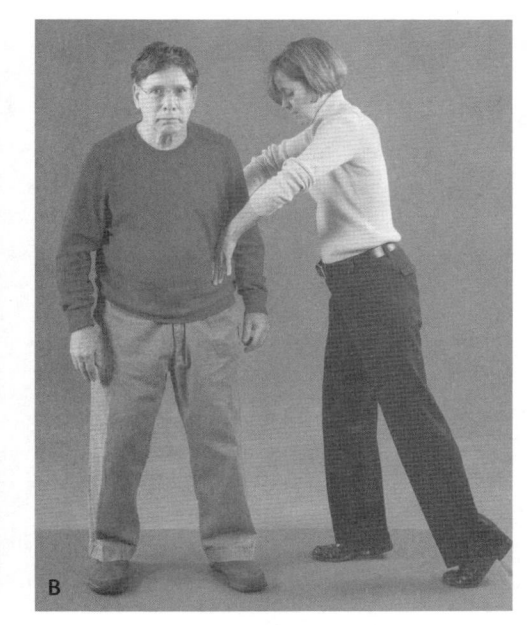
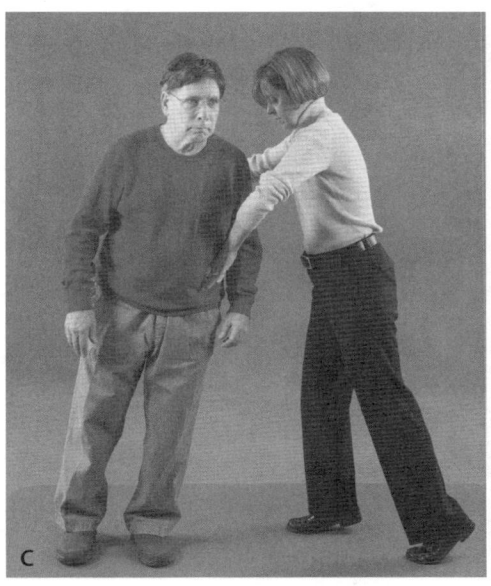
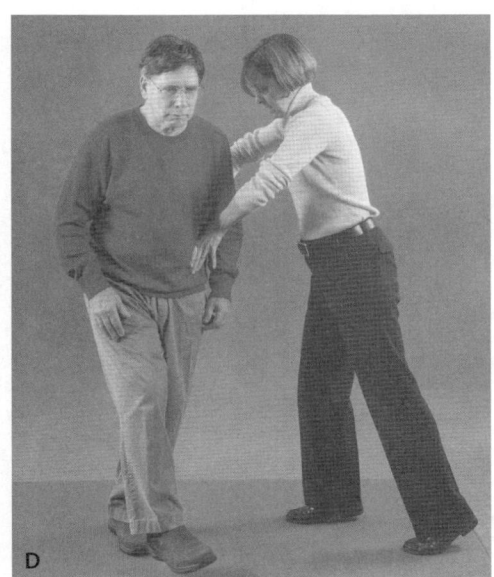

FIGURA 10.9   Deambulação, passo em trança. O paciente começa (A) em pé, em uma posição confortável e (B) dá um passo lateral para a esquerda. (C) O peso é transferido para o MI esquerdo e (D) o MI direito é então elevado e trazido sobre o membro oposto (passo cruzado). Aplica-se uma força de aproximação sobre o MI de apoio.

são de apoio leve para nenhum apoio de MS. Os CV incluem *"Alterne o deslocamento do peso sobre uma perna e a descida com a outra. Agora, desloque o peso e desça, desloque o peso e desça novamente".*

 Observação clínica:

▸ Garanta a segurança do paciente e do fisioterapeuta durante as atividades de subir escadas. Deve-se utilizar técnicas de proteção adequadas durante a facilitação e a prática da atividade.

▸ Atividades preparatórias importantes para subir escadas incluem a ponte, as transferências de sentado para em pé,

as transições entre a posição ajoelhada e a posição sentada sobre os calcanhares, os agachamentos parciais, o passo alto e as atividades de passo.

▸ Inicialmente, pode-se praticar dar passos para cima e para baixo usando um degrau baixo (10 cm) colocado na frente do paciente, com progressão para degraus mais altos e, por fim, para um degrau de altura normal (18 cm) (Fig. 10.11). Pequenos degraus adicionáveis para treinamento aeróbico disponíveis comercialmente são eficazes para esse fim. Esta atividade requer deslocamentos de peso sobre o membro de apoio para liberar o membro dinâmico para ser posicionado no degrau. O fisioterapeuta fornece assistência conforme necessário. Pode ser preciso assistência com os deslocamentos de peso e a elevação do MI, que pode ser

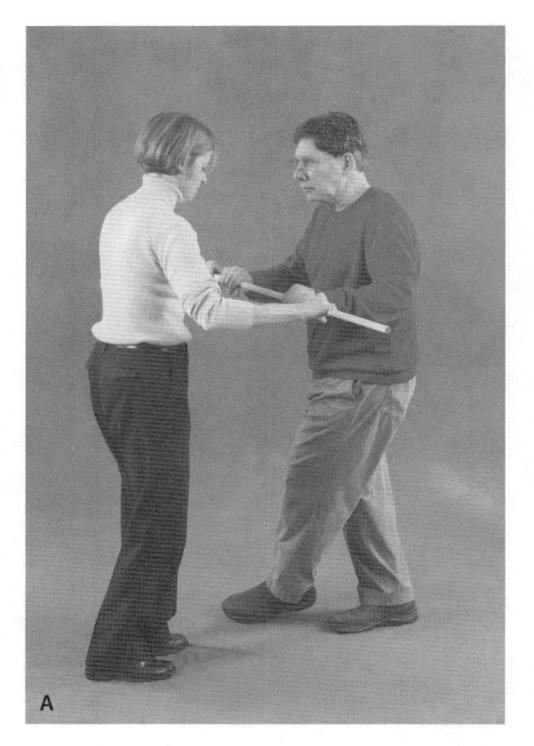

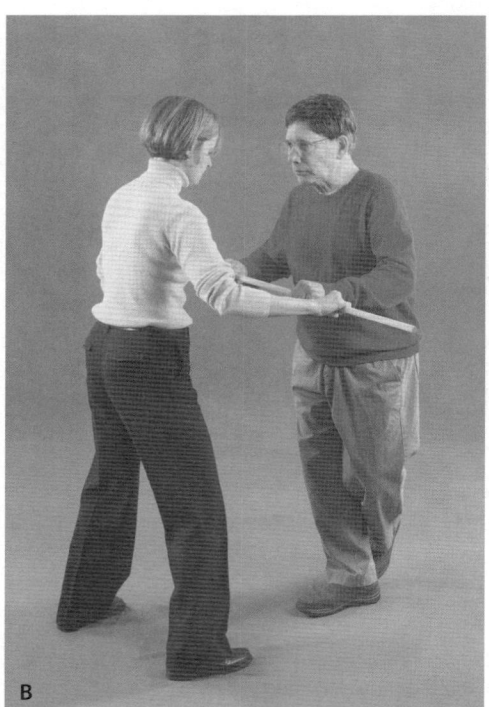

FIGURA 10.10   Deambulação, passo em trança. Pode-se fornecer apoio usando um bastão de madeira segurado horizontalmente pelo paciente e pelo fisioterapeuta. O paciente e a fisioterapeuta ficam de frente um para o outro e se movem juntos para um dos lados. *Não mostrado:* a atividade começa em uma posição em pé confortável. O paciente alterna entre pisar (A) anteriormente, à frente do pé oposto e (B) posteriormente, atrás do pé oposto.

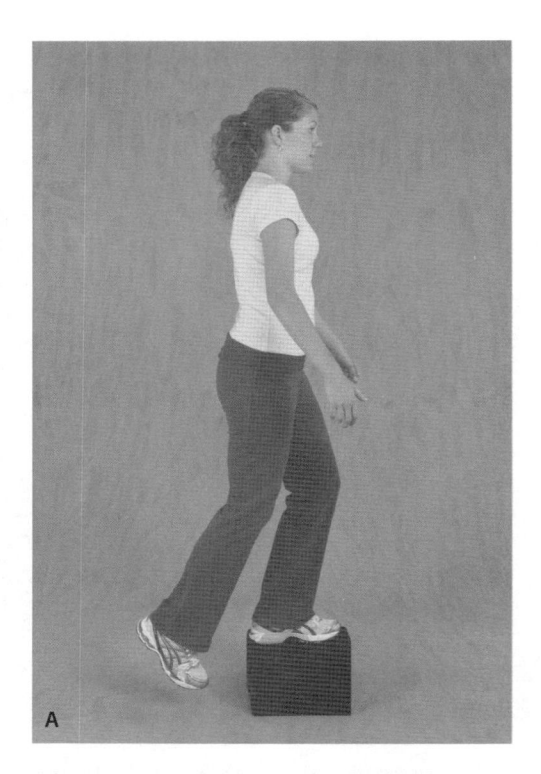

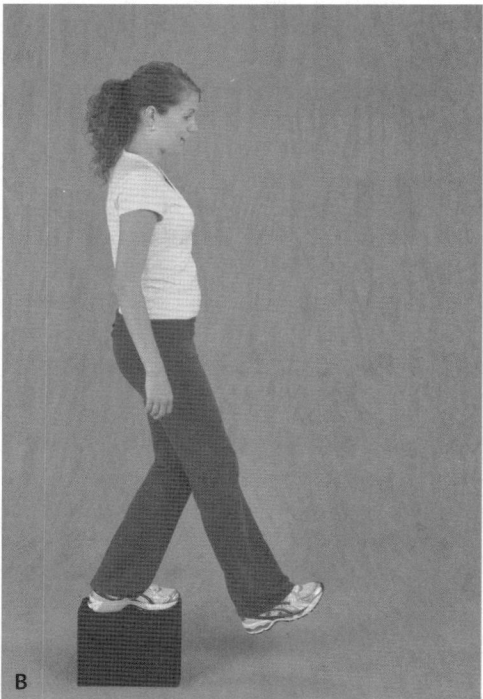

FIGURA 10.11   Subir e descer degraus. A prática inicial de preparação para subir escadas pode ser realizada por meio de um degrau colocado diretamente na frente da paciente. *Não mostrado:* na posição inicial, a paciente está em pé, em uma posição confortável. (A) A paciente transfere o peso lateralmente, sobre o membro de apoio, e coloca o membro esquerdo dinâmico no degrau. O membro direito então sobe o degrau. *Não mostrado:* agora os dois pés estão posicionados no degrau. (B) A paciente volta a transferir o peso em direção ao membro de apoio e desce, seguido pelo MI direito. Urna progressão é subir e descer sem o intervalo de duplo apoio (ou seja, sem que os dois pés fiquem no degrau ao mesmo tempo).

fornecida por meio de CM sobre a pelve ou o MI do paciente, respectivamente.

▸ Durante a prática de subir e descer degraus, inicialmente pode ser útil fazer com que o paciente entrelace as mãos com flexão de ombro e extensão de cotovelo para facilitar a transferência de peso para a frente (esse posicionamento também é eficaz para inibir a espasticidade de MS). O paciente pode precisar de assistência durante o deslocamento de peso para a frente no degrau. O fisioterapeuta pode guiar o deslocamento de peso para a frente e auxiliar na extensão de joelho por meio de um CM diretamente sobre a parte inferior da coxa e pressionar para baixo, sobre o quadríceps femoral. Durante a descida, o fisioterapeuta pode orientar o posicionamento correto do pé e novamente fornecer estimulação sobre o quadríceps femoral.

Desfechos

▸ **Objetivo de controle motor:** habilidade.
▸ **Habilidades funcionais obtidas:** o paciente sobe e desce escadas de maneira independente e transpõe meios-fios na comunidade.
▸ **Indicações:** prejuízo na capacidade de transferir peso para o membro de apoio e simultaneamente elevar o membro dinâmico oposto para cima, sobre um degrau; incapacidade de subir/descer escadas.

Observação clínica: A fraqueza acentuada dos extensores de quadril e de joelho e dos flexores plantares de tornozelo pode impossibilitar a subida de escadas até que sejam obtidos ganhos adequados de força muscular. A diminuição na mobilidade pélvica e na mobilidade controlada podem limitar significativamente a capacidade de subir ou descer escadas de maneira eficiente.

Estratégias para variar as demandas das tarefas locomotoras

A locomoção é uma atividade postural automática. O controle neural origina-se de centros subcorticais e espinais (geradores de padrão espinal). O cerebelo e o córtex adaptam a locomoção às demandas de tarefas específicas, mudanças ambientais e padrões motores corretos. As estratégias de intervenção locomotora de estágios mais avançados que usam distratores, como conversar enquanto deambula ou atividades de dupla-tarefa, podem fornecer a confirmação de um nível crescente de controle autônomo.

A variação nas demandas das tarefas locomotoras também é fundamental para estabelecer adaptabilidade e *resistência à mudança contextual*. Isso se refere à capacidade do paciente de manter a mesma qualidade de habilidades locomotoras com variações nas tarefas ou em ambientes novos ou alterados. Por exemplo, um paciente que aprendeu uma nova habilidade locomotora em um ambiente (p. ex., deambular em superfícies internas niveladas com uma bengala) pode aplicar essa mesma habilidade em diferentes contextos ambientais (p. ex., deambular em um shopping ou em ambientes externos). Como a aprendizagem é específica à tarefa e ao ambiente, a prática deve incluir altos níveis de variação nas demandas de tarefas e nos ambientes nos quais elas são praticadas. Seguem exemplos de estratégias para variar as demandas das tarefas locomotoras; exemplos adicionais são apresentados no Quadro 10.3. O Quadro 10.4 oferece exemplos de estratégias para variar as demandas ambientais. De modo ideal, o paciente deve demonstrar controle adequado dos componentes da marcha e habilidade locomotora adequada antes de progredir para essas atividades. No entanto, um paciente pode precisar progredir para tarefas e demandas ambientais variadas apesar das limitações residuais na marcha, porque essas atividades são essenciais para a vida diária e a segurança durante a locomoção. Deve-se usar técnicas de proteção adequadas ao introduzir os desafios descritos a seguir, pois eles podem resultar inicialmente em perda do equilíbrio.

▸ Pratique deambular com comandos para realizar movimentos de cabeça, como *"Olhe para a direita", "Olhe para a esquerda", "Olhe para cima"* e *"Olhe para baixo"* (Fig. 10.12).
▸ Pratique deambular com comandos para mudar de velocidade, como *"Ande devagar"* e *"Ande rápido"*.
▸ Pratique deambular com comandos para mudar de direção e parar e retomar o movimento bruscamente, como *"Vire à direita", "Vire à esquerda", "Gire 360°", "Pare"* e *"Ande novamente"*.
▸ Pratique deambular com um dispositivo de estimulação externo, como um metrônomo, ou tocador de música pessoal, usando uma música de marcha para aumentar a velocidade e melhorar o ritmo.
▸ Pratique deambular em superfícies internas variadas, como azulejos, pisos de madeira e carpetes; pode-se aumentar a dificuldade fazendo o paciente subir e descer de discos infláveis ou almofadas de espuma estrategicamente colocadas no chão (Fig. 10.13).
▸ Pratique deambular ao longo de uma pista de obstáculos, sobre e ao redor de obstáculos (Fig. 10.14), ou sobre uma grade desenhada no chão para melhorar a colocação dos pés.
▸ Pratique atividades de dupla-tarefa, como caminhar:
  – Enquanto conversa (teste *Walkie-Talkie*) ou realiza uma tarefa cognitiva (p. ex., contar de trás para a frente, de sete em sete, a partir do 100).
  – Segurando uma bola e movendo-a de um lado para o outro com os braços estendidos (Fig. 10.15).
  – Segurando uma bandeja ou carregando uma sacola ou cesto de roupa suja.
  – Enquanto pega e arremessa uma bola com peso leve ou mantém um balão no ar, rebatendo-o.
  – Enquanto quica uma bola.
  – Enquanto empurra e puxa cargas (p. ex., um carrinho de supermercado).
  – Atravessando portas e abrindo e fechando portas.
  – Parando para pegar um objeto do chão.

QUADRO 10.3 Estratégias para variar as demandas das tarefas locomotoras

Alinhamento postural ereto
- Pratique a deambulação com a postura ereta; o fisioterapeuta auxilia o paciente na postura vertical do tronco por meio de comandos manuais e verbais, como *"Olhe para cima e fique ereto".*
- Use bastões longos ou um colete de suporte de peso corporal para promover o alinhamento vertical e reduzir o apoio de MS, a anteriorização de cabeça e a posição flexionada do tronco (comuns em caso de uso de um dispositivo de assistência, como um andador).
- Progrida o apoio de MS fornecido pelo dispositivo de assistência para um leve toque de apoio, depois para o uso de um bastão ou parede para apoio conforme necessário e, por fim, nenhum apoio.

Posicionamento do pé/retirada dos dedos do pé
- Pratique o contato inicial do calcanhar usando CV como *"Dê um passo, apoiando primeiro o calcanhar no chão."*
- Pratique o passo alto, marchando sem sair do lugar, e então pratique a deambulação com passos altos acompanhada de música de marcha.
- Pratique deambular com passos uniformes, usando pegadas marcadas no chão.
- Pratique aumentar o comprimento do passo e/ou a largura do passo, usando pegadas ou uma grade desenhada no chão.
- Pratique deambular com uma BDA alterada; progrida de uma base ampla (de 20 a 30 cm de distância) para uma base estreita (5 cm de distância) para a posição em *tandem* (calcanhar-dedos do pé).
- Pratique a marcha sem ultrapassagem (ou seja, dê um longo passo com um membro e traga o membro oposto, alinhando-o com o primeiro membro).
- Pratique deambular em uma linha de 8 cm de largura colada no chão, em um meio-rolo de espuma, ou em uma trave de equilíbrio baixa.

Apoio unipodal e bipodal
- Pratique deslocamentos de peso lateral e diagonal controlados.
- Combine os deslocamentos de peso diagonais com os movimentos pélvicos ao dar passos para a frente e para trás.

Progressão para a frente e impulsão
- Pratique a elevação na ponta dos dedos na posição de apoio; progrida para a marcha sobre os calcanhares.
- Pratique a elevação sobre os calcanhares na posição de apoio; progrida para a marcha na ponta dos pés.
- Pratique a impulsão forçada mediante comando verbal durante a caminhada.
- Pratique a alternância entre a marcha sobre os calcanhares e a marcha na ponta dos pés (ou seja, dê uma determinada quantidade de passos sobre os calcanhares e depois a mesma quantidade na ponta dos pés).

Deambulação contra a resistência
- Pratique deambular contra a resistência manual de uma progressão resistida.
- Pratique deambular contra a resistência de uma faixa elástica colocada ao redor da pelve.
- Pratique deambular em uma piscina (ambiente de apoio inicial ideal para pacientes com ataxia).

Contrarrotação do tronco e balanço do braço
- Pratique deambular com balanços de braço exagerados.
- Pratique deambular com bastões de madeira dispostos horizontalmente e segurados pelo fisioterapeuta e pelo paciente.

Deambulação lateral
- Pratique deambular dando passos laterais com progressão resistida (resistência manual e de faixas elásticas).
- Pratique deambular dando passos cruzados e passos laterais.
- Pratique deambular dando passos em trança.

Deambulação de costas
- Pratique deambular de costas (andar para trás).
- Pratique dar grandes passos para trás (flexão exagerada de joelho em combinação com extensão de quadril).

Subir/descer degraus
- Pratique subir e descer degraus; varie a altura do degrau, progredindo de uma altura baixa (10 cm) para alta (20 cm).
- Pratique subir degraus de lado.
- Pratique subir degraus de frente.
- Pratique subir e descer de superfícies variadas (p. ex., almofada de espuma, meio-rolo de espuma, disco inflável, BOSU® Balance Trainer).

Parar, iniciar e virar mediante comando
- Pratique parar e retomar abruptamente mediante comando verbal.
- Pratique virar mediante comando verbal, progredindo de um quarto de volta para meia volta, e então para uma volta completa; progrida virar a partir de uma base alargada para uma base estreita.
- Pratique giros em forma de "oito".

***Input* visual**
- Pratique deambular, alternando entre olhos abertos (OA) e olhos fechados (OF); três passos com OA e, em seguida, três passos com OF.

(continua)

QUADRO 10.3   Estratégias para variar as demandas das tarefas locomotoras *(continuação)*

Movimentos de cabeça

- Pratique deambular com movimentos alternados da cabeça; alterne entre dar três passos com a cabeça virada para a direita e depois três passos com a cabeça virada para a esquerda.
- Pratique deambular com movimentos variados de cabeça mediante CV, como *"Olhe para a direita", "Olhe para a esquerda", "Olhe para baixo"* e *"Olhe para cima".*
- Pratique deambular com movimentos diagonais da cabeça mediante CV, como *"Olhe por cima do ombro direito"* e *"Olhe para baixo em direção ao quadril esquerdo".*

Deambulação cronometrada, velocidade crescente e ritmo locomotor

- Pratique deambular em uma velocidade confortável e, em seguida, aumente a velocidade para deambular rápido.
- Use dicas de ritmo para variar a velocidade, como *"Ande devagar"* e *"Ande rápido".*
- Use um metrônomo ou música agitada para aumentar a velocidade e melhorar o ritmo locomotor.
- Pratique alternar tiros curtos de caminhada rápida (mediante comando verbal) com caminhada a uma velocidade confortável.

Duração da deambulação

- Progrida para distâncias maiores com menos intervalos de descanso.

Deambulação com dupla-tarefa

- Ande e fale.
- Ande e conte de três em três.
- Ande e quique ou jogue uma bola ou carregue uma bandeja.

Respostas compensatórias a perturbações inesperadas

- Mude a velocidade da esteira elétrica, ou pare e reinicie a esteira enquanto o paciente estiver deambulando sobre ela.
- Pratique a progressão resistida para a frente por meio de uma faixa elástica de resistência com liberação inesperada da resistência.
- Pratique a deambulação enquanto se recupera de pequenas perturbações externas aplicadas manualmente.

QUADRO 10.4   Estratégias para variar as demandas ambientais

Superfícies de caminhada

- Pratique deambular em uma variedade de superfícies, em ambientes internos e externos.
  - Superfícies internas: azulejo, linóleo, carpete baixo e alto, piso de madeira e laminado.
  - Superfícies externas: calçadas, concreto, cascalho, asfalto e terrenos gramados.

Subir escadas

- Pratique subir escadas com uso de um corrimão; progrida para subir escadas sem o uso de um corrimão.
- Pratique subir escadas, subindo um degrau de cada vez; progrida para subir um degrau com cada pé; altere os requisitos de altura do degrau e quantidade de degraus.

Obstáculos

- Pratique deambular, evitando ou lidando com obstáculos no ambiente, como os seguintes:
  - Deambule sobre e ao redor de uma pista de obstáculos estática criada com objetos de diferentes alturas e larguras (p. ex., escada de três degraus, cadeira, latas, régua, cones empilháveis, livros e assim por diante); altere os requisitos para a retirada do pé, o comprimento do passo, o tempo do passo e a velocidade de deambulação.
  - Deambule com obstáculos dinâmicos (em movimento) no caminho (p. ex., porta giratória, elevador ou escada rolante).
  - Deambule por percursos variados (p. ex., mudando o ambiente).
  - Deambule com dois indivíduos utilizando a mesma pista de obstáculos (evitando colisões).

Declives ou rampas

- Pratique deambular em rampas e declives de diferentes alturas.
  - Inclinação gradual: usando degraus menores.
  - Inclinação acentuada: degraus menores usando um padrão diagonal em zigue-zague (o comprimento do passo diminui com o aumento da inclinação).
- Os requisitos para deslocar-se em declives ou rampas incluem os seguintes:
  - A descida está associada a um aumento na flexão de joelho (apoio) e incremento dos movimentos de tornozelo e de quadril (balanço); durante a descida, os momentos de pico e de maior potência exigem maior esforço dos joelhos.
  - A subida está associada a uma diminuição na velocidade, cadência e comprimento do passo.

Ambientes abertos

- Pratique deambular em ambientes comunitários, abertos e movimentados (p. ex., um corredor movimentado, o saguão de um hospital, um shopping ou mercado).
- Pratique encontrar soluções para problemas funcionais da vida real, como os seguintes:
  - Empurrar ou puxar portas abertas.
  - Empurrar um carrinho de mercado.
  - Transferências no carro: entrar e sair de um carro.
  - Entrar e sair de um ônibus ou outro veículo de transporte público.
  - Carregar uma sacola de compras.

(continua)

QUADRO 10.4 Estratégias para variar as demandas ambientais *(continuação)*

• Pratique deambular e percorrer rotas e lugares desconhecidos.
• Pratique subir e descer meios-fios.

Requisitos de tempo
• Pratique deambular com requisitos de tempo previstos, como os seguintes:
  – Atravessar uma rua em um semáforo.
  – Entrar e sair de passarelas com esteiras rolantes.
  – Entrar e sair de uma escada rolante.
  – Passar por portas giratórias automáticas.

Condições visuais
• Pratique deambular em condições visuais variadas, como as seguintes:
  – Iluminação total com progressão para iluminação reduzida e baixa.
  – Com óculos escuros para alterar as condições visuais.
  – Condições de iluminação variadas (p. ex., iluminação externa para iluminação interna).

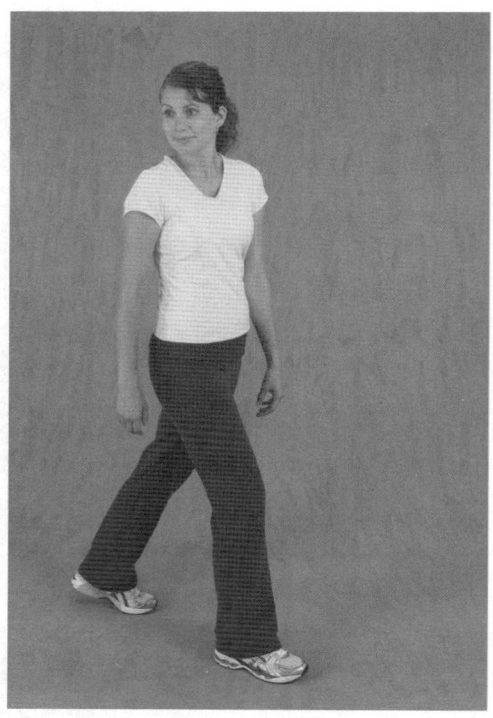

FIGURA 10.12 Deambular virando a cabeça para a esquerda e para a direita mediante CV (neste exemplo, a cabeça está virada para a direita). Uma variação é pedir à paciente que olhe para cima e para baixo enquanto deambula.

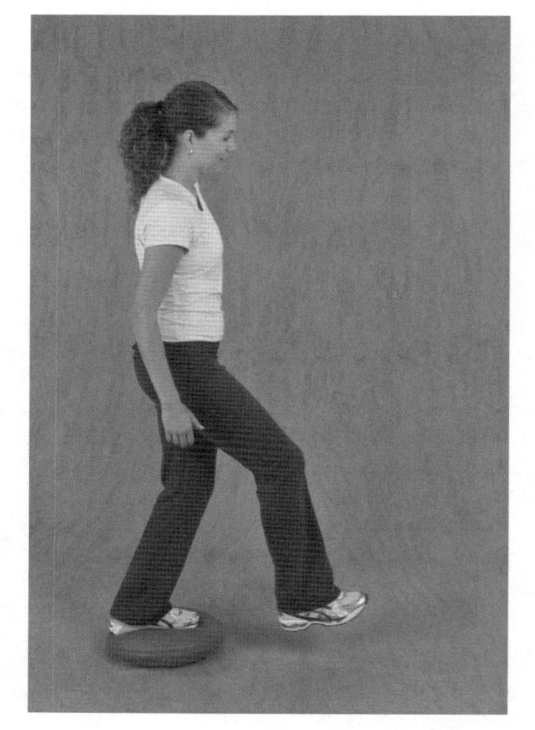

FIGURA 10.13 Pode-se alterar a superfície de deambulação pela colocação tática de discos infláveis no chão. A paciente sobe no disco com um membro e usa o membro oposto para ir além do disco e tocar o chão.

– Por distâncias maiores que simulem distâncias da comunidade (p. ex., 350 m) ou por períodos mais longos que simulem os necessários para atravessar em uma faixa de pedestres (p. ex., aproximadamente 0,8 m/s para uma faixa de pedestre de 12 m).
– Ao ar livre sob diferentes condições (p. ex., terreno, iluminação e clima) ou em ambientes movimentados e barulhentos (p. ex., corredores movimentados ou entradas de clínicas e shoppings).
– Enquanto pratica estratégias de recuperação, como parar e retomar a deambulação em uma esteira.

Observação clínica: Aumenta-se consideravelmente o nível de dificuldade da tarefa pela adição de uma segunda tarefa (atividade de dupla-tarefa). Inicialmente, essas atividades requerem monitoramento cognitivo constante e podem ser mentalmente fatigantes e propensas a erros quando o paciente se distrai. Para começar, um ambiente fechado é mais eficaz. O paciente deve ser cauteloso durante a introdução de tarefas locomotoras dinâmicas novas ou inovadoras; um cinto de marcha (proteção) ou um cinto de segurança podem ser necessários para garantir a segurança do paciente. Mais

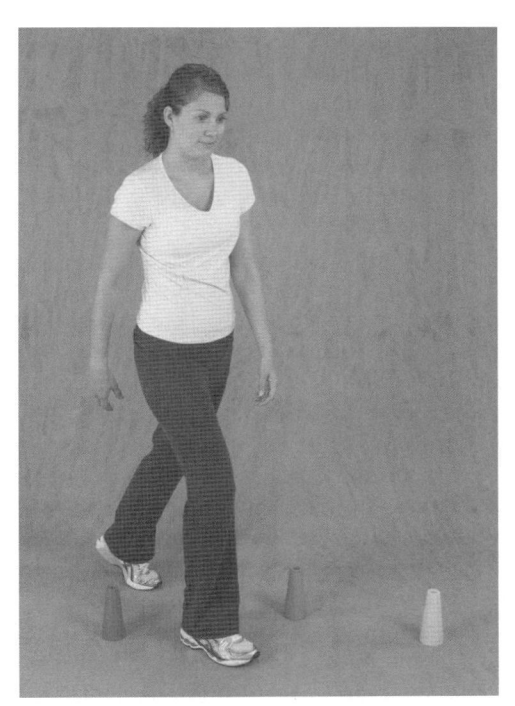

FIGURA 10.14 Desviar de obstáculos colocados no chão. É possível montar uma pista de obstáculos usando diversos objetos comuns. Neste exemplo, a pista foi criada usando cones empilháveis.

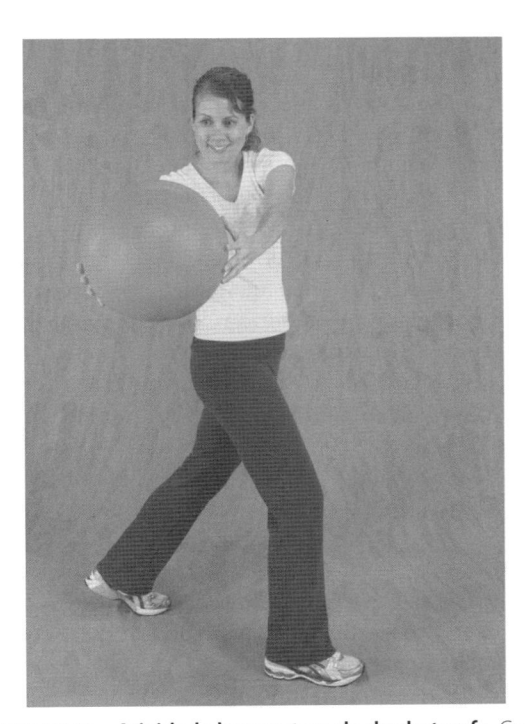

FIGURA 10.15 Atividade locomotora de dupla-tarefa. Com os ombros flexionados em aproximadamente 90° e os cotovelos estendidos, a paciente move a bola de um lado para o outro enquanto deambula.

importante: a observação cuidadosa das precauções de segurança irá melhorar a confiança do paciente e a confiança na capacidade do fisioterapeuta de fornecer um tratamento seguro.

Treinamento com suporte de peso corporal e esteira

O uso de um sistema que combina suporte de peso corporal (SPC) e esteira com a orientação verbal e manual do fisioterapeuta é uma intervenção importante para melhorar as habilidades locomotoras. A quantidade desejada de peso corporal é suportada por um colete de sustentação para o tronco usado pelo paciente, que está ligado a um sistema de suspensão acima da cabeça; a base do sistema (rodízios com trava) possibilita o posicionamento da unidade sobre uma esteira (Fig. 10.16). A unidade pode então ser afastada da esteira para progressão à locomoção em solo. Como estratégia de segurança, o sistema de suspensão também pode ser usado sem efetivamente suportar o peso corporal (o paciente suporta todo o peso do corpo). Isso proporciona um ambiente seguro e eficaz para que o paciente e o fisioterapeuta se concentrem em melhorar as habilidades locomotoras e seus componentes sem precisar dedicar atenção à prevenção de quedas.

A capacidade de facilitar a locomoção automática usando práticas intensivas orientadas à tarefa é exclusiva do uso combinado do SPC com uma esteira. O controle neural da locomoção surge de centros subcorticais e espinais (geradores de padrão espinal). Como tal, padrões locomotores recíprocos podem ser produzidos ao nível da medula espinal na ausência de *input* supraespinal.[25] Esse é um

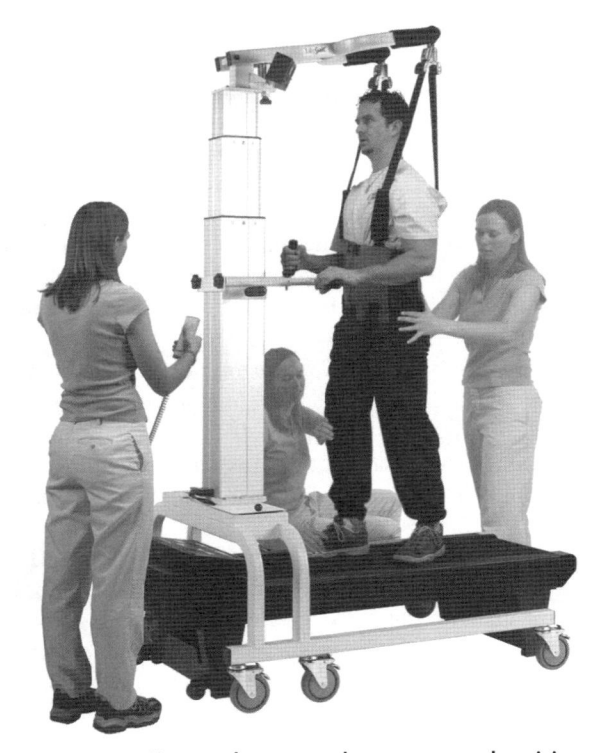

FIGURA 10.16 Sistema de suporte de peso corporal posicionado sobre uma esteira ergométrica. Conforme o paciente progride, o sistema de suporte é afastado da base da plataforma para o treinamento locomotor no solo. (Cortesia de Mobility Research, Tempe, AZ 85281.)

princípio central que apoia o uso dessa abordagem. A velocidade constante da esteira (velocidade de deambulação controlada) fornece *inputs* rítmicos que ajudam a restabelecer ou reforçar padrões locomotores coordenados e recíprocos de MI.

De importância crítica para desfechos bem-sucedidos precocemente é o papel *prático* do fisioterapeuta e assistente de fisioterapia (instrutores). O sistema de SPC com esteira possibilita acesso aos quadris, à pelve e aos MI do paciente a fim de assistir manualmente, fornecer *inputs* sensoriais, guiar ou ajustar o ritmo locomotor, o posicionamento dos membros, os deslocamentos de peso e a simetria. Os movimentos guiados são coordenados de modo a simular uma marcha normal e garantir que a postura ereta e o equilíbrio sejam mantidos. Os *inputs* sensoriais (p. ex., proprioceptores articulares de quadril, joelho e tornozelo; receptores de pressão do pé) dos movimentos de membro manualmente assistidos e adequadamente sincronizados promovem a recuperação induzida pela função.[25,26] Esses *inputs* sensoriais fornecem **facilitação** e **inibição** em nível medular do conjunto de neurônios motores extensores-flexores no momento adequado do ciclo de marcha.[27]

Estratégias de manejo

Um corpo significativo de literatura forneceu as seguintes diretrizes gerais para o uso do treinamento locomotor com SBP e esteira.[25,27-38]

▸ As faixas ajustáveis são fixadas a um sistema de suspensão de SPC acima da cabeça (ver Fig. 10.16). A unidade de SPC é posicionada sobre uma esteira, fornecendo acesso do instrutor ao tronco/à pelve, aos quadris, joelhos e ao tornozelo/pé. Se o comprometimento do paciente for bilateral, os instrutores precisarão ser posicionados nos dois lados da esteira.

▸ O sistema de SPC suporta uma parte do peso corporal do paciente (p. ex., começando com 40% com progressões para 30%, 20%, 10% e, então, nenhum SPC). Diminuir a quantidade de peso corporal suportado é uma medida de progressão importante.

▸ Aumentar a *velocidade* da esteira é outra medida de progressão importante. Inicialmente, usam-se velocidades lentas na esteira (p. ex., 0,23 m/s); a seguir, a velocidade é gradualmente aumentada à medida que as habilidades locomotoras do paciente melhoram (p. ex., para 0,42 m/s).

▸ As recomendações do tempo total de treinamento locomotor variam de 30 a 60 minutos, com intervalos de descanso no meio do período. Aumenta-se gradualmente a duração. Em média, o treinamento do paciente é intenso (p. ex., 5 dias por semana, por 6 a 12 semanas). Contudo, em caso de comprometimento grave, as sessões iniciais de treinamento podem ser tão curtas quanto 3 minutos, com intervalos de descanso de 5 minutos.[35]

▸ Depois de iniciar o treinamento locomotor, os instrutores fornecem assistência manual para normalizar a marcha. Em caso de comprometimento unilateral, por exemplo, um instrutor pode fornecer assistência para o posicionamento do pé, enquanto outro instrutor auxilia no tronco e na pelve, para promover a postura ereta e a rotação pélvica. Na presença de fraqueza muscular, equilíbrio deficiente ou outras deficiências, o fisioterapeuta deve determinar se as estratégias de marcha do paciente são eficazes, quais elementos são consistentes com a tarefa de deambular e devem ser promovidos, e quais elementos são inconsistentes e precisam ser modificados ou eliminados. Diminuir a quantidade de *assistência manual* fornecida é outra medida de progressão importante.

▸ Estabelecem-se os parâmetros para a porcentagem de peso corporal suportado, a velocidade da esteira, a duração das sessões de treinamento e dos intervalos de descanso, e a quantidade e localização da assistência manual. No planejamento dos parâmetros de tratamento, consideram-se as seguintes diretrizes:

- Deve-se maximizar a descarga de peso em MI, enquanto minimiza-se o apoio de MS.
- Deve-se otimizar os comandos e *inputs* sensoriais via técnicas de manuseio apropriadas, para garantir o padrão de passo desejado ou mais favorável (assistido pelos instrutores).
- Deve-se promover a cinemática normal da marcha, com ênfase nos movimentos do tronco, da pelve e dos membros.
- Deve-se maximizar a recuperação da função e minimizar ou eliminar movimentos compensatórios.
- Deve-se limitar a assistência manual à essencial para realizar o movimento desejado.
- À medida que os padrões recíprocos de movimento começam a se desenvolver, o treinamento locomotor progride, reduzindo a quantidade de peso corporal suportado, aumentando a velocidade da esteira e reduzindo a quantidade de orientação manual. A progressão continua até que o paciente esteja deambulando, suportando independentemente o peso corporal total a uma velocidade de 0,44 m/s.[35]
- O treinamento locomotor com SPC é continuado ao progredir para a marcha em solo. Quando as rodas do equipamento são destravadas, a unidade de SPC torna-se móvel e pode ser afastada da esteira para uso no solo. A eliminação dos *inputs* rítmicos fornecidos pelo estado estacionário da esteira faz com que a velocidade da deambulação em solo seja inicialmente reduzida. A unidade é movida manualmente pelos instrutores para acompanhar a progressão para a frente do paciente. Pode-se introduzir o uso de um dispositivo de assistência durante a deambulação em solo com o SPC. Continuam sendo usados os mesmos parâmetros para monitorar o progresso: quantidade de peso corporal suportado, velocidade e assistência manual.
- O paciente progride para a deambulação em solo sem SPC e sem um dispositivo de assistência. A ve-

locidade de deambulação desejada varia de acordo com as demandas do ambiente com o qual o paciente estará lidando. Por exemplo, as velocidades funcionais necessárias para a deambulação na comunidade são em média de 1,3 m/s em uma população normal e saudável.[39]

O Apêndice 10B apresenta uma visão geral do treinamento locomotor apropriado para pacientes com lesão medular (LM); as informações fornecem o referencial para o Estudo de caso 3.

Treinamento de marcha convencional *versus* com suporte de peso corporal e esteira

Embora as estratégias de intervenção sejam diferentes, o treinamento convencional de marcha e o SPC com esteira compartilham princípios em comum. Ambos são orientados à tarefa (à tarefa específica de locomoção), direcionados ao objetivo, moldados e progredidos ao máximo dentro das capacidades do paciente, e requerem prática repetida.[13] Eles compartilham o objetivo comum de alcançar a função locomotora ótima para o paciente específico.

Desenvolver um PDC apropriado para tratar a disfunção locomotora requer a consideração de múltiplos ambientes (p. ex., barras paralelas, dispositivos de assistência, SPC com esteira, progressões em solo, lidar com fatores da comunidade). A seleção do ambiente ideal, juntamente com intervenções complementares (p. ex., fortalecimento, atividades de equilíbrio, treinamento de transferências), é baseada no diagnóstico e estado de saúde do paciente, no estado cognitivo, nas deficiências e na capacidade de carga de peso do paciente.[13]

Robótica

Uma área de pesquisa que apresenta potencial para reduzir os requisitos de profissionais de saúde para o treinamento de SPC com esteira é o treinamento de SPC com esteira assistido por robôs (Fig. 10.17). Essa abordagem incorpora uma órtese de marcha controlada por computador (motorizada), que fornece controle passivo de articulações individuais e estabilização durante o passo na esteira. Esses dispositivos exoesqueléticos são presos aos MI do paciente e fornecem movimentos de passo recíprocos e controlados de modo a se aproximar da cinemática normal da marcha.[40-45]

Medidas de desfecho

As medidas de desfecho fornecem evidências importantes sobre a eficácia das intervenções destinadas a melhorar a marcha e as habilidades locomotoras. Duas categorias de medidas comumente usadas incluem os testes baseados no tempo e na distância. Testes de caminhada cronometrados, como o *Teste de caminhada de 2, 6 e 12*

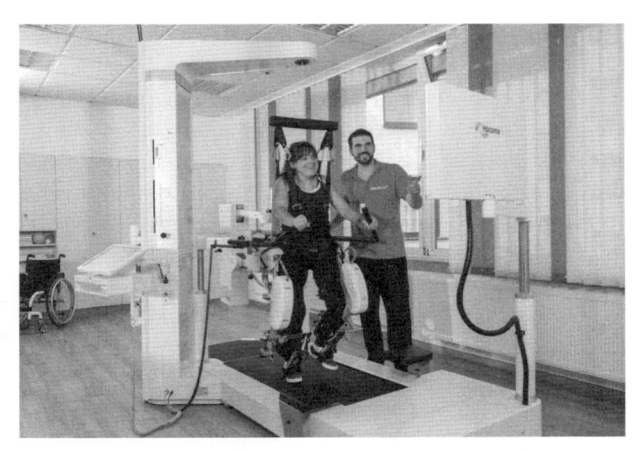

FIGURA 10.17 A Lokomat é uma órtese de marcha motorizada que fornece movimento passivo e estabilização dos MI durante o treinamento de SPC e esteira. (Cortesia de Hocoma AG, Inc., Zurique, Suíça.)

minutos (12MWT) exigem que o paciente caminhe por uma determinada quantidade de minutos, e registra-se a distância total percorrida.[46-52] Medidas com base na distância, como o *Teste de caminhada de 10 m (10MWT)* e o *Teste de caminhada de 50 pés (50FTWT)*, exigem que o indivíduo caminhe uma quantidade específica de metros enquanto o tempo está sendo cronometrado, para que possa se calcular a velocidade do indivíduo.[53-55]

O *Timed Up and Go* (TUG) mede o tempo necessário para se levantar de uma cadeira, deambular por 3 m, virar, deambular de volta para a cadeira e sentar-se. Durante o teste, o indivíduo usa calçado regular e usa qualquer dispositivo de assistência que é normalmente utilizado.[56-59]

A *Medida de Independência Funcional-Locomotor (FIM-L)* é uma subescala da Medida de Independência Funcional (FIM), que utiliza uma escala de sete pontos baseada no nível de assistência necessário para deambular (p. ex., 1 = assistência total, 7 = independente sem equipamento). A FIM-L inclui duas subescalas distintas, caminhada e uso de cadeira de rodas, possibilitando sua aplicação a um espectro de habilidades locomotoras.[55,60]

O *Dynamic Gait Index (DGI)* é uma ferramenta baseada no desempenho, usada para quantificar a disfunção da marcha em idosos durante a deambulação em locais nivelados e em resposta a desafios do equilíbrio e controle postural (p. ex., alterando a velocidade de deambulação, girando a cabeça e deambulando com um giro em pivô). O DGI inclui oito tarefas com uma escala ordinal de quatro níveis (p. ex., 3 = sem disfunção de marcha, 0 = comprometimento grave) e uma pontuação máxima de 24. Uma pontuação de 19 ou menos indica risco de queda.[24,61-64]

A *Functional Gait Assessment (FGA)* é uma versão modificada do DGI. É uma avaliação de 10 itens que inclui sete tarefas do DGI original e três novos itens (deambular com uma BDA estreita, de costas e com os olhos fechados [OF]). A FGA também usa uma escala ordinal de quatro pontos com uma pontuação máxima de 30. Escores mais baixos indicam maior comprometimento.[65-68]

A análise observacional da marcha (AOM) envolve a observação visual dos padrões de movimento cinemáticos implementados durante a marcha.[24] Essa é uma abordagem comumente usada pelos fisioterapeutas para examinar e documentar disfunções na marcha. Exemplos de medidas de desfecho usadas para organizar e estruturar a AOM incluem o sistema *Rancho Los Amigos Observational Gait Analysis*,[5] o *Rivermead Visual Gait Examination (RVGA)* [69,70] e a *Gait Assessment Rating Scale (GARS)*.[71]

O *Modified Emory Functional Ambulation Profile (mEFAP)* mede o tempo de deambulação sobre cinco variações de terreno comuns (incluindo piso frio e piso acarpetado), uma tarefa *"up and go"* (levantar da cadeira, caminhar 3 m e retornar à posição inicial), deslocar-se por uma pista de obstáculos e subir escadas. A pontuação envolve o tempo para completar cada tarefa multiplicada por um fator atribuído ao nível de assistência ou órtese utilizada.[73,74]

O Quadro 10.5 apresenta atividades práticas para o estudante que enfocam intervenções e estratégias de manejo para melhorar as habilidades locomotoras.

QUADRO 10.5 Atividade prática para o estudante: intervenções e estratégias de manejo para melhorar a locomoção

Objetivo: compartilhar habilidades na aplicação e conhecimento de intervenções de tratamento para melhorar a locomoção.

Equipamentos necessários: escada de três degraus, bola, disco inflável, dois bastões, duas faixas elásticas de resistência, uma esteira e vários objetos comuns (p. ex., cones empilháveis, copos de plástico, livros, latas de alimentos e assim por diante) para criar uma pista de obstáculos.

Tamanho do grupo de estudantes: quatro a seis estudantes.

Instruções: divida o grupo em pares, com um indivíduo atuando como paciente e o outro atuando como fisioterapeuta (inverta os papéis antes de abordar as questões de orientação).

1. **Pratique a deambulação para a frente e para trás.** Direcione o paciente a praticar a deambulação para a frente e para trás enquanto o fisioterapeuta o protege e direciona as atividades. Realize as seguintes atividades:
   - Aumente o comprimento do passo, de inicialmente reduzido para normal.
   - Mude a velocidade da marcha, de lenta para normal e então para rápida; progrida para marcha na esteira (se disponível).
   - Modifique a BDA, de pés afastados (base ampla) para normal e então para pés próximos (base estreita) e, por fim, para marcha em *tandem* (padrão calcanhar-dedos do pé).
   - Varie a aceleração ou desaceleração, fazendo com que o paciente pratique parar e reiniciar ou virar mediante um comando.
   - Pratique a deambulação com dupla-tarefa, como caminhar e contar de trás para a frente, de sete em sete, a partir do 100; andar e virar a cabeça para a esquerda ou para a direita e para cima ou para baixo mediante um comando; e deambular quicando uma bola.
   - Varie a superfície de deambulação de plana para subir/descer de uma espuma e então para superfícies irregulares (ao ar livre).
   - Usando uma faixa elástica de resistência, pratique progressões resistidas para a frente e para trás. Dependendo da direção do movimento, o fisioterapeuta fica na frente ou atrás do paciente, segurando as extremidades da faixa.
   - Pratique deambular para a frente e para trás em uma esteira e pratique a deambulação em esteira com paradas e retomadas.
   - Pratique deambular ao longo de uma pista de obstáculos.

Questões de orientação

Considerando as variações nas tarefas locomotoras praticadas:
- O que você aprendeu sobre as mudanças nas exigências de estabilidade postural com cada atividade?
- Quais atividades proporcionaram os *maiores* e *menores* desafios à estabilidade postural?
- Compare e contraste os padrões de passos rítmicos usados durante a deambulação para a frente e para trás. Quais diferenças você percebeu?
- Conforme a velocidade de deambulação foi reduzida e aumentada, que mudanças ocorreram nos requisitos de sincronia e controle?
- Vários grupos musculares são ativados ao alternar entre deambular para a frente e para trás. Diferencie os músculos que contribuem para o avanço dinâmico dos membros (fase de balanço) durante as progressões para a frente e para trás.
- Quais informações fornecidas pelas atividades podem ser aplicadas clinicamente?
- Descreva a importância de sincronizar os movimentos do fisioterapeuta com os do paciente durante a progressão resistida. Como o ritmo da atividade é mantido?
- Quais estratégias podem ser usadas para auxiliar no sequenciamento das oscilações dos braços e na promoção da contrarrotação do tronco durante as progressões para a frente e para trás?
- Como a deambulação em esteira afetou o ritmo locomotor?
- O nível de dificuldade da tarefa mudou ao adicionar uma segunda tarefa (*atividade de dupla-tarefa*)? Qual o impacto da dupla-tarefa sobre o monitoramento cognitivo? A qualidade do desempenho foi afetada pela adição de uma segunda tarefa?

2. **Pratique a deambulação lateral.** Instrua o paciente a dar passos laterais por meio da abdução e colocação do membro dinâmico na lateral; o outro membro é então movido paralelamente ao primeiro. Realize as seguintes atividades:
   - Pratique o passo lateral ativo para os dois lados.

(continua)

> **QUADRO 10.5** Atividade prática para o estudante: intervenções e estratégias de manejo para melhorar a locomoção *(continuação)*

- Aplique a progressão resistida no passo lateral por meio de uma faixa elástica de resistência (colocada ao redor da face lateral da pelve no lado que faz a abdução).
- Altere a velocidade do passo lateral, de reduzida para normal e então para aumentada.
- Pratique a deambulação lateral em uma esteira.

Questões de orientação

- Quais são as implicações funcionais do passo lateral?
- Durante o passo lateral, qual ação é desempenhada pelos abdutores de quadril no membro dinâmico? E no membro estático?
- Quando a velocidade do passo foi reduzida e aumentada, que mudanças ocorreram nos requisitos de sincronia e controle?
- Quais mudanças ocorreram na sincronia e no ritmo durante o passo lateral na esteira?

3. **Pratique dar passos laterais e passos cruzados.** Instrua o paciente a abduzir o membro dinâmico que realiza o movimento com a colocação do pé seguida do movimento do membro remanescente a uma posição paralela ao primeiro (um apoio simétrico) e depois a dar um passo cruzado, movendo a perna para cima, cruzando e passando na frente do membro que deu o passo lateral inicial. Realize as seguintes atividades:
- Pratique o passo lateral ativo e o passo cruzado com os dois lados.
- Aplique a progressão resistida no passo lateral e no passo cruzado por meio de resistência manual.
- Altere a velocidade do passo lateral e do passo cruzado, de reduzida para normal e então para aumentada.

Questões de orientação

- Quais são as indicações clínicas para o uso do passo lateral e do passo cruzado?
- Conforme a velocidade do passo lateral e do passo cruzado foi alterada, quais mudanças ocorreram?

4. **Pratique dar passos em trança.** Instrua o paciente a começar com um passo lateral seguido de um passo cruzado para cima e para a frente (padrão de MI de FLEX/ADD/RL da FNP); depois, um passo lateral seguido de um passo cruzado para trás e atrás do primeiro membro (padrão de MI de EXT/ADD/RL da FNP). Realize as seguintes atividades:
- Pratique o passo em trança ativo com os dois lados.
- Aplique a progressão resistida no passo em trança por meio da resistência manual.

Questões de orientação

- O passo em trança é uma sequência difícil de ser aprendida por muitos pacientes. Como o fisioterapeuta pode ajudar o paciente a aprender essa nova habilidade?
- Qual(is) objetivo(s) terapêutico(s) pode(m) ser abordado(s) usando o passo em trança?

5. **Instruções: trabalhando em um grupo pequeno, responda:**
- Descreva estratégias para variar as demandas das tarefas locomotoras durante o treinamento.
- Descreva estratégias para variar as demandas ambientais durante o treinamento.
- Quais são os pré-requisitos para iniciar a subida de escadas?
- Descreva a justificativa para o treinamento locomotor usando o SPC e uma esteira. Quais benefícios estão associados a essa abordagem?

RESUMO

Melhorar ou restabelecer habilidades locomotoras muitas vezes é a maior prioridade para pacientes que buscam intervenção fisioterapêutica especializada. A locomoção é uma função essencial que apoia e melhora a interação efetiva com o ambiente. Ela representa o mais alto nível de controle motor (habilidade) e requer o funcionamento integrado de muitos sistemas interativos. Os requisitos básicos da marcha incluem a estabilidade dinâmica do tronco, o suporte do peso corporal, o ritmo locomotor, o equilíbrio dinâmico, a propulsão do corpo na direção desejada e a capacidade de se adaptar a mudanças nas tarefas e demandas ambientais. Estabelecer um PDC efetivo para melhorar as habilidades locomotoras requer uma análise abrangente da marcha e o conhecimento das deficiências e limitações à atividade que afetam o movimento. Um importante foco da intervenção é promover habilidades de adaptação por meio de variações na tarefa locomotora e nas demandas ambientais. Por fim, o fisioterapeuta deve considerar as demandas do lar, da comunidade e do ambiente de trabalho do paciente para alcançar desfechos bem-sucedidos.

REFERÊNCIAS

1. Soh, S, et al. Determinants of health-related quality of life in people with Parkinson's disease: a path analysis. Qual Life Res, 2013; 22:1543.
2. Steptoe, A, et al. Enjoyment of life and declining physical function at older ages: a longitudinal cohort study. CMAJ, 2014; 186:E150.
3. Duncan, RP, and Earhart, GM. Measuring participation in individuals with Parkinson disease: relationships with disease severity, quality of life, and mobility. Disabil Rehabil, 2011; 33:1440–1446.
4. Hedman, LD, et al. Locomotor requirements for bipedal locomotion: a Delphi survey. Phys Ther, 2014; 94:52.
5. Pathokinesiology Service and Physical Therapy Department. Observational Gait Analysis Handbook. Downey, CA, Los Amigos Research and Education Institute, 2001.
6. Schmidt, RA, and Lee, TD. Motor Control and Learning, ed 5. Champaign, IL, Human Kinetics, 2011.
7. Saliba, VL, Johnson, GS, and Wardlaw, C. Proprioceptive Neuromuscular facilitation. In Basmajian, JV, and Nyberg, R, (eds). Rational Manual Therapies. Baltimore, Williams & Wilkins, 1993, p 243.

8. Johnson, G, and Saliba Johnson, V. PNF 1: The Functional Application of Proprioceptive Neuromuscular Facilitation, Course Syllabus, Version 7.9, Steamboat, CO, Institute of Physical Art, 2014.

9. American Physical Therapy Association. Guide to Physical Therapist Practice, Version 3.0. Alexandria, VA, American Physical Therapy Association, 2014. Retrieved on March 16, 2015 from http://guidetoptpractice.apta.org.

10. Burnfield, JM, and Norkin, CC. Examination of gait. In O'Sullivan, SB, Schmitz, TJ, and Fulk, GD, eds. Physical Rehabilitation, ed 6. Philadelphia, F.A. Davis, 2014, 255.

11. Wainwright, SF, et al. Novice and experienced physical therapist clinicians: a comparison of how reflection is used to inform the clinical decision-making process. Phys Ther, 2009; 90:75.

12. Perry, J, and Burnfield, J. Gait Analysis: Normal and Pathological Function, ed 2. Thorofare, NJ, Slack, 2010.

13. Fulk, GD, and Schmitz, TJ. Locomotor Training. In O'Sullivan, SB, Schmitz, TJ, and Fulk, GD (eds). Physical Rehabilitation, ed 6. Philadelphia, F.A. Davis, 2014, 444.

14. Himann, JE, et al. Age-related changes in speed of walking. Med Sci Sports Exerc, 1988; 20:161.

15. Forrest, KY, Zmuda, JM, and Cauley, JA. Correlates of decline in lower extremity performance in older women: a 10-year follow-up study. J Gerontol A Biol Sci Med Sci, 2006; 61:1194.

16. White, DK, et al. Trajectories of gait speed predict mortality in welfunctioning older adults: the health, aging and body composition study. J Gerontol A Biol Sci Med Sci, 2013; 68:456.

17. Chiu, S, and Chou, L. Effect of walking speed on inter-joint coordination differs between young and elderly adults. J Biomech, 2012; 45:275.

18. Light, K. Information processing for motor performance in aging adults. Phys Ther, 1990; 70:821.

19. Beavers, KM, et al. Associations between body composition and gaitspeed decline: results from the Health, Aging, and Body Composition Study. Am J Clin Nutr, 2013; 97:552.

20. Ikezoe, T, et al. Atrophy of the lower limbs in elderly women: is it related to walking ability? Eur J Appl Physiol, 2011; 111:989.

21. Gibbs, J. Predictors of change in walking velocity in older adults. J Am Geriatr Soc, 1996; 44:126.

22. Schulte, OJ, Stephens, J, and Joyce, A. Brain Function, Aging, and Dementia. In Umphred, DA (ed). Neurological Rehabilitation, ed 5. St. Louis, Mosby/Elsevier, 2007, 902.

23. Hooper, CD, and Dal Bello-Haas, V. Sensory Function. In Bonder, BR, and Dal Bello-Haas, V. Functional Performance in Older Adults, ed 3. Philadelphia, F.A. Davis, 2009, 101.

24. Shumway-Cook, A, and Woollacott, MH. Motor Control Translating Research into Clinical Practice, ed 4. Philadelphia, Wolters Kluwer/Lippincott Williams & Wilkins, 2012.

25. Field-Fote, EC. Spinal cord control of movement: implications for locomotor rehabilitation following spinal cord injury. Phys Ther, 2000; 80:477.

26. Visintin, M, and Barbeau, H. The effects of body weight support on the locomotor pattern of spastic paretic patients. Can J Neurol Sci, 1999; 16:315.

27. Kosak, MC, and Reding, MJ. Comparison of partial body weight-supported treadmill gait training versus aggressive bracing assisted walking post stroke. Neurorehabil Neural Repair, 2000; 14:13.

28. Brown, TH, et al. Body weight-supported treadmill training versus conventional gait training for people with chronic traumatic brain injury. J Head Trauma Rehabil, 2005; 20:402.

29. Behrman, A, and Harkema, S. Locomotor training after human spinal cord injury: a series of case studies. Phys Ther, 2000; 80:688.

30. Behrman, A, et al. Locomotor training progression and outcomes after incomplete spinal cord injury. Phys Ther, 2005; 85:1356.

31. Hesse, S, et al. Treadmill training with partial body weight support compared with physiotherapy in nonambulatory hemiparetic patients. Stroke, 1995; 26:976.

32. Macko, RF, et al. Treadmill exercise rehabilitation improves ambulatory function and cardiovascular fitness in patients with chronic stroke: a randomized, controlled trial. Stroke, 2005; 36:2206.

33. Mehrholz, J, Pohl, M, and Elsner, B. Treadmill training and body weight support for walking after stroke. Cochrane Database Syst Rev, 2014; CD002840.pub3.

34. Salbach, NM, et al. A task-oriented intervention enhances walking distance and speed in the first year post stroke: a randomized controlled trial. Clin Rehabil, 2004; 18:509.

35. Seif-Naraghi, AH, and Herman, RM. A novel method for locomotion training. J Head Trauma Rehabil, 1999; 14:146.

36. Sullivan, K, Knowlton, BJ, and Dobkin, BH. Step training with body weight support: effect of treadmill speed and practice paradigms on poststroke locomotor recovery. Arch Phys Med Rehabil, 2002; 83:683.

37. Lucareli, PR, et al. Gait analysis following treadmill training with body weight support versus conventional physical therapy: a prospective randomized controlled single blind study. Spinal Cord, 2011; 49:1001–1007.

38. Sullivan, K, et al. Effects of task-specific locomotor and strength training in adults who were ambulatory after stroke: results of the STEPS randomized clinical trial. Phys Ther, 2007; 87:1580.

39. Perry, J, et al. Classification of walking handicap in the stroke population. Stroke, 1995; 26:982.

40. Hornby, TG, et al. Kinematic, muscular, and metabolic responses during exoskeletal-, elliptical-, or therapist-assisted stepping in people with incomplete spinal cord injury. Phys Ther, 2012; 92:1278.

41. Israel, JF, et al. Metabolic costs and muscle activity patterns during robotic- and therapist-assisted treadmill walking in individuals with incomplete spinal cord injury. Phys Ther, 2006; 86:1466.

42. Lewek, MD, et al. Allowing intralimb kinematic variability during locomotor training poststroke improves kinematic consistency: a subgroup analysis from a randomized clinical trial. Phys Ther, 2009; 89:829.

43. Colombo, G, et al. Treadmill training of paraplegic patients using a robotic orthosis. J Rehabil Res Dev, 2000; 37:693.

44. Colombo, G, Wirz, M, and Dietz, V. Driven gait orthosis for improvement of locomotor training in paraplegic patients. Spinal Cord, 2001; 39:252.

45. Hesse, S, et al. A mechanized gait trainer for restoring gait in nonambulatory subjects. Arch Phys Med Rehabil, 2000; 81:1158.

46. Oliver, R, et al. The Six-Minute-Walk Test in assessing respiratory function after tumor surgery of the lung: a cohort study. J Thorac Dis, 2014; 6:421.

47. Bohannon, RW, et al. Comparison of walking performance over the first 2 minutes and the full 6 minutes of the Six-Minute Walk Test. BMC Res Notes, 2014; 7:269.

48. Southard, V, and Gallagher, R. The 6MWT: will different methods of instruction and measurement affect performance of healthy aging and older adults? J Geriatr Phys Ther, 2013; 36:68.

49. Hanson, LC, McBurney, H, and Taylor, N. The retest reliability of the six-minute walk test in patients referred to a cardiac rehabilitation programme. Physiother Res Int, 2012; 17:55.

50. Fulk, G, et al. Clinometric properties of the six-minute walk test in individuals undergoing rehabilitation post stroke. Physiother Theory Pract, 2008; 24:195.

51. Kosak, M, and Smith T. Comparison of the 2-, 6-, and 12-minute walk tests in patients with stroke. J Rehabil Res Dev, 2005; 42:103.

52. Butland R, et al. Two-, six-, and 12-minute walking tests in respiratory disease. Br Med J (Clin Res Ed), 1982; 284:1607.

53. Peters, DM, Fritz, SL, and Krotish, DE. Assessing the reliability and validity of a shorter walk test compared with the 10-Meter Walk Test for measurements of gait speed in healthy, older adults. J Geriatr Phys Ther, 2013; 36:24.

54. Lin, JH, et al. Psychometric comparisons of 3 functional ambulation measures for patients with stroke. Stroke, 2010; 41:2021.

55. Jackson, AB, et al. Outcome measures for gait and ambulation in the spinal cord injury population. J Spinal Cord Med, 2008; 31:487.

56. Podsiadlo, D, and Richardson, S. The Timed "Up & Go": a test of basic functional mobility for frail elderly persons. J Am Geriatr Soc, 1991; 39:142.

57. Ng, SS, and Hui-Chan, CW. The Timed Up & Go Test: its reliability and association with lower-limb impairments and locomotor capacities in people with chronic stroke. Arch Phys Med Rehabil, 2005; 86:1641.

58. Shumway-Cook, A, Brauer, S, and Woollacott, M. Predicting the probability for falls in community-dwelling older adults using the Timed Up & Go Test. Phys Ther, 2000; 80:896.

59. Ayan, C, et al. Influence of the cognitive impairment level on the performance of the Timed "Up & Go" Test (TUG) in elderly institutionalized people. Arch Gerontol Geriatr, 2013; 56:44.

60. Poncumhak, P, et al. Reliability and validity of three functional tests in ambulatory patients with spinal cord injury. Spinal Cord, 2013; 51:214.

61. Forsberg, A, Andreasson, M, and Nilsagård, Y. Validity of the Dynamic Gait Index in people with multiple sclerosis. Phys Ther, 2013; 93:1369.

62. Dye, D, Eakman, AM, and Bolton, KM. Assessing the validity of the Dynamic Gait Index in a balance disorders clinic: an application of Rasch analysis. Phys Ther, 2013; 93:809.

63. Herman, T, et al. The Dynamic Gait Index in healthy older adults: the role of stair climbing, fear of falling and gender. Gait Posture, 2009; 29:237.

64. Lubetzky-Vilnai, A, Jirikowic, TL, and McCoy, SW. Investigation of the Dynamic Gait Index in children: a pilot study. Pediatr Phys Ther, 2011; 23:268.

65. Wrisley, DM, et al. Reliability, internal consistency, and validity of data obtained with the functional gait assessment. Phys Ther, 2004; 84:906.

66. Wrisley, DM, and Kumar, NA. Functional gait assessment: concurrent, discriminative, and predictive validity in community dwelling older adults. Phys Ther, 2010; 90:761.

67. Leddy, AL, Crowner, BE, and Earhart, GM. Functional gait assessment and balance evaluation system test: reliability, validity, sensitivity, and specificity for identifying individuals with Parkinson disease who fall. Phys Ther, 2001; 91:102.

68. Yang, Y, et al. Validity of the functional gait assessment in patients with Parkinson disease: construct, concurrent, and predictive validity. Phys Ther, 2014; 94:392.

69. Lord, SE, Halligan, PW, and Wade, DT. Visual gait analysis: the development of a clinical assessment and scale. Clin Rehabil, 1998; 12:107.

70. Lord, S, et al. Visual gait analysis: the development of a clinical examination and scale. Clin Rehabil, 1998; 12:107.

71. Wolfson, L, et al. Gait assessment in the elderly: a gait abnormality rating scale and its relation to falls. J Gerontol, 1990; 45:M12, 199.

72. Baer, HR, and Wolf, SL. Modified Emory Functional Ambulation Profile: an outcome measure for the rehabilitation of poststroke gait dysfunction. Stroke, 2001; 32:973.

73. Liaw, LJ, et al. Psychometric properties of the modified Emory Functional Ambulation Profile in stroke patients. Clin Rehabil, 2006; 20:429.

74. Wolf, SL, et al. Establishing the reliability and validity of measurements of walking time using the Emory Functional Ambulation Profile. Phys Ther, 1999; 79:1122.

Exemplo de seleção, sequenciamento e progressão de intervenções no contexto de duas sessões de tratamento subsequentes para um paciente com traumatismo

Informação do paciente	
Paciente	Estudo de caso 2: traumatismo cranioencefálico: treinamento de equilíbrio e locomotor
Diagnóstico clínico	Traumatismo cranioencefálico (TCE)
Histórico de saúde	2 anos pós-TCE ocorrido durante um acidente automobilístico
Precauções/contraindicações	• Paciente requer repetição de instruções e demonstrações • Paciente demonstra diminuição na consciência em relação à segurança
Revisão de sistemas e testes e medidas	Consultar o Estudo de caso 2 (p. 332)
Desfechos do episódio de cuidados (objetivos em longo prazo)	1. O paciente deambulará de maneira independente, sem um dispositivo de assistência, demonstrando tempo de apoio e comprimento do passo simétricos com deslocamento e recebimento de peso eficientes durante o apoio bilateral, com bom equilíbrio dinâmico, em 6 a 8 semanas 2. O paciente fará a transição de sentado para em pé de maneira independente, a partir de uma cadeira convencional, sem um dispositivo de assistência, demonstrando uma descarga de peso simétrica e um alinhamento de tronco adequado com extensão adequada de quadril e de joelho bilateralmente após o domínio do ortostatismo, em 6 a 8 semanas 3. O paciente irá subir e descer cinco degraus, usando uma abordagem de passo sem ultrapassagem com proteção de contato, demonstrando adequado recebimento do peso e controle de MI para o equilíbrio e a segurança em cada passo, em 6 a 8 semanas 4. A pontuação no Teste de equilíbrio de Berg melhorará para 50-56, em 6 a 8 semanas
Plano para a sessão de tratamento 1	
Limitações à atividade abordadas nesta sessão de tratamento	Embora o paciente demonstre deficiências em MS e MI que levam à disfunção na marcha, esta sessão de tratamento se concentrará em melhorar a fase de apoio da marcha do MI esquerdo. O paciente deambula com muleta reta e demonstra: • Diminuição no deslocamento de peso para a esquerda • Diminuição no tempo de apoio esquerdo • Diminuição no comprimento de passo direito • Recebimento de peso inadequado à esquerda para o apoio médio • Ausência de abaixamento pélvico posterior com extensão inadequada de quadril e de joelho durante o apoio • Controle dinâmico de tronco ausente para função eficiente de MS e MI • A falta de recebimento de peso e a ausência de engajamento entre o tronco e o MI esquerdo levam a ausência de impulso esquerdo, como seria de se esperar

(continua)

Plano para a sessão de tratamento 1 *(continuação)*	
	• A fase de balanço à esquerda é dominada pela flexão de quadril com ausência de acoplamento dinâmico do tronco • Embora o MS esquerdo pareça ter um balanço de braço maior que o MS direito, não há engajamento ativo da escápula esquerda com ausência de acoplamento/controle dinâmico do tronco • O balanço do braço esquerdo é excessivo na articulação glenoumeral e nas articulações do cotovelo, mas não tem controle da escápula e engajamento com o tronco e o MI esquerdo A BDA do paciente é ampliada, na tentativa de diminuir o desafio ao equilíbrio e tornar a marcha possível e segura. Embora mais segura, a BDA mais ampla também está contribuindo para a diminuição na ativação do tronco, da pelve esquerda e do MI esquerdo. O paciente não possui uma BDA adequada com alinhamento eficiente da cadeia acima para a transferência e o recebimento de peso adequados pelo MI esquerdo
Foco desta sessão de tratamento	Deslocamento e recebimento de peso adequados no MI esquerdo para o apoio no membro esquerdo e balanço no membro direito
Pré-teste(s) e pós-teste(s) funcionais para esta sessão de tratamento a serem realizados em seu início e em seu final	• Tempo de apoio simples no MI esquerdo • Quantidade de passos em 3 ou 5 m • Tempo para passar de sentado para em pé e simetria da descarga de peso • Análise observacional da marcha

▶ Intervenções da sessão de tratamento 1

Intervenção 1

▸ **Posição do paciente:** decúbito lateral esquerdo.

▸ **Atividade:** elevação anterior e abaixamento posterior da pelve direita.

▸ **Técnica:** iniciação rítmica (IR) e combinação de isotônicos (COI).[7,8]

▸ **Contato manual/facilitação/*input*:** os CM para ambos os padrões pélvicos serão inicialmente direcionados ao movimento passivo para assegurar que o paciente demonstre a mobilidade de todos os componentes. O foco então passará para a avaliação e facilitação da capacidade do paciente de iniciar uma contração de ambos os padrões com um tronco dinamicamente estável, em preparação para a atividade de MI. A facilitação pode ser feita com um estímulo de estiramento rápido no início da ADM ou por estímulos de estiramentos ao longo da amplitude, conforme apropriado, durante a intervenção. Pode-se usar uma pausa de manutenção ou outro estímulo de estiramento rápido quando o paciente começa a perder o controle da contração, a fim de facilitar o aumento da atividade da unidade motora, para reeducar o padrão, para fornecer ao paciente maior consciência cinestésica do movimento que está sendo facilitado e para ajudar a reintegrar esse movimento ao repertório de movimentos do paciente, proporcionando uma maior ativação do homúnculo.

▸ **Justificativa:** a sessão de tratamento começa no lado menos comprometido para possibilitar o exame da capacidade do paciente de responder a comandos verbais e manuais, determinar a mobilidade espinal e pélvica, ensinar ao paciente as atividades e padrões que serão aplicados no lado mais comprometido, e preparar o paciente para uma resposta bem-sucedida a fim de facilitar a relação e motivar o paciente para o restante da sessão de tratamento. A sessão começa com a pelve, a fim de avaliar e facilitar a ativação apropriada do tronco acerca da estabilidade dinâmica (estabilidade proximal para mobilidade distal).

Intervenção 2

▸ **Posição do paciente:** decúbito lateral direito.

▸ **Atividade:** elevação anterior e abaixamento posterior da pelve esquerda – foco no abaixamento posterior.

▸ **Técnica:** iniciação rítmica e combinação de isotônicos (COI).[7,8]

▸ **Contato manual/facilitação/*input*:** os mesmos que na Intervenção 1.

▸ **Justificativa:** a sessão de tratamento progride por meio da mesma atividade e das técnicas no lado mais comprometido (à esquerda), para os mesmos propósitos. A elevação anterior e o abaixamento posterior da pelve é a diagonal de FNP apropriada para promover um melhor recebimento do peso para o apoio. Deve-se dar maior ênfase ao padrão de abaixamento posterior, já que o foco dessa sessão de tratamento é a fase de apoio da marcha. As atividades iniciais concentram-se na pelve, uma vez que o paciente não apresenta ativação e controle dinâmicos de tronco e demonstra ausência de envolvimento da pelve durante a marcha. A facilitação dos padrões pélvicos adequados, com ativação dinâmica do tronco, é crucial antes de se trabalhar nos componentes de apoio do MI.

Intervenção 3

▸ **Posição do paciente:** decúbito lateral direito.
▸ **Atividade:** abaixamento posterior da pelve esquerda com padrão de MI de EXT/ABD/RM.
▸ **Técnica:** pausas de manutenção prolongadas no final do abaixamento posterior da pelve com MI em EXT/ABD/RM, progredindo para COI.[7,8]
▸ **Contato manual/facilitação/*input*:** a facilitação do padrão de MI esquerdo de EXT/ABD/RM com abaixamento posterior da pelve é iniciada com um estímulo de aproximação, que é mantido de acordo com a resposta do paciente. Uma vez que o paciente demonstrar uma resposta adequada, o fisioterapeuta continuará o estímulo de aproximação e aumentará a resistência para facilitar um maior recrutamento de unidades motoras e a consciência cinestésica da descarga de peso em alinhamento adequado com o abaixamento posterior da pelve. Quando uma ativação eficiente é recrutada, o comando manual mudará para resistir a uma contração excêntrica, saindo da EXT/ABD/RM e abaixamento posterior para um retorno concêntrico e estímulo de aproximação aplicado novamente na amplitude final (COI). O fisioterapeuta realizará várias repetições; aumentando a demanda imposto por desvios à ADM até que o paciente seja capaz de realizar o abaixamento pélvico posterior com EXT/ABD/RM de MI esquerdo desde o início da amplitude.
▸ **Justificativa:** a atividade mimetiza a posição de apoio em decúbito lateral, possibilitando que o fisioterapeuta facilite o posicionamento adequado da pelve e do MI na amplitude máxima do padrão de EXT/ABD/RM sem desafiar o equilíbrio do paciente. Possibilita ainda que o paciente experimente os componentes adequados necessários para melhorar a posição de apoio de maneira estável e segura. O estímulo de aproximação e a amplitude máxima mantêm o paciente preparado para a descarga de peso com melhor recebimento do peso e estabilidade.

Intervenção 4

▸ **Posição do paciente:** em pé na posição de avanço, com o pé esquerdo à frente e o pé direito atrás, nas barras paralelas.
▸ **Atividade:** deslocamento do peso da parte posterior direita do MI para a parte frontal esquerda do MI, com foco no movimento e alinhamento adequados da pelve bilateralmente, sem rotação pélvica excessiva no plano transverso e sem queda da pelve no plano frontal. Direciona-se a atenção ao alinhamento e controle adequados dos MI à medida que o peso do paciente passa da parte posterior do MI (direito) para a parte anterior do MI (esquerdo).
▸ **Técnica:** iniciação rítmica para o deslocamento de peso com CM focados na elevação anterior da pelve à direita (estímulos de estiramento rápido e resistência apro-

priada, conforme necessário) e no abaixamento posterior da pelve à esquerda (aproximação).
▸ **Contato manual/facilitação/*input*:** inicialmente, o fisioterapeuta ajudará o paciente durante o deslocamento de peso, fornecendo CM na pelve bilateralmente para facilitar e assegurar que o paciente seja capaz de manter os dois lados nivelados enquanto o peso é deslocado para a frente. Deve-se ter cuidado para assegurar que sejam fornecidos a proteção e o bloqueio adequados de joelho esquerdo, para facilitar o controle da extensão de joelho e evitar o falseio ou hiperextensão à medida que o paciente desloca o peso para o MI esquerdo. À medida que o paciente demonstra maior controle do deslocamento de peso, os comandos manuais do fisioterapeuta progridem da assistência para a resistência, reforçando a coordenação eficiente de todos os segmentos, promovendo o fortalecimento dos MI, da pelve e do tronco.
▸ **Justificativa:** esta atividade leva o paciente à posição ortostática com postura ereta, na qual ele será obrigado a integrar os componentes facilitados e praticados em uma posição sem descarga de peso e segura para uma posição funcional e mais desafiadora. A atividade começa com a IR para o deslocamento simples do peso ao longo de várias repetições, para possibilitar que o paciente experimente o sequenciamento adequado necessário para o deslocamento de peso eficiente. A atividade progride de modo a incluir a resistência somente quando, e se, o fisioterapeuta determinar que o paciente está demonstrando uma estratégia motora eficaz; o que inclui um sequenciamento apropriado e uma ativação ótima em todos os segmentos, com a capacidade de controlar a transição da pelve para a frente, sem rotação excessiva nem movimento no plano frontal.

Intervenção 5

▸ **Posição do paciente:** em pé na posição de avanço, com o pé esquerdo para a frente e o pé direito atrás, nas barras paralelas.
▸ **Atividade:** deslocamento de peso sobre o MI esquerdo com o MI direito dando um passo alto. É importante atentar-se para o alinhamento e controle adequados do MI esquerdo na fase de apoio. Aplica-se a resistência apropriada ao MI na fase de balanço (direito) enquanto ele é levado a uma posição de passo alto, com o quadril se movendo em mais de 90° de flexão. Enfatiza-se a elevação pélvica anterior adequada do MI direito na fase de balanço, com abaixamento pélvico posterior apropriado do MI esquerdo na fase de apoio.
▸ **Técnica:** resistência adequada à pelve e ao MI direitos (perna que dá o passo alto), com estímulos de aproximação à pelve e ao MI esquerdos (perna de apoio).
▸ **Contato manual/facilitação/*input*:** aplicam-se comandos manuais, na forma de resistência apropriada, à elevação anterior da pelve direita, com aplicação de estímulos de aproximação à pelve e ao MI esquerdos. Isso

garante que o tronco seja ativado e esteja dinamicamente estável e que a pelve se mova em diagonais apropriadas enquanto os MI mantêm suas posições em FLEX/ADD/RL (direito) e EXT/ABD/RM (esquerdo). O contato manual do fisioterapeuta pode se deslocar a partir da pelve direita para adicionar resistência ao padrão de flexão do MI direito. Com o quadril direito em mais de 90° de flexão, o fisioterapeuta está invocando a influência do reflexo de extensão cruzada, facilitando ainda mais a atividade motora no padrão de extensão do MI esquerdo. Se o paciente estiver estável, os CM podem ser alterados novamente, de modo que uma das mãos esteja na pelve direita, facilitando a elevação anterior da pelve, enquanto a outra está no MI direito, facilitando o padrão de flexão do MI. Durante esta atividade, o fisioterapeuta deve se assegurar de que a perna de apoio seja apropriadamente protegida durante toda a duração da intervenção, para evitar o falseio ou hiperextensão à medida que o paciente se fadiga.

▸ **Justificativa:** uma vez que o paciente demonstrar o deslocamento de peso adequado do MI direito para o esquerdo com um controle apropriado de tronco, pelve e MI para a fase de apoio, o fisioterapeuta progride a sessão para passos altos, na qual todos os componentes da fase de apoio no MI esquerdo e da fase de balanço do MI direito serão exagerados. Isso promoverá uma maior facilitação e reforço, com aumento da estimulação neurológica como resultado da influência do reflexo de extensão cruzada. Além de enfatizar os componentes da marcha, esta atividade possibilita trabalhar o controle de quadril e de joelho, o fortalecimento e o equilíbrio na fase de apoio.

▸ Comentários gerais (todas as sessões de tratamento)

▸ Cada atividade é praticada várias vezes. O fisioterapeuta foca na iniciação adequada do movimento, seguida apropriadamente pelo fortalecimento, com atenção constante à qualidade do movimento. Quando a fadiga começar a afetar a capacidade do paciente de responder com a iniciação correta e o controle adequado do movimento, impõe-se uma demanda diferente ao segmento (mudança do tipo ou da direção da contração), ou o tratamento progride para a próxima atividade.

▸ Ao concluir a Intervenção 5, os componentes da marcha (com ênfase na fase de apoio do MI esquerdo) foram treinados isoladamente em posições com e sem descarga de peso, e foram praticados usando uma atividade de deslocamento de peso e passo controlada pelo fisioterapeuta. O paciente agora está pronto para que todos os componentes sejam reinseridos à atividade completa da marcha (habilidade-critério). A sessão de tratamento *deve* então ser concluída com o treinamento de marcha enfatizando a integração de todos os componentes trabalhados durante a sessão (*treinamento de tarefa completa*). O papel do fisioterapeuta em fornecer CM, resistência e CV diminui em favor da prática ativa e independente da habilidade funcional focada durante aquela sessão de tratamento.

▸ A prática de sequências nas quais os elementos de uma tarefa são divididos em suas partes componentes (p. ex., iniciação do movimento, deslocamento e recebimento do peso, estratégias de passo) é sempre seguida pela prática da tarefa em sua totalidade, como um todo integrado, para otimizar a aprendizagem motora.

▸ Justificativa para o sequenciamento das atividades desta sessão de tratamento

▸ Utilizaram-se várias estruturas de raciocínio clínico nesta sessão de tratamento. A partir de uma perspectiva de princípios do exercício terapêutico, as intervenções iniciaram-se em posições com grande BDA e baixo CDM e progrediram para posições com menor BDA e maior CDM. Inicialmente, o foco estava em um movimento (pelve) e progrediu para maiores graus de liberdade e quantidade de articulações envolvidas quando o MI foi adicionado à atividade. A partir de uma abordagem orientada à tarefa, a sessão dividiu a tarefa (marcha) em seus componentes, trabalhou nos componentes e, em seguida, reuniu novamente os componentes na tarefa completa; a prática da tarefa completa é um componente essencial para facilitar o desempenho aprimorado de tarefas funcionais. Do ponto de vista dos requisitos de tarefas motoras e de uma abordagem de desenvolvimento, as sessões de tratamento seguiram uma progressão de decúbito lateral para em pé. Também trabalharam na estabilidade proximal para melhorar a mobilidade distal. As sessões incluíram atividades de mobilidade, progrediram para atividades de estabilidade e mobilidade controlada, e concluíram com uma atividade de nível de habilidade.

▸ Em todas as atividades, o fisioterapeuta usa comandos verbais e manuais apropriados, repetição e *feedback* para potencializar o tratamento e promover a aprendizagem motora. A progressão é a prática ativa e independente, sem comandos verbais e manuais.

▸ Sugestões para a progressão do tratamento no episódio de cuidados

Assumindo que o paciente respondeu bem a esta sessão de tratamento, o foco das sessões subsequentes seria:

1. Combinar padrões de pelve e escápula (padrões de flexão e expansão em bloco e padrões recíprocos de escápula/pelve) para melhorar o controle do tronco durante as atividades funcionais e melhorar a reciprocidade unilateral e contralateral em todas as tarefas funcionais.

2. Focar na fase de balanço, de modo semelhante a esta sessão, agora que o paciente melhorou o controle da fase de apoio e, portanto, tem uma melhor estabilidade dinâmica e melhor equilíbrio para trabalhar na fase de balanço.
3. Pode-se usar sessões similares para melhorar o controle motor no MI direito.

Independente do foco de uma sessão de tratamento específica, todas as sessões devem ter:
- Um foco que se conecta aos objetivos de curto e longo prazos do paciente.
- Uma atividade funcional específica ao que a sessão visa melhorar, ou seja, melhorar a marcha.
- Pré e pós-testes que demonstrarão ao paciente e ao fisioterapeuta que as atividades trabalhadas realmente

tiveram efeito sobre uma tarefa que é relevante para o paciente e para alcançar os objetivos identificados.
- Um componente de treinamento funcional no final de cada sessão, de modo que os ganhos na mobilidade, na estabilidade ou na mobilidade controlada sejam devolvidos ao contexto da habilidade funcional-critério, ou seja, melhorar a marcha.
- Um programa de exercícios domiciliares (PED) que reforça, por meio da repetição, os ganhos obtidos em cada sessão; usar um registro de atividades para documentar tempos e desfechos da prática.

▶ Intervenções da sessão de tratamento 2

Intervenção 1

- **Posição do paciente:** decúbito lateral direito.
- **Atividade:** padrão de flexão em bloco da porção esquerda do tronco (abaixamento anterior da escápula esquerda e elevação anterior da pelve esquerda).
- **Técnica:** iniciação rítmica e COI.[7,8]
- **Contato manual/facilitação/*input*:** os CM para o abaixamento anterior da escápula esquerda (linha mediana da caixa torácica e inferior ao processo coracoide) e a elevação anterior da pelve esquerda (face lateral, superior e levemente anterior da crista ilíaca) começam com a facilitação passiva do padrão de flexão em bloco a partir de uma posição inicial de expansão em bloco (elevação posterior da escápula e abaixamento posterior da pelve). Instrui-se o paciente a ajudar no padrão de flexão em bloco; os comandos manuais progridem de passivos para ativo-assistidos e então para resistidos, conforme o paciente melhora seu controle ativo da atividade. Para promover um aumento na atividade motora do tronco durante a flexão em bloco, a atividade progredirá para COI[7,8] como segue:
- Uma pausa de manutenção prolongada facilitada na flexão em bloco em amplitude máxima.
- Seguida por um alongamento excêntrico lento ao longo de parte da amplitude.
- Então uma contração concêntrica de volta à flexão em bloco máxima.
- Continuando o alongamento excêntrico ao longo de uma amplitude maior.
- Novamente de volta a uma tração concêntrica em direção à flexão em bloco.
- Esta atividade continuará sendo realizada até que o paciente seja capaz de controlar o alongamento excêntrico em expansão em bloco máxima, seguido por uma contração concêntrica ao longo de toda a amplitude de flexão em bloco.
- **Justificativa:** a sessão de tratamento começa com um padrão de flexão em bloco de tronco para aumentar a atividade motora do tronco e promover a irradiação entre a escápula e a pelve esquerdas, com ênfase em as-

Plano para a sessão de tratamento 2	
Limitações à atividade abordadas nesta sessão de tratamento	Presumindo que a sessão de tratamento anterior foi bem-sucedida, a marcha do paciente demonstrará melhora no deslocamento e no recebimento do peso pelo MI esquerdo, levando a um maior tempo de apoio com abaixamento pélvico posterior e extensão de quadril no MI esquerdo. Desvios adicionais de marcha incluem: • A fase de balanço do MI esquerdo é iniciada com retração pélvica posterior, demonstrando ausência de dissociação entre a pelve e o tronco ou a pelve e o quadril • Contrarrotação do tronco ausente com diminuição do balanço de braço recíproco • BDA ampla • Diminuição do equilíbrio dinâmico
Foco desta sessão de tratamento	Esta sessão de tratamento focará no controle dinâmico do tronco para uma melhor dissociação entre a escápula e a pelve esquerdas durante todo o ciclo da marcha e melhora no balanço do MI esquerdo
Pré-teste(s) e pós-teste(s) funcionais para esta sessão de tratamento a serem realizados em seu início e em seu final	• Observação do rolar para analisar a dissociação de tronco, pelve e MI esquerdo • Observação da capacidade do paciente de retirar o pé do chão ao subir um degrau • Análise observacional da marcha com foco na qualidade da fase de balanço do MI esquerdo

segurar que tanto a escápula como a pelve sejam capazes de se mover em um tronco dinamicamente estável. Usa-se primeiro a iniciação rítmica para ensinar o movimento adequado e para assegurar que o paciente possa iniciar o movimento de ambos os componentes de maneira eficiente e com a sincronia adequada. Uma vez que sua capacidade de iniciar este padrão é estabelecida, a ênfase muda para COI,[7,8] para dar continuidade ao fortalecimento e aprimoramento do controle excêntrico.

Intervenção 2

- ▸ **Posição do paciente:** decúbito lateral direito.
- ▸ **Atividade:** padrão de flexão e expansão em bloco da porção esquerda do tronco.
- ▸ **Técnica:** inversões dinâmicas (isotônicas).
- ▸ **Contato manual/facilitação/*input*:** os CM para o abaixamento anterior da escápula esquerda (linha mediana da caixa torácica e inferior ao processo coracoide) e a elevação anterior da pelve esquerda (face lateral, superior e levemente anterior da crista ilíaca) começarão resistindo à flexão em bloco desde o início da amplitude. Os CM mudam de modo a resistir à elevação posterior da escápula esquerda (superior e levemente posterior ao acrômio) e ao abaixamento posterior da pelve esquerda (parte inferior do túber isquiático) em toda a amplitude da expansão em bloco. Os CM se alternam de modo a facilitar/resistir ao movimento de flexão em bloco do tronco, seguido pela expansão em bloco do tronco.
- ▸ **Justificativa:** a sessão de tratamento progride para uma inversão entre a flexão em bloco do tronco e a expansão em bloco do tronco para começar a desafiar a capacidade do paciente de inverter as direções. Isso visa assegurar que o paciente é capaz de iniciar o movimento da escápula esquerda e da pelve esquerda em ambos os padrões nessa diagonal, para promover a força na expansão em bloco e continuar fortalecendo a flexão em bloco e melhorando a coordenação.

Intervenção 3

- ▸ **Posição do paciente:** decúbito lateral direito.
- ▸ **Atividade:** abaixamento posterior da escápula esquerda com elevação anterior recíproca da pelve esquerda.
- ▸ **Técnica:** COI[7,8] seguido de inversões dinâmicas (isotônicas).
- ▸ **Contato manual/facilitação/*input*:** os CM para o abaixamento posterior da escápula esquerda (borda inferior e medial do ângulo inferior da escápula) e a elevação anterior da pelve esquerda (face lateral, superior e levemente anterior da crista ilíaca) começam posicionando passivamente o paciente na amplitude máxima de cada padrão (abaixamento posterior da escápula esquerda e elevação anterior da pelve esquerda, padrões recíprocos) e facilitando uma pausa de manutenção na ampli-

tude máxima para maximizar a atividade da unidade motora de ambos os componentes em um padrão recíproco, em preparação para a marcha. Uma vez obtida uma contração adequada na amplitude máxima, a atividade progride para o alongamento excêntrico seguido do encurtamento concêntrico, possibilitando um aumento na ADM a cada repetição até que o paciente seja solicitado a se mover em abaixamento posterior da escápula e elevação anterior da pelve reciprocamente desde o início da amplitude, com sincronia e coordenação.

- ▸ **Justificativa:** o tratamento progride de padrões de flexão em bloco de tronco para padrões de tronco recíprocos, dado que os movimentos funcionais envolvem reciprocidade. Esta combinação recíproca replica a fase de balanço do MI esquerdo com oscilação do braço recíproca e contrarrotação do tronco recíproca em decúbito lateral estável.

Intervenção 4

- ▸ **Posição do paciente:** posição sentada e arrastando-se.
- ▸ **Atividade:** deslocamento de peso de um lado para o outro com elevação anterior da pelve; e deslocamento de peso anterior, enfatizando o arrastar para a frente com dissociação em uma cadeira.
- ▸ **Técnica:** iniciação rítmica.
- ▸ **Contato manual/facilitação/*input*:** o contato manual deve começar bilateralmente na pelve (face lateral, superior e levemente anterior da crista ilíaca), facilitando o deslocamento de peso adequado de um lado para o outro, para garantir a ausência de descarga de peso em um dos lados a fim de arrastar-se corretamente. Uma vez que o deslocamento de peso apropriado é facilitado, o contato manual pode se deslocar para assistir e então resistir à elevação anterior da pelve do lado sem descarga de peso, com um levantamento e deslizamento anterior do MI. A atividade é repetida de um lado e do outro. Pode-se progredir para uma atividade resistida de elevação anterior da pelve e deslizamento anterior do MI à medida que o paciente desenvolve maior controle e melhora na dissociação do tronco e da pelve.
- ▸ **Justificativa:** a posição sentada fornece uma BDA ampla, na qual o paciente pode começar a experimentar o deslocamento de peso para um lado com elevação anterior da pelve do outro lado. É uma progressão da posição de decúbito lateral dependente, mas não tão desafiadora quanto uma posição em pé, visto que envolve menos graus de liberdade.

Intervenção 5

- ▸ **Posição do paciente:** em pé na posição de avanço, com o pé direito na frente e o pé esquerdo atrás, nas barras paralelas.
- ▸ **Atividade:** deslocamento de peso para a frente sobre o MI direito, com o MI esquerdo dando um passo alto. O fisioterapeuta assegura que o paciente apresente um

alinhamento e controle do MI direito adequados na posição de apoio. Aplica-se resistência apropriada ao movimento do MI esquerdo enquanto ele dá o passo alto, com o quadril movendo-se em mais de 90° de flexão. Enfatiza-se a elevação anterior adequada do MI esquerdo na fase de balanço, com abaixamento posterior adequado do MI direito na posição de apoio.

- **Técnica:** resistência adequada à elevação anterior da pelve esquerda e à flexão/adução/rotação lateral do MI esquerdo (FLEX/ADD/RL) durante a posição de balanço.
- **Contato manual/facilitação/*input*:** aplicam-se comandos manuais, na forma de resistência apropriada, à elevação anterior da pelve esquerda com estímulos de aproximação aplicados à pelve e MI direitos, assegurando estabilidade dinâmica no MI direito. O contato manual do fisioterapeuta aplica resistência à elevação anterior da pelve esquerda e à flexão de MI esquerdo para o balanço. É importante garantir que o quadril esquerdo seja trazido em mais de 90° de flexão, invocando a influência do reflexo de extensão cruzada, que facilita ainda mais a atividade motora de ambos os MI. Durante esta conduta, o fisioterapeuta deve assegurar que a perna de apoio esteja adequadamente protegida para evitar o falseio ou a hiperextensão conforme o paciente se fadiga.
- **Justificativa:** progredir esta sessão de tratamento para uma posição ortostática possibilita então que todos os componentes praticados em decúbito lateral e na posição sentada sejam combinados na posição ortostática, na qual o paciente é obrigado a controlar a posição de apoio do MI direito enquanto novamente traz a pelve esquerda em elevação anterior para a progressão adiante. O foco está na estabilidade dinâmica do tronco com balanço adequado do braço, componentes necessários para um melhor equilíbrio e maior eficiência da marcha.

▶ Comentários gerais

- Conforme disposto após a sessão inicial de tratamento, é crucial que os componentes da marcha abordados ao longo da sessão de tratamento sejam integrados novamente na marcha (habilidade-critério), possibilitando a prática da tarefa como um todo (treinamento de partes para treinamento do todo). As intervenções fisioterapêuticas devem focar em melhorar as habili-

dades funcionais; assim, todas as sessões de tratamento devem concluir com a prática da tarefa como um todo, com menos contribuições do fisioterapeuta para promover o aprendizado e o controle independente da tarefa funcional. Além disso, um PED destinado a enfatizar e reforçar a tarefa funcional abordada durante o tratamento é um elemento crucial do PDC.

▶ Justificativa do sequenciamento das atividades nesta sessão de tratamento

O sequenciamento dessa sessão de tratamento possibilitou a prática de partes componentes da tarefa (abaixamento posterior da escápula esquerda, elevação anterior da pelve esquerda e FLEX/ADD/RL de MI esquerdo) antes de os componentes serem combinados para a prática da tarefa completa (marcha com ênfase no MI esquerdo na fase de balanço). Utilizou-se também a progressão do desenvolvimento, passando do decúbito lateral para a posição sentada e depois para a posição ortostática e a marcha. O tratamento começou em uma posição mais estável com maior BDA e menor CDM e progrediu para a mais alta posição funcional em pé e a marcha. O tratamento foi iniciado com atividades mais passivas e progrediu para a prática independente, com menos comandos por parte do fisioterapeuta e mais controle independente por parte do paciente.

▶ Sugestões para a progressão do tratamento no episódio de cuidados

As duas sessões de tratamento iniciais propostas para este paciente abordaram (A) a fase de apoio da marcha para promover uma BDA estável e melhor controle de tronco e estabilidade dinâmica; e (B) a fase de balanço da marcha para melhorar a dissociação do tronco e a eficiência da marcha. Presumindo que essas intervenções foram bem-sucedidas, as sessões de tratamento futuras podem progredir para a deambulação em superfícies de diferentes níveis, como escadas, e maior resistência. Seria indicado o treinamento continuado da marcha para diminuir a BDA e melhorar o equilíbrio. Uma vez que os componentes da marcha tenham sido facilitados, o treinamento de marcha em esteira pode ser indicado para melhorar a automaticidade e o controle independente da marcha. O foco específico na função de MS também seria indicado.

ESTUDO DE CASO

10B Breve visão geral do treinamento locomotor por meio de um sistema de suporte de peso corporal e uma esteira para um paciente com lesão medular (Estudo de caso 3)

Elizabeth Ardolino, PT, MS
Elizabeth Watson, PT, DPT, NCS
Andrea Behrman, PT, PhD
Susan Harkema, PhD
Maria Schmidt-Read, PT, DPT, MS

As intervenções convencionais de treino de marcha pós-LM concentram-se em aumentar a independência por meio de métodos compensatórios para tratar déficits na força muscular, no controle motor, no equilíbrio e na sensibilidade. Os objetivos típicos do treinamento de marcha para pacientes com LM abordam a compensação de paresias ou plegias por meio de imobilizadores e dispositivos de assistência. O treinamento locomotor (TL) utilizando um sistema de SPC e esteira, é uma intervenção baseada na plasticidade dependente de atividade e na capacidade de aprendizado motor da medula espinal.[1-4]

Uma rede de interneurônios espinais processa e integra os *inputs* sensoriais ascendentes e os *inputs* supraespinais descendentes para produzir a atividade motora para a marcha.[5] Com a diminuição nos *inputs* supraespinais após uma LM incompleta, o TL tem como objetivo a promoção de estímulos locomotores específicos ao eixo neural, para promover a atividade locomotora abaixo do nível da lesão.[6] A prática intensiva, repetitiva e específica à tarefa de deambular (por meio do TL) visa estimular a recuperação neurológica do equilíbrio e da marcha, bem como melhorar a saúde geral e a qualidade de vida dos pacientes com LM e outros distúrbios neurológicos.

O treinamento locomotor é baseado nos quatro princípios a seguir:[1,7]

1. **Maximizar o desempenho de MI.** Incentivam-se os pacientes a suportar o máximo possível do peso corporal nos MI, enquanto diminuem a quantidade de descarga de peso sobre seus MS.
2. **Otimizar o uso de dicas sensoriais.** O treinamento locomotor utiliza a facilitação manual apropriada dos fisioterapeutas para otimizar a qualidade do padrão de passo, enquanto os pacientes deambulam nas velocidades de caminhada pré-lesão ou próximo a elas.
3. **Otimizar a cinemática para cada tarefa motora.** O treinamento locomotor concentra-se na posição ortos-

tática com postura ereta, na rotação pélvica adequada e na coordenação adequada entre os membros para a marcha. Os pacientes iniciam o deambulação em posição de avanço, com extensão de quadril do membro de trás. Enfatiza-se o uso da cinemática convencional para as transferências de sentado para em pé, para o ortostatismo e para outras tarefas.

4. **Maximizar a recuperação e minimizar as compensações.** Os pacientes são assistidos, quando necessário, durante a realização de movimentos por meio de componentes espaço-temporais típicos para realizar uma tarefa. Minimiza-se a realização de tarefas por meio de estratégias compensatórias (i. e., impulso e braço de alavanca). Os pacientes tentam realizar uma tarefa usando os dispositivos de assistência menos restritivos, sem órteses, e com o mínimo de assistência física possível.

O treinamento locomotor por meio de um sistema de SPC e esteira consiste em três componentes principais: *treinamento do passo, exame em solo e integração à comunidade.*

▶ Treinamento do passo

O ambiente de *treinamento do passo* inclui um sistema de SPC colocado sobre uma esteira, com fisioterapeutas e assistentes de fisioterapia (instrutores) fornecendo assistência manual prática. O sistema de SPC e esteira fornece um ambiente ideal para a prática segura da tarefa de deambular. O treinamento do passo consiste em quatro componentes: *retreinamento do ortostatismo, adaptabilidade em pé, retreinamento do passo* e *adaptabilidade do passo.*

▸ **Retreinamento do ortostatismo.** O objetivo do retreinamento do ortostatismo é examinar a quantidade de peso corporal que os MI do paciente podem suportar.

O objetivo é diminuir o suporte de peso corporal ao menor valor possível, com os instrutores (que foram submetidos a treinamento específico nas técnicas de TL) fornecendo tanta assistência quanto necessário para o paciente mantenha uma postura ereta adequada.

▸ **Adaptabilidade em pé.** A finalidade da adaptabilidade em pé é examinar os parâmetros de peso corporal necessários para manter a independência nos diferentes segmentos corporais (p. ex., tronco, pelve, joelho direito, joelho esquerdo, tornozelo direito, tornozelo esquerdo) durante a postura estática e dinâmica.

▸ **Retreinamento do passo.** O propósito do retreinamento do passo é treinar novamente a capacidade do sistema nervoso de deambular, estabelecendo um padrão de passo cinematicamente correto na menor quantidade possível de SPC e em uma velocidade de caminhada normal (de 0,98 a 1,3 m/s).

▸ **Adaptabilidade do passo.** O objetivo da adaptabilidade do passo é promover o controle independente de cada segmento do corpo na tarefa de deambular. Inicialmente, o paciente necessitará de mais SPC a uma velocidade menor, com progressão gradual para menor SPC e maiores velocidades, até que a independência seja alcançada.

▸ Exame em solo

O objetivo do *exame em solo* é determinar a transferência das habilidades adquiridas durante o treinamento do passo na esteira para a progressão em solo sem SPC. Nesse componente, o fisioterapeuta examina a capacidade do paciente de realizar atividades de mobilidade funcional – como transferências, mobilidade no leito, ortostatismo e deambulação – sem o uso de dispositivos de assistência, imobilizadores nem compensações. Identificam-se os objetivos para a próxima etapa do treinamento e para a integração à comunidade de acordo com o desempenho em solo. O fisioterapeuta e o paciente identificam o(s) fator(es) que limita(m) a deambulação independente bem-sucedida, para então usarem essas informações para estabelecerem novos objetivos de treinamento.

▸ Integração à comunidade

A *integração à comunidade* concentra-se na aplicação dos princípios do TL aos ambientes domiciliar e comunitário do paciente. O fisioterapeuta seleciona o dispositivo de assistência menos restritivo que possibilita o ortostatismo e a marcha segura e independente. O objetivo é aumentar a quantidade de descarga de peso em ambientes mais abertos.

Como o objetivo final do TL é promover a recuperação máxima do sistema nervoso, os pacientes geralmente requerem um tratamento prolongado em comparação aos episódios mais convencionais de tratamento ambulatorial. Não é incomum que os pacientes necessitem de mais de 40 sessões de TL. Após a alta da reabilitação aguda do paciente internado, os pacientes geralmente começam a realizar sessões ambulatoriais de TL cinco vezes por semana e, então, à medida que avançam, progridem para quatro e, em seguida, três vezes por semana.

REFERÊNCIAS

1. Harkema, S, Behrman, A, and Barbeau, H. Locomotor Training Principles and Practice. New York, Oxford University Press; 2011.
2. Harkema, SJ, Hillyer, J, and Schmidt-Read, M, et al. Locomotor training: as a treatment of spinal cord injury and in the progression of neurologic rehabilitation. Arch Phys Med Rehabil 2012; 93(9):1588–1597.
3. Barbeau, H, and Blunt, R. A novel interactive locomotor approach using body weight support to retrain gait in spastic paretic subjects. In Wernig, A (ed): Plasticity of Motorneuronal Connections. Restorative Neurology, Vol. 5. Amsterdam, Elsevier, 1991, 461.
4. Barbeau, H, Nadeau, S, and Garneau, C. Physical determinants, emerging concepts, and training approaches in gait of individuals with spinal cord injury. J Neurotrauma 2006; 23:571 (review).
5. Harkema, SJ. Plasticity of interneuronal networks of the functionally isolated human spinal cord. Brain Res Rev 2005; 57:255.
6. Edgerton, VR, Niranjala, JK, Tillakaratne, AJ, et al. Plasticity of the spinal neural circuitry after injury. Annu Rev Neurosci 2004; 27:145.
7. Behrman, AL, Lawless-Dixon, AR, Davis, SB, et al. Locomotor training progression and outcomes after incomplete spinal cord injury. Phys Ther 2005; 85:1356.

11 | Intervenções para melhorar as habilidades de membro superior

Sharon A. Gutman, PhD, OTR, FAOTA
Marianne Mortera, PhD, OTR

Este capítulo foi elaborado a partir da perspectiva de um terapeuta ocupacional atuante e aborda como o comprometimento de membro superior (MS) é tratado no contexto das habilidades de vida diária. O capítulo foi elaborado de modo a oferecer ao fisioterapeuta informações para (1) fornecer intervenções eficazes para melhorar a função de MS, (2) compreender as contribuições únicas do terapeuta ocupacional no treinamento das habilidades funcionais de MS e (3) comunicar-se com colegas da terapia ocupacional em relação ao manejo interdisciplinar abrangente do paciente.

▶ Diretrizes de análise de tarefas

Antes de planejar o tratamento, o fisioterapeuta realiza uma análise da tarefa ou da atividade. A análise de tarefas consiste na decomposição das atividades em suas partes componentes para entender as demandas da atividade e identificar os déficits do paciente que impedem a participação bem-sucedida na atividade (Quadro 11.1). Os fisioterapeutas consideram três componentes principais no processo de análise da atividade: as habilidades corporais do paciente de desempenhar a função, as demandas da atividade e os fatores ambientais. As **habilidades corporais do paciente de desempenhar a função** se referem aos componentes anatômicos e fisiológicos necessários para realizar a atividade; as habilidades são subdivididas nas seguintes categorias de habilidades: *sensorial, perceptual, neurológica, musculoesquelética, cognitiva e psicossocial*. Este capítulo foca nas habilidades neurológicas e musculoesqueléticas necessárias para realizar as atividades de vida diária (AVD).

QUADRO 11.1 O processo de análise da atividade

Exemplo de caso

A paciente é uma mulher de 72 anos pós-acidente vascular encefálico com uma lesão no lobo parietal direito e consequentes prejuízos subjacentes a sensibilidade, percepção visual, funcionamento motor, cognição e habilidades psicossociais. A seguir estão as deficiências específicas subjacentes à **habilidade do corpo de desempenhar a função.**

- **Sensorial:** prejuízo na propriocepção, cinestesia e estereognosia no MS esquerdo.
- **Perceptual:** observa-se negligência visual e somatossensorial à esquerda; exibe extinção sob estimulação simultânea dupla em ambos os MS.
- **Musculoesquelética:** fraqueza moderada do ombro esquerdo; sinergia flexora moderada induzida com o movimento de alcançar acima da cabeça e lateral do MS esquerdo; preensão grossa mínima e controle de tronco fraco quando na posição sentada.
- **Cognitiva:** diminuição da atenção e da concentração, capaz de seguir dois comandos de três passos, tem dificuldade moderada no julgamento, na consciência e no *insight*; requer avisos frequentes para iniciar atividades.
- **Psicossocial:** parece deprimida e demonstra labilidade emocional; parece não ter motivação para participar do tratamento.

O fisioterapeuta deve considerar as seguintes questões:

1. Como as deficiências descritas afetarão ou limitarão o desempenho da paciente durante cada tarefa de AVD?
2. Como cada componente de uma determinada tarefa de AVD será afetado por uma combinação de áreas de habilidades de desempenho prejudicadas?

Por exemplo, enquanto envolvida em atividades funcionais, a paciente pode ter dificuldades:

- **Sensoriais:** durante o banho, a paciente pode ter dificuldade em segurar uma bucha na mão mais afetada sem compensar visualmente o déficit na sensibilidade tátil e propriocepção. Mesmo com a capacidade de segurar uma bucha à medida que a função motora retorna, a sensibilidade tátil e a propriocepção inadequadas podem dificultar ou tornar ineficiente a função motora durante o uso funcional da mão nas AVD.

(continua)

> **QUADRO 11.1   O processo de análise da atividade** *(continuação)*
>
> - **Perceptuais:** pode-se observar negligência visual esquerda quando a paciente ignora a comida que está no lado esquerdo do prato. Pode-se observar extinção quando a paciente tenta cortar a comida com as duas mãos e a mão mais afetada começa a perder a aderência no cabo do garfo, enquanto a mão menos afetada segura a faca.
> - **Musculoesqueléticas:** a paciente pode não ser capaz de puxar o pescoço ao vestir a parte de cima de um pijama pela cabeça em mais de 90° de flexão de ombro; ao tentar esse movimento, a paciente pode apresentar hipertonia moderadamente aumentada no ombro e no cotovelo.
> - **Cognitivas:** a paciente pode se distrair facilmente e precisar de CV frequentes para realizar as AVD, como escovar os dentes. A paciente também pode apresentar uma conscientização de segurança reduzida e um mau julgamento ao não travar os freios da cadeira de rodas durante as transferências.
> - **Psicossociais:** a paciente afirma que não quer escovar os dentes nem sair do leito para participar do treinamento nas AVD. Frequentemente, é necessário incentivo repetido à participação nas AVD para aumentar a motivação da paciente.
>
> **Demandas da atividade**
>
> O fisioterapeuta deve identificar os componentes específicos da tarefa ou etapas da atividade e considerar as seguintes questões:
>
> 1. Quais são as etapas específicas da atividade?
> 2. Como as deficiências subjacentes afetam o desempenho real da paciente e o que pode ser feito para usar a atividade ou os componentes da tarefa para melhorar as áreas afetadas?
> 3. Que estratégias compensatórias podem ser incorporadas para compensar déficits?
>
> **Considerações ambientais**
>
> - Físicas.
> - Socioculturais.
>
> O fisioterapeuta deve considerar as seguintes questões:
>
> 1. Quais características físicas do ambiente podem obstruir o desempenho da paciente?
> 2. Que valores e crenças sociais e/ou culturais mantidas pela paciente podem impedir a sua capacidade de participar da atividade?
>
> A análise descrita possibilita que o fisioterapeuta modifique a atividade e o ambiente de modo a melhorar o desempenho da paciente em AVD específicas.

As ***demandas da atividade*** se referem aos requisitos incorporados em cada etapa da atividade. Os ***fatores ambientais*** são as características físicas do ambiente que podem impedir ou promover o desempenho e os valores e crenças sociais e/ou culturais que podem influenciar a capacidade do paciente e o desejo de realizar AVD específicas. Uma vez concluída a análise das três áreas, o fisioterapeuta pode modificar a atividade e/ou o ambiente a fim de melhorar a capacidade de participação do paciente. Para melhorar o desempenho do paciente, o fisioterapeuta também pode usar intervenções específicas destinadas a melhorar a função neurológica e/ou musculoesquelética do paciente.

Habilidades necessárias (preparatórias) para o desempenho da função corporal

A seguir descrevem-se as habilidades de desempenho da função corporal, ou habilidades preparatórias, necessárias para as atividades de alimentação independente, higiene e vestir-se.

▸ **Estabilidade postural do tronco.** A estabilidade das partes superior e inferior do tronco (i. e., a extensão da parte superior do tronco e a estabilização abdominal) é essencial para manter uma posição sentada com postura ereta (Fig. 11.1). A posição neutra da pelve e a abdução de quadril aumentam a estabilidade do tronco. Uma posição sentada com postura ereta é necessária para os padrões normais de movimento de MS. Se o paciente estiver em posição ortostática, deve-se incentivar o alinhamento adequado da pelve e dos membros inferiores (MI) para fornecer uma base de apoio (BDA)

adequada e estável. Na posição ortostática, a pelve deve estar devidamente alinhada para estimular uma posição neutra e a extensão da parte superior do tronco. Permanecer em pé durante a realização de AVD pode ser um desafio para o paciente. O fisioterapeuta pode precisar fornecer comandos táteis ou verbais para ajudar a manter uma posição em pé adequada.

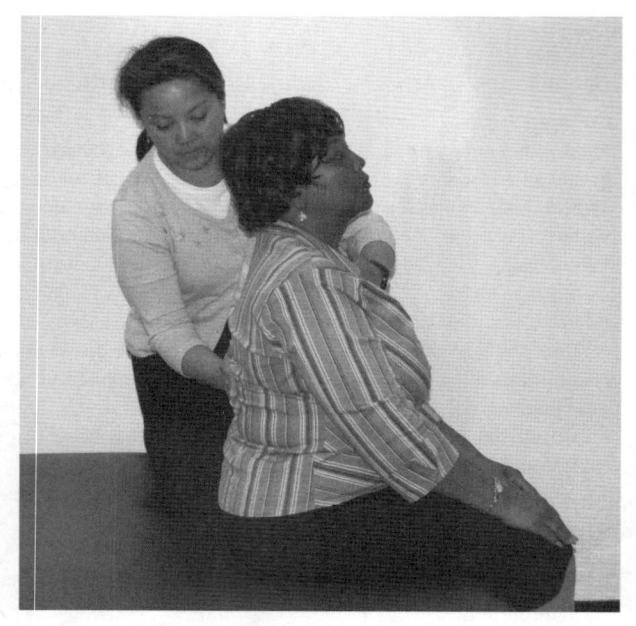

FIGURA 11.1   A estabilidade postural do tronco é uma habilidade necessária para a alimentação independente. Ela possibilita que ocorram padrões normais de movimento de MS, e a postura ereta da cabeça e do tronco impede a aspiração de alimentos.

- **Estabilidade e mobilidade do ombro.** É necessária cocontração dos músculos do cíngulo do membro superior para apoiar o movimento distal de MS no espaço durante as atividades de alcançar, como ao alcançar e pegar utensílios para a alimentação, higiene ou vestir-se (Fig. 11.2).
- **Estabilidade e mobilidade do cotovelo.** A cocontração da musculatura do cotovelo para apoiar o movimento distal do MS no espaço durante o alcançar também é uma habilidade preparatória necessária (Fig. 11.3). Por exemplo, é necessária estabilidade do cotovelo para segurar um copo com segurança ou segurar uma escova de dentes na boca. A flexão e a extensão do cotovelo são necessárias para colocar uma camiseta dentro da calça.
- **Estabilidade e mobilidade do punho.** A capacidade de manter o punho em uma posição neutra ou estendida para possibilitar padrões de pinça e preensão (descri-

tos a seguir) é necessária na maior parte das AVD (Fig. 11.4). Por exemplo, é necessária manutenção do punho em uma posição estendida (aproximadamente 20° a 30° de extensão de punho) para segurar um frasco com leite e despejar o líquido em um copo, fechar botões de uma camisa ou manejar um zíper em uma roupa.
- **Preensão grossa.** A *preensão grossa* se refere a uma pegada que coloca um objeto em contato com a palma da mão e a superfície palmar dos dedos. São necessárias flexão e extensão grossa de polegar e dedos para pegar e soltar grandes alimentos (como um sanduíche) e copos com bebida (Fig. 11.5), estabilizar uma barra de sabonete na mão durante o banho ou segurar o frasco de enxague bucal ao enxaguar a boca depois de escovar os dentes.

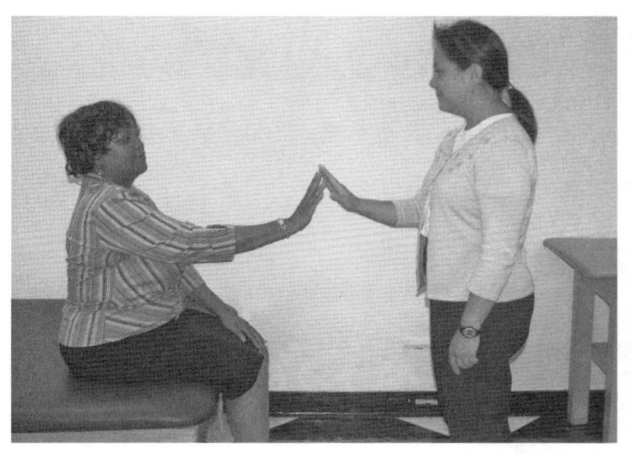

FIGURA 11.2 A estabilidade e mobilidade do ombro são habilidades preparatórias para a alimentação independente, necessárias para alcançar e pegar utensílios e alimentos. A paciente pratica o alcance usando a mão da fisioterapeuta como alvo.

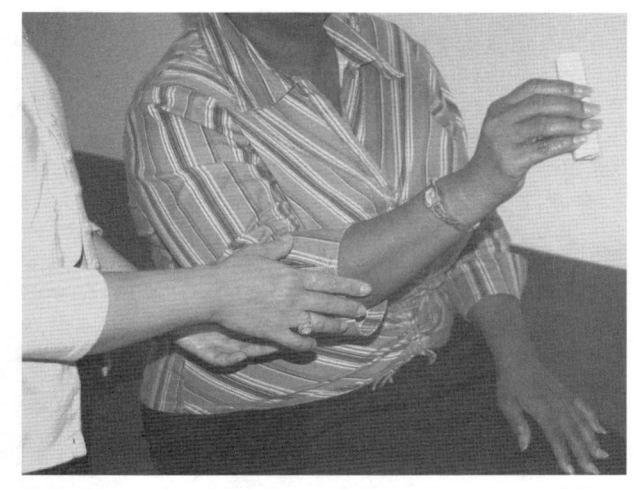

FIGURA 11.4 A estabilidade e a mobilidade do punho possibilitam os padrões de pinça e preensão necessários para a alimentação independente.

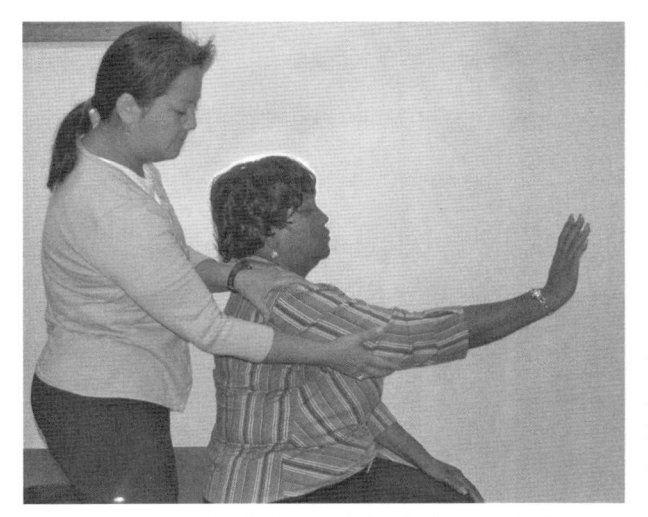

FIGURA 11.3 A estabilidade e a mobilidade do cotovelo são necessárias para apoiar o movimento distal do MS no espaço; são habilidades preparatórias para a alimentação independente.

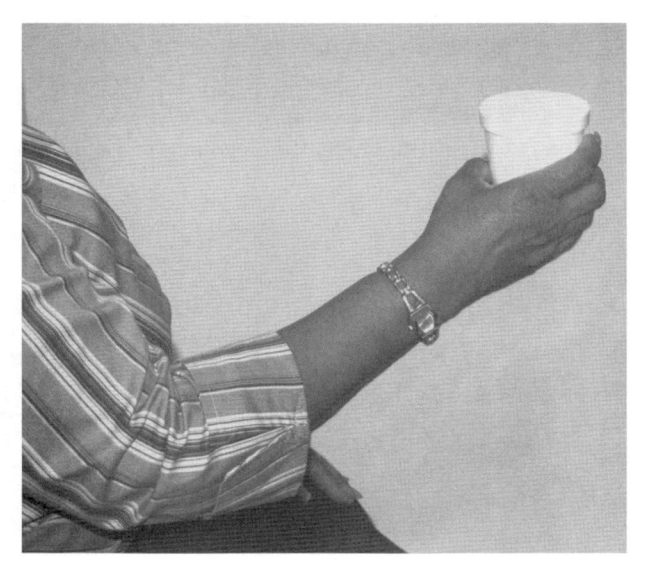

FIGURA 11.5 É necessária preensão grossa para pegar e soltar alimentos grandes e copos com bebidas durante a alimentação independente.

▸ **Padrões de preensão.** A *preensão* se refere a uma posição da mão que possibilita a oposição dos dedos e do polegar e a manipulação de objetos. Uma variedade de padrões de preensão contribui para a função da mão e a execução das habilidades de vida diária. Por exemplo, com a *preensão palmar* (também chamada de "mandril de três mandíbulas" ou pinça trípode), o polegar opõe um ou mais dedos (p. ex., o indicador e os dedos longos) para pegar um objeto pequeno. Na *preensão lateral*, o polegar e a face radial do indicador e dos dedos longos se encontram, como se estivessem segurando uma chave. Os padrões de preensão são necessários para segurar utensílios na alimentação – por exemplo, o cabo de um garfo (Fig. 11.6), faca ou uma alça de caneca. Os padrões de preensão também são necessários para as AVD, como ao segurar uma chave usando a preensão lateral (Fig. 11.7). A preensão palmar é usada para pegar pequenos alimentos, como pedacinhos de *pretzel* (Fig. 11.8).

▸ **Manipulação de polegar e dedos.** Os movimentos motores finos da manipulação do polegar e dos dedos são necessários para a manipulação dinâmica de pequenos utensílios e alimentos, como para colocar um canudo em um copo, abrir envelopes de adoçante (Fig. 11.9) e abrir pacotes de biscoito. Também são necessários movimentos motores finos do polegar e dos dedos nas tarefas relacionadas com arrumar-se ou vestir-se, como ao amarrar cadarços, abotoar uma camisa e usar a fita dental.

▸ **Movimento bilateral de MS.** O movimento de MS com as duas mãos ou bilateral é necessário para a maior parte das habilidades de alimentação independente, higiene e vestir-se. Cortar a comida com uma faca e um garfo (Fig. 11.10), passar manteiga no pão, abotoar um

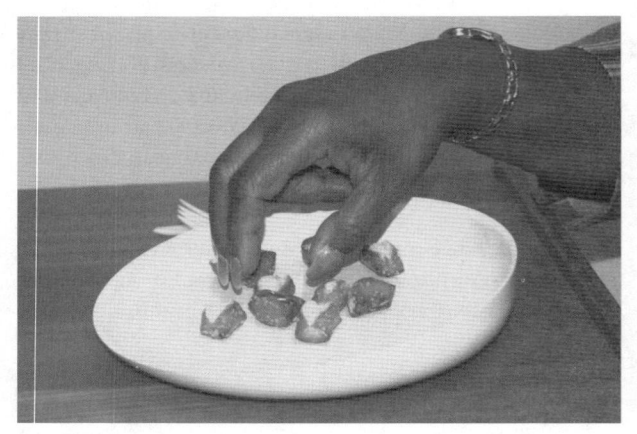

FIGURA 11.8 Usa-se um padrão de preensão palmar para pegar pedacinhos de *pretzel*, que é uma habilidade preparatória para a alimentação independente.

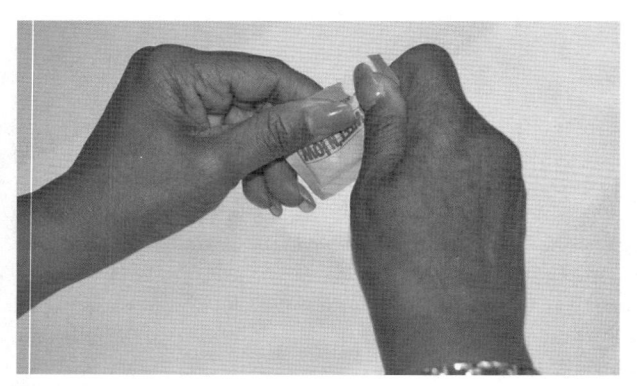

FIGURA 11.9 A manipulação do polegar e dos dedos, necessária para abrir um envelope de adoçante, é uma habilidade preparatória para a alimentação independente.

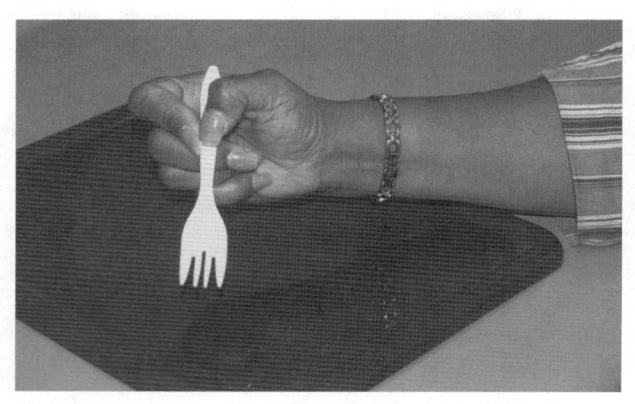

FIGURA 11.6 Usa-se um padrão de preensão para segurar um garfo.

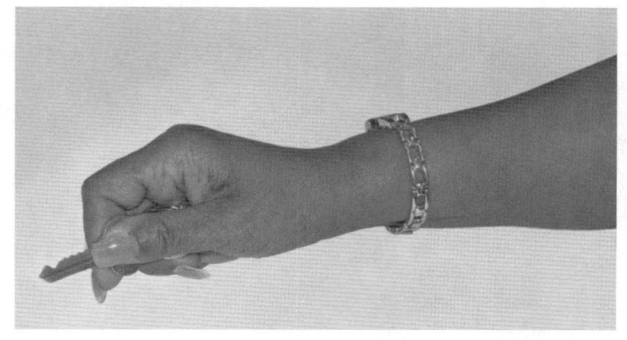

FIGURA 11.7 Usa-se um padrão de preensão lateral para segurar uma chave, que é uma habilidade preparatória para a alimentação independente.

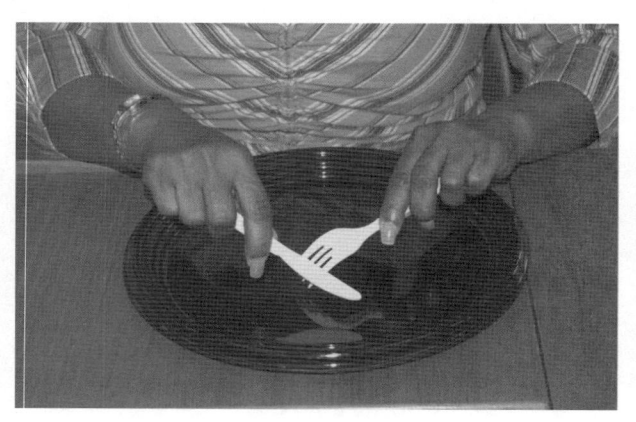

FIGURA 11.10 O movimento bilateral de MS usado para segurar um talher em cada mão é uma habilidade preparatória para a alimentação independente.

casaco, colocar meias, passar creme dental em uma escova de dentes e posicionar lentes de contato nos olhos são exemplos de movimentos bilaterais de MS essenciais à realização de AVD comuns.

As funções de MS necessárias para as tarefas de AVD dependem de uma progressão das habilidades preparatórias. Essas habilidades devem ser abordadas em uma sequência específica, porque cada uma depende de uma habilidade pré-requisito em uma progressão ordenada. A estabilidade adequada do tronco é um pré-requisito fundamental para todas as habilidades de MS. Uma vez que a estabilidade do tronco tenha sido estabelecida, as habilidades de MS devem ser abordadas na seguinte ordem:

▸ Estabilidade e mobilidade do ombro.
▸ Estabilidade e mobilidade do cotovelo.
▸ Estabilidade e mobilidade do punho.
▸ Padrões de pinça e preensão grossa.
▸ Manipulação de polegar e dedos.
▸ Movimentos bilaterais de MS.

A integração bilateral de MS – a integração de ambos os MS em um movimento coordenado para realizar uma tarefa específica – é o mais alto nível de habilidade necessário para as AVD e, portanto, é a última habilidade a ser abordada.

Análise de atividades nas tarefas de AVD

A seguir estão três exemplos de processos de análise de atividade abreviados. Esses exemplos ilustram como as atividades de alimentação independente, higiene e vestir-se são analisadas em relação às habilidades de desempenho da função neurológica e musculoesquelética do MS, às demandas da atividade e aos fatores ambientais.

Alimentação independente

Demandas da atividade e componentes da tarefa

1. O paciente deve estar na posição sentada com a postura ereta em uma mesa (ou no leito com uma bandeja no colo) com alimentos, utensílios e copo posicionados na sua frente. Equipamentos de adaptação são usados conforme necessário. A pelve e os MI devem estar devidamente alinhados para incentivar uma posição neutra da pelve com abdução de quadril quando na posição sentada, pois é necessário suporte pélvico adequado para o correto alinhamento da parte superior do corpo durante a alimentação independente (Fig. 11.11).
2. Os MS são posicionados de modo a estimular a estabilização do ombro por meio da cocontração dos músculos do cíngulo do membro superior. A estabilização do ombro é necessária para facilitar o padrão normal de movimento de alcance para a frente, com extensão de cotovelo e estabilização de punho, para que ocorram os movimentos distais da mão (Fig. 11.12).

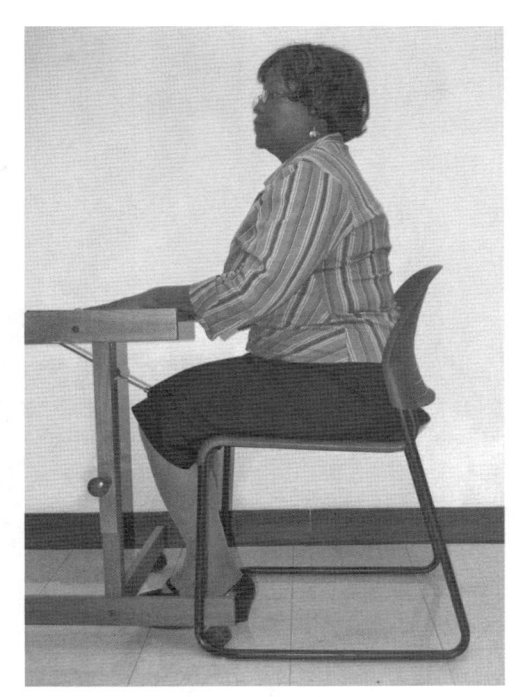

FIGURA 11.11   Posição sentada com postura ereta. A pelve e os MI devem estar devidamente alinhados para estimular uma posição neutra ou uma leve inclinação pélvica anterior e abdução de quadril.

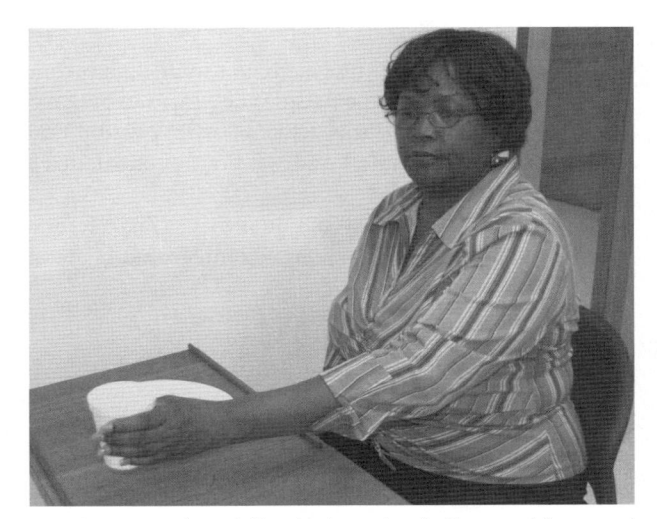

FIGURA 11.12   A estabilização do ombro facilita o padrão normal do movimento de alcançar à frente, com extensão de cotovelo e estabilização de punho, para que possam ocorrer os movimentos distais da mão.

3. O alimento é levado à boca por meio de uma preensão grossa (i. e., flexão combinada de polegar e dedos), se os alimentos forem destinados a se comer com as mãos (Fig. 11.13). Quando são usados talheres, a comida é levada à boca usando padrões de preensão para segurar os cabos dos talheres (ver Fig. 11.6). O padrão de movimento normal para a pinça e preensão grossa envolve padrões de flexão/extensão de dedos e do polegar para pegar e soltar itens.

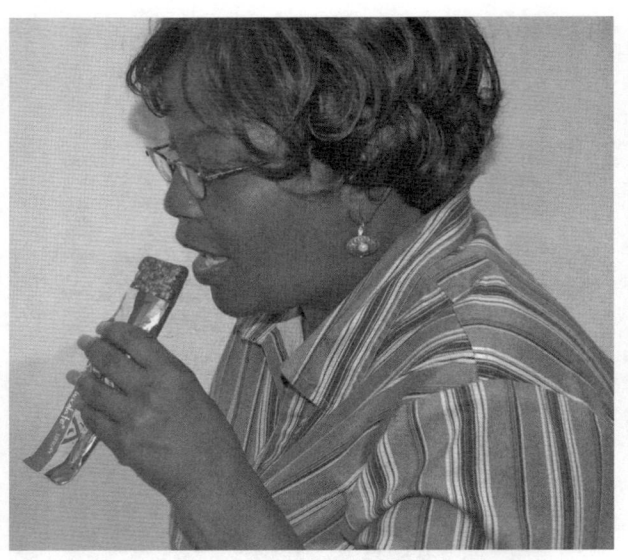

FIGURA 11.13 A comida é trazida à boca por meio de uma pinça grossa na alimentação usando as mãos *(finger foods)*.

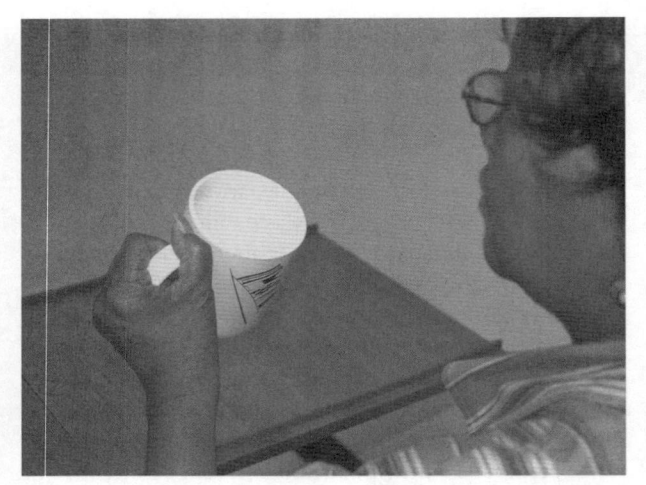

FIGURA 11.14 Consomem-se bebidas usando uma preensão grossa para pegar copos e padrões de preensão para pegar xícaras.

4. A mão é levada e trazida do prato à boca. Em decorrência da frequência e duração desse padrão de movimento na alimentação independente (ou seja, estabilização do ombro, cotovelo e punho contra a gravidade), deve-se monitorar a tolerância e resistência do paciente a esse padrão de movimento, determinando se há fadiga.

5. Pegam-se os líquidos por meio do uso de uma preensão grossa para copos e padrões de preensão para canecas com alça e xícaras. Esses padrões possibilitam que os líquidos sejam levados à boca e retornados à mesa (Fig. 11.14).

6. Cortar por meio do uso das duas mãos (Fig. 11.15) e manipular alimentos requerem a integração bilateral de MS.

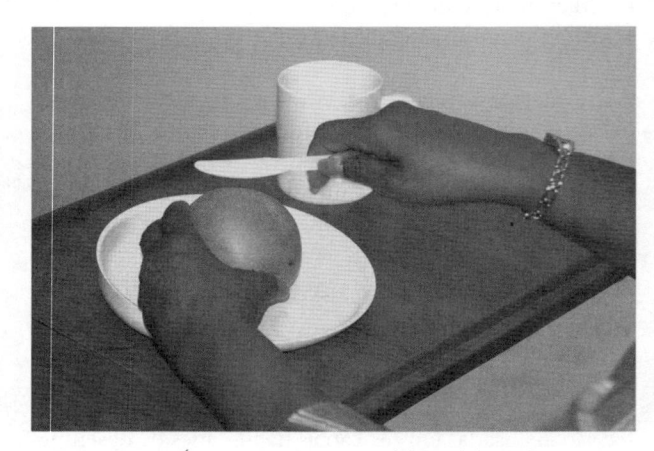

FIGURA 11.15 É necessária integração bilateral dos MS para cortar e manipular alimentos usando as duas mãos. A paciente segura a faca com uma mão e segura o alimento com a mão oposta.

Fatores ambientais

▸ O paciente deve ser capaz de manter uma postura ereta em uma cadeira ou cadeira de rodas.

▸ A mesa deve estar na altura do meio do tronco do paciente.

▸ A superfície da mesa deve ser suficientemente grande e suficientemente estável para acomodar alimentos, talheres e os MS do paciente.

▸ Todos os alimentos devem ser consistentes com as preferências e restrições alimentares, nutricionais, religiosas, sociais e culturais do paciente.

Escovar os dentes

Demandas da atividade e componentes da tarefa

1. O paciente deve estar na posição sentada com a postura ereta ou em pé na pia do banheiro com a escova de dentes, creme dental, prótese dentária removível (p. ex., dentaduras) e copo posicionados na sua frente.

Equipamentos de adaptação são usados conforme necessário. A pelve e os MI devem estar devidamente alinhados para incentivar uma posição neutra da pelve com abdução de quadril quando na posição sentada, pois é necessário suporte pélvico adequado para o correto alinhamento da parte superior do corpo durante a escovação dos dentes (ver Fig. 11.11). Na posição ortostática, os pés do paciente devem estar afastados na largura dos ombros, com o peso uniformemente distribuído sobre os dois pés; a pelve deve estar em alinhamento neutro e a parte superior do tronco em leve extensão, com a cabeça na linha mediana.

2. Os MS são posicionados de modo a estimular a estabilização do ombro por meio da cocontração dos músculos do cíngulo do membro superior. A estabilização do ombro é necessária para facilitar o padrão normal de movimento de alcance para a frente, com extensão de cotovelo e estabilização de punho, para que ocorram os movimentos distais da mão (ver Fig. 11.12).

3. É necessário o uso das duas mãos para remover a tampa do creme dental e passar o creme na escova. Usa-se uma preensão grossa para segurar o tubo de creme dental em uma mão, e é necessária preensão palmar para desatarraxar a tampa com a mão oposta. A mão dominante então segura o tubo de creme dental e o aplica à escova, enquanto a escova é segurada na mão oposta, usando uma preensão lateral. Também é necessária estabilização bilateral dos ombros e das regiões proximais dos cotovelos, juntamente com uma leve extensão dos punhos, para apoiar a preensão e a pinça distal com ambas as mãos.

4. Para manipular a escova de dentes dentro da boca e escovar todas as superfícies dentárias, é necessária estabilização proximal do ombro e do cotovelo, com estabilização e rotação do punho para apoiar o uso distal da mão. Em decorrência da frequência e duração desse padrão de movimento ao escovar os dentes (ou seja, estabilização do ombro, cotovelo e punho contra a gravidade), deve-se monitorar a tolerância e resistência do paciente a esse padrão de movimento, determinando se há fadiga.

5. O alcance do ombro para a frente, a extensão do cotovelo, a estabilização do punho e a preensão palmar são necessários para girar a alavanca da torneira para ativar o fluxo de água. O alcance para a frente do ombro, a flexão/extensão do cotovelo, a estabilização do punho e a preensão grossa do copo são necessários para encher o copo com água, trazê-lo à boca e devolvê-lo à pia (Fig. 11.14). Para cuspir a água da boca na pia, é necessário uma leve flexão de pescoço e de tronco. O alcance para a frente do ombro, a extensão do cotovelo, a estabilização do punho e a preensão palmar são necessários para enxaguar a escova de dentes após a conclusão da escovação. Para pegar uma toalha da pia e limpar a boca lateralmente, são necessários alcance para a frente do ombro, flexão/extensão do cotovelo, estabilização do punho e preensão grossa.

Fatores ambientais

▸ O paciente deve ser capaz de manter uma postura ereta em uma cadeira ou cadeira de rodas, ou manter uma postura ortostática e manter o equilíbrio junto à pia do banheiro.

▸ A superfície da pia deve ser suficientemente larga e estável para acomodar os itens necessários para escovar os dentes. Se a pia estiver instável, deve haver uma barra de apoio para fornecer suporte ao MS e ao equilíbrio em pé, se necessário.

Vestir um suéter

Demandas da atividade e componentes da tarefa

1. O paciente deve estar sentado em uma cadeira ou cadeira de rodas ou deve ser posicionado sentado sem apoio na beira de um leito ou maca. A pele e os MI devem estar adequadamente alinhados para estimular a posição neutra da pelve e a abdução de quadril com os pés apoiados no chão, pois é necessário suporte pélvico adequado para o alinhamento apropriado do tronco ao vestir-se (ver Fig. 11.11). A parte superior do tronco deve estar em leve extensão, com a cabeça na linha mediana. Sentar-se sem apoio durante a realização de atividades com os MS acima da cabeça afetará o nível de resistência do paciente ao vestir-se. Deve-se monitorar o paciente quanto à fadiga.

2. O envolvimento do MS mais afetado ao vestir-se depende do grau de retorno funcional, enquanto o paciente usa o membro menos afetado para realizar a maior parte dos requisitos da tarefa. Neste exemplo, descreve-se o uso do MS mais afetado, com retorno inicial do movimento isolado do ombro e do cotovelo, movimento fraco de punho e preensão grossa limitada.

3. O paciente deve tentar usar o MS mais afetado para que seja alcançada a estabilização proximal do ombro, o que pode ser facilitado por meio do incentivo ao movimento ativo de alcançar para a frente do ombro e gradualmente progredir para o movimento de alcançar contra a gravidade, para fortalecer a musculatura proximal necessária para apoiar os movimentos do cotovelo e da mão no espaço. É necessária estabilização do ombro para facilitar o padrão normal de movimento de alcançar para a frente com extensão de cotovelo e estabilização de punho, de maneira que os movimentos distais da mão possam ocorrer (ver Fig. 11.12). Vestir um suéter que é colocado pela cabeça requer força e resistência suficientes da musculatura do ombro para manter ambos os MS acima da cabeça. Em decorrência das demandas dessa atividade, deve-se considerar e monitorar o nível de resistência do paciente. Ele pode se fadigar rapidamente se a exigência de elevar ambos os MS acima da cabeça for muito grande. Se o MS mais afetado apresentar uma fraqueza de ombro significativa, o uso do MS acima da cabeça pode ser muito desgastante.

4. São necessários preensão grossa bilateral, leve extensão de punho, flexão de cotovelo e alcance acima da cabeça do ombro para segurar o suéter e puxar a abertura do pescoço sobre a cabeça. O paciente deve inserir o MS menos afetado na manga correspondente e, em seguida, posicionar o MS mais afetado na manga oposta, usando o alcance para a frente do ombro e a extensão de cotovelo. Se possível, o paciente deve usar uma preensão grossa bilateral e a extensão de cotovelo para puxar a borda inferior do suéter sobre a porção anterior do tronco. Além disso, deve-se incentivar o paciente a usar a rotação medial e extensão do ombro, a extensão do cotovelo e a preensão grossa do MS mais afetado para puxar o suéter para baixo, sobre a porção posterior do tronco.

Fatores ambientais

▸ Como afirmado previamente, o paciente deve ser capaz de manter uma posição sentada com postura ereta em uma cadeira ou cadeira de rodas, ou na beirada de um leito ou uma maca, e manter um bom controle da pelve e do tronco. Tanto a superfície em que o paciente está sentado como a quantidade de apoio do tronco ou das costas afetará a capacidade do paciente de manter um bom alinhamento pélvico e lombar.

▸ A altura do assento da cadeira, da cadeira de rodas, do leito ou da maca deve possibilitar que o paciente se sente com os dois pés apoiados no chão para estimular o alinhamento adequado da perna e da pelve.

▸ Se o equilíbrio se tornar instável na posição sentada sem apoio ou se o paciente apresentar fadiga progressiva no tronco com o movimento de alcançar acima da cabeça do MS, deve-se fornecer um espaço adequado no leito ou na maca ao redor do paciente, caso ele penda para o lado mais afetado. O fisioterapeuta deve estar sentado na frente do paciente e proteger o lado mais afetado para manter a segurança.

Observação clínica: Frequentemente encontram-se medidas de desfechos padronizadas para avaliar a função dos MS para populações ou grupos de pacientes específicos. Exemplos incluem a Modified Ashworth Scale, o Disability of the Arm, Shoulder and Hand Questionnaire, a Motor Assessment Scale, a Fugl-Meyer Assessment of Motor Recovery After Stroke, o Purdue Pegboard Test e o Jebsen-Taylor Hand Function Test. A Tabela 11.1 apresenta uma descrição dessas medidas de desfecho, juntamente com seu uso indicado.

▸ Estratégias e considerações de tratamento

Descrevem-se as seguintes abordagens de tratamento voltadas à função de MS no contexto das várias tarefas de AVD detalhadas previamente: *facilitação neuromuscular, facilitação neuromuscular proprioceptiva (FNP), treinamento compensatório, aprendizagem motora e terapia de movimento induzido por restrição*. A discussão de cada abordagem explica como o fisioterapeuta pode usar a intervenção para facilitar a função de MS no contexto das AVD. O fisioterapeuta também pode usar essas abordagens para promover as habilidades preparatórias do MS, necessárias para realizar as AVD.

O fisioterapeuta usa e ordena as abordagens de tratamento em combinações variadas, dependendo das necessidades do paciente e da função de MS. Uma consideração importante ao decidir quando e como usar essas abordagens é se o paciente tem movimento voluntário adequado no MS. Os pacientes que demonstrarem recuperação suficiente do movimento voluntário podem não se beneficiar da facilitação neuromuscular ou de uma abordagem prática intensiva. Em vez disso, esses pacientes se beneficiariam

mais do envolvimento direto no retreinamento da AVD. A facilitação neuromuscular e a FNP são particularmente úteis para pacientes que precisam desenvolver ou aprimorar habilidades preparatórias (p. ex., pacientes que demonstram déficit na estabilização do ombro; pacientes com déficit nos padrões de alcance, empurro, pinça e preensão; ou pacientes com mau uso bilateral de MS a padrões de movimento prejudicados pelo aumento ou pela diminuição do tônus, pela fraqueza e pela decomposição do movimento).

Facilitação neuromuscular

A facilitação neuromuscular é uma importante intervenção para o desenvolvimento das habilidades necessárias para a alimentação, a higiene e o vestir-se. Descrevem-se os componentes específicos da intervenção no contexto de facilitar as seguintes habilidades preparatórias: *padrões de estabilização, alcance, pinça e preensão*.

Estabilização

Podem-se usar estímulos de aproximação articular para promover a estabilização proximal do ombro via atividades envolvendo descarga de peso. Instrui-se o paciente a descarregar o peso no MS afetado, que é posicionado em extensão de cotovelo e apoiado pelo fisioterapeuta (Fig. 11.16) ou por outra superfície de apoio (p. ex., uma maca). Pode-se usar estímulos de aproximação para facilitar os estabilizadores do ombro/da escápula e os extensores de cotovelo. É necessária estabilidade suficiente do ombro antes que o paciente possa alcançar um movimento distal dinâmico no espaço contra a gravidade (necessário para todas as habilidades de AVD).

Alcance

Uma vez estabelecida a estabilização do ombro, aborda-se o ato de alcançar. Pode-se facilitar o alcançar por meio da protração escapular ativa, da flexão de ombro e da extensão de cotovelo. Inicialmente, instrui-se o paciente a deslizar o MS para a frente, ao longo da superfície de uma mesa (gravidade minimizada), como se estivesse tentando pegar um alimento-alvo (Fig. 11.17). Quando essa habilidade é alcançada, o paciente pode começar a praticar a habilidade de nível mais alto de alcançar no espaço (contra a gravidade) para segurar um copo ou pão (Fig. 11.18). Para facilitar a contração do agonista da parte clavicular do deltoide para o movimento de alcançar à frente, pode-se incorporar o *tapping* (estiramento rápido) sobre o ventre do músculo. Contudo, a contração muscular que é produzida é de curta duração. Portanto, pode-se adicionar resistência para manter a contração muscular. Uma vez que essas habilidades preparatórias tenham sido realizadas, o fisioterapeuta pode orientar o paciente em relação a como usar essas habilidades para realizar movimentos de alcançar em atividades reais de alimentação independente, higiene e vestir-se.

TABELA 11.1 Medidas de desfecho da função e do desempenho dos MS

Medida: Modified Ashworth Scale (MAS)
Descrição: o objetivo da MAS é avaliar o grau de espasticidade nos membros afetados de pacientes com distúrbios do sistema nervoso central (p. ex., acidente vascular encefálico, traumatismo cranioencefálico, paralisia cerebral). A MAS é uma escala ordinal de seis níveis que varia de zero (sem aumento no tônus muscular) a cinco (rigidez do membro em flexão ou extensão). O fisioterapeuta movimenta o(s) membro(s) do paciente ao longo da ADM e determina o grau de espasticidade com base na resposta observada. Administrar a MAS leva aproximadamente 5 minutos, dependendo da quantidade de membros afetados.
Indicação: a MAS destina-se a crianças (6 a 12 anos) e adultos (18 a 64 anos) com distúrbios no tônus muscular secundários à lesão do sistema nervoso central.
Referência: Bohannon RW, Smith MB. Interrater reliability of a Modified Ashworth Scale of muscle spasticity. 1987; Phys Ther, 67:206.

Medida: Disability of the Arm, Shoulder and Hand Questionnaire (DASH)
Descrição: o objetivo do DASH é avaliar o desempenho e a função do MS em pacientes com distúrbios musculoesqueléticos; o DASH também pode ser usado para monitorar se há mudanças na função e no desempenho do MS longitudinalmente ao longo do tempo. O DASH é um questionário de autorrelato ordinal de 30 itens e 5 pontos. Foi desenvolvido para avaliar a função do MS em relação à limitação articular e atividade física em tarefas específicas. A avaliação requer aproximadamente 10 a 30 minutos para ser realizada. Um componente opcional da medida avalia a atividade física de alto nível durante o trabalho, esportes ou atividades artísticas. O *Quick*DASH é um formato abreviado da medida que consiste em 10 perguntas e no módulo opcional de trabalhos/esportes/atividades artísticas.
Indicação: o DASH é destinado a adultos (18 a 64 anos) com diversos distúrbios ortopédicos e neurológicos que afetam o MS.
Referência: Beaton DE, et al. The DASH (Disabilities of the Arm, Shoulder and Hand) Outcome Measure: what do we know about it now? Hand Ther, 2001; 6:109.

Medida: Motor Assessment Scale (MAS)
Descrição: a finalidade da MAS é avaliar a função motora e a recuperação de pacientes com acidente vascular encefálico durante as AVD funcionais (ou seja, mobilidade no leito, equilíbrio na posição sentada, deambulação, desempenho de MS e atividades manuais funcionais). A MAS é uma medida de oito itens baseada no desempenho, com um item adicional que avalia o tônus muscular e que não é incluído no escore total (oito itens examinam a função motora e um item avalia o tônus muscular geral). A avaliação pode ser administrada em aproximadamente 15 a 30 minutos e pontuada usando uma escala ordinal de 7 pontos (de 0 a 6, com 6 indicando um desempenho ótimo). As pontuações dos itens são somadas a fim de fornecer uma pontuação total máxima de 48 (com exceção do item que avalia o tônus muscular). Solicita-se ao paciente que realize cada tarefa três vezes; registra-se o melhor desempenho dentre as três tentativas.
Indicação: a MAS destina-se a pacientes adultos (18 a 64 anos) e idosos (acima de 65 anos) com acidente vascular encefálico.
Referência: Carr JH, et al. Investigation of a new motor assessment scale for stroke patients. Phys Ther, 1985; 65:175.

Medida: Fugl-Meyer Assessment of Motor Recovery after Stroke (FMA)
Descrição: o objetivo da FMA é medir a recuperação da função sensorimotora em pacientes com hemiplegia secundária a um acidente vascular encefálico. A avaliação é baseada no desempenho, contém 226 itens e usa uma escala ordinal de 3 pontos (0 = não é capaz de executar, 1 = executa parcialmente, 2 = executa totalmente), que é dividida em cinco domínios: *função motora, função sensorial, equilíbrio, amplitude de movimento articular* e *dor articular*. O paciente realiza movimentos específicos nas atividades diárias na posição ortostática, na posição sentada ou em decúbito dorsal, e relata a experiência subjetiva de sensibilidade e dor. A administração requer aproximadamente 30 minutos (uma versão abreviada do FMA requer aproximadamente 10 minutos). A FMA inclui um subteste para MS que pode ser usado de modo independente. Ele contém 33 itens, usa uma escala ordinal de 3 pontos e tem uma pontuação total possível de 66. O subteste de MS avalia os movimentos do ombro, do cotovelo, do antebraço, do punho e da mão. Avalia-se especificamente a função de MS quanto à atividade reflexa e ao movimento voluntário dentro e fora dos padrões sinérgicos. Avalia-se também a coordenação motora grossa e fina e a velocidade de MS.
Indicação: a FMA destina-se a adolescentes (13 a 17 anos), adultos (18 a 64 anos) e idosos (acima de 65 anos) que tenham hemiplegia secundária ao acidente vascular encefálico.
Referência: Fugl-Meyer AR, et al. (1975). The post-stroke hemiplegic patient. Scand J Rehabil Med, 1975; 7:13.

Medida: Purdue Pegboard Test (PPBT)
Descrição: o objetivo do PPBT é medir a destreza na ponta dos dedos e a função motora grossa dos dedos, da mão e do braço. A medida foi originalmente desenvolvida para auxiliar na seleção de funcionários para trabalhos industriais e de montagem, que exigiam destreza manual e coordenação, mas tem sido extensivamente usada na área da reabilitação clínica. O PPBT consiste em uma placa retangular com duas linhas verticais de orifícios e quatro depressões em forma de copo na parte superior da placa. As tarefas exigem que o paciente retire pequenos pinos metálicos dos copos e os coloque nos orifícios o mais rápido possível. As tentativas consideram períodos de 30 e 60 segundos. Pode-se atribuir pontos à colocação de pinos com a mão direita, colocação de pinos com a mão esquerda, colocação de pinos usando as duas mãos e montagem de pinos e arruelas usando ambas as mãos. A administração completa da avaliação pode levar aproximadamente 15 a 30 minutos. Interpretam-se os escores pela comparação com dados normativos padronizados.
Indicação: o PPBT é destinado a crianças (6 a 12 anos), adolescentes (13 a 17 anos), adultos (18 a 64 anos) e idosos (acima de 65 anos) com condições neurológicas e ortopédicas que afetem a destreza e a coordenação dos braços, das mãos e dos dedos.
Referência: Tiffin J, Asher EJ. The Purdue Pegboard: norms and studies of reliability and validity. J Appl Psychol, 1948; 32:234.

(continua)

TABELA 11.1 Medidas de desfecho da função e do desempenho dos MS *(continuação)*
Medida: Jebsen-Taylor Hand Function Test (JTHF) **Descrição:** o JTHF é um teste de desempenho padronizado, baseado em uma norma e usado para examinar a função unilateral da mão em uma série de atividades diárias. Mede-se a velocidade de desempenho da mão em tarefas específicas, em vez da qualidade do movimento. Avaliam-se sete tarefas usando as mãos dominante e não dominante separadamente (a mão não dominante deve ser testada antes da mão dominante): escrever uma frase curta de 24 caracteres no nível de leitura do quarto ano (esta tarefa é eliminada em crianças entre 6 e 7 anos), pegar e colocar pequenos objetos familiares em um recipiente (ou seja, moedas, clipes de papel, tampas de garrafa), simular a alimentação, empilhar pequenos objetos, pegar e colocar objetos leves (latas vazias) e pegar e colocar objetos pesados (latas de 450 g). Cada tarefa é cronometrada e requer aproximadamente 10 segundos. Os itens e as pontuações totais são interpretados por meio da comparação com dados normativos, padronizados de acordo com a idade e o gênero. A reavaliação possibilita a mensura do progresso da intervenção ao longo do tempo. A administração do JTHF requer aproximadamente 15 a 20 minutos para ser aplicado em ambas as mãos. **Indicação:** o JTHF é destinado a crianças (5 a 12 anos), adolescentes (13 a 19 anos) e adultos (20 a 94 anos) com déficits na função da mão secundários a lesões ou doenças ortopédicas ou neurológicas. **Referência:** Jebsen RH, et al. An objective and standardized test of hand function. Arch Phys Med Rehabil, 1969; 50:311.

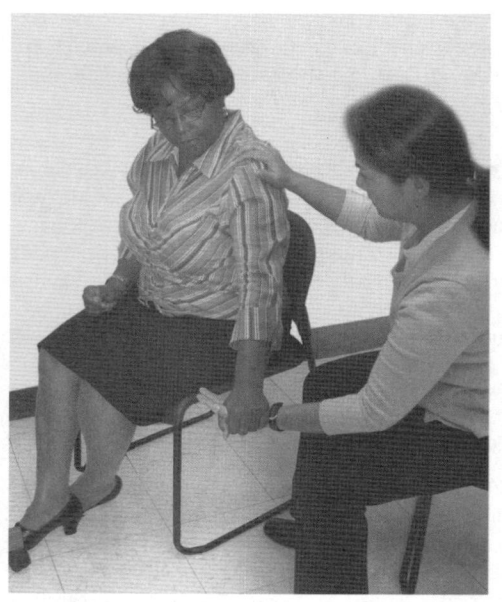

FIGURA 11.16 Para melhorar a estabilização do MS, instrui-se a paciente a descarregar o peso sobre o MS mais afetado, posicionado em extensão de cotovelo em uma superfície de apoio. A fisioterapeuta fornece apoio por meio de um contato manual. Alternativamente, pode-se apoiar o MS sobre uma maca terapêutica ou colchonete.

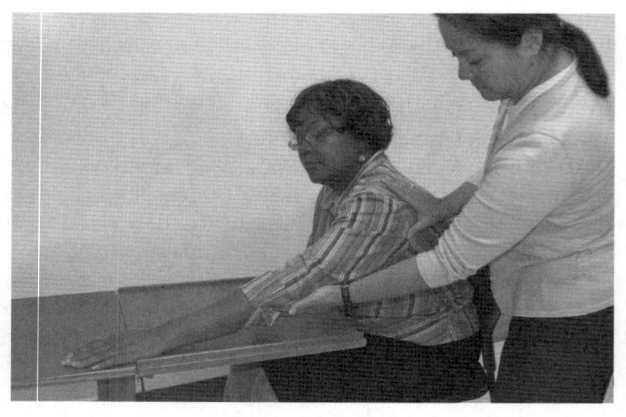

FIGURA 11.17 Para facilitar os movimentos de alcançar, instrui-se a paciente a deslizar o MS (com minimização da gravidade) ao longo de uma mesa, como se estivesse tentando alcançar um determinado alimento.

Pinça e preensão

Um importante objetivo da facilitação neuromuscular é reduzir a espasticidade dos flexores e promover a extensão em pacientes com padrões sinérgicos flexores de MS. Para esses pacientes, é necessária redução da espasticidade dos flexores de punho e dedos para os padrões de pinça e preensão. Os padrões funcionais de pinça e preensão envolvem a flexão ativa voluntária dos dedos e do polegar e a extensão ativa voluntária dos dedos, do polegar e do punho. Sem padrões voluntários de pinça e preensão, não é possível alcançar a alimentação independente. O *tapping* sobre os respectivos ventres musculares pode facilitar a extensão de punho e dedos; adicionar resistência a esses mo-

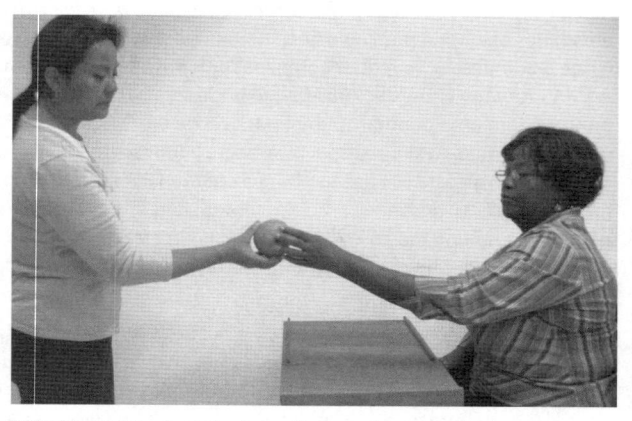

FIGURA 11.18 A paciente pratica movimentos de alcançar no espaço, contra a gravidade, para pegar um determinado alimento.

vimentos sustenta a resposta. O *tapping* sobre os músculos extensores parecem inibir músculos flexores espásticos.[1] Uma vez que essas habilidades preparatórias tenham sido alcançadas, o fisioterapeuta pode orientar o paciente a praticar a extensão voluntária de punho e dedos durante uma tarefa de alimentação (p. ex., pegar e soltar um copo com bebida ou pegar e soltar pequenos alimentos, como pedaços de pão ou biscoitos). Pode-se praticar a extensão voluntária de punho e dedos ou a preensão e liberação grossa ao se vestir um suéter.

A atividade prática para o estudante do Quadro 11.2 apresenta um exemplo de caso usando a facilitação neuromuscular.

Observação clínica: Ao usar técnicas de facilitação neuromuscular, o fisioterapeuta deve manter consistentemente uma profunda ciência da qualidade do movimento de MS do paciente. Deve-se alertar o paciente em caso de padrões de movimentos compensatórios. Devem-se usar comandos verbais e manuais para ajudar o paciente a corrigir padrões anormais de movimento, para que eles não se tornem hábitos aprendidos. Por exemplo, ao tentar o alcance para a frente, um paciente pode compensar com elevação e abdução de ombro, em vez da flexão de ombro e protração escapular apropriadas. Da mesma maneira, pacientes que tentam movimentos distais também podem exibir movimentos de ombro excessivos. Esses movimentos compensatórios devem ser imediatamente constatados e corrigidos. A correção deve começar com comandos verbais e manuais para oferecer *feedback* auditivo e proprioceptivo. À medida que o paciente começa a demonstrar aprendizado, deve-se manter os comandos verbais (CV), enquanto os comandos manuais são diminuídos. Por fim, os CV também podem ser diminuídos à medida que o paciente ganha a habilidade de autocorrigir padrões de movimento inapropriados. A prática dos padrões de movimento normal desejados deve começar com a musculatura proximal e progredir distalmente, à medida que o desempenho do paciente se torna mais habilidoso. Por fim, pode-se combinar a prática dos padrões de movimento proximais e distais (como ocorreria nas atividades funcionais normais).

Alerta: A observação de padrões anormais de movimento e o uso de estratégias de compensação em lugar do movimento apropriado podem indicar que o paciente foi desafiado a realizar uma atividade motora que atualmente está além do seu nível de habilidade. A amplitude de movimento (ADM) ou o esforço físico necessário para realizar um movimento específico de ombro, cotovelo, punho ou mão pode ser muito desafiador para o paciente e pode inibir a sua capacidade de praticar e aprender padrões normais de movimento. Nessas situações, o fisioterapeuta deve intervir imediatamente para modificar a tarefa de modo a fornecer um desafio terapêutico que seja mais apropriado. O aumento da espasticidade em qualquer grupo muscular também indica que o paciente foi solicitado a realizar uma atividade que é muito difícil para ele. Nesses casos, facilitar uma articulação de cada vez e usar posições que minimizem a gravidade podem diminuir o nível de desafio de uma atividade específica.

QUADRO 11.2 Atividade prática para o estudante: exemplo de caso – aplicação da facilitação neuromuscular

O paciente é um homem de 84 anos que teve um acidente vascular encefálico esquerdo há 3 semanas. A lesão resultou em uma hemiparesia de MS direito. O movimento ativo mínimo de ombro, o movimento ativo mínimo de cotovelo e punho e a mínima flexão e extensão ativas de dedo, polegar e punho caracterizam a qualidade do movimento de MS direito. Há evidências de um leve padrão de sinergia flexora contra a gravidade. Ele também apresenta um déficit visuoespacial leve e requer poucos CV para realizar atividades em múltiplas etapas.

Inicialmente, prescreveu-se ao paciente atividades de descarga de peso em MS direito para facilitar a cocontração da musculatura de ombro e a extensão ativa de cotovelo. Para facilitar os movimentos ativos do ombro e do cotovelo para realizar o movimento de alcançar à frente, o paciente recebeu exercícios ativos-assistidos com o objetivo de diminuir o esforço necessário para se mover contra a gravidade. Uma vez que o paciente foi capaz de apoiar de maneira independente o ombro e o cotovelo dentro da ADM mínima, ele foi incentivado a praticar padrões de pegar e soltar com as mãos, que exigiam a extensão ativa do punho. Quando ele foi capaz de demonstrar os padrões de movimento de MS com apenas uma leve sobreposição flexora sinérgica, prescreveu-se uma tarefa de alimentação independente usando um garfo de plástico para pegar e soltar alimentos leves e grandes. Ele praticou várias vezes o padrão de levar a mão à boca, que exigia estabilização de ombro com movimentos distais ativos, incorporando intervalos para descanso conforme necessário. Durante as tarefas de vestir-se, nas quais ele vestia um suéter, ele foi incentivado a incorporar o movimento de alcançar à frente usando o ombro, com o ombro em menos de 90°, enquanto incorporava a extensão de cotovelo para empurrar seu MS mais afetado pela manga do suéter. Ao escovar os dentes, o paciente usou o ombro, o cotovelo e uma leve estabilização do punho, com o uso das duas mãos e de uma preensão grossa para apertar o tubo do creme dental e aplicar o creme na escova.

Questões de orientação

1. Como as técnicas de facilitação neuromuscular podem ser usadas em conjunto com um programa de exercícios terapêuticos? No que consistiria um programa de exercícios terapêuticos?
2. Como você ensinaria os cuidadores do paciente a realizar um programa de exercícios terapêuticos em seu ambiente familiar? Quais contraindicações devem ser observadas? Quais sinais ou alertas devem ser dados aos cuidadores que trabalham com esse paciente?
3. Que habilidades preparatórias específicas você usaria para facilitar o controle de tronco e o controle postural com o objetivo de incentivar padrões normais de movimento de MS?
4. Que habilidades preparatórias específicas você usaria para facilitar os padrões normais de movimento de MS de ombro, cotovelo, punho e mão?
5. Como o fisioterapeuta e o terapeuta ocupacional podem colaborar para melhorar o reaprendizado dos padrões normais de movimento e aumentar a independência nas AVD funcionais?

Facilitação neuromuscular proprioceptiva

Como a facilitação neuromuscular, a FNP também pode ser usada para promover as habilidades preparatórias necessárias para a alimentação, a higiene e o vestir-se (estabilização, alcance, pinça e preensão de MS). Como os padrões normais de movimento são feitos por meio do uso combinado de planos rotacionais e diagonais, a FNP pode ser usada para facilitar os padrões normais de movimento necessários para as atividades funcionais. Padrões bilaterais de MS da FNP que impõem demandas de controle de tronco podem facilitar as habilidades preparatórias necessárias para as AVD. Os princípios orientadores da FNP exigem uma progressão das atividades dentro dos estágios do controle motor: *mobilidade, estabilidade, mobilidade controlada* e *habilidade*. Podem-se usar as diretrizes a seguir para promover as habilidades necessárias para a alimentação independente, a higiene e o vestir-se.

Estabilização do tronco e estabilização rítmica

A estabilização do tronco é essencial para o uso adequado do MS. Durante as atividades de alimentação independente e higiene, os pacientes devem poder usar o tronco para se inclinar para a frente enquanto trazem comida ou itens de higiene à boca. Devem também usar a estabilidade do ombro para facilitar os padrões de alcance e para levar a mão à boca. Pode-se melhorar a estabilização do tronco pela técnica de *estabilização rítmica* da FNP. A estabilização rítmica usa contrações isométricas contra a resistência (não ocorre movimento). Para promover a estabilização inicial do tronco por meio da estabilização rítmica, posiciona-se o paciente em decúbito lateral. Aplica-se resistência apropriada[2,3] simultaneamente aos flexores da parte superior do tronco com uma mão e aos extensores da parte inferior do tronco com a mão oposta (Fig. 11.19). Deve-se realizar repetições desta técnica de acordo com o nível de tolerância e fadiga do paciente. A atividade pode progredir para a posição sentada ou para a ortostática com a aplicação da estabilização rítmica.

Estabilização de ombro, padrões de MS da FNP e inversões dinâmicas (isotônicas)

A estabilidade do ombro é essencial para obter o alcance funcional por meio de padrões de movimento que levam a mão à boca; é necessária estabilização de antebraço e de punho para a pinça e preensão de utensílios de alimentação e itens de higiene.

As inversões dinâmicas promovem contrações isotônicas em uma direção, seguidas por contrações isotônicas na direção reversa, sem relaxamento. Usam-se comandos verbais para marcar o início do movimento na direção oposta. Pode-se posicionar o paciente em decúbito dorsal (o que proporciona um bom apoio de tronco) ou na posição sentada. Instrui-se o paciente a se mover no padrão de flexão/adução/rotação lateral (FLEX/ADD/RL) de MS con-

tra a resistência apropriada, mas apenas até a amplitude média (Fig. 11.20). O ombro gira lateralmente e é levado para cima, cruzando a face, movendo-se em flexão e adução de ombro. Solicita-se ao paciente que mantenha essa posição por aproximadamente 3 segundos. O paciente então se move para o padrão de extensão/abdução/rotação medial (EXT/ABD/RM) de MS contra a resistência apropriada. O ombro gira medialmente e é levado para baixo e para fora, movendo-se em abdução e extensão (Fig. 11.21).

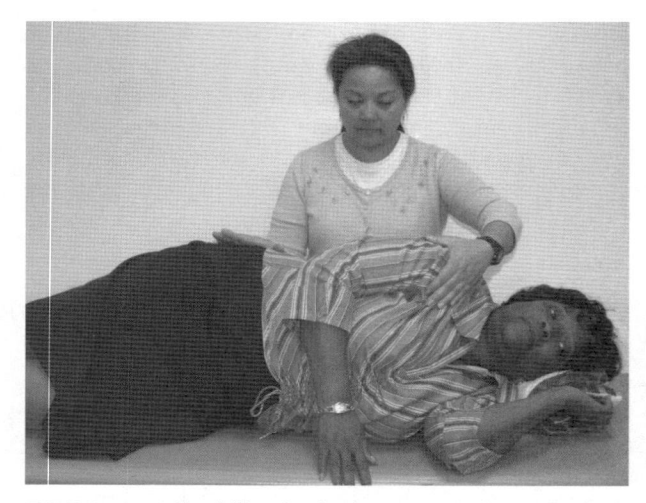

FIGURA 11.19 Estabilização rítmica com a paciente em decúbito lateral para promover a estabilidade do tronco. A paciente está em decúbito lateral enquanto a fisioterapeuta aplica resistência adequada às contrações isométricas dos flexores da parte superior do tronco com uma mão e resistência adequada aos extensores da parte inferior do tronco com a mão oposta. Aplica-se resistência simultaneamente a grupos musculares opostos (p. ex., flexores da parte superior do tronco e extensores da parte inferior do tronco ou extensores da parte superior do tronco e flexores da parte inferior do tronco). Embora nenhum movimento ocorra, aplica-se resistência como ao torcer ou girar as partes superior e inferior do tronco em direções opostas.

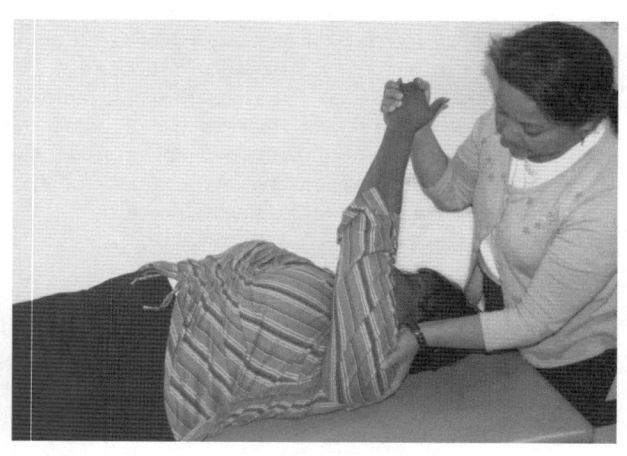

FIGURA 11.20 Decúbito dorsal, padrão de MS da FNP, inversões dinâmicas (isotônicas). A paciente move-se no padrão de FLEX/ADD/RL até a linha mediana, enquanto a fisioterapeuta aplica resistência contínua às contrações isotônicas.

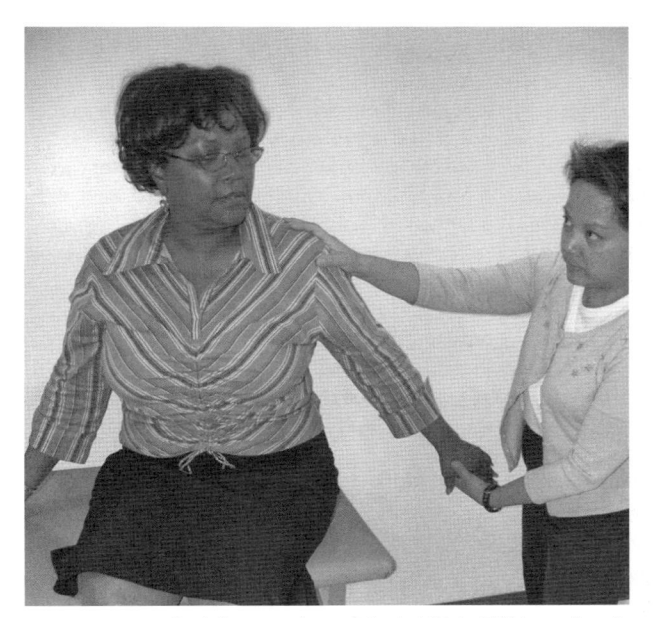

FIGURA 11.21 Posição sentada, padrão de MS da FNP, inversões dinâmicas (isotônicas). A paciente move-se no padrão de EXT/ABD/ RM enquanto a fisioterapeuta aplica resistência contínua às contrações isotônicas.

A resistência é gradualmente aumentada em ambas as direções antes de solicitar ao paciente que mantenha a posição. A posição da pausa de manutenção pode ser variada, em diferentes pontos da amplitude articular. Devem-se realizar repetições das inversões dinâmicas com pausas de manutenção de acordo com o nível de tolerância e fadiga do paciente.

Alcance com estabilização de antebraço, padrões de MS da FNP e inversões dinâmicas (isotônicas)

Uma vez alcançada a estabilização do ombro, aborda-se a estabilização do antebraço durante as atividades de alcance. Nas AVD de MS, é necessária estabilização do antebraço para apoiar e manter o punho em uma posição de leve extensão (aproximadamente 20° a 30°). Esta habilidade preparatória pré-requisito possibilita a manipulação apropriada de alimentos, itens de higiene e roupas. O paciente é posicionado sentado. Pode-se utilizar inversões dinâmicas para promover contrações isotônicas dos agonistas de MS, seguidas de contrações isotônicas dos antagonistas de MS realizadas com resistência. O padrão de MS de FLEX/ADD/RL, no qual o ombro se flexiona, aduz e gira lateralmente, facilita os padrões de movimento de alcançar e levar a mão à boca (este padrão é ilustrado na Fig. 11.20, em decúbito dorsal). Instrui-se o paciente a fechar a mão, o punho e os dedos e a puxar o membro para cima e para a frente, cruzando o rosto, de modo que o ombro seja aduzido e flexionado, com o cotovelo estendido. O fisioterapeuta deve aplicar resistência apropriada (compatível com a força das contrações do paciente) a este padrão de FLEX/ADD/RL de MS. Quando o MS está posicionado perto da sua amplitude máxima, instrui-se o paciente a mudar de direção, para o padrão de EXT/ABD/ RM de MS. Solicita-se ao paciente que abra a mão e estenda os dedos e o punho, com o ombro em rotação medial, empurrando para baixo e para fora (ver Fig. 11.21). O ombro deve estar em abdução e extensão. O fisioterapeuta deve aplicar resistência apropriada a este padrão de EXT/ ABD/RM de MS. Quando esses padrões de FNP são invertidos, o movimento deve ser suave e contínuo, sem relaxamento e com manutenção de resistência apropriada, de um padrão para o padrão oposto. A atividade prática para o estudante do Quadro 11.3 apresenta um exemplo de caso no qual se utilizam os padrões de MS da FNP. Para uma discussão mais aprofundada dos princípios e técnicas apresentados nesta seção, ver Capítulo 3: Facilitação neuromuscular proprioceptiva.

Observação clínica: O fisioterapeuta deve observar continuamente a qualidade do desempenho do paciente nos padrões de movimento desejados e, em seguida, monitorar e ajustar a quantidade de resistência por meio de comandos manuais e verbais para corrigir posturas e posicionamentos anormais. Os contatos manuais usados como comandos devem ser progressivamente diminuídos à medida que o paciente demonstrar padrões de movimento mais normais. Conforme os contatos manuais são diminuídos, os comandos verbais são mantidos, mas são progressivamente retirados conforme o paciente demonstra a autocorreção de padrões inadequados de movimento, substituindo-os por movimentos normais (ou por movimentos próximos dos padrões normais).

Alerta: As técnicas de FNP descritas são indicadas apenas para pacientes que apresentem no mínimo movimento ativo moderado, e não além de hipertonia mínima em MS e tronco. Se houver hipertonia significativa, as técnicas de FNP devem ser usadas com cautela ou podem ser contraindicadas, pois a aplicação de resistência pode aumentar a hipertonia e reduzir a qualidade dos padrões de movimento desejados. Deve-se monitorar também a apresentação de dor durante a aplicação de incrementos graduais na resistência e durante o movimento em uma articulação ao longo de sua amplitude.

Treinamento compensatório

Deve-se usar uma abordagem de treinamento compensatório quando a recuperação do MS for limitada e prolongada. Deve-se promover atividades de funções da vida diária por meio de métodos adaptativos. Na abordagem compensatória, utiliza-se o MS menos afetado e toda a função preservada do MS mais afetado no contexto do envolvimento direto no retreinamento das AVD. As técnicas de facilitação não são usadas porque o retorno significativo de outras funções não é esperado. Podem-se usar dispositivos de adaptação selecionados para substituir a ausência de habilidades fundamentais do MS. Por exemplo, a fraca

---

QUADRO 11.3 Atividade prática para o estudante: exemplo de caso – aplicação de padrões de FLEX/ADD/RL e EXT/ABD/RM da FNP

A paciente é uma mulher de 54 anos que teve uma fratura de úmero direito há 12 semanas. Ela apresenta aproximadamente 0° a 90° de flexão e abdução ativa do ombro direito. Observam-se também limitações moderadas nas rotações medial e lateral ativas. Utilizaram-se padrões de FNP nos MS e a técnica de inversões dinâmicas (isotônicas) da FNP para promover contrações isotônicas dos agonistas de ombro (flexão, adução e rotação lateral de ombro), seguidas por contrações isotônicas dos antagonistas de ombro (extensão, abdução e rotação medial de ombro) realizadas com resistência adequada (inversões dinâmicas [isotônicas]). O fisioterapeuta orientou a paciente a passar para o padrão de FLEX/ADD/RL (adução e flexão de ombro) de MS e aplicou a resistência apropriada. A paciente foi então instruída a mudar de direção para o padrão de EXT/ABD/RM de MS, movendo o ombro em abdução e extensão contra uma resistência apropriada. Fornecer resistência aos padrões de MS da FNP pode aumentar a ADM e a força muscular da articulação nos movimentos do ombro, incorporando os movimentos rotacionais e diagonais necessários para pentear os cabelos. Uma vez que a ADM e a força muscular de ombro da paciente aumentaram, ela recebeu uma atividade relacionada com o banho para praticar a incorporação dos movimentos de MS combinados necessários para realizar padrões de movimento normais da mão ao corpo.

Questões de orientação

1. Como estes padrões e técnicas de FNP podem ser usados como parte do plano de cuidados gerais da paciente? Eles são utilizados em coordenação com quais atividades funcionais?
2. Como você instrui os cuidadores da paciente a realizar um programa de exercícios domiciliares?
3. Quais sinais ou alertas deve-se dar aos cuidadores ao trabalhar com esta paciente?
4. Que habilidades preparatórias adicionais facilitariam a ADM e a força muscular de MS?
5. Como o fisioterapeuta e o terapeuta ocupacional podem colaborar para melhorar o reaprendizado dos padrões normais de movimento e aumentar a independência nas tarefas de AVD funcionais?
6. Quais contraindicações você deve considerar ao usar padrões e técnicas de FNP em pacientes pós-fratura de ombro?

---

estabilidade do ombro proximal pode ser resolvida por meio de um suporte de braço móvel (descrito a seguir). As talas projetadas para aumentar o apoio de punho podem compensar a ausência de extensão do punho, que é uma habilidade necessária para a pinça e a preensão. Colocar alças nos utensílios ajuda ainda mais nos padrões de pinça e preensão grossa.

Estabilização de ombro

Pode-se usar um suporte de braço móvel (SBM) para compensar a fraca estabilidade do ombro proximal (Fig. 11.22). O SBM é preso à cadeira de rodas do paciente para apoiar o ombro, o cotovelo, o antebraço e o punho. O SBM fornece estabilização do ombro, de modo que o MS distal seja colocado em uma posição funcional para promover os movimentos necessários para alimentar-se e vestir-se de maneira independente (i. e., levar alimentos e itens de higiene da boca a uma bandeja posicionada no seu colo).

Alcance

A estabilização do ombro e a protração escapular são habilidades preparatórias para o alcance. Uma vez que a estabilização do ombro e a protração escapular tenham sido adequadamente estabelecidas por meio de estratégias compensatórias (p. ex., SBM), pode-se facilitar o alcance do ombro para a frente e a extensão do cotovelo no espaço para promover padrões de alcance. O fisioterapeuta deve instruir o paciente a praticar o alcance do ombro para a frente e a extensão de cotovelo durante as AVD de MS.

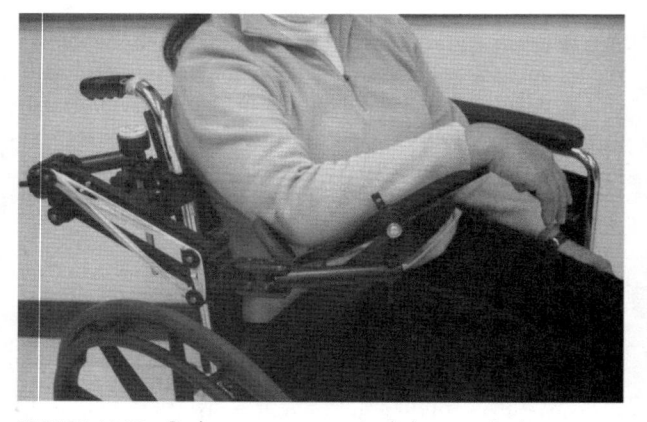

FIGURA 11.22 Pode-se usar um apoio de braço móvel para compensar a fraqueza na estabilidade proximal do ombro, para que ocorram movimentos distais do MS.

Pinça e preensão

O SBM fornece estabilização, compensando a estabilidade fraca do ombro proximal e apoiando o ombro em uma leve abdução e flexão. O SBM do antebraço sustenta o cotovelo, o antebraço e o punho e facilita o alcance para a frente, o que possibilita os movimentos necessários para a pinça e a preensão. Para pacientes que podem apresentar retorno distal da musculatura (p. ex., lesão de nervo periférico), pode-se usar um suporte dorsal de punho para fornecer estabilização do punho (Fig. 11.23). Ele possibilita a flexão do polegar e dos dedos para a pinça e a preensão de utensílios de alimentação e alimentos. Uma vez obtida a estabilização do ombro e do punho, o fisioterapeuta deve instruir o paciente a praticar padrões de preensão grossa. Por exemplo, o fisioterapeuta pode orientar a prática do paciente em pegar uma pequena caixa de leite e despejar o conteúdo em um copo.

Observação clínica: Os pacientes nos quais não é esperado retorno distal (p. ex., aqueles com lesão medular completa [LM]) podem ser candidatos a um SBM e suporte dorsal de punho. Além disso, são indicadas adaptações para compensar os movimentos perdidos do polegar e dos dedos.

Pode-se também aprimorar os padrões de pinça e preensão, colocando-se alças nos utensílios – um dispositivo de adaptação que compensa a fraqueza e a falta de movimento isolado dos flexores de dedos (Fig. 11.24). Pode-se colocar um manguito universal – que pode segurar utensílios quando os movimentos isolados dos dedos estão ausentes – na superfície palmar da mão para compensar os movimentos ausentes dos dedos e do polegar (Fig. 11.25). A Tabela 11.2 apresenta outros exemplos de equipamentos de adaptação.

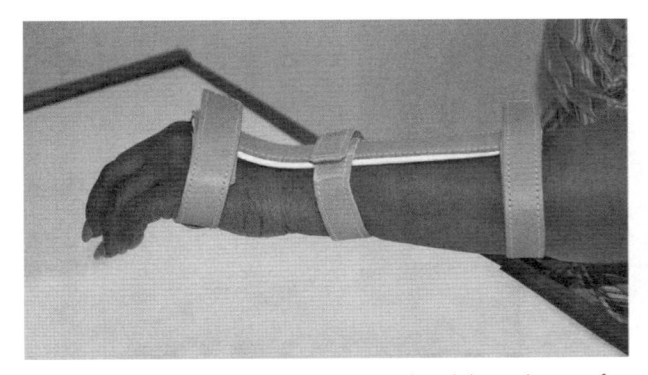

FIGURA 11.23 Pode-se usar um suporte dorsal de punho para fornecer estabilização do punho, de modo que seja possível realizar a flexão do polegar e do dedo para a preensão grossa e a preensão de utensílios e alimentos.

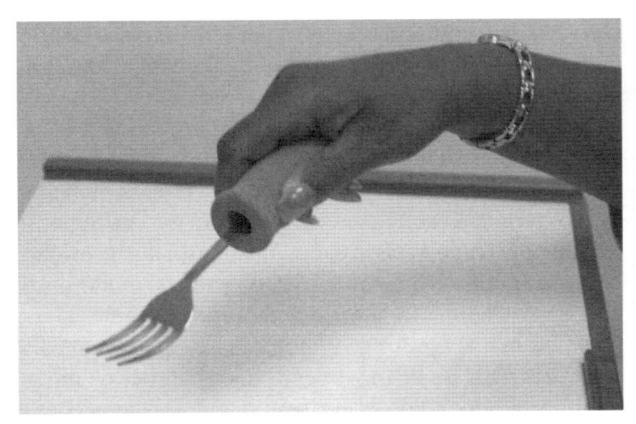

FIGURA 11.24 Dispositivos de adaptação em utensílios compensam a fraqueza e a falta de movimento isolado dos flexores de dedos.

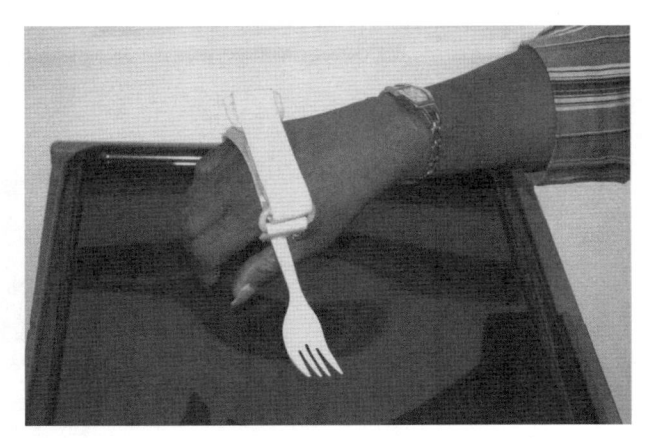

FIGURA 11.25 Pode-se colocar um manguito universal para compensar a ausência de movimentos dos dedos e do polegar.

Uso bilateral dos MS

Depois das habilidades preparatórias para a estabilização do ombro, a protração escapular, o alcance do ombro para a frente, a extensão do cotovelo, a pinça e a preensão, pode-se promover a compensação por meio de atividades como lavar o rosto ou pegar um sanduíche com as duas mãos. O fisioterapeuta deve orientar o paciente na integração de ambos os MS no contexto de uma tarefa real de AVD.

Observação clínica: Muitos pacientes veem os equipamentos de adaptação como um sinal de incapacidade. Embora os equipamentos de adaptação ajudem os pacientes a compensar perdas na função motora e possam ajudá-los a alcançar um nível desejado de independência nas tarefas de AVD, muitos pacientes resistem a usar tais equipamentos por causa do medo e da estigmatização. Para alguns pacientes, o uso de equipamentos de adaptação pode representar uma admissão de que pouca ou nenhuma recuperação adicional é possível. Em razão dessa percepção, o uso de equipamentos de adaptação deve ser apresentado aos pacientes com cuidado e de acordo com o nível de aceitação da lesão ou doença por parte do paciente. A introdução e a apresentação dos equipamentos de adaptação devem enfatizar a capacidade do paciente de obter independência nas atividades diárias desejadas. Os pacientes devem poder exercer sua própria liberdade para decidir se estão emocionalmente aptos ou prontos para usar esses equipamentos.

Alerta: Pesquisas sobre a neuroplasticidade do encéfalo demonstraram que a recuperação motora, em alguns pacientes, pode ocorrer vários anos após uma lesão neurológica – muito tempo depois de uma recuperação motora adicional ser considerada possível.[4] Assim, os fisioterapeutas devem entender que o uso em longo prazo de equipamentos de adaptação para compensar uma recuperação motora deficiente pode impedir um potencial retorno adicional. Deve-se incentivar

TABELA 11.2 Exemplos de equipamentos de adaptação para MS

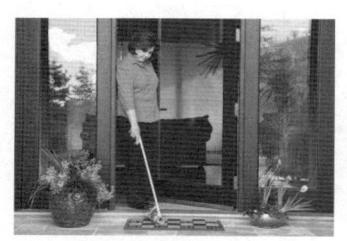

Alcançador de cabo longo
(FeatherLite® Reacher)

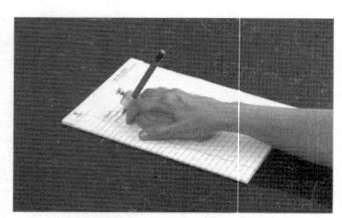

Auxiliar à escrita (Writing-Bird®)

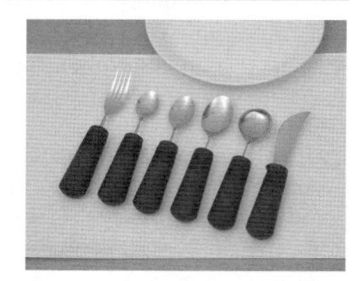

Talheres com alças embutidas
(Good Grips®)

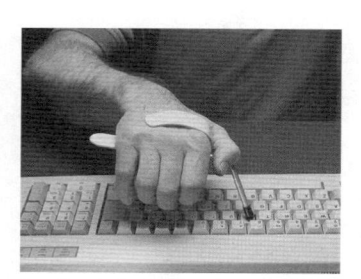

Auxiliar à digitação

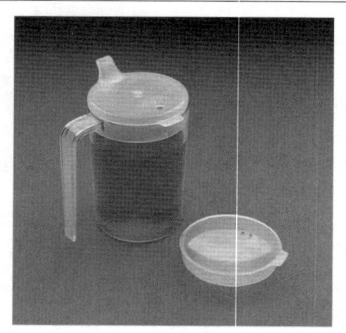

Copo com duas tampas

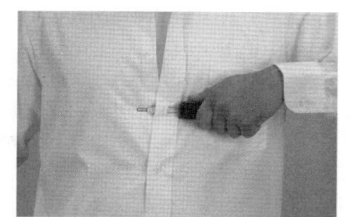

Gancho para botão com alça
embutida (Good Grips®)

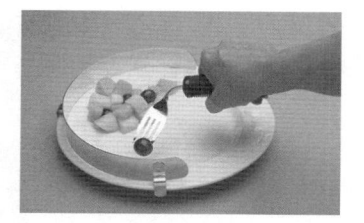

Guarda lateral para prato feita de
aço inoxidável

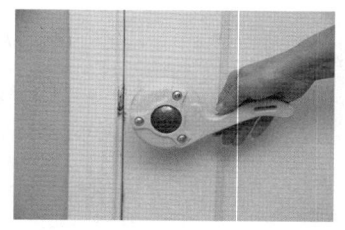

Extensor de maçaneta de porta

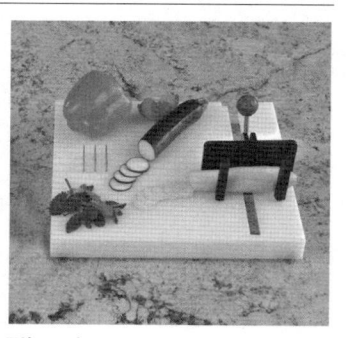

Tábua de cortar sueca, que exige o
uso de apenas uma mão

Imagens cedidas como cortesia da North Coast Medical, Inc., Gilroy, CA 95020.

o paciente a usar equipamentos de adaptação para aumentar a independência e a eficiência nas AVD, mas ele também deve receber um programa de exercícios terapêuticos para facilitar o potencial retorno da função muscular desejada nos membros envolvidos. As atividades práticas para o estudante dos Quadros 11.4 e 11.5 fornecem exemplos de casos nos quais foram usadas estratégias de treinamento compensatório.

Aprendizagem motora

A aprendizagem motora é usada com pacientes que são capazes de praticar repetidamente as habilidades desejadas e que podem usar cognitivamente o *feedback* para modificar os erros de movimento. O aprendizado motor depende muito da prática real, da prática mental e do *feedback*. Em vez de depender de técnicas de facilitação (p. ex., fa-

cilitação neuromuscular e FNP) para melhorar as habilidades necessárias para o desempenho das habilidades funcionais, a aprendizagem motora é baseada na teoria de que as habilidades motoras são reaprendidas quando a prática ocorre dentro do contexto da atividade real desejada (treinamento específico à atividade ou à tarefa).

Os pacientes candidatos à prática ativa devem demonstrar alguma recuperação do movimento isolado de ombro, cotovelo, punho e/ou mão. O MS do paciente pode ainda apresentar alguma fraqueza ou comprometimento do tônus. Usa-se a aprendizagem motora principalmente para organizar padrões de movimento (i. e., padrões de movimento sinérgico). Fornecem-se comandos, orientações e *feedback* para ajudar o paciente a reaprender os padrões normais de movimento, à medida que eles são praticados em atividades reais.

QUADRO 11.4 Atividade prática para o estudante: exemplo de caso – aplicação de estratégias de treinamento compensatório

O paciente é um operário de construção de 22 anos que apresenta LM incompleta em nível C5 sofrida em um acidente de trabalho. Usou-se um SBM para compensar a estabilidade fraca do ombro proximal e para facilitar o alcance à frente durante uma atividade de higiene. O SBM estabilizou o ombro contra a gravidade e forneceu apoio ao cotovelo, ao antebraço e ao punho. O SBM foi posicionado de modo a facilitar a extensão de cotovelo e de antebraço para possibilitar o movimento com a assistência da gravidade para compensar a extensão de cotovelo. Como o paciente tinha um mínimo de flexão ativa de cotovelo, ele era capaz de realizar uma contração excêntrica do bíceps para ajudar a controlar a velocidade de extensão do cotovelo. O uso de um SBM para compensar a estabilização proximal fraca também promoveu movimentos distais (p. ex., levar e trazer itens de higiene da pia ao rosto/cabeça). Além disso, usaram-se dispositivos de adaptação, incluindo um suporte dorsal de punho (Fig. 11.23) e um manguito universal (Fig. 11.25), para compensar a extensão deficiente do punho e a pinça ou preensão fraca ou ausente. Praticar o padrão de movimento de MS de levar e trazer itens de higiene da pia ao rosto/à cabeça durante uma atividade real de cuidados também fortaleceu a musculatura que pode ter sido poupada após a LM incompleta. O uso de dispositivos compensatórios é necessário para promover a independência ao vestir-se quando os pacientes não apresentam a capacidade física necessária para as habilidades básicas de higiene. No entanto, se houver evidências de que está ocorrendo retorno motor no ombro ou em outra musculatura, pode-se diminuir o uso de dispositivos compensatórios à medida que o paciente melhora e é capaz de usar sua própria força muscular para a alimentação independente e outras atividades funcionais.

Questões de orientação
1. Quais movimentos do ombro e do cotovelo são preservados no nível medular C5? Quais movimentos são perdidos? Como você acha que essas perdas afetam AVD específicas?
2. Se você fosse fisioterapeuta deste paciente, que tipo de programa de exercícios terapêuticos você projetaria para melhorar o uso de MS? Quais exercícios específicos poderiam ser usados para abordar a musculatura poupada no nível medular C5? Como o seu programa de exercícios terapêuticos poderia apoiar o esforço do terapeuta ocupacional em ajudar o paciente a recuperar a independência nas atividades de higiene?
3. Como o fisioterapeuta e o terapeuta ocupacional podem colaborar para aprimorar o potencial retorno da musculatura de MS em pacientes com lesões medulares incompletas?
4. Como você instrui os cuidadores do paciente a realizar um programa de exercícios domiciliares?

QUADRO 11.5 Atividade prática para o estudante: exemplo de caso – aplicação de estratégias de treinamento compensatório

A paciente é uma professora de 52 anos com esclerose múltipla progressiva-recidivante. Ela apresenta falta de coordenação, fadiga e dificuldade para manter o controle de tronco quando permanece sentada sem apoio por períodos prolongados, como ao se vestir pela manhã, sentada na beirada do leito. Além disso, ela apresenta fraqueza no uso bilateral do ombro acima da cabeça e requer períodos de descanso frequentes. Ela aumenta seu apoio de tronco vestindo-se em uma cadeira de encosto reto. Ela foi aconselhada a usar cardigãs com fecho de *velcro*, em vez de suéteres, para minimizar os movimentos de alcançar acima da cabeça contra a gravidade e compensar a falta de habilidades motoras necessárias para abotoar ou manejar zíperes. Pode-se praticar o padrão de movimento de MS de alcançar acima da cabeça e vestir um suéter na posição sentada sem apoio para manter a força muscular existente; entretanto, o uso de estratégias compensatórias pode ser mais prudente para ajudar a economizar energia para outras tarefas de AVD ou ocupacionais durante o dia. A facilidade dos suéteres com fecho do tipo gancho e laço (*velcro*), que exigem apenas o alinhamento do fechamento frontal, também ajudará na conservação de energia. O uso de estratégias compensatórias ao vestir-se muitas vezes é necessário para promover a independência quando os pacientes não têm a capacidade física necessária para realizar as habilidades básicas de AVD. Durante os períodos de remissão, o paciente pode ser capaz de realizar tarefas relacionadas ao de se vestir com menos estratégias compensatórias, mantendo assim o seu nível atual de independência e função do MS.

Questões de orientação
1. Quais estratégias de conservação de energia podem ser incorporadas às tarefas habituais de AVD durante um período de recaída? Quais sinais indicariam dificuldade ao vestir-se enquanto na posição sentada sem apoio?
2. Se você fosse o fisioterapeuta, que tipo de modificações você consideraria para melhorar a estabilidade de tronco e o uso de MS desta paciente?
3. Quais precauções específicas você incorporaria às atividades terapêuticas durante um período de recaída?
4. Como o fisioterapeuta e o terapeuta ocupacional podem colaborar para maximizar a capacidade da paciente de incorporar estratégias de conservação de energia, enquanto ela realiza suas tarefas usuais de AVD ou ocupacionais?

Estabilização do ombro e alcance

Os componentes específicos do padrão de movimento de MS durante a alimentação (i. e., estabilização do ombro, protração escapular, alcance do ombro para a frente e extensão do cotovelo) devem inicialmente ser abordados de modo isolado. Pode-se instruir o paciente a realizar o padrão motor ao estender a mão para a frente para colocá-la sobre uma mesa. Usa-se o *feedback intrínseco* e *aumentado* para ajudar o paciente a entender como é o movimento normal. O *feedback intrínseco* fornece informações proprioceptivas e táteis sobre o movimento do próprio paciente. Por exemplo, pode-se instruir o paciente a usar o lado menos afetado ao espetar a comida com um talher para reforçar o movimento normal.

O ***feedback de reforço*** fornece informações sobre os padrões de movimento do paciente a partir de fontes externas (p. ex., CV do fisioterapeuta e dicas visuais da observação do próprio movimento em um espelho). O ***conhecimento do desempenho*** é um tipo de *feedback* de reforço que fornece informações sobre o desempenho dos padrões de movimento do paciente. Por exemplo, o fisioterapeuta pode oferecer *feedback* verbal ao paciente em relação ao uso inadequado da elevação do ombro para compensar a flexão de ombro durante o movimento de alcançar. O fisioterapeuta também pode usar um espelho para mostrar ao paciente como ele eleva o ombro para compensar a flexão de ombro durante o movimento de alcançar. O ***conhecimento dos resultados*** é outro tipo de *feedback* de reforço que fornece informações sobre o resultado do padrão de movimento. Por exemplo, após a prática repetida e o *feedback*, o paciente pode ser capaz de espetar alimentos com diminuição da elevação de ombro e aumento da flexão de ombro. O movimento bem-sucedido de alcançar e espetar alimentos com um talher (sem elevação excessiva do ombro) fornece ao paciente o conhecimento de que o resultado desejado foi alcançado.

Pinça e preensão

Uma vez que os padrões normais de movimento do ombro e do cotovelo tenham sido alcançados por meio dos princípios de aprendizagem motora, pode-se abordar a estabilização do punho para apoiar a pinça e a preensão por meio do *feedback* intrínseco. Por exemplo, pode-se instruir o paciente a colocar o punho menos afetado em uma posição de estabilização enquanto traz uma escova de cabelo à cabeça. Solicita-se ao paciente que observe o *feedback* proprioceptivo normal em resposta à estabilização do punho. O *conhecimento do desempenho* pode fornecer *feedback* de reforço sobre a estabilização do punho por meio de fontes externas. Por exemplo, um paciente que não tem estabilização do punho pode compensar excessivamente com a abdução de ombro. O fisioterapeuta pode usar CV e um espelho para ajudar o paciente a entender que ele está substituindo a abdução de ombro pela estabilização de punho. Por meio dos CV e do *feedback* visual de um espelho, o paciente é orientado a praticar os padrões normais de estabilização do punho, com aumento da extensão do punho e redução da abdução de ombro. Fornece-se o *conhecimento dos resultados* quando o paciente consegue alcançar e segurar uma escova de cabelo com movimentos normais de estabilização do ombro, protração escapular, alcance do ombro para a frente, extensão do cotovelo, estabilização do punho e padrões de pinça e preensão dos dedos/polegar.

Uso bilateral dos MS

Uma vez estabelecidos os padrões normais de movimentos do ombro, do cotovelo, do punho e dos dedos/polegar, pode-se orientar o paciente no uso bilateral dos MS. Pode-se instruir o paciente a praticar a integração bilateral por meio do uso do MS menos afetado para verter o leite em uma tigela de cereal, enquanto usa o MS mais afetado para estabilizar a tigela. Direcionar a atenção do paciente às informações proprioceptivas e táteis que acompanham a integração bilateral pode destacar o *feedback* intrínseco. Usar um objeto (p. ex., o frasco de leite) com o MS menos envolvido fornece informação proprioceptiva relativa ao peso inicial do frasco, a mudança no peso do frasco de leite quando o líquido é vertido na tigela, a mudança na posição do antebraço de neutra para pronada conforme o leite é vertido do frasco, e a manutenção da estabilização do ombro conforme o antebraço prona ao verter o leite. Pode-se alcançar então o *conhecimento do desempenho* quando o paciente verter o leite com o membro mais afetado. O fisioterapeuta pode usar CV para ajudar o paciente a entender que ele precisa aproximar o MS da linha mediana (por meio da adução de ombro e da flexão de cotovelo) para verter o leite na tigela, em vez de sobre a mesa. As dicas auditivas do leite sendo vertido sobre o cereal (em vez de na lateral da tigela) também podem servir como *feedback* de reforço em relação à necessidade de modificar padrões motores. Por fim, pode-se usar o *conhecimento dos resultados* – por exemplo, o derramamento do leite na mesa em vez de no cereal – para ajudar o paciente a corrigir erros motores até que o padrão de movimento desejado seja alcançado.

Prática

Depois que um paciente demonstra de maneira bem-sucedida um padrão de movimento desejado, solicita-se a ele que realize a prática repetida desse padrão de movimento no contexto de uma atividade específica.

▸ A *prática constante* ensaia repetidamente uma habilidade motora única até que ela seja dominada. Por exemplo, um paciente pode praticar a preensão palmar com extensão de punho para pegar parafusos, arruelas e porcas semelhantes, dispostos em uma caixa de ferramentas posicionada na linha mediana.

▸ A *prática variável* envolve a modificação de padrões motores de acordo com as demandas de uma atividade específica. A prática variável envolve uma habilidade de nível mais alto do que a prática constante e deve ser abordada depois de realizada a prática constante. Por exemplo, um paciente recebe uma caixa de ferramentas de itens de tamanhos e pesos variados e é solicitado a pegar cada item separadamente. As demandas dessa atividade exigem que o paciente modifique padrões de pinça e preensão de acordo com cada item, pois eles variam em peso e tamanho.

▸ A *prática mental* é uma modalidade de prática na qual o paciente usa o ensaio cognitivo para melhorar os padrões motores sem efetivamente tentar o movimento físico. Por exemplo, quando o paciente começa a praticar os padrões de movimento desejados na terapia, o fisioterapeuta pode instruir o paciente a passar 15 minutos à tarde e antes de dormir ensaiando mentalmente a atividade de alcançar um par de óculos por meio da estabilização do ombro sem elevação.

Ao usar o aprendizado motor, o fisioterapeuta deve monitorar continuamente o nível de fadiga do paciente, o qual determinará a duração da prática. Deve-se fornecer *feedback* de reforço que atenda aos principais sentidos (ou seja, audição, visão e sensibilidade) para melhor atender aos estilos de aprendizagem únicos do paciente. As atividades devem primeiro ser praticadas em segmentos específicos. Uma vez que o domínio dos segmentos específicos tenha sido alcançado, recomenda-se a prática da atividade como um todo (ou seja, treinamento inicialmente de partes e depois do todo).

📋 **Observação clínica:** O tipo e a quantidade de prática são considerações importantes para promover os princípios de aprendizagem motora. Pesquisas mostraram que a prática variável (na qual solicita-se ao paciente que faça modificações rápidas na habilidade para atender às mudanças nas demandas da tarefa ou do ambiente) é melhor para a retenção e generalização da aprendizagem em comparação à prática constante (na qual solicita-se ao paciente que pratique repetidamente uma habilidade motora única que não muda).5 Portanto, os padrões de movimento devem ser praticados em posições, alturas e amplitudes variadas. Deve-se considerar também o uso da *prática concentrada* (na qual a quantidade de tempo de descanso é menor do que o tempo total de prática) *versus a prática distribuída* (na qual a quantidade de tempo de descanso é igual ou maior do que o tempo total de prática). A prática concentrada pode levar à diminuição da qualidade do movimento à medida que o paciente fica fadigado. Deve-se monitorar continuamente o nível de tolerância e fadiga de um paciente para determinar se a prática concentrada pode ser tolerada ou se a prática distribuída deve ser iniciada.

⚠ **Alerta:** Como a prática pode facilmente fadigar um paciente com estado de saúde comprometido, o fisioterapeuta deve observar atentamente a procura de sinais de fadiga muscular, cardiovascular e mental. A fadiga também pode levar a um aumento na espasticidade e a uma diminuição na qualidade dos padrões de movimento desejados. Indica-se o monitoramento da frequência cardíaca, da pressão arterial e dos níveis de saturação do oxigênio para pacientes com comprometimento cardiovascular. Pacientes com comprometimentos cognitivos mínimos podem precisar de dicas visuais, verbais e manuais frequentes para seguir os protocolos de prática prescritos. Consequentemente, a generalização da aprendizagem pode ser difícil para esses pacientes. Deve-se então iniciar o treinamento do cuidador, além de instruir o paciente. A progressão de uma prática constante para variável é geralmente contraindicada para pacientes com comprometimento cognitivo grave. A atividade prática para o estudante do Quadro 11.6 apresenta um exemplo de caso usando princípios de aprendizagem motora.

Terapia de movimento induzido por restrição modificada

A terapia de movimento induzido por restrição (CIMT ou terapia CI) é uma abordagem de tratamento que melhora o uso do membro mais afetado após um acidente vascular encefálico. Inclui a prática intensa específica à tarefa com múltiplos elementos de tratamento e é discutida em detalhes no Capítulo 12: Terapia de movimento induzido por restrição. A terapia de movimento induzido por restrição modificada (mCIMT) foi desenvolvida para fornecer um protocolo de terapia de movimento menos intenso para pacientes com acidente vascular encefálico.[6] A CIMT modificada combina sessões de prática funcional estruturadas de 30 minutos com restrição do MS menos afetado, 5 dias por semana durante 5 horas, por um período de 10 semanas.[7] Diversos estudos constataram que a mCIMT melhorou efetivamente o uso e a função do MS mais afetado em pacientes com distúrbios neurológicos. [8-10] Pacientes que usaram a mCIMT também relataram boa adesão, com diminuição da incidência de dor. Essa terapia é planejada como uma intervenção ambulatorial e é reembolsável de acordo com os parâmetros da maior parte dos planos de saúde.[7]

Protocolo mCIMT

A CIMT modificada fornece (1) tentativas de prática repetidas que são conhecidas por facilitar a aquisição de habilidades, (2) a prática específica e proposital, (3) um cronograma de prática seguro e motivador para os participantes, e (4) a solução ativa de problemas para facilitar o aprendizado.

1. O tratamento consiste em 30 minutos de terapia ocupacional e 30 minutos de fisioterapia, três vezes por semana, durante 10 semanas.
2. A terapia ocupacional concentra-se no uso do membro mais afetado em atividades funcionais significativas que promovem o fortalecimento e controle do MS.
3. A fisioterapia foca no fortalecimento e alongamento do MS, no equilíbrio dinâmico em pé e nas atividades de marcha.
4. A modelagem – um princípio derivado da CIMT – consiste no uso de pequenas etapas que aumentam progressivamente em dificuldade. Usa-se a modelagem para incrementar lentamente, mas de maneira constante, o desempenho motor.

QUADRO 11.6 Atividade prática para o estudante: exemplo de caso – aplicação de princípios de aprendizagem motora

O paciente é um jovem de 18 anos que sofreu um traumatismo cranioencefálico em um acidente automobilístico. Ele apresenta disfunção do lobo frontal, marcado por problemas leves de atenção e diminuição da consciência da incapacidade. Ele é capaz de seguir duas ou três orientações com poucas dicas visuais e CV. Contudo, ele apresenta fraqueza geral e tem movimento ativo moderado em seu MS direito, incluindo pinça e preensão. O paciente atualmente parece favorecer seu MS esquerdo, embora ele seja destro. Usou-se o *conhecimento do desempenho* para fornecer *feedback* de reforço durante o uso de seu MS direito em tarefas de AVD. O *feedback* de reforço incorporou dicas visuais e CV para fornecer informações sobre o desempenho dos padrões de movimento de MS. Como ele estava usando a elevação do ombro para compensar a flexão comprometida de ombro durante as atividades, ele recebeu CV para diminuir o excesso de elevação de ombro. O fisioterapeuta abordou inicialmente os movimentos isolados do ombro para minimizar as demandas cognitivas de atender simultaneamente aos padrões de preensão (usando um garfo de peso convencional). Forneceu-se também ao paciente um espelho para dar dicas visuais, de modo que ele reconhecesse seu uso da elevação de ombro como uma maneira de compensar a flexão fraca de ombro durante o movimento de alcançar.

Uma vez que o paciente foi capaz de realizar o movimento de alcançar com protração escapular e alcance do ombro para a frente apropriadas, utilizou-se a *prática variável* para melhorar seu padrão de alimentação de levar a mão à boca. Ele recebeu uma bandeja com alimentos que estavam posicionados em diferentes áreas da bandeja; solicitou-se então que ele pegasse os alimentos (de 2,5 a 5 cm), o que exigia que ele variasse seu padrão de alcance. As demandas dessa atividade exigiam que ele ajustasse seus padrões de alcance dependendo de onde cada alimento estava posicionado na bandeja. Alcançou-se o *conhecimento dos resultados* quando ele foi capaz de alcançar e pegar os alimentos de diferentes tamanhos enquanto usava um padrão de movimento normal de MS.

Questões de orientação

1. Quais considerações importantes são necessárias ao tratar um paciente com déficits físicos e cognitivos? Quais são as exigências cognitivas necessárias para as atividades de alimentação independente?
2. Se você fosse o fisioterapeuta deste paciente, como você o desafiaria a melhorar o controle de MS sem usar atividades terapêuticas que fossem cognitivamente muito exigentes?
3. Que tipos de dcias melhorariam o desempenho do paciente sem deixá-lo agitado?
4. Como o fisioterapeuta e o terapeuta ocupacional podem colaborar para melhorar o reaprendizado de padrões normais de movimento e aumentar a independência em tarefas funcionais como a alimentação independente?

---

5. As técnicas de modelagem, atividades funcionais e períodos de descanso são alternados por aproximadamente 5 minutos cada durante a terapia.
6. O MS menos afetado é restringido todos os dias da semana durante um período de 5 horas, em que os pacientes devem tentar usar ativamente seu MS mais afetado durante as atividades diárias.
7. O MS menos afetado é restringido por meio de uma tipoia de algodão, com a mão colocada em uma luva de malha de poliestireno com alças de gancho e argola em volta do punho.
8. Usa-se um caderno para registrar os períodos de mCIMT na casa do paciente; o caderno também é usado para registrar as atividades específicas realizadas durante os períodos de restrição do MS menos afetado.

Observação clínica: O principal fator terapêutico tanto na CIMT como na mCIMT parece ser o uso repetido do MS mais afetado. Teoriza-se que isso induza à reorganização cortical com melhorias funcionais associadas. A prática funcional repetida usando o MS mais afetado (conforme indicado pelo protocolo) parece superar o desuso aprendido e melhorar a função.

⚠ Alerta: Uma desvantagem tanto da CIMT como da mCIMT é que os pacientes devem demonstrar ADM ativa mínima de extensão distal no MS mais afetado (ver Tab. 12.1, no Cap. 12: Terapia de movimento induzido por restrição). A estimulação elétrica funcional tem demonstrado ser um meio eficaz para facilitar a extensão ativa de punho e dedos em pacientes que não atendem a esses critérios, mas demonstram traços de atividade da unidade motora em seus antebraços afetados.[11] É importante identificar esses pacientes e tentar ativar a extensão distal do MS por meio da estimulação elétrica funcional antes de determinar a inelegibilidade para a mCIMT. A atividade prática para o estudante do Quadro 11.7 apresenta um exemplo de caso no qual é utilizada a mCIMT.

RESUMO

Este capítulo abordou os requisitos básicos para a função do MS no contexto das habilidades de vida diária. Apresentaram-se as diretrizes da análise de tarefas. Discutiram-se demandas da atividade e intervenções sugeridas para as tarefas de alimentação independente, higiene e vestir-se, assim como as tarefas pré-AVD de estabilização, alcance, pinça e preensão. As abordagens de tratamento discutidas incluíram a *facilitação neuromuscular, a facilitação neuromuscular proprioceptiva, o treinamento compensatório, a aprendizagem motora e a terapia de movimento induzido por restrição* modificada.

QUADRO 11.7   Atividade prática para o estudante: exemplo de caso – aplicação da terapia de movimento induzido por restrição modificada

A paciente é uma mulher de 62 anos com histórico de hipertensão e diabetes tipo II. Ela teve um acidente vascular encefálico direito há 6 semanas, com resultante hemiparesia do MS esquerdo. Os movimentos do MS esquerdo consistem em movimento ativo moderado de ombro; movimentos ativos mínimos de cotovelo e de punho; e flexão/extensão ativa moderada de dedos, polegar e punho caracterizam a qualidade do movimento de MS esquerdo. Ao movimento ativo, emerge um padrão sinérgico flexor moderado. A percepção visual e a cognição (especificamente a atenção, a recordação e as habilidades básicas de resolução de problemas) estão intactas. Embora a paciente tenha o lado esquerdo como dominante, ela não usa seu MS esquerdo para as AVD e requer assistência moderada para a maior parte das atividades funcionais de autocuidado.

A paciente recebeu terapia ocupacional ambulatorial três vezes por semana, em sessões de 30 minutos, ao longo de 10 semanas. Ela escolheu duas atividades funcionais para abordar na terapia: alimentação independente e vestir-se com assistência moderada. A terapia consistiu na prática de técnicas de alimentação por 5 minutos de cada vez, durante os quais foram incorporados os padrões de levar a mão à boca enquanto se usava a mão esquerda para segurar um garfo leve para espetar alimentos. O padrão de levar a mão à boca foi repetido três ou quatro vezes em cada sessão de 30 minutos, deixando tempo para períodos de descanso adequados. Usou-se a modelagem para diminuir os movimentos compensatórios (i. e., o excesso de elevação e abdução de ombro) e potencializar os padrões normais de movimento. Na fisioterapia, ela praticava a deambulação com uma bengala reta (progredindo da bengala de quatro apoios utilizada atualmente).

Quando a paciente estava em casa, seu MS direito menos afetado era restringido durante 5 horas por dia, durante a realização de atividades diárias de rotina (p. ex., alimentação, vestir-se, preparação de refeições frias leves e atividades leves de limpeza). O cônjuge da paciente manteve um registro das atividades realizadas enquanto o MS direito estava restrito. Ele também ajudou em todas as AVD conforme necessário e garantiu o uso do dispositivo de restrição de MS da mCIMT. Depois de 10 semanas, a paciente era capaz de usar, independentemente, o padrão de levar a mão à boca com o MS esquerdo para espetar alimentos grandes com um garfo leve. Ela também era capaz de vestir a parte superior do corpo usando ambos os MS e vestir a parte inferior do corpo com assistência mínima.

Questões de orientação

1. Se você fosse o fisioterapeuta desta paciente, que habilidades preparatórias você escolheria para facilitar os padrões normais de movimento de MS em preparação para a alimentação independente?

2. Qual tipo de programa de exercícios domiciliares (PED) você projetaria para ela? Como você instruiria o cônjuge da paciente a realizar o PED? Quais alertas e contraindicações deve-se expor ao cônjuge para melhor facilitar a recuperação de sua esposa?

3. Como o fisioterapeuta e o terapeuta ocupacional podem colaborar para melhorar o reaprendizado de padrões normais de movimento e aumentar a independência em tarefas funcionais como a alimentação independente?

REFERÊNCIAS

1. Carr, J, and Shepherd, R. Neurological Rehabilitation: Optimizing Motor Performance. New York, Churchill Livingstone, 2011.

2. Saliba, VL, Johnson, GS, and Wardlaw, C. Proprioceptive neuromuscular facilitation. In Basmajian, J, and Nyberg, R (eds): Rational Manual Therapies. Baltimore, Williams & Wilkins, 1993; 243.

3. Johnson, G, and Saliba Johnson, V. PNF 1: The Functional Application of Proprioceptive Neuromuscular Facilitation, Course Syllabus, Version 7.9. Steamboat, CO, Institute of Physical Art, 2014.

4. Bowden, M, Woodbury, M, and Duncan, P. Promoting neuroplasticity and recovery after stroke: future directions for rehabilitation clinical trials. Curr Opin Neurol, 2013; 26:37. DOI: 10.1097/WCO.0b013e32835c5ba0.

5. Shumway-Cook, A, and Woollacott, M. Motor Control: Translating Research Into Clinical Practice, ed 3. Philadelphia, Lippincott Williams & Wilkins, 2007.

6. Shi, Y, et al. Modified constraint-induced movement therapy versus traditional rehabilitation in patients with upper-extremity dysfunction after stroke: a systematic review and meta-analysis. Arch Phys Med Rehabil, 2011; 92:972. DOI: org/10.1016/j.apmr.2010.12.036.

7. Page, S, Boeb, S, and Levinea, P. What are the "ingredients" of modified constraint-induced therapy? An evidence-based review, recipe, and recommendations. Restor Neurol Neurosci, 2013; 31:299. DOI:10.3233/RNN-120264.

8. Page, S, Murray, C, and Hermann, V. Brief report—affected upper-extremity movement ability is retained 3 months after modified constraint-induced therapy. Am J Occup Ther, 2011; 65:589. DOI:10.5014/ajot.2011.000513.

9. Aarts, P, et al. Effectiveness of modified constraint-induced movement therapy in children with unilateral spastic cerebral palsy: a randomized controlled trial. Neurorehabil Neural Repair, 2010; 24:509. DOI: 10.1177/1545968309359767.

10. Smania, N, et al. Reduced-intensity modified constraint-induced movement therapy versus conventional therapy for upper extremity rehabilitation after stroke: a multicenter trial. Neurorehabil Neural Repair, 2012; 26:1035. DOI:10.1177/1545968312446003.

11. Hara, Y, et al. The effects of electromyography-controlled functional electrical stimulation on upper extremity function and cortical perfusion in stroke patients. Clin Neurophysiol, 2013; 124:2008. DOI: org/10.1016/j.clinph.2013.03.030.

12 Terapia de movimento induzido por restrição

David M. Morris, PT, PhD

Edward Taub, PhD

A *terapia de movimento induzido por restrição*, ou *CIMT*, envolve uma variedade de componentes de intervenção usados em conjunto para promover o aumento do uso de um membro mais debilitado no ambiente clínico, no laboratório de pesquisa e, mais importante, no ambiente doméstico.[1-15] O protocolo da CIMT tem suas origens na pesquisa básica com animais que levou Taub a propor um mecanismo comportamental que pode interferir na recuperação de um insulto neurológico – o *desuso aprendido*.[11,16,17] Um mecanismo interligado, mas distinto, a *plasticidade cerebral dependente do uso*, também foi proposto como parcialmente responsável por produzir os desfechos positivos da CIMT.[18-25] Acumularam-se evidências substanciais em apoio à eficácia da CIMT na hemiparesia pós--acidente vascular encefálico crônico (i. e., acima de 1 ano pós-lesão).[4,26] As evidências de eficácia são mostradas em vários estudos: um pequeno Ensaio Clínico Randomizado (ECR) piloto da CIMT em pacientes com hemiparesia de membro superior (MS) secundária a um acidente vascular encefálico crônico;[1] um ECR maior, utilizando placebo em pacientes com a mesma cronicidade e nível de comprometimento;[27] e uma série de outros estudos.[2-9] Também foi realizado um grande ECR multicêntrico em pacientes com hemiparesia de MS na fase subaguda de recuperação (i.e., 3 a 9 meses pós-acidente vascular encefálico).[28-30] Vários estudos de outros laboratórios que empregaram procedimentos de controle entre os grupos e entre os indivíduos, assim como diversos estudos de caso, também chegaram a achados positivos em relação à CIMT pós-acidente vascular encefálico crônico.[31-35] Ao todo, foram publicados centenas de estudos sobre os efeitos clínicos da CIMT, quase todos com resultados positivos. Além disso, as diretrizes de cuidados clínicos pós-acidente vascular encefálico mais recentes, desenvolvidas por um grupo de trabalho organizado pela Veteran's Administration and Department of Defense, descrevem a CIMT como uma intervenção que apresenta evidências de benefícios para pacientes pós-acidente vascular encefálico com hemiparesia leve a moderada.[35]

▶ Intervenção: o protocolo da CIMT

A terapia de movimento induzido por restrição para o MS consiste em quatro componentes diferentes. Alguns desses elementos de intervenção foram empregados previamente na neurorreabilitação, mas geralmente como procedimentos individuais e com intensidade reduzida em comparação à CIMT. As principais características inovadoras da CIMT são (1) a introdução de uma diversidade de técnicas projetadas para promover a transferência dos ganhos terapêuticos alcançados na clínica/no laboratório para o ambiente doméstico, denominado pacote de transferência, e (2) a combinação destes componentes terapêuticos e sua aplicação de maneira prescrita, integrada e sistemática. Isso envolve muitas horas por dia durante um período de 2 ou 3 semanas consecutivas (dependendo da gravidade do déficit inicial) para induzir um paciente a usar um membro mais debilitado. No CI Therapy Research Laboratory e na Taub Training Clinic da Universidade do Alabama em Birmingham (UAB), os pacientes são categorizados de acordo com a sua capacidade de alcançar critérios mínimos de motricidade de MS antes do tratamento. Até o momento, descreveram-se seis categorias, chamadas de "graus" (Tab. 12.1). O participante do estudo de caso 5 exibe movimentos que estariam classificados como grau 3.

A terapia de movimento induzido por restrição evoluiu e passou por modificações ao longo de sua existência. No entanto, a maior parte dos elementos originais do tratamento permanece parte do procedimento padrão. O protocolo de CIMT atual, conforme utilizado nas pesquisas e clínicas da UAB, consiste em quatro elementos principais com múltiplos componentes e subcomponentes em cada um deles (Tab. 12.2).[1,7,9,12,13] São eles:

1. Treinamento intensivo do MS mais comprometido por vários dias.
2. Treinamento usando uma técnica comportamental denominada *modelagem*.

TABELA 12.1 Critérios de classificação – amplitude de movimento ativa mínima e escores no Registro de Atividade Motora (MAL)

Comprometimento[a]	Ombro	Cotovelo	Punho	Dedos	Polegar
Grau 2 (MAL < 2,5 nas escalas AOU e HW)	Flexão ≥ 45° e abdução ≥ 45°	Extensão ≥ 20° a partir de uma posição inicial de 90° de flexão	Extensão ≥ 20° a partir de uma posição inicial totalmente flexionada	Extensão de todas as articulações MCF e IF (IFP ou IFD) ≥ 10°[b]	Extensão ou abdução de polegar ≥ 10°
Grau 3 (MAL < 2,5 nas escalas AOU e HW)	Flexão ≥ 45° e abdução ≥ 45°	Extensão ≥ 20° a partir de uma posição inicial de 90° de flexão	Extensão ≥ 10° a partir de uma posição inicial totalmente flexionada	Extensão ≥ 10° nas articulações MCF e IF (IFP ou IFD) em pelo menos dois dedos	Extensão ou abdução de polegar ≥ 10°
Grau 4 (MAL < 2,5 nas escalas AOU e HW)	Flexão ≥ 45° e abdução ≥ 45°	Extensão ≥ 20° a partir de uma posição inicial de 90° de flexão	Extensão ≥ 10° a partir de uma posição inicial totalmente flexionada	Extensão > 0° e < 10° em pelo menos dois dedos	Extensão ou abdução de polegar ≥ 10°
Grau 5 (MAL baixo < 2,5 nas escalas AOU e HW)	Pelo menos um dos seguintes: flexão ≥ 30°, abdução ≥ 30° e flexão-abdução[d] ≥ 30°	Iniciação[c] tanto de flexão como de extensão	Deve ser capaz de iniciar a extensão de punho ou a extensão de um dedo		

Cada movimento deve ser repetido três vezes em 1 minuto.

[a]Grau 1 indica um paciente com comprometimento mínimo, mas que ainda está interessado em melhorar as habilidades de alto nível (p. ex., tocar instrumentos musicais, usar equipamentos que exigem alto grau de habilidade). Esses pacientes não participam da pesquisa, mas participam dos programas clínicos. Pacientes de grau 6 ficariam abaixo dos critérios mínimos do grau 5.

[b]Avaliada informalmente ao pegar e soltar uma bola de tênis.

[c]Avaliada informalmente ao pegar e soltar uma toalha de rosto.

[d]A flexão-abdução se refere à posição entre a flexão e a abdução de ombro. Esta posição é usada em muitas habilidades funcionais.

[e]A iniciação é definida para fins de critérios como um movimento mínimo (ou seja, abaixo do nível que pode ser medido de maneira confiável por um goniômetro). MAL: Registro de Atividade Motora; AOU: escala da quantidade de uso (Amount of Use Scale); HW: escala de quão bem foi usado (How Well Scale); MCF: articulação metacarpofalângica; IF: articulação interfalângica; IFP: articulação interfalângica proximal; IFD: articulação interfalângica distal.

TABELA 12.2 Componentes e subcomponentes do protocolo da CIMT

Treinamento repetitivo orientado à tarefa
- Modelagem
- Prática de tarefas

Estratégias comportamentais para melhorar a adesão (i. e., pacote de transferência)
- Administração diária do Registro de Atividade Motora (MAL)
- Diário domiciliar
- Resolução de problemas para superar barreiras aparentes ao uso do MS mais afetado em situação da vida real
- Contrato comportamental
- Contrato com o cuidador
- Atribuição de habilidades a serem realizadas em casa, por escrito e com lista de verificação, para determinar a adesão
- Prática domiciliar
- Cronograma diário
- Telefonemas semanais no primeiro mês após o tratamento para administrar o MAL e resolver problemas

Restrição do uso do MS menos afetado
- Luva de contenção
- Qualquer método para lembrar continuamente o participante de usar o MS mais afetado

3. Aplicação de um "pacote de transferência" de métodos comportamentais que melhoram a adesão, destinados a transferir os ganhos obtidos no laboratório de pesquisa ou na clínica para o ambiente real do paciente.

4. Induzir o paciente a usar o MS mais comprometido durante as horas de vigília durante o curso do tratamento, geralmente restringindo o MS com menor comprometimento (Fig. 12.1).

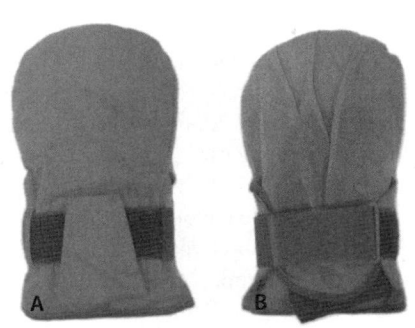

FIGURA 12.1 Luva protetora de segurança. Utiliza-se uma luva protetora de segurança para restringir o MS com menor comprometimento durante a intervenção da CIMT. (A) Vista palmar; (B) vista dorsal.

Cada um dos elementos, estratégias de componentes e subcomponentes são descritos nas seções a seguir.

Treinamento intensivo durante vários dias

O treinamento no protocolo de CIMT é realizado durante muitas horas por dia, por um período de 2 ou 3 semanas consecutivas, dependendo da gravidade do déficit inicial. No protocolo mais comumente utilizado, o treinamento supervisionado é realizado todos os dias da semana, durante 3 horas por dia. O uso continuado do MS mais comprometido continua mesmo longe da supervisão do fisioterapeuta, além de ser facilitado pelo uso de técnicas de manejo do comportamento e por um dispositivo de restrição usado no MS menos prejudicado. Durante os finais de semana, o participante não vai à clínica para treinamento supervisionado, mas ainda usa a luva e usa o MS mais prejudicado o máximo possível. A aplicação dessa prática intensa e concentrada ao longo de dias consecutivos promove a confiança necessária para superar o desuso aprendido e promove alterações plásticas neurais de longa duração no encéfalo.

Treinamento repetitivo e orientado à tarefa usando a modelagem

Em cada um dos dias da semana durante o período de intervenção, os participantes recebem treinamento supervisionado durante várias horas ao dia. O protocolo original exigia um período de treinamento de 6 horas/dia. Estudos mais recentes indicam que um período de treinamento diário mais curto (ou seja, 3 horas/dia) é tão eficaz quanto o período original para certos grupos de pacientes (ou seja, graus 2 e 3).[33,34] A *modelagem* é o método de treinamento empregado. Baseia-se nos princípios do treinamento comportamental.[36-39] Nessa abordagem, foca-se em um objetivo motor ou comportamental por meio de pequenas etapas de "aproximações sucessivas"; por exemplo, a tarefa pode ser dificultada de acordo com as capacidades motoras de um participante, ou o requisito de velocidade de desempenho pode ser progressivamente aumentado. Cada atividade funcional é praticada em uma série de dez tentativas de 30 segundos, enquanto fornece-se *feedback* explícito e imediato a respeito do desempenho do participante após cada tentativa.[39] Ao aumentar o nível de dificuldade de uma tarefa de modelagem, o parâmetro de progressão da mudança selecionado deve estar relacionado com os problemas de movimento do participante. Por exemplo, se os déficits de movimento mais significativos do participante envolvem a destreza de polegar e dedos e é usada uma tarefa de virar objetos, a dificuldade da tarefa seria aumentada, tornando o objeto progressivamente menor se o problema de movimento fosse na flexão e adução de polegar e dedos (i. e., fazer uma pinça). Por outro lado, se o problema de movimento envolvesse a extensão e abdução do polegar e do dedo (i. e., soltar uma pinça), a dificuldade da tarefa seria aumentada, tornando

o objeto progressivamente maior. Como outro exemplo, se houver um déficit significativo na extensão de cotovelo (como acontece com o participante do estudo de caso 5) e for usada uma tarefa de apontar ou alcançar, a progressão da modelagem pode envolver colocar o objeto-alvo em distâncias cada vez maiores do participante.

A tarefa de modelagem em geral é progressivamente mais difícil à medida que o desempenho do participante melhora (Figs. 12.2, 12.3 e 12.4). Normalmente, deve-se variar apenas um parâmetro de progressão da modelagem de cada vez. No entanto, para pacientes com melhor função, pode-se alterar mais de um parâmetro de progressão se o instrutor acreditar que o participante pode se beneficiar da variação de um segundo parâmetro ao mesmo tempo que o primeiro. O aumento do nível de dificuldade deve permitir que o participante seja capaz de realizar a tarefa, embora com esforço. Isso muitas vezes torna possível alcançar um determinado objetivo que pode não ser atingível caso sejam requeridos grandes incrementos no desempenho motor. Outra vantagem dessa abordagem é que evita-se a frustração excessiva dos participantes, assegurando sua motivação contínua a participar do treinamento. Os exemplos a seguir ilustram como uma tarefa de modelagem pode ser realizada.

Elaborou-se um grande banco de tarefas para cada tipo de procedimento de treinamento. Incentiva-se o fisioterapeuta a fornecer quatro maneiras de interação durante as atividades de modelagem e prática de tarefas. A Tabela 12.3 fornece uma descrição desses modos de interação e diretrizes para aplicá-los. Para cada paciente, são selecionadas tarefas de treinamento que consideram os seguintes fatores:

1. Os movimentos articulares que exibem os déficits mais pronunciados.
2. Os movimentos articulares que têm o maior potencial de melhoria.
3. A preferência do paciente entre as tarefas que têm potencial semelhante para produzir uma dada melhora.

Fornecem-se intervalos de descanso frequentes durante todo o dia de treinamento. Registra-se a intensidade do treinamento (a quantidade de tentativas por hora [modelagem] ou o tempo gasto em cada procedimento de treinamento [prática da tarefa]).

Métodos comportamentais para melhorar a adesão que aumentam a transferência para situações da vida real (pacote de transferência)

Um dos principais objetivos da CIMT é transferir os ganhos obtidos no ambiente de pesquisa ou clínico para o ambiente real do participante (p. ex., situações domiciliares e comunitárias). Para alcançar este objetivo, emprega-se um conjunto de técnicas (o *pacote de transferência*) que tem o efeito de tornar o paciente responsável pela adesão aos requisitos do tratamento. Dessa maneira, o paciente se

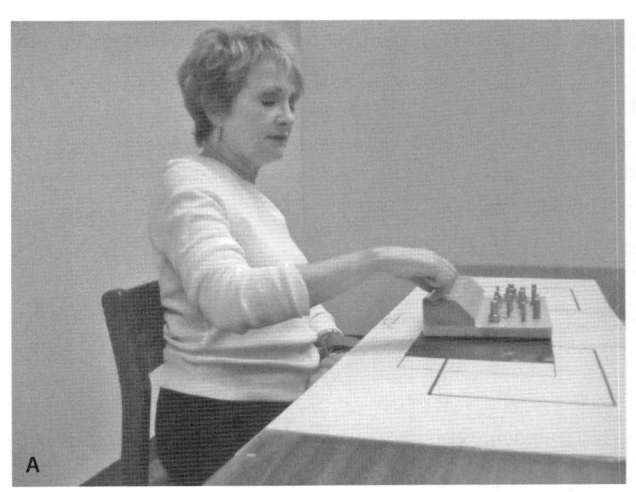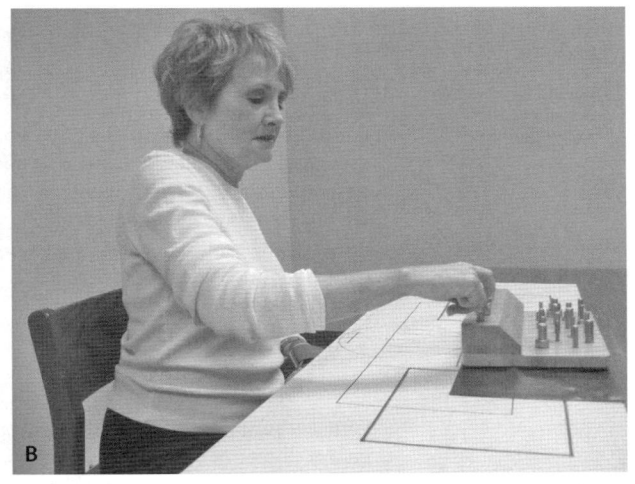

FIGURA 12.2 Treinamento orientado à tarefa. A paciente realiza uma tarefa de modelagem que envolve desatarraxar uma porca de um parafuso (A) em um nível inferior de complexidade, com o parafuso colocado mais próximo a ela; e (B) em um nível mais alto de complexidade, com o parafuso colocado mais longe dela.

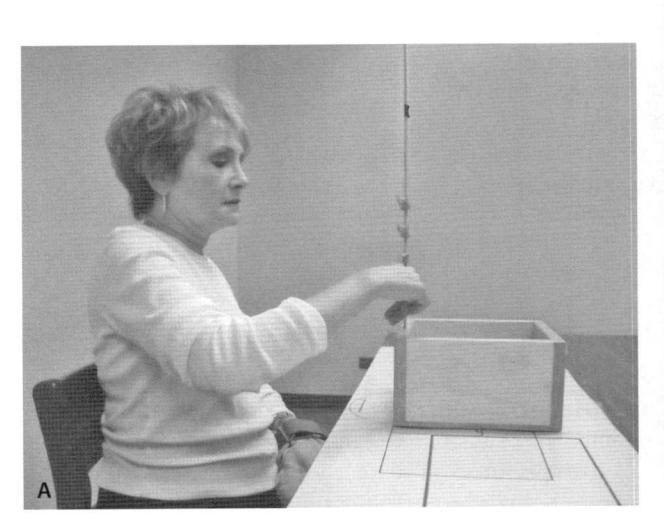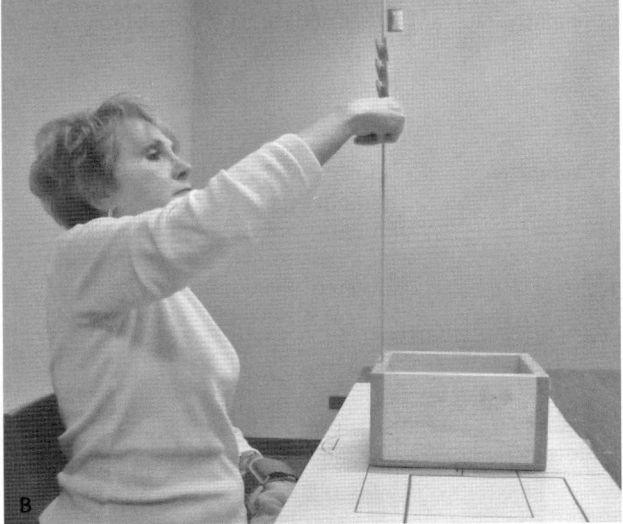

FIGURA 12.3 Treinamento orientado à tarefa. A paciente realiza uma tarefa de modelagem na qual remove prendedores de roupa de um bastão de madeira posicionado horizontalmente (A) em um nível mais baixo de complexidade, com os pregadores de roupa colocados na parte de baixo no bastão; e (B) em um nível mais alto de complexidade, com os prendedores de roupa colocados na parte de cima do bastão.

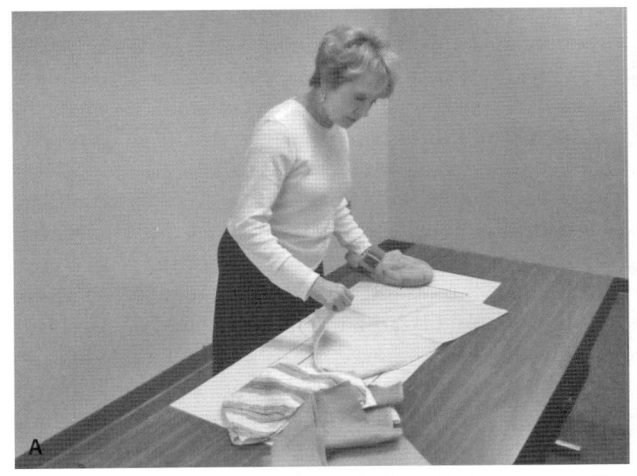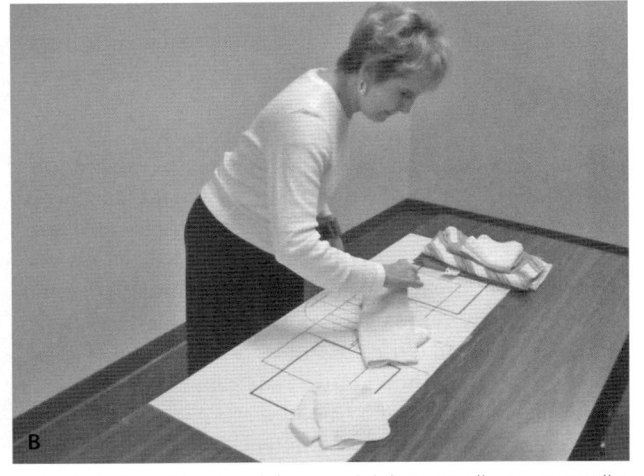

FIGURA 12.4 Treinamento orientado à tarefa. A paciente realiza uma atividade de prática de tarefa na qual dobra as toalhas e as empilha durante os estágios (A) iniciais; e (B) avançados da execução.

TABELA 12.3 Formas de interação entre o intervencionista e o participante usadas durante a modelagem e a prática de tarefas

Tipo de interação	Definição	Uso na modelagem	Uso na prática da tarefa
Feedback	Fornecer conhecimento específico dos resultados sobre o desempenho de um participante em uma tentativa de modelagem ou sessão de prática de tarefa (p. ex., a quantidade de repetições em um período específico ou o tempo necessário para realizar uma tarefa ou uma quantidade específica de repetições)	Fornecido imediatamente após cada tentativa	Fornecido como conhecimento global dos resultados no final de toda atividade prática da tarefa
Coaching	Fornecer sugestões específicas para melhorar os movimentos. Aspectos desse procedimento são descritos na literatura comportamental como indicação e sugestão	Fornecido livremente em todas as tentativas de modelagem	Fornecido durante toda a sessão de prática da tarefa, embora não tão frequentemente como na modelagem
Demonstração	Quando um instrutor demonstra fisicamente uma tarefa	Fornecida no início da atividade de modelagem; repetida entre as tentativas, conforme necessário	Fornecida no início de uma atividade prática da tarefa
Encorajamento	Fornecer recompensa verbal entusiasmada aos participantes para aumentar a motivação e promover o esforço máximo (p. ex., *"Isso está excelente, está certo, continue tentando"*)	Fornecido livremente em todas as tentativas de modelagem	Fornecido durante toda a sessão de prática da tarefa, embora não tão frequentemente como na modelagem

torna responsável por sua própria melhora. O participante deve estar ativamente engajado e aderir à intervenção sem supervisão constante de um fisioterapeuta, especialmente nas situações de vida em que não há disponibilidade de supervisão. Direciona-se a atenção à adesão ao uso do MS mais debilitado durante as tarefas funcionais e para obter a assistência apropriada dos cuidadores, se presentes (ou seja, assistência para evitar dificuldades excessivas, mas possibilitando que o paciente tente o máximo de tarefas possíveis por si só). Direciona-se a atenção também ao uso da luva, tanto quanto possível (quando for seguro fazê-lo).

Utilizaram-se potenciais soluções para esses desafios à adesão a fim de aumentar a adesão ao exercício em idosos, a população em que o acidente vascular encefálico é mais frequente e, posteriormente, a população mais propensa a receber CIMT.[40] Identificaram-se dois fatores psicológicos, a autoeficácia e as barreiras percebidas, como sendo os preditores mais fortes e consistentes da adesão à atividade física em idosos. A *autoeficácia* é definida como a confiança de um indivíduo em sua capacidade de se envolver na atividade regularmente e está relacionada tanto com a adoção como com a manutenção de um comportamento-alvo.[41-44] Estudos demonstram que pode-se melhorar a autoeficácia com treinamento e *feedback*.[45-47] As *bar-*

reiras percebidas podem incorporar componentes objetivos e subjetivos.[48] Pode-se reduzir os *obstáculos objetivos* por meio da adaptação ao ambiente e à tarefa. Pode-se reduzir as *barreiras subjetivas* com intervenções como o desenvolvimento da confiança, a resolução de problemas e a refutação das crenças que atrapalham a atividade.

Aplicaram-se com sucesso diversos princípios de intervenção individual para melhorar a adesão ao exercício e aos comportamentos orientados à função física. Quatro intervenções em particular são mais relevantes e são utilizadas nos componentes comportamentais de melhoria da adesão à CIMT: monitoramento, resolução de problemas, contrato comportamental e apoio social.

O *monitoramento* é uma das estratégias mais utilizadas e envolve solicitar aos participantes que observem e documentem o desempenho dos comportamentos-alvo. O tipo mais importante de monitoramento realizado na CIMT é a administração diária do Registro de Atividade Motora (MAL),[1,49,50] uma entrevista estruturada, roteirizada e validada que obtém informações sobre quão bem e com que frequência um participante usa o braço afetado em 30 atividades de vida diária (AVD) comuns. (Além disso, ver a seção Diário domiciliar a seguir[51].) Pode-se solicitar ao paciente que registre uma variedade de aspectos desses comportamentos, incluindo o modo de atividade, a duração, a frequência, o esforço percebido e a resposta psicológica à atividade. Deve-se solicitar ao paciente que envie seus registros de monitoramento ao fisioterapeuta para facilitar a consistência e a integridade dos registros e, mais importante, para promover a adesão à estratégia de automonitoramento.

As *intervenções de resolução de problemas* envolvem parcerias entre o fisioterapeuta e o paciente, que por fim ensinam os participantes a identificar obstáculos impeditivos, levantar possíveis soluções, selecionar uma solução a ser implementada e avaliar o desfecho e escolher outra solução, se necessário.[42]

O *contrato comportamental* envolve pedir aos participantes que escrevam atividades específicas que normalmente realizam durante o curso de um dia e, em seguida, entrar em um acordo com o fisioterapeuta sobre o que será realizado e como será realizado. A verificação da execução do contrato ocorre como parte do aspecto do procedimento de preencher um diário.

O *apoio social* por meio das orientações e da colaboração do cuidador para fornecer a quantidade ideal de apoio (p. ex., incentivar a independência do paciente nas tarefas, tanto quanto possível, mas também ajudar o paciente quando absolutamente necessário para evitar a frustração por parte do participante) é importante para o uso bem-sucedido da luva de restrição e do MS mais envolvido enquanto nos ambientes domiciliar e comunitário.[11] Rever os termos do contrato comportamental e administrar um contrato de cuidador com alguém que passa uma quantidade significativa de tempo com o paciente irá otimizar este apoio social.

As intervenções de monitoramento, resolução de problemas, contrato comportamental e apoio social têm sido usadas com sucesso, isoladamente ou em combinação, para aumentar a adesão à atividade física em uma variedade de grupos de participantes com condições físicas diversas. Esses são aspectos essenciais da abordagem da CIMT. A gama completa de subcomponentes comportamentais que melhoram a adesão atualmente empregados no protocolo de CIMT inclui a administração diária do MAL, um diário domiciliar mantido pelo paciente, a resolução de problemas, contratos comportamentais com o paciente e o cuidador independentemente, um cronograma diário desenvolvido pelo fisioterapeuta, a atribuição de habilidades a serem realizadas em casa, a prática domiciliar, e um contato pós-tratamento. A Tabela 12.4 identifica e categoriza cada componente do pacote de transferência de acordo com o(s) princípio(s) das intervenções empregadas para melhorar a adesão. Cada subcomponente do pacote de transferência é descrito a seguir, na ordem em que eles são expostos ao paciente durante um período de intervenção típico.

Registro de Atividade Motora (MAL)

No MAL, pede-se aos entrevistados que avaliem o quanto e quão bem usam seu braço mais afetado em 30 AVD importantes em casa, em um período específico, em duas escalas de avaliação distintas de 6 pontos (Tabs. 12.5 e 12.6).[1,49-51] O MAL é administrado independentemente ao paciente e, no ambiente de pesquisa, ao informante, quando houver um. O MAL fornece um registro padronizado e quantificado do progresso do paciente durante o tratamento e pode ser usado como um complemento às anotações clínicas do fisioterapeuta. As tarefas incluem atividades como escovar os dentes, abotoar uma camisa ou blusa, e comer com um garfo ou colher (Tab. 12.7 e Fig. 12.5). Como parte da pesquisa da UAB, coletam-se essas informações sobre o uso do MS mais afetado na semana e no ano anteriores à inscrição do participante no projeto, no dia anterior e seguinte à intervenção, em cada dia da intervenção (ou seja, todo o MAL no primeiro dia de cada semana, metades alternadas do instrumento em cada um dos outros dias da semana), semanalmente por telefone durante as 4 semanas após o final do tratamento e várias vezes durante o período dos próximos 2 anos. Na clínica, administra-se o MAL antes do treinamento no primeiro dia de tratamento, todos os dias durante o tratamento, imediatamente após o tratamento e uma vez por semana durante o primeiro mês depois do tratamento. Vários estudos sobre as proprie-

TABELA 12.4 Princípios das intervenções que aprimoram a adesão, enfatizados em cada componente do pacote de transferência da CIMT

Componente do pacote de transferência	Monitoramento	Resolução de problemas	Contrato comportamental	Apoio social
Registro de Atividade Motora	X			
Contrato comportamental		X	X	X
Contrato com o cuidador			X	
Diário domiciliar	X	X		
Atribuição de habilidades a serem realizadas em casa		X	X	
Cronograma diário	X			X
Prática domiciliar	X		X	
Telefonemas semanais no primeiro mês após o tratamento	X	X		X

TABELA 12.5 Escala da quantidade de uso do MAL

0 Não usei meu braço mais fraco (não usado)

1 Ocasionalmente tentei usar meu braço mais fraco (muito raramente)

2 Usei às vezes meu braço mais fraco, mas fiz a maior parte das atividades com meu braço mais forte (raramente)

3 Usei meu braço mais fraco cerca de metade das vezes em relação a antes do acidente vascular encefálico (metade em relação ao pré-acidente vascular encefálico)

4 Usei meu braço mais fraco tanto quanto antes do acidente vascular encefálico (75% em relação ao pré-acidente vascular encefálico)

5 Usei meu braço mais fraco tanto quanto antes do acidente vascular encefálico (igual em relação ao pré-acidente vascular encefálico)

TABELA 12.6 Escala de quão bem foi usado o MAL

0 O braço mais fraco não foi usado para essa atividade (nunca)

1 O braço mais fraco foi movido durante essa atividade, mas não foi útil (muito ruim)

2 O braço mais fraco foi usado com um pouco de utilidade durante essa atividade, mas precisou de um pouco de ajuda do braço mais forte ou moveu-se muito lentamente ou com dificuldade (ruim)

3 O braço mais fraco foi usado para o propósito indicado, mas os movimentos eram lentos ou eram feitos apenas com algum esforço (razoável)

4 Os movimentos feitos pelo braço mais fraco eram quase normais, mas não tão rápidos ou precisos quanto o normal (quase normal)

5 A capacidade de usar o braço mais fraco para essa atividade foi tão boa quanto antes da lesão (normal)

TABELA 12.7 30 itens de atividades do MAL

1. Acender a luz acionando um interruptor
2. Abrir uma gaveta
3. Tirar uma peça de roupa de uma gaveta
4. Atender o telefone
5. Limpar o balcão da cozinha ou outra superfície
6. Sair do carro
7. Abrir a geladeira
8. Abrir a porta girando uma maçaneta
9. Usar o controle remoto da TV
10. Lavar as mãos
11. Ligar/desligar a água acionando o botão ou a alavanca da torneira
12. Secar as mãos
13. Colocar as meias
14. Tirar as meias
15. Colocar os sapatos
16. Tirar os sapatos
17. Levantar-se de uma cadeira
18. Afastar uma cadeira da mesa antes de se sentar
19. Puxar uma cadeira em direção à mesa depois de se sentar
20. Pegar um copo, uma garrafa, uma taça ou uma lata
21. Escovar os dentes
22. Passar base (maquiagem), loção ou creme de barbear no rosto
23. Destrancar uma porta usando uma chave
24. Escrever no papel
25. Carregar um objeto na mão
26. Usar um garfo ou colher para comer
27. Pentear o cabelo
28. Pegar uma xícara pela alça
29. Abotoar uma camisa
30. Comer metade de um sanduíche ou *finger foods*

dades clinimétricas do MAL mostraram que a medida é confiável e válida.[49-51] Além disso, o MAL não produz efeito terapêutico quando administrado a indivíduos que recebem um tratamento com placebo no mesmo esquema de tratamento do que os que recebem intervenção com CIMT.[27] Resultados preliminares de um experimento em andamento realizado na UAB sugerem que este instrumento de automonitoramento é um meio importante de produzir uma transferência do desempenho melhorado do laboratório/clínica para a vida real, quando usado em conjunto com outros aspectos do pacote terapêutico de CIMT, particularmente o treinamento concentrado.[12]

Contrato comportamental

O ***contrato comportamental*** *(CC)* é uma concordância formal e escrita entre o fisioterapeuta e o paciente, indicando que o paciente usará o membro mais afetado para atividades específicas previamente estabelecidas da vida real, as quais são enumeradas no CC. Além de aumentar o uso de um dispositivo de contenção (uma luva protetora de segurança) fora da clínica ou do laboratório, o CC é útil para aumentar a segurança no uso da luva, envolver o participante na resolução ativa de problemas, aumentar a adesão e enfatizar a responsabilidade do paciente pela adesão. O CC é preenchido no final do primeiro dia de tratamento, quando o fisioterapeuta avaliou a capacidade motora funcional do paciente e o participante experimentou o uso da luva. O fisioterapeuta, o paciente e uma testemunha assinam o CC; essa formalidade enfatiza a importância do acordo. Antes de administrar o CC, o fisioterapeuta enfatiza os seguintes pontos:

1. O uso do MS mais fraco fora do laboratório é tão importante quanto usá-lo no laboratório, senão mais.

2. O objetivo do CC é induzir o paciente a usar o MS com maior comprometimento o máximo possível.

3. A segurança é sempre a consideração mais importante, até mais do que o uso máximo do MS prejudicado.

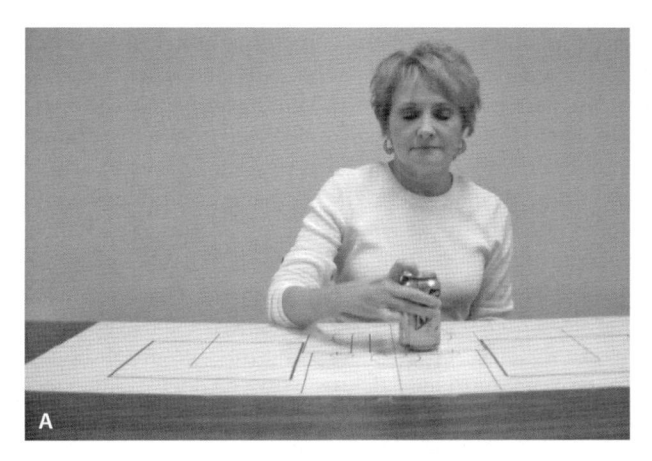

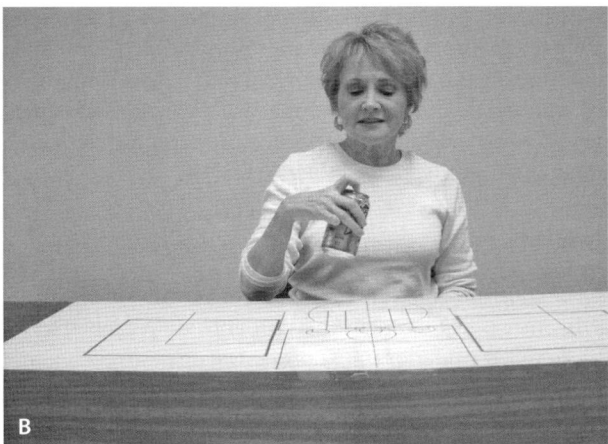

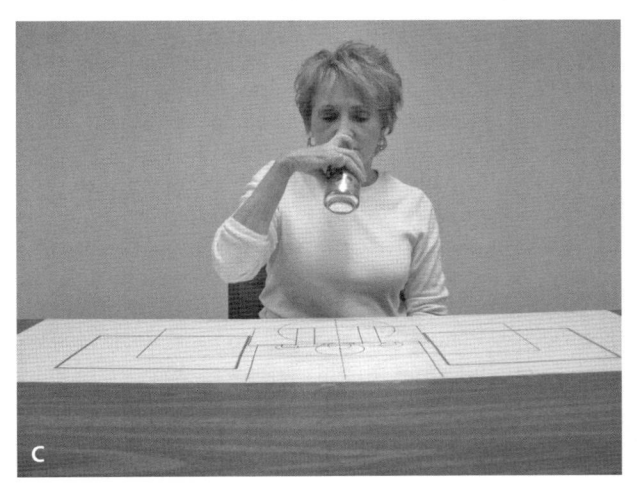

FIGURA 12.5 Item do Wolf Motor Function Test. A paciente realiza a tarefa de levantar a lata com uma pegada cilíndrica e a aproxima dos lábios. A tarefa é cronometrada do ponto de partida até quando a lata está a 25 mm da boca.

4. Às vezes, será solicitado ao paciente que realize atividades de maneiras que ele normalmente não realizaria (p. ex., usar o MS não dominante para escovar os dentes). Não é sugerido que esta abordagem seja adotada permanentemente. Em vez disso, solicita-se ao paciente que realize as atividades desta maneira pelo período de tratamento de 2 ou 3 semanas para incentivar a recuperação do uso do braço mais afetado. Em geral, é nesse momento que o fisioterapeuta explica sucintamente a reorganização neural dependente do uso (i. e., que a CIMT produz um aumento na substância cinzenta em áreas motoras e associadas a motoras do encéfalo, bem como um aumento na integridade dos tratos de substância branca, e que este é um dos importantes mecanismos pelos quais a CIMT alcança seu efeito terapêutico). Pode ser útil usar uma linguagem que evoque imagens, como "toda vez que você usa seu braço mais fraco, envia impulsos nervosos para o encéfalo, que ajudam a fortalecê-lo, o que melhora a sua capacidade de mover o braço".

5. O paciente será perguntado frequentemente se realizou as atividades listadas no CC; o CC pode ser modificado (itens adicionados ou excluídos) periodicamente com base no desempenho.

6. Em algumas atividades no CC, o participante pode precisar da assistência de um cuidador. Em muitos casos, é preferível receber essa assistência do que remover a luva e usar o braço menos prejudicado para realizar a tarefa, pois isso maximiza o uso do braço mais afetado. As atividades em que é aceitável a assistência de um cuidador serão discutidas, acordadas por todas as partes e identificadas no CC por uma marcação na coluna de assistência do cuidador para essas tarefas.

7. O CC é um acordo formal entre o participante e a equipe terapêutica; como tal, deve ser levado muito a sério (como o faz a equipe terapêutica).

O primeiro passo para administrar o CC envolve listar as AVD realizadas pelo paciente em dias da semana, sábados e domingos típicos. Listam-se também a hora do dia em que essas atividades são normalmente realizadas e as características peculiares da atividade (p. ex., equipamento usado, assistência prestada). É útil identificar a rotina típica do paciente para selecionar itens para cada categoria do CC que são importantes e significativos para o paciente. As AVD são então categorizadas no contrato como aquelas a serem feitas (1) pelo MS mais prejudicado, usando a luva, (2) por ambos os MS sem a luva, e (3) somente pelo MS menos comprometido, sem a luva. Os horários especificados e acordados para as atividades "com luva" têm a ver principalmente com a segurança, o uso de água e o sono; deve-se especificar também o intervalo de tempo em que a luva deve permanecer em uso.

Ao formular o CC, o objetivo do fisioterapeuta é colocar a maior quantidade possível de atividades do paciente na categoria "apenas o MS mais comprometido, usando a luva", conforme for seguro e viável. Às vezes, isso significa que será necessário modificar as atividades rotineiras; pode-se sugerir e fornecer equipamentos de adaptação e/ou pode-se pedir ao cuidador para ajudar na tarefa. O cuidador pode participar atuando como um "segundo braço" ou realizando componentes da tarefa que o paciente não consegue fazer (p. ex., cortar carne para o paciente durante as refeições). Ao formular o CC, o fisioterapeuta devem considerar que os pacientes podem precisar de mais tempo para concluir suas tarefas rotineiras enquanto usam a luva e devem responder a isso com um cronograma adequado. Por exemplo, um paciente pode precisar acordar 30 minutos mais cedo do que o habitual para concluir as atividades rotineiras e ainda chegar à clínica no horário agendado. Usar um dispositivo de assistência ao deambular representa um desafio ao uso da luva e isso deve ser considerado ao formular o CC. Por exemplo, se o paciente precisar usar uma bengala reta para deambular em ambientes externos (p. ex., no quintal ou na comunidade), qualquer caminhada ao ar livre deve ser feita em uma das categorias "sem luva". Além disso, tarefas realizadas em situações sociais podem representar um desafio particular se o paciente tiver vergonha de usar a luva em público. Isso deve ser discutido francamente com o paciente. O fisioterapeuta deve salientar que o protocolo da CIMT requer participação total e que a falha em usar a luva sempre que possível resultará em um desfecho insatisfatório. Os pacientes devem se orgulhar de sua dedicação em melhorar o uso do seu MS e ser lembrados de que os outros irão ver seus esforços da mesma maneira. Ainda assim, eles podem optar por evitar situações sociais nas quais podem se sentir desconfortáveis pelo curto período de intervenção de 2 semanas. Essa exceção é aceitável se não puder ser evitada. Quando a rotina do paciente inclui longos períodos de inatividade (p. ex., muitas horas parado assistindo à televisão), o fisioterapeuta pode adicionar atividades à rotina do paciente para garantir que ele movimente o máximo possível o MS mais afetado, maximizando assim a reorganização plástica do encéfalo dependente do uso.

Para promover a segurança, o fisioterapeuta deve apontar situações nas quais o paciente deve evitar o uso da luva. A categoria "sem luva; ambas as mãos" é para atividades nas quais o paciente não deve usar a luva, mas ainda pode incorporar com segurança o uso do MS mais afetado na tarefa. Tomar banho e/ou ducha estão incluídos nessa categoria. Embora a luva deva ser removida para evitar que seja molhada e para possibilitar o uso do MS menos afetado para manter o equilíbrio, o MS mais afetado ainda deve ser usado o máximo possível durante o procedimento de banho (p. ex., ensaboar partes do corpo, manipular um sabonete). O ato de se vestir também é comumente incluído nessa categoria, porque é difícil passar a luva por uma camisa ou blusa. No entanto, deve-se incentivar o paciente a usar seu MS mais afetado para manipular botões, prender fivelas e colocar cintos, sempre que possível. O fisioterapeuta não familiarizado com o protocolo de CIMT pode ter a tendência de incluir todas as tarefas bimanuais nessa categoria. Acredita-se que muitas tarefas bimanuais podem ser modificadas para inclusão na categoria "com luva; apenas o MS mais afetado", solicitando que o cuidador atue como um segundo MS durante essas tarefas. Por exemplo, em geral não é possível abrir um pote usando apenas uma mão. Em vez de incluir essa tarefa na categoria "sem luva; ambas as mãos", acredita-se que é preferível pedir ao cuidador que estabilize o frasco enquanto o paciente desatarraxa a tampa, e incluí-la na categoria "com luva; apenas o MS mais afetado". Atividades que normalmente pertencem à categoria "sem luva; apenas o MS menos afetado" incluem aquelas em que é aconselhável usar um corrimão ao subir ou descer escadas, fazer a barba e cozinhar. A falta de jeito com essas tarefas pode resultar em ferimentos e o paciente não deve correr esse risco. Uma vez que a luva é removida, pode ser difícil fazer com que o paciente coloque a luva de volta no MS menos afetado. Por essa razão, o CC especifica o tempo em que a luva deve ser removida e depois colocada de volta, enfatizando novamente a importância de usar a luva. O documento é frequentemente modificado durante o tratamento, à medida que o paciente ganha novas habilidades de movimento. Usa-se o CC, em conjunto com os princípios de intervenção para melhorar a adesão e a resolução de problemas, para transferir o tratamento para os ambientes doméstico e comunitário. Uma vez que especifica atividades nas quais deve ser fornecida assistência do cuidador, também emprega uma estratégia de apoio social.

Contrato com o cuidador

O *contrato com o cuidador* é um acordo formal e escrito entre o fisioterapeuta e o cuidador do paciente, indicando que o cuidador estará presente e disponível enquanto o paciente estiver usando a luva e ajudará no programa domiciliar e, em geral, ajudará a aumentar o uso do MS mais afetado. É preenchido depois que os termos do CC com o paciente são compartilhados com o cuidador. O contrato com o cuidador serve para (1) melhorar a compreensão dos cuidadores em relação ao programa de tratamento, (2) orientar o cuidador a ajudar de maneira apropriada e (3) aumentar a segurança do paciente. Um cuidador informado é um elemento importante no processo terapêutico. O cuidador atua como o braço menos afetado, ajudando o paciente quando uma tarefa seria impossível de ser realizada enquanto em uso da luva. Além disso, o cuidador deve suspender a assistência quando a tarefa estiver dentro da capacidade do paciente de realizá-la, mesmo que isso seja feito devagar e não perfeitamente. Deve-se evitar uma tendência à impaciência ou uma tendência contraproducente em ajudar o paciente. O contrato com o cuidador é assinado pelo fisioterapeuta, paciente, cuidador e testemunha. Isso, mais uma vez, enfatiza formalmente a importância do acordo. Como tal, emprega apoio social para melhorar a adesão ao protocolo de tratamento.

Diário domiciliar

Preenche-se diariamente um *diário domiciliar*. Os pacientes listam suas atividades fora do laboratório e relatam se usaram o membro mais afetado ou não durante a realização de diferentes tarefas, especialmente as listadas no contrato comportamental. O diário domiciliar e a revisão diária do MAL constituem os principais aspectos de monitoramento do protocolo da CIMT. Eles aumentam a conscientização dos pacientes em relação ao seu uso do MS mais afetado e enfatizam a adesão ao CC e a responsabilidade dos pacientes por sua própria melhora.

Resolução de problemas

A discussão sobre o MAL e o diário domiciliar também oferece uma oportunidade estruturada para discutir por que o membro mais fraco não foi usado para atividades específicas e para resolver problemas acerca do aumento de seu uso. Por exemplo, o paciente pode afirmar que foi incapaz de pegar um sanduíche com uma mão e, portanto, removeu a luva e usou o MS menos desenvolvido para ajudar. O fisioterapeuta pode então sugerir que o sanduíche seja cortado em quartos, para que seja mais facilmente manipulado com o membro mais fraco. Como outro exemplo, o paciente pode relatar uma incapacidade de abrir uma porta em casa, porque a maçaneta é pequena e difícil de segurar. O fisioterapeuta pode fornecer ao participante uma maçaneta maior e sugerir seu uso para que o paciente possa abrir a porta com o MS mais afetado.

Atribuição de habilidades a serem realizadas em casa

Vestir a luva quando estiver fora da clínica ou do laboratório não garante que os pacientes usem o MS mais debilitado para realizar as AVD que eram, ou não, realizadas exclusivamente com o MS com menor comprometimento desde o acidente vascular encefálico. O processo de *atribuição de habilidades a serem realizadas em casa* incentiva o paciente a tentar realizar a AVD que ele não tentaria realizar com o MS mais debilitado. O fisioterapeuta primeiro analisa uma lista de AVD comuns realizadas em casa. As tarefas são categorizadas de acordo com o cômodo da casa nas quais elas geralmente são realizadas (p. ex., cozinha, banheiro, quarto, escritório). A partir do segundo dia do período de intervenção, solicita-se ao paciente que selecione 10 tarefas de AVD da lista, as quais ele concorda em tentar realizar com o MS mais afetado depois de deixar a clínica ou o laboratório e antes de retornar para o próximo dia de tratamento. Tarefas que não estão na lista podem ser selecionadas, se for o desejo do paciente. Essas tarefas devem ser realizadas enquanto em uso da luva, quando possível e seguro fazê-lo. O fisioterapeuta orienta o paciente a escolher cinco tarefas que o paciente acredita serem relativamente fáceis de realizar e cinco que acredita serem mais desafiadoras. Registram-se os 10 itens escolhidos em uma folha de atribuição, que é dada ao paciente quando ele deixa a clínica ou o laboratório neste dia. Instrui-se o paciente a marcar na folha de atribuição as tarefas de AVD conforme elas são realizadas. A adesão à conclusão das tarefas atribuídas é discutida na manhã seguinte e realiza-se a resolução de problemas quando há falta de adesão. O objetivo é que sejam dedicados aproximadamente 30 minutos para testar as AVD especificadas

em casa todos os dias. Selecionam-se 10 AVD adicionais para a atribuição de habilidades a serem realizadas em casa para aquela noite. Este processo é repetido ao longo do período de intervenção, esforçando-se para incentivar o uso do MS mais debilitado durante a maior quantidade possível de diferentes AVD e cômodos distintos da casa do paciente.

Prática domiciliar

Durante o tratamento, solicita-se também aos pacientes que passem 15 a 30 minutos em casa todos os dias realizando repetidamente tarefas específicas de MS com o braço mais afetado; isto é chamado de *prática domiciliar-durante (HP-D)*. As tarefas normalmente empregam materiais que estão comumente disponíveis (p. ex., empilhar copos de plástico). Esta estratégia é particularmente útil para pacientes que normalmente estão relativamente inativos em seu ambiente doméstico (p. ex., passam longos períodos de tempo vendo televisão) e fornece uma melhor estrutura para utilizar o MS mais afetado. Deve-se tomar cuidado para não sobrecarregar o paciente com muitas tarefas enquanto ele está fora da clínica ou do laboratório, pois isso pode ser desmotivador. Perto do final do tratamento, elabora-se um programa de prática domiciliar personalizado pós-tratamento, que consiste em tarefas similares àquelas atribuídas no HP-D; isso é chamado de *prática domiciliar-depois (HP-A)*. Para cada paciente, próximo ao final do tratamento, desenvolve-se e entrega-se por escrito um programa de prática de habilidades domiciliares personalizado pós-tratamento. Existem sete listas separadas, uma para cada dia da semana, que devem ser repetidas semanalmente. Cada lista contém três tarefas repetitivas a serem realizadas por 15 a 30 minutos e sete AVD nas quais solicita-se ao paciente que use a mão mais afetada. Seleciona-se essas sete AVD de uma lista de aproximadamente 400 AVD desenvolvidas pelo laboratório. Instrui-se o paciente a realizar esses exercícios por tempo indeterminado.

Cronograma diário

A equipe terapêutica registra um cronograma detalhado de todas as atividades realizadas na clínica em cada dia da intervenção, juntamente com o tempo dedicado a cada atividade listada. O cronograma registra especificamente os momentos em que a luva é retirada e colocada de volta na mão menos prejudicada. Incluem-se também o tempo e a duração dos períodos de descanso. Listam-se atividades específicas de modelagem e prática de tarefas, incluindo o uso de apenas o MS mais afetado durante o almoço sempre que a função do paciente for alta o suficiente para que isso seja viável. O registro do cronograma diário inclui não apenas o tempo dedicado ao almoço, mas também quais alimentos foram ingeridos e como isso foi realizado. As informações registradas no cronograma diário são particularmente úteis para demonstrar melhorias nas atividades diárias do paciente; isso geralmente tem um efeito motivador para que ele se esforce mais.

Telefonemas pós-tratamento

Contata-se o participante semanalmente por telefone no mês após o tratamento. Durante cada telefonema, administram-se as escalas "quão bem" e "com que frequência" do MAL e realiza-se a resolução de problemas para resolver quaisquer problemas encontrados.

Restrição do uso do MS mais afetado

O protocolo de tratamento de MS com CIMT mais comumente aplicado incorpora o uso de uma restrição (luva de proteção ou tipoia) no MS menos prejudicado para evitar que os pacientes sucumbam ao forte desejo de usar esse MS durante as atividades funcionais, mesmo quando o fisioterapeuta está presente. Nos últimos 15 anos, a luva protetora de segurança, que elimina a capacidade de usar os dedos, tem sido preferida à restrição de todo o braço por uma tipoia. A vantagem da luva é que ela possibilita o uso funcional do MS menos prejudicado para a maior parte das finalidades, possibilitando ainda a extensão segura desse MS em caso de queda, a oscilação do membro durante a deambulação e a manutenção do equilíbrio. Ensina-se o paciente a colocar e tirar a luva de maneira independente, e decide-se quando o seu uso é viável e seguro. A meta dos pacientes com déficits motores leves a moderados é usar a luva em 90% das horas de vigília. Este chamado "uso forçado" é sem dúvida o elemento mais visível da intervenção para a comunidade de reabilitação e é frequente e erroneamente descrito como sinônimo da CIMT. No entanto, Taub et al.[2] afirmam que "o uso da tipoia, luva protetora de segurança ou outro dispositivo de restrição do MS menos afetado não é nenhum talismã", desde que o MS mais prejudicado seja exclusivamente envolvido na prática repetida. O termo "restrição", como usado no nome da terapia, não se refere apenas à aplicação de uma contenção física, como uma luva, mas também para indicar uma restrição na oportunidade de usar o MS mais prejudicado nas atividades funcionais.[2] Como tal, qualquer estratégia que incentive o uso exclusivo do MS mais prejudicado é vista como um componente "de restrição" no pacote de tratamento. Por exemplo, a modelagem foi concebida como uma restrição muito importante ao comportamento; ou o participante é bem-sucedido na tarefa ou não é recompensado (p. ex., por elogios ou reconhecimento da melhoria).

Achados preliminares de Sterr et al.[33] indicam um efeito significativo do tratamento usando a CIMT sem o componente de restrição física. Da mesma maneira, o presente laboratório obteve achados similares com um grupo de nove participantes quando foi empregado um protocolo de CIMT sem restrição física.[2,6,48] No entanto, este estudo sugeriu que esse grupo sofreu um decréscimo maior nos 2 anos de seguimento em comparação com grupos em que foi empregada a restrição física. Se outros elementos do pacote de tratamento desenvolvidos no presente laboratório não forem usados, a experiência clínica dos presentes pesquisadores sugere que apenas os lembretes de rotina em relação a usar o MS menos afetado, sem a contenção física, por si só não seriam tão eficazes quanto o uso da luva. Consequentemente, usa-se a luva para minimizar a necessidade de o fisioterapeuta ou o prestador de cuidados advertirem continuamente o paciente de lembrar-se de limitar o uso do MS com menor comprometimento durante o período de intervenção.

▶ Aspectos únicos da CIMT como abordagem de reabilitação

Três abordagens gerais são comumente empregadas para melhorar a função motora depois de um acidente vascular encefálico.[53] A primeira, a *compensação*, se refere à modificação das AVD de modo que as tarefas possam ser realizadas principalmente pelo lado menos afetado do corpo. Dessa maneira, os membros mais afetados seriam, no máximo, usados como apoio ou assistência. Acredita-se que esta abordagem seja particularmente útil quando a recuperação espontânea da função se estabilizou e uma recuperação adicional parece improvável. Nos últimos anos, no entanto, adotou-se uma visão mais otimista. Como resultado, tem sido defendida uma ênfase na recuperação do movimento no lado mais afetado do corpo. Uma dessas abordagens é a *recuperação verdadeira*. Uma função específica é considerada "recuperada" se for realizada da mesma maneira e com a mesma eficiência e eficácia que antes do acidente vascular encefálico. Na ***abordagem de substituição***, os membros mais afetados podem ser usados de uma maneira nova para realizar uma tarefa funcional em comparação com antes do insulto neurológico. A questão sobre qual abordagem de reabilitação é a mais eficaz tem sido tema de debate contínuo na área da reabilitação neurológica por muitos anos. De certo modo, a abordagem CIMT elimina esta longa discussão. Tendências encontradas no conteúdo de livros didáticos populares de reabilitação física, critérios de avaliação para programas de treinamento profissional e tópicos comumente abordados em cursos de educação continuada sugerem que a reabilitação física ainda inclui uma predominância de abordagens de recuperação verdadeira, substituição ou compensação à intervenção. A abordagem da CIMT para a reabilitação do acidente vascular encefálico ignora totalmente a compensação e não se preocupa com a exigência da substituição exata da coordenação normal ou pré-lesão para produzir uma função motora melhorada e a independência funcional. Além disso, em decorrência principalmente das políticas de reembolso, a maior parte da intervenção é prestada em períodos de tratamento mais curtos em comparação aos necessários para a CIMT e ocorre de maneira distribuída. Se aplicada clinicamente, a abordagem da CIMT, como usada no laboratório de pesquisa da UAB, representa uma mudança de paradigma substancial na reabilitação física convencional. A abordagem da CIMT é inconsistente em vários aspectos quando comparada às abordagens mais convencionais de compensação e recuperação funcional, conforme discutido a seguir.

Uso do membro mais afetado

O uso da luva protetora de segurança impede que os participantes realizem atividades de AVD e treinamento com o membro menos afetado, a menos que o uso deste MS seja absolutamente necessário para a segurança ou para evitar que o dispositivo de restrição seja molhado com água, mesmo que tal função seja normalmente realizada pelo MS menos afetado. Por exemplo, se o MS menos afetado era o MS dominante antes do acidente vascular encefálico e a tarefa era normalmente realizada pelo MS dominante (p. ex., escrita), o protocolo da CIMT ainda requer que o participante realize a tarefa com o MS mais afetado, não dominante. Isso também se aplica às tarefas que são de natureza bilateral (p. ex., dobrar roupas). Em vez de remover a luva e realizar a tarefa com ambos os MS, os participantes realizam a tarefa de maneira modificada, usando somente o MS mais afetado ou solicitando a assistência de um cuidador para que ele atue como um "segundo MS". As AVD dos participantes da CIMT são modificadas durante o período de treinamento. Dessa maneira, o protocolo da CIMT não possibilita compensação e se desvia de uma abordagem de recuperação funcional na qual todas as AVD seriam tentadas da maneira "típica" em que eram realizadas antes do acidente vascular encefálico. O propósito da adesão estrita ao uso da luva protetora de segurança não é incentivar uma mudança permanente na maneira como o participante realiza as AVD. Em vez disso, o uso da luva protetora de segurança requer o uso concentrado e repetitivo do MS mais afetado, o que leva tanto à superação do hábito de desuso já enraizado como à plasticidade cortical dependente do uso. Uma vez terminado o período de tratamento (ou seja, 2 ou 3 semanas), os participantes devolvem a luva protetora de segurança à equipe do laboratório e realizam as AVD da maneira mais eficaz possível, com o uso aprimorado do MS mais afetado. Curiosamente, observações anedóticas sugerem que, depois do tratamento, muitos participantes com MS não dominante mais afetado começam a usar o MS não dominante, mais afetado, para fazer tarefas previamente realizadas com o MS dominante e menos afetado. Estas observações merecem pesquisas mais aprofundadas.

Importância da prática concentrada

Embora o protocolo da CIMT utilizado com mais frequência inclua algum tipo de restrição no MS menos afetado, variações nessa abordagem (p. ex., apenas modelagem, reabilitação física intensiva) não o fazem.[2] Portanto, não há nada de talismânico no uso de um dispositivo de restrição no MS menos afetado. O fator comum em todas as técnicas, que produzem um efeito de tratamento equi-

valente, parece ser a prática repetida usando o MS mais afetado. Qualquer técnica que induza um paciente a usar o MS mais afetado muitas horas por dia durante um período de semanas consecutivas deve ser terapeuticamente eficaz. É provável que esse fator produza a plasticidade cortical dependente do uso que resulta da CIMT e que se presume ser a base para o aumento de longo prazo no uso do MS mais afetado. Pesquisadores também mostraram que a prática repetitiva é um fator importante nas intervenções de reabilitação do acidente vascular encefálico.[53,54] A reabilitação física convencional, independentemente do cenário (p. ex., em internação ou ambulatorial) ou do estágio de reabilitação (p. ex., aguda, subaguda ou crônica), não fornece uma concentração suficiente de prática. O cronograma convencional é insuficiente não apenas no tempo absoluto em que é necessário usar o MS mais afetado, mas também na natureza consecutiva dos períodos de prática. A aplicação clínica da CIMT provavelmente exigirá uma mudança no padrão típico do cronograma de reabilitação. Os episódios de cuidado provavelmente precisarão ser modificados de sessões curtas de tratamento realizadas várias vezes por semana durante vários meses para sessões de 3,5 horas realizadas diariamente por dias consecutivos durante um período de 2 ou 3 semanas. O aumento na quantidade de uso por meio de exercícios domiciliares prescritos, atribuições de habilidades a serem realizadas em casa com a adesão registrada em uma lista de verificação e diários domiciliares monitorados é altamente desejável, especialmente para os fins de semana durante o tratamento. A viabilidade financeira desse tipo de abordagem exige mudanças na estrutura e na política de pagamento das agências de reembolso.

Modelagem como uma técnica de treinamento

Estudos relacionados com a CIMT utilizam predominantemente a modelagem para atividades de treinamento em laboratório. Dados preliminares sugerem que o predomínio da modelagem nos procedimentos de treinamento é especialmente efetivo para os participantes com menor nível de funcionalidade. O uso da modelagem para participantes com maior funcionalidade também é benéfico.[12] Assim, a modelagem parece ser um procedimento de treinamento eficaz para melhorar o uso do MS mais afetado nas situações da vida real. Embora existam muitas semelhanças entre a modelagem e as técnicas de treinamento convencionais usadas pelo fisioterapeuta, também existem diferenças importantes. Os procedimentos de modelagem usam uma abordagem altamente padronizada e sistemática para progredir o nível de dificuldade das tarefas motoras tentadas. Além disso, o *feedback* fornecido na modelagem é imediato, específico, quantitativo e enfatiza apenas aspectos positivos do desempenho dos participantes. Dessa maneira, a contribuição do fisioterapeuta e o encorajamento contínuo motivam o participante a realizar um esforço contínuo e máximo. Utilizam-se tarefas que enfatizam movimentos que precisam de melhorias, mas que podem ser facilmente realizadas pelo participante. Evita-se o esforço excessivo porque isso pode desmotivar o participante. A influência da modelagem é principalmente comportamental e direcionada a manter os participantes motivados, juntamente com o aumento do uso do MS durante o treinamento. O principal objetivo é que o paciente use repetidamente o MS mais afetado, de maneira concentrada e consistente, para superar o desuso aprendido e induzir à plasticidade cortical dependente do uso. A aquisição de habilidades em relação à tarefa de modelagem específica praticada não é o objetivo principal da modelagem. Em vez disso, a habilidade obtida durante a prática de uma tarefa de modelagem é um subproduto muito benéfico que pode se generalizar ao desempenho motor no ambiente de vida real do paciente. No entanto, o objetivo principal é superar o desuso aprendido; a aquisição de habilidades específicas com as tarefas funcionais provavelmente ocorrerá durante o processo de tentativa e erro independente realizado fora do laboratório, usando a luva protetora de segurança durante as AVD no ambiente domiciliar do participante.

Uso de um pacote de transferência

Os presentes autores acreditam que a maior parte dos pacientes (e profissionais da área) considera que a reabilitação ocorra principalmente sob a observação e supervisão do profissional de reabilitação. Acreditam ainda que o uso e a prática contínuos, por muitas horas diárias, fora das instituições de reabilitação, são essenciais para alcançar mudanças permanentes na plasticidade e na função. Outro aspecto único da abordagem da CIMT envolve uma ênfase no uso de técnicas comportamentais que melhoram a adesão (ou seja, o pacote de transferência) para facilitar o uso do MS mais afetado. Embora o uso de técnicas comportamentais semelhantes tenha sido descrito na literatura da reabilitação física, seu uso em combinação e a intensidade com que são usados no protocolo da CIMT é diferente. O uso do pacote de transferência oferece múltiplas oportunidades para aumentar sistematicamente a atenção ao uso do MS mais afetado, promovendo a responsabilidade dos participantes em aderir ao protocolo da CIMT e fornecendo a resolução estruturada de problemas entre os participantes e a equipe de pesquisa. O contato intensivo com o fisioterapeuta estabelece uma importante relação entre fisioterapeuta e paciente, o que ajuda o paciente a levar a sério a prática domiciliar e os requisitos de uso da luva terapêutica. Em conjunto, as técnicas comportamentais resultam em uma melhor adesão aos procedimentos necessários para a CIMT. Evidências deste laboratório de pesquisa sugerem que esse pacote de transferência pode ser o componente mais importante do protocolo da CIMT.[12,19] Além disso, estudos que investigaram um protocolo da CIMT com um componente reduzido de treinamento em laboratório (p. ex., 3,5 horas em vez de 6 horas)

sugerem que o tempo em laboratório reduzido produz resultados semelhantes. Uma possível explicação para isso poderia ser o sucesso na transferência das técnicas comportamentais utilizadas durante o período de tratamento para promover a adesão, mesmo quando o paciente está em casa e não em contato com a equipe de pesquisa. Esses achados destacam a importância das atividades "fora do laboratório" e, subsequentemente, as técnicas comportamentais necessárias para garantir a adesão dos participantes a elas.

Principal efeito da CIMT: uso aumentado

Como uma abordagem de recuperação verdadeira promove o desempenho de tarefas funcionais específicas de maneira semelhante àquela anterior ao acidente vascular encefálico, a qualidade do movimento parece ser um indicador importante, se não primário, da reabilitação bem-sucedida. Os resultados das pesquisas relacionadas com a CIMT, evidenciados pelo Wolf Motor Function Test,[55] sugerem que os participantes melhoram significativamente sua qualidade e habilidade de movimento. Contudo, demonstrou-se uma mudança mais potente no aumento do uso do MS mais afetado nas situações da vida real, conforme evidenciado pelo MAL. Os participantes podem estar desenvolvendo novas estratégias de movimento para realizar tarefas funcionais. Em caso afirmativo, isso diferenciaria ainda mais a CIMT das terapias orientadas à recuperação verdadeira.

RESUMO

Muitas evidências de pesquisa apoiam o uso da CIMT para a hemiparesia pós-acidente vascular encefálico crônico (acima de 1 ano). Acredita-se que a terapia de movimento induzido por restrição seja eficaz por causa de dois mecanismos distintos, porém interligados: *superação do desuso aprendido e plasticidade cortical dependente do uso*. Esses mecanismos são diferentes daqueles atribuídos a abordagens de reabilitação mais convencionais que buscam obter compensação, recuperação verdadeira e/ou substituição. Como resultado, a abordagem da CIMT representa uma mudança significativa de paradigma na reabilitação física. Com pesquisa continuada, elaboração e aplicação a ambientes clínicos, a CIMT parece ser altamente promissora à área da reabilitação física.

REFERÊNCIAS

1. Taub, E, et al. Technique to improve chronic motor deficit after stroke. Arch Phys Med Rehabil, 1993; 74:347.
2. Taub, E, Uswatte, G, and Pidikiti, R. Constraint-Induced Movement therapy: a new family of techniques with broad application to physical rehabilitation–a clinical review. J Rehabil Res Dev, 1999; 36:237.
3. Taub, E, Uswatte, G, and Elbert, T. New treatments in neurorehabilitation founded on basic research. Nat Rev Neurosci, 2002; 3:228.

4. Taub, E. Harnessing brain plasticity through behavioral techniques to produce new treatments in neurorehabilitation. Am Psychol, 2004; 59:692.

5. Morris, DM, and Taub, E. Constraint-induced therapy approach to restoring function after neurological injury. Top Stroke Rehabil, 2001; 8:16.

6. Morris, DM, et al. Constraint-induced (CI) movement therapy for motor recovery after stroke. Neurorehabil, 1997; 9:29.

7. Morris, DM, Taub, E, and Mark, VW. Constraint-induced movement therapy: characterizing the intervention protocol. Europa Medicophysica, 2007; 42:257.

8. Taub, E, and Uswatte, G. Constraint-induced movement therapy: answers and questions after two decades of research. Neuro Rehabilitation, 2006; 21:93.

9. Mark, VM, and Taub, E. Constraint-induced movement therapy for chronic stroke hemiparesis and other disabilities. Res Neurol Neurosci, 2004; 22:317.

10. Taub, E. Movement in nonhuman primates deprived of somatosensory feedback. Exerc Sport Sci Rev, 1977; 4:335.

11. Taub, E. The behavior-analytic origins of constraint-induced movement therapy: an example of behavioral neurorehabilitation. Behav Anal, 2012; 35:155.

12. Taub, E, et al. Method for enhancing real-world use of a more-affected arm in chronic stroke: transfer package of constraint-induced movement therapy. Stroke, 2013; 44:1383.

13. Uswatte, G, and Taub, E. Constraint-induced movement therapy: a method for harnessing neuroplasticity to treat motor disorders. Prog Brain Res, 2013; 207:379.

14. Taub, E, Uswatte, G, and Mark, VW. The functional significance of cortical reorganization and the parallel development of CI therapy. Front Hum Neurosci, 2014; 8:396.

15. Taub, E, Mark, VW, and Uswatte, G. Implications of CI therapy for visual deficit training. Front Hum Neurosci, 2014; 8:1.

16. Taub, E. Somatosensory deafferentation research with monkeys: implications for rehabilitation medicine. In Ince, LP (ed): Behavioral Psychology in Rehabilitation Medicine: Clinical Applications. New York, Williams & Wilkins, 1980, 371.

17. Liepert, J, et al. Motor cortex plasticity during constraint-induced movement therapy in stroke patients. Neurosci Lett, 1998; 250:5.

18. Liepert, J, et al. Treatment-induced cortical reorganization after stroke in humans. Stroke, 2000; 31:1210.

19. Kopp, B, et al. Plasticity in the motor system related to therapyinduced improvement of movement after stroke. Neuroreport, 1999; 10:807.

20. Bauder, H, et al. Effect of CI therapy on movement-related brain potentials. Psychophysiology, 1999; 36(abstract):S31.

21. Wittenberg, GF, et al. Constraint-induced therapy in stroke: magneticstimulation motor maps and cerebral activation. Neurorehabil Neural Repair, 2003; 17:48.

22. Levy, CE, et al. Functional MRI evidence of cortical reorganization in upper-limb stroke hemiplegia treated with constraint-induced movement therapy. Am J Phys Med Rehabil, 2001; 80:4.

23. Mark, VW, Taub, E, and Morris, DM. Neural plasticity and constraintinduced movement therapy. Eura Medicophys, 2006; 42:269.

24. Gauthier, LV, et al. Remodeling the brain: plastic structural changes produced by different motor therapies after stroke. Stroke, 2008; 39:1520.

25. Uswatte, G, and Taub, E. Implications of the learned nonuse formulation for measuring rehabilitation outcomes: lessons from constraint-induced movement therapy. Rehabil Psychol, 2005; 50:34.

26. Taub, E, Uswatte, G, and Mark, V. Implications of CI therapy for visual deficit training. Front Integr Neurosci, 2014; 8:1.

27. Taub, E, et al. A placebo controlled trial of constraint-induced movement therapy for upper extremity after stroke. Stroke, 2006; 37:1045.

28. Winstein, CJ, et al. Methods for a multi-site randomized trial to investigate the effect of constraint-induced movement therapy in improving upper extremity function among adults recovering from a cerebrovascular stroke. Neurorehabil Neural Repair, 2003; 17:137.

29. Wolf, SL, et al. Effect of constraint-induced movement therapy on upper extremity function 3 to 9 months after stroke: the EXCITE randomized clinical trial. JAMA, 2006; 296:2095.

30. Wolf, SL, et al. Retention of upper limb function in stroke survivors who have received constraint-induced movement therapy: the EXCITE randomized trail. Lancet Neurol, 2007; 7:33.

31. Miltner, WH, et al. Effects of constraint-induced movement therapy on patients with chronic motor deficits after stroke: a replication. Stroke, 1999; 30:586.

32. Kunkel, A, et al. Constraint-induced movement therapy for motor recovery in chronic stroke patients. Arch Phys Med Rehabil, 1999; 80:624.

33. Sterr, A, et al. CI therapy in chronic hemiparesis: the more the better? Arch Phys Med Rehabil, 2002; 83:1374.

34. Dettmers, C, et al. Distributed form of constraint-induced movement therapy improves functional outcome and quality of life after stroke. Arch Phys Med Rehabil, 2005; 86:204.

35. Duncan, PW, et al. Management of adult stroke rehabilitation care: a clinical practice guideline. Stroke, 2005; 36:e100.

36. Skinner, BF. The Behavior of Organisms. New York, AppletonCentury-Crofts, 1938.

37. Skinner, BF. The Technology of Teaching. New York, AppletonCentury-Crofts, 1968.

38. Panyan, MV. How to Use Shaping. Lawrence, KS, HH Enterprises, 1980.

39. Taub, E, et al. An operant approach to rehabilitation medicine: overcoming learned nonuse by shaping. J Exp Anal Behav, 1994; 61:281.

40. Dominick, KL, and Morey, M. Adherence to physical activity. In Bosworth, HB, Oddone, EZ, and Weinberger, M (eds): Patient Treatment Adherence: Concepts, Interventions, and Measurement. Mahwah, NJ, Lawrence Erlbaum Associates, 2006.

41. Trost, SG, et al. Correlates of adults' participation in physical activity: review and update. Med Sci Sports Exer, 2002; 34:1996.

42. Dishman, RK. Determinants of participation in physical activity. In Bourchard, C, Shephard, RJ, Stephens, T, Sutton, JR, and McPherson, BD (eds): Physical Activity, Fitness and Health: International Proceedings and Consensus Statement. Champaign, IL, Human Kinetics, 1994, 214.

43. Sallis, JF, and Owen, N. Physical Activity and Behavioral Medicine. Thousand Oaks, CA, Sage Publications, 1999.

44. King, AC, Blair, SN, and Bild, DE. Determination of physical activity and interventions in adults. Med Sci Sports Exerc, 1992; 24:S221.

45. McAuley, E. The role of efficacy cognitions in the prediction of exercise behavior in middle-aged adults. J Behav Med, 1992; 15:65.

46. Rejeski, WJ, Brawley, LR, and Ambrosius, WT. Older adults with chronic disease: benefits of group-mediated counseling in promotion of physical active lifestyles. Health Psychol, 2003; 22:414.

47. McAuley, E, et al. Exercise self-efficacy in older adults: social, affective, and behavioral influences. Ann Behav Med, 2003; 25:1.

48. DiMatteo, MR. Social support and patient adherence to medical treatment: a meta-analysis. Health Psychol, 2004; 23:207.

49. Uswatte, G, et al. The Motor Activity Log-28: assessing daily use of the hemiparetic arm after stroke. Neurology, 2006; 67:1189.

50. Uswatte, G, et al. Contribution of the shaping and restraint components of constraint-induced movement therapy to treatment outcome. Neuro Rehabil, 2006; 21:147.

51. Van der Lee, JH, et al. Clinimetric properties of the Motor Activity Log for the assessment of arm use in hemiparetic patients. Stroke, 2004; 35:1410.

52. Shumway-Cook, A, and Woollacott, M. Motor Control: Theory and Practical Applications, ed 4. Philadelphia, PA, Lippincott, 2012.

53. Butefisch, C, et al. Repetitive training of isolated movements improves the outcome of motor rehabilitation of the centrally paretic hand. J Neurol Sci, 1995; 130:59–68.

54. Hesse, S, et al. Restoration of gait in nonambulatory hemiparetic patients by treadmill training with partial body-weight support. Arch Phys Med Rehabil, 1995; 75:1087–1093.

55. Wolf, SL, et al. Assessing Wolf Motor Function Test as outcome measure for research in patients after stroke. Stroke, 2001; 32:1635–1639.

13 Intervenções para a reabilitação vestibular

Joann Moriarty-Baron, PT, DPT

O sistema vestibular é um componente complexo e altamente integrado do sistema nervoso, que geralmente passa despercebido até ser perturbado. Considere o indivíduo que entra em um parque de diversões se sentindo bem, mas sai sentindo tontura, instabilidade, náuseas e dificuldade com a visão, concentração e marcha. Neste caso, identificamos intuitivamente que o indivíduo está tendo um "enjoo" decorrente da estimulação excessiva do passeio. No entanto, esses são os sintomas que indivíduos com distúrbios vestibulares experimentam. O sistema vestibular constitui um dos sete sentidos especiais e é responsável pela consciência da posição do corpo no espaço, mantendo o controle postural contra a gravidade e coordenando os movimentos da cabeça e dos olhos. Por causa do papel essencial que o sistema vestibular desempenha no controle postural, o fisioterapeuta deve ser capaz de reconhecer o envolvimento do sistema vestibular ao tratar deficiências de equilíbrio. Este capítulo apresenta uma visão geral do sistema vestibular e expõe intervenções iniciais que abordam limitações e restrições com base nas manifestações clínicas do paciente.

▶ Visão geral do sistema vestibular periférico

O aparelho vestibular periférico se origina na orelha interna, adjacente à cóclea, e se encontra profundamente dentro do osso temporal. Ele compreende os *otólitos* (o utrículo e o sáculo), três *canais semicirculares* e a porção vestibular do oitavo nervo craniano (*nervo vestibulococlear*). Cada orelha contém um conjunto dessas estruturas, que trabalham em equipe para transmitir informações sobre a posição da cabeça ao sistema nervoso central (SNC). Um labirinto ósseo externo recobre um labirinto membranoso interno cheio de líquido, que contém os cinco órgãos sensoriais vestibulares: o *utrículo*, que detecta a inclinação lateral da cabeça e a translação linear da cabeça no plano horizontal; o *sáculo*, que detecta a translação linear da cabeça no plano vertical; e os três canais semicirculares, que detectam a aceleração angular da cabeça (rotação).[1]

As informações aferentes dos receptores sensoriais fazem sinapse no *gânglio vestibular* e deslocam-se à periferia pela porção vestibular do nervo vestibulococlear (Fig. 13.1).

O arranjo distinto das células ciliadas no utrículo e no sáculo fornece ao sistema informações precisas sobre a posição da cabeça em relação à gravidade. Tanto o utrículo quanto o sáculo contêm uma *mácula*, uma porção de células ciliadas especializadas em cima da qual está uma cápsula gelatinosa. As células ciliadas e a mácula do utrículo são orientadas de modo a detectar movimentos no plano horizontal, enquanto as células ciliadas e a mácula do sáculo estão orientadas de modo a detectar movimentos no plano vertical. No topo dessa cápsula gelatinosa encontra-se uma camada de cristais de carbonato de cálcio chamada *otocônia*. A otocônia atua como um lastro para acentuar a deflexão das células ciliadas. A deflexão das células ciliadas em direção à célula ciliada mais alta (o *quinocílio*) ativa os neurônios vestibulares, enquanto a deflexão das

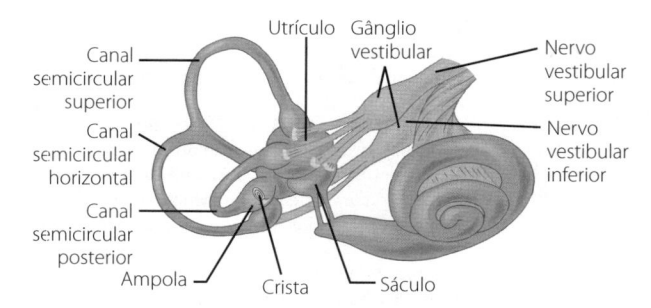

FIGURA 13.1 Anatomia do labirinto vestibular. As estruturas incluem o utrículo, o sáculo, o canal semicircular superior, o canal semicircular posterior e o canal semicircular horizontal. Os três canais semicirculares (CSC) são ortogonais entre si. É importante observar o nervo vestibular superior que inerva os canais semicirculares superior (anterior) e horizontal, bem como o utrículo. O nervo vestibular inferior inerva o canal semicircular posterior e o sáculo. Os corpos celulares dos nervos vestibulares estão localizados no gânglio vestibular. É importante observar também que os canais semicirculares se ampliam em uma extremidade para formar a ampola. De Schubert, p. 966,[2] com permissão.

células ciliadas para longe do quinocílio inibe os neurônios vestibulares. A orientação das células ciliadas da mácula varia, sendo que essa variação informa o sistema somatossorial central sobre a posição da cabeça no espaço sem a necessidade de *inputs* visuais (Fig. 13.2).[1]

Os três canais semicirculares estão dispostos de modo que estão em ângulos de 90° entre si. O canal horizontal está posicionado aproximadamente 30° para cima a partir da ponta do nariz. O *canal anterior* (também conhecido como canal superior) detecta a rotação da cabeça aos movimentos para a frente, como ao abaixar até o chão, realizar um rolamento para a frente ou dar uma cambalhota. O *canal posterior* detecta a rotação posterior da cabeça e é estimulado por movimentos como olhar para cima ou passar de uma posição sentada com joelhos estendidos para decúbito dorsal. O *canal horizontal* detecta a rotação lateral da cabeça e é estimulado quando a cabeça vira para a direita e para a esquerda ou depois da rotação do corpo a partir da posição ortostática (Fig. 13.3).

Conforme a cabeça sofre aceleração torcional ou gira no espaço, a endolinfa se move dentro do canal semicircular que compartilha esse plano. Na extremidade de cada canal semicircular está uma ampliação chamada **ampola**. Dentro de cada ampola está uma **cúpula**, que consiste em um diafragma gelatinoso que bloqueia o movimento do líquido no canal. A cúpula abriga a **crista ampular**, que contém células ciliadas especializadas. Quando a cabeça gira no plano do canal, a endolinfa se move e deflete a cúpula, defletindo as células ciliadas localizadas na crista. Se a deflexão da cúpula curvar as células ciliadas em direção ao quinocílio (a célula ciliada mais alta), os neurônios vestibulares são ativados e é detectado movimento no plano do canal. Se as células ciliadas forem afastadas da cúpula, a estimulação dos neurônios vestibulares é inibida. O alinhamento anatômico dos canais semicirculares em cada orelha possibilita que eles atuem em pares, de modo que o canal anterior esquerdo fica no mesmo plano que o canal posterior direito e o ca-

nal anterior direito fica no mesmo plano que o canal posterior esquerdo. Além disso, a rotação da cabeça para um dos lados aumenta a velocidade de disparo do nervo vestibular no lado para o qual a cabeça girar e reduz a velocidade de disparo no lado oposto (comumente chamado de **mecanismo de empurrar e puxar**) (Fig. 13.4).[2]

▶ Visão geral das conexões do sistema vestibular central

O sistema vestibular é altamente integrado a múltiplas regiões do SNC. As informações vestibulares aferentes interagem primariamente com o cerebelo, os tratos vestibulospinais e os sistemas visual e oculomotor. As informações que saem do aparelho vestibular periférico deslocam-se via nervo vestibular até o SNC, onde se comunicam com os **núcleos vestibulares** localizados na junção entre a ponte e o bulbo, junto ao assoalho do quarto ventrículo.[1,3] Existem quatro núcleos vestibulares principais em cada lado do tronco encefálico: superior, inferior, medial e lateral. Todas as informações aferentes recebidas pelos núcleos vestibulares são compartilhadas e enviadas aos núcleos vestibulares no lado contralateral e, juntas, elas atuam como um integrador inicial da informação motora sensorial a ser recebida.[3,4] As projeções dos núcleos vestibulares podem descer via **tratos vestibulospinais medial e lateral**, projetar-se ao **cerebelo** ou ascender aos **núcleos oculomotores** e então ao tálamo e ao córtex para uma percepção consciente da

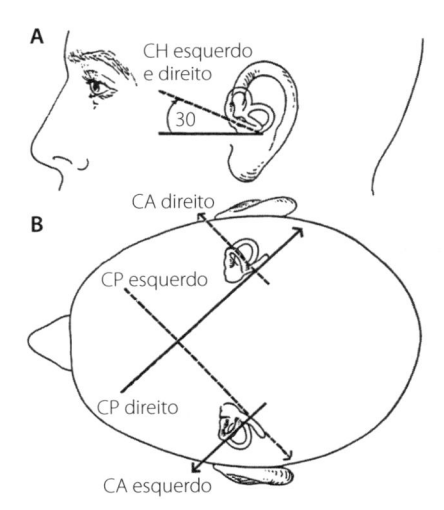

FIGURA 13.3 Orientação dos canais semicirculares. (A) Orientação dos canais semicirculares horizontais (CH) *in situ*, com a cabeça em posição neutra. (B) Os canais semicirculares (ipsilateral anterior e contralateral posterior, e ambos os canais horizontais) atuam em pares. As setas indicam a direção da inclinação angular da estimulação de cada CSC. As linhas tracejadas e contínuas ilustram que cada CSC tem um CSC igualmente oposto, sensível à direção da inclinação angular oposta da cabeça; por exemplo, o canal anterior esquerdo (CA esquerdo) é pareado com o canal posterior direito (CP direito) e coletivamente reconhecidos como o plano posterior direito e anterior esquerdo (PDAE). De Schubert, p. 969,2 com permissão.

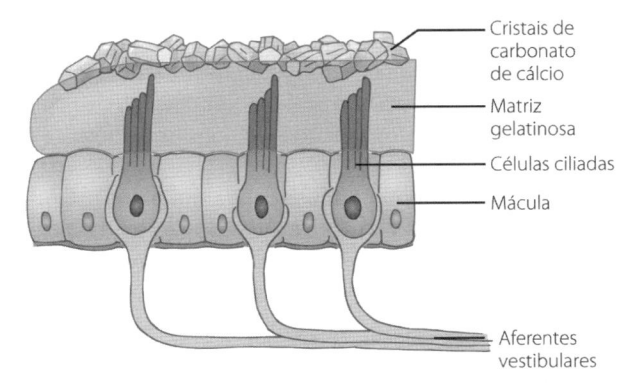

FIGURA 13.2 Otocônia. As otocônias consistem em cristais de carbonato de cálcio embutidos em uma matriz gelatinosa, o que fornece uma massa inercial. A aceleração linear desloca a matriz gelatinosa e ativa ou inibe os aferentes vestibulares, dependendo da direção para a qual os estereocílios são defletidos. De Schubert, p.967,[2] com permissão.

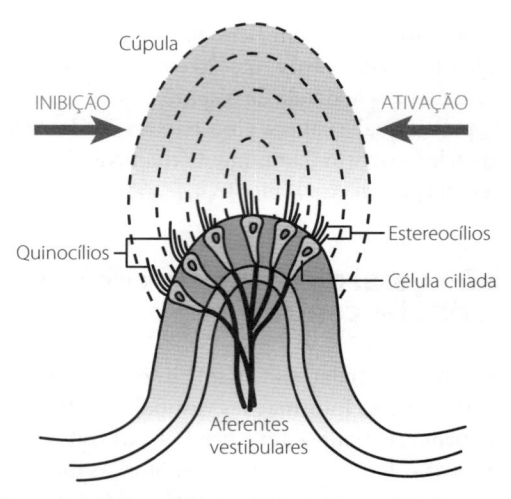

FIGURA 13.4 A cúpula da ampola. A cúpula da ampola é uma barreira gelatinosa flexível que divide o canal. A crista ampular contém as células ciliadas sensoriais, os quinocílios e os estereocílios. As células ciliadas produzem potenciais de ação em resposta à deflexão cupular. A deflexão dos estereocílios em direção aos quinocílios causa ativação; a deflexão na direção oposta causa inibição. De Schubert, p. 966,[2] com permissão.

posição do corpo e da cabeça no espaço. Cada uma das funções do sistema vestibular pode ser atribuída a uma ou mais dessas vias e, embora elas sejam discutidas separadamente, há redundância dentro do sistema e as vias atuam de maneira cooperativa (Fig. 13.5).

Reflexo vestibulospinal

As informações aferentes provenientes dos otólitos e do canal semicircular que se projetam para o *núcleo ves-*

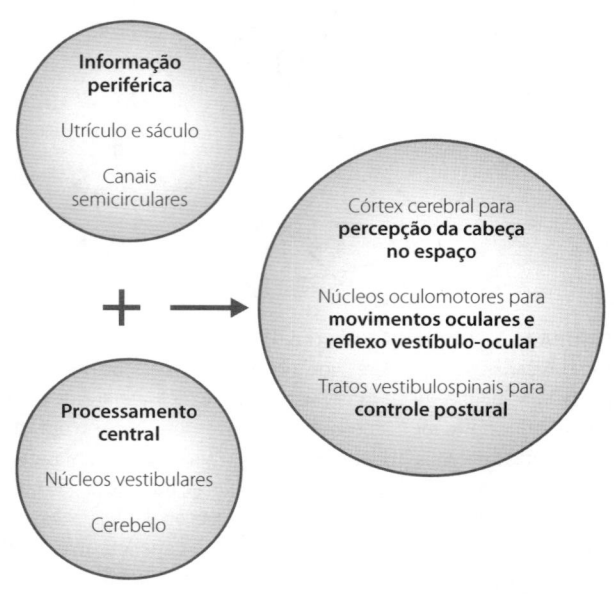

FIGURA 13.5 Componentes fundamentais do sistema vestibular.

tibular lateral descem ipsilateralmente pela medula espinal via *trato vestibulospinal lateral*. O trato vestibulospinal lateral termina nos motoneurônios alfa (ou interneurônios que atuam nos motoneurônios alfa) do corno anterior, que ativam os músculos posturais e extensores de membros. Esse trato termina nos segmentos lombares da medula espinal. O *reflexo vestibulospinal lateral* contribui fortemente para o controle postural antigravitacional e para as respostas de extensão protetora essenciais ao equilíbrio.[4,5] As informações aferentes provenientes dos órgãos otolíticos e dos canais semicirculares que se projetam ao *núcleo vestibular medial* descem pela medula espinal contralateral via *trato vestibulospinal medial* como parte do *fascículo longitudinal medial*. O trato vestibulospinal medial facilita os músculos extensores cervicais bilaterais com fibras que terminam nos segmentos torácicos superiores da medula espinal. O *reflexo vestibulospinal medial* possibilita respostas de correção da cabeça e contribui para o controle oculomotor.[1,2,5] Além disso, ambas as vias interagem com o trato reticulospinal, influenciando ainda mais o tônus muscular postural.

Vias cerebelares

O cerebelo pode ser considerado o executor do sistema vestibular e é responsável pela modulação e adaptação do sistema. O cerebelo recebe informações do núcleo vestibular e entrega essas informações aos lobos e núcleos do cerebelo para processamento. Os quatro núcleos do cerebelo são o denteado, o emboliforme, o fastigial e o globoso.[3] Cada núcleo difere em processamento, função e *outputs*. Os *outputs* do núcleo fastigial se projetam diretamente de volta aos núcleos vestibulares, enquanto os *outputs* de outros núcleos do cerebelo se projetam ao tálamo e aos córtices pré-frontal e motor.

O *lobo floculonodular* (também chamado de *vestibulocerebelo*) e o *verme* (porção mediana) do cerebelo recebem a maior parte dos *inputs* aferentes vestibulares. Ambas as estruturas recebem informações vestibular, visual, auditiva e proprioceptiva da cabeça, do pescoço e do tronco. As projeções de saída retornam ao núcleo vestibular lateral, então descem via tratos vestibulospinal lateral e reticulospinal, coordenando a cabeça, o pescoço, o tronco e os olhos durante o movimento e os membros durante a marcha.[1,5]

O lobo floculonodular desempenha um papel importante na coordenação do movimento dos olhos e da cabeça por meio de suas extensas articulações com o sistema visual. Essa seção do cerebelo incorpora informações sobre a posição da cabeça a partir dos otólitos e canais semicirculares via núcleos vestibulares com informações visuais do colículo superior e dos córtices visuais primário e secundário. O lobo floculonodular interage com o fascículo longitudinal medial para controlar o reflexo vestíbulo-ocular via projeções ao núcleo vestibular medial (Fig. 13.6).[1]

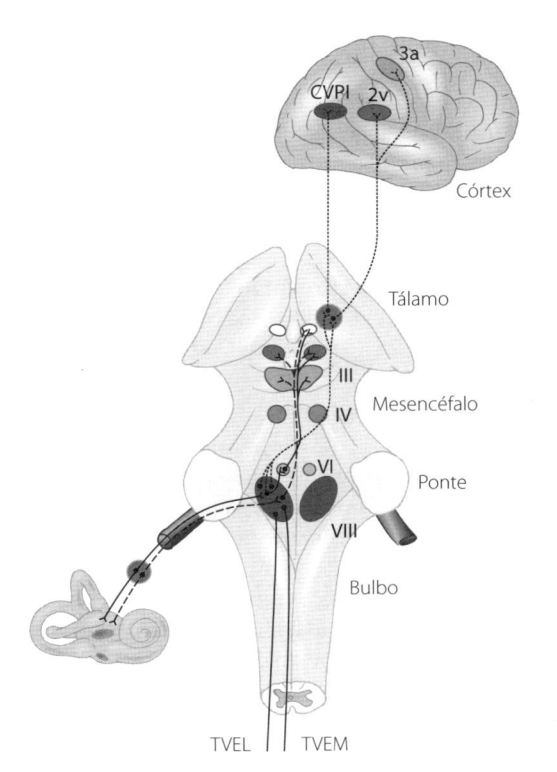

Córtex

Tálamo

III

IV Mesencéfalo

VI

Ponte

VIII

Bulbo

TVEL | | TVEM

FIGURA 13.6   O sistema vestibular. *Inputs* do canal semicircular (angular) e dos otólitos (linear) são enviados aos núcleos vestibulares. Dos núcleos vestibulares, os *inputs* deslocam-se aos núcleos oculomotores (III, IV, VI) para mediação do reflexo vestíbulo-ocular. Para ativação e percepção consciente da cabeça e do corpo no espaço, a informação prossegue até o tálamo e o córtex. Para manutenção do controle postural, os *inputs* vestibulares periféricos são enviados distalmente via tratos vestibulospinais medial e lateral (TVEM, TVEL). CVPI: córtex vestibular parieto-insular. De Schubert, p. 967,[2] com permissão.

Reflexo vestíbulo-ocular

O *reflexo vestíbulo-ocular (RVO)* apresenta um significado especial quando se discute as vias vestibulares cen-

trais, pois é o principal mecanismo responsável pela *estabilidade do olhar* (também chamado de *fixação do olhar*). O RVO é responsável por manter o foco visual em um objeto, apesar dos movimentos rápidos da cabeça. Considere ler enquanto corre em uma esteira. Embora a cabeça e o corpo estejam em movimento, os olhos são mantidos estáveis para que as palavras na página permaneçam fixas na fóvea da retina, possibilitando ao leitor vê-las claramente. Para realizar essa tarefa, o sistema vestibular trabalha em conjunto com o sistema oculomotor para detectar o movimento da cabeça e neutralizá-lo usando um movimento ocular de igual amplitude na direção oposta (denominada *fase do RVO*). O termo *ganho do RVO* descreve a relação da velocidade do olho com a velocidade da cabeça e normalmente mantém um valor numérico de –1. Cada canal semicircular ativa os músculos oculares específicos e inibe o par oposto, incluindo os músculos dos lados ipsilateral e contralateral, de modo que a soma da atividade dos músculos oculares possibilita que ambos os olhos se movam na mesma direção (Tab. 13.1).

Os movimentos de cabeça que ocorrem durante atividades diárias normais raramente se dão em um plano único e frequentemente estimulam o aparelho sensorial vestibular periférico em mais de um canal simultaneamente. A função do RVO na rotação da cabeça para a esquerda é descrita no exemplo a seguir.

A rotação da cabeça para a esquerda estimula o canal semicircular horizontal esquerdo e, simultaneamente, inibe o direito. As informações aferentes que saem da orelha esquerda se projetam aos núcleos vestibulares ipsilaterais e ascendem para fazer sinapse com os núcleos oculomotores no fascículo longitudinal medial do tronco encefálico. Estes *inputs* ativam o núcleo oculomotor esquerdo e facilitam o músculo reto medial esquerdo, induzindo à adução do olho esquerdo e, simultaneamente, cruzam até o núcleo abducente contralateral, facilitando o músculo reto lateral direito e provocando a abdução do olho direito. Ao mesmo tempo, os músculos opostos são inibidos. O efeito combinado é o olhar conjugado à direita de am-

TABELA 13.1   Padrão de inervação dos *inputs* excitatórios dos canais semicirculares

Canal semicircular aferente primário	Neurônio motor extraocular	Ativação muscular
(E) horizontal	(E) núcleo oculomotor (D) núcleo abducente	(E) reto medial (D) reto lateral
(D) horizontal	(D) núcleo oculomotor (E) núcleo abducente	(D) reto medial (E) reto lateral
(E) posterior	(D) núcleo troclear (D) núcleo oculomotor	(E) oblíquo superior (D) reto inferior
(D) posterior	(E) núcleo troclear (E) núcleo oculomotor	(D) oblíquo superior (E) reto inferior
(E) anterior (superior)	(D) núcleo oculomotor	(E) reto superior (D) oblíquo inferior
(D) anterior (superior)	(E) oculomotor	(D) reto superior (E) oblíquo inferior

E: esquerdo; D: direito.
Adaptada de Shubert MC, Tabela 21.1, p. 968.[2]

plitude igual e oposta, à medida que a cabeça gira para a esquerda.

Embora a estabilidade do olhar seja necessária para a função normal, há momentos em que os olhos e a cabeça devem se mover juntos, como ao girar a cabeça para examinar o ambiente ao redor; nesses casos o cerebelo se sobrepõe ao RVO (*cancelamento do RVO*).

▶ Funções do sistema vestibular

Como discutido no Capítulo 9: Intervenções para melhorar o ortostatismo e as habilidades de equilíbrio em pé, os componentes sensoriais responsáveis pelo controle postural ereto e pelo equilíbrio incluem os sistemas somatossensorial, visual e vestibular. Em razão do seu papel essencial nos equilíbrios estático e dinâmico, as vias do sistema vestibular estão inextricavelmente ligadas a todos os aspectos do sistema de controle postural. Os otólitos e os canais semicirculares detectam a direção e a velocidade do movimento da cabeça no espaço, e o *córtex parietoinsular* processa essas informações para a percepção consciente da posição do corpo.[3] As informações visuais são utilizadas em conjunto com a estabilidade do olhar fornecida pelo RVO para avaliar e interagir com o ambiente. Além disso, os reflexos vestibulospinais cooperam com o sistema somatossensorial para regular o tônus postural e as respostas posturais automáticas. As conexões únicas do sistema vestibular possibilitam que ele regule o controle postural sob condições nas quais as informações somatos-

sensoriais e visuais sejam conflitantes, sejam imprecisas ou estejam indisponíveis. Essas circunstâncias são simuladas nas condições 5 e 6 do Clinical Test for Sensory Interaction and Balance Test (CTSIB – Teste Clínico de Interação Sensorial e Teste de Equilíbrio)[6] (também chamado de Teste de Organização Sensorial).

📄 **Observação clínica:** As condições 5 e 6 do CTSIB indicam perda vestibular acentuada ou envolvimento bilateral (Fig. 13.7).

Disfunção vestibular

Um sistema vestibular intacto fornece suporte essencial ao movimento normal e à capacidade de realizar as atividades diárias. Semelhantemente à maior parte dos sistemas do corpo humano, o sistema vestibular pode suportar alguma perturbação com impacto limitado na função. No entanto, a localização e a extensão do processo patológico, bem como a resposta do indivíduo à perturbação, determinam a natureza e o âmbito das deficiências que o fisioterapeuta observará. O termo *desequilíbrio* descreve um déficit no equilíbrio ou a sensação de estar "desequilibrado", e pode ser atribuído a uma interrupção ao longo das vias vestibulospinais. Por exemplo, indivíduos com *inputs* vestibulares desiguais tendem a cair para o lado com *input* diminuído ou para o lado mais fraco (*lateropulsão*). O termo *vertigem* descreve a ilusão de movimento enquanto o corpo está em repouso e indica um proces-

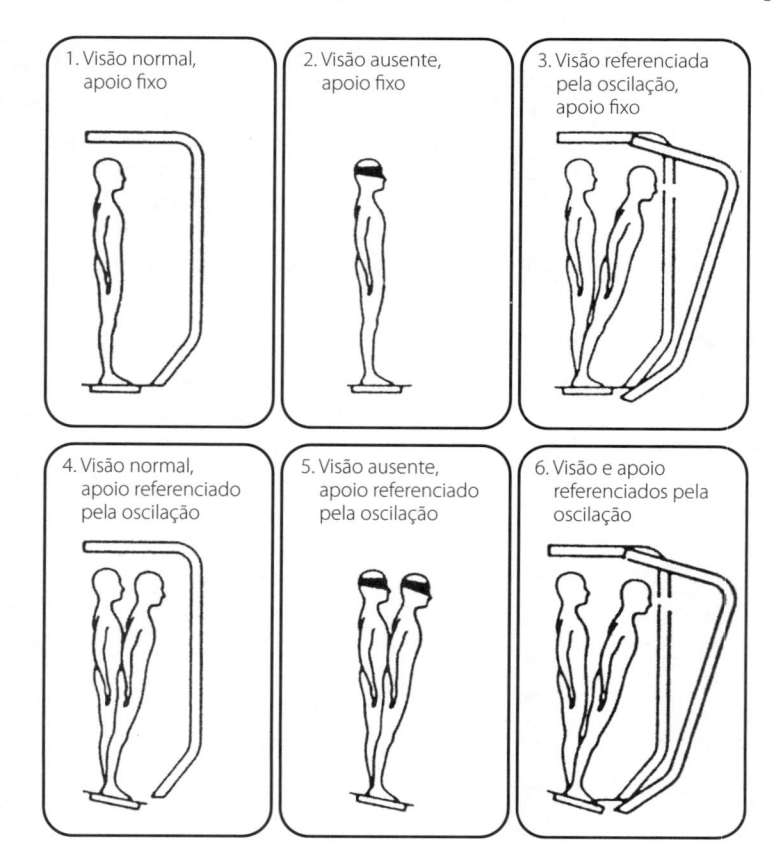

1. Visão normal, apoio fixo

2. Visão ausente, apoio fixo

3. Visão referenciada pela oscilação, apoio fixo

4. Visão normal, apoio referenciado pela oscilação

5. Visão ausente, apoio referenciado pela oscilação

6. Visão e apoio referenciados pela oscilação

FIGURA 13.7 **Teste clínico para determinar a interação sensorial e o equilíbrio.** De Schmitz TJ, O'Sullivan SB. Examination of coordination and balance. In: O'Sullivan SB, Schmitz TJ, Fulk GD (eds). Physical Rehabilitation, 6.ed. Philadelphia, F.A. Davis, 2014.

samento anormal das informações sobre a posição da cabeça. Como a lateropulsão, a vertigem ocorre em razão de uma disparidade na força entre os lados esquerdo e direito do sistema. A disfunção das vias vestíbulo-oculares resulta em *oscilopsia*, ou a ilusão de objetos estáveis se movendo no ambiente em razão de uma perda na estabilidade do olhar. O termo *nistagmo* descreve movimentos oculares involuntários, em repouso ou em movimento. Cada uma dessas condições pode ocorrer com a interrupção de componentes periféricos ou centrais do sistema vestibular e não são mutuamente exclusivas. Os sintomas da disfunção vestibular frequentemente se sobrepõem em decorrência da natureza multifacetada do sistema e podem incluir uma variedade de manifestações. As queixas incluem tontura, vertigem, instabilidade, distúrbios da marcha, perda frequente de equilíbrio e náuseas e vômitos. Ver o Quadro 13.1, que contém uma lista de sintomas comuns da disfunção vestibular.

▶ Exame e avaliação do sistema vestibular

Para estabelecer um diagnóstico, o fisioterapeuta deve submeter o paciente a uma série de testes e medidas destinados a determinar as possíveis causas da vestibulopatia. Ao fazê-lo, o fisioterapeuta deve confirmar que a patologia está dentro do sistema vestibular e diferenciar entre um problema vestibular periférico ou central. Se for um problema vestibular periférico, o fisioterapeuta deve identificar o problema como bilateral ou unilateral e, se for unilateral, localizar o lado envolvido. Dada a complexidade do sistema vestibular, esse processo de resolução de problemas requer um entendimento abrangente de cada um desses fatores. Esta seção apresenta testes, medidas e intervenções básicas para preparar o fisioterapeuta iniciante para estabelecer um plano de cuidados (PDC) preliminar. Como sempre, o principal objetivo da reabilitação é remediar as deficiências e devolver o paciente às atividades prévias. O fisioterapeuta deve sempre reconhecer a necessidade de encaminhar o paciente a outro profissional quando confrontado com circunstâncias que estão além de seu escopo de especialização. Se o paciente não melhorar com as intervenções básicas dentro de algumas semanas após o início do PDC, o fisioterapeuta deve encaminhar o paciente a um fisioterapeuta que tenha realizado o curso de competência da American Physical Therapy Association em reabilitação vestibular ou para um neurologista. (O recurso "Find a PT" [Associação Americana de Fisioterapia] e a Vestibular Disorder Association [www.vestibular.org] são fontes para identificar especialistas na região.)

 Alerta: As contraindicações à reabilitação vestibular incluem:

▸ Perda da consciência.
▸ Traumatismo cranioencefálico agudo.
▸ Enxaqueca descontrolada.
▸ Perda repentina da audição.
▸ Pressão aumentada em uma ou ambas as orelhas até o ponto de desconforto.
▸ Saída de líquido das orelhas ou do nariz após trauma ou cirurgia, o que pode indicar vazamento de líquido cerebrospinal.
▸ Lesões agudas no pescoço e dor resultante que interfeririam no tratamento.
▸ Presença de sinais e sintomas associados a acidente vascular encefálico.

Relatório subjetivo e histórico do paciente

Como não há um método para medir diretamente a função do sistema vestibular na prática clínica, a avaliação do sistema depende de relatos subjetivos do paciente e da capacidade do fisioterapeuta de administrar e interpretar com precisão os testes e medidas apropriados. O método mais eficaz para avaliar clinicamente o sistema vestibular envolve o uso de óculos infravermelhos com vídeo (óculos de Frenzel). No entanto, os testes e medidas clínicas básicas geralmente fornecem informações adequadas para identificar um diagnóstico funcional e iniciar um PDC.

QUADRO 13.1   Sintomas comuns da disfunção vestibular

- Tontura.
- Vertigem, sensação giratória ou que o mundo está girando ao seu redor.
- Zumbido (tinido) ou pressão nas orelhas.
- Dificuldade de concentração.
- Sentir-se desorientado.
- Dificuldade em ver um objeto em movimento ou assistir televisão.
- Dificuldade de leitura.
- Relato de uma sensação de "algo passando perto" enquanto em movimento.
- Instabilidade.
- Dificuldade para sentar ou ficar em pé com desvio para um dos lados (lateropulsão).
- Distúrbios da marcha com dificuldade para caminhar em linha reta.
- Incapacidade de virar a cabeça rapidamente sem perder o equilíbrio.
- Quedas ou tropeços frequentes.
- Perder o equilíbrio ao caminhar no escuro.
- Náuseas e vômitos.
- Sintomas ao andar de carro.
- Sintomas durante movimentos de transição, como ao rolar no leito, ao passar de sentado para em pé ou ao deitar-se.
- Sintomas aos movimentos da cabeça, como ao olhar para cima ou para baixo em direção ao solo.

Observação clínica: Os termos "exame à beira do leito" ou "avaliação clínica" referem-se a testes e medidas da função vestibular administrados em uma clínica de fisioterapia ou quarto de hospital. Esses testes diferem dos *testes de função vestibular* realizados em ambiente laboratorial, que exigem instrumentação sofisticada, incluindo cadeira calórica, cadeira giratória, acuidade visual dinâmica quantificada e testes do potencial evocado miogênico vestibular.[4,5]

A palavra "tontura" é um termo altamente subjetivo, cujo significado difere dentre os diferentes indivíduos. Pode ser usado para descrever uma gama de sensações que vão desde atordoamento, síncope, desequilíbrio, mal-estar, rodopio e sensação giratória até uma sensação geral de "estar doido da cabeça". O fisioterapeuta deve averiguar o significado preciso da "tontura" do paciente para identificar as estruturas implicadas na disfunção. A Tabela 13.2 apresenta uma variedade de sintomas vestibulares com possíveis fontes de disfunção.

Um elemento essencial do exame implica documentar a gravidade dos sintomas e o impacto resultante na vida diária. Muitas vezes, aqueles que se recuperam de um insulto vestibular experimentam sintomas nocivos à movimentação da cabeça e do corpo (*sensibilidade ao movimento*). Como resultado, limitam-se as atividades funcionais ou desviam-se dos padrões normais de movimento. Uma ferramenta simples, mas apropriada, para determinar a gravidade geral dos sintomas decorrentes de um distúrbio vestibular é uma escala de classificação analógica baseada em uma linha de 10 cm com âncoras em 0 e 10. Nessa escala, 0 indica ausência de sintomas e 10 representa sintomas da maior gravidade possível. O Motion Sensitivity Quotient (MSQ) é um teste clínico destinado a identificar posições de movimento provocativas e a intensidade e duração dos sintomas.[2,5] Medidas válidas e confiáveis que captam o nível de restrições à participação percebidas em decorrência da disfunção vestibular incluem o Dizziness Handicap Inventory (DHI) e a Activities-Specific Balance Confidence Scale (ABC)[7] (ver Tab. 9.2).

Alerta: Em decorrência da natureza provocativa dos testes vestibulares, o fisioterapeuta deve prestar muita atenção às classificações de gravidade dos sintomas. Vertigem, náuseas e vômitos são sintomas que os pacientes acham extremamente desconfortáveis e produzem ansiedade. Usando a escala de classificação analógica como guia, o fisioterapeuta deve selecionar criteriosamente e implementar testes que não superestimulem o paciente nem causem resultados nocivos. Os procedimentos de exame devem ser administrados de modo que os primeiros testes sejam os menos provocativos, com progressão para aqueles que provavelmente serão mais provocativos.

Como parte da história do paciente, o fisioterapeuta deve explorar seu histórico de saúde; determinar o início, a duração e a gravidade dos sintomas; perguntar se há per-

TABELA 13.2 Manifestações clínicas da doença vestibular	
Manifestação clínica/sintomas/queixas	Doença do sistema vestibular
Queixa de objetos "pulando" no campo visual Incapaz de enxergar claramente ao realizar movimentos de cabeça Sintomas ao andar movendo a cabeça	Oscilopsia decorrente da perda do RVO, que leva à redução da estabilidade do olhar
Déficit no controle postural do tronco e déficits de equilíbrio Marcha instável com BDA ampla, comprimento de passo desigual e desvio de um lado para o outro durante a deambulação	Ataxia por distúrbio do trato vestibulospinal lateral e/ou cerebelo
Dor cervical, espasmo da musculatura cervical, rigidez assimétrica dos músculos do pescoço	Desalinhamento postural em decorrência de distúrbios no trato vestibulospinal medial e/ou envolvimento utricular
Desvio consistente para um lado enquanto em pé (lateropulsão); pode ocorrer com ou sem *inputs* visuais Pende para um lado durante a deambulação	Instabilidade postural estática decorrente de distúrbios no trato vestibulospinal e/ou cerebelo
Dificuldade de leitura	Controle ocular sacádico reduzido decorrente de disfunção do lobo floculonodular e/ou verme do cerebelo, fascículo longitudinal medial
Dificuldade em observar objetos em movimento, como carros no trânsito	Rastreamento visual anormal (perseguição suave) decorrente de disfunção do lobo floculonodular e/ou verme do cerebelo
Incapaz de manter os olhos imóveis quando a cabeça não está se movendo	Nistagmo espontâneo decorrente de perturbação do lobo floculonodular do cerebelo e/ou do aparelho vestibular, nervo vestibular
Queixas de enjoo, com ou sem vômitos	Náusea decorrente do rompimento das vias reticulospinais

da auditiva associada, zumbido nas orelhas (*tinido*) ou vertigem; e determinar se o paciente está experimentando desequilíbrio postural ou quedas. Cada um desses fatores contribui para o quadro clínico do paciente e auxilia no processo de avaliação. Por exemplo, o histórico de saúde pode revelar condições que indicam envolvimento do SNC, como traumatismo cranioencefálico leve (incluindo concussão), ataques isquêmicos transitórios, acidente vascular encefálico ou esclerose múltipla, enquanto manifestações de enxaqueca, ansiedade e ataques de pânico muitas vezes mimetizam distúrbios vestibulares. Em contraste, déficits auditivos, queixas de pressão ou zumbido na orelha indicam envolvimento do aparelho vestibular periférico. A presença de vertigem diferencia a disfunção do sistema vestibular do desequilíbrio postural causado por comprometimentos somatossensoriais e musculoesqueléticos. É importante ressaltar que a natureza e o mecanismo da disfunção, bem como o tempo desde o início dos sintomas, fornecem pistas importantes sobre a origem da perturbação e o processo patológico subjacente (Tab. 13.3).

Observação clínica: O comportamento oculomotor fornece pistas sobre a origem das lesões vestibulares. Como os testes para a função oculomotora tendem a ser apenas levemente provocativos para o paciente, a avaliação do nistagmo (com exceção dos testes posicionais) e da função do RVO fornecem um ponto de partida suave no processo de exame.

Nistagmo

O nistagmo, uma oscilação involuntária dos olhos, pode ocorrer em repouso (*nistagmo espontâneo*), ao movimento ocular voluntário dentro da órbita (*nistagmo evocado pelo olhar*) e a alterações na posição da cabeça (*nistagmo posicional*).[4] O nistagmo resulta de danos vestibulares centrais ou periféricos e, dependendo do local da lesão, ocorre na direção horizontal, vertical ou torcional. O fisioterapeuta examina o nistagmo espontâneo, observando o movimento dos olhos com o paciente em repouso; o nistagmo espontâneo vertical ou torcional puro sugere doença do sistema vestibular central.[4] Em contraste, o nistag-

TABELA 13.3 Diagnósticos vestibulares periféricos comuns, manifestações clínicas e mecanismos de disfunção

Diagnóstico	Manifestações clínicas	Mecanismo de disfunção
Vertigem paroxística posicional benigna (VPPB)	*Início súbito* de vertigem ou tontura "giratória" que duram *segundos* enquanto o indivíduo está em movimento, depois desaparecem Os sintomas reaparecem sempre que o indivíduo se move no plano do canal envolvido	As otocônias se desalojam da matriz gelatinosa nos otólitos e entram nos canais semicirculares, causando uma ruptura mecânica. As otocônias podem flutuar livremente no canal (*canalitíase*) ou aderir à cúpula (*cupulolitíase*)
Doença de Ménière (hidropsia endolinfática)	*Surtos episódicos* de vertigem grave, tinido e pressão na orelha, náuseas, vômitos e desequilíbrio que duram *horas* Os sintomas diminuem ou desaparecem nos estágios iniciais da doença, mas observam-se déficits residuais com as repetidas crises ao longo do tempo[3]	O inchaço na orelha interna causa aumento da pressão e danos ao labirinto membranoso. Causa da doença desconhecida
Neuronite/neurite	*Início súbito* de vertigem, náuseas e vômitos, desequilíbrio e nistagmo que duram *dias* com redução gradual em poucas semanas A audição permanece intacta[3,4]	Inflamação do nervo vestibular decorrente de um vírus
Labirintite	*Início súbito* de vertigem, náuseas e vômitos, desequilíbrio e perda auditiva que duram *dias*, com redução gradual em poucas semanas[4]	Inflamação no labirinto decorrente de infecção bacteriana ou viral
Neuroma acústico/schwannoma vestibular	*Início gradual ou súbito* de tinido, perda auditiva, vertigem ou desequilíbrio Os sintomas dependem da localização do tumor[2,5]	Tumores de crescimento lento derivados das células de Schwann do nervo vestibulococlear Tumor localizado dentro do canal auditivo interno
Fístula perilinfática	*Início súbito* de vertigem e perda auditiva[2,3]	Uma abertura entre as orelhas média e interna Frequentemente encontrada em caso de trauma e causada por uma ruptura nas janelas do vestíbulo ou da cóclea
Deiscência do canal semicircular	Vertigem *transitória* precipitada por tosse, ruídos altos e alterações da pressão nas orelhas[2,3] (*fenômeno de Tullio*)	Tipo de fístula decorrente da ausência de osso temporal recobrindo o canal semicircular superior

mo espontâneo horizontal está associado a dano vestibular periférico unilateral (*hipofunção vestibular unilateral*) e manifesta-se como movimento ocular de um lado para o outro que contém uma fase rápida e uma fase lenta. A fase rápida bate em direção ao lado intacto (orelha mais forte). Clinicamente, o nistagmo é denominado pela fase rápida, de modo que se os olhos que batem rapidamente para a esquerda, o paciente é identificado com nistagmo à esquerda e isso indica hipofunção periférica à direita (i. e. análogo ao jogo de cabo-de-guerra em que um time é claramente mais forte que o outro; o laço vermelho do meio da corda vai para o lado mais forte). O nistagmo evocado pelo olhar é avaliado com o olho em três posições na órbita: central, direita e esquerda. Normalmente, o olho permanece parado nas três posições. O nistagmo que bate na mesma direção em uma ou mais posições indica uma lesão vestibular periférica com a fase rápida designando o lado mais forte. O nistagmo que muda de direção em uma ou mais posições na órbita designa uma lesão vestibular central.

Vertigem posicional paroxística benigna

O *teste de Dix-Hallpike* e a *manobra de rolamento da cabeça* (Tab. 13.4) identificam o nistagmo posicional decorrente da vertigem posicional paroxística benigna (VPPB), a causa mais comum de vertigem em adultos.[6] Embora a VPPB possa ser precipitada por um traumatismo cranioencefálico ou por um vírus, os fatores causais precisos permanecem sob investigação. Postula-se que a VPPB ocorra quando as otocônias se desalojam da mácula dos órgãos otolíticos e são deslocadas para um ou mais canais semicirculares. Este deslocamento interrompe o movimento da endolinfa no lado envolvido, resultando em *inputs* incompatíveis com os do canal semicircular intacto, pareado do lado oposto. As características marcantes da VPPB incluem a vertigem e o nistagmo, cujo início é de direção específica ou posicional (i. e., ocorre apenas quando a cabeça se move no plano do canal envolvido) e ocorre em poucos segundos após o início do movimento (quando a endolinfa começa a se mover no canal). A du-

---

TABELA 13.4 Exame e avaliação da vertigem posicional paroxística benigna

Teste de Dix-Hallpike para VPPB dos canais posterior/anterior

Procedimento	Achados positivos
• Começar com o paciente na posição sentada, com as pernas estendidas e os joelhos levemente flexionados. A cabeça deve estar perto da beirada da maca (Fig. 13.8A) • Girar a cabeça do indivíduo em 45° para o lado a ser testado, de modo que o queixo aponte para o ombro • Posicionar delicadamente o paciente em decúbito dorsal, com a cabeça estendida em 30° para fora da mesa (a cabeça pode estar no colo do avaliador) (Fig. 13.8B) • Manter a posição por 1 minuto ou até a sensação giratória parar[5] • Retornar o indivíduo à posição inicial (Fig. 13.8C)	O indivíduo relata vertigem ou sensação giratória que dura menos de 1 minuto O examinador detecta um nistagmo torcional que dura menos de 1 minuto Os achados positivos indicam VPPB no lado para o qual a cabeça foi virada Caso utilizar óculos infravermelhos de Frenzel: • O nistagmo com movimento para cima indica envolvimento do canal posterior • O nistagmo com movimento para baixo indica envolvimento do canal anterior • O nistagmo rotacional no sentido horário indica envolvimento da orelha esquerda • O nistagmo rotacional no sentido anti-horário indica envolvimento da orelha direita Estes geralmente estão presentes em combinação com um componente direcional (para cima/para baixo) e torcional (sentido horário/anti-horário)

Manobra de rolamento da cabeça para VPPB do canal horizontal (lateral)

Procedimento	Achados positivos
• Começar com o paciente na posição sentada, com as pernas estendidas e os joelhos levemente flexionados (Fig. 13.9A) • O indivíduo deve abaixar o queixo em direção ao tórax (aproximadamente 20° a 30° de flexão cervical) e se posicionar em decúbito dorsal • Com o pescoço flexionado, a cabeça deve virar totalmente para o lado que está sendo testado. A posição deve ser mantida por 15 segundos (Fig. 13.9B) • A cabeça do paciente deve retornar à linha mediana. A posição deve ser mantida por 15 segundos (Fig. 13.9C) • A cabeça então deve virar totalmente para o lado oposto. A posição deve ser mantida por 15 segundos (Fig. 13.9D)[5]	O indivíduo relata vertigem que dura menos de 1 minuto, mas não necessariamente "rotatória", pois o nistagmo não é de natureza torcional Enquanto a cabeça do indivíduo vira para a esquerda, o examinador detecta um nistagmo horizontal para a esquerda ou na direção do solo (nistagmo geotrópico) Enquanto a cabeça do indivíduo vira para a direita, o examinador detecta um nistagmo horizontal à direita ou em direção ao solo (nistagmo geotrópico) *Observação:* ambas as condições devem ser cumpridas para concluir que o indivíduo tem canalitíase

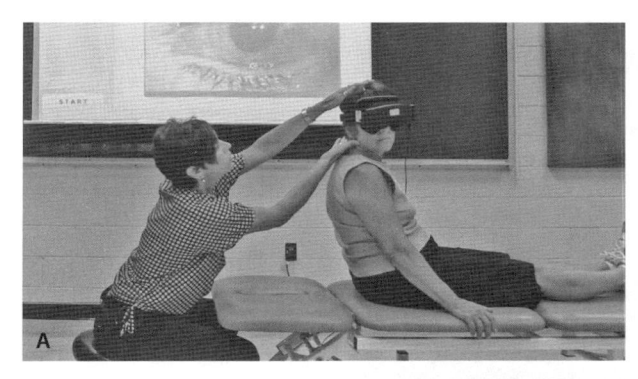

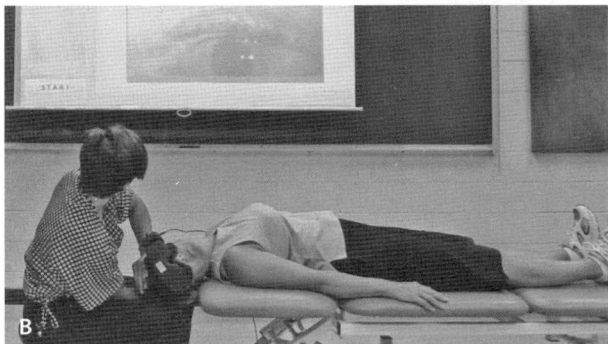

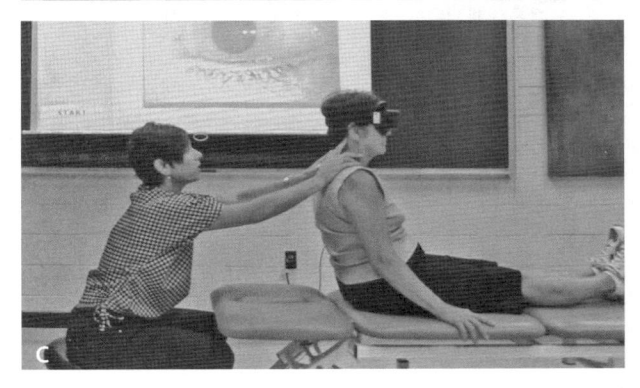

FIGURA 13.8 Teste para VPPB de canal anterior/posterior. (A) Posição inicial para um teste de Dix-Hallpike à direita. A paciente é posicionada sentada com as pernas estendidas, a cabeça virada em direção ao lado que está sendo testado (neste caso, o direito). A paciente deve estar posicionada de modo que, quando totalmente em decúbito dorsal, a cabeça possa ser estendida para fora da maca. A fisioterapeuta senta-se em um banquinho na extremidade da maca para apoiar a paciente durante a transição para o decúbito dorsal e para realizar o teste sem mudar de posição. A paciente está usando óculos infravermelhos de Frenzel, que projetam a imagem do olho na tela. (B) Segunda posição para um teste de Dix-Hallpike à direita. A paciente é assistida ao decúbito dorsal com a cabeça estendida em 30° e virada em 45° em direção ao lado que está sendo testado (à direita). A fisioterapeuta senta-se em um banquinho na extremidade da maca para apoiar a cabeça da paciente e proporcionar conforto à paciente caso haja vertigem. Esta posição é mantida por 30 segundos. A fisioterapeuta visualiza a imagem do olho na tela para determinar a direção, a duração e a intensidade do nistagmo. Caso esse teste seja realizado sem óculos, a fisioterapeuta deve olhar diretamente para os olhos da paciente para obter essa informação. (C) Teste de Dix-Hallpike à direita, retorno à posição sentada. A fisioterapeuta ajuda a paciente a sentar-se para completar o teste de Dix-Hallpike à direita. O teste deve então ser administrado no lado oposto.

ração dos sintomas designa a natureza da VPPB. O nistagmo e as queixas de vertigem que duram menos de 60 segundos indicam VPPB por canalitíase, na qual as otocônias flutuam livremente pelo canal semicircular. Em contraste, o nistagmo e as queixas de vertigem que persistem enquanto a cabeça permanece na posição provocadora indicam VPPB decorrente de *cupulolitíase*, na qual as otocônias aderem à cúpula.[4,5]

Lembre-se que os canais semicirculares de cada lado da cabeça são estimulados simultaneamente, e cada um induz a um padrão específico de ativação e inibição oculomotora. Na VPPB, a presença de otocônias nos canais semicirculares interfere no fluxo da endolinfa, altera o deslocamento da cúpula e causa um descompasso nos sinais periféricos de cada orelha. Isso resulta em padrões descoordenados de estimulação do músculo ocular (nistagmo). Em razão do movimento errático dos olhos, o paciente "vê" um ambiente visual instável (análogo a uma mão trêmula segurando uma câmera de vídeo) e se queixa de vertigem.

Os testes para VPPB exigem que a cabeça seja posicionada de modo a maximizar os efeitos da gravidade no canal que está sendo testado. Ver a Tabela 13.4, que contém mais informações sobre a aplicação e interpretação desses testes.

Durante o teste de Dix-Hallpike, a VPPB que se origina no lado direito faz com que o polo superior dos olhos gire para a direita do paciente (sentido anti-horário quando observado pelo fisioterapeuta), enquanto a VPPB originada no lado esquerdo faz com que o polo superior dos olhos do paciente gire para a esquerda (no sentido horário, quando observado pelo fisioterapeuta). Uma VPPB que se origina no canal anterior faz com que o globo ocular se mova para baixo na órbita, e a VPPB no canal posterior faz com que o olho se mova para cima. Tipicamente, a VPPB nos canais posteriores e anteriores inclui componentes torcionais e verticais. Durante a manobra de rolamento da cabeça, a VPPB que ocorre no canal horizontal resulta no movimento lateral do olho com movimento ocular em direção ao solo (*nistagmo geotrópico*), com a cabeça girando para a direita *e* para a esquerda ou resulta no movimento ocular que se afasta do solo (*nistagmo apogeotrópico*), com a cabeça girando para a direita *e* para a esquerda.[2-5,7]

A VPPB é diagnosticada com base nas manifestações e na duração do nistagmo. Por exemplo, durante o teste de Dix-Hallpike, um indivíduo que se queixou de vertigem e demonstrou nistagmo com movimento para cima, no sentido horário e de curta duração receberia um diagnóstico de "VPPB do canal posterior esquerdo decorrente de canalitíase". Uma VPPB de canal horizontal é denominada de acordo com o lado de maior intensidade, direção e duração do nistagmo. Por exemplo, durante a manobra de rolamento da cabeça, um indivíduo que se queixou de vertigem de curta duração de maior gravidade com a cabeça voltada para a direita e demonstrou um nistagmo geotrópico com a cabeça virada para a direita e para a esquerda, receberia um diagnóstico de "VPPB do canal horizontal

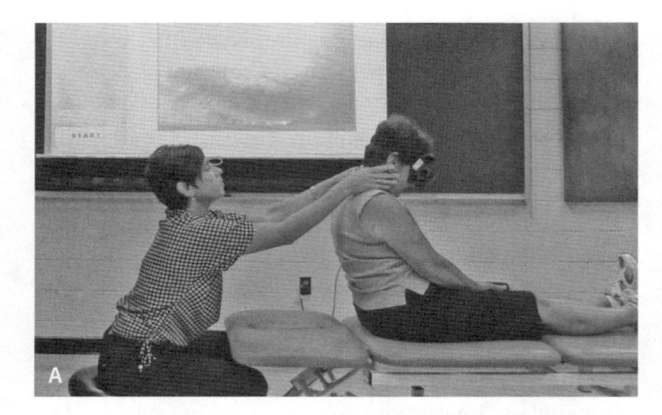
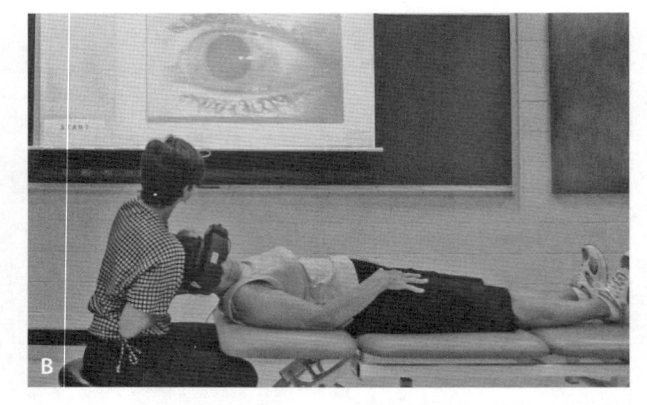
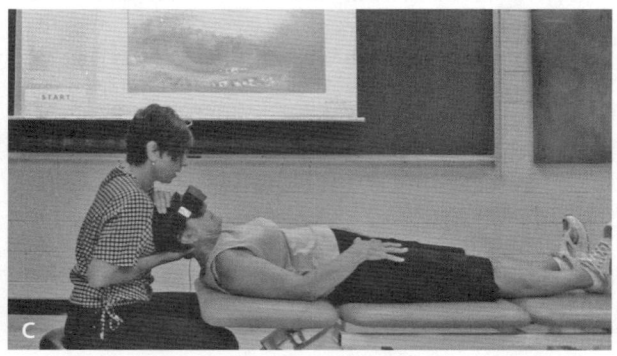
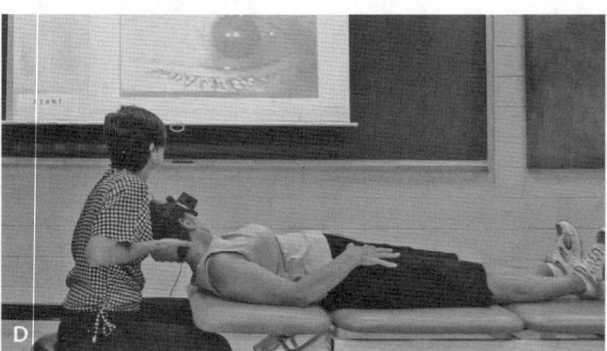

FIGURA 13.9   Teste para VPPB do canal horizontal. (A) Posição inicial para a manobra de rolamento. Posiciona-se a paciente sentada com as pernas estendidas, a cabeça em posição neutra e o queixo para baixo em direção ao tórax (entre 20° e 30° de flexão cervical). A paciente está usando óculos infravermelhos de Frenzel, que projetam a imagem do olho na tela. (B) Manobra de rolamento da cabeça, segunda posição. Auxilia-se a paciente a ficar em decúbito dorsal enquanto mantém a flexão cervical. A fisioterapeuta gira a cabeça da paciente para o lado que está sendo testado (neste caso, o direito). Esta posição é mantida por 15 a 30 segundos. A fisioterapeuta determina a direção, a duração e a intensidade do teste do nistagmo com base na imagem do olho na tela. É importante observar que o olho se desviou do centro e está se movendo em direção à direita da paciente (à esquerda do centro para a fisioterapeuta ou observadora). (C) Manobra de rolamento da cabeça, terceira posição. A fisioterapeuta gira a cabeça da paciente de volta à linha mediana e deixa que a paciente se recupere nessa posição por 15 a 30 segundos. (D) Manobra de rolamento da cabeça, quarta posição e retorno à posição sentada. A fisioterapeuta gira a cabeça da paciente para o lado oposto (neste caso, para a esquerda), testando o outro canal horizontal, e mantém essa posição por 15 a 30 segundos. A fisioterapeuta vê a direção, a duração e a intensidade do nistagmo com base na imagem do olho na tela. É importante observar que o olho se desviou do centro e está se movendo em direção à esquerda da paciente (à direita do centro para a fisioterapeuta ou observadora). Esses achados são consistentes com um nistagmo geotrópico e VPPB do canal horizontal decorrente de canalitíase. Uma vez concluído o teste, a paciente é retornada à posição sentada.

direito decorrente de canalitíase". No envolvimento do canal horizontal, nistagmo apogeotrópico indica cupulolitíase, enquanto nistagmo geotrópico indica canalitíase. É importante ressaltar que o fisioterapeuta deve estar ciente de que, para determinar a presença de VPPB, as condições oculares específicas devem ser atendidas e que a VPPB pode ocorrer em mais de um canal ou bilateralmente. O fisioterapeuta também deve reconhecer que, embora a direção do nistagmo indique o canal envolvido na VPPB, o mesmo padrão ocular também pode indicar envolvimento do SNC. Por exemplo, o nistagmo com movimento para baixo pode ser um sinal de envolvimento do canal anterior na VPPB ou do SNC. O fisioterapeuta deve considerar todos os elementos do exame, incluindo o histórico do paciente e os achados em testes e medidas, para determinar um diagnóstico plausível.

Em decorrência da natureza altamente provocativa desses testes, eles são mais bem realizados no final do exame.

Deve-se notar que os pacientes tendem a ficar alarmados se não forem avisados com antecedência sobre o potencial de provocação dos sintomas durante o teste. É fundamental que o fisioterapeuta explique que os testes são projetados para reproduzir a vertigem e forneça instruções para que o paciente permaneça na posição de teste com os olhos abertos até a vertigem desaparecer.

 Observação clínica:

▸ Pode-se usar alternativamente o *teste em decúbito lateral*, se o teste de Dix-Hallpike não puder ser tolerado. Para esse teste, o paciente gira a cabeça em direção a um ombro e, em seguida, deita-se sobre o ombro oposto. Neste caso, testa-se o lado da orelha que ficou para baixo e o fisioterapeuta identifica a VPPB conforme descrito no teste de Dix-Hallpike.[5,7]

▶ O uso do óculos infravermelho de Frenzel possibilita ao fisioterapeuta realizar o exame oculomotor na ausência de luz e observar o comportamento oculomotor não influenciado por fontes externas que poderiam auxiliar na fixação. O fisioterapeuta visualiza o movimento ocular em um monitor que aumenta a imagem do olho para melhorar a clareza, e o exame pode ser gravado e reproduzido repetidamente (Fig. 13.10).

▶ O nistagmo espontâneo decorrente de dano periférico geralmente se resolve dentro de 7 dias após o início. Portanto, o fisioterapeuta deve suspeitar de um problema vestibular central se visualizar nistagmo espontâneo à luz ambiente depois de 1 semana pós-lesão. Dado que a presença de nistagmo espontâneo implica no envolvimento do SNC, deve-se alertar o médico do paciente da ocorrência desse achado.

A *perseguição suave* é a capacidade dos músculos oculares de seguir harmoniosamente um alvo em movimento lento, enquanto as *sacadas* (movimentos oculares sacádicos) possibilitam que os olhos localizem e fixem rapidamente um alvo próximo. A avaliação da perseguição suave envolve pedir ao paciente que siga o dedo em movimento do fisioterapeuta enquanto ele se desloca horizontal, vertical e diagonalmente a aproximadamente 40 cm do rosto do paciente (Fig. 13.11). (Esse teste é comumente chamado de teste da "gravata borboleta", porque o dedo do avaliador traça o contorno de uma gravata borboleta durante o teste.)

O fisioterapeuta testa os movimentos sacádicos, fornecendo ao paciente dois alvos próximos (geralmente o nariz e o dedo do fisioterapeuta) e direciona o paciente a olhar rapidamente de um alvo para o outro. O fisioterapeuta move seu dedo aproximadamente 20° para a esquerda, para a direita, para cima e para baixo a partir do nariz do paciente, para que o paciente localize o dedo do fisioterapeuta em cada quadrante visual. O fisioterapeuta determina o padrão ocular do paciente e a capacidade de alcançar os alvos (isso normalmente ocorre em um a dois

movimentos oculares) (Fig. 13.12). Movimentos sacádicos e perseguições suaves anormais resultam em movimentos oculares múltiplos e espasmódicos, na tentativa de encontrar ou seguir o alvo. As perseguições suaves e movimentos sacádicos dependem da interação vestibulocerebelar normal; portanto, o fisioterapeuta deve suspeitar de uma lesão vestibular central se um paciente for incapaz de realizar alguma dessas tarefas de maneira normal.

Reflexo vestíbulo-ocular

Os testes clínicos do RVO incluem o Teste do Impulso da Cabeça (também chamado de Teste do Impulso Cefálico) e a avaliação da acuidade visual dinâmica (ACVD) usando o gráfico de olho do *Early Treatment Diabetic Retinopathy Study (ETDRS)*.[7] Como o RVO atua fixando os olhos em um alvo apesar do movimento da cabeça, o Teste do Impulso da Cabeça (TIC) reproduz essa situação. Sentado na frente do paciente, o fisioterapeuta instrui o

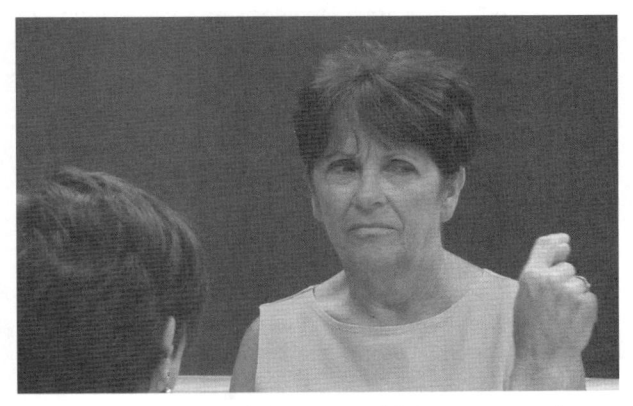

FIGURA 13.11 Perseguições suaves. A fisioterapeuta avalia a capacidade da paciente de realizar perseguições suaves, instruindo-a a seguir com os olhos o seu dedo em movimento, sem virar a cabeça. A fisioterapeuta observa o rastreamento visual da paciente para determinar se há controle e precisão apropriados.

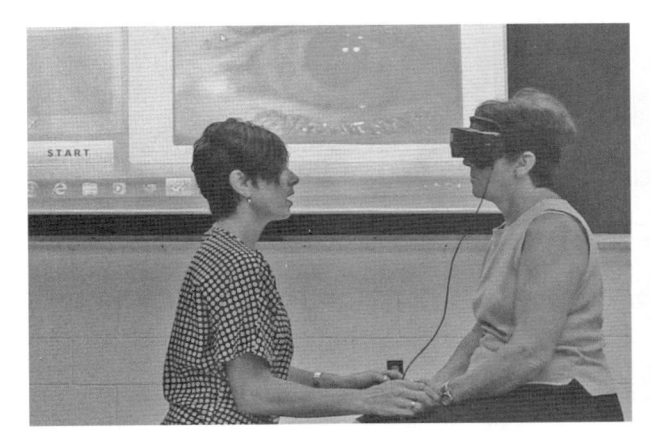

FIGURA 13.10 Paciente usando óculos infravermelhos de Frenzel. A fisioterapeuta ajuda a paciente a se familiarizar com os óculos infravermelhos de Frenzel antes do teste. É importante observar o tamanho e a clareza da imagem do olho na tela atrás deles. Na clínica, pode-se usar um monitor de televisão ou tela de computador para exibir a imagem dos óculos.

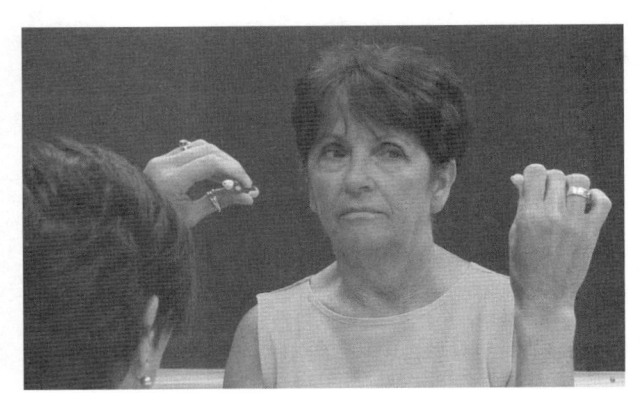

FIGURA 13.12 Movimentos sacádicos. A fisioterapeuta avalia a capacidade da paciente de localizar alvos colocados no campo visual próximo (duas canetas). Instrui-se a paciente a olhar rapidamente da ponta de uma caneta para a ponta da outra, enquanto a fisioterapeuta observa a capacidade da paciente de alcançar os alvos com controle, velocidade e precisão apropriados.

paciente a fixar o olhar em um alvo próximo (geralmente o nariz do fisioterapeuta). O fisioterapeuta gira a cabeça do paciente aproximadamente 20° de um lado para outro até que o paciente pareça confortável com a rotação. O fisioterapeuta então realiza um impulso de cabeça de pequena amplitude de movimento e baixa magnitude em direção a um lado, enquanto observa os olhos do paciente para determinar a capacidade do paciente de permanecer com os olhos focados. Se o paciente for incapaz de manter a fixação, o fisioterapeuta observará os olhos do paciente fazendo um movimento sacádico rápido em direção ao nariz, na tentativa de "permanecer no alvo." Isso indica perda de RVO no lado para o qual a cabeça foi movida (Fig. 13.13). A perda do reflexo vestíbulo-ocular (um TIC positivo) pode ser unilateral ou bilateral (em uma ou ambas as orelhas). Como o paciente geralmente experimenta uma resposta de alarme nesse teste, fazendo com que antecipe o movimento abrupto para o lado oposto, é melhor testar primeiro o lado suspeito de disfunção. O paciente pode relatar sintomas leves de desconforto com esse teste, de modo que a gravidade dos sintomas deve ser documentada por meio de uma escala analógica.

A acuidade visual dinâmica consiste na capacidade de ver claramente ao realizar movimentos horizontais da cabeça. Posiciona-se o paciente a 4 m do gráfico de olho ETDRS e solicita-se a ele que identifique a última linha do gráfico, que pode ser lida claramente. O fisioterapeuta repete o teste enquanto gira a cabeça do paciente a uma velocidade de 2 Hz (Fig. 13.14). O fisioterapeuta compara a capacidade do paciente de ler com a cabeça parada *versus* em movimento. Uma diferença de três ou mais linhas no gráfico ETDRS indica perda de RVO.

Observação clínica: Se um gráfico ETDRS não estiver disponível, o fisioterapeuta pode substituí-lo por um gráfico de Snellen para avaliar a clareza de um alvo em relação a movimentos rápidos da cabeça. No entanto, o uso da clareza da linha como medida da acuidade visual dinâmica não é mais aplicável.

Controle postural

Pacientes com disfunção vestibular prontamente relatam sensação de instabilidade postural e limitações à atividade em decorrência do desequilíbrio. Frequentemente, múltiplos fatores contribuem para a instabilidade postural, e o fisioterapeuta deve distinguir os fatores causais. É fundamental que o fisioterapeuta diferencie a perda do controle postural decorrente de deficiências motoras musculoesqueléticas e sensoriais do desequilíbrio decorrente da disfunção vestibular. Tipicamente, em caso de vestibulopatia, há uma associação temporal entre o início dos sintomas vestibulares e a instabilidade postural. O *Teste de Romberg* e o *Teste de Romberg sensibilizado* são úteis na identificação da lateropulsão, porque o paciente tenderá a se inclinar ou cair na direção do lado da hipofunção vestibular. A adição de rotação da cabeça e/ou flexão e extensão do pescoço em posições de base de apoio (BDA) reduzida, ou quando o paciente está sobre superfícies macias, facilitam ainda mais a detecção de perda vestibular (Fig. 13.15). Outros testes de equilíbrio estático apropriados para aqueles com envolvimento vestibular incluem o *Teste de Alcance Funcional (FRT)*, o *Teste de Alcance Funcional Modificado (mFRT)*, o *Modified Clinical Tests of Sensory In-*

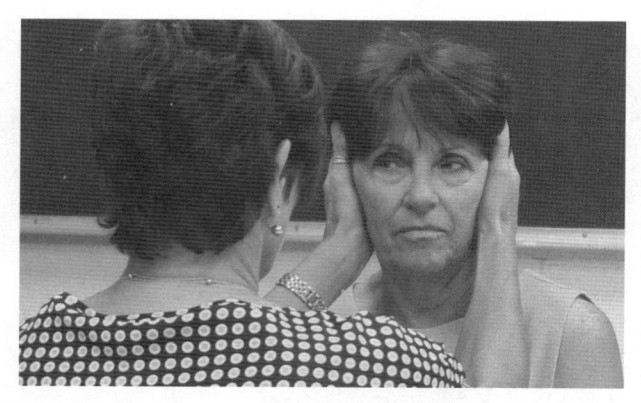

FIGURA 13.13   Teste clínico do RVO, o Teste do Impulso da Cabeça (TIC). Na posição sentada, a fisioterapeuta avalia a estabilidade do olhar da paciente realizando o TIC. Instrui-se a paciente a manter a fixação visual no nariz da fisioterapeuta enquanto sua cabeça vira para a direita e para a esquerda. A fisioterapeuta realiza um impulso rotacional rápido de baixa amplitude em direção à esquerda da paciente, exigindo que seus olhos permaneçam fixos à direita e no alvo (o nariz da fisioterapeuta). Se a paciente for incapaz de manter a estabilidade do olhar, os olhos se moverão com a cabeça durante a rotação para a esquerda, e a fisioterapeuta observará um movimento rápido dos olhos para a direita para retornar ao alvo.

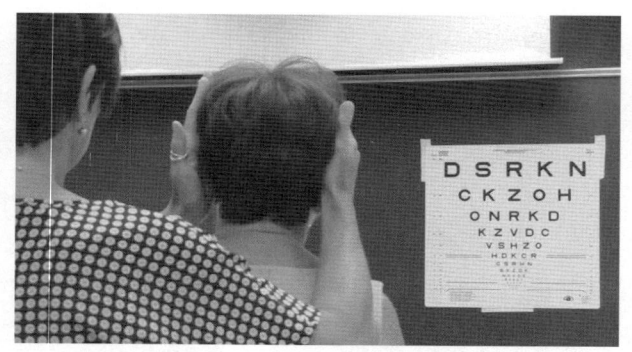

FIGURA 13.14   Teste clínico do RVO, acuidade visual dinâmica (ACVD). Posiciona-se a paciente a aproximadamente 4 m de distância de um gráfico ETDRS. Instrui-se a ela que leia em voz alta a última linha do gráfico que pode ser vista claramente. A fisioterapeuta então gira a cabeça da paciente a uma velocidade de aproximadamente 2 Hz (pode-se usar um metrônomo para manter a velocidade apropriada de rotação da cabeça). Solicita-se à paciente que leia em voz alta a linha mais baixa que pode ser vista claramente quando a cabeça está em movimento. Uma diferença de três ou mais linhas indica perda do RVO. O paciente que realiza este teste em pé pode achá-lo desestabilizador; portanto, o fisioterapeuta deve permanecer próximo para garantir a segurança do paciente.

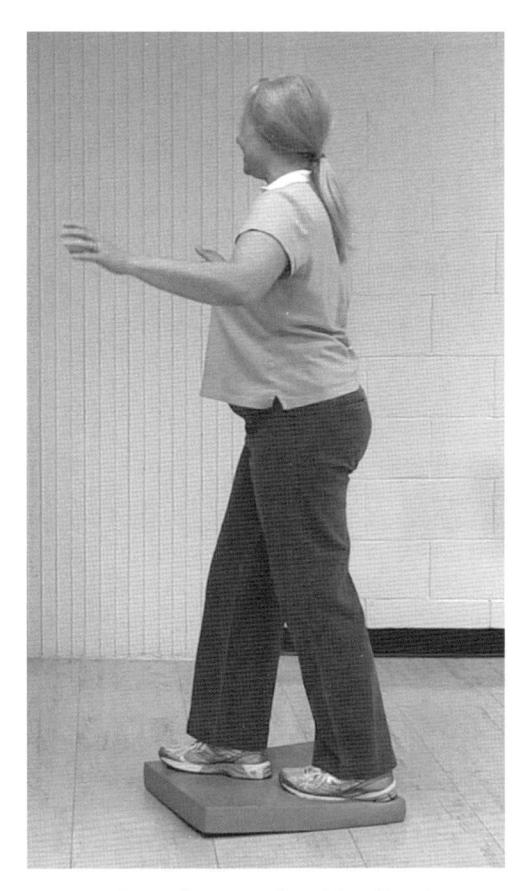

FIGURA 13.15 Controle postural estático. Examina-se o controle postural ao posicionar a paciente em posição de passo sobre uma superfície macia, enquanto ela realiza rotação da cabeça para a direita e para a esquerda. Essas condições aumentam a demanda sobre o sistema vestibular para o controle postural e detectam desequilíbrios.

teraction in Balance (mCTSIB) e o *Teste de Equilíbrio de Berg*[7] (ver Tab. 9.2).

Como o sistema vestibular desempenha um papel essencial no movimento controlado no espaço, sua disfunção comumente leva a déficits no equilíbrio dinâmico. Testes como o *Dynamic Gait Index (DGI)* e a *Functional Gait Assessment (FGA)* incluem itens que avaliam o controle postural em combinação a movimentos de cabeça, a mudanças na direção e velocidade da marcha, à diminuição da BDA e a *inputs* visuais variados; portanto, esses testes podem ser usados para determinar o impacto do envolvimento do sistema vestibular no equilíbrio dinâmico e na marcha. Da mesma maneira, os testes *Timed Up and Go (TUG)* e *TUG (cognitivo)* incluem viradas do corpo durante a caminhada e o processamento mental concorrente, o que identifica um potencial envolvimento vestibular[7] (ver Tab. 9.2).

Observação clínica: Os indivíduos que apresentam perda vestibular bilateral apresentam maiores prejuízos no controle postural e na estabilidade do olhar do que aqueles com hipofunção unilateral resultante da perda extensa de estímulo periférico de ambos os lados do sistema. Por outro lado, aqueles com perda vestibular bilateral tendem a ter menos vertigem do que aqueles com hipofunção unilateral, pois há menor disparidade entre os lados e, embora os aportes de ambos os lados diminuam, eles são mais parecidos. A causa mais comum de perda vestibular bilateral é a ototoxicidade secundária a fármacos aminoglicosídicos, como a gentamicina e a estreptomicina.[3,5]

Tontura não vestibular

O processo de diagnóstico diferencial requer que o fisioterapeuta permaneça vigilante durante o exame, a procura de distúrbios que mimetizem disfunções vestibulares. Condições como a hipertensão ou hipotensão arterial, a enxaqueca, a ansiedade, as crises de pânico e as interações medicamentosas ou efeitos colaterais de fármacos podem se manifestar como episódios de "tontura".

A hipotensão ortostática pode ocorrer imediatamente depois de movimentos para mudar de posição contra a gravidade, como ao passar do decúbito dorsal para a posição sentada e da posição sentada para a posição ortostática, em decorrência de uma queda na pressão arterial. Da mesma maneira, a pressão arterial elevada pode causar queixas de atordoamento e vertigens. O fisioterapeuta deve monitorar cuidadosamente a pressão arterial durante o exame para descartar contribuições cardiovasculares às queixas do paciente.

Fármacos anti-hipertensivos, antidepressivos e inúmeros outros medicamentos podem ser fonte de queixas de tontura, principalmente na população idosa. O fisioterapeuta deve rever os medicamentos do paciente e observar qualquer associação temporal entre a medicação e as mudanças de dosagem e o início dos sintomas. Os sintomas que coincidem com o uso de medicamentos ou aqueles que costumam ocorrer a uma determinada hora do dia provavelmente não são de origem vestibular. Como o exame vestibular inclui medidas do equilíbrio estático e dinâmico, o fisioterapeuta frequentemente é o primeiro a detectar o impacto da medicação sobre o controle postural. Deve-se relatar os achados ao médico do paciente.

As enxaquecas frequentemente simulam VPPB ou doença de Ménière em suas manifestações. Elas podem ocorrer com ou sem sintomas de desequilíbrio, náuseas, vômitos e cefaleia.[4] Embora as enxaquecas geralmente sejam tratadas com medicação prescrita pelo médico, o fisioterapeuta pode ajudar o paciente a identificar e gerenciar os potenciais fatores desencadeantes da cefaleia, a sensibilidade ao movimento e remediar distúrbios do equilíbrio.[5,9] Os sintomas relacionados com fobias ou atividades específicas (como dirigir em uma ponte) também implicam que a origem da condição está fora do sistema vestibular, e podem estar sendo causados por condições psicológicas ou emocionais. Queixas de parecer estar "nadando" ou de "formigamento na cabeça", tontura constante e tontura em repouso que ocorrem na ausência de nistagmo também implicam condições somatoemocionais. As manifestações de ansiedade e crises de pânico que se sobrepõem aos sintomas de distúrbios vestibulares incluem tontura, instabilidade, sudorese, falta de ar, náuseas, desconforto abdominal, palpitações cardíacas, ondas de calor ou calafrios e medo. A *Vertigo Symptom Scale* é uma ferramenta útil para diferenciar causas emocionais de causas vestibulares da tontura.[7] Em todos os casos, é imperativo que o fisioterapeuta comunique os achados ao clínico geral e a outros membros da equipe de saúde para o gerenciamento eficaz dos sintomas do paciente (Quadro 13.2).

▶ Mecanismos de recuperação

Com exceção da VPPB, na qual as otocônias podem ser removidas dos canais semicirculares por meio da restauração da função normal, a recuperação depois de um insulto vestibular ocorre por meio de processos de compensação, adaptação e habituação. Os termos adaptação e compensação se sobrepõem na literatura, mas o termo *compensação* geralmente se refere à substituição da função vestibular perdida por outras estruturas. A compensação inclui o uso de múltiplas vias alternativas ou estratégias de recuperação, incluindo (mas não limitado a isso) a utilização das vias vestibulares intactas remanescentes (como o reflexo cérvico-ocular e as vias oculomotoras intactas), a seleção de vias somatossensoriais (como a visão e informações dos pés para o controle postural), o aumento do uso de respostas de equilíbrio antecipatório e mudanças gerais nos padrões de movimento funcional (como a redução da velocidade da marcha para melhorar a estabilidade dinâmica).[1,3-5] A *adaptação* pode ser entendida como um modo específico de compensação que se refere ao restabelecimento do ganho, fase ou direção do RVO pelo cerebelo.[1,4,5] No contexto da aprendizagem, a *habituação* se refere à resposta diminuída a um estímulo nocivo após estímulos repetidos.[1,5] A reabilitação vestibular emprega a habituação para reduzir a sensibilidade ao movimento por meio da prática repetida e deliberada de movimentos que provocam sintomas. Independentemente do processo fisiopatológico envolvido, a recuperação da função após um insulto vestibular pode ser atribuída ao efeito combinado desses mecanismos (Fig. 13.16).

Estratégias iniciais para aprimorar a recuperação

Evidências indicam que a mobilidade precoce e a estimulação visual em luz ambiente melhoram a recuperação.[4,5] Movimentos funcionais repetidos reduzem os sin-

---

QUADRO 13.2   Interpretação dos achados dos testes básicos

Achados que implicam envolvimento vestibular central
- Tontura constante.
- Nistagmo espontâneo puramente horizontal ou vertical evocado pelo olhar.
- Nistagmo evocado pelo olhar, que muda de direção.
- Nistagmo com movimento em direções iguais e opostas.
- Nistagmo espontâneo que persiste por mais de 7 dias após o início dos sintomas.
- Perda substancial de controle postural estático e dinâmico, incluindo perda de equilíbrio posterior.
- Sintomas consistentes com acidente vascular encefálico da artéria vertebrobasilar:
  - Disfonia.
  - Hemiparesia de MS e MI.
  - Paralisia facial.
  - Ataxia.
  - Vertigem.
  - Náuseas/vômitos.
  - Nistagmo.
  - Diplopia.
  - Coma.
  - Surdez.
  - Olhar desconjugado.

Achados que implicam envolvimento vestibular periférico
- Vertigem que ocorre consistentemente ao movimento da cabeça em um plano ou direção específica.
- Nistagmo posicional que apresenta componentes torcional e vertical/horizontal.
- Instabilidade postural em graus variados.
- Tinido, pressão nas orelhas ou perda auditiva correspondente.

Achados que implicam envolvimento vestibular unilateral
- Vertigem moderada a grave.
- Nistagmo com uma fase rápida de movimento consistente em uma direção (direita ou esquerda).
- Lateropulsão.
- Perda mínima do controle postural estático e dinâmico.

Achados que implicam envolvimento vestibular bilateral
- Queixas leves ou ausentes de vertigem.
- Oscilopsia com perda extensa do RVO.
- Perda substancial do controle postural estático e dinâmico.
- Náuseas aos movimentos.

Achados que implicam envolvimento não vestibular
- Tontura constante.
- Tontura que está relacionada com a atividade, em vez de relacionada com o movimento.
- Tontura que ocorre em determinada hora do dia ou que tem relação temporal com uma medicação.
- Tontura que ocorre na ausência de nistagmo.
- Ausência de nistagmo ao exame com óculos infravermelho de Frenzel.
- Medo de cair enquanto na posição sentada.
- Hiperventilação ou falta de ar relacionada com crises de pânico.
- Verbalização de medo ou ansiedade não especificados.
- Tontura que ocorre ao passar de deitado para sentado ou de sentado para em pé.

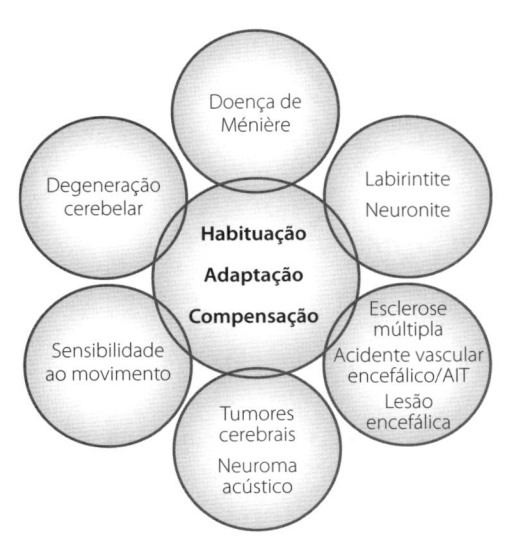

FIGURA 13.16   Mecanismos de recuperação.

tomas via habituação e promovem a compensação e a adaptação. Como foi dito, a provocação dos sintomas é um elemento inerente ao processo de habituação e, como resultado, os pacientes devem praticar em níveis de intensidade que provocam sintomas até que eles desapareçam. No entanto, é de responsabilidade do fisioterapeuta estabelecer o nível de tolerância do paciente e modificar a seleção e a intensidade das atividades para promover adequadamente a recuperação, mas sem subjugar o paciente ou prejudicar sua adesão à terapia.[4,5] Durante a fase aguda de um evento vestibular, usar a fixação visual em um alvo estacionário durante os movimentos de transição (incluindo a marcha) atenua os sintomas e melhora a tolerância ao movimento. Fazer uma pausa em determinados momentos de uma transição (repousar sobre um cotovelo enquanto se desloca do decúbito lateral para a posição sentada) e esperar que os sintomas desapareçam antes de continuar o movimento é outra estratégia para aumentar a tolerância ao movimento inicialmente. Além disso, aumentar os estímulos sensoriais aprimora a consciência do corpo no espaço por meio da estimulação proprioceptiva e tátil adicional. Embora seja difícil, deve-se incentivar o paciente a caminhar o mais precocemente possível depois de um evento agudo. As características iniciais da marcha incluem manter uma BDA ampla, pender para um lado, aumentar as estratégias de passo, reduzir os movimentos da cabeça e do tronco, e usar móveis ou paredes como dicas hápticas. Pode ser necessário usar temporariamente um dispositivo de assistência para melhorar o controle postural e a segurança do paciente. Depois da fase aguda, a maior parte dos pacientes demonstra diminuição na velocidade da marcha e se beneficia de um programa de caminhada diária para recuperar as velocidades previamente autosselecionadas para a deambulação na comunidade. Os fármacos supressores vestibulares, como a meclizina, que inicialmente

ajudam a aliviar os sintomas, podem reprimir o processo de compensação e atrasar a recuperação com o uso prolongado. Portanto, estes fármacos devem ser descontinuados o mais rápido possível.[4,5]

Observação clínica: Embora a gravidade da vertigem e de outros sintomas varie de leve a grave, a magnitude dos sintomas vestibulares não deve ser subestimada. Durante um evento vestibular agudo, como uma labirintite e neuronite ou uma crise aguda da doença de Ménière, os sintomas podem ser debilitantes, deixando o indivíduo imóvel. Não é incomum alguém necessitar de hospitalização por desidratação decorrente de vômitos. Muitos indivíduos acham o início súbito e a gravidade desses sintomas bastante angustiantes, mas tendem a responder positivamente às garantias de que os sintomas geralmente desaparecem dentro de poucos dias a semanas. No entanto, aqueles com ansiedade ou depressão subjacente ou preexistente podem demonstrar estratégias de enfrentamento menos eficazes e, consequentemente, potencial de recuperação reduzido.

▶ Intervenções

Seguindo o modelo de manejo do paciente, a seleção de intervenções terapêuticas baseia-se nos achados do exame e adere aos princípios do cuidado centrado no paciente. Independentemente da doença subjacente, o fisioterapeuta projeta intervenções terapêuticas específicas de acordo com os comprometimentos revelados durante o exame, com o objetivo de resolver as limitações à atividade e restrições à participação do paciente (Fig. 13.17). A remediação bem-sucedida das deficiências vestibulares envolve o paciente como um participante ativo no processo de reabilitação e exige que o paciente cumpra o programa de exercícios. O paciente deve compreender o valor da prática consistente e seguir rigorosamente as instruções do fisioterapeuta. O estabelecimento de limites claros para a provocação aumenta a adesão do paciente e melhora o potencial de obtenção de desfechos bem-sucedidos. Como regra geral, os exercícios vestibulares são mais bem realizados com alta frequência ao longo do dia, mas por curtos períodos. Os métodos descritos a seguir ajudam a limitar a prática demasiada e a estimulação excessiva e nociva, ao mesmo tempo em que melhoram a adesão aos exercícios de reabilitação vestibular:

▸ Limitar a duração e frequência da prática (*"Pratique três vezes ao dia por 5 minutos"*).
▸ Limitar a gravidade dos sintomas durante a prática (*"Não deixe seus sintomas ficarem acima de 6 em uma escala de 0 a 10"*).
▸ Limitar a duração dos sintomas residuais depois da prática (*"Seus sintomas não devem durar mais de 20 minutos depois de realizar seus exercícios"*).

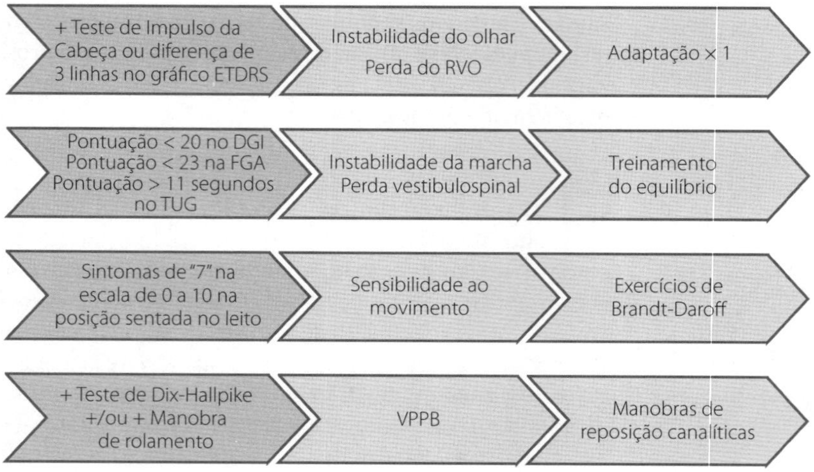

FIGURA 13.17 Estrutura para as intervenções.

Intervenções para restaurar a função oculomotora e do RVO

Consistente com outras deficiências motoras, os déficits nas perseguições suaves e movimentos sacádicos podem ser reduzidos por meio da prática específica à tarefa. É importante ressaltar que tarefas destinadas a melhorar apenas o controle oculomotor devem ser realizadas com a cabeça parada. Treinam-se movimentos sacádicos ao olhar alternativamente para dois objetos em um campo visual próximo, e deve-se praticá-los nos planos horizontal e vertical. Praticamente qualquer objeto pode atuar como alvo, desde que o paciente possa vê-lo claramente. As opções incluem "notas adesivas" pregadas na parede ou dois objetos em uma maca, como uma caneca de café e um vaso. O uso de objetos comuns como esses possibilita que o paciente pratique o controle ocular sacádico em qualquer lugar ou a qualquer momento durante sua rotina diária, melhorando assim a adesão. A leitura é outra excelente oportunidade para praticar movimentos sacádicos, porque os olhos devem saltar de uma palavra para a seguinte. O treinamento da perseguição suave exige que o paciente se concentre em um alvo em movimento, novamente sem mover a cabeça. Nesse caso, pode-se usar os critérios do teste como uma intervenção e o paciente pode seguir o dedo em movimento do fisioterapeuta para a prática específica da tarefa. Jogos de computador que exigem rastreamento visual de um alvo em toda a tela ou mensagens de rolagem na televisão oferecem oportunidades adicionais de prática. Uma vez que o fisioterapeuta assegure que o paciente execute corretamente cada tarefa e o faça dentro dos limites estabelecidos de provocação, pode-se atribuir essas tarefas como parte do programa de exercícios domiciliares.

Uma das funções naturais do cerebelo é modificar o RVO de modo que a imagem visual permaneça estável na fóvea retiniana enquanto o indivíduo vê claramente o objeto. Quando os *inputs* visuais são alterados, como ocorre com o envelhecimento normal ou com o uso de lentes corretivas, o cerebelo modifica o ganho do RVO para compensar o **deslizamento da imagem na retina** (uma imagem instável na retina).[1,5] As técnicas de reabilitação vestibular se beneficiam desta propriedade inerente do cerebelo para reduzir a oscilopsia e restaurar a estabilidade do olhar após um insulto vestibular. Durante a intervenção terapêutica mais comum, chamada de **adaptação vezes um** (adaptação × 1), o paciente realiza o movimento de cabeça de pequena amplitude o mais rápido possível sem perder o foco em um alvo visual. Para que a recalibração ocorra, o paciente deve mover a cabeça enquanto mantém um foco visual nítido (não desfocado) no alvo. Em geral, o paciente fica em pé ou se senta a aproximadamente 1 m de um alvo, como um diagrama de olhos, um adesivo (colado na parede) com uma letra impressa em negrito, ou o número 12 em um relógio. Alvos visuais que contêm um contorno claramente definido funcionam melhor para que o paciente possa detectar facilmente se o objeto ficar desfocado. A direção do movimento de cabeça praticado depende dos sintomas do paciente. Em geral, os giros horizontais da cabeça (rotação) são mais provocativos do que o movimento vertical (balançar a cabeça para cima e para baixo). Portanto, é mais comum praticar a adaptação × 1 enquanto agita a cabeça indicando "não" do que ao balançar a cabeça indicando "sim". Essas atividades exigem movimentos da cabeça em uma amplitude pequena, enquanto a velocidade depende da intensidade dos sintomas e pode variar de lenta a rápida. No entanto, o fisioterapeuta deve esperar que o paciente ache os movimentos rápidos mais provocativos e estabeleça condições de prática apropriadas (Fig. 13.18). A seguir está um exemplo de roteiro que o fisioterapeuta pode usar ao instruir o paciente a realizar exercícios de adaptação × 1:

"Faça 'não' com a cabeça (ou vire a cabeça de um lado para o outro) o mais rápido possível, sem que a letra 'H' do adesivo fique desfocada. Tente fazer isso por 1 minuto; no entanto, não deixe seus sintomas ultrapassarem 6 na escala de intensidade de 0 a 10. Se ultrapassarem, pare e espere que retorne a 0 antes de tentar o exercício novamente. Realize este exercício várias vezes durante o dia."

Se o paciente não for capaz de tolerar os exercícios de adaptação × 1 em pé, os exercícios podem ser feitos na po-

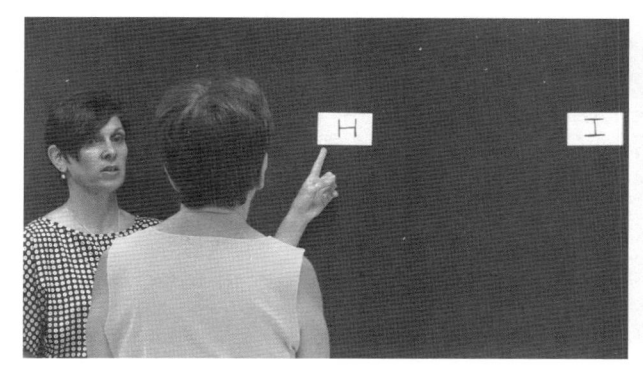

FIGURA 13.18 Adaptação × 1. A fisioterapeuta instrui a paciente a sacudir a cabeça de um lado para outro o mais rápido que puder, sem que a letra H se mova ou fique desfocada. A fisioterapeuta instrui a paciente a repetir o procedimento para incentivar a adaptação, mas limitar a provocação e evitar a superestimulação.

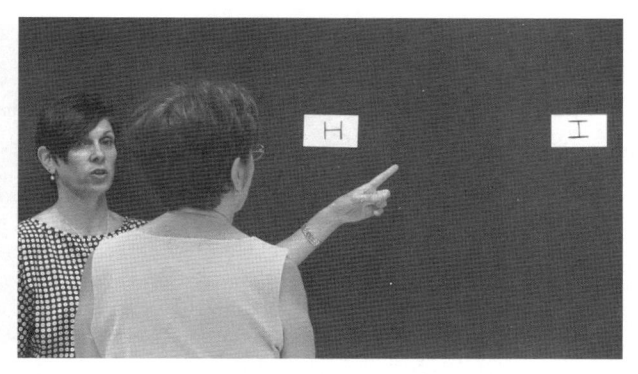

FIGURA 13.19 Exercícios de deslocamento do olhar. A paciente fica em pé alinhada com o primeiro alvo visual (a letra H). Ela é instruída a mover os olhos a fim de focar no segundo alvo (a letra I) e, então, mover rapidamente a cabeça em direção ao alvo. Ela então duplica o olhar seguido dos movimentos da cabeça para olhar para o primeiro alvo. A fisioterapeuta instrui a paciente a repetir esse procedimento várias vezes ao longo do dia para promover a compensação, mas limitar a provocação e evitar a superestimulação.

sição sentada. Caso o paciente ache intolerável (como pode ocorrer em caso de perda vestibular bilateral), os *exercícios de deslocamento do olhar* são uma estratégia alternativa ao treinamento da compensação.[5] O deslocamento do olhar aborda a coordenação entre os olhos e a cabeça ao possibilitar que o paciente pratique primeiro movimentos sacádicos e, então, a rotação da cabeça. O fisioterapeuta instrui o paciente a olhar alternadamente para dois alvos em um campo visual próximo; o paciente começa com a cabeça e os olhos alinhados com o primeiro alvo, depois move os olhos para o segundo alvo, seguido pelo movimento da cabeça em direção ao segundo alvo, e repete a sequência olhando para o primeiro alvo (movimento ocular seguido de movimento da cabeça). O paciente deve praticar com alvos posicionados nos planos horizontal e vertical, com diretrizes de prática semelhantes às usadas nos exercícios de adaptação × 1 (Fig. 13.19).

A progressão dos exercícios de adaptação × 1 ocorre por meio do aumento da velocidade do movimento da cabeça até que o paciente possa sacudir rapidamente a cabeça sem sintomas. Uma vez que o paciente alcance este nível de proficiência sentado e em pé, o paciente realiza uma adaptação × 1 enquanto caminha para a frente, em direção a um alvo estacionário, e então caminha para trás. Em geral, isso resulta em piora dos sintomas ou desequilíbrio. Outras progressões incluem realizar a adaptação × 1 enquanto caminha e segura um alvo (como um cartão de visita ou um adesivo) na sua frente, à distância do braço, e realiza uma adaptação × 1 com o alvo colocado em uma superfície com excesso de informação visual, como uma toalha de mesa quadriculada, criando um campo visual mais desafiador. Ver o segmento de vídeo do Estudo de caso 9: Disfunção vestibular periférica, que contém uma demonstração das progressões da adaptação × 1.

Embora não seja utilizado com tanta frequência na clínica quanto a adaptação × 1, existe um paradigma de *adaptação vezes dois* (adaptação × 2). Este exercício requer que o paciente mantenha um foco visual nítido em um alvo enquanto a cabeça gira em uma direção e o alvo gira na direção oposta. Os parâmetros de prática permanecem os mesmos que para os exercícios de adaptação × 1.

⚠️ **Alerta:** É importante notar que os exercícios de adaptação × 2 não são recomendados para pacientes com perda vestibular bilateral porque podem causar um deslizamento excessivo das imagens na retina.

Os pacientes com oscilopsia geralmente mantêm a cabeça imóvel na tentativa de estabilizar o olhar e, eventualmente, isso leva a queixas de rigidez e dor no pescoço. O fisioterapeuta atento percebe a ausência de movimento normal na cabeça durante atividades como passar da posição sentada para a ortostática e durante a marcha. À medida que a estabilidade do olhar melhora, esses pacientes se beneficiam de intervenções que reintroduzem os movimentos de cabeça às atividades funcionais diárias. Pode-se usar um ergômetro de braço para promover a rotação da parte superior da região torácica e cervical. Inicialmente, pode-se posicionar o paciente sentado para aumentar os estímulos proprioceptivos e a estabilidade e, em seguida, progredir para em pé. É importante notar que a atividade de membro superior produz movimento no campo visual, o que alguns pacientes podem achar perturbador ou nocivo. Mais uma vez, o fisioterapeuta deve proteger contra a superestimulação e consequências indesejáveis (Quadro 13.3).

Intervenções para tratar a sensibilidade ao movimento

Muitos indivíduos procuram tratamento por causa da sensibilidade ao movimento: uma sensação transitória desconfortável ou nociva que ocorre durante os movimentos do corpo e da cabeça subsequentes ao insulto vestibular.

QUADRO 13.3 Estratégias de treinamento usando a compensação, a adaptação e a habituação para recuperação pós-insulto vestibular durante as fases aguda e subaguda (excluindo VPPB)

Estratégias de treinamento para a fase aguda (durante ou imediatamente após um evento vestibular)

• Use a fixação visual para *compensar* a função do RVO perdida; peça ao indivíduo que fixe o olhar em um alvo visual enquanto se move.
• Divida os movimentos de transição em suas partes componentes. Descanse entre os estágios e espere até que a sensação de desorientação passe antes de continuar o movimento (p. ex., ao passar do decúbito lateral para a posição sentada, levante parcialmente e espere a sensação se dissipar antes de se sentar completamente).
• Ao mover a cabeça, dissocie os movimentos da cabeça e dos olhos; primeiro mova os olhos para o alvo, depois mova a cabeça.
• Use dispositivos de assistência conforme necessário.
• Ao virar durante uma caminhada, empregue a estratégia olho no olho e depois adicione um quarto de volta do corpo usando passos amplos.
• Reduza a exposição a ambientes visuais com muita informação.

Estratégias de treinamento para a fase subaguda (quando o movimento for tolerado)

• Pratique exercícios de *habituação*. Determine posturas, tarefas funcionais e movimentos de transição que provocam sintomas. Limite a intensidade dos sintomas provocados durante a sessão de treinamento para 4 a 6 na escala de 0 a 10.
• Pratique exercícios de Brandt-Daroff.
• Divida os movimentos em suas partes componentes para melhorar a tolerância. Por exemplo, se surgem sintomas ao se inclinar para alimentar o cão enquanto em pé, pratique realizar a tarefa a partir da posição sentada.
• Pratique exercícios de adaptação × 1 nas posições sentada e ortostática: inicie os exercícios de adaptação o quanto antes. Use um alvo visual claro, como o número 12 em um relógio, e balance a cabeça de um lado para o outro (e/ou para cima e para baixo) o mais rápido possível, mantendo os números em foco. Limite a provocação para 4 a 6 na escala de 0 a 10 da intensidade dos sintomas. Repita várias vezes ao longo do dia.
• Progrida os exercícios de adaptação × 1 ao balançar a cabeça conforme descrito previamente sob as seguintes condições:
  – Deambulando em direção a um alvo.
  – Deambulando e segurando um alvo visual com os braços estendidos.
  – Deambulando com o olhar em um alvo visual colocado em um fundo visual com muita informação, como uma toalha de mesa quadriculada.
• Pratique ficar em pé em *tandem* no chão normal e sobre uma espuma, com os olhos abertos e os olhos fechados.
• Pratique caminhar virando a cabeça, começando com a cabeça virada para um lado, olhando por cima de um ombro, por uma determinada distância. Então olhe para o lado oposto. Para progredir, diminua gradualmente a quantidade de passos que realiza com a cabeça virada em uma direção antes de girar a cabeça na direção oposta. Isso aumenta a velocidade das manobras de cabeça da direita para a esquerda. O indivíduo não deve usar estratégias de passo lateral para manter uma marcha estável e não deve pisar fora de um percurso de 30 cm de largura.

Mas essas queixas diferem das causadas pela vertigem, porque o paciente geralmente nega sensação giratória. Em vez disso, os pacientes tendem a descrever a sensibilidade ao movimento como uma sensação de "algo passando perto" ou como se a cabeça tivesse que alcançar o corpo enquanto se move no espaço. Em resposta à sensibilidade ao movimento, muitos indivíduos alteram suas estratégias normais de movimento e, ao fazê-lo, inadvertidamente atrasam ou impedem a recuperação. Para remediar a sensibilidade ao movimento, as intervenções promovem a habituação em combinação a cronogramas de prática que mantêm os sintomas dentro de um nível razoavelmente tolerável.

Os *exercícios de Brandt-Daroff*, originalmente usados para corrigir a VPPB, são bastante adequados para essa finalidade, porque todos os canais semicirculares são estimulados em uma atividade. Para realizar os exercícios de Brandt-Daroff, o paciente começa sentado no meio do leito com os joelhos flexionados. O paciente gira a cabeça em direção a um ombro e se deita em decúbito lateral sobre o ombro oposto (ver Fig. 13.20A e B). Esse movimento geralmente reproduz os sintomas. O paciente permanece em decúbito lateral por 30 segundos ou até que os sintomas cessem. Em seguida, volta a sentar-se, novamente esperan-

do até que os sintomas desapareçam antes de girar a cabeça para o ombro oposto e deitar-se na outra extremidade do leito (Fig. 13.20C e D). Mais uma vez, pode haver sintomas, e o paciente deve permanecer nessa posição por 30 segundos ou até que os sintomas desapareçam e então retornar à posição sentada. Originalmente, os exercícios de Brandt-Daroff exigiam que o paciente realizasse o procedimento por 5 a 10 repetições, 3 vezes ao dia, até que os sintomas cessassem, por 2 dias consecutivos.[2,5] No entanto, muitos pacientes acham essa intensidade intolerável e, alternativamente, o fisioterapeuta pode prescrever 3 a 5 repetições dos exercícios de Brandt-Daroff, 3 vezes ao dia, para melhorar a adesão.

Outro método de habituação envolve efetivamente praticar os movimentos que provocam sintomas, mas a uma velocidade mais lenta ou a uma amplitude de movimento reduzida. Por exemplo, se o movimento de abaixar até o chão a partir da posição ortostática produzir sintomas bastante intensos, então o paciente pode praticar ficar em pé, alcançar o leito ou a mesa, se sentar no leito e só então abaixar até o chão. O comportamento é moldado até que o paciente possa mesclar os dois componentes sem sintomas. Embora a maior parte dos pacientes identifique pron-

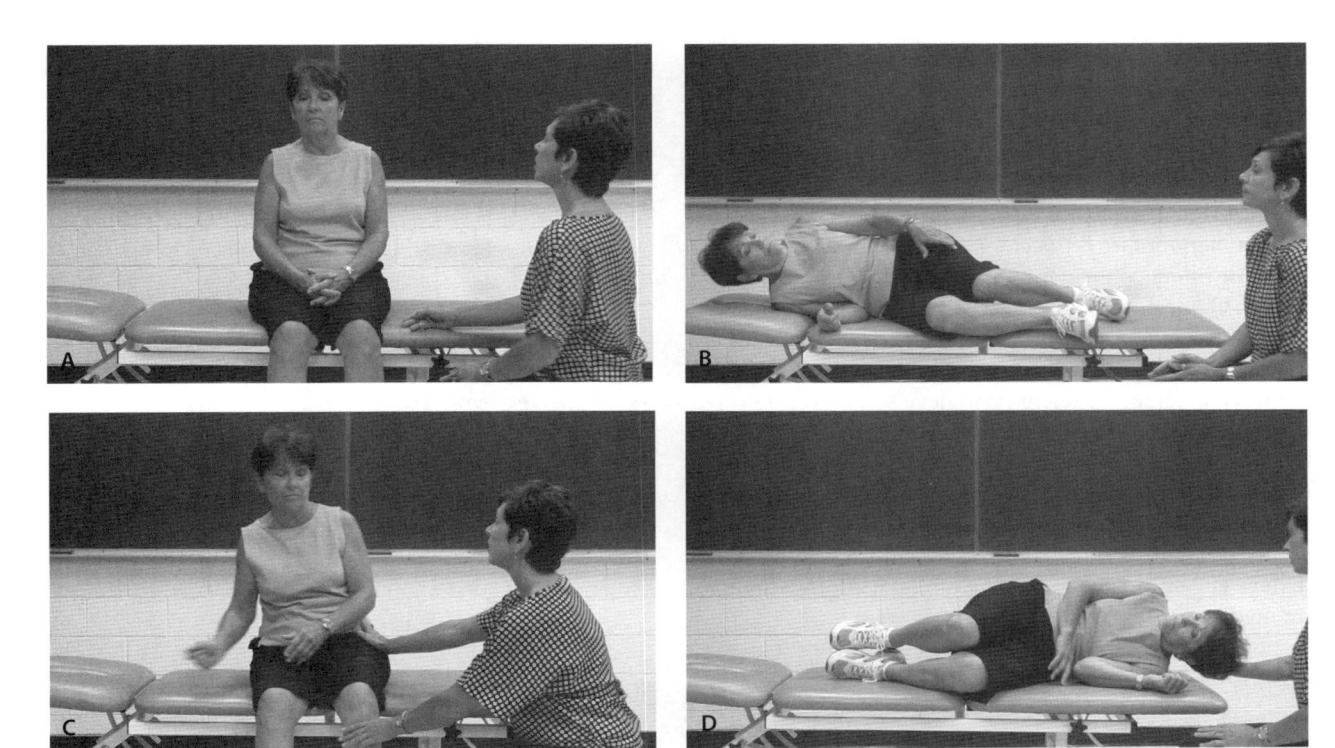

FIGURA 13.20   Exercícios de Brandt-Daroff. (A) Posição inicial. A fisioterapeuta instrui a paciente a sentar-se no meio da maca com a cabeça em posição neutra. (B) Primeira posição, decúbito lateral. A paciente gira a cabeça para um lado (o esquerdo) e então deita de lado sobre o lado oposto (o direito). Neste caso, o decúbito lateral direito é provocativo e a borda da maca é elevada para melhorar a tolerância da paciente à atividade. Instrui-se a paciente a manter essa posição até que os sintomas desapareçam, além de 30 segundos adicionais. (C) Segunda posição, retorno à posição sentada. A paciente volta a sentar-se no meio da maca. A fisioterapeuta fornece contatos manuais para segurança e apoio emocional em razão das queixas de sintomas da paciente durante esta fase do exercício. Instrui-se a paciente a permanecer nessa posição até que os sintomas desapareçam. (D) Terceira posição, decúbito lateral. A fisioterapeuta instrui a paciente a girar a cabeça para o lado oposto (à direita) e a deitar sobre o lado esquerdo. A fisioterapeuta fornece apoio à cabeça da paciente em decorrência da posição da paciente na maca. A paciente permanece nesta posição até que os sintomas diminuam, além de 30 segundos adicionais.

tamente movimentos sintomáticos, o *Motion Sensitivity Quotient* ajuda a identificar e avaliar posições provocativas para priorizar a prática.

A sensibilidade ao movimento a partir da estimulação no plano vertical se manifesta em atividades como andar de elevador, sair do carro e trotar ou fazer outras atividades físicas. Ficar em pé sobre um minitrampolim ou bola BOSU® oferece deslocamentos de pequena amplitude no plano vertical; a atividade pode ser progredida ao pedir ao paciente que faça elevações de calcanhar rápidas e, em seguida, dê pequenos saltos. Aparelhos como simuladores de escada e elípticos fornecem estimulação avançada para preparar o paciente para retornar a atividades mais dinâmicas.

📄 **Observação clínica:** A seguinte analogia pode ajudar o paciente a adotar seus exercícios de habituação: *"Se um pianista de concerto fraturar a mão, ele não tocará com a mesma habilidade no mesmo dia em que o gesso for removido. Ele precisará praticar para restaurar seu nível anterior de proficiência. O mesmo vale para os distúrbios vestibulares – uma pessoa precisa praticar para que o sistema retorne ao seu nível anterior de função."*

Intervenções para tratar a VPPB

A vertigem posicional paroxística benigna é uma condição, não uma doença. Diferentemente de outras doenças vestibulares, é uma ruptura mecânica que pode ser corrigida.[4] O objetivo no tratamento da VPPB é remover as otocônias do canal, restabelecendo assim a liberação de informações sinérgicas da periferia para o sistema vestibular central. Esse objetivo é alcançado ao guiar a cabeça do paciente ao longo de uma série de movimentos consistentes com o plano e a forma do canal afetado, utilizando o fluxo da endolinfa para remover as otocônias (semelhante a usar água corrente para limpar um encanamento). A manobra de reposicionamento selecionada depende do canal envolvido (anterior, posterior ou horizontal) e do tipo de VPPB (canalitíase ou cupulolitíase). Na cupulolitíase, as otocônias devem primeiro ser liberadas da cúpula. Portanto, essas técnicas tendem a ser mais vigorosas. Independentemente da técnica utilizada, o paciente deve sentar-se com a postura ereta por aproximadamente 20 minutos após as manobras de reposicionamento.[5]

Várias manobras de reposicionamento corrigem tanto a canalitíase como a cupulolitíase, e essas técnicas variam de simples a complexas. A versátil *manobra de Epley modificada* é apresentada na Tabela 13.5, porque pode ser usada para corrigir a VPPB dos canais anterior e posterior decorrente de canalitíase (o tipo mais comum de VPPB) (Fig. 13.21).[5] A manobra mais comumente usada para corrigir uma VPPB do canal horizontal por canalitíase, a *manobra de Barbecue* (também chamada de *manobra de rolar*) também é apresentada na Tabela 13.5 (Fig. 13.22). O paciente pode apresentar sintomas de sensibilidade ao movimento por um breve período depois das manobras de reposicionamento. Contudo, se a VPPB tiver desaparecido, o paciente não deve se queixar de vertigem posicional. Se as queixas de vertigem persistirem, o fisioterapeuta deve examinar novamente a VPPB e realizar as manobras conforme indicado. Pode ser necessário repetir as manobras, mas se a VPPB não desaparecer dentro de algumas semanas de tratamento, o fisioterapeuta deve encaminhar o paciente a um terapeuta vestibular ou médico especializado.

⚠️ **Alerta:** A execução inadequada das manobras de reposicionamento pode mover as otocônias do canal posterior para o canal horizontal, convertendo a VPPB do canal posterior em uma VPPB do canal horizontal. Nesse caso, as características da VPPB mudam, assim como as queixas do paciente. O fisioterapeuta deve então tratar a VPPB do canal horizontal.

📝 **Observação clínica:** A técnica descrita na Tabela 13.5 é comumente chamada de manobra de Epley na prática clínica; no entanto, isso é um equívoco, já que a manobra de Epley verdadeira envolve a vibração no processo mastoide antes do reposicionamento e da aplicação de um colar cervical flexível depois do reposicionamento.[5]

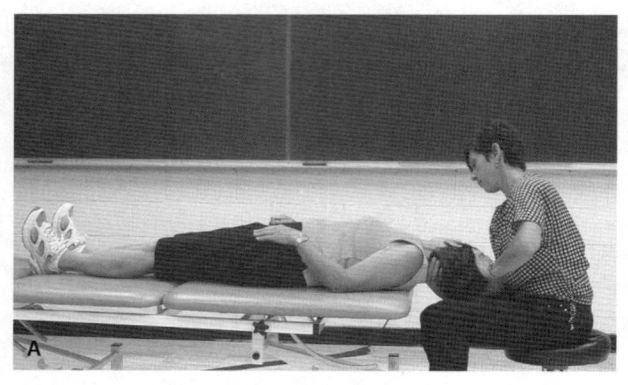
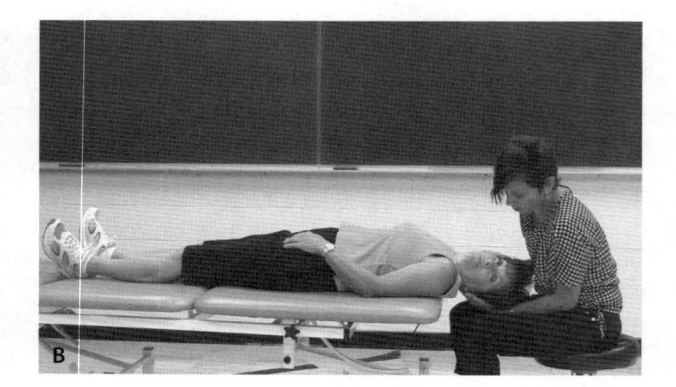
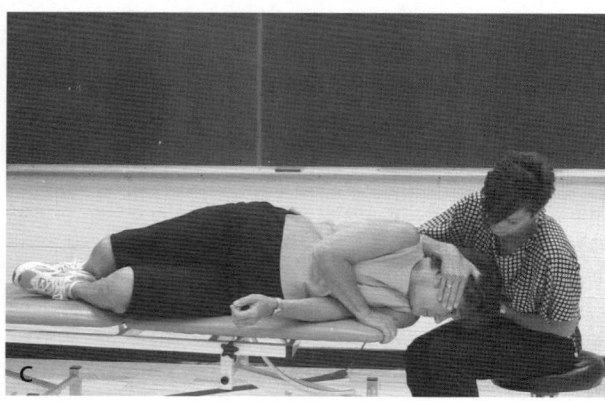
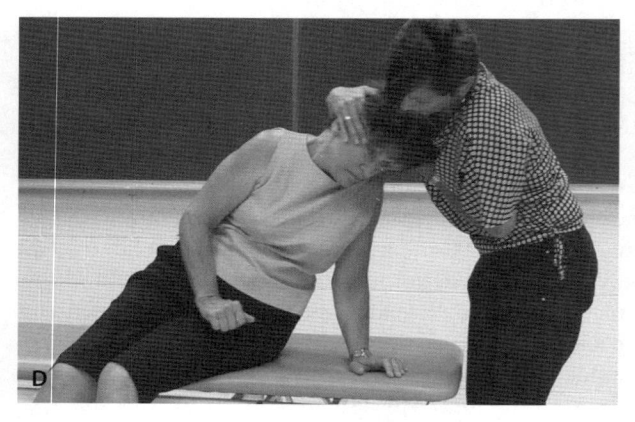

FIGURA 13.21 Manobra de Epley modificada à direita. (A) Primeira posição. A primeira posição desta manobra de reposicionamento canalítica é a mesma que a posição do teste de Dix-Hallpike (neste caso, cabeça estendida e virada para a direita). A paciente permanece em decúbito dorsal com a cabeça em rotação de 45° para o lado envolvido e estendida para fora da maca em aproximadamente 30°. Essa posição é mantida por 30 segundos. A fisioterapeuta está sentada em um banquinho na cabeceira da maca para apoiar a cabeça da paciente durante o procedimento. É importante observar que a paciente não está usando os óculos de proteção durante a manobra de reposicionamento, uma vez que a natureza da VPPB já foi determinada e o procedimento provavelmente reproduz vertigem. (B) Segunda posição. Mantendo a extensão da cabeça e do pescoço, a fisioterapeuta gira a cabeça da paciente 45° para o lado oposto (o esquerdo) e mantém a posição por 30 segundos. (C) Terceira posição. A fisioterapeuta instrui a paciente a rolar sobre o ombro esquerdo e girar a cabeça de modo a olhar para o chão. A fisioterapeuta apoia a cabeça do paciente durante essa transição e mantém a extensão de pescoço. A posição é mantida por 30 segundos. (D) Retorno à posição sentada. Ajuda-se a paciente a sentar a partir do decúbito lateral esquerdo. A fisioterapeuta mantém a posição da cabeça da paciente durante a transição para evitar a conversão para uma VPPB do canal horizontal.

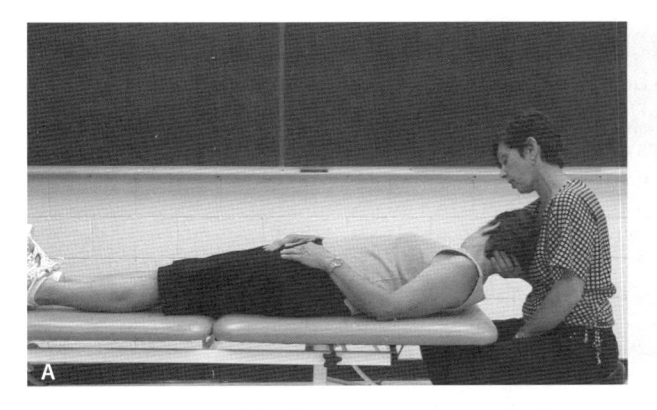 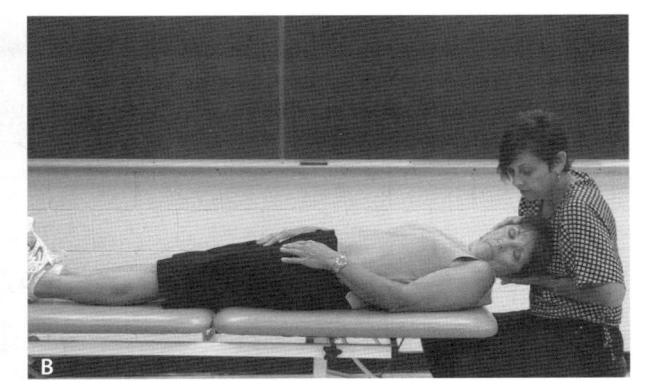

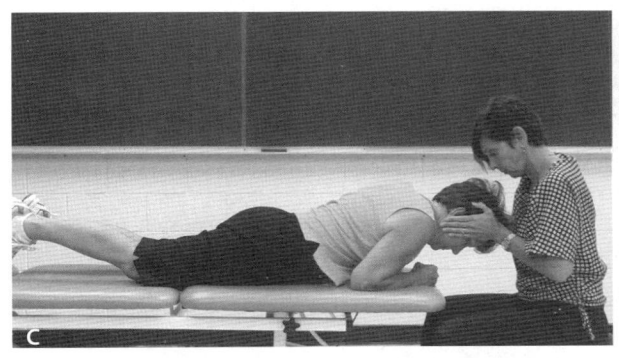 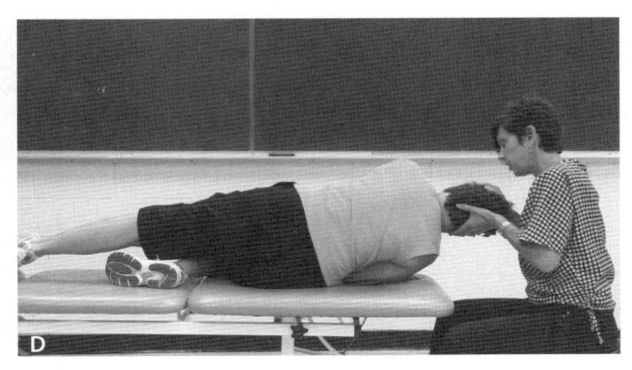

FIGURA 13.22 Manobra de Barbecue para canalitíase do canal horizontal. (A) Posição inicial. A primeira posição desta manobra de reposicionamento canalítica é a mesma que a posição de teste para a manobra de rolamento da cabeça (neste caso, a cabeça está flexionada em aproximadamente 20° a 30° e virada em 45° para a direita). A fisioterapeuta está sentada em um banquinho na cabeceira da maca para apoiar a cabeça da paciente durante o procedimento. Essa posição é mantida por 15 segundos ou até que os sintomas desapareçam. (B) Segunda posição. A fisioterapeuta mantém a flexão de cabeça e pescoço e vira a cabeça da paciente 45° para a esquerda. Essa posição é mantida por 15 segundos ou até que os sintomas desapareçam. (C e D) Terceira posição. Auxilia-se a paciente a rolar para o lado esquerdo (C) e então rolar até o decúbito ventral (D), enquanto a fisioterapeuta mantém o queixo no tórax. Deve-se evitar que a paciente estenda a cabeça além da posição neutra. Essa posição é mantida por 15 segundos. A paciente é assistida a passar de decúbito ventral para lateral direito e depois à posição sentada. A fisioterapeuta ajuda ao apoiar a cabeça da paciente durante as transições.

Intervenções para restaurar o controle postural

Para muitos pacientes em recuperação de uma perda vestibular, a incapacidade de andar normalmente e deslocar-se na comunidade com confiança é uma grande preocupação. As questões do DHI descritas a seguir como exemplo foram desenvolvidas para explorar as limitações à atividade e as restrições à participação impostas pela instabilidade postural.[11]

▸ Por causa do seu problema, é difícil para você caminhar sozinho?
▸ Caminhar pela calçada piora o seu problema?
▸ Caminhar pelo corredor do supermercado piora o seu problema?
▸ Por causa do seu problema, é difícil para você caminhar pela casa no escuro?
▸ Realizar atividades mais ambiciosas, como praticar esportes, dançar e realizar tarefas domésticas, como varrer ou tirar louças da lava-louça, piora o seu problema?
▸ Por causa do seu problema, você tem medo que as pessoas pensem que você está usando drogas?

▸ Por causa do seu problema, você tem medo de sair de casa sem que alguém o acompanhe?

As respostas a essas perguntas, em conjunto com os achados em testes e medidas, como o *Teste de Romberg sensibilizado* e a *Functional Gait Assessment*, guiam o fisioterapeuta na escolha de intervenções para remediar a instabilidade postural. Déficits motores musculoesqueléticos e sensoriais pré-existentes, que limitam o sistema de controle postural, impedem a recuperação depois de um insulto vestibular; portanto, o fisioterapeuta também deve abordar essas deficiências no PDC. O Capítulo 9: Intervenções para melhorar o ortostatismo e as habilidades de equilíbrio em pé, fornece informações abrangentes sobre o controle postural e as intervenções para melhorar os equilíbrios estático e dinâmico. Técnicas de estabilidade estática e deslocamento de peso serão mais benéficas imediatamente após um evento vestibular agudo para recuperar o alinhamento postural normal e corrigir a lateropulsão. É importante lembrar que as condições em que as informações somatossensoriais e visuais são não confiáveis ou são conflitantes maximizam os *inputs* vestibulares.

TABELA 13.5 Manobras de reposicionamento para tratamento da VPPB decorrente de canalitíase	
Manobras de reposicionamento canalítico para canalitíase (manobra de Epley modificada)	Manobra de reposicionamento canalítico para canalitíase horizontal (manobra de Barbecue [manobra de rolar])
Se ambos os lados forem positivos, **recomenda-se realizar primeiro a manobra de reposicionamento no lado de maior intensidade. Não se deve tratar os dois lados na mesma sessão.** Procedimento: • Começar com o procedimento inicial do teste de Dix-Hallpike, com a cabeça virada 45° em direção ao **lado envolvido.** Posicionar o paciente em decúbito dorsal com a cabeça estendida 30° para fora da maca (Fig. 13.21A) • Mantendo a cabeça estendida, virá-la em 45° para o **lado não envolvido** (Fig.13.21B) • O paciente deve rolar até deitar sobre o ombro não envolvido e virar a cabeça em direção ao solo (Fig.13.21C) • O paciente então deve se sentar com a cabeça mantida de modo que o queixo aponte para o ombro não envolvido (Fig. 13.21D)	Recomenda-se realizar a manobra de reposicionamento no lado de maior intensidade inicialmente. Procedimento: • Começar no posicionamento inicial para a manobra de rolamento da cabeça com o paciente na posição sentada, com os joelhos estendidos, o queixo tocando o tórax (aproximadamente em 20° a 30° de flexão cervical) e a cabeça virada para o lado dos sintomas de maior intensidade (Fig. 13.22A) • Aguardar 15 segundos ou até os sintomas desaparecerem, então virar a cabeça para retornar à linha mediana e aguardar mais 15 segundos ou até os sintomas desaparecerem • Virar totalmente a cabeça para o lado não envolvido e aguardar 15 segundos ou até os sintomas desaparecerem (Fig. 3.22B) • Rolar o paciente para o decúbito ventral, de modo que ele esteja olhando para o chão, e aguardar 15 segundos ou até os sintomas desaparecerem. É importante manter a cabeça em flexão quando o paciente rolar para o decúbito ventral (Fig.13.22C) • Completar o rolamento de modo que o paciente termine deitando-se sobre o lado envolvido e volte a sentar-se (Fig. 13.22D)

Portanto, as tarefas de equilíbrio estático projetadas para melhorar a função vestibular devem combinar uma BDA reduzida e/ou superfícies macias com movimentos de cabeça e/ou treinamento oculomotor. O fisioterapeuta deve adaptar as atividades práticas às necessidades específicas do paciente. Por exemplo, durante os estágios iniciais de recuperação, fazer atividades em pé com uma BDA diminuída com olhos abertos (OA) em uma superfície sólida pode oferecer um desafio substancial. À medida que o paciente progride, pode-se adicionar uma superfície macia e movimentos ativos de cabeça para aumentar a dificuldade, como ao ficar em pé sobre uma espuma e jogar uma bola de uma mão para a outra. Ficar em pé em *tandem* (calcanhar de um pé tocando os dedos do outro pé) sobre uma espuma enquanto joga *paddle ball* (um tipo de frescobol em que a bola está unida à raquete por um fio) é um exemplo de uma intervenção avançada que envolve funções vestíbulo-oculares e vestibulospinais enquanto envolve o paciente em uma atividade de dupla-tarefa. Pegar e arremessar uma bola em pé sobre uma superfície macia é outra atividade que combina rastreamento visual, coordenação entre os olhos e a cabeça, mão com controle postural dinâmico e estímulos somatossensoriais alterados (Fig. 13.23).

Deambular com os olhos fechados (OF), virando a cabeça para os lados e girando todo o corpo são exemplos de prática específica à tarefa para melhorar o controle postural dinâmico. A condição OF simula situações nas quais há ausência de visão, como ao caminhar por um quarto escuro. Deambular virando a cabeça para os lados frequentemente causa distúrbios da marcha em decorrência da interrupção do mecanismo de empurrar e puxar. A prática inicial desta tarefa inclui pedir ao paciente que caminhe 6 m com a cabeça virada para um lado e, em seguida, faça

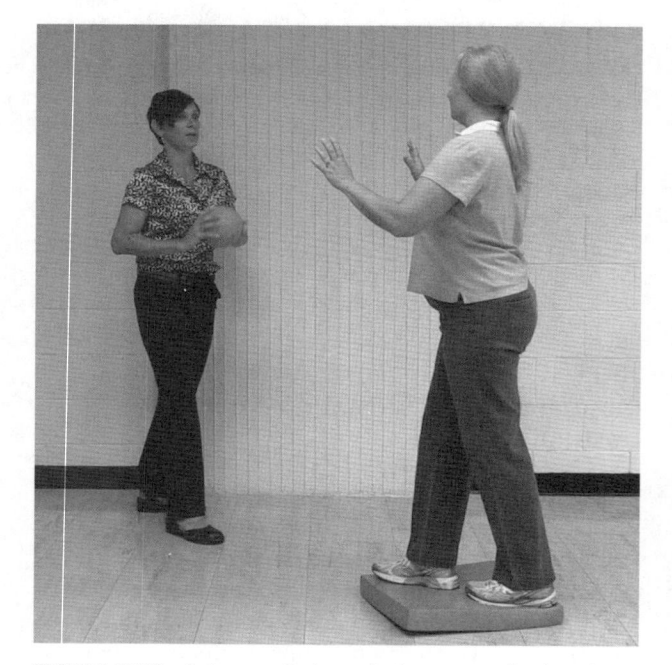

FIGURA 13.23 Intervenção terapêutica avançada. A paciente pega e devolve a bola à fisioterapeuta, enquanto permanece em pé na posição de passo sobre uma espuma, com a cabeça voltada para a direita. Essas condições desafiam todas as funções do sistema vestibular. A atividade pode ser progredida ainda mais com a adição de um componente cognitivo, como cantar uma música.

o mesmo percurso com a cabeça voltada para o lado oposto. No caso de hipofunção unilateral, o paciente geralmente se desvia de um trajeto reto quando a cabeça está voltada para o lado envolvido. Nesse caso, inicialmente pode ser útil para o paciente fixar um alvo visual. Como sempre, o fisioterapeuta deve tomar as medidas apropriadas para garantir a segurança do paciente. As progressões incluem caminhar a mesma distância enquanto gira a cabeça a cada três passos e, por fim, a cada passo. Um exemplo de uma progressão específica à tarefa consiste em caminhar com a cabeça virada para falar com alguém caminhando ao lado do paciente. Consulte o vídeo do Estudo de caso 9: Disfunção vestibular periférica (on-line em www.manoleeducacao.com.br/conteudo-complementar/saude), que contém uma demonstração desta intervenção.

Da mesma maneira, caminhar fazendo curvas rápidas também causa instabilidade para aqueles com perda vestibular. As primeiras estratégias para recuperar o controle postural ao virar envolvem decompor os componentes da tarefa e executá-los em sequência. Em vez de realizar um giro rápido, instrui-se o paciente a realizar giros parciais, girando 90° duas vezes, em vez de 180° de uma só vez. Ao girar, um paciente com equilíbrio dinâmico ruim pode obter um melhor controle ao mover primeiro os olhos na direção da curva, focalizando um alvo visual, e depois mover a cabeça na direção da curva, girando, por fim, o corpo todo. Conforme o paciente progride, os movimentos da cabeça e dos olhos podem ocorrer simultaneamente, com aumento da velocidade de rotação.

> **Observação clínica:** Pontuações de testes e medidas confiáveis se prestam à utilização como objetivos de curto prazo. Por exemplo, se o desfecho declarado para o episódio de cuidado for "A paciente obterá um escore de 23/30 na Functional Gait Assessment, indicando que ela não está mais em risco de quedas", então um objetivo apropriado de curto prazo pode ser "A paciente vai caminhar 6 m com a cabeça voltada para a esquerda e para a direita, sem pisar fora de um percurso de 30 cm de largura".

O treinamento em esteira fornece a prática de caminhada sob condições avançadas em decorrência de alterações nas informações somatossensoriais. Inicialmente, pode-se usar um leve apoio com os dedos, em conjunto com velocidades de marcha mais lentas. À medida que o paciente progride, o apoio de MS deve ser descontinuado e a velocidade da marcha aumentada até o ritmo normal de caminhada do paciente. A sobreposição de rotação da cabeça ou atividades de dupla-tarefa aumentam ainda mais a dificuldade.

Fatores que limitam a recuperação

Continuam surgindo novas evidências apoiando o uso da reabilitação vestibular, mas alguns fatores limitam o prognóstico depois de um insulto vestibular.[2,5,7] O envolvimento do sistema nervoso central, como por esclerose múltipla, acidente vascular encefálico (incluindo as artérias cerebelares anterior-inferior e posterior-inferior) e lesões cerebrais, faz com que a resposta à reabilitação seja mais lenta e aumenta a propensão à ocorrência de déficits residuais. O fisioterapeuta deve considerar isso ao estabe-

lecer um prognóstico e desenvolver um PDC. Da mesma maneira, o potencial de recuperação após uma perda vestibular bilateral é limitado quando comparado com a perda unilateral. Como o envolvimento bilateral não implica que ambos os lados tenham sofrido danos iguais, a recuperação depende da extensão da função remanescente do sistema e a restauração das atividades depende muito da compensação dos sistemas visual e somatossensorial. A doença de Ménière responde às estratégias de reabilitação vestibular no início do processo da doença, mas não a doença de Ménière crônica; pode ser indicado tratamento clínico (p. ex., ablação cirúrgica ou química dos neurônios remanescentes para aliviar os episódios contínuos e diminuir a disparidade entre os lados). Condições e comorbidades pré-existentes que limitam o sistema de controle postural (como a cegueira ou diabetes melito) reduzem o potencial de recuperação, uma vez que as estratégias de compensação e adaptação são restritas. O treinamento e a experiência do fisioterapeuta desempenham um papel essencial nos desfechos alcançados com a reabilitação vestibular. Como afirmado anteriormente neste capítulo, o controle hábil dos distúrbios vestibulares requer um extenso estudo para obter uma competência avançada nessa área da prática clínica. Especificamente, as condições de VPPB atípica, tontura cervicogênica, concussão envolvendo anormalidades do olhar conjugado, incluindo tropia e foria, e distúrbios vestibulares pediátricos, merecem a atenção de profissionais especializados.

Para informações mais detalhadas sobre o tratamento de distúrbios vestibulares, o leitor é direcionado aos trabalhos publicados por Susan Herdman,[5] Janet Helminski[8] e Susan Whitney.[9] Informações sobre educação continuada em reabilitação vestibular estão disponíveis no site da American Physical Therapy Association, www.apta.org, na tabela Careers and Education. Informações específicas sobre testes e medidas apropriados estão disponíveis no site da Seção de Neurologia da American Physical Therapy Association, em www.neuropt.org/professional-resources/neurology-sectionoutcome-measures-recomendations e no banco de dados de medidas de reabilitação em www.rehabmeasures.org.

Atividades práticas para o estudante

As atividades práticas para o estudante do Quadro 13.4 focam em intervenções para examinar, avaliar e tratar pacientes com distúrbios vestibulares. As atividades do Quadro 13.5 fornecem oportunidades para a tomada de decisões clínicas, fazendo com que o leitor determine intervenções apropriadas para problemas clínicos específicos. No Quadro 13.6, os leitores são orientados a analisar o Estudo de caso 9: Disfunção vestibular periférica, e fornecer respostas às questões de orientação. A revisão do histórico do caso, dos dados avaliativos e dos segmentos gravados em vídeo oferece oportunidades adicionais para a tomada de decisões clínicas e promove a integração dos princípios de reabilitação vestibular.

QUADRO 13.4 Atividade prática para o estudante: intervenções para examinar, avaliar e tratar transtornos vestibulares

Objetivo: praticar a administração e a avaliação de testes e intervenções vestibulares.

Equipamentos necessários: maca, gráfico ETDRS.

Instruções: trabalhando em grupos de 3 a 4 estudantes, realize as atividades vestibulares apresentadas a seguir. Os membros do grupo assumirão papéis diferentes (descritos a seguir) e trocarão de papéis cada vez que o grupo avançar para um novo tópico do esquema.

- Um indivíduo assume o papel de fisioterapeuta e participa da discussão.
- Um indivíduo atua como paciente e participa da discussão.
- Os membros restantes participam da discussão e fornecem *feedback* de apoio durante as demonstrações. Um membro deste grupo deve ser designado "verificador de fatos" e retomará o conteúdo do texto para confirmar elementos da discussão (se necessário) ou se não se chegar a um acordo.

Deve-se pensar em voz alta, fazer *brainstorming* e compartilhar pensamentos durante toda a atividade. Realize as atividades a seguir para cada item listado abaixo.

1. Discuta a atividade, incluindo o posicionamento do paciente e do fisioterapeuta, as indicações de uso e os comandos verbais e contatos manuais apropriados.
2. Discuta a *realização* da atividade e a avaliação da técnica utilizada pelo fisioterapeuta e paciente designados, incluindo as precauções de segurança adequadas, recomendações e sugestões de melhoria e estratégias para tornar a atividade *mais* desafiadora ou *menos* desafiadora para o paciente.
3. Discuta as *respostas* às questões de orientação apresentadas após cada atividade.

Se algum membro do grupo achar que precisa praticar a atividade e a técnica, o grupo deve alocar tempo para acomodar a solicitação. Todos os membros do grupo que fornecem informações (recomendações, sugestões e *feedback* de apoio) também devem acompanhar essa prática.

Realize as seguintes técnicas de exame:
- Olhar espontâneo.
- Nistagmo evocado pelo olhar.

Questões de orientação

1. Se o olho se move simplesmente para cima e para baixo, que tipo de comprometimento vestibular está implicado?
2. Se o olho se move para a esquerda nas três posições da órbita (centro, olhando para a direita, olhando para a esquerda), que tipo de comprometimento vestibular está implicado?
3. Se o olho se move para a direita no centro da órbita e ao olhar para a direita, que tipo de comprometimento vestibular está implicado?
4. Se o olho se move para a direita ao olhar para a direita e para a esquerda ao olhar para a esquerda, que tipo de comprometimento vestibular está implicado?

Realize as seguintes técnicas de exame:
- Perseguição suave – rastreie um alvo em movimento que cruza o campo visual.
- Movimentos sacádicos – capacidade de localizar e alternar entre dois alvos.

O fisioterapeuta observa a capacidade do paciente de realizar o movimento harmoniosamente.

Questões de orientação

1. O que seria um achado que poderia ser considerado anormal?
2. Se o paciente for incapaz de realizar um ou ambos os testes, qual tipo de comprometimento vestibular está implicado?

Realize as seguintes técnicas de exame:
- Teste de Impulso da Cabeça.
- Acuidade visual dinâmica usando o gráfico ETDRS.

O fisioterapeuta determina a presença ou ausência de estabilidade do olhar.

Questão de orientação

1. Se o paciente não consegue manter o olhar no nariz do avaliador tanto com o olho direito como com o olho esquerdo, que tipo de comprometimento vestibular está implicado?

Realize as seguintes técnicas de exame para o nistagmo posicional/VPPB:
- Teste de Dix-Hallpike.
- Manobra de rolamento da cabeça.

O fisioterapeuta orienta o paciente a manter os olhos abertos e (se capaz) determina a direção do nistagmo.

Questões de orientação

1. Se o paciente não demonstra nistagmo, mas se queixa de tontura, que tipo de comprometimento está implicado?
2. Se o paciente demonstra nistagmo que começa 5 a 10 segundos depois de estar na posição de teste e dura menos de 1 minuto, que tipo de comprometimento vestibular está implicado?
3. Se, durante o teste de Dix-Hallpike, o paciente demonstra um nistagmo no sentido horário e movimento para cima, que tipo de comprometimento vestibular está implicado? Qual intervenção é necessária para remediar o problema?
4. Se, durante a manobra de rolamento da cabeça, o paciente demonstra um nistagmo de movimento para a direita com a cabeça virada para a direita e um nistagmo de movimento para a esquerda com a cabeça virada para a esquerda, que tipo de comprometimento vestibular está implicado? Qual intervenção é necessária para remediar o problema?

(continua)

QUADRO 13.4 Atividade prática para o estudante: intervenções para examinar, avaliar e tratar transtornos vestibulares *(continuação)*

Demonstre as seguintes intervenções para a VPPB:
- Pratique as manobras de reposicionamento descritas previamente.
- Pratique a manobra de Epley modificada para o lado oposto.
- Pratique a manobra de Barbecue para o lado oposto.

Questão de orientação

1. Quais instruções são importantes que o paciente entenda antes de começar essas intervenções?

Demonstre as seguintes intervenções para a estabilidade do olhar:
- Pratique com o paciente exercícios de deslocamento do olhar, que serão parte de um programa de exercícios domiciliares.
- Pratique com o paciente exercícios de adaptação × 1, que serão parte de um programa de exercícios domiciliares.

Questão de orientação

1. Em que condições você escolheria uma técnica em detrimento da outra?

QUADRO 13.5 Atividade prática para o estudante: praticando a escolha de intervenções apropriadas para problemas clínicos específicos

Objetivo: com base nos problemas clínicos e dados específicos do paciente, identifique os fatores que contribuem para as queixas de "tontura" e escolha intervenções terapêuticas adequadas para remediá-los. Apresentam-se a seguir os achados significativos da avaliação fisioterapêutica de um paciente com diagnóstico de distúrbio vestibular para cada caso clínico.
Instruções: com base nas informações clínicas fornecidas, determine uma hipótese de diagnóstico e liste três intervenções terapêuticas apropriadas para esse paciente. As intervenções escolhidas devem ser aquelas que seriam empregadas durante as três primeiras sessões de tratamento.

Caso 1

Queixas subjetivas: o paciente se sente como se estivesse sendo empurrado para a esquerda ao caminhar; sente-se instável ao levantar e deitar no leito.

História: início súbito de tontura que começou há 3 semanas; desequilíbrio com vômitos que durou 3 dias, com melhora gradual; perda auditiva moderada na orelha esquerda.

Testes e medidas

Exame oculomotor: nistagmo com movimento para a direita, com o olhar nas posições média, esquerda e direita.

Testes de estabilidade do olhar: (+) TIC para a esquerda; (-) TIC para a direita; duas linhas de diferença no ETDRS para ACVD, mas teste reproduz sintomas.

Controle postural e marcha: DGI = 18/24; instável ao deambular com a cabeça virando para a direita/esquerda e para cima/baixo; > 3 segundos para virar e parar, com estratégias de passo para evitar a PDE.

Testes posicionais: (-) Dix-Hallpike; (-) manobra de rolamento da cabeça.

Limitações à atividade e restrições à participação: DHI = 32/100; incapaz de retornar ao trabalho de carteiro do correio norte-americano.

Hipótese de diagnóstico: _____

Intervenções:

1.
2.
3.

Caso 2

Queixas subjetivas: sente-se instável e relata visão embaçada, dificuldade de leitura à noite; nega vertigem.

História: visão e audição intactas.

Testes e medidas

Exame oculomotor: nistagmo que muda de direção no final do olhar ao olhar para a direita e para a esquerda; controle ruim dos movimentos sacádicos e das perseguições suaves.

Testes de estabilidade do olhar: (-) TIC para direita e esquerda.

Controle postural e marcha: FGA = 21/30; ↓ estabilidade às mudanças de velocidade da marcha; dá um passo sobre uma caixa de sapato; dá cinco passos em *tandem*; desvia 33 cm do percurso ao deambular com os olhos fechados; incapaz de andar de costas sem perder o equilíbrio.

Testes posicionais: (-) Dix-Hallpike; (-) manobra de rolamento da cabeça.

Limitações à atividade e restrições à participação: tropeça com frequência ao caminhar ao ar livre e ao fazer compras; dificuldade em completar trabalhos no computador.

Hipótese de diagnóstico: _____

Intervenções:

1.
2.
3.

(continua)

QUADRO 13.5 Atividade prática para o estudante: praticando a escolha de intervenções apropriadas para problemas clínicos específicos *(continuação)*

Caso 3

Queixas subjetivas: relata tontura giratória/vertigem ao lavar o cabelo no chuveiro, deitar-se no leito e recostar-se na poltrona; relata sintomas que duram segundos.

História: início súbito dos sintomas há 6 semanas; nega perda auditiva, mas relata "pressão" na orelha direita.

Testes e medidas

   Exame oculomotor: DNL.

   Testes de estabilidade do olhar: (+) TIC à direita; (-) TIC à esquerda.

   Controle postural e marcha: mCTSIB; DNL; sem PDE no Teste de Romberg; PDE no Teste de Romberg sensibilizado.

   Testes posicionais: (-) Dix-Hallpike à esquerda; (+) Dix-Hallpike à direita; (-) manobra de rolamento da cabeça à esquerda e à direita.

Limitações à atividade e restrições à participação: DHI = 14/100; dificuldade para dormir; precisa usar três travesseiros e não pode ficar deitado.

Hipótese de diagnóstico: _____

Intervenções:

1.

2.

3.

TIC: Teste de Impulso da Cabeça; ETDRS: Early Treatment Diabetic Retinopathy Study; DHI: Dizziness Handicap Inventory; DGI: Dynamic Gait Index; PDE: perda de equilíbrio; mCTSIB: modified Clinical Test for Sensory Interaction in Balance; DNL: dentro dos limites normais.

QUADRO 13.6 Atividade prática para o estudante: análise de estudo de caso – juntando tudo

Objetivo: integrar os princípios da avaliação e das intervenções vestibulares no formato de estudo de caso.

Instruções: leia o Estudo de caso 9: Disfunção vestibular periférica, consulte on-line os segmentos de vídeo do caso e responda às questões de orientação.

RESUMO

Este capítulo apresentou uma visão geral da anatomia, fisiologia e funções básicas do sistema vestibular para fornecer ao fisioterapeuta iniciante as informações fundamentais necessárias para prestar intervenções eficazes a um indivíduo com um distúrbio vestibular. Introduziram-se transtornos vestibulares centrais e periféricos comuns, juntamente com diferenças fundamentais nas manifestações clínicas. Forneceram-se instrumentos de exame baseados em evidências, bem como uma estrutura básica para a seleção de intervenções apropriadas. Em decorrência da sua versatilidade, apresentaram-se as manobras de Epley modificada e Barbecue como ferramentas para o tratamento da VPPB, bem como explicaram-se os conceitos de habituação, adaptação e compensação.

REFERÊNCIAS

1. Kandel, ER, et al. Principles of Neural Science, ed 5. New York, Mc-Graw-Hill, 2013.
2. Shubert, MC. Vestibular disorders. In O'Sullivan, SB, Schmitz, TJ, and Fulk, GD (eds): Physical Rehabilitation, ed 6. Philadelphia, F.A. Davis, 2014.
3. Lundy-Ekman, L. Neuroscience Fundamentals for Rehabilitation, ed 4. St. Louis, Elsevier Saunders, 2013.
4. Baloh, RW, and Kerber, KA. Clinical Neurophysiology of the Vestibular System, ed 4. New York, Oxford University Press, 2011.
5. Herdman, SJ. Vestibular Rehabilitation, ed 3. Philadelphia, F.A. Davis, 2007.
6. Shumway-Cook, A, and Horak, B. Assessing the influence of sensory interaction on balance: suggestions from the field. Phys Ther, 1986; 66:1548–1550.
7. VEDGE Task Force. Application of the Vestibular EDGE Task Force Recommendations. Presented at: American Physical Therapy Association Combined Sections Meeting. February 3–6, 2014; Las Vegas, Nevada.
8. Helminski, JO, Holmberg, J, and Rabbitt, R. Translating the biomechanics of benign paroxysmal positional vertigo to the differential diagnosis and treatment. Presented at: American Physical Therapy Association Combined Sections Meeting. February 3–6, 2014; Las Vegas, Nevada.
9. Furman, JM, Cass, SP, and Whitney, SL. Vestibular Disorders: A Case-Study Approach to Diagnosis and Treatment, ed 3. New York, Oxford University Press, 2010.
10. Shumway-Cook, A, and Woollacott, M. Motor Control—Theory and Practical Applications, ed 4. Baltimore, Williams & Wilkins, 2012.
11. Jacobson, GP, and Newman, CW. The development of the Dizziness Handicap Inventory. Arch Otolaryngol Head Neck Surg, 1990; 116:424.

PARTE II

Estudos de caso

Na Parte 2, temos o privilégio de reunir um grupo de excelentes profissionais norte-americanos para contribuir com estudos de caso nos formatos escrito (Parte 2) e audiovisual (vídeos). Os fisioterapeutas colaboradores demonstraram um extraordinário comprometimento com a aprendizagem do leitor. Sua excelência coletiva é refletida na apresentação dos casos, nas questões de orientação apresentadas e nas decisões críticas necessárias à medida que os estudantes avançam nos casos.

Os objetivos primordiais da Parte 2 são fornecer ao estudante a oportunidade de interagir com o conteúdo e promover habilidades de tomada de decisão clínica, avaliando os dados do exame para determinar o *diagnóstico*, o *prognóstico* e o *plano de cuidados*. Esses estudos de caso apresentam diagnósticos familiares à área da reabilitação, com ênfase primordial em melhorar atividades e habilidades significativas para o paciente e que normalmente contribuem para o aprimoramento dos desfechos funcionais e a qualidade de vida. Os casos são guiados pela estrutura conceitual e pelos padrões de prática apresentados no *Guide to physical therapist practice*.

Apresentam-se 15 estudos de caso únicos nos formatos escrito e audiovisual. O conteúdo do caso escrito é ainda dividido nas categorias (1) *Exame* e (2) *Avaliação, diagnóstico e prognóstico* e *plano de cuidado*. A avaliação dos dados do exame fisioterapêutico (histórico, revisão de sistemas e testes e medidas específicas) fornece ao estudante as informações necessárias para basear as decisões para determinar o diagnóstico, predizer os níveis ideais de recuperação e o período em que ocorrerão, bem como desenvolver o plano de cuidados. Introduzem-se desafios à tomada de decisões do estudante por meio de questões de orientação que abordam considerações específicas do caso usado como exemplo.

Os vídeos apresentados consistem em um material audiovisual de 6 minutos, distribuído entre componentes de amostra do *exame* inicial, das *intervenções* de amostra e dos *desfechos* funcionais. Os três vídeos incluem episódios de filmagem acelerados para demonstrar de modo objetivo o progresso do paciente até o alcance dos desfechos funcionais. A maior parte dos estudos de caso foi filmada ao longo de um período de 4 a 6 semanas. A seguir encontra-se uma breve descrição de cada vídeo.

- ▸ **Exame** (Vídeo 1): o primeiro vídeo concentra-se nos elementos do exame fisioterapêutico. O conteúdo varia de acordo com as manifestações do paciente. A intenção é fornecer uma compreensão mais completa das deficiências e limitações à atividade do paciente, bem como da maneira que elas afetam a função.
- ▸ **Intervenção** (Vídeo 2): com base nas estratégias de intervenção selecionadas pelos fisioterapeutas colaboradores para melhorar os desfechos funcionais, o segundo vídeo apresenta elementos de uma sessão de tratamento fisioterapêutico.
- ▸ **Desfechos** (Vídeo 3): o terceiro vídeo descreve os desfechos funcionais ao final do episódio de cuidado (ou seja, a eficácia das intervenções em resolver deficiências e limitações à atividade). Alguns estudos de caso descrevem atividades similares àquelas apresentadas no primeiro vídeo (exame) para fornecer uma comparação entre *antes* e *depois* do impacto da intervenção.

Durante cada vídeo, a narração que o acompanha direciona o espectador aos elementos específicos representados ou chama a atenção para aspectos únicos do caso. Uma versão em texto de cada narração é apresentada on-line.

Recomenda-se que o estudante use a sequência a seguir ao utilizar os estudos de caso. No entanto, com base nas estratégias, metas e objetivos de aprendizado desejados, a sequência pode variar.

1. **Considere o conteúdo em texto do caso.** Comece com o conteúdo escrito do caso. Suponha que você é o fisioterapeuta que gerencia o caso e acabou de concluir o exame inicial. Analise e organize dados do histórico, revisão de sistemas e testes e medidas.

2. **Veja o exame.** Veja o vídeo várias vezes enquanto observa as deficiências ou limitações à atividade (dados do exame) apresentadas.

3. **Responda às questões de orientação do texto.** Com as informações obtidas a partir dos dados do exame e da observação do desempenho motor do paciente, progrida às questões de orientação do estudo de caso. Essas questões são projetadas para promover habilidades de tomada de decisão clínica por meio da avaliação dos dados do exame, determinar o diagnóstico fisioterapêutico, estabelecer o prognóstico e desenvolver o plano de cuidados.

4. **Veja a intervenção.** O segundo vídeo apresenta trechos que mostram o paciente/fisioterapeuta em uma sessão de tratamento. Isso oferece uma oportunidade única para observar uma amostra de intervenção selecionada pelo fisioterapeuta colaborador para melhorar os desfechos funcionais. Ao visualizar esse vídeo, compare e diferencie as intervenções apresentadas das que você selecionou.

5. **Veja os desfechos.** Por fim, o terceiro vídeo retrata os desfechos funcionais ao final do episódio de cuidado, bem como o impacto do treinamento na resolução de deficiências e limitações funcionais. Ao visualizar esse vídeo, compare e diferencie os objetivos e os desfechos esperados que você identificou dos desfechos funcionais alcançados.

Nota aos estudantes

Um ambiente de aprendizado colaborativo, com pequenos grupos de estudantes trabalhando em um único caso, pode otimizar o aprendizado. Cada componente da sequência pode ser discutido entre os membros do grupo. A discussão oferece uma oportunidade para comparar seus pensamentos e ideias com os de colegas de classe, instrutores ou colegas de profissão.

Medidas de desfecho

Uma variedade de medidas de desfecho é incorporada aos estudos de caso. Algumas são medidas funcionais gerais aplicáveis a um amplo espectro de pacientes, e outras são específicas ao diagnóstico. Esses instrumentos padronizados fornecem informações importantes sobre as limitações à atividade e restrições à participação de um paciente. Na prática clínica, as medidas de desfecho têm várias aplicações, incluindo o fornecimento de dados básicos do paciente para fundamentar metas e desfechos orientados à função no início de um episódio de cuidado, como uma medida do progresso do paciente em direção aos desfechos e resultados, como um indicador da segurança do paciente e como evidência para apoiar a efetividade de uma intervenção específica.

O processo de raciocínio clínico que leva a uma tomada de decisão clínica sólida é um curso de ação que envolve uma gama de habilidades cognitivas que os fisioterapeutas usam para processar informações, tomar decisões e determinar ações. Em um ambiente de saúde que exige eficiência e custo-benefício, os fisioterapeutas são obrigados a tomar decisões complexas sob restrições significativas à prática. Em decorrência da importância desta fase crítica da intervenção fisioterapêutica, a tomada de decisão clínica requer prática contínua e *feedback* durante a preparação profissional. A intenção dos estudos de caso é oferecer uma oportunidade para orientar e facilitar o desenvolvimento desse importante processo.

1 Paciente com traumatismo cranioencefálico

Temple T. Cowden, PT, MPT

▶ Exame

Histórico

- **Dados pessoais:** o paciente é um homem filipino-caucasiano de 41 anos de idade. Ele fala inglês e é destro. Foi internado na sessão adulta do setor de lesão encefálica para reabilitação de pacientes internados depois de um acidente de moto.
- **Antecedentes sociais:** o paciente é ex-fuzileiro naval; tem um filho e é divorciado de sua esposa. Ele mora com a noiva em uma casa de um único andar. Sua noiva tem três filhos que moram com eles, com idades de 12, 13 e 15 anos. A noiva do paciente não trabalha fora de casa, mas é responsável pela cozinha, lavanderia, limpeza e manutenção da casa, além de cuidar das crianças.
- **Antecedentes ocupacionais:** o paciente trabalhava como inspetor para uma empresa de segurança contra incêndio. Seu trabalho envolvia dirigir para vários locais onde ele inspecionava e testava vários equipamentos de segurança contra incêndio (como alarmes de incêndio, extintores de incêndio e assim por diante), o que envolvia uma quantidade moderada de atividade física.
- **Ambiente doméstico:** o paciente reside em uma residência de um andar, dividida em dois níveis, com um degrau para entrar na área principal da sala de estar da casa. Há três degraus para entrar na casa, sem corrimãos nem rampa.
- **Estado geral de saúde:** o paciente está clinicamente estável e é capaz de participar de um programa de reabilitação. Antes dessa lesão, acredita-se que tinha boa saúde geral.
- **Hábitos sociais e de saúde:** o paciente gosta de jogar basquete e softbol com seus amigos. Antes da lesão, ele não estava envolvido em um programa de exercícios formais, mas permanecia ativo praticando esportes, passando tempo com as crianças e por meio das atividades ocupacionais. O paciente afirma que suas atividades favoritas são andar de motocicleta e frequentar bares. Embora não esteja claro em que quantidade, o paciente tem um histórico de consumo de álcool; o uso de outras drogas ilícitas é desconhecido.
- **Antecedentes de saúde/cirúrgicos:** os antecedentes de saúde são desconhecidos, pois os prontuários clínicos da instituição de saúde anterior estão incompletos. O paciente está agitado e é incapaz de responder às perguntas de maneira consistente e adequada. Os antecedentes cirúrgicos antes desta lesão são desconhecidos.
- **História da doença atual:** trata-se de um homem de 41 anos de idade, vítima de acidente de motocicleta enquanto conduzia embriagado em 28 de junho. O paciente teria sido encontrado a aproximadamente 21 m do local do impacto. Ele foi trazido de ambulância a um hospital com pontuação de 1-1-1 na Escala de Coma de Glasgow (GCS); a pressão arterial era de 90 sistólica (diastólica não documentada), com frequência cardíaca de 160 batimentos por minuto e saturação de oxigênio (SpO_2) de 80% à oximetria de pulso. Em razão do baixo escore na GCS e diminuição da oxigenação, o paciente foi imediatamente entubado e ventilado. Observou-se que ele tinha pupilas de 2 mm bilateralmente, não reativas, com função motora evidente apenas no lado esquerdo. Havia múltiplas abrasões de pele no ombro, tórax e quadril direito. Ao ser admitido na unidade de emergência, o paciente foi submetido à tomografia computadorizada (TC) e foi diagnosticado: tórax com múltiplas fraturas de costelas, contusões pulmonares, pneumotórax, contusão e laceração do lobo direito do fígado com hemoperitônio (presença de sangue na cavidade peritoneal), subluxação com fratura da articulação acromioclavicular direita e fraturas das bases dos quarto e quinto metacarpais direitos. A tomografia computadorizada (TC) do encéfalo mostrava sangue no quarto ventrículo, no tronco encefálico, na parte superior da medula espinal cervical e no espaço subaracnóideo (hemorragia subaracnóidea e hemorragia intracraniana). O paciente foi transferido

à unidade de terapia intensiva (UTI), onde realizaram-
-se consultas à neurocirurgia, doenças infecciosas e or-
topedia. Inseriu-se um cateter de triplo lúmen e um
tubo de gastrostomia. Nenhuma outra intervenção cirúrgica foi planejada naquele momento. O paciente
permaneceu em estado crítico na UTI com suporte
ventilatório completo por aproximadamente 2 semanas. Em 3 de julho, o paciente foi submetido a uma tra-
queotomia. O paciente foi submetido a drenagem e debridamento da ferida de quadril direito e dispositivo
de fechamento assistido por vácuo (VAC) em 23 de julho. Em 24 de julho, em decorrência da deterioração
da função renal, o paciente foi diagnosticado com insuficiência renal aguda causada por sepse e toxicidade
por contraste. No dia 31 de julho, o paciente foi submetido a irrigação, drenagem e redução aberta e fixação
interna da articulação carpometacarpal dos quarto e
quinto metacarpais direitos, com planos de imobilização
por 6 semanas. Em 4 de agosto, o paciente apresentou
um episódio de assistolia após a remoção do cateter de
triplo lúmen, o que exigiu reanimação cardiopulmonar (RCP) e atropina. Em razão do fechamento da ferida do quadril direito e da suspeita de fasciíte necro-
tizante, foi submetido a debridamento da ferida e
irrigação do tecido subcutâneo e do músculo em 13 de
agosto. Descobriu-se então que o paciente apresentava trombose venosa profunda (TVP) femoral poplítea
bilateral e fibular esquerda, e colocou-se um filtro de
veia cava inferior. No início de setembro, o paciente foi
considerado clinicamente estável. Ele foi capaz de tolerar um colar de traqueostomia; estava mais alerta e,
às vezes, era capaz de responder a perguntas e comunicar seus desejos e necessidades básicas. No entanto,
frequentemente ficava agitado. O paciente foi decanu-
lado (remoção da traqueostomia) antes da transferência para o centro de reabilitação, mas a data exata não
foi indicada.

Admissão ao centro de reabilitação

- **Queixas principais:** no momento do exame inicial (10
  de setembro), o paciente parecia estar muito agitado,
  inquieto e impulsivo. Ele se queixava de dor no estô-
  mago e nas costas. Ele também repetidamente gritava
  por sua noiva e pelo "doutor" (médico). O paciente parece ter hipersensibilidade ao toque e dor em todo o
  membro superior (MS) direito. Tem aparência diafo-
  rética, com pressão arterial de 150/110 mmHg e frequência cardíaca de 132 batimentos por minuto.
- **Estado funcional:** antes da lesão, o paciente era independente em todas as atividades básicas de vida diária
  (ABVD) e atividades instrumentais de vida diária
  (AIVD).
- **Medicamentos:** na admissão, o paciente estava em uso
  dos seguintes fármacos: Colace®, Dulcolax®, buspiro-
  na, panopina, metoprolol, omeprazol, ranitidina (alte-

rado para Prevacid® na admissão), Lovenox®, sertralina e olanzapina. O paciente também estava tomando
Vicodin® e levetiracetam para uso profilático (o paciente não tem histórico de convulsões). Na admissão,
isso foi alterado para Neurontin® porque descobriu-se
que o levetiracetam piora a agitação em alguns pacientes.

▶ Revisão de sistemas

- **Sistema cardiovascular/pulmonar:**
  - Frequência cardíaca: 132 batimentos por minuto, na
    posição sentada na beirada do leito com ritmo re-
    gular.
  - Frequência respiratória: 18 respirações por minuto.
  - Pressão arterial: 150/110 mmHg.
  - Saturação de oxigênio: 98% em ar ambiente.
  - Temperatura: 36,8°C.
  - Edema: edema leve bilateral nas pernas e nos pés; pé
    direito 2+, pé esquerdo 1+.
- **Sistema tegumentar:**
  - Cicatriz(es): quadril direito com cicatriz bem fecha-
    da. Cicatriz na linha mediana do abdome superior
    (da colocação do tubo de gastrostomia). A mão di-
    reita tem suturas nos quarto e quinto dedos.
  - Cor da pele: tecido necrótico preto nos segundo e
    terceiro dedos esquerdos. O rosto está pálido, suado
    e quente ao toque.
  - Integridade da pele: ferida de traqueostomia em ci-
    catrização. Ressecamento excessivo e descamação
    de ambos os pés. Unhas dos pés excessivamente lon-
    gas e espessas, bilateralmente. Escoriação em MS es-
    querdo.
- **Sistema musculoesquelético:**
  - Simetria geral: deformidade óbvia no ombro direito
    decorrente da subluxação. O paciente mantém o co-
    tovelo direito fletido a cerca de 90°. O paciente não
    tem orientação normal em relação à linha mediana.
    Requer alguma ajuda para manter o equilíbrio na
    posição sentada sem apoio às costas.
  - Amplitude de movimento (ADM) geral: observadas
    limitações em MS direito no ombro (flexão, abdu-
    ção e rotação lateral), cotovelo e punho. ADM de MS
    esquerdo dentro dos limites funcionais (DLF). Ob-
    serva-se diminuição da ADM em ambos os joelhos
    (Fig. EC1.1).
  - Força geral de MS e membro inferior (MI) direito: o
    MS direito demonstra fraqueza significativa e em ge-
    ral é mantido em uma posição fletida (Fig. EC1.2).
    O paciente é capaz de mover ativamente o MI direi-
    to contra a gravidade (Fig. EC1.3).
  - Altura: 1,93 m.
  - Peso: 89,9 kg.
- **Sistema neuromuscular:**
  - Coordenação geral: o paciente é capaz de passar do
    decúbito dorsal para a posição sentada na beirada

do leito sem ajuda. No entanto, ele requer supervisão ao sentar sem apoio nas costas por períodos prolongados, em razão do déficit de equilíbrio e da postura flexionada para a frente com controle de tronco diminuído. Quando sentado, é incapaz de realizar movimentos de alcançar fora de sua base de apoio (BDA) sem perda do equilíbrio. É incapaz de realizar transferências de sentado para em pé, mesmo com o leito elevado, sem auxílio máximo do fisioterapeuta em decorrência da dificuldade em planejar a tarefa e da força diminuída de MI (Fig. EC1.4). O paciente necessita de assistência máxima para se deslocar do leito para a cadeira de rodas em decorrência da impulsividade, da diminuição da força e do equilíbrio prejudicado. A capacidade de deambulação não pôde ser examinada inicialmente por preocupações com a segurança, bem como pela agitação do paciente.

- Função motora (controle motor e aprendizagem motora): o paciente é capaz de mover voluntariamente os quatro membros. A fraqueza de MS direito é maior distal do que proximalmente. Ele é capaz de seguir comandos simples para os movimentos, mas com pouca consistência, o que parece ser resultado de um comportamento inquieto e agitado. Não há clônus de tornozelo.
- Comunicação e cognição: o paciente está alerta e orientado em relação a pessoas e lugares. A voz é levemente disártrica, mas em geral é possível compreender o paciente. Na instituição de saúde prévia, o paciente havia participado minimamente de um programa de fonoaudiologia; ele não havia recebido nenhum serviço de fisioterapia anterior. O paciente

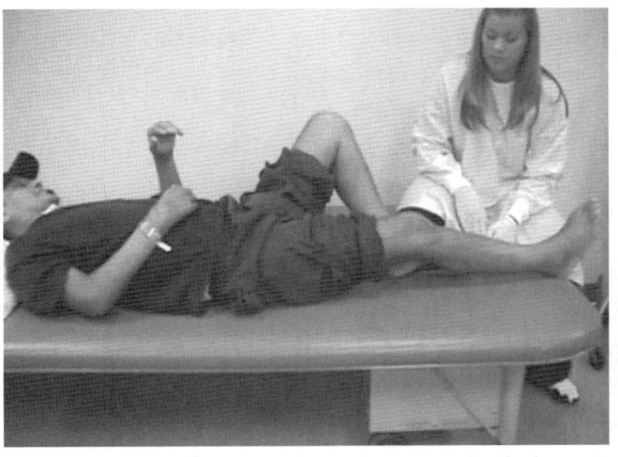

FIGURA EC1.1 Evidenciam-se limitações na amplitude de movimento do joelho direito (ausência de extensão total). *Não mostrado:* também há limitações no joelho esquerdo.

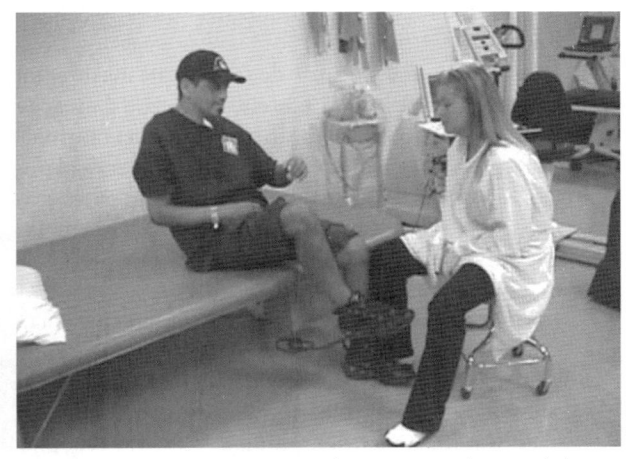

FIGURA EC1.3 Na posição sentada, o paciente é capaz de levantar o MI direito contra a gravidade (flexão de quadril com flexão de joelho). É importante observar o deslocamento posterior do tronco, que acompanha a elevação do membro; o paciente passa a se sentar sobre o sacro.

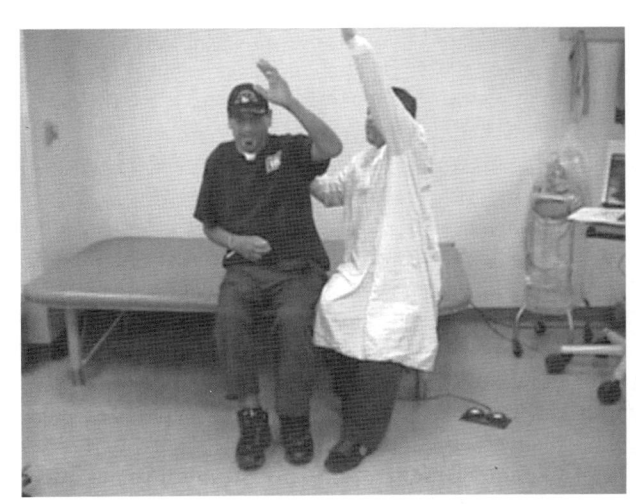

FIGURA EC1.2 Na posição sentada, evidencia-se fraqueza significativa no MS direito (incapaz de se mover contra a gravidade). O MS direito permanece flexionado e aduzido, com a mão firmemente fechada. O MS esquerdo é capaz de se mover contra a gravidade (o ombro abduz e gira lateralmente com flexão de cotovelo).

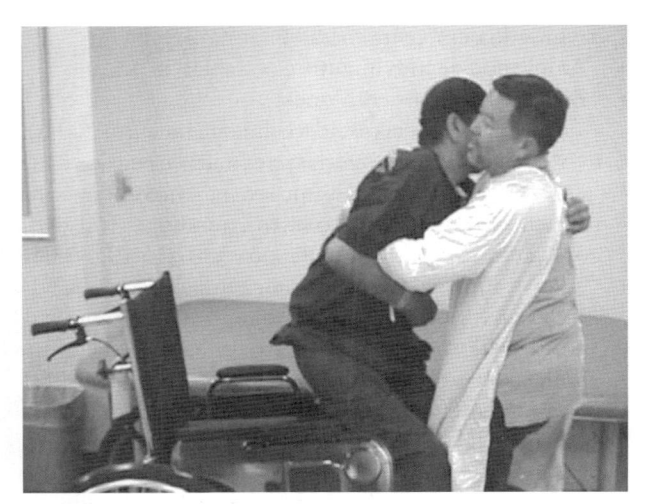

FIGURA EC1.4 O paciente necessita de assistência máxima para se transferir da cadeira de rodas para a maca. O paciente não tem controle da extensão nos quadris e nos joelhos. O MS direito permanece fletido e aduzido, com a mão firmemente fechada.

está muito inquieto, continuamente contorcendo-se e realizando movimentos para passar do decúbito dorsal para a posição sentada no leito. Demonstra comportamento impulsivo; tenta passar por cima das grades do leito e se deita sem levar em conta sua posição no leito ou a presença das grades. Responde questões pessoais simples de maneira apropriada, mas é bastante distraído e tem precisão de aproximadamente 60% para informações pessoais conhecidas.

▶ Testes e medidas

▶ **Integridade sensorial:**
   - A sensibilidade ao toque e à dor superficial parecem totalmente intactas, tanto nos MI como no MS esquerdo.
   - O fisioterapeuta é incapaz de realizar até mesmo um exame tátil geral no MS direito em razão da reação de proteção do paciente. Incapaz de testar formalmente a sensibilidade ao toque e à dor superficial por causa da incapacidade do paciente de seguir as instruções do teste (em decorrência das deficiências cognitivas e da atenção reduzida).

▶ **Força muscular:**
   - Incapaz de examinar com precisão a força muscular, em razão da dificuldade do paciente em seguir as instruções do teste. (*Observação:* Aproximadamente 2 dias após a consulta inicial, o fisioterapeuta conseguiu realizar o teste manual de força muscular [TMFM].) O MI direito é fraco; o paciente é incapaz de mover todas as articulações ao longo da amplitude completa contra a gravidade. Ver Tabela EC1.1. O paciente não está disposto a sequer tentar mover o MS direito em razão das queixas de dor e fraqueza. Observa-se atrofia do deltoide direito. O MS esquerdo demonstra força funcional geral.

▶ **Amplitude de movimento:** Ver Tabela EC1.2.

▶ **Função de nervos cranianos:**
   - Os campos visuais estão totalmente intactos (NC II). As pupilas estão simétricas, redondas e reativas à luz e acomodação; os músculos extraoculares estão intactos (NC III, IV, V); o rosto é simétrico (NC VII).
   - A audição está totalmente intacta (NC VIII). O palato é simétrico em elevação; a fonação é clara (NC IX, X). A língua está na linha mediana, com protrusão e ADM limitada (NC XII).

▶ **Reflexos tendinosos profundos:** MS esquerdo 1+, MI direito 2+, reflexo patelar bilateral 2+, reflexo do calcâneo bilateral 1+. Legenda para a classificação:
   - 0, sem resposta.
   - 1+, presente mas deprimido, normal diminuído.
   - 2+, médio, normal.
   - 3+, aumentado, mais vivo que a média, mas não necessariamente anormal.
   - 4+, muito vivo, hiperativo com clônus, anormal.

TABELA EC1.1   Teste manual de força muscular de MI

Articulação	Movimento	Esquerdo	Direito
Quadril	Flexão	3/5	3/5
	Extensão	2/5	2/5
	Abdução	2/5	2/5
Joelho	Flexão	3/5	3/5
	Extensão	3/5	3/5
Tornozelo	Dorsiflexão	3/5	2/5
	Flexão plantar (testado em decúbito dorsal)	2/5	2/5

Todos os escores são baseados em uma escala de 0 a 5: 5: normal; 4: bom; 3: regular; 2: ruim; 1: indício; 0: ausência de contração.

TABELA EC1.2   Exame da amplitude de movimento passiva (em graus)

Articulação	Movimento	Esquerdo	Direito
Ombro	Flexão	DLF	0-90*
	Extensão	DLF	DLF
	Abdução	DLF	0-80*
	Rotação medial	DLF	DLF
	Rotação lateral	DLF	0-30*
Cotovelo	Flexão	DLF	15-150
Punho	Flexão	DLF	0-60
	Extensão	DLF	0-30
Quadril	Flexão	DLF	DLF
	Extensão	DLF	DLF
	Abdução	DLF	DLF
Joelho	Flexão	5-110	3-110
	Extensão	Incapaz de alcançar a extensão total de joelho	
Tornozelo	Dorsiflexão	DLF*	DLF*
	Flexão plantar	DLF	DLF

*Indica que o movimento foi acompanhado por dor.
DLF: dentro dos limites funcionais.

▶ **Equilíbrio:**
   - O paciente demonstra equilíbrio ruim na posição sentada, embora seja capaz de se sentar de maneira independente, usando um apoio para as costas. Ele é incapaz de realizar movimentos de alcançar fora da sua BDA para realizar atividades funcionais sem que haja perda do equilíbrio ou queda. Ele tipicamente mantém postura cifótica.
   - O paciente tem equilíbrio ruim em pé, já que é incapaz de alcançar ou manter a posição ortostática sem assistência máxima do fisioterapeuta. Ele é incapaz de realizar movimentos dinâmicos em posição ortostática sem perder o equilíbrio.

▶ **Marcha:** incapaz de examinar.

- Atividades da vida diária (AVD):
  - ABVD: requer assistência moderada a máxima ou total dependência para execução de todas as ABVD.
  - AIVD: dependente.

▶ Avaliação, diagnóstico e prognóstico, e plano de cuidados

Observação: antes de considerar as questões de orientação a seguir, ver o vídeo "Estudo de caso 1 – Exame" para melhorar a compreensão das deficiências e limitações à atividade do paciente. Depois de concluir as questões de orientação, ver o vídeo "Estudo de caso 1 – Intervenção" para comparar e diferenciar as intervenções apresentadas das que você selecionou. Por último, ver o vídeo "Estudo de caso 1 – Desfechos" para comparar e diferenciar os objetivos e os desfechos esperados que você identificou dos desfechos funcionais alcançados.

Questões de orientação

1. Descreva as manifestações clínicas deste paciente em termos de:
   a) Deficiências.
   b) Limitações à atividade.
   c) Restrições à participação.
2. Identifique três deficiências que você abordaria inicialmente para melhorar as limitações à atividade e restrições à participação deste paciente.
3. Identifique três metas para abordar as deficiências identificadas previamente e os desfechos esperados para melhorar as limitações à atividade e as restrições à participação deste paciente.
4. Descreva três intervenções de tratamento focadas nos desfechos funcionais, que podem ser usadas durante as duas primeiras semanas de tratamento. Indique como você pode progredir cada intervenção e inclua uma breve justificativa para suas escolhas.
5. Quais importantes precauções de segurança devem ser observadas durante o tratamento deste paciente?
6. Identifique fatores, tanto positivos (ativos) como negativos, que influenciam na determinação do prognóstico de recuperação deste paciente.
7. Descreva estratégias que possam ser usadas para desenvolver habilidades de autogerenciamento e para promover a autoeficácia a fim de alcançar metas e desfechos.
- Como o fisioterapeuta pode facilitar o trabalho em equipe interdisciplinar para ajudar a alcançar as metas e desfechos funcionais identificados?

▶ Visualizando o caso – Paciente com traumatismo cranioencefálico

Como os estudantes aprendem de maneiras diferentes, a apresentação do caso em vídeo (exame, intervenção e desfechos) é projetada para promover o engajamento com o conteúdo, possibilitar a progressão individualizada ou em grupo e usar o formato ou a combinação de formatos (escrito e audiovisual) mais adequado(a) ao(s) estudante(s). O vídeo representa o formato audiovisual.

Resumo do vídeo

O paciente é um homem de 41 anos com traumatismo cranioencefálico em reabilitação ativa. O vídeo mostra as etapas de exame e intervenção para episódios de atendimento em regime de internação e ambulatorial. Os desfechos foram filmados em 3 e 7 semanas depois do exame inicial.

2 Paciente com traumatismo cranioencefálico: treinamento locomotor e do equilíbrio

Heidi Roth, PT, MSPT, NCS
Jason Barbas, PT, MPT, NCS

▶ Exame

Histórico

▸ **Dados pessoais:** homem caucasiano, destro, 47 anos.
▸ **Antecedentes sociais:** solteiro; sua mãe mora na região.
▸ **Antecedentes ocupacionais:** não trabalha desde sua lesão, há 2 anos, mas já trabalhou para uma empresa de fabricação de garagens.
▸ **Escolaridade:** ensino superior completo.
▸ **Ambiente doméstico:** atualmente reside em um apartamento de vida assistida.
▸ **Estado geral de saúde:** boa saúde geral, levemente acima do peso, com diminuição na tolerância às atividades físicas.
▸ **Hábitos sociais e de saúde:** estilo de vida basicamente sedentário, tabagista e relata beber de 5 a 6 doses de bebida alcoólica por semana. Sua rede social se limita a visitar sua mãe e outros residentes da instituição de vida assistida. Relata usar uma academia local ocasionalmente.
▸ **Antecedentes familiares:** não relata qualquer antecedente familiar significativo de condições médicas importantes.
▸ **Antecedentes de saúde/cirúrgicos:** traumatismo cranioencefálico há cerca de 2 anos, durante uma colisão automobilística.
▸ **Condição atual/queixa principal:** veio para receber serviços de fisioterapia ambulatorial. Relata declínio na resistência, dificuldade em mover a perna esquerda e também piora no equilíbrio com quedas em casa (duas quedas nos últimos 2 meses).
▸ **Nível de atividade:** independente no ambiente doméstico em todas as atividades básicas da vida diária (ABVD) e requer assistência na comunidade e para atividades instrumentais da vida diária (AIVD) (p. ex., gerenciar suas finanças e medicamentos). Relata andar com bengala às vezes, mas também usa andador com rodas. Recentemente comprou uma *scooter* motorizada e relata diminuição no nível de atividade desde a compra da *scooter*. Antes da lesão, o paciente era independente em todas as ABVD e AIVD.
▸ **Medicamentos:** no momento da admissão aos serviços ambulatoriais, fazia uso dos seguintes medicamentos: metformina, 500 mg, 2 vezes/dia; metoprolol, 50 mg, 2 vezes/dia; trazodona, 50 mg, 1 vez/dia; Zanaflex®, 2 mg, 4 vezes/dia; hidroclorotiazida, 25 mg, 1 vez/dia; vitamina B1, 100 mg, 1 vez/dia; Prilosec®, 20 mg, 1 vez/dia; Reglan®, 10 mg, 3 vezes/dia; diciclomina, 20 mg, 2 vezes/dia; amantadina HCl, 100 mg, 1 vez/dia; tramadol, 50 mg a cada 6 horas, conforme necessário; ácido fólico, 1 mg, 1 vez/dia; ibuprofeno, 800 mg, 3 vezes/dia, conforme necessário; multivitamínicos, 1 vez/dia; BuSpar® HCl, 5 mg, 2 vezes/dia.

▶ Revisão de sistemas

▸ **Comunicação/cognição:**
 - Escala de nível cognitivo Rancho Los Amigos: nível 7.
 - Embora seja independente na comunicação verbal, demonstra um pensamento concreto, diminuição na memória de curto prazo, demora na aquisição de novos aprendizados e diminuição na conscientização em relação à segurança.
 - Aprendizagem: requer múltiplas demonstrações de novas atividades, com reforços verbais e por escrito.
▸ **Sistema cardiovascular/pulmonar:**
 - Frequência cardíaca (FC) em repouso = 72; FC durante o exercício = 90; 5 minutos após o exercício FC = 82.
 - Pressão arterial (PA) em repouso = 130/76; PA durante o exercício = 146/92; PA 5 minutos após o exercício = 138/80.
 - Teste de caminhada de 6 minutos = 127 m com bengala reta.
 - Edema = ausente.

▶ **Sistema tegumentar:**
- Não há anormalidades de pele evidentes.

▶ **Sistema musculoesquelético:**
- Altura: 1,77 m.
- Peso: 99,8 kg.
- Força muscular geral: membros superiores (MS) dentro dos limites funcionais (DLF); observa-se diminuição da força muscular em membros inferiores (MI), com o MI esquerdo mais fraco do que o direito (Tab. EC2.1).
- Amplitude de movimento (ADM): DLF nos MS e MI bilateralmente.

▶ **Sistema neuromuscular:**
- Coordenação geral: redução na coordenação e velocidade de movimento bilateralmente, mas mais evidente em MS e MI esquerdos.
- Espasticidade: aumento da espasticidade em MI esquerdo (Tab. EC2.2).
- Equilíbrio na posição sentada: independente, com equilíbrio estático e dinâmico, com olhos abertos (OA) e olhos fechados (OF); capaz de realizar movimentos de alcançar fora da base de apoio (BDA) sem movimentos compensatórios do MS oposto ou dos MI.
- Equilíbrio estático na posição ortostática: capaz de manter o equilíbrio estático em pé em uma superfície nivelada sem apoio de MS; demonstra aumento da oscilação postural e perda do equilíbrio com OF, em caso de diminuição da BDA, e quando em pé sobre superfícies macias (complacentes); observa-se atraso nas reações de equilíbrio em todos os planos.
- Equilíbrio dinâmico na posição ortostática: demonstra perda do equilíbrio durante todas as atividades de dupla-tarefa, como ao girar a cabeça enquanto caminha para a frente (para cima/para baixo/para a direita/para a esquerda), ao alterar a velocidade e direção e ao passar por obstáculos.

▶ **Estado funcional:**
- Transferências: é capaz de realizar todas as transferências e mover-se no leito com independência modificada (requer dispositivo de assistência); no entanto, é necessário tempo extra para realizar as transferências. Tem dificuldade em fazer a transição de sentado para em pé a partir de superfícies baixas ou macias.

▶ **Marcha:**
- Deambula com bengala reta em casa e na comunidade. Demonstra diminuição significativa na velocidade da marcha. Deambula com comprimento de passo diminuído (direito > esquerdo), diminuição do deslocamento de peso para a esquerda, diminuição da extensão de joelho esquerdo durante a fase de apoio e diminuição da extensão terminal de joelho esquerdo (Fig. EC2.1). Também apresenta BDA ampla, diminuição do impulso esquerdo no apoio terminal, diminuição do toque do calcanhar esquerdo (contato inicial) e diminuição da oscilação de braço bilateralmente. Durante a fase de oscilação do MI esquerdo, a espasticidade é aumentada e observa-se dorsiflexão inadequada. Evidencia-se diminuição da extensão do quadril esquerdo durante o apoio terminal. Embora o paciente tipicamente demonstrasse BDA ampla ao deambular, quando solicitado a passar por uma pista de obstáculos no chão (exigindo monitoramento cognitivo elevado), a sua BDA tendia a diminuir (Fig. EC2.2).
- Mobilidade na comunidade: antes de comprar uma *scooter* motorizada, deambulava com bengala e re-

TABELA EC2.1 Teste muscular manual: MI

Movimentos de MI testados	Exame inicial		Alta*	
	Esquerdo	Direito	Esquerdo	Direito
Extensão de quadril	2/5	3/5	3/5	4/5
Flexão de quadril	4/5	5/5	5/5	5/5
Adução de quadril	3/5	3/5	4/5	5/5
Abdução de quadril	2/5	3/5	4/5	5/5
Flexão de joelho	4/5	4/5	4/5	5/5
Extensão de joelho	4/5	5/5	5/5	5/5
DF de tornozelo	3/5	4/5	3/5	4/5
FP de tornozelo	3/5	3/5	3/5	3/5

*A alta ocorreu 8 semanas depois do exame inicial.
Todas as pontuações são baseadas em uma escala de 0 a 5: 5, normal; 4, bom; 3, regular; 2, ruim; 1, indício; 0, sem contração.
DF: dorsiflexão; FP: flexão plantar.

TABELA EC2.2 Escala de Ashworth modificada para classificar a espasticidade

Grupos musculares de MI	MI esquerdo	MI direito
Extensores de quadril	1+	0
Flexores de quadril	1+	0
Adutores de quadril	1+	0
Abdutores de quadril	0	0
Extensores de joelho	2	0
Flexores de joelho	3	0
Dorsiflexores de tornozelo	1	0
Flexores plantares de tornozelo	1+	0

0: sem aumento do tônus; 1: leve aumento do tônus, manifestado por uma contração e liberação ou por resistência mínima no final da ADM, quando a(s) parte(s) afetada(s) é(são) movida(s) em flexão ou extensão; 1+: leve aumento no tônus muscular manifestado por uma contração, seguido por resistência mínima ao longo do restante (menos da metade) da ADM; 2: aumento mais acentuado do tônus muscular durante a maior parte da ADM, mas a(s) parte(s) afetada(s) é(são) facilmente deslocada(s); 3: aumento considerável do tônus muscular; o movimento passivo é difícil; 4: a(s) parte(s) afetada(s) está(ão) rígida(s) em flexão ou extensão.

latava perda do equilíbrio frequente ao traspor meios-fios, rampas, superfícies irregulares e ambientes lotados. O principal meio de mobilidade na comunidade agora é a *scooter* (últimos 5 meses).

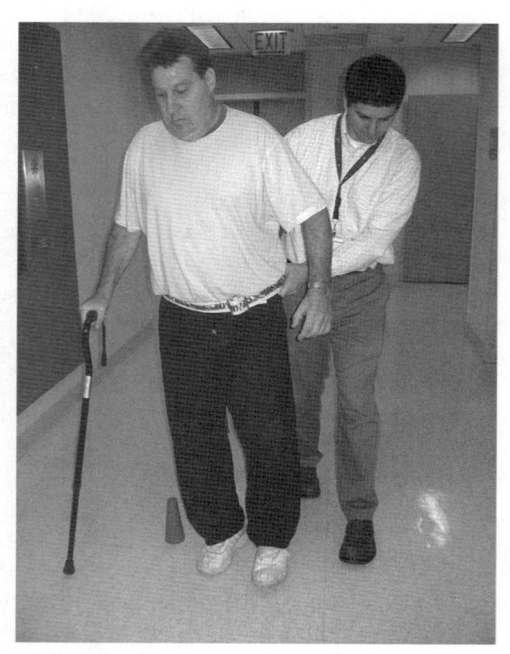

FIGURA EC2.1 O paciente deambula com bengala reta com comprimento de passo diminuído, redução no deslocamento de peso à esquerda e diminuição da extensão de joelho esquerdo. Ele também exibe diminuição da oscilação de braço à esquerda.

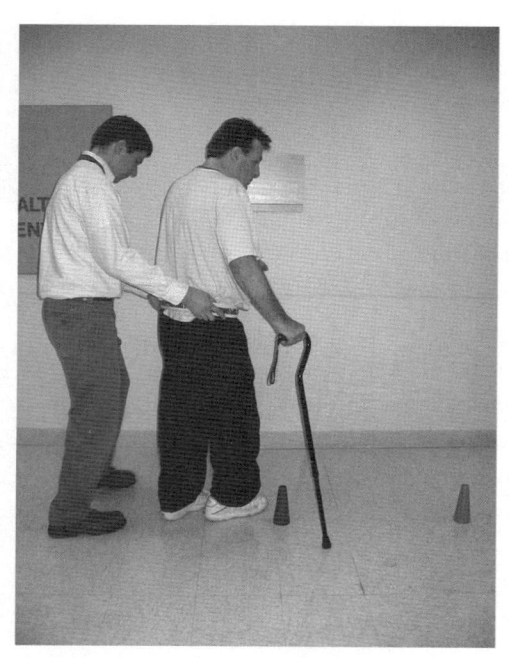

FIGURA EC2.2 O paciente deambula com BDA diminuída ao transpor uma pista de obstáculos.

▶ Testes e medidas

▸ **Sensibilidade:**
- – Diminuição na sensibilidade tátil distalmente ao joelho esquerdo.
- – Propriocepção: intacta no tornozelo, no joelho e no quadril direitos; sensação da posição articular íntegra no quadril e no joelho esquerdos, e diminuída no tornozelo esquerdo (precisão de 4/10).

▸ **Força muscular:**
- – A Tabela EC2.1 mostra os escores do *Teste Muscular Manual (TMM)* no exame inicial e na alta (8 semanas depois) para ambos os MI.

▸ **Espasticidade:**
- – A Tabela EC2.2 mostra as pontuações da *Escala de Ashworth Modificada* para ambos os MI. As pontuações permaneceram inalteradas do exame inicial à alta (8 semanas depois).

▸ **Resistência, equilíbrio e marcha:**
- – Relatam-se na Tabela EC2.3 os resultados dos testes padronizados de resistência, equilíbrio e marcha no exame inicial, em 4 semanas e em 8 semanas (alta).
- – Entre os dados apresentados na Tabela EC2.3, estão as pontuações do Teste de Alcance Funcional, um teste de rastreamento prático e fácil de administrar para problemas de equilíbrio, originalmente desenvolvido para uso com idosos. O teste consiste na distância máxima que se pode alcançar além do comprimento do braço, medido por uma régua fixada na parede. O paciente fica em pé ao lado de uma parede com o ombro flexionado em 90°, o cotovelo estendido e a mão fechada (Fig. EC2.3). Usando uma régua, toma-se uma medida inicial a partir do terceiro metacarpal. Solicita-se então ao paciente que se incline o mais para a frente possível sem perder o equilíbrio ou dar um passo (Fig. EC2.4). Toma-se então uma segunda medida, que é subtraída da primeira para obter uma medida final em centímetros.

▶ Avaliação, diagnóstico e prognóstico, e plano de cuidados

Observação: antes de considerar as questões de orientação a seguir, ver o vídeo "Estudo de caso 2 – Exame" para melhorar a compreensão das deficiências e limitações à atividade do paciente. Depois de concluir as questões de orientação, ver o vídeo "Estudo de caso 2 – Intervenção" para comparar e diferenciar as intervenções apresentadas das que você selecionou. Por último, ver o vídeo "Estudo de caso 2 – Desfechos" para comparar e diferenciar os objetivos e os desfechos esperados que você identificou dos desfechos funcionais alcançados.

TABELA EC2.3 Testes padronizados para resistência, equilíbrio e marcha

Teste realizado	Exame inicial	4 semanas	8 semanas
Caminhada de 6 minutos (m)	126	158	183
Caminhada de 10 m (segundos)	22	20	15
Velocidade da marcha (m/s)	0,45	0,50	0,67
Timed Up and Go (segundos)	24	21	20
Dynamic Gait Index	7/24	11/24	17/24
Teste de Equilíbrio de Berg	30/56	30/56	40/56
Teste de Romberg (OA) (segundos)	5	10	30
Teste de Romberg (OF) (segundos)	0	3	10
Posição em *tandem* (MI direito ou esquerdo à frente) (segundos)	0	0	0
Posição em *semitandem* (segundos)	7	10	30
Alcance funcional (cm)	10	15	25
Dispositivo de assistência	Bengala reta	Bengala reta	Bengala reta

OA: olhos abertos; OF: olhos fechados.

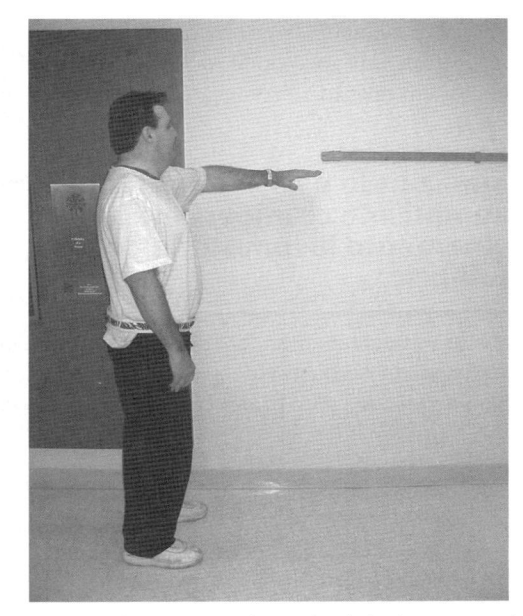

FIGURA EC2.3 O paciente está em pé ao lado de uma parede com o ombro esquerdo flexionado em 90° e o cotovelo estendido (início do Teste de Alcance Funcional). É importante observar a postura relativamente relaxada. Normalmente, este teste é realizado com uma mão fechada. Em decorrência da diminuição da memória de curto prazo do paciente e do maior tempo necessário para novos aprendizados, foi difícil fazê-lo entender que devia manter a mão fechada. Com base nessa limitação, o teste foi modificado e as medidas foram tomadas a partir da ponta da falange média.

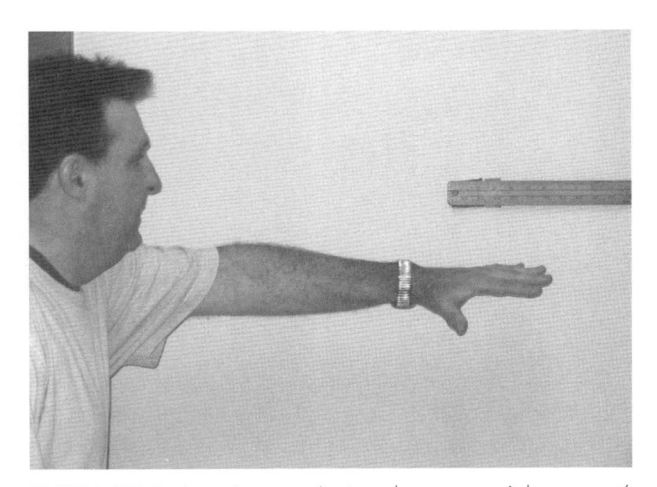

FIGURA EC2.4 Instrui-se o paciente a alcançar o mais longe possível sem levantar os calcanhares do chão (fim do Teste de Alcance Funcional).

Questões de orientação

1. Descreva as manifestações clínicas deste paciente em termos de:
   a. Deficiências.
   b. Limitações à atividade.
   c. Restrições à participação.
2. Identifique cinco pontos da história e do exame do paciente que podem influenciar positivamente os desfechos fisioterapêuticos deste indivíduo.
3. Identifique cinco fatores da história e do exame do paciente que podem influenciar negativamente os desfechos fisioterapêuticos deste indivíduo.
4. Em quais dificuldades você se concentraria durante o episódio de tratamento fisioterapêutico para abordar as limitações à atividade e as restrições à participação do paciente?
5. Identifique as metas previstas (8 semanas) para o equilíbrio e a marcha e os desfechos funcionais esperados.
6. Descreva três intervenções focadas em melhorar o equilíbrio e a marcha que você implementaria durante as primeiras 1 ou 2 semanas de tratamento. Indique como você pode progredir cada intervenção e inclua uma breve justificativa para sua escolha.
7. Quais estratégias você utilizaria para otimizar a aprendizagem motora em uma sessão de tratamento, bem como para a transferência (retenção) das atividades aprendidas?
8. Identifique metas apropriadas para o programa de exercícios domiciliares (PED).

9. Descreva os elementos e as atividades de um PED.
▸ Quais estratégias você pode incluir no seu plano de cuidados em relação à prevenção de quedas em casa?

▶ Visualizando o caso – Paciente com traumatismo cranioencefálico: treinamento locomotor e do equilíbrio

Como os estudantes aprendem de maneiras diferentes, a apresentação do caso em vídeo (exame, intervenção e desfechos) é projetada para promover o engajamento com o conteúdo, possibilitar a progressão individualizada ou em grupo e usar o formato ou a combinação de formatos (escrito e audiovisual) mais adequado(a) ao(s) estudante(s). O vídeo representa o formato audiovisual.

Resumo do vídeo

O paciente é um homem de 47 anos com traumatismo cranioencefálico em reabilitação ativa. O vídeo mostra as etapas de exame e intervenção durante a reabilitação ambulatorial, com ênfase no treinamento locomotor e do equilíbrio. Os desfechos foram filmados 8 semanas depois do exame inicial.

3 Paciente com lesão medular incompleta, nível T4: treinamento locomotor

Elizabeth Ardolino, PT, MS
Elizabeth Watson, PT, DPT, NCS
Andrea L. Behrman, PT, PhD
Susan Harkema, PhD
Maria Schmidt-Read, PT, DPT, MS

▶ Exame

Histórico

O paciente apresenta paraplegia incompleta, secundária a um infarto da parte anterior da medula espinal, que ocorreu durante a prática de *snowboard*. Foi internado em um centro de trauma agudo pediátrico e, em seguida, passou 4 semanas em uma unidade de reabilitação intensiva. Foi encaminhado para a clínica de treinamento locomotor para tratamento ambulatorial e iniciou esse tratamento 4 meses após a lesão.

- **Dados pessoais:** jovem caucasiano de 17 anos de idade.
- **Antecedentes de saúde:** não há antecedentes de saúde relevantes, exceto enxaquecas ocasionais e síndrome do atraso das fases do sono (dissociação entre o ritmo circadiano do paciente e o ambiente externo).
- **Antecedentes sociais:** estudante do ensino médio. Antes de sua lesão, praticava esqui *cross-country* e jogava *lacrosse*. Estudante exemplar e ativo em seu grupo de jovens da igreja. No momento da avaliação inicial para o treinamento locomotor ambulatorial, estava sendo escolarizado em casa.
- **Ambiente doméstico:** mora com seus pais e três irmãos mais velhos em uma casa de dois andares, com um lance de escada para o segundo andar. Há uma rampa na entrada principal da casa. O paciente tem uma cadeira de rodas manual Quickie TNT (*"Take No Tools"*), bem como um banco para a banheira e uma cadeira de banho em casa.
- **Medicamentos atuais:** baclofeno, 10 mg, 2 vezes/dia; gabapentina, 600 mg, 2 vezes/dia; AAS, 80 mg/dia; e Detrol® LA, 2 vezes/dia.
- **Objetivos do paciente:** o paciente identificou os seguintes objetivos para o episódio de atendimento fisioterapêutico:
  - Deambular de maneira independente, com ou sem dispositivo de assistência.
  - Retornar à escola com domínio da deambulação.

▶ Revisão de sistemas

- **Sistema cardiovascular/pulmonar:**
  - Frequência cardíaca (FC): na posição sentada na cadeira de rodas manual em repouso, FC = 82 batimentos por minuto; em decúbito dorsal em um colchonete, FC = 71 batimentos por minuto.
  - Pressão arterial (PA): na posição sentada na cadeira de rodas manual em repouso, PA = 108/65.
  - Teste ortostático:
    - PA em decúbito dorsal e em repouso = 105/61.
    - Imediatamente após o retorno passivo à posição sentada com a postura ereta, PA = 66/42.
    - Após 2 minutos na posição posição sentada com a postura ereta e com apoio, PA = 90/60.
    - Após 5 minutos na posição sentada com a postura ereta e com apoio, PA = 99/58.
    - Após 10 minutos na posição sentada com a postura ereta e com apoio, PA = 101/63.
- **Sistema musculoesquelético:**
  - Amplitude de movimento (ADM) geral: dentro dos limites normais (DLN) em membros superiores (MS) e membros inferiores (MI).
  - Teste de força muscular geral: ambos os MS são simétricos e a força é DLN. O MI esquerdo tem movimento voluntário bom a regular, e o MI direito tem apenas indícios a ausência de movimento voluntário.
  - Altura: 1,75 m.
  - Peso: 62,6 kg.
- **Sistema tegumentar:** a pele está intacta, sem lacerações abertas, escoriações nem úlceras de pressão. Não há histórico de úlceras de pressão.
- **Sistema neuromuscular:**
  - Equilíbrio: o paciente é capaz de sentar-se sem apoio em uma cadeira, mas não consegue ficar em pé sem apoio.
  - Posição sentada: em uma posição sentada relaxada com os MS apoiados nas coxas, o paciente demonstra aumento das cifoses torácica e lombar (Fig. EC3.1).

Quando solicitado a sentar-se totalmente ereto, o paciente apresenta um aumento da lordose lombar. Ele usa um apoio mínimo de MS com as mãos nas coxas para alcançar uma postura ereta na posição sentada (Fig. EC3.2).

- Posição ortostática: quando em pé com apoio, o paciente apresenta lordose lombar gravemente aumentada, hiperextensão da coluna torácica e joelho direito hiperestendido (Fig. EC3.3).

▶ Testes e medidas

▸ Estado funcional:
  - Transferências: é independente e realiza transferências com agachamento em pivô para superfícies uniformes e irregulares.
  - Locomoção: usa majoritariamente uma cadeira de rodas manual; requer assistência máxima de dois fisioterapeutas para deambular 1,5 m com um andador com rodas.
▸ **Comunicação/cognição:** está alerta e orientado em relação a pessoas, lugares e tempo. É capaz de responder adequadamente às perguntas sobre suas necessidades e objetivos do tratamento. Prefere aprender por meio da demonstração.
▸ **Função sensorial/motora:** utilizou-se a *Classificação Neurológica Padrão de Lesão da Medula Espinal*, da American Spinal Association (ASIA) para documentar as funções sensorial e motora (Fig. EC3.4).
▸ **Tônus muscular:** utilizou-se a *Escala de Ashworth Modificada* para classificar a espasticidade (Tab. EC3.1).

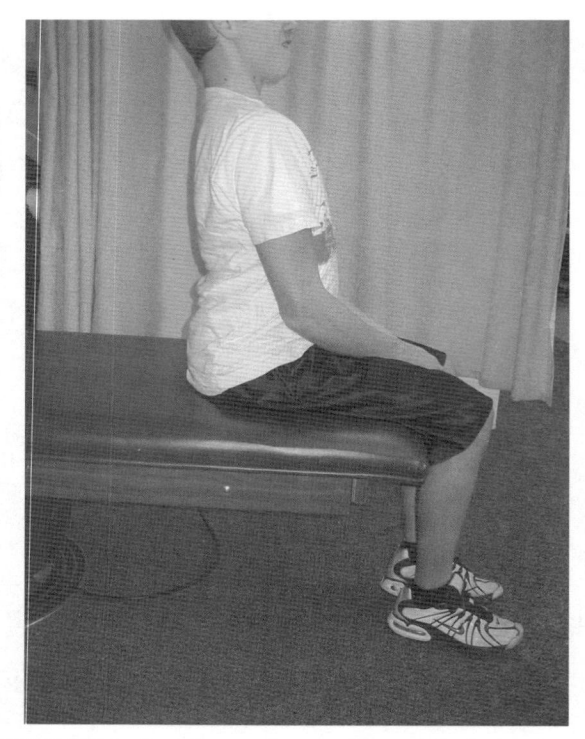

FIGURA EC3.2 Posição sentada com postura ereta obtida por meio do apoio dos MS, colocando as mãos nas coxas. É importante observar o aumento da lordose lombar.

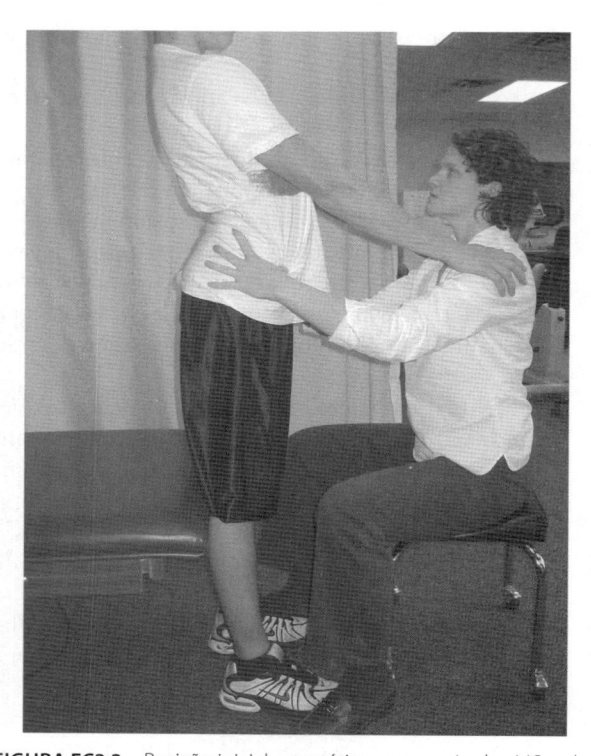

FIGURA EC3.3 Posição inicial ortostática com apoio dos MS, colocando as mãos nos ombros da fisioterapeuta. É importante observar o aumento da lordose lombar e a hiperextensão da coluna torácica. Embora não muito claro na imagem, pode-se observar também uma hiperextensão no joelho direito.

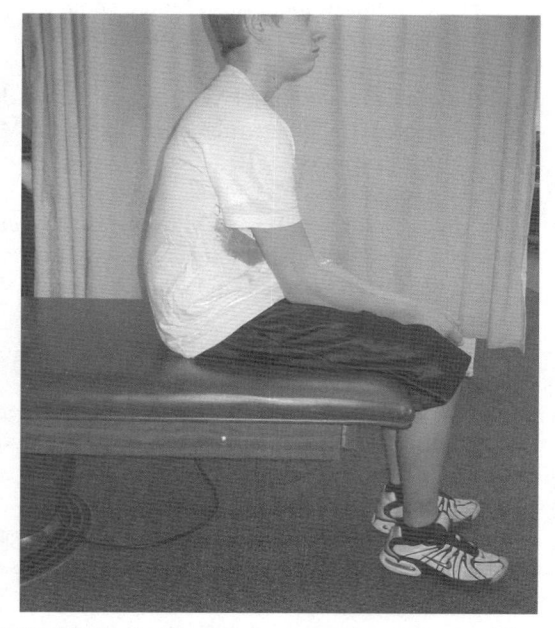

FIGURA EC3.1 Posição inicial sentada relaxada com os MS apoiados nas coxas. É importante observar o aumento das cifoses torácica e lombar.

Nome do(a) paciente _____ Data do exame _____

Nome do(a) fisioterapeuta _____ Comentários _____

CLASSIFICAÇÃO NEUROLÓGICA PADRÃO DA LESÃO MEDULAR

MOTOR
PRINCIPAIS MÚSCULOS

	D	E	
C2			
C3			
C4			
C5	5	5	Flexores de cotovelo
C6	5	5	Extensores de punho
C7	5	5	Extensores de cotovelo
C8	5	5	Flexores dos dedos (falange distal do dedo médio)
T1	5	5	Abdutor do dedo mínimo
T2			
T3			
T4			
T5			
T6			
T7			
T8			
T9			
T10			
T11			
T12			
L1			
L2	1	3	Flexores de quadril
L3	0	3	Extensores de joelho
L4	0	3	Dorsiflexores de tornozelo
L5	0	3	Extensor longo do hálux
S1	0	3	Flexores plantares de tornozelo
S2			
S3			
S4-5			

0 = Paralisia total
1 = Contração palpável ou visível
2 = Movimento ativo, a favor da gravidade
3 = Movimento ativo, contra a ação da gravidade
4 = Movimento ativo, contra a ação da gravidade e oferece alguma resistência
5 = Movimento ativo, contra a ação da gravidade e oferece resistência normal
NT = não testável

[4] Contração anal voluntária (Sim/Não)

TOTAIS [ ] + [ ] = [ ] ESCORE MOTOR
(MÁXIMO) (50) (50) (100)

SENSORIAL
PRINCIPAIS PONTOS DE SENSIBILIDADE

0 = Ausente
1 = Comprometido
2 = Normal
NT = Não testável

	LEVE TOQUE D	LEVE TOQUE E	ALFINETE D	ALFINETE E
C2	2	2	2	2
C3	2	2	2	2
C4	2	2	2	2
C5	2	2	2	2
C6	2	2	2	2
C7	2	2	2	2
C8	2	2	2	2
T1	2	2	2	2
T2	2	2	2	2
T3	2	2	2	2
T4	2	2	2	2
T5	1	1	1	1
T6	1	1	1	1
T7	1	1	1	1
T8	1	1	1	1
T9	1	1	1	1
T10	1	1	1	1
T11	1	1	1	1
T12	1	1	1	1
L1	1	1	1	1
L2	1	1	1	1
L3	1	1	1	1
L4	1	1	1	1
L5	1	1	1	1
S1	1	1	1	1
S2	1	1	1	1
S3	1	1	1	1
S4-5	1	1	1	1

[4] Alguma sensibilidade anal (Sim/Não)

[39] + [39] = [78] ESCORE DE ESTIMULAÇÃO COM ALFINETE (máx.: 112)
TOTAIS { [39] + [39] → [78] ESCORE DE ESTIMULAÇÃO COM TOQUE LEVE (máx.: 112)
(MÁXIMO) (56) (56) (56) (56)

| NÍVEL NEUROLÓGICO Últimos segmentos com função normal | SENSORIAL D [ ] E [ ] MOTOR D [ ] E [ ] | COMPLETA OU INCOMPLETA? [ ] Incompleta – preservação de qualquer função sensorial ou motora no segmento sacral mais inferior | ZONA DE PRESERVAÇÃO PARCIAL Segmentos parcialmente inervados | SENSORIAL D [ ] E [ ] MOTOR D [ ] E [ ] |

Este esquema pode ser livremente copiado, mas não deve ser alterado sem a permissão da American Spinal Injury Association.

FIGURA EC3.4 Escores motores e sensoriais do paciente usando o formulário de exame da American Spinal Injury Association (ASIA): Classificação Neurológica Padrão de Lesão da Medula Espinal. American Spinal Injury Association: International Standards for Neurological Classification of Spinal Cord Injury, 2006; Atlanta, GA, com permissão.

▸ Equilíbrio:
  – Utilizou-se o *Teste de Alcance Funcional Modificado* para examinar o equilíbrio na posição sentada (Tab. EC3.2).
  – O objetivo do Teste de Alcance Funcional Modificado é determinar a distância que o paciente pode alcançar além de sua base de apoio (BDA) enquanto sentado com os joelhos flexionados. O paciente começa com as costas apoiadas no encosto da cadeira e, em seguida, eleva um MS em 90° de flexão de ombro, paralelo a uma régua posicionada na parede ao lado dele. O examinador observa o ponto de partida do paciente; o paciente realiza um movimento de alcançar para a frente com a mão fechada, o mais longe possível, sem perder o equilíbrio. O examinador observa o ponto mais distante que o paciente alcança (medida tomada no terceiro metacarpal), e então o paciente retorna à posição inicial. Realiza-se o teste três vezes e calcula-se a média dos resultados obtidos.
  – Utilizou-se a *Escala de Equilíbrio de Berg* para avaliar o equilíbrio em pé (Tab. EC3.3). O paciente pontuou 9/56, com dificuldade para realizar quaisquer tarefas em pé que exigissem ficar na posição ortostática sem apoio de MS, indicando risco de queda de 100% à deambulação.

- O risco de queda do paciente foi determinado usando a *Performance-Oriented Mobility Assessment (POMA)* (Tab. EC3.4). O paciente pontuou um total de 6/28, com dificuldade para realizar quaisquer tarefas em pé que exigissem ficar na posição ortostática sem um dispositivo de assistência, indicando um risco de queda de 100% à deambulação.

▸ Deambulação:
  - Teste de caminhada de 10 m: não conseguiu concluir esse teste sem assistência física.
  - Teste de caminhada de 6 minutos: não conseguiu concluir esse teste sem assistência física.

▸ Treinamento de passo com sistema de suporte de peso corporal e esteira

Quatro elementos principais compõem o exame no ambiente de treinamento de passo: *retreinamento da posição ortostática, adaptabilidade à posição ortostática, retreinamento do passo e adaptabilidade ao passo.*

1. **Retreinamento da posição ortostática:** o teste começa com o paciente em pé na esteira com suporte de 75% do peso corporal. A quantidade de peso corporal suportado é então diminuída até que o paciente não consiga mais manter uma postura ortostática, mesmo com a assistência máxima dos instrutores. Cada instrutor (fisioterapeuta ou assistente do fisioterapeuta) explicita então a quantidade de assistência fornecida em cada segmento do corpo (p. ex., pé/tornozelo, joelho e quadril/pelve) (Tab. EC3.5).

2. **Adaptabilidade à posição ortostática:** o objetivo desse teste é examinar os parâmetros de peso corporal necessários para manter a independência nos diferentes segmentos corporais. A adaptabilidade à posição ortostática inclui: *posição estática, deslocamentos de peso laterais e deslocamentos de peso no passo.*
   - Posição ortostática estática: o fisioterapeuta examina a quantidade de suporte de peso corporal (SPC) necessária em cada segmento do corpo a fim de que tal segmento obtenha a independência. O teste começa no menor SPC alcançado durante a parte de retreinamento da posição ortostática. O dispositivo de SPC é então lentamente elevado. À medida que a quantidade de SPC aumenta, os instrutores conseguem diminuir a quantidade de assistência fornecida/necessária em cada segmento. Cada instrutor identifica verbalmente quando a assistência não é mais necessária e o segmento do corpo se tornou independente (Tab. EC3.6).
   - Deslocamentos de peso laterais: começando com o paciente na posição ortostática, o fisioterapeuta determina a quantidade de SPC e a assistência necessária para o paciente realizar deslocamentos de peso laterais em ambas as direções. Os instrutores identificam verbalmente a quantidade de assistência necessária em cada segmento do corpo (Tab. EC3.7).

TABELA EC3.1   Escala de Ashworth modificada para classificação da espasticidade[a]

Grupo muscular	MI direito	MI esquerdo
Flexores de quadril	0	0
Extensores de quadril	1+	1+
Adutores de quadril	1	1
Flexores de joelho	0	1
Extensores de joelho	1	1
Flexores plantares	1	1+
Inversores	0	0
Eversores	0	1

0: sem aumento do tônus; 1: leve aumento do tônus, manifestado por uma contração e liberação ou por resistência mínima no final da ADM, quando a(s) parte(s) afetada(s) é(são) movida(s) em flexão ou extensão; 1+: leve aumento do tônus muscular manifestado por uma contração, seguido por resistência mínima ao longo do restante (menos da metade) da ADM; 2: aumento mais acentuado do tônus muscular durante a maior parte da ADM, mas a(s) parte(s) afetada(s) é(são) facilmente deslocada(s); 3: aumento considerável do tônus muscular, mas o movimento passivo é difícil; 4: a(s) parte(s) afetada(s) está(ão) rígida(s) em flexão ou extensão.
[a]Bohannon R, Smith M. Interrater reliability of a modified Ashworth scale of muscle spasticity. Phys Ther 67:206, 1987.

TABELA EC3.2   Teste de Alcance Funcional modificado[a]

Alcance para a frente	Distância (cm)
Tentativa 1	53,34
Tentativa 2	52,07
Tentativa 3	57,15
Média	54,10

[a]Lynch SM, Leahy P, Barker SP. Reliability of measurements obtained with a modified functional reach test in subjects with spinal cord injury. Phys Ther 78(2):128, 1998.

O peso corporal suportado é a quantidade que possibilita que a maior parte dos segmentos do corpo funcione de modo independente durante os deslocamentos de peso.
   - Deslocamentos de peso no passo: os instrutores determinam a quantidade de SPC e a assistência necessária para o paciente realizar um deslocamento de peso anterior quando um MI está em uma posição de avanço. O teste começa na mesma quantidade de SPC usada durante os deslocamentos de peso laterais, começando com o MI direito à frente. Repete-se o teste com o MI esquerdo em posição de avanço. Cada instrutor identifica a quantidade de assistência necessária em cada segmento do corpo (Tabs. EC3.8 e EC3.9).

3. **Retreinamento do passo:** o objetivo desse teste é determinar os parâmetros de SPC e a velocidade da esteira ideais para estabelecer um padrão de passo cineticamente correto. O teste começa usando a quantidade de SPC estabelecida durante os deslocamentos de peso da adaptabilidade à posição ortostática. Aumenta-se

TABELA EC3.3   Escala de Equilíbrio de Berg[a,b,c]

Item	Escore
1. Passar de sentado para em pé	1 – precisa de assistência mínima para ficar em pé ou se estabilizar
2. Ficar em pé sem apoio	0 – incapaz de ficar em pé por 30 segundos sem apoio
3. Sentar sem apoio nas costas, mas com os pés apoiados no chão ou em um banquinho	4 – capaz de permanecer sentado de maneira segura por 2 minutos
4. Sentar a partir da posição ortostática	1 – senta-se independentemente, mas tem descida descontrolada
5. Transferências	3 – capaz de se transferir com segurança, porém com necessidade inegável das mãos
6. Ficar em pé sem apoio com os olhos fechados	0 – precisa de ajuda para não cair
7. Ficar em pé sem apoio com os pés unidos	0 – precisa de ajuda para assumir a posição e não consegue ficar em pé por 15 segundos
8. Alcançar para a frente com os braços estendidos, em pé	0 – perde o equilíbrio ao tentar, requer apoio externo
9. Pegar um objeto do chão a partir de uma posição ortostática	0 – é incapaz de tentar/precisa de assistência para não perder o equilíbrio/cair
10. Virar-se para olhar para trás, sobre os ombros esquerdo e direito, em pé	0 – precisa de assistência ao virar
11. Virar 360°	0 – precisa de assistência ao virar
12. Colocar pés alternados em um degrau ou em um banquinho, em pé, sem apoio	0 – precisa de assistência para não cair/incapaz de tentar
13. Ficar em pé, sem apoio, com um pé à frente	0 – perde o equilíbrio ao dar um passo ou ficar em pé
14. Ficar em pé em apoio unipodal	0 – não é capaz de tentar ou precisa de assistência para evitar quedas
	Escore total: 9/56

[a]Berg, K, et al. Measuring balance in the elderly: Preliminary development of an instrument. Physiotherapy Canada, 41:304, 1989.
[b]Berg, K, et al. A comparison of clinical and laboratory measures of postural balance in an elderly population. Arch Phys Med Rehabil, 73:1073, 1992.
[c]Berg, K, et al. Measuring balance in the elderly: validation of an instrument. Can J Public Health, 83(suppl 2):S7, 1992.

TABELA EC3.4   Performance-Oriented Mobility Assessment (POMA)[a]

	Parte do equilíbrio		
Tarefa	Descrição do equilíbrio	Possível	Escore
Equilíbrio na posição sentada	Inclina-se ou escorrega na cadeira	= 0	1
	Firme, seguro	= 1	
Levantar	Incapaz sem ajuda	= 0	1
	Capaz, usa os braços para ajudar	= 1	
	Capaz, sem usar os braços	= 2	
Tentar se levantar	Incapaz sem ajuda	= 0	1
	Capaz, requer mais de uma tentativa	= 1	
	Capaz de se levantar na primeira tentativa	= 2	
Equilíbrio assim que se levanta (primeiros 5 segundos)	Instável, ("estufa o peito", oscilando os MS para cima e para baixo, move os pés, oscila o tronco)	= 0	1
	Firme, mas usa andador ou outro tipo de apoio	= 1	
	Estável sem andador ou outro tipo de apoio	= 2	
Equilíbrio na posição ortostática	Instável	= 0	1
	Postura firme, mas com base ampla (distância entre os calcanhares maior que 25 cm) e usa muleta ou outro tipo de apoio	= 1	
	Postura com base estreita, sem apoio	= 2	

(continua)

TABELA EC3.4 Performance-Oriented Mobility Assessment (POMA)[a] *(continuação)*

Parte do equilíbrio

Tarefa	Descrição do equilíbrio	Possível	Escore
Reação a um leve empurrão	Começa a cair	= 0	0
	Cambaleia, segura-se, agarra em si mesmo	= 1	
	Estável	= 2	
Olhos fechados	Instável	= 0	0
	Estável	= 1	
Virar 360°	Passos descontínuos	= 0	0
	Passos contínuos	= 1	
	Instável	= 0	0
	Estável	= 1	
Sentar-se	Inseguro (desaba na cadeira)	= 0	1
	Usa os braços ou um movimento brusco	= 1	
	Movimento seguro e suave	= 2	
Escore do equilíbrio			**6/16**

Parte da marcha

Tarefa	Descrição do equilíbrio	Possível	Escore
Iniciação da marcha	Alguma hesitação	= 0	0
	Sem hesitação	= 1	
Comprimento e altura do passo	a. O pé direito que está na fase de balanço não ultrapassa o pé de apoio esquerdo	= 0	0
	b. O pé direito ultrapassa o pé esquerdo de apoio com o passo	= 1	
	c. O pé direito não sai completamente do chão com o passo	= 0	0
	d. O pé direito sai completamente do chão	= 1	
	e. O pé esquerdo que está na fase de balanço não ultrapassa o pé direito de apoio com o passo	= 0	0
	f. O pé esquerdo ultrapassa o pé direito de apoio	= 1	
	g. O pé esquerdo não sai completamente do chão com o passo	= 0	0
	h. O pé esquerdo sai completamente do chão	= 1	
Simetria do passo	Comprimento dos passos direito e esquerdo desigual	= 0	0
	Os passos direito e esquerdo parecem iguais	= 1	
Continuidade do passo	Para ou interrompe entre os passos	= 0	0
	Os passos parecem contínuos	= 1	
Percurso	Desvio acentuado	= 0	0
	Desvio leve/moderado ou usa dispositivo de assistência à deambulação	= 1	
	Em linha reta, sem dispositivo de assistência à deambulação	= 2	
Tronco	Oscilação considerável ou usa dispositivo de assistência à deambulação	= 0	0
	Sem oscilação, mas flexiona os joelhos ou as costas, ou afasta os braços do corpo ao deambular	= 1	
	Sem oscilação, sem flexão, sem uso dos braços e sem uso de dispositivo de assistência à deambulação	= 2	
Largura do passo	Calcanhares afastados	= 0	0
	Calcanhares quase se tocando enquanto deambula	= 1	
Escore da marcha			**0/12**
Escore de equilíbrio + marcha			**6/28**

[a]Tinetti ME. Performance-oriented assessment of mobility problems in elderly patients. J Am Geriatr Soc, 34:119-126, 1986.

gradualmente a velocidade da esteira até que seja alcançada uma velocidade normal de marcha (aproximadamente 3,9 km/h). Relata-se e documenta-se a quantidade de assistência que o instrutor precisou dar para que o paciente alcançasse um padrão de passo ideal (Tab. EC3.10).

4. **Adaptabilidade ao passo:** o objetivo desse teste é determinar a quantidade de SPC e os parâmetros de velocidade da esteira necessários para manter a independência (sem assistência do instrutor) em cada segmento do corpo. O teste começa nos parâmetros estabelecidos durante o retreinamento do passo. A quantidade de SPC é aumentada lentamente e a velocidade é diminuída lentamente até que seja alcançada independência em cada segmento do corpo. Se a independência não for alcançada com 75% do peso corporal

do paciente suportado a uma velocidade de aproximadamente 1 km/h, então relata-se e documenta-se o nível de assistência necessário no segmento corporal determinado (Tab. EC3.11).

▶ Avaliação, diagnóstico e prognóstico, e plano de cuidados

Observação: antes de considerar as questões de orientação a seguir, ver o vídeo "Estudo de caso 3 – Exame" para melhorar a compreensão das deficiências e limitações à atividade do paciente. Depois de concluir as questões de orientação, ver o vídeo "Estudo de caso 3 – Intervenção" para comparar e diferenciar as intervenções apresentadas das que você selecionou. Por último, ver o vídeo "Estudo de caso 3 – Desfechos" para comparar e diferenciar os objetivos e os desfechos esperados que você identificou dos desfechos funcionais alcançados.

Questões de orientação

1. Com base nos dados do exame da ASIA apresentados na Figura EC3.4, qual é o escore motor dos MI do paciente?
2. Com base nos dados do exame da ASIA apresentados na Figura EC3.4, qual é o nível neurológico do paciente? Com base no Quadro EC3.1, qual é a classificação do comprometimento do paciente?

TABELA EC3.5 Retreinamento da posição ortostática

Segmento corporal	Nível de assistência	Porcentagem de SPC
Joelho direito	Mínima	10
Tornozelo direito	Independente	10
Joelho esquerdo	Independente	10
Tornozelo esquerdo	Independente	10
Tronco	Moderada	10
Quadril/pelve	Moderada	10

SPC: suporte de peso corporal.

TABELA EC3.6 Adaptabilidade à posição ortostática: posição ortostática estática

Segmento corporal	Nível de assistência	Porcentagem de SPC
Joelho direito	Mínima	75
Tornozelo direito	Independente	10
Joelho esquerdo	Independente	10
Tornozelo esquerdo	Independente	10
Tronco	Independente	25
Quadril/pelve	Mínima	75

TABELA EC3.8 Adaptabilidade à posição ortostática: deslocamento de peso no passo (pé direito à frente)

Segmento corporal	Nível de assistência	Porcentagem de SPC
Joelho direito	Moderada	50
Tornozelo direito	Independente	50
Joelho esquerdo	Mínima	50
Tornozelo esquerdo	Independente	50
Tronco	Independente	50
Quadril/pelve	Máxima	50

TABELA EC3.7 Adaptabilidade à posição ortostática: deslocamento de peso lateral

Segmento corporal	Nível de assistência	Porcentagem de SPC
Joelho direito	Mínima	50
Tornozelo direito	Independente	50
Joelho esquerdo	Mínima	50
Tornozelo esquerdo	Independente	50
Tronco	Independente	50
Quadril/pelve	Mínima	50

TABELA EC3.9 Adaptabilidade à posição ortostática: deslocamento de peso no passo (pé esquerdo à frente)

Segmento corporal	Nível de assistência	Porcentagem de SPC
Joelho direito	Moderada	50
Tornozelo direito	Independente	50
Joelho esquerdo	Mínima	50
Tornozelo esquerdo	Independente	50
Tronco	Independente	50
Quadril/pelve	Moderada	50

TABELA EC3.10   Retreinamento do passo

Segmento corporal	Nível de assistência	Porcentagem de SPC	Velocidade da esteira (km/h)
Joelho direito	Máxima	35	3,9
Tornozelo direito	Máxima	35	3,9
Joelho esquerdo	Moderada	35	3,9
Tornozelo esquerdo	Moderada	35	3,9
Tronco	Independente	35	3,9
Quadril/pelve	Moderada	35	3,9

TABELA EC3.11   Adaptabilidade ao passo

Segmento corporal	Nível de assistência	Porcentagem de SPC[a]	Velocidade da esteira (km/h)
Joelho direito	Máxima	55	1
Tornozelo direito	Máxima	55	1
Joelho esquerdo	Moderada	55	1
Tornozelo esquerdo	Moderada	55	1
Tronco	Independente	35	3,9
Quadril/pelve	Moderada	55	1

[a]Não é possível aumentar o SPC para mais de 55% porque o paciente não consegue mais alcançar o aplanamento do pé (resposta à carga) durante o passo em um SPC maior.
SPC: suporte de peso corporal.

3. Com base no *Guide to physical therapist practice*, identifique o diagnóstico fisioterapêutico do paciente.

4. Formule uma lista de problemas fisioterapêuticos para o paciente. Para cada problema identificado, indique se é um *comprometimento direto, comprometimento indireto, comprometimento composto* ou uma *limitação* à atividade.

5. Para pacientes com lesão medular (LM), o escore motor dos MI do exame da ASIA, bem como a classificação na Impairment Scale da ASIA, é usado para predizer o potencial de deambulação. Com base no escore motor dos MI e na classificação da Impairment Scale do paciente, qual é sua previsão para o potencial de deambulação deste paciente? Considere se o paciente tem potencial para deambular em casa ou na comunidade ou se ele será essencialmente um cadeirante. Quais dispositivos de assistência ou órteses podem ser usados para melhorar a função deste paciente?

6. A *terapia baseada na atividade*, incluindo o uso do treinamento locomotor (TL), oferece outra perspectiva sobre a capacidade de predizer o potencial de deambulação. A terapia baseada na atividade concentra-se no uso do treinamento específico à tarefa para fornecer dicas sensoriais e cinemáticas apropriadas ao sistema nervoso, a fim de promover a recuperação neurológica. Mais uma vez, considere o potencial de deambulação do paciente. Antes de tomar uma decisão sobre o potencial de deambulação, considere (A) o desempenho do paciente durante a etapa de retreinamento do exame inicial (ver Tab. EC3.10); e (B) os princípios do TL (a descarga de peso é maximizada, as dicas sensoriais e cinemáticas são otimizadas com ênfase na recuperação motora, minimizando as estratégias compensatórias). Considere também o escore motor dos MI do paciente, identificado na Questão 1, e a classificação do comprometimento do paciente, identificada na Questão 2.

7. Identifique a duração do episódio de cuidados necessária para alcançar o nível de deambulação identificado na Questão 5 (p. ex., deambula em casa ou na comunidade ou é essencialmente um cadeirante).

8. Identifique a duração do episódio de cuidados necessária para alcançar o nível de deambulação potencial,

QUADRO EC3.1   Impairment Scale da ASIA (AIS)[a]

A = Completa: não há função motora ou sensorial preservada nos segmentos sacros S4-S5.

B = Incompleta: há função sensorial preservada, mas não motora, abaixo do nível neurológico, estendendo-se até os segmentos sacros S4-S5.

C = Incompleta: há função motora preservada abaixo do nível neurológico e mais da metade dos principais músculos abaixo do nível neurológico tem grau inferior a 3.

D = Incompleta: há função motora preservada abaixo do nível neurológico e ao menos metade dos principais músculos abaixo do nível neurológico tem grau 3 ou mais.

E = Normal: as funções motora e sensorial são normais.

[a]American Spinal Injury Association. International Standards for Neurological Classification of Spinal Cord Injury. American Spinal Injury Association, Atlanta, GA, 2006.

identificado na Questão 6, usando a terapia baseada na atividade, incluindo o uso do TL.

9. A Tabela EC3.12 identifica uma série de dispositivos de assistência e um item "órteses". Nos espaços fornecidos na tabela, especifique como esses dispositivos são, e não são, consistentes com os princípios do TL descritos a seguir.

   - *Maximizar a descarga de peso em MI:* incentiva-se o paciente a ficar em pé o mais rápido possível, usando os MS o mínimo possível.
   - *Fornecer dicas sensoriais adequadas:* essas dicas incluem fornecer as informações táteis corretas durante o passo na esteira e ao deambular em solo em velocidades o mais próximo possível da marcha normal (3,2 a 4,2 km/h).
   - *Fornecer a cinemática adequada:* incentiva-se o paciente a manter o tronco ereto, com a pelve em posição neutra, durante todo o ciclo da marcha, e a realizar extensão de quadril durante o apoio terminal e o toque do calcanhar no contato inicial.
   - *Maximizar a independência e minimizar compensações:* os pacientes tentam usar o dispositivo de assistência menos restritivo possível e minimizam o uso de órteses.

10. O Quadro EC3.2 identifica o *foco de progressão para o TL* utilizando (A) o sistema SPC com esteira; e (B) a marcha em solo; bem como (C) uma amostra de progressão do TL para o paciente do estudo de caso, usando as sessões 1 e 20 como exemplos. Examine o foco

TABELA EC3.12 Dispositivo de assistência/órtese: consistência/inconsistência com os princípios do treinamento locomotor

Dispositivo de assistência/órtese	Aspectos consistentes	Aspectos inconsistentes
Andador com rodas		
Muleta canadense bilateral		
Bengala de ponto único bilateral		
Bengala de ponto único unilateral		
Órtese		

de progressão para o treinamento no sistema SPC com esteira e a progressão da marcha em solo. Em seguida, examine a amostra de progressão do TL para o paciente do estudo de caso (sessões 1 e 20). Com base em cada exemplo, liste duas metas para a progressão durante as próximas sessões de tratamento (2 e 21) em cada uma das seguintes áreas:

- Treinamento de passo no sistema SPC.
- Transferências da posição sentada para a posição ortostática.
- Equilíbrio na posição ortostática.
- Deambulação em solo.

QUADRO EC3.2 Foco de progressão para o TL usando SPC com esteira, foco de progressão para o TL em solo e amostra de progressão do TL para o paciente deste estudo de caso

A. **Foco de progressão: TL usando o sistema SPC com esteira.**
   - Diminuir a quantidade de peso corporal suportado (i. e., aumentar o peso sobre os MI).
   - Alcançar velocidade de marcha normal (3,2-4,2 km/h).
   - Melhorar a resistência (o objetivo é manter 60 minutos de descarga de peso em esteira com pelo menos 20 minutos de deambulação).
   - Promover a independência dos segmentos corporais (foco inicial no tronco e na pelve).

B. **Foco de progressão: TL em solo.**
   - Alcançar a cinemática adequada durante a mobilidade funcional (p. ex., transferências de sentado para em pé, posição ortostática e deambulação).
   - Minimizar o uso de estratégias compensatórias.
   - Minimizar o uso de dispositivos de assistência.

C. **Amostra de progressão do TL para o paciente do estudo de caso**
   Exemplo de sessão 1: Durante a sessão 1, usando o sistema de SPC com esteira, o paciente realizou um total de 49 minutos de descarga de peso, com 22 minutos de deambulação a uma velocidade na esteira de 3,9 km/h, com média de 37% de SPC. Ele precisou de assistência moderada na pelve, assistência máxima no joelho e tornozelo direitos e assistência moderada no joelho e tornozelo esquerdos. Em solo, realizou transferências de sentado para em pé a partir de uma maca de altura padrão, com apoio de MS em andador com rodas; precisou de assistência mínima na pelve e no joelho direitos. Uma vez em pé, precisou de maior apoio de MS para manter o equilíbrio na posição ortostática e de assistência mínima no lado direito para evitar o falseio de joelho. Deambulou 3 m com andador com rodas, com assistência mínima de um fisioterapeuta em sua pelve e assistência mínima de dois fisioterapeutas (um em cada MI) para avançar o membro durante a fase de balanço e para manter a extensão de quadril e de joelho durante a fase de apoio. Observou-se aumento da lordose lombar durante todas as atividades na posição ortostática e de deambulação.

(continua)

QUADRO EC3.2 Foco de progressão para o TL usando SPC com esteira, foco de progressão para o TL em solo e amostra de progressão do TL para o paciente deste estudo de caso *(continuação)*

Exemplo de sessão 20: Durante a sessão 20, usando o sistema de SPC com esteira, o paciente realizou um total de 60 minutos de descarga de peso, com 30 minutos de retreinamento do passo a uma velocidade na esteira de 4,2 km/h, com média de SPC de 33%. Precisou de assistência mínima na pelve para alcançar o alinhamento adequado, assistência moderada no joelho e tornozelo direitos e assistência mínima no joelho e tornozelo esquerdos. Em solo, realizou transferências de sentado para em pé a partir de uma maca de altura normal, com assistência mínima na pelve sem apoio de MS. Usando BDA ampla, conseguiu manter o equilíbrio na posição ortostática com supervisão, sem apoio de MS, por 30 segundos. Deambulou 76,2 m usando muletas canadenses bilaterais com contato de proteção na pelve para o equilíbrio e o alinhamento. Avançou cada MI de maneira independente. Ele continuou apresentando aumento da lordose lombar, embora levemente menor em relação à sessão 1.

▶ Visualizando o caso – Paciente com lesão medular incompleta, nível T4: treinamento locomotor

Como os estudantes aprendem de maneiras diferentes, a apresentação do caso em vídeo (exame, intervenção e desfechos) é projetada para promover o engajamento com o conteúdo, possibilitar a progressão individualizada ou em grupo e usar o formato ou a combinação de formatos (escrito e audiovisual) mais adequado(a) ao(s) estudante(s). O vídeo representa o formato audiovisual.

Resumo do vídeo

O paciente é um jovem de 17 anos com lesão medular incompleta (nível T4, ASIA C), que foi encaminhado à clínica de TL para reabilitação ambulatorial, iniciada 4 meses após a lesão. O vídeo mostra as etapas de exame e intervenção, com ênfase no treinamento locomotor e do equilíbrio. Os desfechos foram filmados depois de 75 sessões de tratamento.

4 Paciente com acidente vascular encefálico: reabilitação domiciliar

Lynn Wong, PT, MS, DPT, GCS

▶ Exame

Histórico

▸ **Dados pessoais:** mulher, viúva, 86 anos. Acidente vascular encefálico isquêmico leve com hemiparesia à esquerda. Está recebendo cuidados de enfermagem especializados, fisioterapia, terapia ocupacional (TO) e serviços de atendimento domiciliar de saúde por meio de uma agência de saúde domiciliar. A paciente nasceu na Áustria e é sobrevivente do Holocausto.

▸ **Ambiente doméstico/estado geral de saúde:** atualmente, mora com o filho e a nora na pequena casa de dois andares deles. O quarto principal da casa é usado como quarto da paciente; o quarto está um degrau abaixo do nível principal da casa (o quarto de hóspedes está a 10 degraus íngremes do nível principal). Usa um leito de hospital. Antes morava sozinha em um condomínio, em um casa de um andar, e era independente e ativa na comunidade, embora não dirigisse. Deambulava sem dispositivos de assistência e gostava de ler, fazer crochê, cozinhar e confeitar. Também gostava de jogar *Scrabble* (um jogo de palavras cujo objetivo é formar palavras em tabuleiros usando letras soltas) e participava de aulas de ginástica no departamento de recreação local, 2 ou 3 vezes por semana (*tai chi*, caminhada na água quando o clima permitia e aulas de exercícios em geral). Seu filho, nora e a paciente afirmam que seu objetivo coletivo é que ela volte para sua própria casa, com serviços adicionais, se necessário.

▸ **Antecedentes de saúde:** acidente vascular encefálico ocorrido há 3 semanas, hipertensão arterial, depressão após a morte do marido, incontinência urinária e fratura bilateral de tíbia/fíbula secundária a um acidente automobilístico há aproximadamente 15 anos.

▸ **Medicamentos:** sertralina, 25 mg/dia; metoprolol, 50 mg/dia; Aggrenox®, 1 comprimido, 2 vezes/dia; hidroclorotiazida, 12,5 mg, 2 vezes/dia; valsartan, 160 mg, 2 vezes/dia; acidophilus, 2 comprimidos, 3 vezes/dia; Zofran®, 4 mg, conforme necessário; leite de magné-

sia, conforme necessário; bisacodil, conforme necessário; acetaminofeno, 650 mg, conforme necessário; Pepcid®, 20 mg, 2 vezes/dia; Ambien®, 5 mg na hora de dormir; Detrol® LA, 2 mg, 2 vezes/dia; Colace®, 100 mg, 2 vezes/dia.

▸ **História da doença atual:** a paciente chegou ao hospital local com fraqueza no lado esquerdo e incapacidade de deambular. A tomografia computadorizada (TC) inicial foi negativa. Ela foi atendida por um fisioterapeuta e um fonoaudiólogo. Foi colocada em dieta que incluía líquidos espessos, em razão da disfagia. Depois de 5 dias, foi transferida para um hospital de reabilitação intensiva. Recebeu fisioterapia, TO e fonoaudiologia por aproximadamente 2 semanas, com melhorias constantes no retorno dos movimentos e na função do lado esquerdo. A paciente apresentou um episódio de quase síncope e foi transferida de volta ao hospital de internação. Foi diagnosticada com quase síncope, desidratação e infecção do trato urinário (ITU). A ITU foi tratada com ciprofloxacina, 250 mg, 2 vezes/dia por 7 dias, e sua desidratação foi tratada com hidratação endovenosa. Retomou-se a fisioterapia e solicitou-se avaliação da deglutição. A avaliação observou melhora adequada na deglutição, possibilitando descontinuar os líquidos espessos. Após 7 dias no hospital de internação, a paciente recebeu alta para a casa do filho e da nora com supervisão 24 horas e assistência de familiares e amigos, além do atendimento domiciliar, como mencionado previamente (serviços especializados de enfermagem, fisioterapia, TO e assistência domiciliar de saúde).

▶ Revisão de sistemas

▸ **Estado mental:**
  – Alerta; orientada em relação a pessoas, lugares e tempo; cooperativa e motivada.
▸ **Sistema neuromuscular:**
  – Hemiparesia leve à esquerda.

- Não é observada qualquer influência sinérgica.
- Tônus normal.

▸ **Sistema cardiopulmonar:**
- Frequência cardíaca em repouso (FC): 80 batimentos por minuto; FC após deambulação: 80 batimentos por minuto.
- Pressão arterial (PA) em repouso: 168/62 mmHg; PA após deambulação: 200/82 mmHg.
- Frequência respiratória em repouso: 18 respirações por minuto; 26 respirações por minuto após deambulação.
- SpO$_2$: 99% em ar ambiente em repouso.
- Edema: ausente.

▸ **Sistema tegumentar:**
- A integridade da pele está intacta.
- A cor da pele é levemente pálida.
- Não foram encontradas cicatrizes e a pele tem mobilidade normal.

▸ **Sistema musculoesquelético:**
- Altura: 1,60 m.
- Peso: 60 kg.
- Sem queixas de dor.
- Amplitude de movimento (ADM): todas as articulações estão dentro dos limites normais (DLN), exceto no membro inferior (MI) esquerdo, que apresenta 0 grau de dorsiflexão.
- Força muscular: a pontuação no Teste Muscular Manual (TMM) é apresentada na Tabela EC4.1.

▸ Testes e medidas

▸ **Sensibilidade:**
- Tátil: intacta.
- Propriocepção: diminuída em membro superior (MS) esquerdo.

▸ **Estado funcional:**
- Mobilidade no leito.
  - Rolar: independência modificada; puxa a grade do leito do hospital com o MS direito para ajudar.
  - Arrastar-se: supervisão (necessários comandos verbais mínimos para técnica e posicionamento do pé).
  - Posição sentada para decúbito dorsal: supervisão para posicionamento do MI.
  - Decúbito dorsal para posição sentada: independente; requer mais tempo e esforço.
- Transferências.
  - Posição sentada para posição ortostática: independência modificada; uma vez em pé, requer bengala reta convencional para manter o equilíbrio inicial.
  - Posição ortostática para posição sentada: supervisão; abaixa-se usando o MS direito para controlar a descida.
  - Simetria: assimétrica, com maior descarga de peso à direita.

TABELA EC4.1 Teste manual de força muscular[a]

Movimento testado	Esquerdo	Direito
Flexão de ombro	4+/5	4+/5
Abdução de ombro	4+/5	4+/5
Flexão de cotovelo	4-/5	4+/5
Extensão de cotovelo	4-/5	4+/5
Preensão manual	4/5	4+/5
Flexão de quadril	4/5	4/5
Extensão de quadril	3/5	4-/5
Abdução de quadril	3/5	4-/5
Extensão de joelho	4+/5	4+/5
Flexão de joelho	4+/5	4+/5
Dorsiflexão	4/5	5/5
Flexão plantar	4/5	5/5

[a]Todos os escores são baseados em uma escala de 0 a 5: 5: normal; 4: bom; 3: regular; 2: ruim; 1: indício; 0: sem contração.

▸ **Marcha/locomoção:**
- Deambula 23 m com bengala reta convencional e supervisão.
- Os desvios da marcha incluem diminuição do comprimento do passo bilateralmente, diminuição do tempo de apoio e descarga de peso à esquerda e diminuição mínima na retirada do hálux durante a fase de balanço.

▸ **Equilíbrio:**
- Posição sentada estática: capaz de suportar desafios (perturbações) mínimos em todas as direções.
- Posição sentada dinâmica: capaz de realizar movimentos mínimos de alcançar além da sua base de apoio (BDA) em todas as direções.
- Posição ortostática estática: capaz de manter a posição estática sem um dispositivo de assistência ou ajuda; incapaz de suportar quaisquer desafios (perturbações).
- Posição ortostática dinâmica: requer supervisão e uso de bengala reta convencional em todos os momentos para obter equilíbrio e segurança.

▸ **Atividades da vida diária:**
- Capaz de vestir-se enquanto sentada em uma cadeira, desde que a roupa seja colocada em uma mesa adjacente.
- Requer maior tempo para colocar e tirar meias e amarrar e desamarrar os sapatos em razão da diminuição na coordenação motora fina da região distal do MS esquerdo.
- Requer assistência mínima com a esponja ao tomar banhos (ao lavar as costas e os pés).
- Requer assistência mínima a moderada e um assento de banheira sem apoio para as costas ao tomar banho com um chuveiro de mão.

▶ Avaliação, diagnóstico e prognóstico, e plano de cuidados

Observação: antes de considerar as questões de orientação a seguir, ver o vídeo "Estudo de caso 4 – Exame" para melhorar a compreensão das deficiências e limitações à atividade da paciente. Depois de concluir as questões de orientação, ver o vídeo "Estudo de caso 4 – Desfecho" para comparar e diferenciar as intervenções e os desfechos funcionais apresentados dos que você identificou.

Questões de orientação

1. Desenvolva uma lista de problemas para esta paciente, incluindo:
   a. Deficiências.
   b. Limitações à atividade.
   c. Restrições à participação.
2. Usando o *Guide to physical therapist practice*, determine o diagnóstico fisioterapêutico para esta paciente. Forneça justificativas para suas escolhas.
3. Identifique cinco objetivos e desfechos para esta paciente que possam ser alcançados nas próximas 4 semanas.
4. Usando três objetivos e desfechos identificados na Questão 3, descreva as intervenções que você usaria para alcançar cada um deles. Se apropriado, indique uma progressão para cada intervenção. Forneça uma breve justificativa para as intervenções selecionadas.
5. Quais atividades devem ser incluídas no programa de exercícios domiciliares (PED) desta paciente? Forneça uma breve justificativa para cada atividade selecionada.
6. Quais estratégias de aprendizagem motora aumentariam a capacidade desta paciente de alcançar os objetivos e os desfechos declarados?

7. A paciente e sua família expressam o desejo de que ela retorne ao seu condomínio, à casa de um andar, e more sozinha. Quão realista é esse objetivo? Forneça uma justificativa para sua decisão.
8. Como você acha que deveria ser um plano de alta adequado para esta paciente? Forneça justificativas para sua resposta.

▶ Visualizando o caso – Paciente com acidente vascular encefálico: reabilitação domiciliar

Como os estudantes aprendem de maneiras diferentes, a apresentação do caso em vídeo (exame, intervenção e desfechos) é projetada para promover o engajamento com o conteúdo, possibilitar a progressão individualizada ou em grupo e usar o formato ou a combinação de formatos (escrito e audiovisual) mais adequado(a) ao(s) estudante(s). O vídeo representa o formato audiovisual.

Resumo do vídeo

A paciente é uma mulher de 86 anos com acidente vascular encefálico e hemiparesia à esquerda. O vídeo mostra as etapas de exame e intervenção/desfechos durante duas sessões de atendimento fisioterapêutico domiciliar após a reabilitação com a paciente internada (2 semanas). A ênfase está no treinamento locomotor e do equilíbrio. O vídeo de intervenção/desfechos foi filmado depois de oito sessões, realizadas em um período de 4 semanas.

5 Paciente com acidente vascular encefálico: terapia de movimento induzido por restrição

David M. Morris, PT, PhD
Sonya L. Pearson, PT, DPT
Edward Taub, PhD

▶ Exame

Histórico

▸ **Dados pessoais:** homem afro-americano, 63 anos, passou por um acidente vascular encefálico isquêmico há 6 meses, que resultou em hemiparesia à direita.

▸ **Antecedentes sociais:** casado; mora em uma casa de um único andar com sua esposa e filha. Relata histórico de tabagismo (parou há mais de 40 anos) e consumo social de bebidas alcoólicas, de vez em quando. Gostava de carpintaria, caça e pesca antes de seu acidente vascular encefálico.

▸ **Antecedentes ocupacionais:** trabalhador aposentado de uma usina siderúrgica.

▸ **Antecedentes de saúde:** não relata cirurgias prévias ou problemas médicos significativos, exceto hipertensão arterial e diabetes tipo II; ambos estão atualmente sob controle, com mudanças no estilo de vida e medicamentos.

▸ **História da doença atual:** acidente vascular encefálico isquêmico, que resultou em hemiparesia do lado direito. A ressonância magnética revelou infarto pontino esquerdo. A angiografia cerebral revelou estenose grave da artéria vertebral direita e da artéria basilar proximal. O paciente é destro.

▸ **Queixa principal:** não consegue usar o braço e a mão direitos de maneira eficaz. Seus objetivos são usar o braço e a mão direitos bem o suficiente para realizar tarefas domésticas e retornar aos seus *hobbies*.

▸ **Medicamentos:** os medicamentos em uso atual incluem AAS, Glucotrol®, glucofago, Coumadin® e varfarina.

▶ Revisão de sistemas

▸ **Comunicação/linguagem:**
- Paciente apresenta uma leve disartria.

▸ **Cognição/afeto:**
- Não há comprometimento cognitivo, conforme evidenciado por seu escore de 30 no miniexame do estado mental.[1]
- Não são observadas anormalidades no afeto.

▸ **Sistema cardiovascular/pulmonar:**
- Frequência cardíaca: 72 batimentos por minuto, fortes.
- Pressão arterial: 110/80 mmHg (na posição sentada).
- Frequência respiratória: 16 respirações por minuto, regulares e sem esforço.

▸ **Sistema tegumentar:**
- Não são observadas anormalidades.

▸ **Sistema musculoesquelético:**
- Altura: 1,90 m.
- Peso: 93 kg.
- A amplitude passiva de movimento está dentro dos limites normais (DLN) em todos os membros, exceto na flexão, abdução e rotação lateral de ombro no membro superior (MS) direito.
- A força muscular geral está DLN em MS esquerdo e membros inferiores (MI); o paciente demonstra movimento ativo fraco no MS direito e nos MI.

▸ **Sistema neuromuscular:**
- Leve inclinação da face à direita (quadrante inferior).
- Hemiparesia no MS e MI direitos.
- O paciente é capaz de estender ativamente seu punho direito em 10° a partir da posição neutra e é capaz de estender seu segundo, terceiro e quarto dedos (i. e., dedos indicador, médio e anelar, respectivamente) além de 10° em cada articulação digital. Ele é incapaz de estender seu quinto dedo.

▸ **Estilo de aprendizado:**
- Relata que gosta de observar antes de aprender uma nova habilidade de movimento.

▶ Testes e medidas

▸ **Tônus muscular:** os resultados do exame de tônus em flexores de cotovelo, pronadores de antebraço e flexores de punho de acordo com a Escala de Ashworth modificada[2] para a classificação da espasticidade são apresentados na Tabela EC5.1.

▸ **Amplitude de movimento:** os resultados da amplitude de movimento (ADM) de MS são apresentados nas Tabelas EC5.2 (ADM passiva) e EC5.3 (ADM ativa).

▸ **Equilíbrio:** examinou-se o equilíbrio usando:
  – Bateria de baixo desempenho do *The Established Populations for Epidemiologic Studies of the Elderly (EPESE)*[3,4] (Tab. EC5.4).
  – O teste de giro de 360°, um breve exame do equilíbrio dinâmico, é pontuado de acordo com características qualitativas no Teste de Desempenho Físico[5] e como um item quantitativo cronometrado na Escala de Equilíbrio de Berg.[6-8] Os resultados são exibidos na Tabela EC5.5.

▸ **Função motora:** o exame detalhado da função motora foi realizado usando:
  – O protocolo de desempenho físico de Fugl-Meyer (*Fugl-Meyer Assessment of Physical Performance –*

TABELA EC5.1 Escala de Ashworth modificada para a classificação da espasticidade[a]

Grupo muscular	Esquerdo	Direito
Flexores de cotovelo	0	2
Pronadores de antebraço	0	1+
Flexores de punho	0	1+

[a]Todos os movimentos foram avaliados na posição sentada.
0: sem aumento do tônus; 1: leve aumento do tônus, manifestado por uma contração e liberação ou por resistência mínima no final da ADM, quando a(s) parte(s) afetada(s) é(são) movida(s) em flexão ou extensão; 1+: leve aumento do tônus muscular manifestado por uma contração, seguido por resistência mínima ao longo do restante (menos da metade) da ADM; 2: aumento mais acentuado do tônus muscular durante a maior parte da ADM, mas a(s) parte(s) afetada(s) é(são) facilmente movida(s); 3: aumento considerável do tônus muscular; o movimento passivo é difícil; 4: a(s) parte(s) afetada(s) está(ão) rígida(s) em flexão ou extensão.

TABELA EC5.2 Amplitude de movimento passiva de MS (em graus)

Movimento	Esquerdo	Direito
Flexão de ombro	0-135	0-100
Abdução de ombro	0-130	0-80
Rotação medial de ombro	0-15	0-15
Rotação lateral de ombro	0-85	0-75
Flexão de cotovelo	0-155	0-155
Supinação de antebraço	0-90	0-60
Pronação de antebraço	0-90	0-90
Flexão de punho	0-90	0-70
Extensão de punho	0-85	0-50

TABELA EC5.3 Amplitude de movimento ativa de MS (em graus)[a]

Articulação	Esquerdo	Direito
Abdução CMC de polegar	0-37	0-28
Extensão MCF de segundo dedo	0-5	0-40
Extensão MCF de quinto dedo	0-5	0-37
Flexão de punho	0-80	0-50
Extensão de punho	0-65	0-10
Flexão de cotovelo	0-145	0-140
Extensão de cotovelo	90-0	90-64
Supinação de antebraço	0-90	0-30
Flexão de ombro	0-115	0-50
Abdução de ombro	0-110	0-55

CMC: carpometacarpal; MCF: metacarpofalângica.
[a]Todos os movimentos foram avaliados na posição sentada.

FMA)[9] é um teste de capacidade motora baseado no comprometimento. Examina a sensibilidade, a ADM, a dor e a qualidade do movimento durante uma série de tarefas motoras progressivamente mais difíceis. O formulário de registro da FMA pré-tratamento é mostrado no Apêndice A do EC5 (localizado no final deste estudo de caso).

  – O *Wolf Motor Function Test (WMFT)*[10-12] é um teste de desempenho em laboratório que emprega 17 tarefas motoras; 15 são cronometradas e 2 envolvem medidas de força. A administração do teste é padronizada e ordenada sequencialmente de tarefas simples a complexas. As 15 tarefas cronometradas são filmadas e depois classificadas por marcadores que descrevem a habilidade funcional, usando uma escala de classificação de seis pontos (0 a 5) (Quadro EC5.1). As duas tarefas de força são (1) flexão anterior de ombro na posição sentada até o topo de uma caixa de 25 cm colocada em uma mesa na frente do indivíduo, usando pesos de até 9 kg presos ao antebraço; e (2) uso de um dinamômetro para medir a força de preensão manual mantida por 3 segundos com o cotovelo fletido em 90°. O formulário de pontuação do WMFT pré-tratamento é exibido na Tabela EC5.6.

  – O *Motor Activity Log (MAL)* é uma entrevista estruturada que inclui a escala de "quantidade de uso" do MAL e a escala "quão bem" do MAL (ver Cap. 12, Tabs. 12.5 e 12.6, respectivamente). Solicita-se aos entrevistados que avaliem o quanto e quão bem eles usam seu MS mais afetado para realizar 30 atividades da vida diária fora do ambiente clínico. (Ver Cap. 12, Tab. 12.7, que contém as atividades incluídas no MAL, e Tab. 12.1, que contém os critérios de classificação [escores de ADM ativa mínima e do MAL].) Os escores do MAL pré-tratamento são apresentados no Apêndice B ao final deste estudo de caso.

TABELA EC5.4 Desempenho no teste de equilíbrio na posição ortostática (protocolo EPESE)[a]

Teste	Escore	Tempo do paciente (segundos)
Posição ortostática com os pés lado a lado	0 = Não consegue manter a posição por mais de 9 segundos (incapacidade de concluir o teste) 1 = Capaz de ficar com os pés lado a lado por 10 segundos, incapaz de se manter em *semitandem* por 10 segundos. Se capaz de manter por 10 segundos, progredir para a próxima posição	10
Posição ortostática em *semitandem*	2 = Capaz de ficar em posição de *semitandem* por 10 segundos, incapaz de manter uma posição de *tandem* por mais de 2 segundos. Se capaz de manter por 10 segundos, progredir para a próxima posição	10
Posição ortostática em *tandem*	3 = Capaz de ficar na posição de *tandem* por 3-9 segundos 4 = Capaz de ficar em posição de *tandem* por 10 segundos, a maior pontuação possível	10
		Pontuação total: 4

[a]Solicitou-se ao paciente que ficasse em pé usando três posições de pés: lado a lado, em *semitandem* (calcanhar de um pé ao lado do hálux do outro pé) e em *tandem* (calcanhar de um pé diretamente na frente do outro pé) por 10 segundos cada.

TABELA EC5.5 Desempenho no teste de equilíbrio dinâmico: giro de 360°

Tentativa/média	Giro à direita	Giro à esquerda
Tentativa 1	11,15 segundos; 13 passos	13 segundos; 13 passos
Tentativa 2	9,84 segundos; 10 passos	12,56 segundos; 12 passos
Média	10,5 segundos; 12 passos	12,78 segundos; 12,5 passos

Escore: tempo total e passos por giro.

QUADRO EC5.1 Escala de classificação de habilidades funcionais conforme o Wolf Motor Function Test

0 = Não tenta com o MS que está sendo testado.
1 = O MS que está sendo testado não participa funcionalmente; no entanto, há uma tentativa de usar o MS. Em tarefas unilaterais, o MS que não está sendo testado pode ser usado para mover o MS que está sendo testado.
2 = Realiza a atividade, mas requer assistência do MS que não está sendo testado para realizar pequenos reajustes ou mudança de posição, ou requer mais de duas tentativas para realizar, ou realiza muito lentamente. Em tarefas bilaterais, o MS a ser testado pode servir apenas como auxiliar.
3 = Realiza a atividade, mas o movimento é influenciado em algum grau pela sinergia ou é realizado lentamente ou com esforço.
4 = Realiza a atividade; o movimento está próximo do normal* mas um pouco mais lento; pode faltar precisão, coordenação fina ou fluidez.
5 = Realiza a atividade; os movimentos parecem normais.*

MS: membro superior.
*Para a determinação do normal, o MS menos envolvido pode ser utilizado como um índice disponível para comparação, considerando a dominância de MS pré-mórbida.

– A *Stroke Impact Scale (SIS)*[13-15] é uma entrevista de amplo espectro do estado de saúde que mede as alterações em oito subdomínios do comprometimento, da função e da qualidade de vida depois de um acidente vascular encefálico. Os formulários de pontuação do SIS pré-tratamento são apresentados no Apêndice C ao final deste estudo de caso. Embora não tenha sido aplicada a este paciente, uma nona questão (acerca da recuperação do acidente vascular encefálico) pede ao paciente que estime a quantidade de recuperação da função que ele experimentou. As instruções para essa pergunta são: Em uma escala de 0 a 100, com 100 representando a recuperação total e 0 representando nenhuma recuperação, quanto você se recuperou do seu acidente vascular encefálico? O paciente responde selecionando uma das seguintes opções: 100, 90, 80, 70, 60, 50, 40, 30, 20, 10, 0. O paciente preenche um registro diário de atividades, conforme apresentado no Apêndice D ao final deste estudo de caso.

▶ Avaliação, diagnóstico e prognóstico, e plano de cuidados

Observação: antes de considerar as questões de orientação a seguir, ver o vídeo "Estudo de caso 5 – Exame" para melhorar a compreensão das deficiências e limitações à atividade do paciente. Depois de concluir as questões de orientação, ver o vídeo "Estudo de caso 5 – Intervenção" para comparar e diferenciar as intervenções apresentadas das que você selecionou. Por último, ver o vídeo "Estudo de caso 5 – Desfechos" para comparar e diferenciar os objetivos e os desfechos esperados que você identificou dos desfechos funcionais alcançados.

TABELA EC5.6   Escores no Wolf Motor Function pré-tratamento

Tarefa	Tempo de desempenho (segundos)	Classificação de capacidade funcional[a]
1. Antebraço na mesa (lateral)	2,40	3
2. Antebraço na caixa (lado)	11,87	2
3. Estender o cotovelo (lado)	2,59	2
4. Estender o cotovelo (peso)	3,50	3
5. Mão na mesa (frente)	1,40	3
6. Mão na caixa (frente)	3,21	2
7. Alcançar e pegar	0,93	3
8. Levantar uma lata	120+	1
9. Levantar um lápis	4,18	3
10. Levantar um clipe de papel	120+	1
11. Empilhar pequenos objetos	120+	1
12. Virar cartas de baralho	21,56	2
13. Girar a chave na fechadura	12,34	3
14. Dobrar toalha	50,59	2
15. Levantar cesta	16,34	2
Escore mediano	11,87	N/D
Escore médio	32,73	2,2
Média do logaritmo ao quadrado	2,29	N/D
Medidas de força		
Peso na caixa	0 kg	
Força de preensão	2,33 kg	

[a]Ver Quadro EC5.1.

Observação: ver o Capítulo 12: Terapia de movimento induzido por contenção, para uma discussão detalhada sobre a terapia de movimento induzido por contenção (TMIC).

Observação: consultar o Apêndice E ao final deste estudo de caso para obter uma lista de materiais adicionais.

Questões de orientação

1. Usando o *Guide to physical therapist practice*, identifique o padrão de prática preferencial que melhor descreve o diagnóstico deste paciente.
2. Usando o sistema de classificação da Universidade do Alabama (ver Cap. 12, Tab. 12.1) para a função de MS, qual categoria seria designada a este paciente?
3. Identifique as deficiências de movimento de MS que devem ser abordadas no desenvolvimento de atividades de modelagem e prática de tarefas.
4. Discuta os fatores que provavelmente influenciarão negativamente a participação deste paciente no protocolo da TMIC.
5. Discuta os fatores que provavelmente influenciarão positivamente a participação deste paciente no protocolo da TMIC.
6. Utilizando a rotina típica do paciente (ver Apêndice D ao final deste estudo de caso), identifique as atividades que poderiam ser listadas na categoria *"com luvas, somente o MS mais afetado"* do contrato comportamental. (***Observação:*** pode-se modificar as atividades para possibilitar a inclusão nesta categoria.)
7. Utilizando a rotina típica do paciente (ver Apêndice D ao final deste estudo de caso), identifique as atividades que, por razões de segurança, devem ser colocadas nas categorias *"sem luvas, ambas as mãos"* e *"sem luvas, apenas o MS menos afetado"*.
8. Usando os escores de mudança do MAL, quais são os desfechos esperados para a aplicação do protocolo da TMIC?
9. Descreva duas atividades de modelagem e duas de prática da tarefa que seriam apropriadas para este paciente.
10. Descreva o cronograma apropriado de utilização do protocolo da TMIC para este paciente.

▶ Referências

1. Folstein, MF, Folstein, SE, and McHugh, PR. "Mini-mental state." A practical method for grading the cognitive state of patients for the clinician. J Psychiatr Res, 1975; 12:189.

2. Bohannon, R, and Smith, M. Interrater reliability of a modified Ashworth scale of muscle spasticity. Phys Ther, 1987; 67:206.

3. Guralnik, J, et al. Lower-extremity function in persons over the age of 70 years as a predictor of subsequent disability. N Engl J Med, 1995; 332:556.

4. Guralnik, J, et al. A short physical performance battery assessing lower extremity function: Association with self-reported disability and prediction of mortality and nursing home admission. J Gerontol, 1994; 49:M85–M94.

5. Reuben, DB, and Siu, AL. An objective measure of physical function of elderly outpatients: The Physical Performance Test. J Am Geriatr Soc, 1990; 38:1105.

6. Berg, K, et al. Measuring balance in the elderly: Preliminary development of an instrument. Physiother Can, 1989; 41:304.

7. Berg, K, et al. A comparison of clinical and laboratory measures of postural balance in an elderly population. Arch Phys Med Rehabil, 1992; 73:1073.

8. Berg, K, et al. Measuring balance in the elderly: Validation of an instrument. Can J Public Health, 1992; 83(suppl. 2):S7.

9. Fugl-Meyer, A, Jaasko, L, Leyman, I, et al: The post stroke hemiplegic patient, 1. A method for evaluation of physical performance. Scand J Rehabil Med, 1975; 7:13.

10. Wolf, SL, et al. Forced use of hemiplegic upper extremities to reverse the effect of learned nonuse among chronic stroke and head injured patients. Exp Neurol, 1989; 104:125.

11. Wolf, SL, et al. Assessing Wolf Motor Function Test as outcome measure for research in patients after stroke. Stroke, 2001; 32:1635.

12. Morris, DM, et al. The reliability of the Wolf Motor Function Test for assessing upper extremity function after stroke. Arch Phys Med Rehabil, 2001; 82:750.

13. Duncan, PW, et al. Stroke Impact Scale-16: A brief assessment of physical function. Neurology, 2003; 60(2):291.

14. Lai, SM, et al. Physical and social functioning after stroke: Comparison of the Stroke Impact Scale and Short Form-36. Stroke, 2003; 34:488.

15. Duncan, PW, et al. Rasch analysis of a new stroke-specific outcome scale: The Stroke Impact Scale. Arch Phys Med Rehabil, 2003; 84:950.

▶ Visualizando o caso – Paciente com acidente vascular encefálico: terapia de movimento induzido por restrição

Como os estudantes aprendem de maneiras diferentes, a apresentação do caso em vídeo (exame, intervenção e desfechos) é projetada para promover o engajamento com o conteúdo, possibilitar a progressão individualizada ou em grupo e usar o formato ou a combinação de formatos (escrito e audiovisual) mais adequado(a) ao(s) estudante(s). O vídeo representa o formato audiovisual.

Resumo do vídeo

O paciente é um homem de 63 anos com acidente vascular encefálico e hemiparesia à direita (6 meses pós-evento). O vídeo mostra os exames e intervenções durante a reabilitação ambulatorial usando a terapia de movimento induzido por restrição. Os desfechos foram filmados 2 semanas e 1 ano após o tratamento.

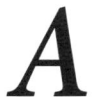

A Componentes do protocolo de desempenho físico de Fugl-Meyer usados para examinar o paciente

Componentes do protocolo de desempenho físico de Fugl-Meyer usados para examinar o paciente

Amplitude de movimento

Articulação	Movimento	Pontuação	Critérios de pontuação
Ombro	Flexão	1	0 = Apenas alguns graus de movimento
	Abdução em 90°	1	1 = Diminuição da amplitude de movimento passiva
	Rotação lateral	1	2 = Amplitude de movimento passiva normal
	Rotação medial	1	
Cotovelo	Flexão	2	
	Extensão	2	
Punho	Flexão	1	
	Extensão	1	
Dedos	Flexão	1	
	Extensão	2	
Antebraço	Pronação	2	
	Supinação	1	
	Pontuação total da ADM:	**16**	

Dor

Articulação	Movimento	Pontuação	Critérios de pontuação
Ombro	Flexão	1	0 = Dor intensa ao final da amplitude ou dor ao longo da amplitude
	Abdução em 90°	1	1 = Um pouco de dor
	Rotação lateral	1	2 = Sem dor
	Rotação medial	1	
Cotovelo	Flexão	2	
	Extensão	2	
Punho	Flexão	2	
	Extensão	2	
Dedos	Flexão	2	
	Extensão	2	
Antebraço	Pronação	2	
	Supinação	2	
	Pontuação total de dor:	**20**	

(continua)

Componentes do protocolo de desempenho físico de Fugl-Meyer usados para examinar o paciente *(continuação)*

Sensibilidade

Tipo de sensibilidade	Área	Pontuação	Critérios de pontuação
Toque leve	Parte superior do braço	1	0 = Anestesia
	Palma da mão	1	1 = Hiperestesia/disestesia
Propriocepção	Ombro	2	2 = Normal 0 = Sem sensibilidade
	Cotovelo	2	1 = Três quartos das respostas estão corretas, mas há
	Punho	2	diferença considerável na sensibilidade em comparação
	Polegar	2	ao lado não afetado 2 = Todas as respostas estão corretas; pouca ou nenhuma diferença

Pontuação total de sensibilidade: 10

Função motora (na posição sentada)

	Item	Pontuação	Critérios de pontuação
Reflexos	Bíceps braquial	2	0 = Nenhuma atividade reflexa pode ser elicitada
	Tríceps braquial	2	2 = Pode-se elicitar atividade reflexa
Sinergia flexora	Elevação	1	0 = Não consegue realizar
	Retração de ombro	1	1 = Realiza parcialmente
	Abdução (em pelo menos 90°)	1	2 = Realiza sem falhas
	Rotação lateral	1	
	Flexão de cotovelo	1	
	Supinação de antebraço	1	
Sinergia extensora	Adução/rotação medial de ombro	1	0 = Não consegue realizar
	Extensão de cotovelo	1	1 = Realiza parcialmente
	Pronação de antebraço	1	2 = Realiza sem falhas
Sinergias de combinação de movimentos	Mão na coluna lombar	1	0 = Nenhuma ação específica realizada 1 = A mão precisa passar pela espinha ilíaca anterossuperior 2 = Realiza sem falhas
	Flexão de ombro em 90°; cotovelo em 0°	0	0 = O braço é imediatamente abduzido, ou o cotovelo flexiona no início do movimento 1 = Ocorre abdução ou flexão de cotovelo na fase tardia do movimento 2 = Realiza sem falhas
	Pronação/supinação de antebraço com cotovelo em 90° e ombro em 0°	1	0 = A posição correta do ombro e do cotovelo não pode ser alcançada e/ou a pronação ou supinação não pode ser realizada 1 = A pronação ou supinação ativa pode ser realizada mesmo que em uma amplitude de movimento limitada e, ao mesmo tempo, o ombro e o cotovelo são posicionados corretamente 2 = Pronação e supinação completa com posicionamento correto de cotovelo e ombro
Movimento fora de sinergia	Abdução de ombro em 90°, cotovelo em 0° e pronação de antebraço	0	0 = Inicialmente ocorre flexão de cotovelo ou algum desvio da pronação do antebraço 1 = O movimento pode ser realizado parcialmente, ou durante o movimento o cotovelo é fletido ou o antebraço não pode ser mantido em pronação 2 = Movimento sem falhas
	Flexão de ombro em 90°-180°, cotovelo em 0° e antebraço na posição média	0	0 = Inicialmente ocorre flexão do cotovelo ou abdução de ombro 1 = Ocorre flexão de cotovelo ou abdução de ombro durante a flexão de ombro 2 = Movimento sem falhas

(continua)

Componentes do protocolo de desempenho físico de Fugl-Meyer usados para examinar o paciente *(continuação)*

Função motora (na posição sentada)

	Item	Pontuação	Critérios de pontuação
	Pronação/supinação de antebraço, cotovelo em 0° e ombro entre 30°-90° de flexão	0	0 = A supinação e a pronação não podem ser realizadas ou as posições de cotovelo e de ombro não podem ser alcançadas 1 = Cotovelo e ombro adequadamente posicionados e pronação e supinação realizadas em uma amplitude limitada 2 = Movimento sem falhas
Atividade reflexa normal (esta etapa é incluída somente se o paciente alcançar uma pontuação de 6 no estágio prévio [*Movimento fora de sinergia*])	Bíceps braquial e/ou flexores dos dedos e tríceps braquial	0	0 = Pelo menos dois de três reflexos fásicos são marcadamente hiperativos 1 = Um reflexo é marcadamente hiperativo, ou pelo menos dois reflexos são vivos 2 = Não mais que um reflexo é vivo, e nenhum é hiperativo
Punho	Estabilidade, cotovelo em 90° e ombro em 0°	0	0 = O paciente não é capaz de estender o punho nos 15° necessários 1 = Realiza a extensão, mas não suporta qualquer resistência 2 = É capaz de manter a posição contra alguma resistência (leve)
	Flexão/extensão, cotovelo em 90° e ombro em 0°	1	0 = Não há movimento volitivo 1 = O paciente não é capaz de mover ativamente a articulação do punho ao longo de toda a amplitude de movimento 2 = Movimento suave e sem falhas
	Estabilidade, cotovelo em 0° e ombro em 30°	0	0 = O paciente não é capaz de estender o punho nos 15° necessários 1 = Realiza a extensão, mas não suporta qualquer resistência alguma 2 = É capaz de manter a posição contra alguma resistência (leve)
	Flexão/extensão, cotovelo em 0° e ombro em 30°	1	0 = Não há movimento volitivo 1 = O paciente não é capaz de mover ativamente a articulação do punho ao longo de toda a amplitude de movimento 2 = Movimento suave e sem falhas
	Circundução	1	0 = Não pode ser realizada 1 = Movimento desajeitado ou circundução incompleta 2 = Realiza o movimento completo com suavidade
Mão	Flexão em bloco de dedos	1	0 = Não ocorre flexão 1 = Ocorre alguma flexão, mas não o movimento completo 2 = Flexão ativa completa (em comparação à mão não afetada)
	Extensão em bloco de dedos	1	0 = Não ocorre extensão 1 = O paciente é capaz de liberar uma flexão em bloco ativa 2 = Extensão ativa completa

(continua)

Componentes do protocolo de desempenho físico de Fugl-Meyer usados para examinar o paciente *(continuação)*

Função motora (na posição sentada)

	Item	Pontuação	Critérios de pontuação
	Preensão #1: as articulações MCF são estendidas e as articulações IF proximal e distal são flexionadas; a preensão é testada contra a resistência	0	0 = A posição necessária não pode ser alcançada 1 = A preensão é fraca 2 = A preensão pode ser mantida contra uma resistência relativamente grande
	Preensão #2: instrui-se o paciente a aduzir o polegar com um pedaço de papel interposto; todas as outras articulações estão em 0°	0	0 = A posição não pode ser alcançada 1 = O pedaço de papel interposto entre o polegar e o indicador pode ser segurado, mas não contra um leve puxão 2 = O papel é segurado firmemente contra um puxão
	Preensão #3: o paciente opõe o coxim adiposo do polegar contra o coxim adiposo do dedo indicador, com um lápis interposto	1	0 = A posição não pode ser alcançada 1 = O lápis interposto entre o polegar e o dedo indicador pode ser segurado, mas não contra um leve puxão 2 = O lápis é firmemente segurado contra um puxão
	Preensão #4: o paciente precisa segurar uma pequena lata, opondo as superfícies palmares do primeiro e segundo dedos uma contra a outra	1	0 = A posição não pode ser alcançada 1 = A lata interposta entre o polegar e o indicador pode ser segurada, mas não contra um leve puxão 2 = A lata é firmemente segurada contra um puxão
	Preensão #5: o paciente segura uma bola de tênis com uma pegada esférica ou é instruído a colocar sua mão em uma posição de abdução do polegar com abdução e flexão do segundo, terceiro, quarto e quinto dedos	1	0 = A posição não pode ser alcançada 1 = A bola de tênis pode ser segurada com uma pegada esférica, mas não contra um leve puxão 2 = A bola de tênis é segurada firmemente contra um puxão
Coordenação/velocidade: dedo ao nariz (cinco repetições em sucessão rápida com o paciente vendado)	Tremor	2	0 = Tremor intenso 1 = Tremor leve 2 = Sem tremor
Dismetria	1		0 = Dismetria pronunciada ou não sistemática 1 = Dismetria leve ou sistemática 2 = Sem dismetria
Velocidade	1		0 = A atividade leva mais de 6 segundos para ser realizada em relação à mão não afetada 1 = A atividade leva mais de 2 a 5 segundos para ser realizada em relação à mão não afetada 2 = Menos de 2 segundos de diferença entre as duas mãos
	Pontuação de função motora total:	**27**	

MCF, metacarpofalângica; IF, interfalângica.

B Escores no Motor Activity Log (MAL) pré-tratamento

Número da tarefa	Tarefa	Quantidade de uso[a]	Quão bem foi usado[b]
1	Acender a luz acionando um interruptor	1	1
2	Abrir uma gaveta	1	2
3	Tirar uma peça de roupa de uma gaveta	1	2,5
4	Atender o telefone	0	0
5	Limpar o balcão da cozinha ou outra superfície	0	0
6	Sair do carro (inclui apenas o movimento necessário para passar de sentado no carro para em pé do lado de fora do carro, assim que a porta é aberta)	2	2
7	Abrir a geladeira	1	3
8	Abrir uma porta girando a maçaneta	1	1
9	Usar o controle remoto da TV	1	1
10	Lavar as mãos (inclui ensaboar e enxaguar; não inclui abrir e fechar a torneira)	5	1
11	Abrir e fechar a torneira acionando uma maçaneta ou alavanca	0	0
12	Secar as mãos	5	1
13	Colocar as meias	2	1,5
14	Tirar as meia	0	0
15	Calçar os sapatos (inclui amarrar cadarços e prender tiras de fixação)	1	1,5
16	Tirar os sapatos (inclui soltar cadarços e tiras de fixação)	0	0
17	Levantar-se de uma cadeira com apoios de braços	0	0
18	Afastar uma cadeira da mesa antes de se sentar	0	0
19	Puxar uma cadeira em direção à mesa depois de se sentar	0	0
20	Pegar um copo, uma garrafa, uma taça ou uma lata (não precisa incluir beber)	1	1,5
21	Escovar os dentes (não inclui preparar a escova de dentes nem escovar dentaduras)	0	0
22	Passar maquiagem, loção ou creme de barbear no rosto	0	0
23	Usar uma chave para destrancar uma porta	0	0
24	Escrever no papel (se o braço dominante for o mais afetado, "Você consegue ver para escrever?"; se o braço não dominante for o mais afetado, abandonar o item e atribuir "ND")	1	0,5

(continua)

Número da tarefa	Tarefa	Quantidade de uso[a]	Quão bem foi usado[b]
25	Carregar um objeto na mão (colocar um item sobre o braço não é aceitável)	1	2
26	Usar um garfo ou colher para comer (refere-se à ação de levar a comida à boca com um garfo ou colher)	0	0
27	Pentear o cabelo	0	0
28	Pegar uma xícara pela alça	0	0
29	Abotoar uma camisa	4	2
30	Comer metade de um sanduíche ou *finger foods*	0	0
	Pontuação média:	**0,7**	**0,8**

[a]Escala da quantidade de uso: 0 = não usei meu braço mais fraco (não usado); 1 = ocasionalmente tentei usar meu braço mais fraco (muito raramente); 2 = usei ocasionalmente meu braço mais fraco, mas fiz a maior parte das atividades com meu braço mais forte (raramente); 3 = usei meu braço mais fraco cerca de metade das vezes em relação a antes do acidente vascular encefálico (metade em relação ao pré-acidente vascular encefálico); 4 = usei meu braço mais fraco tanto quanto antes do acidente vascular encefálico (75% em relação ao pré-acidente vascular encefálico); 5 = usei meu braço mais fraco tanto quanto antes do acidente vascular encefálico (igual em relação ao pré-acidente vascular encefálico).

[b]Escala de quão bem foi usado: 0 = o braço mais fraco não foi usado para essa atividade (nunca); 1 = o braço mais fraco foi movido durante essa atividade, mas não foi útil (muito ruim); 2 = o braço mais fraco foi usado com um pouco de utilidade durante essa atividade, mas precisou de um pouco de ajuda do braço mais forte ou moveu-se muito lentamente ou com dificuldade (ruim); 3 = o braço mais fraco foi usado para o propósito indicado, mas os movimentos eram lentos ou eram feitos apenas com algum esforço (razoável); 4 = os movimentos feitos pelo braço mais fraco eram quase normais, mas não tão rápidos ou precisos quanto o normal (quase normal); 5 = a capacidade de usar o braço mais fraco para essa atividade foi tão boa quanto antes da lesão (normal).

C Escores da Stroke Impact Scale (SIS – escala de impacto do acidente vascular encefálico) pré-tratamento

1.Na última semana, como você quantificaria a força...	Bastante força	Força considerável	Um pouco de força	Bem pouca força	Nenhuma força
a. Do seu braço que foi mais afetado pelo AVE?	5	4	3	**2**	1
b.Do seu aperto de mão no lado que foi mais afetado pelo AVE?	5	4	3	**2**	1
c. Da sua perna que foi mais afetada pelo AVE?	5	4	**3**	2	1
d.Do seu pé e tornozelo que foram mais afetados pelo AVE?	5	4	**3**	2	1
2.Na última semana, quanta dificuldade você teve para...	Nenhuma dificuldade	Pouca dificuldade	Difícil	Muito difícil	Extremamente difícil
a. Lembrar de coisas que as pessoas acabaram de lhe falar?	**5**	4	3	2	1
b.Lembrar de coisas que aconteceram no dia anterior?	**5**	4	3	2	1
c. Lembrar de fazer certas coisas (manter compromissos marcados, tomar a medicação)?	**5**	4	3	2	1
d.Lembrar o dia da semana?	**5**	4	3	2	1
e. Concentrar-se?	**5**	4	3	2	1
f. Raciocinar rapidamente?	**5**	4	3	2	1
g.Resolver problemas do dia a dia?	**5**	4	3	2	1
3.Na última semana, com que frequência você...	Nunca	Raramente	Às vezes	Quase sempre	Sempre
a. Sentiu-se triste?	**5**	4	3	2	1
b.Sentiu-se sozinho?	5	4	3	2	**1**
c. Sentiu que é um fardo para os outros?	**5**	4	3	2	1
d.Sentiu-se desesperançoso?	**5**	4	3	2	1
e. Culpou-se por erros que cometeu?	**5**	4	3	2	1
f. Divertiu-se como antes?	5	4	3	2	**1**
g.Sentiu-se nervoso(a)?	**5**	4	3	2	1
h.Sentiu que a vida vale a pena?	5	4	3	**2**	1
i. Sorriu ao menos uma vez ao dia?	5	4	3	2	**1**

(continua)

4. Na última semana, quanta dificuldade você teve para...	Nenhuma dificuldade	Pouca dificuldade	Difícil	Muito difícil	Extremamente difícil
a. Dizer o nome de alguém que estava na sua frente?	5	4	3	2	1
b. Entender o que estava sendo dito em uma conversa?	5	4	3	2	1
c. Responder perguntas?	5	4	3	2	1
d. Nomear objetos corretamente?	5	4	3	2	1
e. Participar de uma conversa em grupo?	5	4	3	2	1
f. Falar ao telefone?	5	4	3	2	1
g. Ligar para alguém, selecionando o número e discando?	5	4	3	2	1

5. Nas últimas duas semanas, quanta dificuldade você teve para...	Nenhuma dificuldade	Pouco difícil	Difícil	Muito difícil	Não realizável
a. Cortar a comida com garfo e faca?	5	4	3	2	1
b. Vestir uma blusa?	5	4	3	2	1
c. Tomar banho sozinho(a)?	5	4	3	2	1
d. Cortar as unhas dos pés?	5	4	3	2	1
e. Chegar ao banheiro a tempo?	5	4	3	2	1
f. Controlar sua bexiga (não urinar nas calças por acidente)?	5	4	3	2	1
g. Controlar seu intestino (não defecar nas calças por acidente)?	5	4	3	2	1
h. Realizar serviços domésticos leves (tirar o pó, arrumar a cama, tirar o lixo, lavar a louça)?	5	4	3	2	1
i. Fazer compras?	5	4	3	2	1
j. Realizar serviços domésticos pesados (passar o aspirador, lavar roupa, jardinagem)?	5	4	3	2	1

6. Nas últimas duas semanas, quanta dificuldade você teve para...	Nenhuma dificuldade	Pouco difícil	Difícil	Muito difícil	Não realizável
a. Ficar sentado sem perder o equilíbrio?	5	4	3	2	1
b. Ficar em pé sem perder o equilíbrio?	5	4	3	2	1
c. Caminhar sem perder o equilíbrio?	5	4	3	2	1
d. Deslocar-se da cama para a cadeira?	5	4	3	2	1
e. Andar um quarteirão?	5	4	3	2	1
f. Andar rápido?	5	4	3	2	1
g. Subir um lance de escada?	5	4	3	2	1
h. Subir vários lances de escada?	5	4	3	2	1
i. Entrar e sair do carro?	5	4	3	2	1

7. Nas últimas duas semanas, quanta dificuldade você teve em usar a mão que foi mais afetada pelo AVE para...	Nenhuma dificuldade	Difícil	Muito difícil	Muito difícil	Não realizável
a. Carregar objetos pesados (sacola de compras)?	5	4	3	2	1
b. Girar a maçaneta da porta?	5	4	3	2	1
c. Abrir uma lata ou jarra?	5	4	3	2	1
d. Amarrar o cadarço do sapato?	5	4	3	2	1
e. Pegar uma moeda?	5	4	3	2	1

(continua)

8. Nas últimas quatro semanas, quanto tempo você esteve limitado em...	Nunca	Raramente	Às vezes	Quase sempre	Sempre
a. Seu trabalho (assalariado, voluntário, outros)?	5	4	3	2	1
b. Suas atividades sociais?	5	4	3	2	1
c. Atividades recreativas tranquilas (artes manuais, leitura)?	5	4	3	2	1
d. Atividades recreativas ativas (esporte, passeios, viagens)?	5	4	3	2	1
e. Seu papel como membro da família e/ou amigo?	5	4	3	2	1
f. Sua participação em atividades espirituais ou religiosas?	5	4	3	2	1
g. Sua capacidade de controlar a vida como você deseja?	5	4	3	2	1
h. Sua capacidade de ajudar os outros?	5	4	3	2	1

D Registro de atividade diária típico deste paciente

Cronograma de atividades diárias		
Dias úteis		
Hora	Atividade	Detalhes (se necessário)
6:00	Acordar	
6:05	Fazer café	Cafeteira elétrica
6:15	Abrir a porta para o cachorro/alimentá-lo	Ração para cachorro
6:30	Assistir ao jornal na TV tomando café	
6:45	Tomar café da manhã	Cereal, torrada, suco
7:00	Tomar banho	
7:15	Barbear-se	Barbeador descartável com proteção de segurança
7:20	Escovar os dentes	Escova de dentes elétrica
7:30	Vestir-se	
8:00	Sair de casa e ir para a clínica	
12:00	Sair da clínica e voltar para casa	
12:30	Almoçar	Sanduíche, batatas fritas, frutas, chá gelado
13:30	Sair para passear com o cachorro	Dois cachorros pequenos na calçada
14:30	Ler correspondências/ler jornal; verificar e-mails	
16:00	Cuidar do jardim/fazer tarefas domésticas	
17:00	Assistir a notícias na TV	
18:00	Jantar	Carne, legumes, salada, pão, chá gelado
19:00	Assistir TV	
21:30	Lavar o rosto/escovar os dentes	
21:45	Colocar o pijama	
22:00	Ir para a cama	
Cronograma de atividades diárias		
Sábados		
Hora	Atividade	Detalhes (se necessário)
8:00	Acordar	
8:05	Fazer café	Cafeteira elétrica
8:15	Abrir a porta para o cachorro/alimentá-lo	Ração para cachorro
8:30	Assistir ao jornal na TV tomando café	
8:45	Tomar café da manhã	*Waffles*, bacon, suco

(continua)

Cronograma de atividades diárias (*continuação*)

Sábados

Hora	Atividade	Detalhes (se necessário)
9:00	Tomar banho	
9:15	Barbear-se	Barbeador descartável com proteção de segurança
9:20	Escovar os dentes	Escova de dentes elétrica
9:30	Vestir-se	
10:00	Ir ao mercado com a esposa	
12:00	Almoçar fora com a esposa	
13:00	Assistir a um filme, ir ao parque ou ao shopping com a esposa	
15:30	Lavar roupa	
16:30	Ler correspondências/ler jornal; verificar e-mails	
18:00	Jantar	Carne, legumes, salada, pão, chá gelado
19:00	Jogar baralho/jogos de tabuleiro com os vizinhos	
21:30	Lavar o rosto/escovar os dentes	
21:45	Colocar o pijama	
22:00	Ir para a cama	

Cronograma de atividades diárias

Domingos

Hora	Atividade	Detalhes (se necessário)
8:00	Acordar	
8:05	Fazer café	Cafeteira elétrica
8:15	Abrir a porta para o cachorro/alimentá-lo	Ração para cachorro
8:30	Assistir ao jornal na TV tomando café	
8:45	Tomar café da manhã	Omelete, salsicha, suco
9:00	Tomar banho	
9:15	Barbear-se	Barbeador descartável com proteção de segurança
9:20	Escovar os dentes	Escova de dentes elétrica
9:30	Vestir-se	
10:00	Ir à igreja com a esposa	
12:00	Almoçar fora com a família, na casa do irmão	Carne, legumes, salada, pão, chá gelado
14:30	Assistir a jogos na TV com o irmão	
16:30	Ler correspondências/ler jornal; verificar e-mails	
18:00	Jantar uma refeição leve	Sanduíches, batata frita, chá gelado
19:00	Assistir TV	
21:30	Lavar o rosto/escovar os dentes	
21:45	Colocar o pijama	
22:00	Ir para a cama	

6 Paciente com doença de Parkinson

Edward William Bezkor, PT, DPT, OCS, MTC*

▶ Exame

Histórico

- **Dados pessoais:** Homem, 84 anos, com histórico de doença de Parkinson há 9 anos.
- **História da doença atual:** deterioração recente no equilíbrio, na marcha, na resistência e na força. Foi hospitalizado por 12 dias para monitorar a deterioração e ajustar os medicamentos. Foi então transferido e internado em uma unidade de reabilitação por 2 semanas, recebeu fisioterapia domiciliar por 4 semanas e agora foi encaminhado para fisioterapia ambulatorial.
- **Antecedentes de saúde:** câncer de próstata, capsulite adesiva de membro superior (MS) esquerdo (pós-trauma por acidente automobilístico) e depressão.
- **Antecedentes cirúrgicos:** artroplastia total de joelho direito (há 8 anos), artroplastia total de joelho esquerdo (há 4 anos) e artroplastia total de quadril esquerdo (há 3 anos).
- **Medicamentos:** Sinemet®, Mirapex®, Lexapro®, ferro e Zocor®.
- **Antecedentes sociais:** aposentado e mora com a esposa, também aposentada e capaz de fornecer assistência limitada durante o dia, em razão de seus antecedentes de doença cardíaca. Um cuidador recentemente contratado oferece 4 horas de assistência por dia.
- **Ambiente doméstico:** mora em um apartamento sem escadas. Tem os seguintes equipamentos médicos não descartáveis: bengala reta, andador com três rodas, cadeira de banho, cadeira sanitária e duas barras de apoio instaladas no banheiro.
- **Estado geral de saúde:** regular.
- **Nível funcional prévio:** antes da última hospitalização, deambulava de maneira independente com uma bengala reta.

- **Nível funcional atual:** deambula com uma bengala reta em casa por curtas distâncias e em ambientes externos usando andador com rodas, com assistência manual para proteção em razão do desequilíbrio e do risco de queda. O paciente relata média de três quedas por mês. Ele usa uma *scooter* motorizada para deslocar-se por mais de quatro quarteirões. Relata dificuldade em rolar no leito em ambas as direções, transferir-se do decúbito dorsal para a posição sentada e da posição sentada para o decúbito dorsal, vestir-se e tirar roupas, e alimentar-se.

Revisão de sistemas

- Sistema cardiovascular/pulmonar:
  - Frequência cardíaca: 70 batimentos por minuto.
  - Frequência respiratória: 24 respirações por minuto.
  - Pressão arterial: 128/76 mmHg.
- Sistema musculoesquelético:
  - Altura: 1,70 m.
  - Peso: 84 kg.
  - Simetria geral: o paciente apresenta lordose lombar diminuída, ombros arredondados, hipercifose torácica e posição anteriorizada da cabeça.
  - Amplitude de movimento (ADM) geral: o paciente apresenta grandes limitações na ADM ativa em ambos os MS e em ambos os membros inferiores (MI), com maiores limitações no MS e MI esquerdos.
  - Força muscular geral: o paciente apresenta limitações consideráveis na força de ambos os MS e ambos os MI, com maiores limitações no MS e MI esquerdos.
- Sistema neuromuscular:
  - Função motora (controle motor, aprendizagem motora): evidencia-se prejuízo no controle motor; observa-se maior dificuldade em iniciar movimentos no leito, em transferências e na deambulação. Apresenta episódios diários de paralisação (incapacidade de continuar uma atividade). Quando solicitado

---

* Filmado no Rusk Institute of Rehabilitation Medicine, em Nova York.

a realizar atividades funcionais, incluindo transferências, deambulação e tarefas motoras finas com maior velocidade ou com demandas de tarefas adicionais, a qualidade e a segurança dos movimentos se deterioram.

- Tônus muscular: observa-se rigidez em roda dentada moderada em ambos os MS e ambos os MI, particularmente aparente durante a extensão de cotovelo e de joelho. Os MS e MI esquerdos estão mais comprometidos do que os direitos.
- Equilíbrio: na posição sentada, apresenta bom equilíbrio estático e equilíbrio dinâmico regular. Apresenta um equilíbrio estático e dinâmico ruim na posição ortostática.
- Marcha: deambula 122 m com um andador com rodas e assistência manual para proteção em razão do desequilíbrio e do risco de queda. Sobe e desce quatro degraus usando corrimãos bilaterais e assistência mínima para manter o equilíbrio e incentivar o deslocamento de peso. Usa padrão de passo sem ultrapassagem na escada.

▸ **Estado funcional:**
- Mobilidade funcional: move-se no leito com assistência manual para proteção para rolar em ambas as direções e assistência mínima para arrastar-se no leito. Transfere-se do decúbito dorsal para a posição sentada com assistência manual para proteção. As transferências da posição sentada para a posição ortostática exigem assistência mínima para iniciar o movimento e para incentivar a progressão anterior do tronco.
- Autocuidado e gerenciamento do lar: requer assistência mínima para vestir-se e tirar as roupas e supervisão ou assistência mínima ao comer, em razão dos tremores e da diminuição no controle motor fino.

Testes e medidas

▸ **Postura:** pontuação no *Reedco Posture Score Sheet*: 40/100. Apresenta déficits em todos os planos, sendo que as anormalidades posturais mais pronunciadas são a hipercifose torácica, os ombros arredondados, a anteriorização de cabeça e a inclinação anterior do tronco.
▸ **Capacidade/resistência aeróbica:** os resultados do *Teste de Caminhada de 6 Minutos*[1] são apresentados na Tabela EC6.1. Deambula com um andador com rodas e assistência mínima.
▸ **Integridade sensorial:**
- Resposta prejudicada ao toque leve em superfícies plantares bilateralmente (nenhuma resposta ao toque leve em 4 de 10 tentativas com o pé direito e em 6 de 10 tentativas com o pé esquerdo).
- Capacidade prejudicada de discriminar entre sensações fortes e fracas em superfícies plantares bilateralmente (incapacidade de discriminar em 5 de 10 tentativas em ambos os pés).

- Consciência proprioceptiva prejudicada no hálux bilateralmente (resposta incorreta em 4 de 10 tentativas no pé direito e em 6 de 10 tentativas no pé esquerdo). Consciência proprioceptiva intacta nos tornozelos bilateralmente.
▸ **Força muscular:** os resultados do *Teste manual de força muscular* e os valores de força de preensão manual (dinamômetro) são apresentados na Tabela EC6.2.
▸ **Amplitude de movimento:**
- Os resultados do exame da ADM ativa (ADMa) das partes cervical e lombar da coluna vertebral são apresentados na Tabela EC6.3.
- Os valores da ADMa dos quadris, tornozelos e ombros são apresentados na Tabela EC6.4.
- Os valores da ADM passiva (ADMp) dos quadris, tornozelos e ombros são apresentados na Tabela EC6.5.
▸ **Reflexos tendinosos profundos:** o paciente apresenta resposta de tríceps braquial de 1+ (presente, mas en-

TABELA EC6.1 Resultados do Teste de caminhada de 6 minutos

Teste	FC	PA	FR	SaO$_2$
Pré-teste	63	128/76	24	90
Pós-teste	66	138/79	24	96

Observação: Menor saturação de O$_2$ durante a caminhada: 86; distância total percorrida: 177 m.
O paciente precisou de dois intervalos de descanso durante o teste.
PA: pressão arterial; FC: frequência cardíaca; FR: frequência respiratória; SaO$_2$: saturação de oxigênio.

TABELA EC6.2 Valores do Teste muscular manual e da força de preensão[a]

Articulação	Movimento	Direito	Esquerdo
Quadril	Flexão	4/5	4/5
	Extensão	3/5	3/5
	Abdução	4-/5	4-/5
	Adução	4-/5	4-/5
Joelho	Flexão	4+/5	4+/5
	Extensão	5/5	5/5
Tornozelo	Flexão plantar	3+/5	4+/5
	Dorsiflexão	3+/5	4+/5
Ombro	Flexão	4-/5	3/5
	Extensão	4/5	3/5
	Abdução	3+/5	3-/5
	Rotação medial	4/5	3/5
	Rotação lateral	4/5	3/5
Mão	Força de preensão	25 kg	9 kg

[a]Com exceção da força de preensão, todas as pontuações são baseadas em uma escala de 0 a 5: 5: normal; 4: bom; 3: regular; 2: ruim; 1: indício; 0: sem contração. Força testada dentro da ADM disponível.

fraquecido, abaixo do normal) bilateralmente; o escore é de 0 (sem resposta) bilateralmente em bíceps braquial, músculos posteriores da coxa, tendão patelar e tendão do calcâneo.

▸ **Tônus muscular:**
- Na *Escala de Ashworth Modificada*[2] os músculos posteriores da coxa apresentam bilateralmente resistência mínima ao longo da amplitude e resistência moderada na amplitude máxima (75%).
- O quadríceps femoral apresenta resistência mínima bilateralmente ao longo de toda a amplitude (50%).

TABELA EC6.3 Amplitude de movimento ativa: partes cervical e lombar da coluna vertebral

Segmento corporal	Movimento	Amplitude (graus)
Coluna cervical	Flexão	0-30
	Extensão	0-18
	Rotação para a direita	0-52
	Rotação para a esquerda	0-38
	Inclinação lateral direita	0-10
	Inclinação lateral esquerda	0-30
Coluna lombar	Flexão	0-15
	Extensão	0-5
	Rotação para a direita	0-6
	Rotação para a esquerda	0-4
	Inclinação lateral direita	0-10
	Inclinação lateral esquerda	0-20

TABELA EC6.4 Amplitude de movimento ativa: quadris, tornozelos e ombros

Articulação	Movimento	Direito (graus)	Esquerdo (graus)
Quadril	Elevação da perna estendida	0-35	0-25
	Flexão	0-100	5-90
	Extensão	0-0	Faltam 5° para a extensão total
	Abdução	0-20	0-10
Tornozelo	Flexão plantar	0-10	0-10
	Dorsiflexão	0-5	0-5
Ombro	Flexão	0-110	0-70 (doloroso)
	Extensão	0-20	0-20
	Abdução	0-120	0-60 (doloroso)
	Rotação medial	0-18	0-10 (doloroso)
	Rotação lateral	0-40	0-36 (doloroso)

▸ **Coordenação:** os resultados dos testes de coordenação são apresentados na Tabela EC6.6.
▸ **Dor:** o paciente relata dor no ombro esquerdo em repouso de 3/10 e dor no ombro esquerdo às atividades de 9/10 (0 = sem dor e 10 = pior dor possível).
▸ **Equilíbrio:**
- *Escala de Equilíbrio de Berg*[3-5] (com uso de andador com rodas): pontuação de 26/56, indicando um risco de queda de 100%.
- *Teste de Alcance Funcional:*[6-8] resultado de 10 cm, indicando um alto risco de queda
- *Dynamic Gait Index*[9] (com uso de andador com rodas): escore de 10/24, indicando um aumento no risco de quedas às atividades dinâmicas.
- *EquiTest Balance Analysis* (NeuroCom International, Inc., Clackamas, Oregon).
- Escore composto no *Teste de Organização Sensorial* (TOS) = 39. O paciente apresenta um equilíbrio abai-

TABELA EC6.5 Amplitude de movimento passiva: quadris, tornozelos e ombros

Articulação	Movimento	Direito (graus)	Esquerdo (graus)
Quadril	Elevação da perna estendida	0-40	0-30
	Flexão	0-110	5-90
	Extensão	0-0	Faltam 5° para a extensão total
	Abdução	0-25	0-10
Tornozelo	Flexão plantar	0-10	0-10
	Dorsiflexão	0-5	0-5
Ombro	Flexão	0-120	0-100 (doloroso)
	Extensão	0-20	0-20
	Abdução	0-120	0-80 (doloroso)
	Rotação medial	0-20	0-10 (doloroso)
	Rotação lateral	0-45	0-45 (doloroso)

TABELA EC6.6 Testes de coordenação

Teste de coordenação	Pontuação à direita	Pontuação à esquerda
Dedo ao nariz	4	3
Dedo ao dedo do avaliador	3	3
Pronação/supinação	4	4
Calcanhar à tíbia	4	3
Tapping (pé)	4	4

Pontuação: 5: desempenho normal; 4: comprometimento mínimo; 3: comprometimento moderado; 2: comprometimento grave; 1: atividade impossível.

xo do normal de acordo com sua faixa etária nas condições 3, 4, 5 e 6. O paciente caiu em todas as tentativas nas condições 5 e 6. A análise sensorial indica déficits moderados no sistema visual e déficits máximos no sistema vestibular.

- Análise da estratégia: os resultados mostram uma dependência das estratégias de tornozelo e redução nas estratégias de quadril.
- Análise do centro de gravidade: os resultados indicam diminuição na descarga de peso em MI direito em posições neutras e em agachamento em diferentes ângulos de flexão de joelho. A mais significativa foi uma redução de 13% no peso descarregado sobre o MI direito a um agachamento de 60°.
- Teste de adaptação: o paciente apresenta uma resposta reflexa mínima às perturbações rotatórias de dedos do pé para cima/baixo.
- Deslocamento de peso rítmico: os escores compostos de controle direcional foram de 79% no plano frontal e 64% no plano sagital. O paciente demonstrou déficits no controle direcional que eram mais aparentes no plano sagital em velocidades mais rápidas.
- **Marcha:** *Timed Up and Go Test*[10] (teste realizado pelo paciente com o andador com rodas e assistência manual para proteção): 26 segundos, indicando alto risco de quedas.
- **Estado funcional:** *Medida de Independência Funcional (MIF):*[11] os resultados da MIF são apresentados na Tabela EC6.7.
- **Medidas específicas da doença:**
  - Questionário *Parkinson's Disease Quality of Life* (PDQL):[12]
    - Sintomas parkinsonianos: 37.
    - Sintomas sistêmicos: 23.
    - Aspecto social: 22.
    - Aspecto emocional: 28.
    - Total: 110/185.

Observação: o PDQL é uma medida autoadministrada que contém 37 itens em quatro subescalas: *sintomas parkinsonianos, sintomas sistêmicos, aspecto social e aspecto emocional.* Pode-se obter pontuação geral, com uma pontuação maior indicando uma melhor qualidade de vida percebida.

- *The Unified Parkinson's Disease Rating Scale* (UPDRS):[13]
  - Mentalidade, comportamento e humor: 4.
  - Atividades da vida diária: 19.
  - Exame motor: 23.
  - Total: 46/199.

Observação: a UPDRS é uma ferramenta de classificação projetada para acompanhar o curso longitudinal da doença de Parkinson. É composto de várias seções, incluindo mentalidade, comportamento e humor; atividades da vida diária; e exame motor. Os itens são avaliados por meio de uma entrevista. Algumas seções exigem a atribuição de notas múltiplas a cada membro. É possível obter um total de 199 pontos; 199 pontos representam a pior incapacidade (total), e 0 representa nenhuma incapacidade. A UPDRS também inclui o Estadiamento de Hoehn e Yahr Modificado (*Modified Hoehn and Yahr Staging*) – a gravidade da doença é dividida em cinco estágios em sinais unilaterais ou bilaterais; estágios com números mais altos representam progressivamente maior dificuldade de mobilidade e equilíbrio –; e a Escala de Atividades Diárias de Schwab e England (*Schwab and England Activities of Daily Living Scale*) – fazem-se estimativas da porcentagem de comprometimento que variam de 0% = funções vegetativas (acamado) a 100% = completamente independente.

- *Estadiamento Hoehn e Yahr Modificado (Modified Hoehn and Yahr Staging):* os resultados colocam o paciente no estágio 3 e indicam lentidão significativa dos movimentos corporais, comprometimento do equilíbrio inicial durante a caminhada ou ao ficar em pé e disfunção generalizada moderadamente grave.
- *Escala de Atividades Diárias de Schwab e England (Schwab and England Activities of Daily Living Scale):* a pontuação é de 70%, o que indica que o paciente não é completamente independente, tem maior dificuldade com algumas tarefas, leva o dobro do tempo para realizar as tarefas e está consciente da dificuldade e da lentidão.

▶ Avaliação, diagnóstico e prognóstico, e plano de cuidados

Observação: antes de considerar as questões de orientação a seguir, ver o vídeo "Estudo de caso 6 – Exame" para melhorar a compreensão das deficiências e limitações à atividade do paciente. Depois de concluir as questões de orientação, ver o vídeo "Estudo de caso 6 – Intervenção" para comparar e diferenciar as intervenções apresentadas das que você selecionou. Por último, ver o vídeo "Estudo de caso 6 – Desfechos" para comparar e diferenciar os objetivos e os desfechos esperados que você identificou dos desfechos funcionais alcançados.

TABELA EC6.7 Componentes da Medida de Independência Funcional (MIF): transferências e locomoção

Atividade	Pontuação da MIF[a]
Transferências: leito/cadeira/cadeira de rodas	4
Transferências: banheiro	6
Locomoção: deambulação	4
Locomoção: cadeira de rodas	7
Locomoção: escadas	2

[a]Pontuação: 7: independência completa (sincronizada, segura); 6: independência modificada (dispositivo de assistência); 5: com supervisão (realiza 100%); 4: com assistência mínima (realiza 75% ou mais); 3: com assistência moderada (realiza 50% ou mais); 2: com assistência máxima (realiza 25% ou mais); 1: com assistência total ou não testável (realiza menos de 25%).

Questões de orientação

1. Identifique ou categorize as manifestações clínicas deste paciente nos seguintes termos:
   a. Deficiências diretas.
   b. Deficiências indiretas.
   c. Deficiências compostas.
   d. Limitações à atividade e restrições à participação.
2. Identifique os objetivos previstos (remediação de deficiências) e desfechos esperados (remediação de limitações à atividade/restrições à participação) que levam ao alcance dos desfechos funcionais.
3. Formule três intervenções de tratamento com foco nos desfechos funcionais que possam ser usadas durante as 2 ou 3 primeiras semanas de tratamento. Indique uma progressão para cada intervenção selecionada. Forneça uma breve justificativa para suas escolhas.
4. Para cada uma das três fases da aprendizagem motora (cognitiva, associativa e autônoma), descreva quais estratégias podem ser usadas para melhor alcançar os objetivos e desfechos estabelecidos.
▸ Quais estratégias podem ser usadas para desenvolver habilidades de autogerenciamento e promover a autoeficácia para melhor alcançar os objetivos e desfechos estabelecidos?

▸ Referências bibliográficas

1. Schenkman, M, et al. Reliability of impairment and physical performance measures for persons with Parkinson's disease. Phys Ther, 1997; 77:19.
2. Bohannon, R, and Smith, M. Interrater reliability of a modified Ashworth scale of muscle spasticity. Phys Ther, 1987; 67:206.
3. Berg, K, et al. Measuring balance in the elderly: Preliminary development of an instrument. Physiother Can, 1989; 41:304.
4. Berg, K, et al. A comparison of clinical and laboratory measures of postural balance in an elderly population. Arch Phys Med Rehabil, 1992; 73:1073.
5. Berg, K, et al. Measuring balance in the elderly: Validation of an instrument. Can J Public Health, 1992; 83(suppl 2):S7.
6. Duncan, P, et al. Functional reach: A new clinical measure of balance. J Gerontol, 1990; 45:M192.
7. Duncan, P, et al. Functional reach: Predictive validity in a sample of elderly male veterans. J Gerontol, 1992; 47:M93.
8. Weiner, D, et al. Functional reach: A marker of physical frailty. J Am Geriatr Soc, 1992; 40:203.
9. Shumway-Cook, A, and Woollacott, M. Motor Control Translating Research into Clinical Practice. Baltimore: Lippincott Williams & Wilkins, 2007.
10. Podsiadlo, D, and Richardson, S. The timed "up and go": A test of basic functional mobility for frail elderly patients. J Am Geriatr Soc, 1991; 39:142.
11. Guide for the Uniform Data Set for Medical Rehabilitation (including the FIM instrument), Version 5.0. Buffalo, NY, State University of New York, 1996.
12. Hobson, P, Holden, A, and Meara, J. Measuring the impact of Parkinson's disease with the Parkinson's Disease Quality of Life questionnaire. Age Ageing, 1999; 28:341.
13. Fahn, S, and Elton, R. Unified Parkinson's Disease Rating Scale. In Fahn, S, et al (eds): Recent Developments in Parkinson's Disease, vol 2. Florham Park, NJ, Macmillan Health Care Information, 1987, 153–163.

▸ Visualizando o caso – Paciente com doença de Parkinson

Como os estudantes aprendem de maneiras diferentes, a apresentação do caso em vídeo (exame, intervenção e desfechos) é projetada para promover o engajamento com o conteúdo, possibilitar a progressão individualizada ou em grupo e usar o formato ou a combinação de formatos (escrito e audiovisual) mais adequado(a) ao(s) estudante(s). O vídeo representa o formato audiovisual.

Resumo do vídeo

O paciente é um homem de 84 anos com histórico de 9 anos de doença de Parkinson. O vídeo mostra as etapas de exame e intervenção durante a reabilitação ambulatorial após episódios de reabilitação hospitalar (2 semanas) e fisioterapia domiciliar (4 semanas). Os desfechos foram filmados depois de 6 semanas de intervenção.

ESTUDO DE CASO

7 Paciente com lesão medular completa (nível T9)

Paula Ackerman, MS, OTR/L
Myrtice Atrice, PT, BS
Teresa Foy, BS, OTR/L
Sarah Morrison, PT, BS
Polly Hopkins, MOTR/L
Shari McDowell, PT, BS

▶ Exame

Histórico

Mulher, 21 anos, que se envolveu em um acidente automobilístico em 4 de janeiro. Era passageira do carro e estava com o banco em posição reclinada, usando cinto de segurança. O carro perdeu o controle e bateu contra um muro de proteção da estrada. Não teve perda de consciência (Escala de Coma de Glasgow = 15). Foi levada para um centro médico local, onde apresentou perda imediata da motricidade e sensibilidade em membros inferiores (MI).

Os exames de imagem revelaram fratura por explosão do corpo vertebral e lâmina de L1 e fratura do processo transverso direito de L2-3, e observou-se que os fragmentos ósseos se estenderam ao canal medular. Houve deslocamento lateral de 40% da medula espinal em relação aos corpos vertebrais. Além da lesão medular (LM), houve pneumotórax à direita, contusão pulmonar direita e múltiplas fraturas de costelas à direita. Iniciou-se o protocolo de metilprednisolona (esteroides em altas doses visando a reduzir o inchaço) no pronto-socorro. Em 5 de janeiro, realizou-se estabilização da região posterior da coluna vertebral em T11-L3. No pós-operatório, ela permaneceu paraplégica e tinha sensibilidade na região do abdome. A tomografia computadorizada (TC) da cabeça não revelou anormalidades. Colocou-se um filtro de veia cava profilático na cirurgia realizada em 5 de janeiro.

- **Dados pessoais:**
  - Altura: 1,70 m.
  - Peso: 52 kg; o peso anterior ao acidente era de 57 kg.
- **Antecedentes sociais:** a paciente mora com a mãe e a avó. Seus pais são divorciados. Nega uso de tabaco ou álcool.
- **Antecedentes ocupacionais:** estudante em tempo integral de uma faculdade comunitária local e está interessada em conseguir seu diploma em educação infantil. Também trabalhava meio período como instrutora de dança em um estúdio de dança local.

- **Ambiente doméstico:** a família mora em uma casa de aluguel de um andar. Existem dois degraus que levam à porta da frente. Eles não têm planos de se mudar nem meios financeiros para comprar uma casa neste momento.
- **Estado geral de saúde:** antes de sua lesão, a paciente tinha boa saúde. É uma dançarina talentosa, tendo vencido várias competições de dança estaduais e nacionais. Teve asma quando criança, no entanto, não teve dificuldades com a asma na idade adulta.
- **História da doença atual:** foi admitida em um sistema de cuidados para LM modelo para reabilitação em 16 de janeiro. O exame inicial indicou uma LM (nível T9), com uma classificação A na Escala de Deficiência da American Spinal Injury Association (ASIA): lesão completa (nenhuma função motora ou sensorial preservada nos segmentos sagrados S4 a S5).[1] Os exames radiológicos iniciais revelaram uma fusão estável de T11 a L3 (Fig. EC7.1). Ela chegou com uma órtese toracolombossacra (OTLS), que foi substituída por uma órtese de Jewett menos restritiva para diminuir o risco de ruptura da pele em áreas sem sensibilidade e para facilitar a flexão anterior nos quadris durante as transferências. A órtese foi descontinuada em 11 de fevereiro. Os exames de admissão motores e sensoriais de triagem revelaram parestesias e fraqueza de membro superior (MS) direito, que foram monitorados e, por fim, resolvidos sem intervenção específica. A paciente usava um dreno torácico para pneumotórax residual. O pneumotórax resolveu-se ao longo de 10 dias, quando o dreno torácico foi removido sem complicações.
- Apresentava bexiga e intestino neurogênicos na admissão. Introduziu-se um cateter de Foley para gerenciar sua bexiga no centro de saúde anterior. O cateter foi descontinuado e iniciaram-se cateterizações intermitentes, que ela acabou aprendendo a realizar de maneira independente. Iniciou-se a evacuação manual da abóbada retal e supositórios para estabelecer um programa de gerenciamento do intestino neurogênico. Seu período de internação foi complicado por uma infec-

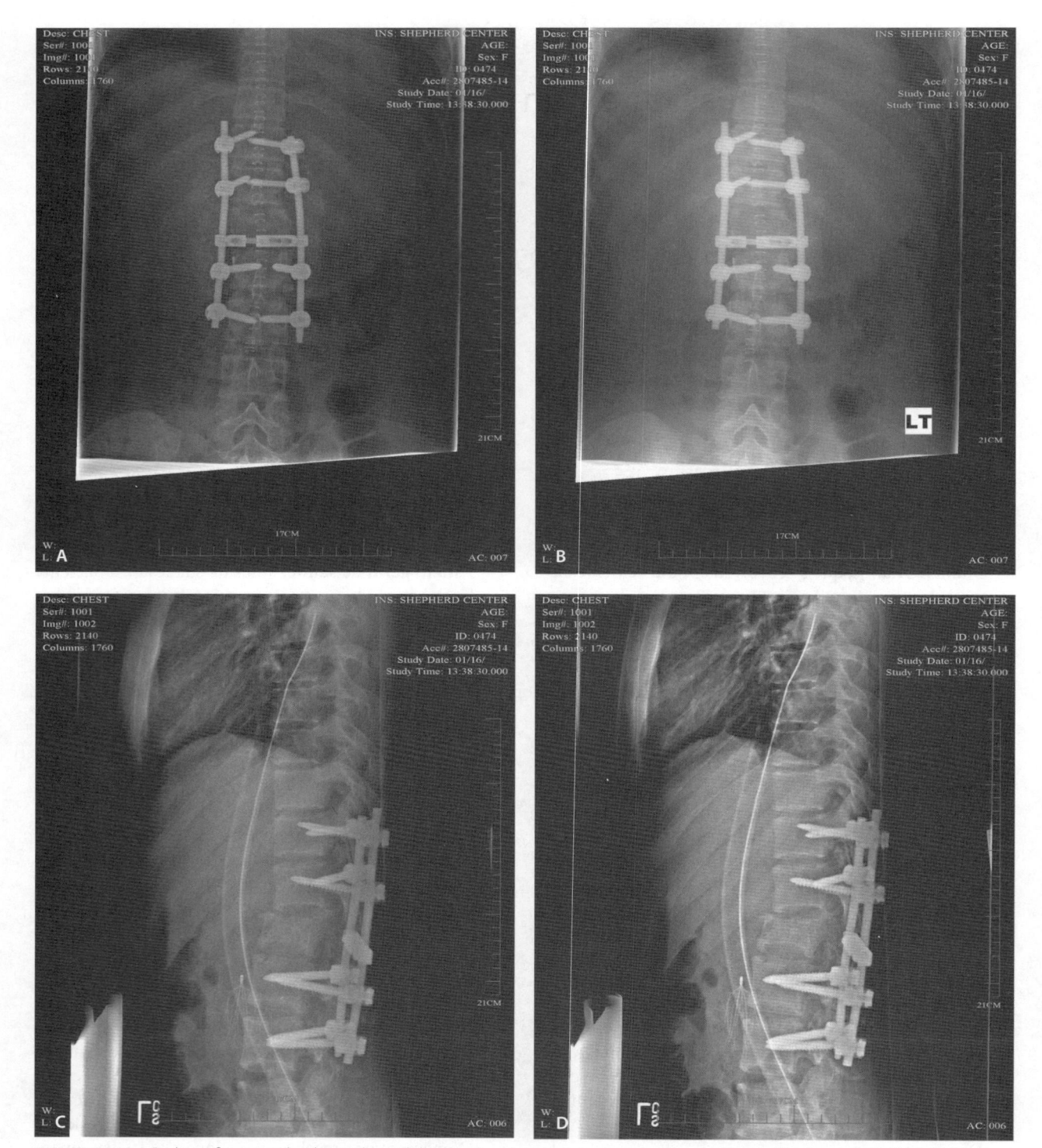

FIGURA EC7.1   Radiografias toracolombares da estabilização da coluna vertebral em região posterior de T11-L3, usando dispositivos de estabilização transversa (A e B: incidências posteriores; C e D: incidências laterais).

ção do sistema urinário (ISU), múltiplos episódios de evacuação insuficiente da abóbada retal e desconforto abdominal intermitente. O exame clínico da parte inferior do abdome foi negativo. A radiografia de rim, ureter e bexiga revelou constipação, que permaneceu sem solução apesar da adesão a um programa de rotina intestinal. Os resultados da tomografia computado-

rizada abdominal e pélvica revelaram fezes moderadas a consideráveis no cólon. Isso foi resolvido antes da alta. No entanto, a paciente tinha pouco apetite durante toda a sua internação, e foi fornecida suplementação nutricional. Seu nível de pré-albumina (indicador do estado proteico visceral) estava dentro dos limites normais (24,6 mg/dL).

‣ **Medicamentos:** Macrobid®, Fragmin® e Pepcid®.

‣ Revisão de sistemas

‣ **Sistema cardiovascular/pulmonar:**
   - À ausculta, os pulmões estavam desobstruídos, com um dreno torácico à direita. A paciente negava dor no tórax (além da dor no local do dreno torácico), falta de ar, náuseas ou vômitos. Teve pneumonia e asma quando criança, mas nenhum problema quando adulta.
   - Frequência cardíaca: frequência e ritmo cardíaco normais (regulares), sem sopros.
   - Frequência respiratória: 15 respirações por minuto (as respirações profundas eram dolorosas).
   - Capacidade vital: 1 L.
   - Pressão arterial: 110/68 mmHg.

‣ Testes e medidas

‣ Escala de Deficiência da ASIA:[1]
   - A paciente é classificada como tendo LM completa (designação ASIA: A [Quadro EC7.1]).
   - O nível neurológico sensorial e motor é T9 bilateralmente (Fig. EC7.2).
‣ **Função:** Medida de Independência Funcional (MIF):[2] os resultados da MIF são apresentados na Tabela EC7.1.
‣ **Força muscular:** os resultados do Teste muscular manual (TMM) (dados de admissão) são apresentados na Tabela EC7.2.

‣ **Amplitude de movimento (ADM):**
   - A ADM de MS esquerdo estava dentro dos limites normais (DLN).
   - Na admissão, a ADM de ombro direito estava limitada a 90° de flexão e 90° de abdução. Havia dor de 9/10 na escala numérica de dor (10 = pior dor; 0 = sem dor); descrita como dor aguda. A qualidade do movimento no extremo da amplitude articular (*end feel*) era de vazio.
‣ **Equilíbrio:**
   - Na admissão, Teste de alcance funcional modificado[3] = 26,67 cm.
   - Na alta, Teste de alcance funcional modificado = 70 cm.
‣ **Tônus e reflexos:**
   - Reflexos tendinosos profundos (RTP) nos tendões do quadríceps femoral bilateralmente: 0/4 (sem resposta).
   - Sinal de Babinski: presente.
   - Hipotonia.
‣ **Dor:**
   - A paciente relatou dor de 8/10 na região do dreno torácico e fraturas de costelas (10 = pior dor; 0 = sem dor).
   - Introduziram-se um adesivo de Fentanyl® e um de Dilaudid® (conforme necessário) para controlar a dor.
   - Todos os medicamentos para dor tinham sido descontinuados no momento da alta.
   - Ver a seção da ADM citada anteriormente para informações sobre dor no ombro.

QUADRO EC7.1 Escala de Deficiência da ASIA[a]

A = Completa. Não há função motora ou sensorial preservada nos segmentos sacros S4-S5.

B = Sensorial incompleta. Há função sensorial preservada, mas não motora, abaixo do nível neurológico, estendendo-se até os segmentos sacros S4-S5 (toque leve ou picada de alfinete em S4-S5 ou pressão anal profunda) E nenhuma função motora é preservada mais de três níveis abaixo do nível motor em qualquer dos lados do corpo.

C = Motora incompleta. Há função motora preservada abaixo do nível neurológico** e mais da metade dos principais músculos abaixo do nível neurológico da lesão (NNL) tem pontuação inferior a 3 (pontuação 0 a 2).

D = Motora incompleta. Há função motora preservada abaixo do nível neurológico e ao menos metade (metade ou mais) dos principais músculos abaixo do NNL tem pontuação maior ou igual a 3.

E = Normal. Se as funções sensorial e motora, conforme testado com a ISNCSCI, forem classificadas como normais em todos os segmentos e o paciente apresentar déficits prévios, então a classificação atribuída será E. O indivíduo sem LM inicial não recebe classificação na Escala de Deficiência da ASIA.

Observação: ao avaliar a extensão em que a função motora é preservada abaixo do nível para diferenciar as classificações B e C, usa-se o *nível motor* em cada lado; para diferenciar as classificações C e D (com base na proporção de principais músculos com pontuação de força maior ou igual a 3), usa-se o *nível neurológico da lesão*.

[a]De American Spinal Injury Association. International Standards for Neurological Classification of Spinal Cord Injury. American Spinal Injury Association, Atlanta, GA, 2006. Usado com permissão.

Observação: Uma visão geral das mudanças com a nova planilha da ISNCSCI está disponível em http://www.asia-spinalinjury.org/elearning/ISNCSCI.php (acesso em 6 de abril de 2015).

**Para um indivíduo receber a classificação C ou D, isto é, função motora incompleta, deve apresentar (1) contração voluntária do esfíncter anal ou (2) sensibilidade sacral poupada, com preservação da função motora mais de três níveis abaixo do nível motor neste lado do corpo. Na atualidade, os padrões internacionais permitem que a função, até mesmo em músculos secundários, mais de três níveis abaixo do nível motor seja usada na determinação da função motora incompleta (B *versus* C).

Nome do(a) paciente _____   Data do exame _____

Nome do(a) fisioterapeuta _____   Comentários _____

CLASSIFICAÇÃO NEUROLÓGICA PADRÃO DA LESÃO MEDULAR

MOTOR
PRINCIPAIS MÚSCULOS
(pontuação no verso)

SENSORIAL
PRINCIPAIS PONTOS DE SENSIBILIDADE

	D	E	
C5	NT	5	Flexores de cotovelo
C6	NT	5	Extensores de punho
C7	NT	5	Extensores de cotovelo
C8	NT	5	Flexores dos dedos (falange distal do dedo médio)
T1	NT	5	Abdutor do dedo mínimo

TOTAL EM
MEMBRO
SUPERIOR   [ ] + [ ] = [NA]
(MÁXIMO) (25) (25)   (50)

Comentários:

	D	D
L2	0	0	Flexores de quadril
L3	0	0	Extensores de joelho
L4	0	0	Dorsiflexores de tornozelo
L5	0	0	Extensor longo do hálux
S1	0	0	Flexores plantares de tornozelo

TOTAL EM
MEMBRO
INFERIOR   [0] + [0] = [0]
(MÁXIMO) (25) (25) (50)

Contração anal voluntária   [Não]
(Sim/Não)

	LEVE TOQUE		ALFINETE	
	D	E	D	E
C2	2	2	2	2
C3	2	2	2	2
C4	2	2	2	2
C5	2	2	2	2
C6	2	2	2	2
C7	2	2	2	2
C8	2	2	2	2
T1	2	2	2	2
T2	2	2	2	2
T3	2	2	2	2
T4	2	2	2	2
T5	2	2	2	2
T6	2	2	2	2
T7	2	2	2	2
T8	2	2	2	2
T9	2	2	2	2
T10	1	0	1	1
T11	1	0	0	0
T12	0	0	0	0
L1	0	0	0	0
L2	0	0	0	0
L3	0	0	0	0
L4	0	0	0	0
L5	0	0	0	0
S1	0	0	0	0
S2	0	0	0	0
S3	0	0	0	0
S4-5	0	0	0	0

0 = Ausente
1 = Comprometido
2 = Normal
NT = Não testável

TOTAIS { [34] + [32] } = [66] ESCORE DE ESTIMULAÇÃO COM TOQUE LEVE (máx.: 112)
(MÁXIMO) (56) (56) (56) (56)

[33] + [33] = [66] ESCORE DE ESTIMULAÇÃO COM ALFINETE (máx.: 112)

[Não] Alguma sensibilidade anal (Sim/Não)

• Principais pontos de sensibilidade

NÍVEL NEUROLÓGICO		D	E	COMPLETA OU INCOMPLETA?	[C]	ZONA DE PRESERVAÇÃO		D	E
Últimos segmentos com função normal	SENSORIAL	T9	T9	Incompleta = qualquer função sensorial ou motora em S4-S5		PARCIAL	SENSORIAL	T11	T10
	MOTOR	T9	T9	ESCALA DE DEFICIÊNCIA DA ASIA	[A]	Últimos segmentos parcialmente inervados	MOTOR	—	—

Este esquema pode ser livremente copiado, mas não deve ser alterado sem a permissão da American Spinal Injury Association.

FIGURA EC7.2   Escores sensoriais e motores da paciente usando o formulário de exame da American Spinal Injury Association (ASIA): Classificação Neurológica Padrão da Lesão Medular. De American Spinal Injury Association. International Standards for Neurological Classification of Spinal Cord Injury. Atlanta, GA, American Spinal Injury Association, 2006. Usado com permissão. *Observação:* uma visão geral das mudanças com a nova planilha ISNCSCI está disponível em http://www.asia-spinalinjury.org/elearning/ISNCSCI.php (acesso em 6 de abril de 2015).

▶ Avaliação, diagnóstico e prognóstico, e plano de cuidados

Observação: antes de considerar as questões de orientação a seguir, ver o vídeo "Estudo de caso 7 – Exame" para melhorar a compreensão das deficiências e limitações à atividade da paciente. Depois de concluir as questões de orientação, ver o vídeo "Estudo de caso 7 – Intervenção" para comparar e diferenciar as intervenções apresentadas das que você selecionou. Por último, ver o vídeo "Estudo de caso 7 – Desfechos" para comparar e diferenciar os objetivos e os desfechos esperados que você identificou dos desfechos funcionais alcançados.

Questões de orientação

1. Além das mencionadas no caso, quais outras ferramentas de exame você poderia utilizar para medir o nível de atividade desta paciente?

2. Organize e analise os dados disponíveis para desenvolver uma lista de problemas. Identificar:
   a. Deficiências diretas.
   b. Deficiências indiretas.
   c. Limitações à atividade.
   d. Restrições à participação.

3. Quais são as preocupações relacionadas à paciente ter perdido 11 kg desde a lesão?

TABELA EC7.1   Medida de Independência Funcional (MIF)[a]

	Escores da MIF:[b] admissão	Escores da MIF:[b] alta (depois de 6 meses)
Cuidados pessoais		
Alimentação	7	7
Higiene pessoal	7	7
Banho	1	7
Vestir – metade superior do corpo	2	7
Vestir – metade inferior do corpo	1	7
Uso do vaso sanitário	1	6
Controle esfincteriano		
Vesical	1	6
Intestinal	1	5
Transferências		
Leito, cadeira, cadeira de rodas	1	5
Banheiro	1	5
Banheira, chuveiro	1	5
Locomoção		
Cadeira de rodas	3	6
Escadas	1	1
Comunicação		
Compreensão	7	7
Expressão	7	7
Cognição social		
Interação social	7	7
Resolução de problemas	7	7
Memória	7	7

[a]De Guide for the Uniform Data Set for Medical Rehabilitation.
[b]A pontuação é a seguinte: 7: independência completa (sincronizada, segura); 6: independência modificada (dispositivo de assistência); 5: com supervisão (realiza 100%); 4: com assistência mínima (realiza 75% ou mais); 3: com assistência moderada (realiza 50% ou mais); 2: com assistência máxima (realiza 25% ou mais); 1: com assistência total ou não testável (realiza menos de 25%).

TABELA EC7.2   Pontuação no Teste muscular manual (admissão)[a]

Articulação	Músculo	Direito	Esquerdo
Ombro	Rotação medial	3/5	5/5
	Rotação lateral	3/5	5/5
	Flexão	3/5	5/5
	Abdução	3/5	5/5
	Extensão	3/5	5/5
Cotovelo	Flexão	3/5	5/5
	Extensão	4/5	5/5
Punho	Flexão	3/5	5/5
	Extensão	3/5	5/5
Dedos	Flexão	4/5	5/5
	Extensão	4/5	5/5
Quadril	Flexão	0/5	0/5
	Extensão	0/5	0/5
Joelho	Flexão	0/5	0/5
	Extensão	0/5	0/5
Tornozelo	Dorsiflexão	0/5	0/5
	Flexão plantar	0/5	0/5
Dedos dos pés	Flexão	0/5	0/5
	Extensão	0/5	0/5

[a]Todas as pontuações são baseadas em uma escala de 0 a 5: 5: normal; 4: bom; 3: regular; 2: ruim; 1: indício; 0: sem contração.
Observação: no momento da alta, a força de MS direito tinha melhorado para 5 de 5 em todo o membro.

4. Esta paciente apresenta paraplegia em nível T9 com uma designação na Escala de Deficiência da ASIA de A. Que classificação é essa (ver Quadro EC7.1)?
5. Descreva os componentes do treinamento de transferência para esta paciente. Quais modificações são necessárias? Quais progressões? Quais habilidades adicionais em cadeira de rodas devem ser incluídas em seu PDC?
6. Como o seu plano de tratamento para habilidades de mobilidade e transferências poderia diferir se a paciente tivesse apresentado uma designação na Escala de Deficiência da ASIA de B, C ou D (conforme descrito no Quadro EC7.1)?
7. Com base em seu histórico de dançarina e professora de dança, quais são os recursos da paciente que podem ser usados em sua vantagem durante a reabilitação?
8. Que objetivos adicionais você desenvolveria para a reabilitação pós-aguda da paciente? Quais desfechos funcionais você identificaria?
9. Considerando que a paciente mora em uma propriedade alugada, que recomendações básicas você teria como modificações para a casa?
10. Quais são as necessidades de equipamentos médicos não descartáveis que você prevê?

▶ Referências bibliográficas

1. American Spinal Injury Association (ASIA). Examination form. Standard neurological classification of spinal cord injury. In International Standards for Neurological Classification of Spinal Cord Injury. Chicago, IL, American Spinal Injury Association, 2006.
2. Guide for the Uniform Data Set for Medical Rehabilitation (including the FIM instrument), Version 5.0. Buffalo, NY, State University of New York, 1996.

3. Lynch, SM, Leahy, P, and Barker, SP. Reliability of measurements obtained with a modified functional reach test in subjects with spinal cord injury. Phys Ther, 1998; 78(2):128

▶ **Visualizando o caso – Paciente com lesão medular completa (nível T9)**

Como os estudantes aprendem de maneiras diferentes, a apresentação do caso em vídeo (exame, intervenção e desfechos) é projetada para promover o engajamento com o conteúdo, possibilitar a progressão individualizada ou em grupo e usar o formato ou a combinação de formatos (escrito e audiovisual) mais adequado(a) ao(s) estudante(s). O vídeo representa o formato audiovisual.

Resumo do vídeo

A paciente é uma mulher de 21 anos com LM completa (nível T9), classificação A pela ASIA, em reabilitação ativa. O vídeo mostra as etapas de exame e intervenção durante a reabilitação em regime de internação, com ênfase no treinamento de habilidades de transferência e mobilidade na cadeira de rodas. Os desfechos foram filmados 4 semanas depois do exame inicial.

8 Paciente com lesão medular incompleta (nível C7)

Maria Stelmach, PT, DPT, NCS
Sophie Benoist, PT, DPT

▶ Exame

Histórico

▸ **Dados pessoais:** mulher, 49 anos, encaminhada para fisioterapia ambulatorial com diagnóstico de lesão medular incompleta.

▸ **História da doença atual:** há cerca de 1 ano e meio, trabalhando como maquinista de trem e sofreu uma lesão em chicote no pescoço, enquanto se esquivava de uma cuspideira em um trem em movimento. Ela foi ao pronto-socorro para avaliação adicional e recebeu alta para casa. Algumas semanas depois, a paciente sentiu dor nos braços, ombros e costas. A dor persistiu e, aproximadamente 2 meses depois, a paciente foi novamente para o pronto-socorro. Realizou-se uma radiografia, com achados inconclusivos, e a paciente recebeu alta com medicação para dor. Nos 2 meses seguintes, começou a sentir tremor na mão, incontinência vesical e dificuldade para se equilibrar enquanto caminhava. Um neurologista a examinou e solicitou ressonância magnética (RM) da coluna vertebral, que revelou múltiplas hérnias de disco na coluna cervical, resultantes do impacto na medula espinal. A paciente foi submetida a uma cirurgia de descompressão e fusão de C6-C7 na semana seguinte. Ela não era capaz de mover seus membros inferiores (MI) após a cirurgia. A paciente permaneceu no hospital por 4 meses e recebeu alta hospitalar com uma cadeira de rodas motorizada de inclinação livre e atendimento domiciliar. Ela foi então frequentemente readmitida no hospital no ano seguinte por desenvolver infecções no sistema urinário, úlcera por pressão sacral em estágio 4 e infecção por *Staphylococcus aureus* resistente à meticilina (MRSA) em seu olho. Ela foi internada em reabilitação hospitalar cerca de 1 ano e meio após a cirurgia de descompressão. Ela recebeu 1 mês de reabilitação em regime de internação e recebeu alta hospitalar. Ela agora foi admitida para tratamento ambulatorial com o objetivo de continuar melhorando sua mobilidade funcional.

▸ **Antecedentes de saúde/cirúrgicos:** nada digno de nota.

▸ **Medicamentos em uso atual:** Baclofeno, gabapentina, lorazepam, temazepam, ácido fólico, docusato de sódio, proteína líquida para ferida.

▸ **Ambiente doméstico:** a paciente mora sozinha em um apartamento com um degrau para entrar. O prédio tem uma rampa em sua entrada. Ela utiliza cadeira de rodas motorizada de inclinação livre, cadeira sanitária, elevador Hoyer e leito de hospital com colchão de ar, levantadores de perna e alcançador. Tem cuidador de saúde em casa 10 horas por dia, 7 dias por semana. Usa cateter de demora e atualmente toma banho de esponja.

▸ **Suporte social:** tem uma filha que a apoia.

▸ **Antecedentes ocupacionais:** atualmente afastada do trabalho. Já trabalhou como condutora de trem do metrô.

▸ **Nível funcional prévio:** era independente em todos os aspectos das habilidades de mobilidade funcional, atividades de lazer, atividades da vida diária (AVD) e atividades instrumentais da vida diária (AIVD), e trabalhava em tempo integral como condutora de trem do metrô.

▶ Revisão de sistemas

▸ **Sistema cardiovascular/pulmonar:**
  - Dentro dos limites normais.
  - Histórico de hipotensão ortostática que agora é gerenciada com meias de compressão bilateral e cinta abdominal.

▸ **Sistema musculoesquelético:**
  - Amplitude de movimento (ADM) geral: ambos os membros superiores (MS) estão dentro dos limites normais (DLN). Os MI também estão DLN, exceto pela rigidez moderada de músculos posteriores da coxa, flexores de quadril e rotadores mediais/laterais de quadril bilateralmente.

– Força muscular geral (Teste muscular manual [TMM]): a força dos MS da paciente é de 5/5, exceto: flexor longo do dedo direito 4/5; abdutor do dedo mínimo direito 1/5; e abdutor do dedo mínimo esquerdo 3/5 (Fig. EC8.1). Não há movimento ativo nos MI. Nenhuma contração anal presente.

▸ **Sistema neuromuscular:**
  – Reflexos: ausentes em ambos os MI; DLN para bíceps braquial, tríceps braquial e braquiorradial (2+ = resposta normal), bilateralmente.
  – Sensibilidade: sensibilidade prejudicada em ambos os MI e em MS direito; sensibilidade anal presente.

– Equilíbrio na posição sentada: equilíbrio estático e dinâmico prejudicado, tanto na posição sentada com joelhos estendidos como com joelhos flexionados.

▸ **Sistema tegumentar:** úlcera de pressão sacral estágio 2.

▸ Testes e medidas

▸ **Cognição:** alerta e orientada × 3.
▸ **Dor:** dor bilateral no ombro 5/10.

FIGURA EC8.1 Escores sensorial e motor. De American Spinal Injury Association. International Standards for Neurological Classification of Spinal Cord Injury, rev 2013. Atlanta, GA, American Spinal Injury Association, 2013. Reimpressão de 2013, com permissão.

▸ **Classificação Internacional Padrão da Lesão Medular** (ver Fig. EC8.1):
  – Sensorial: Direita C7, esquerda T7.
  – Motor: Direita C8, esquerda T1.
  – Nível neurológico: C7.
  – Escala de Deficiência da American Spinal Injury Association (ASIA) (Quadro EC8.1): Categoria B – Incompleta.
▸ **Mobilidade no leito:**
  – Rolar do decúbito dorsal para o decúbito lateral direito: assistência mínima (Fig. EC8.2).
  – Rolar do decúbito dorsal para o decúbito lateral esquerdo: assistência mínima.
  – Passar do decúbito dorsal para a posição sentada com joelhos estendidos: assistência moderada.
  – Passar da posição sentada com joelhos flexionados para decúbito dorsal: assistência moderada para o manejo das pernas e o equilíbrio.
▸ **Transferências:**
  – Uso de prancha de transferência para ir da cadeira de rodas para a maca e voltar (mesma altura): assistência máxima para a colocação e remoção da prancha.
  – Assistência máxima para o posicionamento de MI durante a transferência.
  – Assistência moderada para manutenção do equilíbrio durante a transferência.
▸ **Equilíbrio:**
  – Equilíbrio estático na posição sentada: regular. É capaz de manter o equilíbrio estático na posição sentada com joelhos flexionados sem perda de equilíbrio e sem o apoio de MS.
  – Equilíbrio dinâmico na posição sentada: ruim. É capaz de deslocar minimamente o peso ipsilateralmente (para um lado), capaz de deslocar o peso na direção anterior/posterior, mas experimenta dificuldade em cruzar a linha mediana.

▸ Avaliação, diagnóstico e prognóstico, e plano de cuidados

Observação: antes de considerar as questões de orientação a seguir, ver o vídeo "Estudo de caso 8 – Exame" para melhorar a compreensão das deficiências e limitações à atividade da paciente. Depois de concluir as questões de orientação, ver o vídeo "Estudo de caso 8 – Intervenção" para comparar e diferenciar as intervenções apresentadas das que você selecionou. Por fim, ver o vídeo "Estudo de caso 8 – Desfechos" para comparar e diferenciar os objetivos e os desfechos esperados que você identificou dos desfechos funcionais alcançados.

Questões de orientação

1. Descreva as manifestações clínicas desta paciente em termos de deficiências, limitações à atividade e restrições à participação.
2. O que deve ser incluído em um programa de exercícios domiciliares para esta paciente?
3. Descreva as intervenções que poderiam ser usadas para melhorar as habilidades de mobilidade no leito e transferências desta paciente.

QUADRO EC8.1 Escala de Deficiência da ASIA[a]

A = Completa. Não há função motora ou sensorial preservada nos segmentos sacros S4-S5.

B = Sensorial incompleta. Há função sensorial preservada, mas não motora, abaixo do nível neurológico, estendendo-se até os segmentos sacros S4-S5 (toque leve ou picada de alfinete em S4-S5 ou pressão anal profunda) E nenhuma função motora é preservada mais de três níveis abaixo do nível motor em qualquer dos lados do corpo.

C = Motora incompleta. Há função motora preservada abaixo do nível neurológico** e mais da metade dos principais músculos abaixo do nível neurológico da lesão (NNL) tem uma pontuação inferior a 3 (pontuação 0 a 2).

D = Motora incompleta. Há função motora preservada abaixo do nível neurológico** e ao menos metade (metade ou mais) dos principais músculos abaixo do NNL tem uma pontuação maior ou igual a 3.

E = Normal. Se as funções sensorial e motora, conforme testado com a ISNCSCI, forem classificadas como normais em todos os segmentos e o paciente apresentar déficits prévios, então a classificação atribuída será E. O indivíduo sem uma LM inicial não recebe uma classificação na Escala de Deficiência da ASIA.

Observação: ao avaliar a extensão em que a função motora é preservada abaixo do nível para diferenciar as classificações B e C, usa-se o *nível motor* em cada lado; para diferenciar as classificações C e D (com base na proporção de principais músculos com pontuação de força maior ou igual a 3), usa-se o *nível neurológico da lesão*.

[a]De: American Spinal Injury Association. International Standards for Neurological Classification of Spinal Cord Injury. American Spinal Injury Association, Atlanta, GA, 2006. Usado com permissão.

Observação: Uma visão geral das mudanças com a nova planilha da ISNCSCI está disponível em http://www.asia-spinalinjury.org/elearning/ISNCSCI.php (acesso em 6 de abril de 2015).

**Para um indivíduo receber a classificação C ou D, isto é, função motora incompleta, deve-se apresentar (1) contração voluntária do esfíncter anal ou (2) sensibilidade sacral poupada, com preservação da função motora mais de três níveis abaixo do nível motor neste lado do corpo. Na atualidade, os padrões internacionais permitem que a função, até mesmo em músculos secundários, mais de três níveis abaixo do nível motor seja usada na determinação da função motora incompleta (B *versus* C).

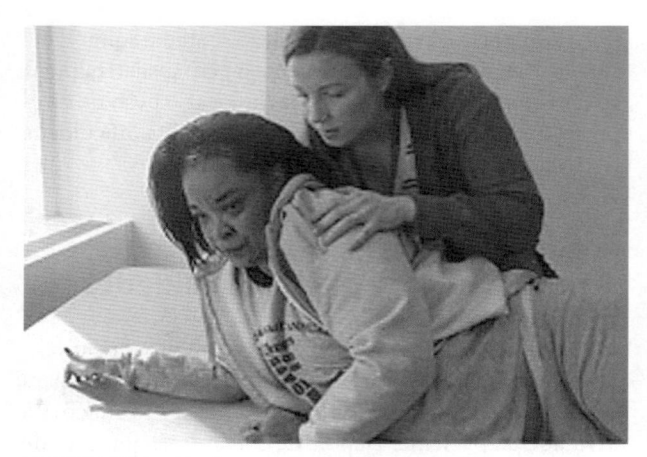

FIGURA EC8.2   Movimento de transição do decúbito dorsal para o decúbito lateral direito.

4. Em termos de orientações ao paciente, que componentes-chave devem ser abordados com a paciente para garantir a segurança em casa e a prevenção de problemas recorrentes?
5. Se a paciente demonstrasse movimento ativo de dorsiflexores de tornozelo direito, isso mudaria sua classificação na Escala de Deficiência da ASIA? Em caso afirmativo, como?

▶ Visualizando o caso – Paciente com lesão medular incompleta (nível C7)

Como os estudantes aprendem de maneiras diferentes, a apresentação do caso em vídeo (exame, intervenção e desfechos) é projetada para promover o engajamento com o conteúdo, possibilitar a progressão individualizada ou em grupo e usar o formato ou a combinação de formatos (escrito e audiovisual) mais adequado(a) ao(s) estudante(s). O vídeo representa o formato audiovisual.

Resumo do vídeo

A paciente é uma mulher de 49 anos que foi encaminhada para fisioterapia ambulatorial com o diagnóstico de lesão medular incompleta. Os vídeos mostram as etapas de exame e intervenção para os episódios de cuidados da reabilitação. Os desfechos foram filmados 12 semanas depois do exame inicial.

9 Paciente com disfunção vestibular periférica

Joann Moriarty-Baron, PT, DPT

▶ Exame

Histórico

- **Dados pessoais:** mulher, 65 anos, chegou para avaliação e tratamento em razão das queixas de tontura que começaram há 4 a 6 semanas. É ambidestra e usa óculos e lentes de contato.
- **Antecedentes ocupacionais, ambiente doméstico e antecedentes sociais:** coordenadora pedagógica do ensino médio aposentada, mas no verão trabalha meio período como auxiliar em uma estufa de flores perenes. Mora sozinha, mas tem uma vida social agitada e viaja com frequência.
- **Antecedentes de saúde:** afirma que está em excelente estado de saúde, mas tem histórico de osteoartrite cervical e lombar, doença da tireoide, hipertensão arterial e níveis elevados de colesterol. Também revela que realizou mastectomia parcial há mais de 30 anos por um tumor benigno e foi submetida a cirurgia por dedo em gatilho (tenossinovite estenosante) há 3 anos. Relata um "surto de meningite viral" há mais de 20 anos e um episódio isolado de fibrilação atrial há aproximadamente 1 ano. Será submetida a uma cirurgia de remoção de neuroma do pé esquerdo em 2 semanas. Exercita-se quatro ou cinco vezes por semana durante 20 a 60 minutos e gosta de caminhar e ir à academia.
- **Condição atual/queixas principais:** relata que, quando acordou com tontura em uma manhã, 4 a 6 semanas atrás, teve náuseas e dificuldade para caminhar que duraram alguns dias. Seu clínico geral prescreveu meclizina por 10 dias. A paciente observou melhora gradual em seus sintomas e descreveu sua condição atual como "estável". Nega quedas. Afirma que, neste momento, olhar para cima e virar para a direita continuam causando piora dos sintomas. Experimenta tontura giratória ocasional ao realizar movimentos rápidos da cabeça e afirma que às vezes ela não sente girar, mas também não se sente normal. Afirma que frequentemente se sente desequilibrada. Nega zumbidos, perda auditiva, entupimento ou pressão nas orelhas.

▶ Revisão de sistemas

- **Sistema musculoesquelético:** nenhum exame formal foi realizado, dada a natureza das queixas da paciente e a ausência de deficiências físicas observáveis.

▶ Testes e medidas

- **Classificação da gravidade dos sintomas:** no início do exame de hoje, a paciente avaliou seus sintomas como entre "1 e 2" em uma escala de 0 a 10.
- **Dizziness Handicap Index:** sua pontuação no *Dizziness Handicap Index (DHI)*[1] é de 26 em uma escala de 0 a 100.
- **Equilíbrio e teste visual:**
  - *Modified Clinical Test for Sensory Integration in Balance (mCTSIB):*[2] os resultados do mCTSIB são apresentados na Tabela EC9.1.
  - Deambular virando rápido a cabeça rapidamente para a esquerda e para a direita: ao realizar essa atividade, a paciente demonstra uma pequena perturbação na marcha.
  - Teste oculomotor em luz ambiente: o olhar e o nistagmo da paciente são normais em luz ambiente. Ela foi capaz de realizar perseguições suaves nos planos horizontal, vertical e diagonal sem interrupção. Os testes para controle sacádico nos planos horizontal e vertical também foram normais, mas mais difíceis de serem realizados à direita.
  - Teste de Impulso da Cabeça: o teste foi positivo para a direita. A paciente realizou um movimento ocular sacádico para retornar seu olhar ao alvo após um movimento rápido da cabeça para a direita.
  - Teste de Acuidade Visual Dinâmica (ACVD): o teste foi realizado na posição ortostática, usando um

gráfico de parede *Lighthouse* do ETDRS (Early Treatment Diabetic Retinopathy Study). O resultado foi negativo, pois havia uma discrepância de uma linha entre o que a paciente conseguia ler com a cabeça imóvel (sem movimento) em comparação com quando a cabeça estava se movendo a uma velocidade de aproximadamente duas repetições por segundo (2 Hz). No entanto, com essa atividade, ela relatou um aumento nos sintomas de "1 a 2" para "3 a 4" em uma escala de 0 a 10.

- Observação de nistagmo usando óculos infravermelhos com vídeo sem uma referência visual: sob observação com óculos infravermelhos, a paciente demonstrou nistagmo consistente com movimento à esquerda ao olhar para a frente, para a esquerda e para a direita.

- Teste *Head Shaking Induced Nystagmus (HSN)*[3] usando óculos infravermelhos com vídeo: Esse teste provocou nistagmo de movimento levemente à direita. A paciente relatou sentir-se "tonta", com uma intensidade de sintomas de "2 a 3" em uma escala de 0 a 10.

- Teste de Dix-Hallpike[4] usando óculos infravermelhos com vídeo:
  - Teste de Dix-Hallpike à direita: positivo para nistagmo de movimento para cima e anti-horário, de curta duração. A paciente queixou-se de tontura enquanto estava na posição de teste e relatou que estava "levemente" tonta ao retornar à posição sentada.
  - Teste de Dix-Hallpike à esquerda: a paciente negou sintomas ao teste de Dix-Hallpike à esquerda, mas demonstrou nistagmo consistente com movimento para a esquerda.

- Manobra de rolamento usando óculos infravermelhos com vídeo:
  - Manobra de rolamento à direita: o teste revelou nistagmo com movimento para a esquerda.
  - Manobra de rolamento à esquerda: o teste também revelou nistagmo com movimento para a esquerda.

▶ Avaliação, diagnóstico e prognóstico, e plano de cuidados

Observação: antes de considerar as questões de orientação a seguir, ver o vídeo "Estudo de caso 9 – Exame" para melhorar a compreensão das deficiências e limitações à atividade da paciente. Depois de concluir as questões de orientação, ver o vídeo "Estudo de caso 9 – Intervenção" para comparar e diferenciar as intervenções apresentadas das que você selecionou. Por fim, ver o vídeo "Estudo de caso 9 – Desfechos" para comparar e diferenciar os objetivos e os desfechos esperados que você identificou dos desfechos funcionais alcançados.

Questões de orientação

1. Dado o relato desta paciente no exame inicial, identifique a(s) causa(s) mais provável(eis) de suas queixas de tontura, desequilíbrio e sensibilidade ao movimento.
2. Quais achados do exame clínico revelam anormalidades no sistema vestibular? Analise e interprete esses resultados.
3. Determine uma hipótese de diagnóstico para esta paciente.
4. Descreva as manifestações clínicas desta paciente em termos de:
5. Deficiências.
6. Limitações à atividade.
7. Restrições à participação.
8. Usando o *Guide to physical therapist practice*, identifique o padrão de prática apropriado para esta paciente.
9. Descreva o plano de cuidados (intervenções terapêuticas) que você usará para abordar as deficiências.
10. Quais são os objetivos previstos e desfechos esperados para esta paciente? Indique o período de tempo em que se espera atender a essas expectativas.
11. Explique como o seu diagnóstico de trabalho mudaria se um resultado positivo para o teste de Dix-Hallpike fosse seu único achado anormal.
12. Descreva a intervenção terapêutica que você empregará para tratar das deficiências associadas a um resultado positivo para o teste de Dix-Hallpike.

TABELA EC9.1 Modified Clinical Test for Sensory Integration and Balance (mCTSIB)

Posição ortostática	Tempo (segundos)	Oscilação postural	Perda de equilíbrio
OA, PJ, SS	30	DLN	Não
OA, PJ, SM	30	Aumento mínimo da oscilação	Não
OA, PJ, sobre espuma	30	DLN	Não
OF, PJ, sobre espuma	25	Aumento mínimo a moderado da oscilação	Não
OA, em *tandem*, SS, Romberg sensibilizado	5	Aumento da oscilação para a direita	Para a direita
OF, em *tandem*, SS Romberg sensibilizado	Queda imediata	Não aplicável	Para a esquerda

SM: superfície macia; OA: olhos abertos; OF: olhos fechados; PJ: pés juntos; SS: superfície sólida; DLN: dentro dos limites normais.

▶ Referências bibliográficas

1. Jacobsen, GP, and Newman, CW. The development of the dizziness handicap inventory. Arch Otolaryngol Head Neck Surg, 1990; 116:424.
2. Rose, DJ. Fallproof!: A Comprehensive Balance and Mobility Training Program. Champaign, IL, Human Kinetics, 2003.
3. Hain, TC, Fetter, M, and Zee, D. Head-shaking nystagmus in patients with unilateral peripheral vestibular lesions. Am J Otolaryngol, 1987; 8:36.
4. Dix, R, and Hallpike, CS. The pathology, symptomatology and diagnosis of certain common disorders of the vestibular system. Ann Otol Rhinol Laryngol, 1952; 6:987.

▶ Visualizando o caso – Paciente com disfunção vestibular periférica

Como os estudantes aprendem de maneiras diferentes, a apresentação do caso em vídeo (exame, intervenção e desfechos) é projetada para promover o engajamento com o conteúdo, possibilitar a progressão individualizada ou em grupo e usar o formato ou a combinação de formatos (escrito e audiovisual) mais adequado(a) ao(s) estudante(s). O vídeo representa o formato audiovisual.

Resumo do vídeo

A paciente é uma mulher de 65 anos com disfunção vestibular periférica encaminhada para uma clínica de atendimento vestibular. O vídeo mostra as etapas de exame e intervenção durante a reabilitação ambulatorial, com ênfase no treinamento oculomotor, locomotor e de equilíbrio. Os desfechos foram filmados depois de 7 sessões de tratamento, realizadas em um período de 10 semanas.

10 Paciente com lesão medular completa (nível T10)

Darrell Musick, PT
Laura S. Wehrli, PT, DPT, ATP

▶ Exame

Histórico

- **Dados pessoais:** homem, 43 anos, caucasiano, que fala inglês e com pós-graduação.
- **Antecedentes sociais:** casado, dois filhos adolescentes. Recentemente se mudou para o estado de Washington, nos EUA, com um grupo militar e participa socialmente de atividades esportivas, incluindo beisebol, basquete e hóquei no gelo.
- **Antecedentes ocupacionais:** enfermeiro e chefe de enfermagem da equipe executiva de um grupo médico militar.
- **Ambiente doméstico:** mora em casa própria de um andar, com um degrau de 15 cm em sua entrada.
- **Estado geral de saúde:** indivíduo ativo e saudável.
- **Antecedentes de saúde:** hipertensão arterial (controlada com lisinopril), bradicardia, carcinoma basocelular (removido sem complicação), cálculo renal há vários anos, hiperlipidemia (controlada com Zocor®), rinite alérgica (controlada com Singulair®); nenhuma alergia a medicamentos conhecida.
- **Condição atual/principais queixas:** em 21 de novembro, o paciente estava dirigindo um quadriciclo emprestado quando perdeu o controle. Foi jogado do veículo e bateu a cabeça/o capacete em um cano em um barranco. Ele imediatamente sentiu uma dor nas costas. Relata que sentia dificuldade para respirar em decorrência da dor nas costelas e imediatamente não sentiu mais nada em suas pernas ("Eu não conseguia sentir nem mover minhas pernas"). Foi transportado de helicóptero para um hospital em Reno, Nevada, nos EUA. O paciente relatou também que era capaz de contrair seu quadríceps femoral um pouco antes de chegar ao hospital. Encontrou-se então:

  - Fratura por explosão em L1.

  - Fraturas da 1ª à 10ª costelas esquerdas com contusão pulmonar esquerda.
  - Hemopneumotórax à esquerda que exigiu a colocação de um dreno torácico.
  - Fratura do processo transverso de T1 à esquerda.
  - Fraturas do processo espinhoso de T2 a T7.
  - Fraturas da região medial posterior das costelas T10 a T12 à direita.
  - Fratura do corpo da escápula esquerda.
  - No dia 24 de novembro, o paciente foi submetido a uma cirurgia para laminectomia de T11 a L3 e posterior fixação lateral. Foi imobilizado em uma órtese toracolombossacral (OTLS) personalizada; autorizada descarga de peso conforme tolerado (DPCT) em membro superior (MS) esquerdo.

▶ Revisão de sistemas

- **Sistema cardiovascular/pulmonar:**
  - Frequência cardíaca: 79 batimentos por minuto.
  - Pressão arterial: 104/67 mmHg.
  - Frequência respiratória: 16 respirações por minuto.
- **Sistema musculoesquelético:**
  - Simetria geral: deformidades costais visíveis no tórax esquerdo; inchaço em membro inferior (MI) esquerdo.
  - Amplitude de movimento (ADM) geral: ADM de MI em geral dentro dos limites funcionais (DLF), com exceção de músculos posteriores da coxa e rotadores de quadril moderadamente contraídos bilateralmente; contratura em flexores plantares esquerdos. A ADM de MS em geral também está DLF, com exceção da rigidez em flexão, abdução e rotação de ombro bilateralmente (maior à esquerda).
  - Força muscular geral: força normal em ambos os MS; força de 0/5 em MI bilateralmente.
  - Altura: 1,90 m.
  - Peso: 77 kg.

- **Sistema tegumentar:**
  - Múltiplas equimoses nos quatro membros.
  - Equimoses proeminentes na parede torácica esquerda e na parede torácica lateral direita.
  - Pequenas feridas abertas na região posterior do braço e anterior do antebraço direito.
  - Ausência de úlceras de pressão.
- **Sistema neuromuscular:**
  - Reflexos normais em MS bilateralmente.
  - Reflexos diminuídos em MI bilateralmente.
  - Sensibilidade prejudicada na parte inferior do tronco e nos MI bilateralmente.
  - Tônus retal diminuído e sem contração anal voluntária.
  - Equilíbrio prejudicado na posição sentada com joelhos flexionados ou estendidos.

▶ Testes e medidas

- **Excitação, atenção e cognição:**
  - Nenhum sinal ou sintoma de traumatismo cranioencefálico (TCE).
  - Orientado em relação a tempo, lugares e pessoas.
  - A excitação, a atenção, a cognição e a memória parecem estar dentro dos limites normais (DLN).

  Observação: os dados do exame do desempenho sensorial e muscular baseiam-se na *Classificação Internacional Padrão da Lesão Medular (ISNCSCI)* (Fig. EC10.1).
- **Sensibilidade** (Fig. EC10.1):
  - Sensibilidade normal à picada de alfinete de C2 a T12 bilateralmente.
  - Sensibilidade normal ao toque leve de C2 a T10 à esquerda; C2 a L1 à direita.
  - Sem sensibilidade em S4-S5, sem sensibilidade anal profunda.
- **Desempenho muscular** (Fig. EC10.1):
  - Força 5/5: C5 a T1 bilateralmente.
  - Força 0/5: L2 a S1 bilateralmente.
  - Nenhuma contração anal voluntária.
  - Força de músculos de tronco e região superior do abdome presentes, mas impossível de testar em decorrência da OTLS.
- **Dor:**
  - Dor no ombro esquerdo em repouso, sem medicação para dor 2/10.
  - Dor no ombro esquerdo à atividade, sem medicação para dor 6/10.
- **Postura** *(examinada na posição sentada com joelhos flexionados com apoio de MS):*
  - Postura anteriorizada da cabeça.
  - Tronco estabilizado na OTLS.
  - Pelve em inclinação neutra.
  - Ambos os MI em alinhamento neutro.
- **Amplitude de movimento (ADM):**
  - As medidas goniométricas dos MI indicaram rigidez bilateral em flexão de quadril, rotação medial e

lateral de quadril, elevação da perna estendida, dorsiflexão de tornozelo; contratura em flexores plantares à esquerda (flexão plantar à direita DLN) (Tabela EC10.1).
  - As limitações na ADM de MS incluem flexão, abdução e rotação medial e lateral de ombro. Observam-se maiores limitações no ombro esquerdo em razão da fratura do corpo da escápula esquerda e dor associada.
- **Estado funcional:** as habilidades de mobilidade funcional exigem assistência no momento.
- **Ambiente domiciliar/ocupacional:**
  - A revisão do mapa da casa e uma conversa com o paciente e familiares forneceram as seguintes informações:
    - A casa própria de um andar tem um degrau de 15 cm em sua entrada. O quarto, a cozinha e as áreas de estar são acessíveis à cadeira de rodas a partir da entrada principal. A porta do banheiro principal tem 76 cm de largura. O vaso sanitário fica em uma área separada do banheiro, com uma entrada de 71 cm de largura e parede de privacidade. A área do chuveiro mede $1,5 \times 1,5$ m, com um desnível de 3,8 cm em sua entrada.
    - No trabalho, as áreas administrativas, o escritório e a mesa têm acessibilidade. O paciente precisa fazer apresentações e discursos com frequência e gostaria de ficar de pé em um púlpito usando órteses bilaterais de joelho-tornozelo-pé (OJTP).

▶ Avaliação, diagnóstico e prognóstico, e plano de cuidados

Observação: antes de considerar as questões de orientação a seguir, ver o vídeo "Estudo de caso 10 – Exame" para melhorar a compreensão das deficiências e limitações à atividade do paciente. Depois de concluir as questões de orientação, ver o vídeo "Estudo de caso 10 – Intervenção" para comparar e diferenciar as intervenções apresentadas das que você selecionou. Por último, ver o segmento de vídeo "Estudo de caso 10 – Desfechos" para comparar e diferenciar os objetivos e os desfechos esperados que você identificou dos desfechos funcionais alcançados.

Questões de orientação

1. Revise a Figura EC10.1. Qual é o diagnóstico fisioterapêutico do paciente? Mais especificamente, qual é o nível neurológico da lesão e onde o paciente se encontra na Escala de Deficiência da ASIA (Quadro EC10.1)?
2. Qual padrão de prática preferencial do *Guide to physical therapist practice* deve ser usado?
3. Quantas semanas de tratamento você antecipa que serão necessárias para a reabilitação em internação do paciente?

Nome do(a) paciente _____

Nome do(a) fisioterapeuta _____ Data/hora do exame _____

FIGURA EC10.1 Escores sensoriais e motores do paciente usando o formulário de exame da American Spinal Injury Association (ASIA): Classificação Neurológica Padrão da Lesão Medular. De American Spinal Injury Association. International Standards for Neurological Classification of Spinal Cord Injury. Atlanta, GA, American Spinal Injury Association, 2006. *Observação:* uma visão geral das mudanças com a revisão de 2013 da planilha ISNCSCI está disponível em http://www.asia-spinalinjury.org/elearning/ISNCSCI.php (acesso em 31 de março de 2015).

4. Identifique as deficiências e as resultantes limitações à atividade do paciente.

5. A partir das informações coletadas durante o exame, quais são as deficiências que você prevê que afetarão o prognóstico do paciente?

6. Liste as intervenções que você incluiria no plano de cuidados.

7. O que o paciente precisará considerar para garantir a acessibilidade em casa?

8. Identifique três equipamentos que o paciente precisará no momento da alta.

9. Qual é o prognóstico do paciente em relação aos desfechos funcionais ao final de seu período de reabilitação em internação? Como você descreveria as limitações à atividade e restrições à participação esperadas em 1 ano após a alta?

Lembrete: As respostas às questões de orientação do estudo de caso estão disponíveis on-line.

TABELA EC10.1 Valores de amplitude de movimento (em graus) que indicam as áreas de limitação do movimento articular

Articulação	Movimento	Direito	Esquerdo
Ombro	Flexão	0- 160	0-150
	Abdução	0-130	0-105
	Rotação medial	0-65	0-50
	Rotação lateral	0-70	0-65
Quadril	Flexão	0-112	0-110
	Rotação medial	0-23	0-30
	Rotação lateral	0-35	0-30
	Elevação da perna estendida	0-70	0-70
Tornozelo	Dorsiflexão	0-3	Nenhuma[b]
	Flexão plantar	0-55	13-50

Todos os outros valores de ADM estão DLN.

[b]Incapaz de alcançar a posição neutra inicial para medição.

QUADRO EC10.1 Escala de Deficiência da ASIA[a]

A = Completa. Não há função motora ou sensorial preservada nos segmentos sacros S4-S5.

B = Sensorial incompleta. Há função sensorial preservada, mas não motora, abaixo do nível neurológico, estendendo-se até os segmentos sacros S4-S5 (toque leve ou picada de alfinete em S4-S5 ou pressão anal profunda) E nenhuma função motora é preservada mais de três níveis abaixo do nível motor em qualquer dos lados do corpo.

C = Motora incompleta. Há função motora preservada abaixo do nível neurológico** e mais da metade dos principais músculos abaixo do nível neurológico da lesão (NNL) tem pontuação inferior a 3 (pontuação 0 a 2).

D = Motora incompleta. Há função motora preservada abaixo do nível neurológico** e <u>ao menos metade</u> (metade ou mais) dos principais músculos abaixo do NNL tem pontuação maior ou igual a 3.

E = Normal. Se as funções sensorial e motora, conforme testado com a ISNCSCI, forem classificadas como normais em todos os segmentos e o paciente apresentar déficits prévios, então a classificação atribuída será E. O indivíduo sem LM inicial não recebe classificação na Escala de Deficiência da ASIA.

Observação: ao avaliar a extensão em que a função motora é preservada abaixo do nível para diferenciar as classificações B e C, usa-se o ***nível motor*** em cada lado; para diferenciar as classificações C e D (com base na proporção de principais músculos com pontuação de força maior ou igual a 3), usa-se o ***nível neurológico da lesão***.

[a]De American Spinal Injury Association. International Standards for Neurological Classification of Spinal Cord Injury. American Spinal Injury Association, Atlanta, GA, 2006. Usado com permissão.

Observação: uma visão geral das mudanças com a nova planilha da ISNCSCI está disponível em http://www.asia-spinalinjury.org/elearning/ISNCSCI.php (acesso em 6 de abril de 2015).

**Para um indivíduo receber a classificação C ou D, isto é, função motora incompleta, deve-se apresentar (1) contração voluntária do esfíncter anal ou (2) sensibilidade sacral poupada, com preservação da função motora mais de três níveis abaixo do nível motor neste lado do corpo. Na atualidade, os padrões internacionais permitem que a função, até mesmo em músculos secundários, mais de três níveis abaixo do nível motor seja usada na determinação da função motora incompleta (B *versus* C).

▶ Visualizando o caso – Paciente com lesão medular completa (nível T10)

Como os estudantes aprendem de maneiras diferentes, a apresentação do caso em vídeo (exame, intervenção e desfechos) é projetada para promover o engajamento com o conteúdo, possibilitar a progressão individualizada ou em grupo e usar o formato ou a combinação de formatos (escrito e audiovisual) mais adequado(a) ao(s) estudante(s). O vídeo representa o formato audiovisual.

Resumo do vídeo

O paciente é um homem de 43 anos com lesão medular completa (nível T10, classificação A na Escala de Deficiência da ASIA) e múltiplas fraturas; ele está em reabilitação ativa. O vídeo mostra as etapas de exame e intervenção durante a reabilitação em regime de internação. Os desfechos foram filmados 9 semanas depois do exame inicial.

11 Paciente com glioblastoma cerebelar

Catherine Printz, PT, DPT, NCS
Melissa S. Doyle, PT, DPT, NCS
Carter McElroy, PT, MP*

▶ Exame

Histórico

▶ **Dados pessoais:** homem destro, 71 anos, submetido à ressecção de um grande tumor cerebelar à direita e em quimioterapia.

▶ **História da doença atual:** há 2 anos desenvolveu um início insidioso de cefaleia, náuseas, vômitos e instabilidade progressiva da marcha. Uma consulta ao pronto-socorro e subsequente ressonância magnética revelou grande massa cerebelar à direita, medindo 4 cm. Foi submetido à ressecção do tumor 5 dias depois. O laudo anatomopatológico revelou glioblastoma multiforme em estágio 4. Naquela época, precisava de uma cadeira de rodas como seu principal modo de locomoção. Foi então encaminhado para reabilitação em regime de internação por 3 semanas e iniciada quimioterapia e radioterapia, concluída há 6 meses. O paciente está agora tomando um medicamento experimental para prevenir reaparecimento do tumor e foi encaminhado para a fisioterapia ambulatorial para tratar da falta de coordenação e dos prejuízos no equilíbrio e na marcha. Não foi aprovado em um teste de condução há 1 mês, em razão das deficiências de coordenação. Nos últimos 6 meses, não precisou de dispositivos de assistência e não sofreu quedas.

▶ **Antecedentes de saúde:** histórico de hipertensão arterial. Os medicamentos atuais incluem metilfenidato, atenolol e levetiracetam.

▶ **Antecedentes sociais:** casado, mora com a cônjuge e é engenheiro mecânico aposentado. A esposa é muito solidária. O paciente é ativo nas atividades da igreja e gostava de andar de bicicleta.

▶ **Ambiente domiciliar:** mora em uma casa de vários andares com três lances de escada. Tem os seguintes equi-pamentos médicos não descartáveis: cadeira de rodas, andador de rodas dianteiras, bengala e cinto de marcha.

▶ **Estado geral de saúde:** bom. Seu nível anterior de capacidade funcional era totalmente independente e ativo. Antes do diagnóstico do tumor cerebral, andava de bicicleta da Califórnia à Flórida, nos EUA.

▶ Revisão de sistemas

▶ **Sistema cardiovascular/pulmonar:**
- Pressão arterial: 132/77 mmHg.
- Frequência cardíaca: 63 batimentos por minuto.
- Frequência respiratória: 17 respirações por minuto.

▶ **Sistema musculoesquelético:**
- Altura: 1,75.
- Peso: 66 kg.
- Simetria geral: simetria anatômica normal; aos movimentos, a ataxia do hemicorpo direito é maior que do esquerdo (Fig. EC11.1)
- Amplitude de movimento (ADM): dentro dos limites normais (DLN) bilateralmente.
- Força muscular geral: em geral, 5/5 nos membros superiores (MS) e membros inferiores (MI), exceto por um leve comprometimento da força de preensão direita.

▶ **Sistema neuromuscular:**
- Sensibilidade: intacta para toque leve, pressão e sensação de posição articular de hálux e tornozelos.
- Coordenação: prejudicada.
- Tônus muscular: normal.
- Controle postural: comprometido tanto na posição sentada como na posição ortostática.
- Equilíbrio: equilíbrios estático e dinâmico prejudicados.
- Marcha: marcha atáxica; requer supervisão rigorosa quando realizada sem um dispositivo de assistência.

* Os autores agradecem a Elizabeth Trawinski, da Idaho State University, por sua colaboração na preparação deste estudo de caso.

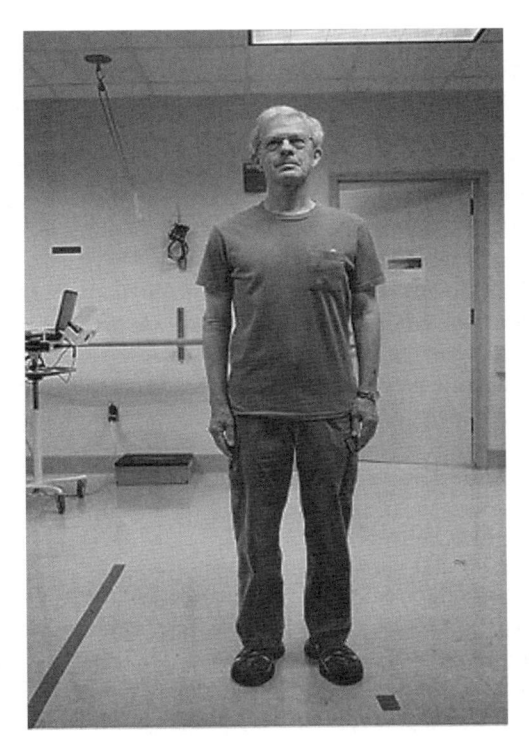

FIGURA EC11.1 Exame postural. O paciente demonstra alinhamento postural normal durante a posição ortostática estática.

- Cognição: deficiências leves na memória de curto prazo (capaz de lembrar de dois de três itens após um período de 10 minutos). Paciente relata dificuldade com linhas de raciocínio complexas.
‣ **Sistema tegumentar:**
  - Local de acesso cirúrgico no couro cabeludo bem cicatrizado.
  - Intacto no restante do corpo.

▶ Testes e medidas (exame inicial)

Observação: este caso começa durante a 8ª semana de fisioterapia ambulatorial. Incluem-se dados do exame inicial para fornecer informações em relação ao progresso obtido desde o início do tratamento.

‣ **Visão:**
  - Exame oculomotor: ver a Tabela EC11.1 e a Figura EC11.2.
  - Teste de estabilidade do olhar: reflexo vestíbulo-ocular (RVO) prejudicado; ver Tabela EC11.1.
‣ **Força muscular:** Teste de força (Teste muscular manual [TMM]): 5/5 em MS e MI, bilateralmente.
‣ **Amplitude de movimento:** DLN em MS e MI, bilateralmente.
‣ **Avaliação da marcha:**
  - Marcha atáxica de base ampla.
  - Posicionamento do pé prejudicado, pior à esquerda.

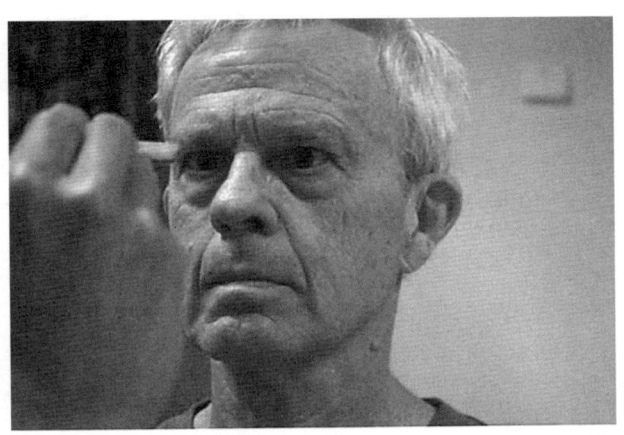

FIGURA EC11.2 Exame oculomotor. O paciente demonstra dificuldade na perseguição suave, movimentos sacádicos dismétricos e RVO prejudicado durante os exames oculomotor e de estabilidade do olhar.

TABELA EC11.1 Exame oculomotor e da estabilidade do olhar		
	Exame inicial	8 semanas
Reflexo vestíbulo-ocular (RVO)	RVO 1 anormal, com deslizamento da retina	RVO 1 levemente anormal; não é observado deslizamento da retina
Cancelamento de RVO	Anormal. Paciente relata tontura subjetiva moderada, desequilíbrio	Anormal. Paciente relata uma leve tontura subjetiva, desequilíbrio
Perseguições suaves	ADM do olho completa, movimentos sacádicos anormais, especialmente no plano horizontal. Nenhum nistagmo evocado pelo olhar provocado no extremo da amplitude de movimento	Movimentos sacádicos dismétricos de baixa amplitude no plano horizontal
Teste de movimento sacádico do olho	Anormal. Ultrapassa o alvo nas direções horizontal e vertical	Anormal. Observa-se menor ultrapassagem do alvo nas direções horizontal e vertical. Melhora na velocidade do movimento sacádico
Teste de convergência	Presença de oscilopsia moderada com convergência	Presença de oscilopsia leve com convergência

- Diminuição da rotação de tronco e da oscilação de braço ao longo do ciclo da marcha.
- Utiliza inclinação anterior de tronco excessiva para compensar ajustes posturais antecipatórios inadequados ao se preparar para deambular (Fig. EC11.3).
- Progressão rápida para a frente ao receber peso depois do contato inicial.
- Instabilidade em apoio unipodal; excesso de flexão de quadril durante a fase de apoio.
- Uma flexão de joelho inadequada durante a fase de balanço limita o avanço do membro.
▸ **Equilíbrio:**
  - Na posição sentada:
    • Estático: independente (pés apoiados no chão, sem apoio de MS; o paciente se mantém ereto sozinho).
    • Dinâmico: responde a perturbações com respostas posturais hipermétricas. O teste de limite de estabilidade (LdE) com os olhos fechados (OF), nas direções lateral e posterior, mostra um desvio reduzido. Ao retornar à linha mediana, evidenciam-se respostas hipermétricas e hipercorreções.
  - Na posição ortostática:
    • Em pé em *tandem*: MI esquerdo atrás: 1,25 segundos; MI direito atrás: incapaz de realizar sem perda do equilíbrio (PDE).
▸ *Modified Clinical Test for Sensory Interaction in Balance (mCTSIB):*
  - Olhos abertos (OA)/superfície sólida: 30 segundos em pé.
  - OF/superfície sólida: 30 segundos (leve oscilação anterior/posterior).
  - OA/sobre espuma: 30 segundos (mais oscilação na direção anterior/posterior).
  - OF/sobre espuma: 4,46 segundos, com PDE na direção posterior.
▸ **Apoio unipodal:**
  - Incapaz de realizar, bilateralmente; maior dificuldade ao tentar se equilibrar sobre o MI direito (Fig. EC11.4).

▸ *Mini BESTest* (9/28 pontos [32%]):
  - Controle antecipatório: 0/6 pontos.
  - Controle postural reativo: 1/6 pontos.
  - Orientação sensorial: 3/6 pontos.
  - Marcha dinâmica: 5/10 pontos.
▸ *Escala de confiança no equilíbrio em atividades específicas (Activities-Specific Balance Confidence Scale):* ver Tabela EC11.2.
▸ *Escala para avaliação e classificação da ataxia (Scale for the Assessment and Rating of Ataxia):* ver Tabela EC11.3.
▸ **Controle postural reativo na posição ortostática:**
  - Anterior: incapaz de dar um passo, resultando em PDE.
  - Posterior: três passos para recuperar o equilíbrio.
  - Lateral esquerda: três passos para recuperar o equilíbrio.
  - Lateral direita: incapaz de dar um passo, resultando em PDE.
▸ **Passar de sentado para em pé cinco vezes** *(5 Time Sit-To-Stand – 5 × STS):* 7,65 segundos (sem apoio de MS).
▸ *Timed Up and Go:* 10,2 segundos sem dispositivo de assistência.

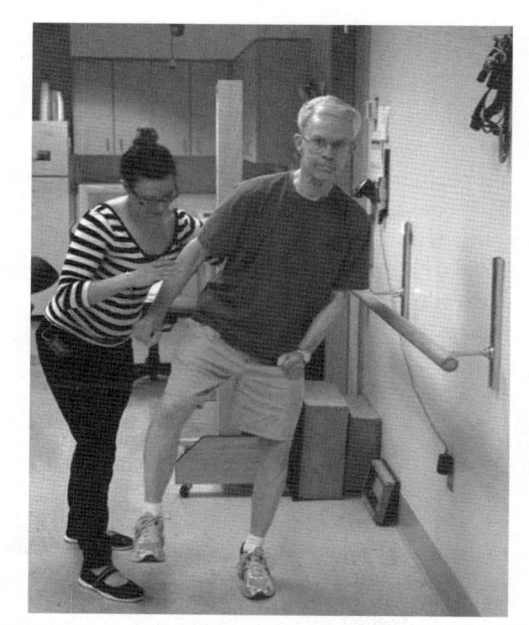

FIGURA EC11.4   Equilíbrio em apoio unipodal. O paciente demonstra deslocamento de peso lateral excessivo para fora da base de apoio, para tentar se equilibrar em apoio unipodal. Ele é incapaz de manter o equilíbrio em apoio unipodal, bilateralmente.

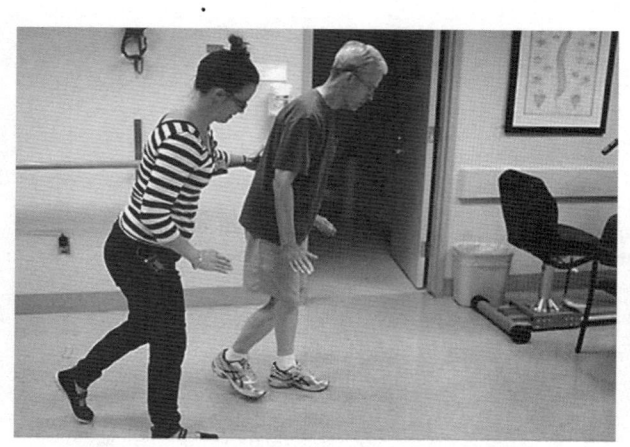

FIGURA EC11.3   Ajustes posturais antecipatórios pré-marcha. O paciente demonstra inclinação para a frente para iniciar os ajustes posturais antecipatórios requeridos pela marcha.

TABELA EC11.2   Escala de confiança no equilíbrio em atividades específicas (Activities-Specific Balance Confidence Scale)

	Exame inicial	8 semanas
Autoavaliação do paciente	54%	90%
Avaliação do cônjuge	61%	91%

TABELA EC11.3 Escala para avaliação e classificação da ataxia (Scale for the Assessment and Rating of Ataxia)

	Exame inicial	8 semanas
1. Marcha	5 – Cambaleio grave; precisa de apoio permanente em um bastão ou apoio leve de MS	4 – Cambaleio considerável; necessário apoio intermitente na parede
2. Posição ortostática	3 – Capaz de ficar em pé por mais de 10 segundos sem apoio na posição natural, mas não com os pés juntos	3 – Capaz de ficar em pé por mais de 10 segundos sem apoio na posição natural, mas não com os pés juntos
3. Posição sentada	2 – Oscilação constante; mas capaz de permanecer na posição sentada por mais de 10 segundos sem apoio	1 – Pouca dificuldade; oscilação intermitente
4. Distúrbio da fala	3 – Palavras ocasionais e difíceis de entender	2 – Fala prejudicada, mas fácil de entender
5. Perseguição do dedo	3 – Dismetria; erra o alvo em mais de 15 cm (ultrapassa ou não o alcança)	2 – Dismetria; erra o alvo em menos de 15 cm (ultrapassa ou não o alcança)
6. Teste do dedo ao nariz	1 – Tremor com amplitude menor que 2 cm	1 – Tremor com amplitude menor que 2 cm
7. Movimentos alternados rápidos da mão	1,5 – Direito = 2: Movimentos simples, claramente irregulares, difíceis de distinguir; mas realiza por menos de 10 segundos; esquerdo = 1: levemente irregulares (realiza por menos de 10 segundos)	1 – Levemente irregulares (realiza por menos de 10 segundos)
8. Deslizamento do calcanhar à tíbia	1,5 – Direito = 2: Claramente anormal; perde o contato com tíbia três vezes durante três ciclos; esquerdo = 1: Levemente anormal; contato com a tíbia mantido	1 – Levemente anormal; contato com a tíbia mantido
Pontuação total	**20/42**	**15/42**

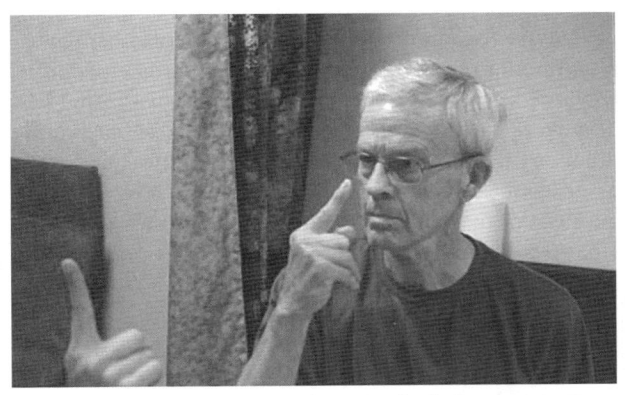

FIGURA EC11.5 Teste de coordenação do dedo ao nariz. O paciente demonstra dificuldade com o controle de múltiplas articulações (dissinergia) e respostas hipermétricas ao teste do dedo ao nariz.

- **Coordenação:**
  - Dedo ao nariz: severamente dismétrico em MS direito, levemente dismétrico em MS esquerdo (Fig. EC11.5).
  - Movimentos rápidos alternados: precisão da mão direita prejudicada. Mantém-se o contato punho/mão com o joelho durante a pronação/supinação para diminuir o controle multiarticular desse movimento (dissinergia).

▶ Testes e medidas (após 8 semanas de intervenção)

- **Visão:**
  - Exame oculomotor: ver Tabela EC1.1.
  - Exame da estabilidade do olhar: ver Tabela EC1.1.
- **Força muscular:** em geral, 5/5 em MS e MI, bilateralmente.
- **Amplitude de movimento:** DLN em MS e MI, bilateralmente.
- **Avaliação da marcha:**
  - Melhora na base de apoio (BDA), com períodos de marcha em base ampla exibidos em momentos de instabilidade (p. ex., ao virar).
  - Diminuição na inclinação anterior de tronco compensatória ao iniciar ajustes posturais para a marcha.
  - Maior rotação de tronco e oscilação de braço, com melhor coordenação entre os movimentos da parte superior do corpo e dos MI.
  - Posicionamento do pé prejudicado, à direita pior do que à esquerda.
  - Maior tempo de apoio, com melhora na estabilidade estática em apoio unipodal.
- **Equilíbrio:**
  - Na posição sentada:
    - Estático: independente (pés apoiados no chão, sem apoio de MS). Paciente se mantém em pé sozinho.
    - Dinâmico: observa-se aumento do LdE; retorno mais rápido e preciso à linha mediana.
  - Na posição ortostática:
    - Em pé em *tandem*: MI esquerdo atrás, 7,65 segundos; MI direito atrás, 19,95 segundos.
- **CTSIB modificado:**
  - OA/superfície sólida: 30 segundos.
  - OF/superfície sólida: 30 segundos (leve oscilação anterior/posterior).
  - OA/sobre espuma: 30 segundos (maior oscilação na direção anterior/posterior).

- OF/sobre espuma: 2,38 segundos, com PDE posterior/lateral esquerda.
▸ **Equilíbrio em apoio unipodal:** MI direito, 2,32 segundos; MI esquerdo, incapaz de realizar.
▸ **Mini BESTest** (16/28 pontos [57%]):
  - Controle antecipatório: 2/6 pontos.
  - Controle postural reativo: 4/6 pontos.
  - Orientação sensorial: 4/6 pontos.
  - Marcha dinâmica: 6/10 pontos.
▸ **Escala de confiança no equilíbrio em atividades específicas (Activities-Specific Balance Confidence Scale):** ver Tabela EC11.2.
▸ **Escala para avaliação e classificação da ataxia (Scale for the Assessment and Rating of Ataxia):** ver Tabela EC11.3.
▸ **Controle postural reativo na posição ortostática:**
  - Anterior: um passo para recuperar o equilíbrio.
  - Posterior: dois passos para recuperar o equilíbrio.
  - Lateral esquerda: dois passos para recuperar o equilíbrio.
  - Lateral direita: um passo para recuperar o equilíbrio.
  - Passar de sentado para em pé cinco vezes *(5 Time Sit-To-Stand – 5 × STS):* 6,36 segundos (sem apoio de MS).
  - *Timed Up and Go:* 8,50 segundos sem um dispositivo de assistência.
▸ **Coordenação:**
  - Dedo ao nariz: MS direito dismétrico, mas melhora na precisão/coordenação em comparação à avaliação inicial; MS esquerdo normal.
  - Movimentos rápidos alternados: precisão da mão direita levemente prejudicada; capaz de aumentar o desvio do punho e da mão sem excesso de dissinergia.

▸ Avaliação, diagnóstico e prognóstico, e plano de cuidados

Observação: antes de considerar as questões de orientação a seguir, ver o vídeo "Estudo de caso 11 – Exame" para melhorar a compreensão das deficiências e limitações à atividade do paciente. Depois de concluir as questões de orientação, ver o vídeo "Estudo de caso 11 – Intervenção" para comparar e diferenciar as intervenções apresentadas das que você selecionou. Por último, ver o vídeo "Estudo de caso 11 – Desfechos" para comparar e diferenciar os objetivos e os desfechos esperados que você identificou dos desfechos funcionais alcançados.

Questões de orientação

1. Usando a estrutura da *Classificação internacional de funcionalidade, incapacidade e saúde (CIF),* descreva os principais aspectos das manifestações clínicas do paciente em termos de estruturas e funções do corpo, atividades e participação.

2. Considerando a anatomia e as divisões funcionais do cerebelo, como as manifestações clínicas do paciente são consistentes com o diagnóstico de glioblastoma cerebelar direito?

3. Identifique três principais deficiências que devem ser abordadas para melhorar as limitações à atividade e restrições à participação deste paciente.

4. Formule uma intervenção de tratamento para cada uma das três principais deficiências que você identificou previamente. Indique uma progressão para cada intervenção selecionada.

5. O que seria apropriado incluir em um programa de exercícios domiciliares para este paciente?

6. Quais considerações de aprendizagem motora são específicas para projetar programas de intervenção para indivíduos com disfunção cerebelar?

7. Estabeleça previamente objetivos de curto prazo (4 semanas) e de longo prazo (8 semanas) para este paciente.

8. Este paciente pode se beneficiar do encaminhamento para que outras áreas da saúde?

9. Que considerações especiais são indicadas quando se trabalha com pacientes com câncer?

Observação: para possibilitar que os professores tenham maior oportunidade de integrar casos específicos em tarefas, atividades laboratoriais e/ou discussões em sala de aula, as respostas às questões de orientação para os Estudos de caso 11 a 15 estão disponíveis on-line apenas para os professores. O *feedback* dos estudantes em relação às questões de orientação, com base nas respostas desenvolvidas pelos colaboradores do estudo de caso, pode ser obtido com o(s) professor(es) do curso.

▸ Visualizando o caso – Paciente com glioblastoma cerebelar

Como os estudantes aprendem de maneiras diferentes, a apresentação do caso em vídeo (exame, intervenção e desfechos) é projetada para promover o engajamento com o conteúdo, possibilitar a progressão individualizada ou em grupo e usar o formato ou a combinação de formatos (escrito e audiovisual) mais adequado(a) ao(s) estudante(s). O vídeo representa o formato audiovisual.

Resumo do vídeo

O paciente é um homem de 71 anos submetido à ressecção de um tumor cerebelar grande no lado direito e em quimioterapia. O vídeo mostra as etapas de exame e intervenção para os episódios de cuidado de reabilitação ativa. Os desfechos foram filmados 8 semanas depois do exame inicial.

12 Paciente com síndrome de Guillain-Barré e tetraplegia

Kate Rough, PT, DPT, NCS
Victoria Stevens, PT, NCS
Stacia Lee, PT, NCS
Katie R. Sweet, PT, DPT

▶ Exame

Histórico

▸ **Dados pessoais:** homem, 38 anos, diagnosticado com síndrome de Guillain-Barré (SGB).

▸ **História da doença atual:** aproximadamente 4 semanas antes de sua internação, o paciente começou a notar alterações sensoriais e fraqueza distal em suas mãos e pés após uma infecção do trato respiratório superior. Ele também relatou fraqueza de seus braços e dor na linha mediana do pescoço, que irradiava para os dois braços. Durante a fase de cuidado intensivo de sua hospitalização, foi tratado com dois ciclos de infusão intravenosa de imunoglobulina (IVIG). Durante um período de 3 semanas, sua fraqueza progrediu proximalmente, ao longo de ambas as pernas e braços até os músculos do tronco e do rosto. Foi transferido para uma unidade de reabilitação em internação para receber tratamento intensivo de fonoaudiologia, terapia ocupacional e fisioterapia, a fim de maximizar suas habilidades de comunicação, mobilidade funcional e capacidade de realizar atividades da vida diária (AVD) antes de voltar para casa com sua família. No momento da reabilitação em internação, as complicações incluíram fibrilação atrial, disfunção autonômica, pneumonia por aspiração, hiponatremia, crises de pânico, disfasia (que exigiu a colocação de uma sonda de gastrostomia endoscópica percutânea [PEG] e alimentação contínua) e perda de 9 kg.

▸ **Medicamentos:**
  – Enoxaparina, 40 mg para evitar coágulos sanguíneos.
  – Lubrificante ocular, uma gota em cada olho a cada 12 horas para evitar o ressecamento dos olhos.
  – Lansoprazol, 30 mg para refluxo.
  – Lisinopril, 10 mg para disfunção autonômica.
  – Metoprolol, 50 mg para disfunção autonômica.
  – Pregabalina, 25 mg para dor neuropática.
  – Prometazina, 25 mg para náuseas/vômitos.
  – Acetaminofeno-oxicodona, 325 mg para dor, conforme necessário.
  – Bisacodil, 10 mg para constipação, conforme necessário.
  – Hidromorfona, 1 a 2 mg para dor, conforme necessário.
  – Lorazepam, 0,5 a 1 mg para ansiedade, conforme necessário.
  – Metoclopramida, 5 mg para náuseas, conforme necessário.

▸ **Exames diagnósticos**
  – Punção lombar: nível elevado de proteína consistente com SGB.
  – Ressonância magnética (RM) da coluna cervical: estreitamento dos forames neurais de C7, indicando radiculopatia (à direita maior que à esquerda); estreitamento moderado do canal em C6-C7 sem pinçamento medular,
  – Tomografia computadorizada (TC): atelectasia do lobo inferior do pulmão esquerdo.
  – Deglutição de bário modificada: boa deglutição e controle da ingestão de iogurte e pudim (ou seja, material semissólido espesso); manejo inferior ao ideal de néctares e líquidos espessos, com penetração anterior e aspiração traqueal significativa.
  – Eletrocardiograma (ECG): fibrilação atrial.

▸ **Antecedentes de saúde:** antes do início da SGB, os antecedentes de saúde do paciente não eram dignos de nota.

▸ **Antecedentes sociais:** mora com a esposa e dois filhos, de 6 e 3 anos, em uma casa de estilo rancho de um andar, com uma escada para entrar. O banheiro tem um box amplo com barras de apoio. Sua esposa é capaz de fornecer assistência física e supervisão intermitente. O paciente é autônomo, trabalha com reformas de casas e paisagismo. Gosta de trabalhar no quintal e sair para jantar com sua esposa e amigos.

▶ Revisão de sistemas

▸ **Sistema cardiovascular/pulmonar:**
- Temperatura: 36,6°C.
- Frequência cardíaca: 100 batimentos por minuto.
- Pressão arterial: 129/88 mmHg.
- Frequência respiratória: 16 respirações por minuto.
- Saturação de oxigênio: 91% (ar ambiente).

▸ **Sistema tegumentar:**
- A pele está intacta; no entanto, o paciente tem pouquíssimo tecido adiposo sobre proeminências ósseas e está em alto risco de ruptura da pele.

▸ **Sistema musculoesquelético:**
- Altura: 1,75 m.
- Peso: 56 kg.
- Índice de massa corporal (IMC): 18,2 kg/m².
- Simetria geral: o paciente parece abatido, com evidências de perda de peso decorrente de atrofia. Ele tem coluna torácica retificada e postura levemente anteriorizada da cabeça.
- Força muscular: comprometimentos bilaterais em membros superiores (MS) e membros inferiores (MI).
- Amplitude de movimento (ADM): encurtamento e dor bilateralmente à flexão e abdução de ombro; diminuição no comprimento dos músculos posteriores da coxa.
- Sensibilidade: prejuízo no toque leve e na propriocepção.
- Coordenação: não testada em razão da fraqueza.
- Controle postural: prejudicado.

▸ **Linguagem e comunicação:**
- O paciente demonstrou fala disártrica e foi incapaz de produzir expressões faciais. A comunicação também esteve prejudicada pela musculatura facial fraca. Em razão desses déficits, era difícil para ele se comunicar com sua família e com a equipe de reabilitação.

Observação: o paciente experimentou uma crise de pânico durante sua hospitalização de cuidados intensivos. Também demonstrou ansiedade contínua durante seu curso de reabilitação. Era muito independente antes de desenvolver a SGB e inicialmente relutou em aceitar ajuda da família ou de profissionais.

▶ Testes e medidas

▸ **Sensibilidade:**
- Redução na sensibilidade ao toque leve, bilateralmente do cotovelo à mão, e bilateralmente dos joelhos ao hálux ou dedos dos pés.
- Propriocepção ausente nos hálux bilateralmente; o paciente responde 3/6 tentativas corretamente, mas admite tentar adivinhar em todas elas.

▸ **Exame de nervos cranianos (NC):**
- NC I: não testado.
- NC II: acuidade normal em todos os campos visuais.
- NC III/IV/VI: dificuldade do olho direito em aduzir além da linha mediana, levando à diplopia.
- NC V: sensibilidade intacta nas três divisões; função motora intacta.
- NC VII: comprometido em todas as divisões do nervo facial; incapaz de fechar os olhos ou abrir a boca.
- NC VIII: audição intacta.
- NC IX/X: disfunção autonômica, ausência de rouquidão, úvula na linha mediana.
- NC XI: fraqueza simétrica ao levantar os ombros, pontuada em 2/5.
- NC XII: a língua se protrai na linha mediana, sem fasciculação nem desvio.

▸ **Coordenação:**
- Incapaz de realizar testes de coordenação em decorrência da fraqueza.

▸ **Controle postural:**
- Incapaz de permanecer estático na posição sentada sem assistência; incapaz de usar os MS para dar apoio a si mesmo em decorrência da fraqueza.

▸ **Amplitude de movimento:**
- Amplitude de movimento passiva (ADMP) de MS: dentro dos limites normais (DLN), exceto para flexão e abdução de ombro (ver Tab. EC12.1).
- ADMP de MI: DNL, exceto para flexão de quadril com extensão de joelho e dorsiflexão de tornozelo (ver Tab. EC12.2).

▸ **Força muscular:**
- Pontuação do Teste muscular manual (TMM): ver as Tabelas EC12.3 e EC12.4.

TABELA EC12.1 Medidas da ADMP de MS

Movimento	Direito	Esquerdo
Flexão de ombro	0°-90°	0°-150°
Abdução de ombro	0°-70°	0°-110°

TABELA EC12.2 Medidas da ADMP de MI

Movimento	Direito	Esquerdo
Flexão de quadril com extensão de joelho	0°-20°	0°-20°
Dorsiflexão de tornozelo	0°-0°	0°-0°

TABELA EC12.3 Teste muscular manual de ambos os MS

Movimento	Direito	Esquerdo
Abdução de ombro	1	1
Flexão de ombro	1	1
Rotação medial de ombro	2+	2+
Rotação lateral de ombro	2+	2+
Flexão de cotovelo	2	2+
Extensão de cotovelo	2-	2-
Extensão de punho	1	1
Flexão de dedos	1	1
Abdução de dedos	1	1

TABELA EC12.4 Teste muscular manual de ambos os MI		
Movimento	Direito	Esquerdo
Flexão de quadril	2-	2-
Abdução de quadril	2+	2+
Adução de quadril	2+	2+
Extensão de joelho	3+	3+
Dorsiflexão	2+	2+
Flexão plantar	2+	2+
Extensão de hálux	1	1

▸ **Marcha e mobilidade na cadeira de rodas:**
  - Incapaz de deambular em razão da fraqueza significativa de tronco e de ambos os MI.
  - Precisa de uma cadeira de rodas de inclinação livre em razão do equilíbrio ruim e da fraqueza de tronco na posição sentada.
  - Dependente da mobilidade em cadeira de rodas e do alívio de pressão.
▸ **Dor:** *Escala visual analógica (Visual Analogue Scale – VAS):* 5/10 em ambas as panturrilhas, assim como no local da sonda de PEG.
▸ **Fadiga:**
  - *Escala de impacto da fadiga modificada (EIFM):* pontuação total 40/84.
    • Subescala física: 25/36.
    • Subescala cognitiva: 10/40.
    • Subescala psicossocial: 5/8.
▸ **Equilíbrio:**
  - Teste de equilíbrio cronometrado na posição sentada: tentativa 1 = 3 segundos; tentativa 2 = 5 segundos.
  - *Teste de alcance funcional modificado* (medido a partir do acrômio porque o paciente não conseguia manter o braço em 90° de flexão):
    • Média para a frente: 24 cm.
    • Média à direita: 15 cm.
    • Média à esquerda: 13 cm.

▸ **Tônus muscular:**
  - MS bilateralmente: flácidos.
  - MI bilateralmente: hipotônicos.
  - Escala de Ashworth modificada: 0 para todos os principais grupos musculares em ambos os MS e ambos os MI.
  - Clônus: ausente em ambos os MI.
  - Reflexos: diminuídos bilateralmente no tendão patelar, bíceps braquial e tendão do calcâneo.
▸ **Mobilidade:**
  - *Boston University Activity Measure for Post Acute Care (AM-PAC) "6-Click" Inpatient Short Form* (domínios de mobilidade básica e atividade diária): escore bruto de 7/24, indicando a necessidade de assistência máxima para realizar tarefas de mobilidade funcional (ver Tab. EC12.5).
  - *Medida de independência funcional (MIF):* pontuação total 52/126 (ver Tab. EC12.6).
    • Subescala motora: 18/91.
    • Subescala cognitiva: 34/35.
▸ **Marcha:** incapaz de realizar o exame da marcha em razão da fraqueza.

▸ Avaliação, diagnóstico e prognóstico, e plano de cuidados

Observação: antes de considerar as questões de orientação a seguir, ver o vídeo "Estudo de caso 12 – Exame" para melhorar a compreensão das deficiências e limitações à atividade do paciente. Depois de concluir as questões de orientação, ver o vídeo "Estudo de caso 12 – Intervenção" para comparar e diferenciar as intervenções apresentadas das que você selecionou. Por último, ver o vídeo "Estudo de caso 12 – Desfechos" para comparar e diferenciar os objetivos e os desfechos esperados que você identificou dos desfechos funcionais alcançados.

TABELA EC12.5 Boston University Activity Measure for Post Acute Care (AM-PAC) "6-Click" Inpatient Short Form (domínios de mobilidade básica e atividade diária)				
Quanta dificuldade o paciente tem atualmente para...?	Incapaz/1	Muita/2	Pouca/3	Nenhuma/4
Virar-se no leito (incluindo ajustar a roupa de cama, o lençol e o cobertor)		x		
Sentar e levantar de uma cadeira com apoios de braços (p. ex., cadeira de rodas, cadeira sanitária etc.)	x			
Passar do decúbito dorsal para a posição sentada na beirada do leito	x			
Quanta ajuda de outra pessoa o paciente precisa atualmente...?	Incapaz/1	Muita/2	Pouca/3	Nenhuma/4
Passar do leito para uma cadeira e vice-versa (incluindo uma cadeira de rodas)	x			
Deambular pelo quarto do hospital	x			
Subir degraus usando um corrimão	x			
Escore bruto:	7			

TABELA EC12.6 Medida de independência funcional (MIF)

Cuidados pessoais	Escores[a]
A. Alimentação	1
B. Higiene pessoal	1
C. Banho	1
D. Vestir a metade superior do corpo	1
E. Vestir a metade inferior do corpo	1
F. Uso do vaso sanitário	1
Controle esfincteriano	
G. Vesical	1
H. Intestinal	7
Transferências	
I. Leito, cadeira, cadeira de rodas	1
J. Banheiro	1
K. Banheira, chuveiro	1
Locomoção	
L. Cadeira de rodas/deambulação	1
M. Escadas	1
Comunicação	
N. Compreensão (auditiva)	7
O. Expressão (vocal)	6
Cognição social	
P. Interação social	7
Q. Resolução de problemas	7
R. Memória	7

[a]A pontuação é a seguinte: 7: independência completa (sincronizada, segura); 6: independência modificada (dispositivo de assistência); 5: com supervisão (realiza 100%); 4: com assistência mínima (realiza 75% ou mais); 3: com assistência moderada (realiza 50% ou mais); 2: com assistência máxima (realiza 25% ou mais); 1: com assistência total ou não testável (realiza menos de 25%).

Questões de orientação

1. Identifique o diagnóstico fisioterapêutico.
   - Identifique as deficiências, limitações à atividade e restrições à participação que você abordará na determinação do prognóstico e do plano de cuidados.
   - Identifique o(s) padrão(ões) de prática de acordo com os resultados do exame (diagnóstico fisioterapêutico) com base no *Guide to physical therapist practice*.
2. Estabeleça previamente os objetivos (curto prazo) e desfechos esperados (longo prazo). Em cada objetivo/desfecho, inclua a área que pretende tratar (usando a lista a seguir).
   - Deficiências.
   - Limitações à atividade.
   - Restrições à participação.
   - Redução/prevenção de riscos.
   - Saúde, bem-estar e condicionamento físico.
   - Satisfação do paciente.
3. Determine o prognóstico: o prognóstico se refere ao *"nível ideal previsto de melhoria da função e à quantidade de tempo necessária para alcançar esse nível"* (*Guide to physical therapist practice*).
   - Defina um intervalo de tempo para o episódio de cuidado.
   - Identifique a quantidade de sessões por semana necessárias para alcançar os objetivos/desfechos.
4. Desenvolva um plano de cuidados. O plano deve abordar cada um dos seguintes componentes:
   - Intervenções (em ordem de aplicação com justificativa).
   - Instruções ao paciente.
   - Coordenação, comunicação e/ou documentação necessárias.
5. Descreva o plano de alta. O plano deve incluir cada um dos componentes a seguir de um plano de alta eficaz:
   - Orientações ao paciente, familiares ou cuidadores.
   - Planos para o acompanhamento adequado ou encaminhamento para outra instituição.
   - Instruções em relação a um programa de exercícios domiciliares (PED).
   - Avaliação e modificação do ambiente domiciliar para auxiliar no retorno do paciente ao lar.
6. Que importantes precauções de segurança devem ser observadas durante o tratamento deste paciente?

▶ Visualizando o caso – Paciente com síndrome de Guillain-Barré e tetraplegia

Como os estudantes aprendem de maneiras diferentes, a apresentação do caso em vídeo (exame, intervenção e desfechos) é projetada para promover o engajamento com o conteúdo, possibilitar a progressão individualizada ou em grupo e usar o formato ou a combinação de formatos (escrito e audiovisual) mais adequado(a) ao(s) estudante(s). O vídeo representa o formato audiovisual.

Resumo do vídeo

O paciente é um homem de 38 anos diagnosticado com síndrome de Guillain-Barré. O vídeo mostra as etapas de exame e intervenção para os episódios de cuidado da reabilitação ativa. Os desfechos foram filmados 6 semanas depois do exame inicial.

13 | Paciente com acidente vascular encefálico

Lauren Snowdon, PT, DPT, ATP

▶ **Exame**

Histórico

▶ **Dados pessoais:** homem negro norte-americano de 55 anos. Foi encaminhado para reabilitação em regime de internação depois de uma hemorragia nos núcleos da base esquerdos, com hemiparesia à direita.

▶ **Antecedentes de saúde:** histórico clínico significativo de hipertensão arterial, hiperlipidemia e insuficiência renal crônica.

▶ **História da doença atual:** há 1 semana, o paciente chegou ao pronto-socorro com queixa de fraqueza do lado direito e foi considerado hipertenso. Durante sua internação hospitalar, teve trombose venosa profunda (TVP) da tíbia posterior direita, com consequente colocação de filtro na veia cava inferior (VCI). Sua internação não teve outras complicações e ele foi transferido para a reabilitação em regime de internação para tratar das queixas principais de déficits de marcha e equilíbrio e dificuldade nas atividades da vida diária (AVD).

▶ **Achados diagnósticos e laboratoriais:**
- A tomografia computadorizada axial (TCA) do encéfalo revelou hemorragia dos núcleos da base esquerdos com efeito em massa mínimo (deslocamento da linha mediana) e ausência de hemorragia intraventricular. A ressonância magnética (RM) mostrou hemorragia intracraniana de 1,5 cm na região dos núcleos da base à esquerda, tálamo lateral esquerdo e cápsula interna esquerda. Nenhuma intervenção neurocirúrgica foi recomendada (colocou-se um filtro de VCI, pois a terapia anticoagulante foi contraindicada).
- Contagem de leucócitos = 5,2; hemoglobina = 11,4; hematócrito = 34,7; plaquetas = 221.

▶ **Medicamentos:**
- Antes da admissão: Zocor®, Coreg®, Lopressor®.
- Medicamentos à admissão: Labetalol®, hidroclorotiazida, Lotrel®, Nexium®, Singulair®, Ambien®.

▶ **Antecedentes sociais:** antes da admissão, era independente na deambulação sem dispositivo de assistência e independente em todas as AVD. Morava sozinho em uma casa de dois andares, com três degraus para entrar e um corrimão do lado direito. Dentro da casa, 12 degraus levam ao segundo andar com um corrimão do lado direito, onde estão localizados o quarto e o banheiro. Seus pais estão vivos e são saudáveis, e o paciente nega antecedentes familiares de diabetes, hipertensão arterial ou acidente vascular encefálico. Nega uso de tabaco e consome uma quantidade mínima de álcool em eventos sociais.

▶ **Antecedentes ocupacionais:** trabalhava em tempo integral como enfermeiro em um hospital de reabilitação, trabalhando um turno noturno de 12 horas, 3 ou 4 vezes por semana.

▶ **Revisão de sistemas**

▶ **Sistema cardiovascular/respiratório:**
- Frequência cardíaca: 68 batimentos por minuto.
- Pressão arterial: 108/76 mmHg.
- Frequência respiratória: 18 respirações por minuto.

▶ **Cognição e comunicação:**
- Alerta e orientado × 3 e capaz de seguir comandos de múltiplos passos.
- Independente para comunicação básica e social, a fala é fluente, com grafia do nome intacta.
- Agradável e cooperativo durante todo o processo de exame, com observação de uma leve perda do interesse.
- Dificuldade leve com a memória de curto e longo prazos, as habilidades numéricas, a concentração e a compreensão auditiva/tempo de processamento.

▶ **Visão:**
- Observa-se leve ptose do olho direito.
- Movimentos extraoculares intactos, com pupilas igualmente redondas e reativas à luz e à acomodação.

- Não relata perda de visão, visão turva ou visão dupla; usa óculos para distância longa.

▸ **Sistema musculoesquelético:**
- Amplitude de movimento (ADM) geral: o membro inferior (MI) direito apresenta limitações leves, com maiores limitações na extensão de quadril e na dorsiflexão de tornozelo (Tab. EC13.1).
- Força muscular geral: o MI direito mostra perdas leves na força de quadril e de joelho, com maior perda na dorsiflexão de tornozelo (Tab. EC13.2).
- Altura: 1,96 m.
- Peso: 104 kg.

▸ **Sistema neuromuscular:**
- O paciente apresenta diminuição na iniciação do movimento, diminuição dos movimentos coordenados suaves e diminuição da velocidade do movimento.
- Tônus muscular: o paciente apresenta hipotonia de MI direito; tônus dentro dos limites normais (DLN) em MI esquerdo.
- O paciente é canhoto.

TABELA EC13.1 Amplitude de movimento de MI (em graus)

Articulação	Movimento	Direito	Esquerdo
Quadril	Flexão	0-100	0-110
	Extensão	0-5	0-10
	Rotação medial	0-20	0-30
	Rotação lateral	0-50	0-40
	Abdução	0-45	0-45
	Adução	0-20	0-20
	Elevação da perna estendida	0-70	0-85
Joelho	Flexão	0-125	0-125
	Extensão	0-0	0-0
Tornozelo	Dorsiflexão	0-2	0-8
	Flexão plantar	0-45	0-45

TABELA EC13.2 Teste muscular manual[a]

Articulação	Movimento	Direito	Esquerdo
Quadril	Flexão	3-/5	4+/5
	Extensão	3+/5	5/5
	Rotação medial	4/5	4+/5
	Rotação lateral	4/5	5/5
	Abdução	3+/5	5/5
	Adução	4/5	5/5
Joelho	Flexão	3/5	5/5
	Extensão	3-/5	5/5
Tornozelo	Dorsiflexão	1/5	4+/5
	Flexão plantar	3/5	5/5

[a]Todas as pontuações são baseadas em uma escala de 0 a 5: 5: normal; 4: bom; 3: regular; 2: ruim; 1: indício; 0: sem contração.

▸ **Outros sistemas:**
- Nenhum achado significativo observado nos sistemas tegumentar, gastrintestinal e geniturinário.
- O paciente não apresenta queixas significativas de depressão ou mudança de humor e não tem antecedentes psiquiátricos.

▸ Testes e medidas

▸ **Edema (medidas circunferenciais):**
- MI direito: 47,5 cm no meio da panturrilha, 33,5 cm no tornozelo, inframaleolar.
- MI esquerdo: 45,5 cm no meio da panturrilha, 33,5 cm no tornozelo, inframaleolar.

▸ **Integridade sensorial:**
- Sensibilidade ao toque leve e à picada de alfinete intacta em MI esquerdo.
- Sensibilidade ao toque leve e à picada de alfinete diminuída em região distal do MI direito, com observação de respostas inconsistentes para os dermátomos L3-L5.

▸ **Dor:**
- Dor de 2/10 observada na região distal do MI direito em repouso (10 = pior dor; 0 = sem dor).
- Dor de 5/10 nos posteriores da coxa direita ao ortostatismo e ao estender o membro (10 = pior dor; 0 = sem dor).

▸ **Coordenação:**
- Demonstra resposta positiva para o teste do dedo ao nariz (dismetria) usando o membro superior (MS) direito.
- Observa-se desvio pronador direito positivo (indicativo de espasticidade). *Observação:* para testar o desvio pronador, solicita-se que mantenha a posição de 90° de flexão de ombro com os cotovelos estendidos, os antebraços supinados e os olhos fechados. A pronação do antebraço indica desvio pronador.
- Observa-se dificuldade em realizar movimentos alternados rápidos (disdiadococinesia) bilateralmente, incluindo pronação/supinação do antebraço e percussão do pé.

▸ **Posição:**
- Sentada: o paciente senta-se com a cabeça anteriorizada, ombros arredondados, aumento da cifose torácica, redução da lordose lombar e inclinação pélvica posterior excessiva (Fig. EC13.1); também apresenta rebaixamento do ombro direito com encurtamento da musculatura do lado direito do tronco (Fig. EC13.2). Na posição sentada, tipicamente demonstra excesso de inclinação lateral esquerda e aumento na descarga de peso sobre o túber isquiático esquerdo.
- Ortostática: demonstra diminuição na extensão de joelho (Fig. EC13.3) e quadril direito na posição ortostática. Quando em pé sem dispositivo de assis-

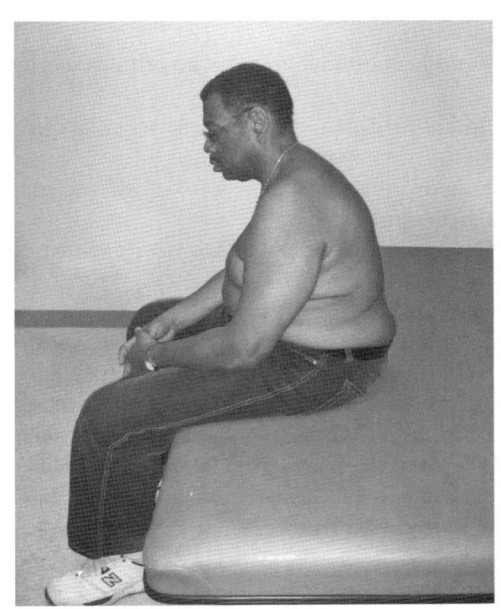

FIGURA EC13.1   Vista lateral da posição sentada. É importante observar a cabeça anteriorizada, os ombros arredondados, o aumento da cifose torácica e a redução da lordose lombar.

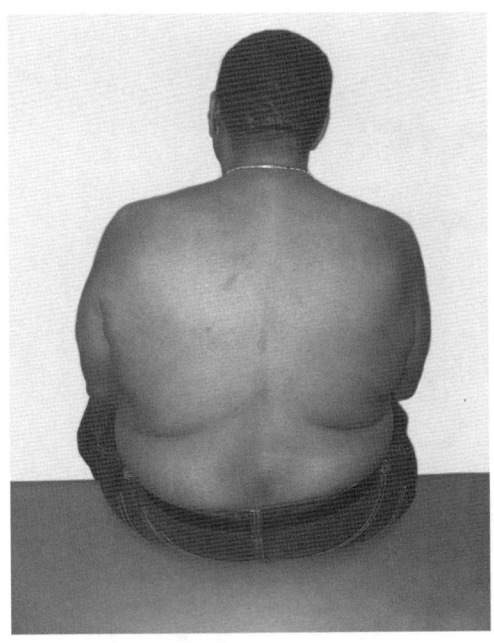

FIGURA EC13.2   Vista posterior da posição sentada. O ombro direito é levemente mais baixo que o esquerdo, com encurtamento da musculatura de tronco do lado direito.

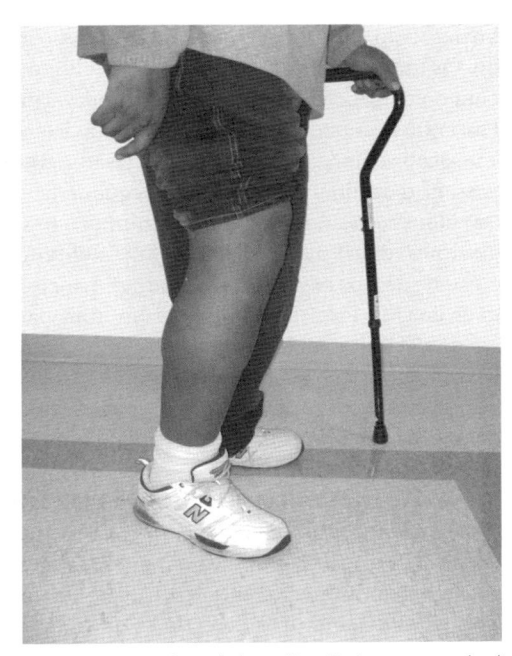

FIGURA EC13.3   Vista lateral do joelho direito mostrando diminuição da extensão de joelho na fase de apoio. Embora não seja visível, observa-se também diminuição da extensão de quadril, por meio do inchaço da panturrilha direita.

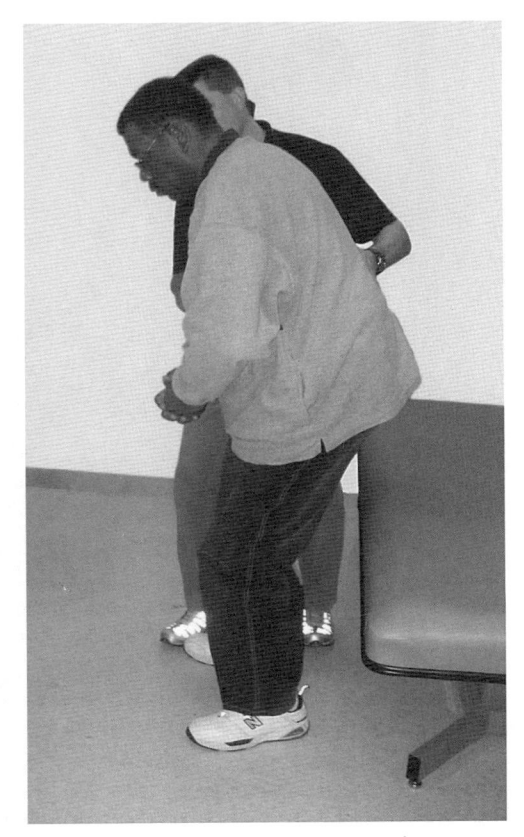

FIGURA EC13.4   Vista lateral da posição ortostática sem o uso de dispositivo de assistência. O paciente assume uma postura flexionada para a frente da cabeça, do pescoço e do tronco, com aumento da flexão de quadril e joelho. É necessária assistência mínima do fisioterapeuta.

tência, mantém postura flexionada para a frente (Fig. EC13.4) e requer assistência mínima.

▸ **Estado funcional:**
- Mobilidade na cadeira de rodas: precisa de assistência moderada para impulsionar a cadeira de rodas por 3 m.
- Rolamento: precisa de supervisão para rolar para a esquerda e para a direita. Observa-se diminuição na

iniciação do movimento ao rolar para o lado esquerdo. Os movimentos de transição do decúbito dorsal para o ventral e vice-versa exigem supervisão.

- Passar do decúbito dorsal para o decúbito lateral para a posição sentada: precisa de supervisão rigorosa ao passar do decúbito dorsal para o decúbito lateral esquerdo. Precisa de assistência mínima ao passar do decúbito dorsal para o decúbito lateral direito, com o uso de ambos os MS para ajudar no manejo correto de dos MI. Precisa de assistência mínima para passar do decúbito lateral para a posição sentada.
- Passar da posição sentada para o decúbito dorsal: É necessária supervisão rigorosa. O paciente usa ambos os MS e o MI esquerdo para auxiliar na colocação do MI direito na maca.
- Passar da posição sentada para a ortostática: requer assistência mínima (Fig. EC13.5).
- Passar da posição ortostática para a sentada: requer assistência mínima para controlar a descida.
- Transferência em pivô da cadeira de rodas para a maca: requer assistência mínima.
- Transferência em pivô da maca para a cadeira de rodas: requer assistência mínima.

▸ **Equilíbrio:**
  - Equilíbrio estático na posição sentada: com supervisão.
  - Equilíbrio dinâmico na posição sentada: com supervisão.
  - Equilíbrio estático na posição ortostática: com assistência mínima.
  - Equilíbrio dinâmico na posição ortostática: com assistência mínima.

▸ **Deambulação:**
  - Deambula 1,5 m em superfícies planas, com assistência mínima a moderada, usando uma bengala de quatro apoios de base estreita na mão esquerda.
  - Demonstra diminuição da extensão da região torácica do tronco, inclinação lateral esquerda excessiva e maior sustentação de peso sobre o MI esquerdo menos envolvido. Durante a fase de balanço, há uma insuficiente flexão de quadril e de joelho e dorsiflexão de tornozelo à direita (dificuldade em retirar o pé do chão). Durante a fase de apoio, há diminuição na extensão de quadril e de joelho direitos. Observa-se diminuição no comprimento do passo bilateralmente.

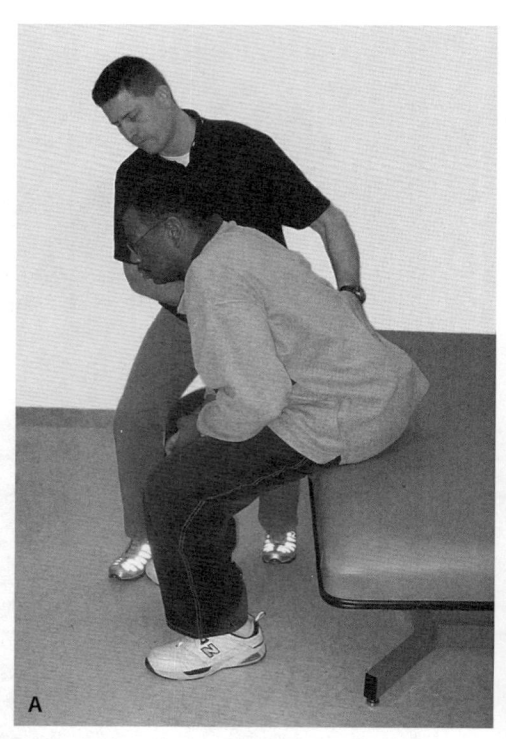 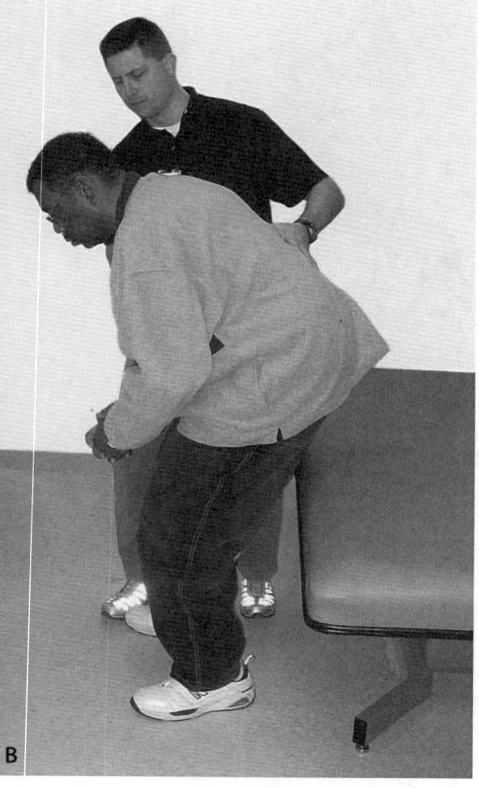

FIGURA EC13.5 (A) Na transferência da posição sentada para a ortostática, o paciente experimenta dificuldade com a translação para a frente da parte superior do corpo sobre os pés. Como o paciente tipicamente se senta com uma inclinação pélvica posterior e um aumento da cifose torácica, ele tenta trazer o peso corporal para a frente, aumentando a cifose torácica enquanto flexiona os quadris (uma quantidade demasiada de peso corporal está depositada posteriormente). Isso traz a cabeça para a frente, mas não translada efetivamente a massa corporal horizontalmente. Além disso, as limitações na ADM de tornozelo reduziram a capacidade de posicionar os pés atrás dos joelhos para possibilitar que a parte inferior da perna gire efetivamente sobre o pé. (B) Tentativa de alcançar uma postura ereta na posição ortostática e o equilíbrio após a transferência da posição sentada para a ortostática. É importante observar que o paciente mantém um olhar para baixo, em direção ao chão, e mantém a parte superior do tronco flexionada (em vez de estendida) quando o peso é deslocado para a frente. Essa postura prejudica seu senso de alinhamento postural e orientação vertical.

– Diminuição na resistência à posição ortostática e deambulação.

– Escadas: incapaz de examinar as deficiências em razão da redução na força muscular, no equilíbrio e na tolerância à posição ortostática.

▸ **Objetivo do paciente:**

– "Andar e fazer sozinho as coisas em casa e no trabalho".

▸ Avaliação, diagnóstico e prognóstico, e plano de cuidados

Observação: antes de considerar as questões de orientação a seguir, ver o vídeo "Estudo de caso 13 – Exame" para melhorar a compreensão das deficiências e limitações à atividade do paciente. Depois de concluir as questões de orientação, ver o vídeo "Estudo de caso 13 – Intervenção" para comparar e diferenciar as intervenções apresentadas das que você selecionou. Por último, ver o vídeo "Estudo de caso 13 – Desfechos" para comparar e diferenciar os objetivos e os desfechos esperados que você identificou dos desfechos funcionais alcançados.

Questões de orientação

1. Desenvolva uma lista de problemas clínicos para este paciente, incluindo o seguinte:
   a. Deficiências.
   b. Limitações à atividade.
   c. Restrições à participação.
2. Como as deficiências na ADM e força muscular de tornozelo direito do paciente podem afetam a sua marcha?
   a. Quais fases da marcha serão afetadas?
   a. Descreva três intervenções para abordar as deficiências no tornozelo direito.
   b. Se as intervenções terapêuticas não melhorarem a função do tornozelo direito, quais estratégias/dispositivos compensatórios você pode considerar?
3. No ambiente de reabilitação ambulatorial, o paciente recebe 3 horas de terapia por dia, 5 dias por semana. Estabeleça um objetivo e um prazo lógico para alcançar as metas para as seguintes limitações à atividade:
   a. Transferências da posição sentada para a ortostática e vice-versa.
   b. Transferências laterais em pivô a partir da posição sentada.

c. Deambulação.
d. Subir escadas.

4. Com base nas manifestações clínicas do paciente, desenvolva um plano de cuidados (PDC) para a aprendizagem motora e descreva estratégias apropriadas, incluindo:
   a. Cronograma de prática.
   b. Tipos de *feedback*.
   c. Alguma outra estratégia de aprendizagem motora para ajudar a alcançar os desfechos para este paciente.
5. Com base no objetivo do paciente de voltar para a casa e para o trabalho:
   a. Descreva dois tratamentos específicos à tarefa que abordarão o objetivo de *retornar ao trabalho* como enfermeiro.
   b. Descreva dois tratamentos específicos à tarefa que abordarão o objetivo de *voltar para a casa*.
6. O paciente é incapaz de subir escadas.
   a. Do ponto de vista do exercício terapêutico, identifique três grupos musculares essenciais para a capacidade do paciente de subir escadas e um exercício para cada grupo identificado.
   b. Descreva uma estratégia de prática de *tarefa parcial* e uma de *tarefa completa* com uma progressão de cada uma que poderia ser usada para melhorar a capacidade do paciente de subir escadas.

▸ Visualizando o caso – Paciente com acidente vascular encefálico

Como os estudantes aprendem de maneiras diferentes, a apresentação do caso em vídeo (exame, intervenção e desfechos) é projetada para promover o engajamento com o conteúdo, possibilitar a progressão individualizada ou em grupo e usar o formato ou a combinação de formatos (escrito e audiovisual) mais adequado(a) ao(s) estudante(s). O vídeo representa o formato audiovisual.

Resumo do vídeo

O paciente é um homem de 55 anos com acidente vascular encefálico e hemiparesia à direita. O vídeo mostra as etapas de exame e intervenção durante a reabilitação em regime de internação. Os desfechos foram filmados depois de 4 semanas.

Paciente com lesão medular motora incompleta (nível C4)

Sally Taylor, PT, DPT, NCS

▶ Exame

Histórico

- **Dados pessoais:** homem, 50 anos, casado, caucasiano, que fala inglês.
- **História da doença atual:** o paciente escorregou e caiu para trás enquanto passeava com seu cachorro. Ele não teve perda de consciência, mas imediatamente perdeu a capacidade de mover seus braços ou pernas e experimentou uma alteração na sensibilidade abaixo do pescoço. A ressonância magnética (RM) revelou uma contusão da medula espinal, estenose da medula espinal e compressão medular entre C2 e C4. Ele foi submetido à fusão espinhal de C2-C4, com laminectomia cervical posterior e colocação de placas laterais.
- **Diagnóstico de admissão:** o diagnóstico de admissão foi lesão medular (LM), nível C4. Com base na Escala de Deficiência da American Spinal Injury Association (ASIA), a lesão foi designada como Categoria C – incompleta. A função sensorial e motora é preservada abaixo do nível neurológico e inclui os segmentos sacrais S4-S5. O paciente foi internado usando uma órtese cervical (Fig. EC14.1).
- **Antecedentes de saúde:** hipertensão arterial e hiperlipidemia (sem medicação antes da admissão).
- **Antecedentes cirúrgicos:** nenhum antes da admissão.
- **Antecedentes sociais:** gosta de seu trabalho, de passar tempo com a família e os netos, e de frequentar eventos esportivos universitários. Trabalha em uma usina nuclear em tempo integral como diretor de manutenção.
- **Ambiente domiciliar:** mora em uma casa de estilo fazenda com um degrau para entrar. A casa tem uma combinação de banheira/chuveiro no banheiro.
- **Nível prévio de função:** era totalmente independente antes do acidente e permanecia ativo, passeando diariamente com seu cachorro.

▶ Revisão de sistemas

- **Sistema cardiovascular/respiratório:**
  - Frequência cardíaca: 49 batimentos por minuto (BPM).
  - Frequência respiratória: 18 respirações por minuto (RPM).
  - Pressão arterial: 128/69 mmHg.
- **Sistema musculoesquelético:**
  - Amplitude de movimento (ADM) geral:
    - Membros superiores (MS) bilateralmente: dentro dos limites normais (DLN).

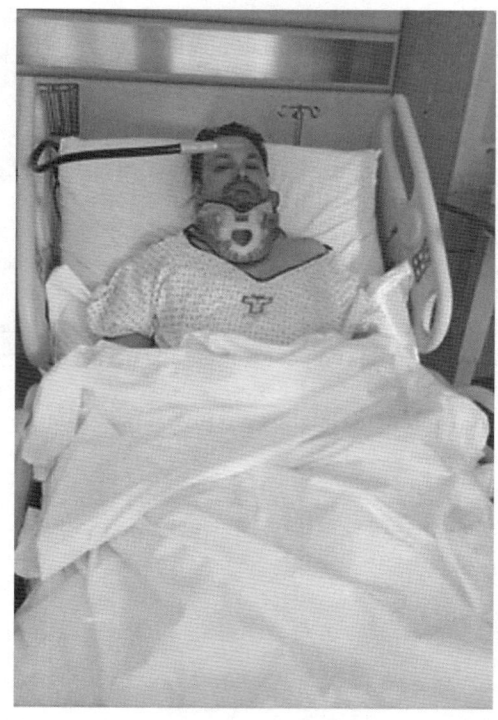

FIGURA EC14.1 O paciente foi admitido na unidade de reabilitação em internação usando uma órtese cervical. Colocou-se em seu leito uma campainha de chamada acionada ao sugar/soprar.

- Membros inferiores (MI) bilateralmente: DLN, exceto para elevação de perna estendida bilateralmente em decorrência da contratura de músculos posteriores da coxa; observa-se contratura também em rotadores de quadril.
- Força muscular geral: observa-se fraqueza significativa em ambos os MS e ambos os MI (Fig. EC14.2).

▸ **Sistema neuromuscular:**
- Sensibilidade: intacta em ambos os MS e no MI direito ao toque leve; redução na sensibilidade ao toque leve no MI esquerdo.
- Reflexos normais (2+) em ambos os MS e ambos os MI.
- Presença de tônus retal, com contração anal voluntária.

- Coordenação: incapaz de testar em decorrência da diminuição da força muscular.
- Controle postural: requer assistência máxima.
- Equilíbrio: requer assistência máxima.
- Marcha: não deambula.

▸ **Sistema tegumentar:**
- Não há abrasão.
- Não há úlceras de pressão.

▸ ## Teste e medidas

▸ **Equilíbrio na posição sentada:**
- Assistência máxima para o equilíbrio na posição sentada em uma maca, com joelhos flexionados e sem apoio de MS.

Nome do(a) paciente _____ Data/hora do exame _____

Nome do(a) fisioterapeuta _____ Assinatura _____

CLASSIFICAÇÃO INTERNACIONAL PADRÃO DA LESÃO DA MEDULA ESPINAL (ISNCSCI)

FIGURA EC14.2 Escores sensorial e motor. American Spinal Injury Association. International Standards for Neurological Classification of Spinal Cord Injury, rev 2013. Atlanta, GA, American Spinal Injury Association, 2013, com permissão.

- Assistência mínima para o equilíbrio na posição sentada em uma maca, com joelhos flexionados e com apoio bilateral de MS por 30 segundos.
- *Teste de alcance funcional modificado:* incapaz de realizar em razão da perda de equilíbrio.

▶ **Transferências, locomoção e tolerância à posição ortostática:**
- Medida de independência funcional (MIF):
  - Transferências no leito = 1 (Fig. EC14.3).
  - Transferências no assento sanitário = 1.
  - Transferências na banheira/no chuveiro = 1.
  - Locomoção na cadeira de rodas = 1.
  - Locomoção em escadas = 1.
- Tolerância à posição ortostática: tolerância reduzida à mesa ortostática (Fig. EC14.4).

Observação: os dados de exame a seguir são baseados na *Classificação Internacional Padrão da Lesão Medular (ISNCSCI)* (ver Fig. EC14.2).

▶ **Sensibilidade:**
- Picada de alfinete:
  - Direito: normal para os segmentos de C2-S3; prejudicada em S4-S5.
  - Esquerdo: normal para os segmentos de C2-L1; prejudicada em L2-S4-S5.
- Toque leve:
  - Direito: normal para os segmentos de C2-S3; prejudicada em S4-S5.
  - Esquerdo: normal para os segmentos de C2-L1, prejudicada para L2-S4-S5.

- Presença de sensibilidade anal profunda.
▶ **Desempenho muscular:**
- Teste motor da ASIA (ver Fig. EC14.2).
- Força em C5, 1/5 bilateralmente; em C6, 1/5 bilateralmente; em C7, 1/5 bilateralmente; em C8, 0/5 bilateralmente; em T1, 0/5 bilateralmente.
- Força em L2-S1, 2/5 bilateralmente.
- Presença de contração anal voluntária.
▶ **Escala de Deficiência da ASIA:**
- Com base na Escala de Deficiência da ASIA (Quadro EC14.1), o paciente é classificado como tendo LM sensorial e motora incompleta (Categoria C – incompleta: há presença de função motora abaixo do nível neurológico com pontuação muscular = 2).

▶ Avaliação, diagnóstico e prognóstico, e plano de cuidados

Observação: antes de considerar as questões de orientação a seguir, ver o vídeo "Estudo de caso 14 – Exame" para melhorar a compreensão das deficiências e limitações à atividade do paciente. Depois de concluir as questões de orientação, ver o vídeo "Estudo de caso 14 – Intervenção" para comparar e diferenciar as intervenções apresentadas das que você selecionou. Por último, ver o vídeo "Estudo de caso 14 – Desfechos" para comparar e diferenciar os objetivos e os desfechos esperados que você identificou dos desfechos funcionais alcançados.

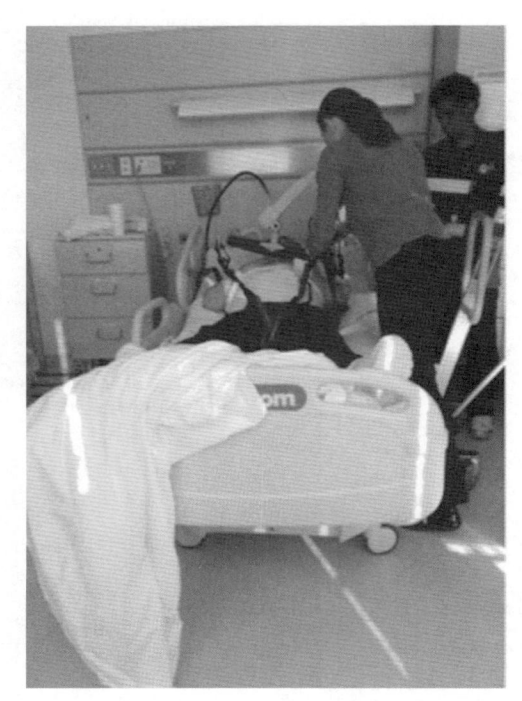

FIGURA EC14.3 O paciente inicialmente era transferido do leito do hospital para a cadeira de rodas por meio de um elevador hidráulico e com o auxílio de duas pessoas para garantir a segurança.

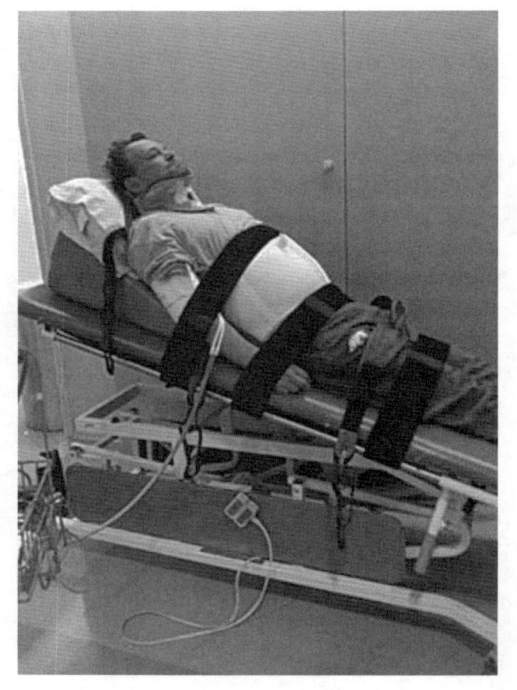

FIGURA EC14.4 Iniciou-se o treino de tolerância à posição ortostática usando uma maca ortostática. Monitorava-se atentamente os sinais vitais.

QUADRO EC8.1   Escala de Deficiência da ASIAª

A = Completa. Não há função motora ou sensorial preservada nos segmentos sacros S4-S5.

B = Sensorial incompleta. Há função sensorial preservada, mas não motora, abaixo do nível neurológico, estendendo-se até os segmentos sacros S4-S5 (toque leve ou picada de alfinete em S4-S5 ou pressão anal profunda) E nenhuma função motora é preservada mais de três níveis abaixo do nível motor em qualquer dos lados do corpo.

C = Motora incompleta. Há função motora preservada abaixo do nível neurológico** e mais da metade dos principais músculos abaixo do nível neurológico da lesão (NNL) tem pontuação inferior a 3 (pontuação 0 a 2).

D = Motora incompleta. Há função motora preservada abaixo do nível neurológico** e <u>ao menos metade</u> (metade ou mais) dos principais músculos abaixo do NNL tem pontuação maior ou igual a 3.

E = Normal. Se as funções sensorial e motora, conforme testado com a ISNCSCI, forem classificadas como normais em todos os segmentos e o paciente apresentar déficits prévios, então a classificação atribuída será E. O indivíduo sem LM inicial não recebe classificação na Escala de Deficiência da ASIA.

Observação: ao avaliar a extensão em que a função motora é preservada abaixo do nível para diferenciar as classificações B e C, usa-se o ***nível motor*** em cada lado; para diferenciar as classificações C e D (com base na proporção de principais músculos com pontuação de força maior ou igual a 3), usa-se o ***nível neurológico da lesão.***

ªDe American Spinal Injury Association. International Standards for Neurological Classification of Spinal Cord Injury. American Spinal Injury Association, Atlanta, GA, 2006. Usado com permissão.

Observação: uma visão geral das mudanças com a nova planilha da ISNCSCI está disponível em http://www.asia-spinalinjury.org/elearning/ISNCSCI.php (acesso em 6 de abril de 2015).

**Para um indivíduo receber a classificação C ou D, isto é, função motora incompleta, deve-se apresentar (1) contração voluntária do esfíncter anal ou (2) sensibilidade sacral poupada, com preservação da função motora mais de três níveis abaixo do nível motor neste lado do corpo. Na atualidade, os padrões internacionais permitem que a função, até mesmo em músculos secundários, mais de três níveis abaixo do nível motor seja usada na determinação da função motora incompleta (B versus C).

Questões de orientação

1. Com base no *Guide to physical therapy practice*, identifique o padrão de prática principal consistente com os achados do exame.

2. Descreva as manifestações clínicas deste paciente usando os domínios (ou seja, função e estrutura corporal, limitações à atividade e restrições à participação) incluídos na Classificação internacional de funcionalidade, incapacidade e saúde (CIF) adotada pela Organização Mundial da Saúde (OMS).

3. Em que ponto, durante o curso de recuperação deste paciente, você deve iniciar a postura ereta na posição ortostática para se preparar para a progressão do treino de marcha?

4. Qual é o nível neurológico da lesão? Quais características das manifestações clínicas colocam este paciente em uma classificação C da Escala de Deficiência da ASIA?

5. Que intervenções você incluiria no plano de cuidados (PDC) para este paciente?

6. Quais dispositivos ou equipamentos de adaptação são necessários para o retorno seguro ao ambiente domiciliar?

7. Quais desfechos (objetivos de longo prazo) você estabeleceria para este paciente?

8. Qual seria a duração da reabilitação em regime de internação você anteciparia para este paciente?

9. Como o paciente apresenta uma lesão incompleta, que testes e medidas seriam indicados regularmente?

10. Existe algum tipo de regra de previsão clínica que possa ser utilizada para predizer a capacidade do paciente de voltar a deambular? Se sim, que pontuação você atribuiria a este paciente?

▶ Visualizando o caso – Paciente com lesão medular motora incompleta (nível C4)

Como os estudantes aprendem de maneiras diferentes, a apresentação do caso em vídeo (exame, intervenção e desfechos) é projetada para promover o engajamento com o conteúdo, possibilitar a progressão individualizada ou em grupo e usar o formato ou a combinação de formatos (escrito e audiovisual) mais adequado(a) ao(s) estudante(s). O vídeo representa o formato audiovisual.

Resumo do vídeo

O paciente é um homem de 50 anos com uma LM motora incompleta, em nível C4, submetido à reabilitação ativa. O vídeo mostra as etapas de exame e intervenção durante a reabilitação em regime de internação. Os desfechos foram filmados 7 semanas depois do exame inicial.

▶ Referências bibliográficas

1. American Spinal Injury Association (ASIS). International Standards for Neurological Classification of Spinal Cord Injury Clinical Summary. Atlanta, GA, American Spinal Injury Association, 2013 Retrieved March 26, 2015, from www.scireproject.com/outcome--measures-new/american-spinal-injury-associationimpairment-scale-ais-international-standards.

2. Kirshblum S, and Waring W. Updates for the International Standards for Neurological Classification of Spinal Cord Injury. Phys Med Rehabil Clin N Am, 2014; 25:505–517.

3. Kirshblum S, et al. International Standards for Neurological Classification of Spinal Cord Injury. J Spinal Cord Med, 2011; 34: 535–46.

15 Paciente submetido à amputação transfemoral

Kyla L. Dunlavey, PT, MPT, OCS
Barri L. Schnall, PT, MPT

▶ Exame

Histórico

▸ **Dados pessoais:** homem 23 anos, submetido à amputação transfemoral esquerda pós-traumática secundária a trauma militar. Além da amputação, ele apresentou fraturas femorais bilaterais, fraturas cominutivas em fíbula e maléolo medial direito e trauma em órgãos internos. Foi submetido à redução da fixação interna da fíbula distal com colocação de placa lateral e fixação por parafusos.

▸ **História da doença atual:** em decorrência da sua idade e excelente nível de condicionamento pré-mórbido, o paciente progrediu rapidamente ao longo de um programa de reabilitação inicial intensivo (5 dias por semana). Dentro de 4 meses da lesão, ele obteve independência modificada na deambulação (bengala de ponta única) em superfícies planas, terrenos irregulares e elevações (distâncias comunitárias). Aos 6 meses, o paciente foi liberado para frequentar as aulas da faculdade. Embora a dor não fosse um problema, a eficiência da marcha estava prejudicada, e o paciente estava tendo dificuldade para deambular pelo *campus*.

▸ **Antecedentes de saúde:** nada digno de nota.

▸ **Antecedentes sociais/nível funcional prévio:** era um militar da ativa, no auge da sua condição física. Mora com a namorada em um andar subterrâneo de um prédio com elevador. Ele recentemente ganhou um cão-guia. O papel do cão é fornecer apoio físico e assistência ao seu dono. Um benefício adicional é o efeito calmante emocional que vem do vínculo estabelecido. Esse apoio emocional é especialmente importante quando o militar está caminhando em um ambiente novo ou lotado.

Retornou à fisioterapia ambulatorial para alcançar seu objetivo de longo prazo de ser capaz de correr. No curto prazo, ele gostaria de melhorar a qualidade e a eficiência da deambulação sem usar bengala na comunidade. No exame inicial, usava a prótese 10 horas por dia, sem excesso de pressão nem comprometimento da integridade da pele. Ele tem um soquete definitivo de fibra de carbono com forro interno flexível, suspensão por sucção, meias de quatro camadas, prótese de joelho controlada por microprocessadores e nível de armazenamento de energia e retorno do pé de K4. Os resultados do exame de absorciometria por raios-x de dupla energia (DEXA) são aceitáveis, indicando que a densidade óssea é suficiente para progredir para atividades de maior impacto sem aumentar o risco de fratura.

▶ Revisão de sistemas

▸ **Sistema cardiovascular:**
  - Sinais vitais: dentro dos limites normais (DLN).
  - O paciente relata o uso contínuo de simulador de remo e bicicleta ergométrica horizontal por 30 minutos, 3 vezes por semana.

▸ **Sistema tegumentar:**
  - A pele do membro residual está intacta, sem evidência de pontos de pressão focal, calos, bolhas ou aderências (ver Fig. EC15.1).
  - O membro intacto apresenta aderências leves nas áreas de cicatriz (anteriormente na altura da parte média da tíbia e maléolos). As cicatrizes femorais da placa de fixação externa são móveis.

▸ Sistema neuromuscular:
  - O paciente nega sensação ou dor fantasma.
  - Sensibilidade intacta ao toque leve no pé direito, com parestesia nos locais das cicatrizes.
  - Propriocepção intacta.
  - Equilíbrio prejudicado.

▸ Sistema musculoesquelético:
  - Musculatura da parte superior do corpo e do *core* bem desenvolvida.
  - Posição ortostática: o centro de massa (CDM) é deslocado sobre o membro intacto. Embora sutil, resul-

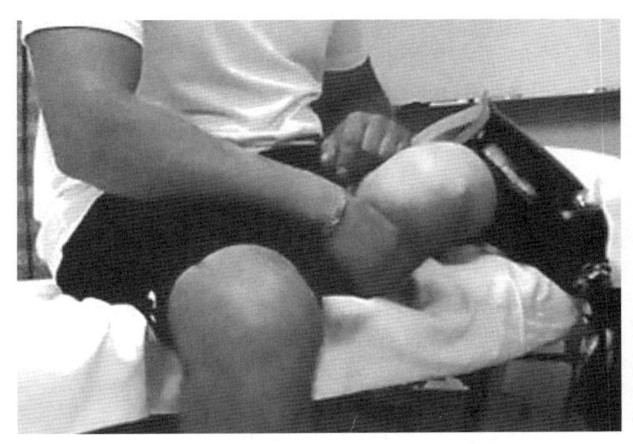

FIGURA EC15.1 A inspeção da pele do membro residual revela um membro em boa forma, livre de abrasões, cortes e outros problemas de pele.

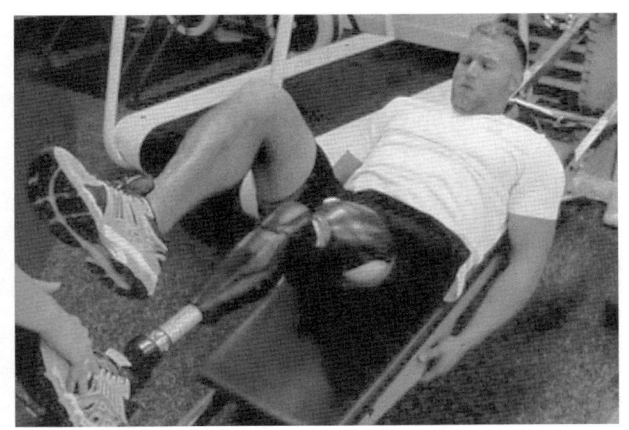

FIGURA EC15.2 O paciente realiza o exercício de *leg press* unilateral.

ta em adução relativa do membro inferior (MI) direito. Além disso, a pelve é levemente retraída à esquerda, conforme determinado pela palpação das cristas ilíacas. A palpação ajuda a diferenciar entre potencial discrepância no comprimento das pernas *versus* adaptações posturais compensatórias. Há inclinação pélvica anterior e um resultante aumento na extensão do tronco.

– A amplitude de movimento de quadril esquerdo (ADM) é limitada.

▶ Testes e medidas

- **Cognição:**
  - Não foram identificadas barreiras ao aprendizado.
  - O paciente nega sintomas de transtorno de estresse pós-traumático (TEPT).
- **Amplitude de movimento:**
  - Membros superiores (MS): DLN.
  - Ambos os MI: o quadril esquerdo é limitado em 10^0 até a extensão total, com a qualidade do movimento no extremo da amplitude articular (*end-feel*) elástica; MI direito DNL, exceto por limitação na eversão de tornozelo.
- **Força muscular:**
  - Ambos os MS e MI: 5/5 (musculatura disponível) no Teste muscular manual (TMM).
  - Força funcional prejudicada demonstrada pela incapacidade de realizar o exercício de *leg press* unilateral com o membro protético na *Power Tower* (aparelho de exercício de resistência) em altura máxima. Antes da intervenção fisioterapêutica, o paciente alcançava 34% do peso corporal (que progrediu para 65% depois de 24 sessões de tratamento) (ver Fig. EC15.2).
- **Equilíbrio:**
  - Equilíbrio na posição ortostática prejudicado: incapaz de realizar o apoio unipodal em MI esquerdo sem apoio de MS.
  - O apoio unipodal em MI direito está levemente comprometido em razão do trauma de tornozelo, com uma duração de 25 segundos antes do tratamento fisioterapêutico e progressão para 60 segundos após 24 sessões de tratamento.
- **Dor:** nega, não requer medicação.
- **Estado funcional:**
  - Mobilidade no leito: é independente com e sem prótese.
  - Transferências: a transferência da posição sentada para a ortostática está no nível de independência modificada em superfícies de altura padrão. A qualidade do movimento é comprometida; o paciente minimiza a descarga de peso sobre o membro protético. A transferência do chão para a posição ortostática também está no nível de independência modificada.
  - Marcha: o paciente é capaz de deambular sem dispositivo de assistência, mas os desvios da marcha aumentam. Os desvios mais óbvios são o aumento da flexão lateral de tronco, da rotação e da obliquidade pélvica e da abdução do MI esquerdo.
  - Escadas/rampas: o paciente demonstra independência modificada usando uma marcha de passo sem ultrapassagem.
- **Medidas dos desfechos funcionais:**
  - *Timed Up and Go (TUG):* 19 segundos com bengala.
  - *Teste de caminhada de seis minutos (6 MWT):* 265 m com bengala.
  - *Four Square Step Test (4 SST):* 27 segundos com dispositivo de assistência.
  - *Stair Assessment Index (SAI):* 2/13.
  - *Hill Assessment Index (HAI):* 0/11.
  - *Comprehensive High-Level Activity Mobility Predictor (CHAMP):*[1]
    - Apoio unipodal: incapaz de realizar em MI esquerdo sem apoio de MS; 25 segundos em MI direito.
    - Teste de passada lateral de Edgren: 6 cones.
    - Teste T: 1 minuto e 20 segundos.
    - Teste Illinois de agilidade: 1 minuto e 55 segundos (Fig. EC15.3).

▶ Avaliação, diagnóstico e prognóstico, e plano de cuidados

Observação: antes de considerar as questões de orientação a seguir, ver o vídeo "Estudo de caso 15 – Exame" para melhorar a compreensão das deficiências e limitações à atividade do paciente. Depois de concluir as questões de orientação, ver o vídeo "Estudo de caso 15 – Intervenção" para comparar e diferenciar as intervenções apresentadas das que você selecionou. Por último, ver o vídeo "Estudo de caso 15 – Desfechos" para comparar e diferenciar os objetivos e os desfechos esperados que você identificou dos desfechos funcionais alcançados.

Questões de orientação

1. Quais possíveis implicações ou impactos os dados do histórico e da revisão dos sistemas podem ter sobre o desempenho do paciente durante o exame inicial?
2. Identifique as deficiências do paciente.
3. Estabeleça previamente os objetivos de curto prazo que serão alcançados em 4 a 6 semanas. Forneça um exemplo do impacto pretendido sobre a função para cada objetivo.

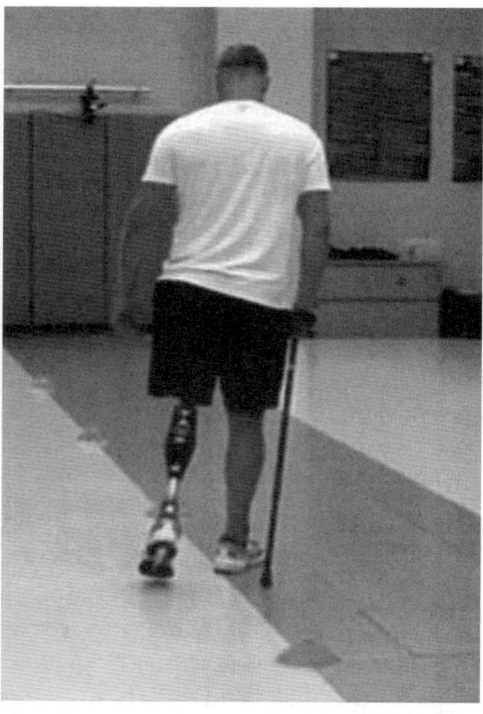

FIGURA EC15.3 O paciente passa por cones enquanto realiza o teste Illinois de agilidade do CHAMP.

4. Considere as seguintes deficiências primárias: (A) diminuição na ADM de extensão de quadril no membro residual, (B) planejamento motor e equilíbrio prejudicados e (C) diminuição da resistência. Discuta a implicação funcional de abordar essas deficiências no início do plano de cuidados.
5. Descreva as intervenções de tratamento para abordar o equilíbrio, a força muscular e o controle motor que poderiam ser usadas durante as primeiras semanas de tratamento. Indique como você progrediria cada uma dessas intervenções.
6. Quais informações o fisioterapeuta deve fornecer ao paciente, à família e/ou à equipe interdisciplinar para promover os desfechos desejados?
7. Qual fator limitante pode afetar o retorno do paciente a atividades de alto desempenho? Quais são as habilidades do paciente? Quais recomendações de alta você fará?
8. Quantas semanas de tratamento você espera que sejam necessárias antes da alta?

▶ Visualizando o caso – Paciente submetido à amputação transfemoral

Como os estudantes aprendem de maneiras diferentes, a apresentação do caso em vídeo (exame, intervenção e desfechos) é projetada para promover o engajamento com o conteúdo, possibilitar a progressão individualizada ou em grupo e usar o formato ou a combinação de formatos (escrito e audiovisual) mais adequado(a) ao(s) estudante(s). O vídeo representa o formato audiovisual.

Resumo do vídeo

O paciente é um homem de 23 anos submetido à amputação transfemoral esquerda pós-traumática, secundária a trauma militar. O vídeo mostra as etapas de exame e intervenção para os episódios de cuidado de reabilitação ambulatorial. Os desfechos foram filmados 12 semanas depois do exame inicial.

▶ Referência bibliográfica

1. Gailey, RS, et al. Construct validity of Comprehensive High-Level Activity Mobility Predictor (CHAMP) for male service members with traumatic lower-limb loss. J Rehabil Res Dev, 2013; 50:919.

Índice remissivo